内科常见病
诊疗与合理用药

（上）

杨　军等◎编著

吉林科学技术出版社

图书在版编目（ＣＩＰ）数据

  内科常见病诊疗与合理用药/ 杨军等编著. -- 长春：
吉林科学技术出版社，2016.7
  ISBN 978-7-5578-1128-0

  Ⅰ．①内… Ⅱ．①杨… Ⅲ．①内科—常见病—诊疗②
内科—常见病—用药法Ⅳ．①R5

  中国版本图书馆CIP数据核字(2016) 第167877号

内科常见病诊疗与合理用药
Neike changjianbing zhenliao yu heli yongyao

编　　著　杨　军　闫恩平　刘爱华　常光宇　倪晨明　宋军超
出 版 人　李　梁
责任编辑　隋云平　端金香
封面设计　长春创意广告图文制作有限责任公司
制　　版　长春创意广告图文制作有限责任公司
开　　本　787mm×1092mm　1/16
字　　数　1060千字
印　　张　45
版　　次　2016年7月第1版
印　　次　2017年6月第1版第2次印刷

出　　版　吉林科学技术出版社
发　　行　吉林科学技术出版社
地　　址　长春市人民大街4646号
邮　　编　130021
发行部电话/传真　0431-85635177　85651759　85651628
　　　　　　　　　　85652585　85635176
储运部电话　0431-86059116
编辑部电话　0431-86037565
网　　址　www.jlstp.net
印　　刷　虎彩印艺股份有限公司

书　　号　ISBN 978-7-5578-1128-0
定　　价　180.00元
如有印装质量问题　可寄出版社调换
因本书作者较多，联系未果，如作者看到此声明，请尽快来电或来函与编辑
部联系，以便商洽相应稿酬支付事宜。
版权所有　翻印必究　举报电话：0431-86037565

编 委 会

主　编

　　杨　军　枣庄市立医院

　　闫恩平　德州市立医院

　　刘爱华　临清市人民医院

　　常光宇　安丘市人民医院

　　倪晨明　济南军区总医院

　　宋军超　石家庄市第二医院

副主编

　　王立华　河南省驻马店市中医院

　　贾江伟　河南省上蔡县人民医院

　　孔　青　河北医科大学附属以岭医院

　　郭立勤　济南军区青岛第一疗养院第一疗养区

　　孟伟玲　焦作市妇幼保健院

　　丁于洲　河南省鲁山县中医院

编　委（按姓氏拼音字母排序）

　　常光宇　　丁于洲　　范燕峰　　郭立勤　　郭伟民

　　贾江伟　　孔　青　　李　哲　　刘爱华　　刘玉东

　　孟伟玲　　倪晨明　　宋军超　　宋　颖　　王立华

　　王展华　　闫恩平　　杨　军　　姚冬云　　尹洪飞

　　赵林华

前　言

　　内科学在临床医学中占有极其重要的位置,它是临床医学各科的基础,有医学之母之称。内科学包含了疾病的定义、病因、症状、实验室诊断、影像检查、鉴别诊断、诊断、治疗和预后等内容。内科学的方法是通过病史询问或面谈后,进行理学检查,根据病史与检查所见,做实验诊断与影像检查,以期在众多鉴别诊断中排除可能性较低者,获得最有可能的诊断;获得诊断后,对病人进行追踪观察,以选择介入或者药物等治疗方法,并根据病人的状况调整药物的使用,防止并处理副作用及并发症。

　　药物是指能影响机体生理、生化和病理过程,用以预防、诊断、治疗疾病的化学物质。它通过改变生物过程的速率,影响生物功能的进行速度,从而达到治愈疾病的目的。

　　由于临床用药更新迅速,内科疾病的诊疗又离不开药物,所以我们组织了一批经验丰富的临床医师将内科常见病与临床常用药物,融汇合一,编写了这本《内科常见病诊疗与合理用药》。本书以实用性为原则,以循证医学的方法和观点为基础,内容新颖,科学性和可操作性高,是一本极具参考价值的专科书籍。

　　本书在编写过程中,坚持学术性与实用性相结合,基础性与创新性相结合;力求全面、系统、准确的阐述内科临床常见疾病与合理用药的基本理论、知识和技能,实现科学性和实践性的有机统一。本书为内科和药剂科临床医师共同编写而成,由于编写经验不足,书中难免存在疏漏,敬请广大读者批评指正。

目　录

第一章　呼吸系统疾病与合理用药

第一节　急性上呼吸道感染

急性上呼吸道感染是鼻腔、咽或咽喉部急性炎症的总称。大多数由病毒引起,少数为细菌所致。其发病不分年龄、性别、职业和地区。全年皆可发病,冬春季较多。可通过含有病毒的飞沫或被污染的用具传播,多数为散发性,但常在气候突变时流行。由于病毒的类型较多,人体对各种病毒感染后产生的免疫力较弱且短暂,并无交叉免疫,同时在健康人群中有病毒携带者,故一个人一年内可有多次发病。

【病因与发病机制】

急性上呼吸道感染约有 70%～80% 由病毒引起。可有鼻病毒、副流感病毒、埃可病毒、柯萨奇病毒、呼吸道合胞病毒、腺病毒、流感病毒甲、乙、丙型等。细菌感染可直接感染或继发于病毒感染之后,以溶血性链球菌为最常见,其次为肺炎球菌、葡萄球菌、流感嗜血杆菌、偶或为革兰氏阴性细菌。其感染主要表现为咽炎或扁桃体炎。上述的病原体(病毒和细菌)在人体受凉、淋雨、过度疲劳等诱因使全身或呼吸道局部防御功能降低时,原已存在于上呼吸道的或从外界侵入的病毒或细菌可迅速繁殖,引起本病。尤其是老幼体弱,或患有慢性呼吸道疾患,如鼻窦炎、扁桃体炎者,更易诱发。

【病理】

组织学上可无明显病理改变,亦可出现上皮细胞的破坏。可有炎症因子参与发病,使上呼吸道粘膜血管充血和分泌物增多,伴单核细胞浸润,浆液性及粘液性炎性渗出。继发细菌感染者可有中性粒细胞浸润及脓性分泌物。

【临床表现】

(一)普通感冒

为病毒感染引起,俗称"伤风",又称急性鼻炎或上呼吸道卡他。起病较急,主要表现为鼻部症状,如喷嚏、鼻塞、流清水样鼻涕,也可表现为咳嗽、咽干、咽痒或烧灼感甚至鼻后滴漏感。咽干、咳嗽和鼻后滴漏与病毒诱发的炎症介质导致的上呼吸道传入神经高敏状态有关。2～3 天后鼻涕变稠,可伴咽痛、头痛、流泪、味觉迟钝、呼吸不畅、声嘶等,有时由于咽鼓管炎致听力减退。严重者有发热、轻度畏寒和头痛等。体检可见鼻腔粘膜充血、水肿、有分泌物,咽部可为轻度充血。一般经 5～7 天痊愈,伴并发症者可致病程迁延。

(二)急性病毒性咽炎和喉炎

由鼻病毒、腺病毒、流感病毒、副流感病毒以及肠病毒、呼吸道合胞病毒等引起。临床表现为咽痒和灼热感,咽痛不明显。咳嗽少见。急性喉炎多为流感病毒、副流感病毒及腺病毒等引起,临床表现为明显声嘶、讲话困难、可有发热、咽痛或咳嗽,咳嗽时咽喉疼痛加重。体检可见喉部充血、水肿,局部淋巴结轻度肿大和触痛,有时可闻及喉部的喘息声。

(三)急性疱疹性咽峡炎

多由柯萨奇病毒 A 引起,表现为明显咽痛、发热,病程约为一周。查体可见咽部充血,软腭、腭垂、咽及扁桃体表面有灰白色疱疹及浅表溃疡,周围伴红晕。多发于夏季,多见于儿童,偶见于成人。

(四)急性咽结膜炎

主要由腺病毒、柯萨奇病毒等引起。表现为发热、咽痛、畏光、流泪、咽及结膜明显充血。病程 4～6 天,多发于夏季,由游泳传播,儿童多见。

(五)急性咽扁桃体炎

病原体多为溶血性链球菌,其次为流感嗜血杆菌、肺炎链球菌、葡萄球菌等。起病急,咽痛明显、伴发热、畏寒,体温可达 39℃ 以上。查体可发现咽部明显充血,扁桃体肿大、充血,表面有黄色脓性分泌物。有时伴有颌下淋巴结肿大、压痛,而肺部查体无异常体征。

(六)并发症

少数患者可并发急性鼻窦炎、中耳炎、气管-支气管炎。以咽炎为表现的上呼吸道感染,部分患者可继发溶血性链球菌引起的风湿热、肾小球肾炎等,少数患者可并发病毒性心肌炎,应予警惕。

【辅助检查】

(一)血液检查

因多为病毒性感染,白细胞计数常正常或偏低,伴淋巴细胞比例升高。细菌感染者可有白细胞计数与中性粒细胞增多和核左移现象。

(二)病原学检查

因病毒类型繁多,且明确类型对治疗无明显帮助,一般无需明确病原学检查。需要时可用免疫荧光法、酶联免疫吸附法、血清学诊断或病毒分离鉴定等方法确定病毒的类型。细菌培养可判断细菌类型并做药物敏感试验以指导临床用药。

【诊断与鉴别诊断】

根据鼻咽部的症状和体征,结合周围血象和阴性胸部 X 线检查可作出临床诊断。一般无需病因诊断,特殊情况下可进行细菌培养和病毒分离,或病毒血清学检查等确定病原体。但须与初期表现为感冒样症状的其他疾病鉴别。

(一)过敏性鼻炎

起病急骤,常表现为鼻黏膜充血和分泌物增多,伴有突发的连续喷嚏、鼻痒、鼻塞、大量清涕,无发热,咳嗽较少。多由过敏因素如螨虫、灰尘、动物毛皮、低温等刺激引起。如脱离过敏原,数分钟至1～2小时内症状即消失。检查可见鼻黏膜苍白、水肿,鼻分泌物涂片可见嗜酸性粒细胞增多,皮肤针刺过敏试验可明确过敏原。

(二)流行性感冒

为流感病毒引起,可为散发,时有小规模流行,病毒发生变异时可大规模暴发。起病急,鼻咽部症状较轻,但全身症状较重,伴高热、全身酸痛和眼结膜炎症状。取患者鼻洗液中黏膜上皮细胞涂片,免疫荧光标记的流感病毒免疫血清染色,置荧光显微镜下检查,有助于诊断。近来已有快速血清 PCR 方法检查病毒,可供鉴别。

(三)急性气管-支气管炎

表现为咳嗽咳痰,鼻部症状较轻,血白细胞可升高,X 线胸片常可见肺纹理增多。

(四)急性传染病前驱症状

很多病毒感染性疾病前期表现类似,如麻疹、脊髓灰质炎、脑炎、肝炎、心肌炎等病。患病初期可有鼻塞、头痛等类似症状,应予重视。如果在上呼吸道症状一周内,呼吸道症状减轻但出现新的症状,需进行必要的实验室检查,以免误诊。

【治疗】

由于目前尚无特效抗病毒药物,以对症处理为主,同时戒烟、注意休息、多饮水、保持室内空气流通和防治继发细菌感染。

(一)对症治疗

对有急性咳嗽、鼻后滴漏和咽干的患者应给予伪麻黄碱治疗以减轻鼻部充血,亦可局部滴鼻应用。必要时适当加用解热镇痛类药物。

(二)抗菌药物治疗

目前已明确普通感冒无需使用抗菌药物。除非有白细胞升高、咽部脓苔、咯黄痰和流鼻涕等细菌感染证据。可根据当地流行病学史和经验用药,可选口服青霉素、第一代头孢菌素、大环内酯类或喹诺酮类。极少需要根据病原菌选用敏感的抗菌药物。

(三)抗病毒药物治疗

由于目前有滥用造成流感病毒耐药现象,所以如无发热,免疫功能正常,发病不超过 2 天一般无需应用。对于免疫缺陷患者,可早期常规使用。利巴韦林和奥司他韦有较广的抗病毒谱,对流感病毒、副流感病毒和呼吸道合胞病毒等有较强的抑制作用,可缩短病程。

(四)中药治疗

具有清热解毒和抗病毒作用的中药亦可选用,有助于改善症状,缩短病程。

【预防】

重在预防,隔离传染源有助于避免传染。加强锻炼、增强体质、生活饮食规律、改善营养。避免受凉和过度劳累,有助于降低易感性,是预防上呼吸道感染最好的方法。年老体弱易感者应注意防护,上呼吸道感染流行时应戴口罩,避免在人多的公共场合出入。

(刘爱华)

第二节　急性气管-支气管炎

急性气管-支气管炎是由感染、物理化学刺激或过敏引起的气管-支气管黏膜的急性炎症。临床主要症状有咳嗽和咳痰。常见于寒冷季节或气候突变之时诱发。也可由急性上呼吸道感染蔓延而来。

【病因与发病机制】

可以由病毒、细菌直接感染,也可因急性上呼吸道感染的病毒或细菌蔓延引起本病。常见病毒是腺病毒、鼻病毒、冠状病毒、流感病毒、呼吸道合胞病毒和副流感病毒等;常见细菌为流感嗜血杆菌、肺炎链球菌、卡他莫拉菌等;衣原体和支原体感染有所增加。常在病毒感染的基础上继发细菌感染。物理与化学性刺激如过冷空气、粉尘、某些刺激性气体等,均易引起本病。对细菌、蛋白质或寒冷空气过敏也可发病。寄生虫如钩虫、蛔虫等幼虫在肺脏移行时,也可以引起支气管炎。儿童有反复急性气管-支气管炎发作者,应排除少见疾病如囊性纤维化肺病或低免疫球蛋白血症的可能性。

【病理】

气管、支气管黏膜充血水肿,淋巴细胞和中性粒细胞浸润;同时可伴纤毛上皮细胞损伤、脱落;黏液腺体肥大增生。合并细菌感染时,分泌物呈脓性。

【临床表现】

起病较急,常先有急性上呼吸道感染症状,如鼻塞、喷嚏、咽痛、声嘶等。全身症状轻微,仅有轻度畏寒、发热、头痛及全身酸痛等。咳嗽开始不重,呈刺激性,痰少。1～2天后咳嗽加剧,痰由粘液转为粘液脓性。部分病例常在晨起、晚睡、体位改变、吸入冷空气或体力活动后有阵发性咳嗽;有时甚至终日咳嗽。剧咳时可伴恶心呕吐或胸腹肌痛。当伴发支气管痉挛,可出现程度不等的气促,伴胸骨后发紧感。体检听诊两肺呼吸音增粗,散在干、湿性啰音。啰音的部位常不恒定,咳痰后可减少或消失。急性气管-支气管炎一般呈自限性,发热和全身不适可在3～5天消退,咳嗽有时延长数周方愈。如迁延不愈,日久可演变为慢性支气管炎。有慢性阻塞性肺病等基础疾病患者,病情较重,可有发绀、气急等症状,好转也延缓。

【辅助检查】

周围血白细胞计数可正常。由细菌感染引起者,可伴白细胞总数和中性粒细胞百分比升高,血沉加快。痰培养可发现致病菌。X线胸片检查大多为肺纹理增多。少数无异常发现。

【诊断与鉴别诊断】

根据病史、咳嗽和咳痰等呼吸道症状,两肺散在干、湿性啰音等体征,结合血象和X线胸片,可作出临床诊断。病毒和细菌检查有助于病因诊断,需与下列疾病相鉴别:

(一)流行性感冒

起病急骤,发热较高,全身中毒症状(如全身酸痛、头痛、乏力等)明显,呼吸道局部症状较轻。流行病史、分泌物病毒分离和血清学检查,有助于鉴别。

（二）急性上呼吸道感染

鼻咽部症状明显,咳嗽轻微,一般无痰。肺部无异常体征。胸部 X 线正常。

（三）其他

其他肺部疾病如支气管肺炎、肺结核、肺癌、肺脓肿、麻疹、百日咳等多种疾病可表现为类似的咳嗽咳痰表现,应详细检查,以资鉴别。

【治疗】

（一）对症治疗

咳嗽无痰或少痰,可用右美沙芬、喷托维林(咳必清)镇咳。咳嗽有痰而不易咳出,可选用盐酸氨溴索、溴己新(必嗽平)。较为常用的为兼顾止咳和化痰的棕色合剂,也可选用中成药止咳祛痰。发生支气管痉挛时,可用平喘药如茶碱类、β_2 受体激动剂等。发热可用解热镇痛药对症处理。

（二）抗菌药物治疗

有细菌感染证据时应及时使用。可以首选大环内酯类、青霉素类,亦可选用头孢菌素类或喹诺酮类等药物。多数患者口服抗菌药物即可,症状较重者可经肌内注射或静脉滴注给药,少数患者需要根据病原体培养结果指导用药。

（三）一般治疗

多休息,多饮水,避免劳累。

（刘爱华）

第三节　慢性支气管炎

慢性支气管炎简称慢支,是指感染或非感染因素引起的气管、支气管粘膜及其周围组织的慢性非特异性炎症。常见的并发症有慢性阻塞性肺气肿、肺动脉高压和慢性肺源性心脏病,老年人多见。

【诊断步骤】

（一）病史采集

1.现病史　注意询问有无慢性咳嗽、咯痰,痰量多少、痰的颜色。有无喘息或气急,是否活动或劳动后明显,是否影响日常生活。有无过度劳累、感冒等诱发因素。

2.过去史　有无长期慢性咳嗽,是否有晨起和夜间临睡前较重、白天较轻等特点。有无药物、食物过敏史,若有,应询问何种药物、食物。

3.个人史　有无吸烟史,如有,应询问吸烟的量、年数。以往是否接触过有害气体。

4.家族史　有无类似的发作病史。

（二）体格检查

1.早期可无任何异常体征。

2.急性发作时肺部可有散在的干、湿啰音,以背部及肺底部为多见。

3.有喘息者可听到哮鸣音。

4.并发肺气肿时可见桶状胸、叩诊为过清音,语颤和呼吸音降低。

5.一般无杵状指。

(三)辅助检查

1.实验室检查

(1)血常规:继发感染时白细胞计数和中性粒细胞计数增多,有时嗜酸性粒细胞也可增多。

(2)痰液检查:涂片或培养可查见致病菌。

2.特殊检查

(1)X线胸片:早期无明显改变,以后有肺纹理增粗、紊乱,呈网状或束条状,以下肺野为主,中晚期肺透亮度增加、肋间隙增宽,横膈位置下降。

(2)肺功能:小气道阻塞时最大呼气流速-容量曲线流量降低,闭合气量增大。中大气道狭窄、阻塞时,一秒钟用力肺活量(FEV_1)降低,最大通气量(MVV)降低,肺活量的最大呼气量(FEF25%～75%)降低。

(四)诊断要点

1.咳嗽、咯痰或伴有喘息。

2.每年发病持续 3 个月,连续 2 年或以上。

3.排除其他心肺疾病。

4.如每年发病持续不足 3 个月,但有明确的客观检查依据(如 X 线、呼吸功能等)也可诊断。

(五)鉴别诊断

1.支气管扩张　咳嗽、咯痰或咯血反复发作,可有大量脓痰,同一部位反复感染者,肺部有固定性湿啰音,X 线胸片常见有下肺纹理粗乱或呈卷发状,肺部 CT 或支气管造影可确诊。

2.支气管哮喘　一般幼年或青壮年发病,以发作性呼气性呼吸困难为特点,肺部可闻及哮鸣音,气道反应性增加,可逆试验阳性,缓解后可无症状。常有个人或家族过敏史。要注意咳嗽变异型哮喘患者常以咳嗽为唯一症状。

3.肺结核　大多有结核的毒性症状,如发热、乏力、盗汗、消瘦和咯血等,X 线胸片对诊断有重要意义,有时痰中可找到结核杆菌。

4.肺癌　年龄在 40 岁以上,部分有吸烟史,有刺激性咳嗽,痰中带血,X 线胸片发现有肺部块状阴影或阻塞性肺炎,痰脱落细胞及纤维支气管镜检查有助于诊断。

5.心功能不全　由于心功能不全引起肺淤血而导致咳嗽,但常为干咳,痰量不多。详细询问病史可发现有心悸、气急、下肢水肿等心脏病征象。X 线胸片提示心影增大和心电图提示心肌受损均有助于鉴别。

6.矽肺　有明确工业粉尘接触史,胸片存在结节状改变,肺门阴影扩大及肺纹理增多呈网状可做出诊断。

【治疗方案】

(一)一般治疗

如为缓解期,病人应加强锻炼,增强体质,提高免疫功能。病人应注意个人卫生,避免各种诱发因素的接触和吸入。注意预防感冒。

（二）药物治疗

1.控制感染　慢支急性发作的主要原因是呼吸道感染。如能培养出致病菌,可按药敏试验选用抗生素;如无药敏试验结果,可据病情轻重经验性选用阿莫西林、头孢拉啶、罗红霉素、头孢克罗或莫西沙星等,疗程7～10天。低热、痰量不多、咳嗽不明显等病情较轻者,可用阿莫西林胶囊0.5g,3次/天,口服(青霉素皮试阴性后用);或用克林霉素胶囊0.3g,3次/天,口服;或用头孢拉啶胶囊0.5g,3～4次/天,口服;或用莫西沙星片0.4g,1次/天,口服。有高热、痰量明显增多、明显咳嗽、白细胞明显升高等病情较重者,可用青霉素80万U,2次/天,肌内注射(青霉素皮试阴性后用);或用青霉素240万U静脉滴注,2次/天。亦可据病情联合用药。

2.祛痰镇咳　可选用复方甘草合剂10ml,3次/天,口服;或用必嗽平8～16mg,3次/天,口服;或用氨溴索(沐舒坦)30mg,3次/天,口服;或用稀化粘素(吉诺通)0.3g,3次/天,口服。

3.解痉平喘　有气喘者加服平喘药物,可用抗胆碱能药物溴化异丙托品(爱全乐)40～80μg,3～4次吸入/天;或用β_2受体激动剂沙丁胺醇100～200μg,每24小时不超过8～12喷;或用氨茶碱0.1g,3次/天,口服;如上述药物使用后气道仍有持续阻塞,亦可加用泼尼松20～40mg/天,分次口服。

【病情观察】

（一）观察内容

主要应观察咳嗽的性质,咯痰的量和颜色以及有无异味,有无喘息及其严重程度,有无发热,重点注意观察病人对治疗的反应,评估治疗疗效。

（二）动态诊疗

临床缓解期可给予门诊随访,急性发作期则需及时住院治疗。有感染诱因的应先根据经验给予抗感染治疗,如病情控制不理想或用药与药敏结果不符合,则应及时调整治疗方案,选用敏感的药物治疗,加强对症、支持治疗。

【临床经验】

（一）诊断方面

本病以长期反复急性发作与缓解交替为特点,病人多有长期吸烟或经常吸入刺激性气体或粉尘的病史。过度劳累、气候变化和感冒常为诱因,引起急性发作或病情加重,或由上呼吸道感染迁延不愈,演变发展为慢性支气管炎。有明确的客观检查依据(如X线、呼吸功能等)者,虽其症状和体征不典型,亦应诊断为慢性支气管炎。

（二）治疗方面

1.经治医师应区分病人是急性发作期抑或临床缓解期,因为处于疾病的不同时期,治疗的侧重点有所区别。如为缓解期,可使用免疫调节剂,提高自身抵抗力,减少发作;如为急性期,主要是予以抗感染、祛痰、镇咳以及解痉平喘等治疗。具体病人的症状可不相同,治疗时可根据病人的实际临床症状,予以治疗。

2.一般根据病人肺功能的受损程度来判断病人是否需要长期使用支气管扩张剂,从临床角度看,避免急性发作比治疗更为重要。建议病人戒烟也是治疗措施之一,因为下降的肺功能在戒烟后可以部分恢复或改善。

（三）医患沟通

经治医师应主动告知病人及家属本病反复发作的特点，以及诊断治疗方法等，以便病人及家属能理解、配合。如疾病迁延反复、肺功能有损害，应采取积极的治疗，并可吸入糖皮质激素，以减慢肺功能下降的速度；缓解期则应加强功能锻炼等；从事粉尘类工作的患者应加强防护或更换工作。治疗中如排除其他肺部疾病者需行特殊检查的（如支气管镜检查），应预先告知病人及家属有关检查的利弊、风险，家属签字表示同意后施行。

（四）病历记录

1.门急诊病历　记录病人就诊时的症状及发病过程，发病诱因、过敏史、吸烟史，起病情况。咳嗽、咯痰的时间、性质，尤其注意有无痰血。喘息的特点，是否与活动、劳动有关。体检记录有无锁骨上淋巴结肿大、桶状胸，是否呼吸音降低或闻及啰音。首次门诊应做胸部 X 线和肺功能检查，以利鉴别诊断和了解有无气流受限，并记录在案。

2.住院病历　慢性支气管炎常因急性发作或出现并发症而住院。应重点记录患者对所采取治疗措施的反应、病情的变化。

（王展华）

第四节　慢性阻塞性肺病

慢性阻塞性肺病（COPD）是一种具有气流受限特征的，可以预防和治疗的疾病，气流受限不完全可逆，呈进行性发展。COPD 主要累及肺脏，但也可引起全身（或称肺外）的不良效应。

【诊断步骤】

（一）病史采集

1.现病史　应注意询问有无喘息症状，本病患者起病初期可无此类表现，当肺功能下降明显时则出现喘息症状。呼吸困难是否呈进行性加重，本病早期只在上楼、劳动后气促，晚期则平地活动甚至休息时也存在。注意询问有无慢性咳嗽、咯痰的症状，是否有季节发病的特点。如有突发胸闷、气急、胸痛和严重呼吸困难，提示病人并发气胸。

2.过去史　有无类似发作史，如有，应询问以往的诊疗经过，是否长期服药、为何种药物。有无肺结核病史。

3.个人史　有无长期粉尘、烟雾或有害气体接触史，有无长期吸烟史，如有，应询问吸烟的量、年数。

4.家族史　家族中是否有类似的发病史，α_1 抗胰蛋白酶缺乏引起者，往往有家族史。

（二）体格检查

1.早期体征可不明显，肺部听诊病人呼气延长或呼气时出现干啰音。

2.典型的肺气肿体征：桶状胸，胸廓前后径增加，肋间隙增宽，呼吸幅度降低，呼气时间延长，触觉语颤减弱，叩诊呈过清音，心浊音界缩小，肺下界和肝浊音界下降，呼吸音降低，心音遥远。此外,部分患者两肺底可闻及湿性啰音或肺部持续性存在哮鸣音。

3.晚期呼吸困难加重,发作时身体常呈前倾位,辅助呼吸肌参与运动,表现为吸气三凹征。

4.如出现颈静脉怒张、肝颈回流征阳性、肝脏肿大、压痛和下肢水肿,提示合并肺源性心脏病。

5.如有神志改变、嗜睡等,提示合并肺性脑病。

(三)辅助检查

1.实验室检查

(1)痰培养:常见病原菌为肺炎链球菌、嗜血流感杆菌、卡他莫拉菌、肺炎克雷伯杆菌等。

(2)动脉血气分析:晚期肺气肿可有低氧血症($PaO_2 < 60mmHg$)和 CO_2 潴留($PaCO_2 > 50mmHg$)。

2.特殊检查

(1)X线胸片:对确定肺部有无并发症和与其他肺部疾病鉴别有意义。早期胸片检查无明显变化,有时可显示两肺纹理增加和粗乱等非特征性改变。典型的肺气肿表现为胸腔前后径变大,肋间隙增宽,肋骨变平,横膈位置低平,肺透亮度增加,肺外带血管纤细,内带血管纹理粗乱或有网状小结节,心影狭长呈滴状,肺动脉及其主干增宽,并发肺动脉高压和肺心病者,右心增大,肺动脉圆锥膨隆,肺门血管影扩大,右下肺动脉增宽。

(2)胸部CT:可发现X线不能显示的征象。能确定肺气肿类型:①小叶中央型,系小叶中心2~3级呼吸性细支气管扩张,而远侧气腔不受累,多见于两中上肺,吸烟者多见;②全小叶型,肺气肿累及整个肺小叶、终末细支气管,管腔扩张以两下肺为著,肺透亮度普遍增高,肺血管纹理稀少,可有家族史,与 α_1 抗胰蛋白酶缺乏有关。胸部CT与X线对照,CT可提高本病检出率28%~38%。另外,肺CT检查对了解肺大疱的大小、数量及指导外科手术治疗有意义。

(3)肺功能检查:对COPD的诊断、估计疾病严重程度、进展和预后有重要意义。根据第一秒钟用力呼气容积(FEV_1)下降的程度将COPD分为四级(见表1-1)。

表1-1 COPD临床严重程度分级

级别	分级标准
Ⅰ级(轻度)	$FEV_1/FVC < 70\%$
	$FEV_1 \geqslant 80\%$预计值
Ⅱ级(中度)	$FEV_1/FVC < 70\%$
	$50\% \leqslant FEV_1 < 80\%$预计值
Ⅲ级(重度)	$FEV_1/FVC < 70\%$
	$30\% \leqslant FEV_1 < 50\%$预计值
Ⅳ级(极重度)	$FEV_1/FVC < 70\%$
	$FEV_1 < 30\%$预计值
	或 $FEV_1 < 50\%$预计值,伴慢性呼吸衰竭

（4）心电图：呈低电压改变。

（四）诊断要点

1.有慢性咳嗽、咯痰且进行性呼吸困难。

2.活动后气短。

3.有典型的肺气肿体征。

4.X线胸片显示桶状胸、肋间隙增宽、肺透亮度增加、横膈位置低平、滴状心、胸骨后间隙加大。

5.肺功能检查可见 FEV_1（第一秒用力呼气量）或 FEV_1/FVC（用力肺活量）、MVV（最大通气量）下降，RV（残气量）/TLC（肺总量）加大。

（五）鉴别诊断

1.支气管哮喘　COPD多于中年后起病，哮喘则多在儿童或青少年期起病；COPD症状缓慢进展，逐渐加重，哮喘则症状起伏大；COPD多有长期吸烟史和（或）有害气体、颗粒接触史，哮喘则常伴过敏体质、过敏性鼻炎和（或）湿疹等，部分患者有哮喘家族史；COPD时气流受限基本为不可逆性，哮喘时则多为可逆性。部分病程长的哮喘患者可发生气道重构，气流受限不能完全逆转；而少数COPD患者伴有气道高反应性，气流受限部分可逆。此时应根据临床及实验室所见全面分析，必要时做支气管激发试验、支气管舒张试验和（或）最大呼气量（PEF）昼夜变异率来进行鉴别，但须注意，有时两种疾病可重叠存在。

2.支气管扩张症　常于儿童期和青少年期发病并反复发作迁延，主要表现为慢性咳嗽、咯痰，痰量和痰的性质不等，部分有咯血，肺部听诊有固定部位的细湿啰音，咳嗽后性质不变是本病的特征性体征；胸部CT或支气管造影有助于鉴别。

【治疗方案】

（一）一般治疗

COPD稳定期的治疗包括：①停止吸烟；②控制职业性环境污染；③呼吸生理治疗，帮助指导患者咳嗽，用力呼气以促进分泌物祛除，训练病人缩唇呼气；④肌肉训练方面有步行、登楼梯、腹式呼吸等；⑤营养支持；⑥对有呼吸困难者，可选用下述的平喘、祛痰药物治疗。COPD急性发作时，治疗应强调综合措施，注意维持水、电解质平衡及支持治疗。

（二）药物治疗

1.控制性氧疗　氧疗是COPD加重期患者住院的基础治疗，如果病人为Ⅱ型呼吸衰竭，即应予持续性低流量给氧，氧疗30分钟后应复查动脉血气，以检验氧疗的效果以及 CO_2 是否有进一步的潴留或酸中毒改变情况。

2.抗生素　由于多数COPD急性加重多由细菌感染诱发，故抗感染治疗在COPD加重治疗中具有重要地位。一般在未能确定感染病原菌的情况下，需根据患者所在地常见的病原菌类型及药物敏感情况，积极进行经验用药，通常Ⅰ～Ⅱ级COPD加重时主要致病菌有肺炎链球菌、流感嗜血杆菌及卡他莫拉菌。Ⅲ～Ⅳ级COPD急性加重时，除以上常见细菌，尚又有肠杆菌科、铜绿假单胞菌及耐甲氧西林金葡菌。

3.支气管舒张剂　短效 β_2 受体激动剂亦适用于COPD加重期的治疗，常用的药物有沙丁胺醇、特布他林等,常用的是定量雾化吸入(MDI),可用沙丁胺醇或特布他林 200μg/次,每次 1～2喷,3～4次/天;若疗效不显著,可用吸入异丙托溴胺 25～75μg/次,一般约5分钟起效,维持 4～6 小时。与 β₂ 受体激动剂联合吸入治疗,可使支气管舒张作用增强并持久,尤其适用于夜间哮喘并有多痰的病人;也可通过空气或氧气驱动雾化吸入较大剂量的支气管舒张剂,如万托林、爱全乐等,可用溴化异丙托品(爱全乐)40～80μg,3～4 次吸入/天。对于较为严重的 COPD 加重者,可考虑口服或静脉滴注茶碱类药物,可用氨茶碱 0.1g,3 次/天,口服;或用长效氨茶碱1片,2次/天,口服;,或用氨茶碱 0.25～0.5g 加入 5%葡萄糖氯化钠注射液 500ml 中静脉滴注,1 次/天。注意监测血茶碱浓度对估计治疗疗效和副作用有一定意义。

4.糖皮质激素　COPD 加重期住院的患者宜在应用支气管舒张剂基础上加服或静脉使用糖皮质激素,使用的激素剂量要权衡治疗疗效及安全性,可用泼尼松 30～40mg/天,分次口服,连服 10～14 天;或予甲泼尼龙(甲基强的松龙)40mg 加入 5%葡萄糖氯化钠注射液 500ml 中静脉滴注,1 次/天;症状缓解后,改为糖皮质激素口服或吸入雾化剂维持。

5.祛痰治疗　COPD 加重期常有咳嗽和咯痰,应行积极的排痰治疗(如用刺激咳嗽、拍击背部、体位引流等方法),常用沐舒坦 60～120mg 加入 5%葡萄糖氯化钠注射液 500ml 中静脉滴注,1 次/天;或用强力稀化粘素 0.3g,3 次/天,口服。

(三)其他治疗

在监测病人的进出量和血电解质条件下,适当补充液体和电解质;注意补充营养,对不能进食者,可经鼻饲胃肠补充要素饮食或予肠外静脉高营养;对卧床、红细胞增多症或脱水的患者,无论是否有血栓栓塞性疾病史,均需考虑使用肝素或低分子肝素。

(四)机械通气

如果病人经综合治疗后病情无明显好转,呈现呼吸肌疲劳、神志改变或二氧化碳分压进行性上升,氧分压下降,则考虑行机械通气,包括无创性机械通气和有创性机械通气。必须参考病人病情好转的可能性、患者自身意愿及强化治疗的条件来决定是否使用机械通气。

(五)手术治疗

对局限性肺气肿或肺大疱可选择合适的手术治疗。晚期病人肺移植亦是一种有效的治疗手段。

【病情观察】

(一)观察内容

为了能确定个体化的治疗目标,对 COPD 的评估需从症状、气流受限程度、加重风险和合并症四个方面进行,并最后以综合评估方法来确定病情严重程度。密切观察病人对治疗的反应,评估治疗疗效,检测血电解质、血气分析等了解有无电解质紊乱或有无低氧血症等,并予以相应的治疗。

(二)动态诊疗

根据病人有上述的病史、症状和体征,结合 X 线胸片、肺功能测定,诊断一般不难。诊断本病后,主要根据病人的症状、体征予以相应治疗,治疗过程中,可根据病人的治疗反应调整治疗药物,如原为单个药物治疗,可改为联合治疗等。治疗时应明确肺功能的不完全可逆性,因此治疗的重点应针对病人存在的气道高反应性这一“可逆”部分,动态观察肺功能变化,有呼衰者应注意动脉血气变化。病人体温正常、呼吸困难等症状控制后,可予以出院,门诊随访。

【临床经验】

(一)诊断方面

1.本病临床表现可因病情处于缓解期或为急性加重期而有所不同,但一般都有咳嗽、咯痰、逐渐加重的呼吸困难,急性加重期往往表现为原有症状的加重,或有新的症状出现,如发热、气急加重等,而细菌感染则是本病急性加重的主要原因。

2.对本病而言,肺功能检查是诊断 COPD 的"金标准",并可帮助认识病情程度、指导治疗。X 线胸片、胸部 CT 等检查有助于本病与相关疾病的鉴别。尤其是 COPD 的病人大多有吸烟史;临床诊断时要注意合并肺肿瘤的可能,定期的 X 线胸部检查有助于减少误诊。

(二)治疗方面

1. COPD 急性加重且病情严重者需住院治疗。一般认为,病人住院治疗的指征是:①症状显著加剧,如突然出现的静息状态下呼吸困难;②出现新的体征(如发绀、外周水肿);③原有治疗方案失败;④有严重的伴随疾病;⑤新近发生的心律失常;⑥高龄患者的 COPD 急性加重。

2.对于 COPD 加重早期、病情轻的患者可以在院外治疗,但需特别注意病情变化,如有神志改变,应及时决定送医院治疗。COPD 加重期的院外治疗包括适当增加以往所用支气管舒张剂的量及频度。

3.全身使用糖皮质激素对本病的加重期治疗有益,可能加快病情缓解和肺功能改善。如果患者的基础 $FEV_1 < 50\%$ 预计值,除支气管舒张剂外可考虑加用糖皮质激素。现多认为短期(<7 天)应用有益于病人治疗,延长给药时间不能增加疗效,相反使副作用增加。

4. COPD 症状加重、特别是痰量增加并呈脓性时应给予抗生素治疗。抗生素的选用需依据患者所在地常见病原菌类型及药物敏感情况决定,长期应用广谱抗生素和激素者易继发霉菌感染,宜采取预防和抗霉菌的措施,避免二重感染。

5. COPD 研究中发现,常规单独吸入糖皮质激素(如丙酸氟替卡松),或联合 β_2 受体激动剂(如沙美特罗)可以提高病人存活率,降低 COPD 病人首次住院后出现的死亡率。因此目前也有人主张 COPD 病人长期吸入糖皮质激素,尤其是与长效 β_2 受体激动剂联用,或 β_2 受体激动剂和抗胆碱药物联合吸入。

(三)医患沟通

经治医师应主动教育与督促患者戒烟,介绍并使患者了解 COPD 的病理生理与临床特点,使患者掌握本病的一般治疗方法和规范性的治疗手段,教会患者自我控制病情的技巧,如腹式呼吸及缩唇呼吸锻炼等。嘱病人应定期复查肺功能,以便及时调整治疗方案。如为晚期 COPD 或有急性发作加重时,应如实向家属告知病情、预后,以便家属能理解、配合。

(四)病历记录

1.门急诊病历 需记录病人呼吸困难的程度,是否影响日常生活质量,有无 COPD 的危险因素,如吸烟(包括被动吸烟)、职业粉尘、过敏等。体检记录有无肺气肿体征和肺部感染。辅助检查记录病人的 X 线胸片、肺功能检查、血气分析等结果。

2.住院病历 COPD 常因急性加重而入院,应重点记录病人入院治疗后的病情变化、治疗疗效,记录病人行动脉血气和肺功能等检查的结果。

(王展华)

第五节　肺脓肿

肺脓肿是由多种病原菌引起的肺化脓性感染,早期可以是肺组织的感染性炎症,发展到后期则成为肺脓肿。病原菌常来自上呼吸道及口腔寄生菌,多为混合感染,其中吸入性肺脓肿厌氧菌感染率达80%以上。

【诊断步骤】

(一)病史采集

1.**现病史**　应注意询问发热特点以及时间,有无咳嗽、咯痰,是否咯出大量脓臭痰。有无胸痛、气急等症状。有无咯血及咯血量的多少。发病前有无发病的诱因,如劳累、受凉、神志不清、酗酒或口咽部手术史等。有无胸部外伤史、皮肤感染等病史。

2.**过去史**　有无肺结核病史。有无慢性支气管炎、支气管扩张的病史。有无肝炎、糖尿病等病史。

3.**个人史**　有无长期吸烟史,如有,应询问吸烟的量、吸烟的年数。有无长期接触粉尘或有害气体的病史。

4.**家族史**　一般无特殊。

(二)体格检查

1.可有畏寒、高热,体温可达39～40℃。

2.病变范围大时,肺部叩诊可呈浊音或实音,局部语颤增强,听诊呼吸音减弱;有时可闻及湿啰音。

3.肺脓肿破溃到胸膜腔时有脓气胸的体征。

4.慢性病例呈现消耗性体质、消瘦,可见杵状指(趾)。

(三)辅助检查

1.**实验室检查**

(1)血常规:白细胞计数可达$(20\sim30)\times10^9/L$,中性粒细胞占90%以上,核明显左移。

(2)痰培养:典型的痰液呈脓性、黄绿色,可检出致病菌。

(3)血培养:对诊断价值不大,但血源性肺脓肿患者血培养可发现致病菌。

2.**特殊检查**

(1)X线胸片及肺CT:①吸入性肺脓肿多发生于上叶后段或下叶背段,早期表现为大片浓密模糊浸润阴影,与肺炎不易区别;肺脓肿形成向支气管破溃而咯出后,呈典型的圆形空腔伴含气液平面;②血源性肺脓肿呈单侧或双侧散在、多发的小片状影或类圆形病灶,中央有小脓腔和液平。并发脓胸者,患侧胸部有大片浓密阴影,若伴有气胸,可见液平面;③慢性肺脓肿腔壁厚,内壁不规则,周围有纤维组织增生及邻近胸膜增厚。

(2)支气管镜:可有助于明确病因、病原学诊断及治疗。如经支气管镜能接近脓腔,则可帮助脓液吸引和病变部位注入抗生素,以提高治疗疗效与缩短疗程。

（四）诊断要点

1.病人有劳累、受凉、酗酒或昏迷等发病诱因。

2.临床表现有畏寒、高热、咳嗽，尤其有咯大量脓臭痰的特点。

3.血白细胞计数及中性粒细胞显著增高。

4. X 线胸片显示浓密的阴影中有空腔、液平，诊断考虑吸入性肺脓肿，如 X 线显示两肺多发小脓肿，应考虑为血源性肺脓肿。

（五）鉴别诊断

1.细菌性肺炎　早期与肺脓肿相似，X 线显示淡片状模糊影，边缘不清，没有空腔形成。

2.空洞型肺结核继发感染　本病起病缓慢，有午后低热、盗汗、乏力、长期咳嗽等不适，X 线显示空洞壁厚，一般无液平面，空洞周围常伴有条索、斑点及结节状病灶，或肺内其他部位的结核播散灶。

3.支气管肺癌　本病起病缓慢，毒性症状不明显，脓痰量不多，抗生素疗效差。X 线胸片多显示厚壁、偏心空洞，空洞周围没有炎性浸润。

【治疗方案】

（一）一般治疗

嘱病人加强营养，提高抵抗力。如有糖尿病者，应予积极控制血糖。

（二）药物治疗

1.抗感染治疗　常见的细菌为厌氧菌，均对青霉素敏感；如疗效不佳，则应注意根据药敏试验结果调整抗生素。目前主张联合用药，可用甲硝唑 0.5g 加入 5％葡萄糖注射液 250ml 中静脉滴注，2 次/天，同时予青霉素 320 万 U 加入 0.9％氯化钠注射液 250ml 中静脉滴注，2 次/天（青霉素皮试阴性后用）；或用阿米卡星 0.6g 加入 5％葡萄糖氯化钠注射液 500ml 中静脉滴注，1 次/天；或用克林霉素 1.2g 加入 5％葡萄糖氯化钠注射液 500ml 中静脉滴注，1 次/天；或用万古霉素 0.8g 加入 0.9％氯化钠注射液 250ml 中静脉滴注，2 次/天。抗生素治疗有效，则宜持续应用 8～12 周，直至 X 线检查空洞和炎症消失，或仅有少量的残留纤维化。

2.痰液引流　是提高治疗疗效的关键措施，身体状况较好者可采用体位引流，使脓肿处于最高位置，2～3 次/天，每次 15～30 分钟。痰粘稠不易咯出者可用祛痰药或雾化吸入，可用稀化粘素胶囊 0.3g，3 次/天，口服；或用必嗽平 16mg，3 次/天，口服。临床上亦可在 X 线定位下，行脓肿穿刺引流术。

（三）手术治疗

肺脓肿病程超过 3 个月以上，内科治疗无效或脓胸经抽吸冲洗而脓液不减少者，需考虑手术治疗。

【病情观察】

（一）观察内容

治疗中应重点观察病人的体温、咯痰的量及其性状的变化，了解痰液的引流情况以及病人对治疗的反应，评估治疗疗效。

（二）动态诊疗

根据病人的症状、体征、X线胸片等结果,可做出本病的诊断,一经诊断,应予以上述积极的抗感染、引流等治疗,注意评估治疗效果;如感染控制不理想,则需及时更换抗生素;对经内科治疗无效或有慢性化可能者,应请外科会诊,予手术治疗。

【临床经验】

（一）诊断方面

1.本病今已少见。但应注意,一旦发病则起病较急,常有高热、咯大量的脓臭痰的特征,发病前多有劳累、受凉、神志不清、酗酒或口咽部手术史等诱因。如有以上特点,应考虑本病的可能。

2.X线胸片对本病的诊断很有价值,其特征性的表现为肺实质圆形空腔伴含气液平面。诊断本病者,应进一步行血、痰培养,包括厌氧菌培养以及药物敏感试验,对确定病因诊断、指导抗生素药物的选用有重要价值。

3.血源性肺脓肿经过治疗,肺部病灶有吸收但体温反弹时,要注意是否合并有肺外脓肿,尤其是应检查肝脏是否有感染灶存在。

（二）治疗方面

1.抗生素治疗是本病的主要治疗,现多主张联合应用,治疗应尽可能地依据药敏试验的结果进行,或根据病人相关的症状,先予以经验治疗;应用时一定要按疗程用药,不能提早停药,同时应注意治疗药物本身的副作用,亦应预防真菌感染。

2.脓液引流是本病治疗的重要措施之一,应积极设法引流。现有采用支气管镜冲洗和吸引的方法,可改善引流,疗效较好。

3.血源性肺脓肿要考虑是否为金黄色葡萄球菌感染,可考虑使用万古霉素,如有肾功能损害存在,替考拉宁是较好的替代药物。支持治疗在肺脓疡急性期也是非常重要的治疗手段之一,治疗过程中,应注意加强支持治疗。

（三）医患沟通

如诊断本病,应主动向病人及家属介绍本病的特征、诊断方法、治疗原则,以便病人及家属能积极配合治疗。治疗过程中,如需调整治疗,应向家属介绍原因、理由,如需支气管镜检查,应向家属讲明利弊、风险,并请家属签字为据。

（四）病历记录

1.门急诊病历　记录病人的主要症状特点,记录发热时间、起病时间、有无发病诱因,记录咳嗽、咯痰尤其是痰的性状及痰量、发热程度、咯血的量和次数。体检记录病人的体征尤其是肺部的体征。辅助检查记录血常规、X线胸片等检查的结果。

2.住院病历　应重点记录病人的相关症状、体征变化和辅助检查的结果分析以及对药物治疗的反应。病程记录应全面反映病人治疗后的病情变化。

（刘爱华）

第六节　支气管哮喘

支气管哮喘是由多种细胞(包括气道炎症细胞,如嗜酸粒细胞、肥大细胞、T 淋巴细胞、中性粒细胞,结构细胞如气道上皮细胞、气道平滑肌细胞等)和细胞组分参与的气道慢性炎症性疾患。这种慢性炎症导致气道高反应性,通常出现广泛多变的可逆性气流受限,反复发作性的喘息、气急、胸闷或咳嗽等症状,常在夜间和(或)清晨发作、加剧,多数患者可自行缓解或经治疗缓解。

【诊断标准】

1. 临床表现

(1)大多数哮喘起病于婴幼儿,诱发哮喘原因主要是吸入过敏原、病毒性上呼吸道感染、剧烈活动或接触某些刺激性气味。某些哮喘患者的哮喘发作或加剧与其职业有关,临床上称之为职业性哮喘。

(2)部分患者起病可出现发作先兆如:流清鼻涕、频繁喷嚏、鼻咽部发痒、眼部发痒、胸闷。

(3)哮喘严重程度不同的患者临床表现可有很大差异,典型哮喘发作为呼气性呼吸困难,表现为气憋、喘息,轻者表现为胸闷或顽固性咳嗽(咳嗽变异性哮喘)。

(4)大多数哮喘患者发作具有明显昼夜节律即夜间或清晨发作或加剧。

(5)某些哮喘患者哮喘发作具有季节规律,如过敏性哮喘常在夏秋季发作。

(6)早期患者脱离过敏原后症状可以迅速缓解,或给予正规治疗后缓解。典型发作者双肺可闻及散在或弥漫性以呼气相为主的哮鸣音,不同程度的急性发作体征可有很大差异。

2. 辅助检查

(1)血常规:嗜酸粒细胞增多(<10%),合并感染时白细胞或嗜中性粒细胞增多,全身使用糖皮质激素后可使白细胞总数、中性粒细胞百分比增多。

(2)痰液检查:如患者无痰咳出时,可通过诱导痰方法进行检查。涂片在显微镜下可见较多嗜酸性粒细胞。

(3)动脉血气分析:哮喘发作时由于气道阻塞且通气分布不均,通气/血流比值失衡,可致肺泡-动脉血氧分压差($A-aDO_2$)增大;严重发作时可有缺氧,PaO_2 降低,由于过度通气可使 $PaCO_2$ 下降,pH 上升,表现呼吸性碱中毒。若重症哮喘,病情进一步发展,气道阻塞严重,可有缺氧及 CO_2 滞留,$PaCO_2$ 上升,表现呼吸性酸中毒。若缺氧明显,可合并代谢性酸中毒。

(4)呼吸功能检查

①通气功能检测:在哮喘发作时呈阻塞性通气功能改变,呼气流速指标均显著下降,1秒钟用力呼气容积(FEV_1)、1秒率(1秒钟用力呼气量占用力肺活量比值 $FEV_1/FVC\%$)以及最高呼气流量(PEF)均减少。肺容量指标可见用力肺活量减少、残气量增加、功能残气量和肺总量增加,残气占肺总量百分比增高。缓解期上述通气功能指标可逐渐恢复。病变迁延、反复发作者,其通气功能可逐渐下降。

②支气管激发试验(BPT)：一般适用于通气功能在正常预计值的70%以上的患者。如FEV_1下降≥20%，可诊断为激发试验阳性。通过剂量反应曲线计算使FEV_1下降20%的吸入药物累积剂量(PD_{20}-FEV_1)或累积浓度(PC_{20}-FEV_1)，可对气道反应性增高的程度作出定量判断。

③支气管舒张试验(BDT)：用以测定气道可逆性。阳性诊断标准：①FEV_1较用药前增加12%或以上。且其绝对值增加200ml或以上；②PEF较治疗前增加60L/min或增加≥20%。

④呼气峰流速(PEF)及其变异率测定：若24小时内PEF或昼夜PEF波动率≥20%，也符合气道可逆性改变的特点。

(5)胸部X线检查：早期在哮喘发作时可见两肺透亮度增加，呈过度通气状态；在缓解期多无明显异常。如并发呼吸道感染，可见肺纹理增加及炎性浸润阴影。同时要注意肺不张、气胸或纵隔气肿等并发症的存在。

(6)特异性变应原的检测：哮喘患者大多数伴有过敏体质，对众多的变应原和刺激物敏感。测定变应性指标结合病史有助于明确病因，脱离致敏因素的接触。

①体外检测：可检测患者的特异性IgE，过敏性哮喘患者血清特异性IgE可较正常人明显增高。

②在体试验：皮肤过敏原测试，需根据病史和当地生活环境选择可疑的过敏原进行检查，可通过皮肤点刺等方法进行，皮试阳性提示患者对该过敏原过敏。

3.**诊断步骤和要求**

(1)明确有无支气管哮喘。

(2)确定其诱因。

(3)临床分期、分度。

(4)评估哮喘控制水平。

4.**诊断标准**

(1)反复发作喘息、气急、胸闷或咳嗽，多与接触变应原、冷空气、物理或化学性刺激、病毒性上呼吸道感染、运动等有关。

(2)发作时在双肺可闻及散在或弥漫性，以呼气相为主的哮鸣音，呼气相延长。

(3)上述症状可经治疗缓解或自行缓解。

(4)症状不典型者(如无明显喘息或体征)应至少具备以下一项试验阳性。

①支气管激发试验或运动试验阳性。

②支气管舒张试验阳性[一秒钟用力呼气容积(FEV_1)增加12%以上，且FEV_1增加绝对值>200ml]。

③最大呼气流量(PEF)日内变异率或昼夜波动率≥20%。

(5)除外其他疾病所引起的喘息、气急、胸闷和咳嗽。

符合(1)～(3)、(5)条者或(4)、(5)条者可诊断为支气管哮喘。根据哮喘发作规律和临床表现，哮喘可分为急性发作期、慢性持续期及缓解期。

(6)支气管哮喘可分为急性发作期、非急性发作期。

①急性发作期是指气促、咳嗽、胸闷等症状突然发生或症状加重，常有呼吸困难，以呼气流

量降低为其特征,常因接触变应原等刺激物或治疗不当所致。哮喘急性发作时严重程度可分为轻度、中度、重度和危重 4 级,见表 1-2。

②非急性发作期(亦称慢性持续期):许多哮喘患者即使没有急性发作,但在相当长的时间内仍有不同频度和(或)不同程度地出现症状(喘息、咳嗽、胸闷等),肺通气功能下降。哮喘控制水平分为控制、部分控制和未控制 3 个等级。

表 1-2　哮喘急性发作期分度的诊断标准

临床特点	轻度	中度	重度	危重
气短	步行、上楼时	稍事活动	休息时	
体位	可平卧	喜坐位	端坐呼吸	
讲话方式	连续成句	单词	单字	不能讲话
精神状态	可有焦虑尚安静	时有焦虑或烦燥	常有焦虑烦躁	嗜睡或意识模糊
出汗	常无	有	大汗淋漓	
呼吸频率	轻度增加	增加	常＞30 次/分	
辅助呼吸肌活动及三凹征	常无	可有	常有	胸腹矛盾运动
哮鸣音	散在,呼吸末期	响亮、弥漫	响亮、弥漫	减弱、乃到无
脉率	＜100 次/分	100～120 次/分	＞120 次/分	脉率变慢或不规则
奇脉	无,＜10mmHg	可有,10～25mmHg	常有,＞25mmHg	无,提示呼吸肌疲劳
使用 β_2 激动剂后 PEF 预计值或个人最佳值%	＞80%	60%～80%	＜60% 或 ＜100L/min 或作用时间＜2 小时	
PaO_2(吸空气)	正常	≥60mmHg	＜60mmHg	
$PaCO_2$	＜45mmHg	≤45mmHg	＞45mmHg	
SaO_2(吸空气)	＞95%	91%～95%	≤90%	
pH				降低

5.鉴别诊断

(1)慢性支气管炎:多发生在中老年,有长期吸烟史,表现为冬春季反复发作的咳嗽、咯痰,多以上呼吸道感染为诱因,起病缓慢,查体有散在湿啰音或干啰音,缓解速度慢,或缓解期仍有症状。发作期外周血和痰中白细胞及中性粒细胞升高。肺功能检测支气管舒张试验阴性,PEF 变异率小于 15%。

(2)肺气肿:中老年发病,多有长期大量吸烟史,一般体力活动可诱发加重,休息后可以缓解,临床表现为气短,气不够用,肺气肿体征可长期存在,X 线检查有肺气肿征象。肺功能表现为支气管舒张试验阴性,RV、TLC、RV/TLC% 均增高,DLCO 降低。

(3)急性左心衰:见于有高血压、冠心病、糖尿病等心血管疾病病史的中老年人,发病季节性不明显,感染、劳累、输液过多,过快为诱因。查体可发现双肺底湿啰音、心脏增大、奔马律等。坐起,应用快速洋地黄、利尿剂、扩血管药物可以缓解。X线可见柯氏B线、蝶形阴影。心电图有心律失常或房室扩大。超声心动图可发现心脏解剖学上异常。血BNP检测多>500ng/ml。

（4）上气道内良、恶性肿瘤,上气道内异物,其他原因引起的上气道阻塞。

（5）肺嗜酸性粒细胞增多症（PIE）,变态反应性支气管肺曲菌病,嗜酸细胞性支气管炎、肉芽肿性肺病（Churg-Strauss综合征）。

（6）弥漫性泛细支气管炎（DPB）、肺栓塞。

（7）支气管肺癌、纵隔肿瘤等。

【治疗原则】

1.哮喘急性发作时的治疗　　哮喘急性发作的治疗取决于发作的严重程度以及对治疗的反应。治疗的目的在于尽快缓解症状、解除气流受限和低氧血症,同时还需要制定长期治疗方案以预防再次急性发作。

对于具有哮喘相关死亡高危因素的患者,需要给予高度重视,这些患者应当尽早到医疗机构就诊。高危患者包括:

（1）曾经有过气管插管和机械通气的濒于致死性哮喘的病史。

（2）在过去1年中因为哮喘而住院或看急诊。

（3）正在使用或最近刚刚停用口服激素。

（4）目前未使用吸入激素。

（5）过分依赖速效 β_2 受体激动剂,特别是每月使用沙丁胺醇（或等效药物）超过1支的患者。

（6）有心理疾病或社会心理问题,包括使用镇静剂。

（7）有对哮喘治疗计划不依从的历史。

轻度和部分中度急性发作可以在家庭中或社区中治疗。家庭或社区中的治疗措施主要为重复吸入速效 β_2 受体激动剂,在第1小时每20分钟吸入2～4喷。随后根据治疗反应,轻度急性发作可调整为每3～4小时2～4喷,中度急性发作每1～2小时6～10喷。如果对吸入性 β_2 受体激动剂反应良好（呼吸困难显著缓解,PEF占预计值>80％或个人最佳值,且疗效维持3～4小时）,通常不需要使用其他的药物。如果治疗反应不完全,尤其是在控制性治疗的基础上发生的急性发作,应尽早口服激素（泼尼松龙0.5～1mg/kg或等效剂量的其他激素）,必要时到医院就诊。

部分中度和所有重度急性发作均应到急诊室或医院治疗。除氧疗外,应重复使用速效 β_2 受体激动剂,可通过压力定量气雾剂的储雾器给药,也可通过射流雾化装置给药。推荐在初始治疗时连续雾化给药,随后根据需要间断给药（每4小时1次）。联合使用 β_2 受体激动剂和抗胆碱能制剂（如异丙托溴铵）能够取得更好的支气管舒张作用。茶碱的支气管舒张作用弱于SABA,不良反应较大应谨慎使用。对规则服用茶碱缓释制剂的患者,静脉使用茶碱应尽可能监测茶碱血药浓度。中重度哮喘急性发作应尽早使用全身激素,特别是对速效 β_2 受体激动剂初始治疗反应不完全或疗效不能维持,以及在口服激素基础上仍然出现急性发作的患者。口服激素与静脉给药疗效相当,副作用小。推荐用法:泼尼松龙30～50mg或等效的其他激素,每日单次给药。严重的急性发作或口服激素不能耐受时,可采用静脉注射或滴注,如甲基泼尼松龙 80～160mg,或氢化可的松 400～1000mg 分次给药。地塞米松因半衰期较长,对肾上腺皮质功能抑制作用较强,一般不推荐使用。静脉给药和口服给药的序贯疗法有可能减少激素用量和不良反应,如静脉使用激素 2～3 天,继之以口服激素 3～5 天。不推荐常规使用镁制剂,可用于重度急性发作(FEV_1 25%～30%)或对初始治疗反应不良者。

重度和危重哮喘急性发作经过上述药物治疗,临床症状和肺功能无改善甚至继续恶化,应及时给予机械通气治疗,其指征主要包括:意识改变、呼吸肌疲劳、$PaCO_2 \geqslant 45mmHg$(1mmHg=0.133kPa)等。可先采用经鼻(面)罩无创机械通气,若无效应及早行气管插管机械通气。哮喘急性发作机械通气需要较高的吸气压,可使用适当水平的呼气末正压(PEEP)治疗。如果需要过高的气道峰压和平台压才能维持正常通气容积,可试用允许性高碳酸血症通气策略以减少呼吸机相关肺损伤。

初始治疗症状显著改善,PEF 或 FEV_1 占预计值百分比恢复到个人最佳值 60%者以上可回家继续治疗,PEF 或 FEV_1 为 40%～60%者应在监护下回到家庭或社区继续治疗,治疗前 PEF 或 FEV_1＜25%或治疗后＜40%者应入院治疗。在出院时或近期的随访时,应当为患者制订一个详细的行动计划,审核患者是否正确使用药物、吸入装置和峰流速仪,找到急性发作的诱因并制订避免接触的措施,调整控制性治疗方案。严重的哮喘急性发作意味着哮喘管理的失败,这些患者应当给予密切监护、长期随访,并进行长期哮喘教育。

大多数哮喘急性发作并非由细菌感染引起,应严格控制抗菌药物的使用指征,除非有细菌感染的证据,或属于重度或危重哮喘急性发作。

2.慢性哮喘治疗　2009 年 GINA 提出了哮喘总体控制的概念,包括两个方面:实现日常控制和降低未来风险。对于慢性哮喘患者应当根据患者的病情严重程度,特别是哮喘控制水平制订长期治疗方案,之后进行评估、随访,根据控制水平调整治疗方案。哮喘药物的选择既要考虑药物的疗效及其安全性,也要考虑患者的实际情况,如经济收入和当地的医疗资源等。

对以往未经规范治疗的初诊哮喘患者可选择第 2 步治疗方案,若哮喘患者病情较重,应直接选择第 3 步治疗方案。从第 2 步到第 5 步的治疗方案中都有不同的哮喘控制药物可供选择。而在每一步中都应该按需使用缓解药物,以迅速缓解哮喘症状。

如果使用的该治疗方案不能够使哮喘得到有效控制,应该升级治疗直至达到哮喘控制为止。当哮喘控制并维持至少 3 个月后,治疗方案可以降级。推荐的减量方案如下。

(1)单独吸入中-高剂量吸入糖皮质激素的患者,将吸入糖皮质激素剂量减少 50%。

(2)吸入糖皮质激素和长效 β_2 受体激动剂联合用药的患者,先将吸入激素剂量减少 50%,长效 β_2 受体激动剂剂量不变,当达到最低剂量联合治疗水平时,可选择改为每日 1 次联合用药或停用长效 β_2 受体激动剂,单用吸入激素治疗。

若患者使用最低剂量控制药物达到哮喘控制 1 年,并且哮喘症状不再发作,可考虑停用药物治疗。通常情况下,患者在初诊后 1～3 个月随访,以后每 3 个月随访一次。如出现哮喘发作时,应在 2 周至 1 个月内进行随访。

各地可根据当地的药物供应情况及经济水平灵活掌握。

(刘爱华)

第七节　肺炎

一、社区获得性肺炎

社区获得性肺炎（CAP）是指在医院外罹患的感染性肺实质（含肺泡壁，即广义上的肺间质）炎症，包括具有明确潜伏期的病原体感染而在入院后潜伏期内发病的肺炎。CAP 是威胁人类健康的常见感染性疾病之一，尽管抗微生物化学治疗等技术不断进步，但其病死率并没有下降。近年来，由于社会人口的老龄化、免疫损害宿主增加、病原体变迁和抗生素耐药率上升等原因，使 CAP 的诊治更为困难。此外，正确评价 CAP 的病情严重性，对选择治疗场所、抗生素的使用、是否给予呼吸及循环支持也十分重要。

【诊断标准】

1.临床表现

（1）发热：绝大多数 CAP 可出现发热，甚至高热，多呈急性起病，并可伴有畏寒或寒战。

（2）呼吸道症状：咳嗽是最常见的症状，大多伴有咯痰；病情严重者可有呼吸困难，病变累及胸膜时可出现胸痛，随深呼吸和咳嗽加重，少数患者出现咯血，多为痰中带血，或少量咯血。一般细菌引起的肺炎咯痰量较多，且多为黄脓痰，并可伴有异味，而病毒和非典型病原体引起的肺炎多为干咳。真菌引起的肺炎咯血较其他病原菌常见，且可出现大咯血。个别 CAP 患者可完全没有呼吸道症状。

（3）其他症状：常见症状包括头痛、乏力、纳差、肌肉酸痛、出汗等。相对少见症状有咽痛、恶心、呕吐、腹泻等。老人肺炎呼吸道症状少，而精神不振、神志改变、活动能力下降、食欲不振、心悸、憋气及血压下降多见。

（4）体征：常呈热性病容，重者有呼吸、脉搏加快，甚至出现紫绀及血压下降。典型者胸部检查可有患侧呼吸运动减弱、触觉语颤增强、叩诊浊音、听诊闻及支气管呼吸音或支气管肺泡呼吸音，可有湿啰音。如果病变累及胸膜可闻及胸膜摩擦音，出现胸腔积液则有相应体征。胸部体征常随病变范围、实变程度、是否累及胸膜等情况而异。CAP 并发中毒性心肌炎或脑膜炎时出现相应的异常体征。

2.实验室检查

（1）血常规：白细胞总数及嗜中性粒细胞计数多升高，可出现红细胞沉降率加快、C 反应蛋白升高，细菌引起的 CAP 血清降钙素原（PCT）多升高。部分患者可出现心肌酶、肝酶增高、肌酐、尿素氮升高及电解质紊乱。

（2）病原学检查：CAP 患者的病原学检查应遵循以下原则。

①门诊治疗的轻、中度患者不必普遍进行病原学检查，只有当初始经验性治疗无效时才需进行病原学检查。

②住院患者应同时进行常规血培养和呼吸道标本的病原学检查。凡合并胸腔积液并能够

进行穿刺者,均应进行诊断性胸腔穿刺,抽取胸腔积液行胸液常规、生化及病原学检查。

③侵袭性诊断技术,包括经支气管镜或人工气道吸引的下呼吸道标本,保护性支气管肺泡灌洗标本(BALF),保护性毛刷下呼吸道采集的标本(PSB)和肺穿刺活检标本,仅选择性地适用于以下 CAP 患者:经验性治疗无效或病情仍然进展者,特别是已经更换抗菌药物 1 次以上仍无效时;怀疑特殊病原体感染,而采用常规方法获得的呼吸道标本无法明确致病原时;免疫抑制宿主罹患 CAP 经抗菌药物治疗无效时;需要与非感染性肺部浸润性病变鉴别诊断者。

有关 CAP 病原体检测的标本、采集方法、送检、实验室检测方法及结果判定请参考中华医学会呼吸病学分会制定社区获得性肺炎诊断和治疗指南。值得提出的是,呼吸道标本,尤其是痰标本容易受到口咽部细菌的污染,且不同的病原菌对培养基及培养方法的要求也不同,培养的阳性率也差别很大,故普通培养结果应密切结合临床进行判断。此外,考虑病毒和非典型病原体(肺炎支原体、军团菌及肺炎支原体)感染者应进行急性期和恢复期双份血清抗体检测,怀疑真菌感染者应进行 1,3-β-D 葡萄糖抗原检测试验(G 试验)和半乳甘露糖抗原检测实验(GM 试验)。

3.辅助检查　影像学形态表现为肺部浸润性渗出影,呈片状或斑片状,实变及毛玻璃样阴影,个别患者可出现球型阴影,伴或不伴有胸腔积液,出现实变征者实变影内可见支气管充气征。其他 X 线表现尚可有间质性改变、粟粒或微结节改变、团块状改变、空洞形成等,但均少见。不同病原体所致肺炎其 X 线可以有一些不同的表现,但缺乏特异性,不能作为病原学诊断的依据。CAP 病变范围不一,轻者仅累及单个肺段或亚段,重者整个肺叶或多肺叶受累、甚至累及双侧肺脏;个别白细胞缺乏及严重肺气肿、肺大泡患者肺部可没有浸润影。

【诊断标准】

1.CAP 的临床诊断依据

(1)新近出现的咳嗽、咯痰或原有呼吸道疾病症状加重,并出现脓性痰,伴或不伴胸痛。

(2)发热。

(3)肺实变体征和(或)闻及湿性啰音。

(4)WBC$>10\times10^9$/L 或$<4\times10^9$/L,伴或不伴细胞核左移。

(5)胸部 X 线检查显示片状、斑片状浸润性阴影或间质性改变,伴或不伴胸腔积液。

以上 1～4 项中任何 1 项加第 5 项,并除外肺结核、肺部肿瘤、非感染性肺间质性疾病、肺水肿、肺不张、肺栓塞、肺嗜酸性粒细胞浸润症及肺血管炎等后,可建立临床诊断。

2.CAP 病情严重程度的评价及治疗场所选择　满足下列标准之一,尤其是两种或两种以上条件并存时病情较重,建议住院治疗。

(1)年龄≥65 岁。

(2)存在以下基础疾病或相关因素之一。

①慢性阻塞性肺疾病。

②糖尿病。

③慢性心、肾功能不全。

④恶性实体肿瘤或血液病。

⑤获得性免疫缺陷综合征(AIDS)。

⑥吸入性肺炎或存在容易发生吸入的因素。

⑦近 1 年内曾因 CAP 住院。

⑧精神状态异常。

⑨脾切除术后。

⑩器官移植术后。

⑪慢性酗酒或营养不良。

⑫长期应用免疫抑制剂。

(3)存在以下异常体征之一。

①呼吸频率≥30 次/分。

②脉搏≥120 次/分。

③动脉收缩压<90mmHg(1mmHg＝0.133kPa)。

④体温≥40℃或<35℃。

⑤意识障碍。

⑥存在肺外感染病灶如败血症、脑膜炎。

(4)存在以下实验室和影像学异常之一。

①WBC>$20×10^9$/L 或<$4×10^9$/L,或中性粒细胞计数<$1×10^9$/L。

②呼吸空气时 PaO_2<60mmHg,PaO_2/FiO_2<300,或 $PaCO_2$>50mmHg。

③血肌酐(SCr)>106μmol/L 或血尿素氮(BUN)>7.1mmol/L。

④血红蛋白<90g/L 或红细胞压积(HCT)<30%。

⑤血浆白蛋白<25g/L。

⑥有败血症或弥漫性血管内凝血(DIC)的证据,如血培养阳性、代谢性酸中毒、凝血酶原时间(PT)和部分凝血活酶时间(APTT)延长、血小板减少。

⑦X 线胸片显示病变累及 1 个肺叶以上、出现空洞、病灶迅速扩散或出现胸腔积液。不具备上述条件的患者为轻-中度肺炎,可门诊治疗,以节约医疗资源。

出现下列征象中 1 项或以上者可诊断为重症肺炎,病死率高,需密切观察,积极救治,有条件时,建议收住 ICU 治疗:意识障碍;呼吸频率≥30 次/分;PaO_2<60mmHg,PaO_2/FiO_2<300,需行机械通气治疗;动脉收缩压<90mmHg;并发感染中毒性休克。

3. CAP 耐药菌或特定病原菌感染的危险因素

(1)耐青霉素的肺炎链球菌易发生于下列患者年龄<65 岁;近 3 个月内应用过 β-内酰胺类抗生素治疗;酗酒;多种临床合并症;免疫抑制性疾病(包括应用糖皮质激素治疗);接触日托中心的儿童。

(2)军团菌属感染多见于吸烟、细胞免疫缺陷(如器官移植)、肾功能衰竭或肝功能衰竭、糖尿病及恶性肿瘤患者。

(3)肠道革兰阴性菌感染多发生于居住在养老院,有心、肺基础病,有多种临床合并症,近期应用过抗生素治疗的患者。

(4)结构破坏性肺疾病(如:支气管扩张、肺囊肿、弥漫性泛细支气管炎等),应用糖皮质激素(泼尼松>10mg/d),过去 1 个月中广谱抗生素应用>7 天,营养不良,外周血中性粒细胞计数<1×10^9/L 的患者容易感染铜绿假单胞菌。

(5)接触鸟类者应想到鹦鹉热衣原体、新型隐球菌感染的可能。

(6)有吸入因素者多合并厌氧菌感染。

【治疗原则】

1.初始经验性抗菌治疗　经验性抗菌药物治疗应覆盖 CAP 常见病原菌,并根据患者年龄、有无基础疾病及病情的严重性,结合医院常见病原菌及对抗菌药物的敏感性合理选药。中华医学会呼吸病分会推荐 CAP 经验性抗菌药物治疗原则见表 1-3。CAP 的诊断确定后应尽快给予抗菌药物治疗。对于需要住院或人住 ICU 的中、重度患者,入院后 4～6 小时内开始治疗可提高临床疗效,降低病死率,缩短住院时间。

表 1-3　不同人群 CAP 患者初始经验性抗感染治疗的建议

不同人群	常见病原体	初始经验性治疗的抗菌药物选择
青壮年、无基础疾病患者	肺炎链球菌,肺炎支原体、流感嗜血杆菌、肺炎衣原体等	①青霉素类(青霉素、阿莫西林等);②多西环素(强力霉素);③大环内酯类;④第一代或第二代头孢菌素;⑤呼吸喹诺酮类(如左旋氧氟沙星、莫西沙星等)
老年人或有基础疾病患者	肺炎链球菌、流感嗜血杆菌、需氧革兰阴性杆菌、金黄色葡萄球菌、卡他莫拉菌等	①第二代头孢菌素(头孢呋辛、头孢丙烯、头孢克洛等)单用或联用大环内酯类;②β-内酰胺类/β-内酰胺酶抑制剂(如阿莫西林/克拉维酸、氨苄西林/舒巴坦)单用或联用大环内酯类;③呼吸喹诺酮类
需入院治疗、但不必收住 ICU 的患者	肺炎链球菌、流感嗜血杆菌、混合感染(包括厌氧菌)、需氧革兰阴性杆菌、金黄色葡萄球菌、肺炎支原体、肺炎衣原体、呼吸道病毒等	①静脉注射第二代头孢菌素单用或联用静脉注射大环内酯类;②静脉注射呼吸喹诺酮类;③静脉注射 β-内酰胺类/β-内酰胺酶抑制剂(如阿莫西林/克拉维酸、氨苄西林/舒巴坦)单用或联用注射大环内酯类;④头孢噻肟、头孢曲松单用或联用注射大环内酯类
需入住 ICU 的重症患者		
A 组:无铜绿假单胞菌感染危险因素	肺炎链球菌、需氧革兰阴性杆菌、嗜肺军团菌、肺炎支原体、流感嗜血杆菌、金黄色葡萄球菌等	①头孢曲松或头孢噻肟联合静脉注射大环内酯类;②静脉注射呼吸喹诺酮类联合氨基糖苷类;③静脉注射 β-内酰胺类/β-内酰胺酶抑制剂(如阿莫西林/克拉维酸、氨苄西林/舒巴坦联合静脉注射大环内酯类;④厄他培南联合静脉注射大环内酯类
B 组:有铜绿假单胞菌感染危险因素	A 组常见病原体＋铜绿假单胞菌	①具有抗假单胞菌活性的 β-内酰胺类抗生素(如头孢他啶、头孢吡肟、哌拉西林/他唑巴坦、头孢哌酮/舒巴坦、亚胺培南、美罗培南等)联合静脉注射大环内酯类,必要时还可同时联用氨基糖苷类;②具有抗假单胞菌活性的 β-内酰胺类抗生素联合静脉注射喹诺酮类;③静脉注射环丙沙星或左旋氧氟沙星联合氨基糖苷类

2.针对性抗菌治疗　明确 CAP 感染的病原菌后,应参考体外抗菌药物敏感性试验结果及时调整抗菌药物。由于呼吸道标本易受口咽部定植菌的污染,培养结果应密切结合临床,如初始经验性治疗效果显著,即使培养出的细菌对所选抗生素耐药,也不应更改治疗方案。

3.其他治疗　在抗菌治疗的同时应给予休息、对症支持治疗,痰液黏稠不易咳出者应给予祛痰药,并发呼吸、循环衰竭者应给予相应治疗。

4.疗效评价　初始治疗后 48～72 小时应对治疗效果进行评价,治疗后一般状况改善,体温下降,呼吸道症状好转,白细胞总数及嗜中性粒细胞计数逐渐恢复表明治疗有效,X 线胸片病灶吸收一般出现较迟。凡症状明显改善,不一定考虑痰病原学检查结果如何,仍可维持原有治疗。症状显著改善后,胃肠外给药者可改用同类或抗菌谱相近、或对致病原敏感的制剂口服给药,采用序贯治疗。初始治疗 72 小时后症状无改善或一度改善又恶化,视为治疗无效,其常见原因和处理如下。

(1)药物未能覆盖致病菌或细菌耐药,结合实验室痰培养结果并评价其意义,审慎调整抗感染药物,并重复病原学检查。

(2)特殊病原体感染,如分支杆菌、真菌、肺孢子菌、包括 SARS 和人禽流感在内的病毒或地方性感染性疾病。应重新对有关资料进行分析并进行相应检查,包括对通常细菌的进一步检测,必要时采用侵袭性检查技术,明确病原学诊断并调整治疗方案。

(3)出现并发症(脓胸、迁徙性病灶等)或存在影响疗效的宿主因素(如免疫损害),应进一步检查和确认,进行相应处理。

(4)CAP 诊断有误时,应重新核实 CAP 的诊断,明确是否为非感染性疾病。

5.疗程及出院标准　CAP 治疗的疗程取决于患者的基础疾病、病情严重性及致病菌,不宜将肺部阴影完全吸收作为停用抗菌药物的指征。对于普通细菌性感染,如肺炎链球菌,用药至患者热退后 72 小时即可;对于金黄色葡萄球菌、铜绿假单胞菌、克雷伯菌属或厌氧菌等容易导致肺组织坏死的致病菌所致的感染,建议抗菌药物疗程≥2 周。对于非典型病原体,疗程应略长,如肺炎支原体、肺炎衣原体感染的建议疗程为 10～14 天,军团菌属感染的疗程建议为10～21 天。经有效治疗后,患者病情明显好转,同时满足以下 6 项标准时,可以出院(原有基础疾病可影响到以下标准判断者除外)。

(1)体温正常超过 24 小时。

(2)平静时心率≤100 次/分。

(3)平静时呼吸≤24 次/分。

(4)收缩压≥90mmHg。

(5)不吸氧情况下,动脉血氧饱和度正常。

(6)可以接受口服药物治疗,无精神障碍等情况

【预防】

合理饮食、锻炼身体、增强体质、避免过度劳累和受凉,以及健康的生活方式,如戒烟、避免酗酒有助于减少肺炎的发生。预防接种肺炎链球菌疫苗可减少肺炎链球菌肺炎的发生,接种流感疫苗可减少流感及并发肺炎的可能性。

二、医院获得性肺炎

医院获得性肺炎(HAP；NP)是指在入院时不处于潜伏期而入院≥48小时后发生的肺炎，包括在医院内获得感染而于出院后48小时内发病的肺炎。呼吸机相关性肺炎(VAP)和医疗保健相关性肺炎(HCAP)也包括在HAP范畴内。VAP是指气管插管/切开(人工气道)和机械通气(MV)后48～72小时发生肺炎。HCAP包括感染前90天内入住急性病医院2天以上的患者；在护理院或长期护理机构中生活者；最近30天内接受过静脉抗菌药物治疗、化疗或伤口护理；在医院或门诊接受血透治疗者。此外，一些重症HAP需要插管机械通气的患者，虽然不属于VAP，也应当按VAP类似的方法处理。发病时间<5天者为早发性HAP或VAP，≥5天者为晚发性HAP或VAP，二者在病原体分布和治疗上有明显区别。

【诊断标准】

由于临床的复杂性，HAP的诊断比较困难，迄今为止，并无公认的金标准。主要根据临床症状、影像学资料、实验室检查，以及下呼吸道分泌物细菌培养结果，并分析多重耐药致病菌(MDR)感染的风险，寻求合理的临床和病原学诊断策略，目的是尽早给予足量恰当的抗菌药物治疗，同时根据微生物学培养和患者的临床治疗效果，及时降阶梯治疗，将疗程缩短到最短有效时间，从而避免过量使用抗菌药物。

1.临床表现

(1)急性起病为主，但因应用糖皮质激素/免疫抑制剂或因基础疾病导致机体反应性削弱者，起病可以比较隐匿。

(2)呼吸道症状：咳嗽、脓痰为基本症状，但也常因咳嗽反射受抑制而很少表现咳嗽和咯脓痰。在接受MV患者可以仅表现为紫绀加重、人机不协调等。

(3)全身症状和肺外症状：发热最常见，亦因人而异。重症HAP患者并发急性肺损伤和急性呼吸窘迫综合征以及合并左心衰竭、肺栓塞等。在接受MV患者一旦发生肺炎容易并发间质性气肿、气胸。

(4)体征：HAP患者可有肺实变体征和湿啰音，但视病变范围和类型而定。VAP患者则因人工通气的干扰致体征不明显或不典型。

2.辅助检查

(1)血常规：常WBC>$10×10^9$/L，中性粒细胞百分比增高，伴或不伴核左移。

(2)胸片：出现新的或渐进性渗出影，有的仅表现为支气管肺炎。VAP患者可以因为MV肺泡过度充气使浸润和实变阴影变得对比不强，也可以因为合并肺损伤、肺水肿或肺不张等而变得难以辨认，故需结合临床综合考虑。

(3)争取在抗菌药物治疗前收集下呼吸道分泌物进行培养。

3.诊断要点

(1)初步临床诊断：目前并无公认的金标准。

①胸片提示新出现的或渐进性渗出灶。

②体温＞38℃。

③近期出现的咳嗽、咯痰，或原有呼吸道症状加重，并出现脓痰。

④肺部实变体征和(或)湿性啰音。

⑤WBC＞$10×10^9$/L，中性粒细胞百分比增高，伴或不伴核左移。

临床诊断标准：①＋②～⑤任何 2 条，是开始抗菌药物经验治疗的指征。

①肺部实变体征和(或)湿啰音对于 VAP 的诊断意义较小。

②X 线征象诊断 HAP 特异性较低，同时正压通气模式对肺部影像学表现可能产生一定不良影响。

③接受 MV 患者出现气道脓性分泌物而 X 线阴性，临床上不一定诊断肺炎，可诊断为化脓性气管-支气管炎。

(2)病原学诊断

①下呼吸道分泌物定量培养有助于明确肺炎诊断及病原菌：疑似 VAP 者均应采取下呼吸道标本进行培养，并除外肺外感染，才能进行抗菌治疗。

②如高度怀疑肺炎，无论下呼吸道标本涂片是否发现细菌，需要积极抗菌治疗。延迟初始抗菌治疗可增加 HAP 的病死率，因此不能为了明确诊断而延误治疗。

4.分析是否存在多重耐药致病菌(MDR)感染的危险因素　　MDR 主要包括：铜绿假单胞菌、不动杆菌、克雷伯杆菌、肠杆菌、耐甲氧西林金黄色葡萄球菌。

(1)近 3 个月内使用过抗菌药物。

(2)住院时间≥5 天。

(3)所在社区或医院病房存在高发耐药菌。

(4)有 HCAP 的危险因素，包括以前 90 天内有过≥2 天的住院、居住在护理院或长期疗养院中、家庭输液治疗(包括抗菌药物)、30 天内有长期透析、家庭伤口护理、家庭成员携带 MDR。

(5)免疫抑制(疾病或药物所致)。

【治疗原则】

1.经验性抗菌治疗　　由于延迟初始适当抗菌药物治疗将增加 HAP 的病死率，而不适当治疗不但增加病死率和延长住院时间外，还可能造成细菌耐药，所以一旦高度怀疑 HAP，无论是否有细菌学结果，都应尽早开始经验性治疗。

选择抗菌药物时主要考虑以下几方面的因素。

(1)患者是否存在 MDR 病原菌感染的危险因素。

(2)对于晚发 HAP/VAP/HCAP 以及有 MDR 病原菌感染危险因素者，应使用广谱抗生素。

(3)无 MDR 病原菌感染危险因素的患者考虑使用窄谱抗菌药物。经验性治疗药物推荐(参见表 1-4,1-5,1-6)。

表 1-4　无 MDR 危险因素、早发性 HAP 和 VAP 初始抗菌治疗

可能的病原菌	推荐的抗菌药物 *
肺炎链球菌[+]	头孢曲松
流感嗜血杆菌	或
甲氧西林敏感金黄色葡萄球菌	左氟沙星、莫西沙星或环丙沙星
抗菌药物敏感的肠道革兰阴性杆菌	或
大肠埃希菌	氨苄西林/舒巴坦
肺炎克雷伯杆菌	或
肠道杆菌属	厄他培南
变形杆菌属	
黏质沙雷菌	

　* 初始治疗抗菌药物的正确用药剂量参见表 1-6。

　[+] 青霉素耐药肺炎链球菌和多重耐药肺炎链球菌的检出率在不断升高;左氟沙星和莫西沙星优于环丙沙星,其他新喹诺酮类如加替沙星等的作用尚不明确。

表 1-5　晚发性、存在 MDR 危险因素和重症 HAP、VAP 初始抗菌治疗

可能的病原菌	抗菌药物联合治疗 *
表 1-6 中列出的病原菌和 MDR 病原菌	
铜绿假单胞菌	抗假单胞菌头孢菌素(头孢吡肟、头孢他啶)或
肺炎克雷伯杆菌(ESBLs[+])	抗假单胞菌碳青霉烯类(亚胺培南或美罗培南)
不动杆菌属[+]	或
	β-内酰胺类/β-内酰胺酶抑制剂(哌拉西林-他唑巴坦)
	加上
	抗假单胞菌喹诺酮类[+](环丙沙星或左氟沙星)
	或
	氨基糖苷类(阿米卡星、庆大霉素或妥布霉素)
耐甲氧西林金葡菌(MRSA)	加上
	利奈唑胺或万古霉素
嗜肺军团菌 *	大环内酯类(阿奇霉素)或氟喹诺酮类(如环丙沙星或左氟沙星)

　* 恰当的初始抗菌药物用药方案参见表 1-5。应当根据微生物学数据和临床疗效对初始抗菌药物治疗进行调整和优化。

　[+] 如果怀疑是 ESBLs[+] 菌株,如肺炎克雷伯菌或者不动杆菌属,碳青霉烯类抗菌药物是可靠的选择。如果怀疑嗜肺军团菌,所用的抗菌药物联合治疗方案应包括一种大环内酯类(如阿奇霉素)或者一种氟喹诺酮类(如环丙沙星或左氟沙星),而不要用氨基糖苷类。

　[+] 如果有 MRSA 的危险因素或者当地的 MRSA 检出率比较高。

　2.针对性抗菌治疗　铜绿假单胞菌:主张联合用药。传统的联合抗菌方案是抗假单胞菌 β-内酰胺类(包括不典型 β-内酰胺类)联合氨基糖苷类。如果有效,5～7 天即可停用氨基糖苷类。另一种联合用药方案是抗假单胞菌 p-内酰胺类联合抗假单胞菌的喹诺酮类。喹诺酮类药物在安全范围内可适当提高剂量。由于容易产生耐药,喹诺铜类在医院感染治疗中不宜作

为一线用药,也不应单一使用。泛耐药菌株可选择黏菌素或多黏菌素。

(1)不动杆菌:比较有效的抗菌药物是亚胺培南、美罗培南、含舒巴坦的氨苄西林/舒巴坦、头孢哌酮/舒巴坦复方制剂多黏菌素或黏菌素。对于耐亚胺培南耐药或泛耐药不动杆菌所致VAP可选择含舒巴坦制剂联合氨基糖苷类,亦推荐黏菌素或多黏菌素,后者需要警惕其肾毒性,在全身应用受限时亦可经呼吸道雾化吸入。此外,新上市的替加环素为四环素类衍生物,对耐炭青霉烯不动杆菌有确定疗效,可单用或联合应用,但需注意其消化道不良反应。

(2)产 ESBLs 肠杆菌科细菌:最有效的治疗药物是碳青霉烯类(包括无抗假单胞菌的帕尼培南和厄他培南),头霉素类亦有一定作用。

(3)MRSA:治疗 MRSA 肺炎可考虑使用标准剂量的万古霉素和利奈唑胺。

表 1-6　迟发性或有多重耐药病原菌危险因素的 HAP 包括 VAP 和 HCAP 的成年人初始抗菌药物静脉用药剂量

抗菌药物	剂量 *
抗假单胞菌头孢菌素	
头孢吡肟	$1\sim2g$,每 $8\sim12$ 小时 1 次
头孢他啶	2g,每 8 小时 1 次
碳青霉烯类	
亚胺培南	
美罗培南	500mg,每 6 小时 1 次,或 1g 每 8 小时 1 次
β-内酰胺类/β-内酰胺酶抑制剂	1g,每 8 小时 1 次
哌拉西林-他唑巴坦	4.5g,每 6 小时 1 次
氨基糖苷类	
庆大霉素	$7mg/(kg \cdot d)^+$
妥布霉素	$7mg/(kg \cdot d)^+$
阿米卡星	$20mg/(kg \cdot d)^+$
抗假单胞菌喹诺酮类	
左氟沙星	750mg,每天 1 次
环丙沙星	400mg,每 8 小时 1 次
万古霉素	$15mg/kg$,每 12 小时 1 次#
利奈唑胺	600mg,每 12 小时 1 次

　* 根据正常肝肾功能的剂量。

　+ 庆大霉素和妥布霉素的谷浓度应当低于 $1\mu g/ml$,阿米卡星的谷浓度应当低于 $4\sim5\mu g/ml$。

　# 万古霉素的谷浓度应当在 $15\sim20\mu g/ml$。

　3.疗程　已接受适当初始治疗、无非发酵菌革兰阴性感染证据、且无并发症的 HAP、VAP或 HCAP,若治疗效果良好者推荐短程治疗(7 天),但需注意,对于铜绿假单胞菌或不动杆菌属菌则短疗程治疗的复燃率较高。

　4.对症处理　包括退热、止咳、化痰、吸氧或机械通气等处理。

　5.合并症的处理　对肺脓肿、胸腔积液等并发症的处理,积极穿刺抽液体。

6.经验治疗无效的常见原因　表现为类似肺炎的非感染性疾病(如肺不张、肺栓塞、肺出血或肿瘤等);未知病原或耐药病原菌;抗菌药物剂量不足;并发肺外感染,如脓胸、肺脓肿等并发症。

7.预防

(1)强化医院感染控制措施。

(2)开展ICU医院感染监测。

(3)减少口咽部和上消化道细菌定植与吸入(优选经口气管插管,做好口腔护理,半卧位,声门下分泌物引留等)。

(4)维护胃黏膜完整性与功能(尽可能采用肠内营养,应用胃黏膜保护剂预防消化道应激性溃疡,治疗休克和低氧血症等)。

(5)减少外源性污染。

(6)控制高血糖、合理输血。

三、肺炎链球菌肺炎

肺炎链球菌肺炎是由肺炎链球菌(亦称肺炎球菌或肺炎双球菌)引起的急性肺部炎症,病变常呈叶、段分布,通常称大叶性肺炎。肺炎链球菌常寄生在人体鼻咽部,根据荚膜多糖的抗原特性,肺炎链球菌可分为86个血清型,其中部分菌株致病力很强。这种细菌引起的肺炎在当前社区获得性肺炎中仍占首位。近年由于抗菌药物的广泛应用,致使本病的起病方式、症状及X线改变均不典型。

【诊断标准】

1.临床表现

(1)发病前常有受凉、淋雨、疲劳或上呼吸道感染等诱因,多有上呼吸道感染的前驱症状。发病急骤,高热(38.0～40.0℃)、寒战,伴全身肌肉酸痛、乏力等。可有患侧胸痛,放射至肩部或腹部,咳嗽或深呼吸时加剧。咳嗽,咯黏痰或脓性痰,血性痰或呈铁锈色痰。病变广泛者可有呼吸困难。部分患者可有消化道症状及神经系统症状。严重病例可发生感染性休克及中毒性心肌炎。

(2)体检:急性病容,呼吸急促,部分患者口角可有疱疹,病变广泛时可出现发绀。有败血症者,可出现皮肤、黏膜出血点,巩膜黄染。早期肺部体征无明显异常。肺实变时叩诊呈浊音,语颤、语音增强,有支气管呼吸音。消散期可闻及湿啰音。严重感染时可伴休克、急性呼吸窘迫综合征及神经精神症状。

2.辅助检查

(1)血常规:白细胞计数(10～20)×10^9/L,中性粒细胞多在80%以上,可有核左移,细胞内可见中毒颗粒。血小板减少,凝血酶原时间延长。

(2)痰涂片及痰培养:可查见肺炎链球菌。部分患者血培养阳性。聚合酶链反应(PCR)及荧光标记抗体检测可提高病原学诊断率。如合并胸腔积液,可抽取积液进行细菌培养。

(3)血生化检查:可见血清酶学升高,部分患者可有血胆红素增高。动脉血气分析可正常,严重病例可有PaO_2及$PaCO_2$减低,pH增高,呈低氧及呼吸性碱中毒。休克合并代谢性酸中毒则 pH 降低。

(4)胸部 X 线检查:早期肺部有均匀淡片状阴影,典型表现为大片均匀致密阴影,可见支气管充气征,呈叶、段分布。可有少量胸腔积液。老年患者容易形成机化性肺炎。

【治疗原则】

1.抗菌药物治疗　目前首选仍然是青霉素,耐青霉素的肺炎链球菌在我国虽然已达20%,但高耐药株<2%,因此,对于普通耐药株通过提高青霉素剂量,依然有效。青霉素剂量可用至1000 万～2000 万 U/d。对青霉素过敏、耐青霉素者可用喹诺酮类(左氧氟沙星、莫西沙星),头孢噻肟、头孢曲松或厄他培南等药物,多重耐药菌株感染者可用万古霉素、替考拉宁、利奈唑胺等。

由于目前我国大多数地区肺炎链球菌对大环内酯耐药率高达70%,故对于已明确诊断的肺炎链球菌肺炎不推荐应用大环内酯类药物。

抗菌药物标准疗程通常为7～10 天或更长,或在退热后 3 天停药或由静脉用药改为口服,维持数日。

2.支持治疗　患者应卧床休息,注意补充足够蛋白质、热量、水及维生素。

3.积极防治并发症　如肺外感染(脓胸、心肌炎、关节炎等)及感染性休克。

【预后与预防】

1.预后　大部分病例经过治疗可痊愈,甚至还能自愈。发生感染性休克者,病死率较高,经过积极治疗,大部分仍可治愈。合并菌血症的病死率为30%～76%,极少数发生 ARDS 者,病死率高。

2.预防　我国使用的肺炎球菌疫苗为"多价肺炎球菌疫苗"(纽莫法 23)。该疫苗经一次注射后,2～3 周产生保护性抗体,保护期至少持续 5 年,必要时,在一次注射后第六年再注射一次。

四、葡萄球菌肺炎

葡萄球菌肺炎是由葡萄球菌引起的急性肺部化脓性炎症。主要为原发性金黄色葡萄球菌肺炎和血源性金黄色葡萄球菌肺炎。金黄色葡萄球菌是葡萄球菌属中最重要的致病菌,致病力极强,其耐药菌株逐渐增多。人体是金黄色葡萄球菌在自然界的主要宿主之一,通常葡萄球菌主要定植于鼻前庭黏膜、腋窝、阴道、皮肤破损处及会阴等部位。近年来,不但金黄色葡萄球菌肺炎呈增多趋势,而且其他葡萄球菌肺炎亦有增加。葡萄球菌肺炎一般病情重,病死率高,尤其是耐甲氧西林的金黄色葡萄球菌(MRSA)引起的肺炎,治疗困难,预后差,应引起临床的重视。

【诊断标准】

1.临床表现

(1)常发生于有基础疾病,如糖尿病、血液病、艾滋病、肝病、营养不良、酒精中毒、静脉吸毒或原有支气管肺疾病者。起病多急骤,寒战,高热,体温多高达 39.0～40.0℃,咳嗽,咯脓痰,带血丝或脓血痰,胸痛,呼吸困难等。毒血症状明显时,全身肌肉、关节酸痛,体质衰弱,精神萎靡,病情重者可早期出现周围循环衰竭。院内感染病例通常起病较隐袭,但亦有高热、脓痰等。老年人症状多不典型。

(2)体检:体征在早期不明显,其后可出现两肺散在湿啰音。病灶较大或融合时可有肺实变体征,气胸或脓气胸时则有相应体征。

(3)血源性葡萄球菌肺炎:常有皮肤伤口、疖痈和中心静脉导管置入等,或有静脉吸毒史,咯脓痰较少。应注意肺外病灶,静脉吸毒者多有皮肤针口和三尖瓣赘生物,可闻及心脏病理性杂音。

2.辅助检查

(1)血常规:白细胞计数明显升高,中性粒细胞比例增加,核左移并出现毒性颗粒。

(2)痰涂片:可见成堆的葡萄球状菌及脓细胞,痰培养发现葡萄球菌,如凝固酶阳性,可诊断为金黄色葡萄球菌。血行感染时血培养阳性率高。

(3)胸部 X 线检查

①多发性肺段浸润或肺叶实变,可形成空洞,或呈小叶样浸润,其中有单个或多发的液气囊腔。

②肺部浸润、肺脓肿、脓胸、脓气胸为金黄色葡萄球菌肺炎的四大 X 线征象。

③X 线阴影的易变性是金黄色葡萄球菌肺炎的另一重要特征。表现为一处炎性浸润消失而另一处出现新病灶,或很小的单一病灶发展为大片阴影。

【治疗原则】

早期清除引流原发病灶,选用敏感的抗菌药物。

1.抗菌治疗　金黄色葡萄球菌多为凝固酶阳性葡萄球菌,近年来对青霉素 G 耐药率已高达 90% 左右。对甲氧西林敏感株(MSSA)首选耐青霉素酶的半合成青霉素或头孢菌素,如苯唑西林、氯唑西林单用或联合利福平、阿米卡星。替代:头孢唑啉、头孢呋辛、克林霉素、呼吸喹诺酮类,联合氨基糖苷类如阿米卡星等。β-内酰胺类/β-内酰胺酶抑制剂:阿莫西林/克拉维酸,氨苄西林/舒巴坦。对甲氧西林耐药株(MRSA)可用万古霉素、去甲万古霉素、替考拉宁、利奈唑胺等。万古霉素每日 1～2g 静脉滴注,副反应有静脉炎、皮疹、药物热、耳聋和肾损害等,替考拉宁首日 800mg 静点,以后 400mg/d,偶有药物热、皮疹、静脉炎等不良反应。利奈唑胺 600mg,每日 2 次,静脉滴注,注意监测血小板。近年来在院内感染中,凝固酶阴性葡萄球菌感染逐渐增多,如表皮葡萄球菌、溶血性葡萄球菌等,这些凝固酶阴性葡萄球菌所致肺炎发病及症状虽不如金黄色葡萄球菌凶险,但其对抗菌药物的耐药率则有过之而无不及,抗菌治疗原则同金黄色葡萄球菌肺炎。并发脓胸、脑膜炎、心内膜炎以及肾、脑、心肌转移性脓肿时,可选用上述药物,并要对脓腔做适当引流。

临床选择抗菌药物时可参考细菌培养的药物敏感试验。

抗菌治疗的疗程视病情而定,一般疗程 2～4 周,如严重感染或有脓胸等并发症需 4～8 周,甚至更长。

2.其他治疗　包括吸氧以及对症处理,营养支持治疗及对脓胸、脓气胸、循环衰竭等并发症的处理。血源性金黄色葡萄球菌肺炎需要积极治疗原发病以消除感染灶。

【预后与预防】

1.预后　一般病死率为 30％～40％,大多数患者有严重的合并症。部分健康成人在流感后患葡萄球菌肺炎,病情发展快,最后导致死亡,抗菌药物疗效起效慢,恢复期长。

2.预防　医护人员应严格无菌操作技术,做好病区内消毒隔离,接触每一患者后要洗手。

（刘爱华）

第八节　肺结核

结核病(TB)是由结核分支杆菌感染引起的慢性传染病,肺结核为最常见类型,被列为我国重大疾病之一。我国是全球 22 个结核病高负担国家之一,病例数仅次于印度而居全球第二位。根据 2010 年全国第五次结核病流行病学调查结果显示,我国现有活动性肺结核患者总数为 523 万,其中传染性肺结核患者总数为 134 万。同时,我国也是全球 27 个耐多药肺结核高负担国家之一。根据 2007～2008 年开展的全国结核病耐药性基线调查结果,估算我国每年新发耐多药肺结核患者数约为 12 万。

结核病可侵及全身各器官,其中肺结核为最常见类型,约占 85％,结核分支杆菌阳性,尤其涂阳肺结核患者是主要传染源,是防治的主要对象。在肺外结核病中,淋巴结结核、结核性胸膜炎、骨关节结核、泌尿生殖系结核病较多见,此外,还有结核性脑膜炎、结核性心包炎、肝、脾结核、肠结核等。结核病常因各种不同的相关症状而首诊于综合医院临床各科,据统计,90％以上肺结核患者首诊于综合医院。在内科日常诊疗工作中,无论是长期发热、慢性咳嗽、咯痰、咯血、胸腹腔、心包腔积液及肺部异常阴影等的病因学诊断,结核病是常需注意鉴别的重要病种之一。

基于感染的结核分支杆菌的数量、毒力、机体的免疫与变态反应等诸多影响,结核性病变或以渗出性病变为主(结核性炎症);或以增殖性病变为主(结节性病变);或以变质为主(干酪样坏死、溶解乃至空洞形成),而有不同的临床表现与经过,上述三种病理改变可交错并存、互相转化、使肺结核的胸部 X 线表现呈现多样化。

【诊断标准】

肺结核的诊断主要根据病史、临床症状、胸部 X 线表现及痰结核分支杆菌检查,从流行病学观点看,痰结核菌检查更为重要,是诊断的主要依据。

1.临床表现　肺结核的临床表现是机体对疾病发生、发展的反映,其临床表现复杂多样,轻重缓急不一,20％患者可无症状或症状轻微易被忽视,这取决于宿主状况、细菌的毒力、传播途径、病理变化、被侵及器官及其范围。

(1)全身症状:大多数的结核病患者有不同程度的发热及食欲不振、全身乏力、盗汗、体重减轻等结核中毒症状。发热是活动性肺结核患者最常见的表现,发生率 37％～80％,结核病患者的发热多为长期午后低热至中度发热,但血行播散性肺结核及结核性胸膜炎等肺外结核可有顽固性的稽留热或弛张热。一般性抗感染治疗无效,多数患者可于有效的试验性抗结核药物治疗 2～4 周内退热。

部分患者可表现为结核超敏感症候群,这是由结核变态反应引起,包括结核风湿性关节炎、结节性红斑及疱疹性结膜角膜炎,发生率为 10%~20%。多见于青年女性,患者可有四肢关节痛、低热、关节无明显肿胀、畸形。有些患者还可反复出现结节性红斑或环形红斑,多见于下肢胫前伸侧或踝关节附近,常有多发、反复、易于融合、周围组织水肿等特点。

(2)呼吸系统症状:咳嗽、咯痰是各种呼吸系统疾病最常见的症状。早期轻症肺结核可无咳嗽或仅有轻微干咳或少量白黏痰,病变活动、空洞形成、并发结核性支气管扩张时,则咳嗽频繁伴多量白黏痰或黄痰或血痰、咯血,当并发肺门、纵隔淋巴结结核、支气管结核、支气管淋巴结瘘时,则常有阵发性刺激性干咳与喘鸣,有时咳出"豆腐渣样"干酪样物质或血痰。当并发脓气胸、胸膜支气管瘘时,常于阵发性剧咳后排出较多脓痰或脓血痰。当肺结核病变活动进展、侵袭邻近血管时则可发生咯血,咯血量因累及血管的大小、动脉、静脉或毛细血管而不同,空洞性肺结核较易发生咯血,纤维厚壁空洞内 Rasmussen's 动脉瘤或支气管动脉破损时咯血量大,可引起失血性休克或窒息。但陈旧性肺结核由于纤维灶的牵拉、继发性支气管扩张或钙化灶脱落也可引起咯血。急性渗出性病变由于毛细血管通透性增高可出现血染痰,反复血痰或咯血还应考虑有支气管结核、支气管结石等可能。

轻度肺结核常无呼吸困难,当肺部病变广泛或伴广泛胸膜增厚、膈肌粘连、支气管结核所致的气管、支气管管腔狭窄或支气管旁肿大淋巴结压迫或并发肺叶或全肺不张时均可有不同程度的呼吸困难。当并发大量胸腔、心包腔积液、肺原性心脏病、心功能不全时,常有明显呼吸困难,并发张力性气胸、纵隔气肿时则呈急性发作性呼吸困难并伴有锐性胸痛、重度紫绀。当肺部病变侵及胸膜时可有锐性或钝性胸痛。

查体可无阳性体征,也可在患处闻及湿啰音,当伴有支气管结核、管腔狭窄时可闻及限局性哮鸣音,肺实变时可闻及支气管呼吸音或支气管肺泡呼吸音。当伴有肺外结核时则可呈现其各自相应的体征。

2.辅助检查

(1)胸部 X 线检查:胸部 X 线及 CT 检查是诊断肺结核的主要手段之一,肺结核胸部 X 线表现可有如下特点:多发生在肺上叶尖后段、肺下叶背段、后基底段;病变可局限也可多肺段侵犯;X 线影像可呈多形态表现(即同时呈现渗出、增殖、纤维和干酪性病变),也可伴有钙化;易合并空洞,并伴有支气管播散灶;可伴胸腔积液、胸膜增厚与粘连;呈球形病灶时(结核球)直径多在 3cm 以内,周围可有卫星病灶,内侧端可有引流支气管征;病变吸收慢(1 个月以内变化较小)。

胸部 CT 及增强 CT 扫描对以下情况有补充性诊断价值:发现胸内隐匿部位病变,包括气管、支气管内的病变;早期发现肺内粟粒阴影;诊断有困难的肿块阴影、空洞、孤立结节和浸润阴影的鉴别诊断;了解肺门、纵隔淋巴结肿大情况,鉴别纵隔淋巴结结核与肿瘤;少量胸腔积液、包裹积液、叶间积液和其他胸膜病变的检出;囊肿与实体肿块的鉴别。

影像学检查对异常阴影的发现及定位显著优于其他检查,但在定性诊断方面则需密切结合临床及细菌学等各项检查,全面综合考虑。

(2)痰结核分支杆菌学检查:包括痰结核分支杆菌涂片及培养是肺结核病原学诊断的直接证据,是临床确诊、判断疗效的重要依据,但涂片染色法检出率不高,仅 30%~50%,痰标本中结核杆菌数量达到 104 个细菌/ml 时才能检出，且抗酸杆菌在形态上不能与非结核分支杆菌鉴别。分离培养法的检出灵敏度为 101～102/ml 痰，但培养时间需 4～6 周左右。目前临床广泛应用的是 BACTEC960、MGIT 等液体培养基，其敏感度和培养速度明显高于固体培养基，但缺点是污染率略高。

（3）结核菌素纯蛋白衍生物（PPD）皮肤试验：是判断结核感染的主要方法和流行病学调查感染率的指标，但 PPD 并非纯化抗原，含有其他非结核分支杆菌共有的抗原成分，因此，在鉴别结核或非结核分支杆菌感染、区分卡介苗接种后反应与结核自然感染等方面均有一定局限性，而且不少临床研究发现 0.50％～20％活动性结核病可呈现假阴性。结核病患者伴免疫功能低下或并发 HIV 感染/AIDS 者假阴性率更高。故其诊断价值主要是儿童结核病。PPD 强阳性提示机体处于超敏感状态，对原发性肺结核、结核性浆液膜炎的诊断有参考价值，PPD 皮肤试验近期阳转者也有一定意义，需进一步检查。

（4）淋巴细胞培养＋γ 干扰素释放试验：以结核菌特异抗原-结核杆菌早期分泌性抗原-6（ESAT-6）和培养滤液蛋白-10（CFP-10）为基础的结核致敏的特异性 T 淋巴细胞斑点试验，其与传统结核菌素皮肤试验相比，特异度和敏感度更高，可鉴别卡介苗接种后反应与结核自然感染，对免疫功能低下合并结核感染的患者，阳性率明显高于 PPD 皮肤试验。为筛查潜伏结核感染提供了有利的工具。但在鉴别潜伏感染与活动性肺结核方面仍需结合临床。

（5）聚合酶链反应和其他核酸体外扩增技术：聚合酶链反应 PCR 是一种根据 DNA 复制原理设计的体外 DNA 或 RNA 扩增方法，PCR 的敏感度很高，其可以培养出阴性标本中的结核杆菌 DNA，理论上讲应是敏感特异的诊断方法，但在临床实践中仍存在假阴性和假阳性的问题，当前采用的实时定量 PCR 可降低假阳性率。

（6）血清学检查：应用酶联免疫法检测患者血清中结核特异性抗体是结核病常用的辅助诊断，由于采用不同的抗原，检测的敏感性及特异性均不同。至今临床应用价值评价不一。

（7）支气管镜检查：支气管镜检查对气管、支气管结核、涂阴或菌阴肺结核都具有重要的诊断价值，通过纤维支气管镜吸取分泌物、刷检、活检以及支气管肺泡灌洗液常可提供细菌学及病理学证据。另外，还可通过支气管镜明确咯血的部位，也可进行支气管结核的治疗。

（8）肺的活组织检查：原因不明的周围性肺内肿块或肺门纵隔肿块经上述各项检查仍未确诊者，需要进行活组织检查以明确诊断，检查的方式较多，最常见的是 CT 定位下经胸壁皮肤针刺活检。

（9）诊断和试验性治疗：高度怀疑肺结核但未获确切证据、且基本上可排除其他非结核性肺部疾病、又无使用抗结核治疗禁忌证者，可在严密观察下进行诊断性治疗。

总之，肺结核尤其菌阴肺结核需结合临床进行综合诊断。还需注意与其他疾病鉴别，如原发性肺结核需注意与结节病、恶性淋巴瘤、中心型肺癌以及其他可引起肺门、纵隔淋巴结肿大的疾病鉴别；血行播散性肺结核需与病毒、支原体、衣原体、伊氏肺孢子菌及细菌引起的急性肺部感染性疾病鉴别，还需与弥漫性细支气管肺泡癌、转移性肺癌、尘肺、肺间质纤维化等鉴别；继发性肺结核则需与各种不同病因的肺部炎性病变鉴别；结核性空洞需与肺化脓、癌性空洞、坏死性肉芽肿等鉴别；结核球则需与周围型肺癌、错构瘤、炎性假瘤等鉴别。

【结核病分类】

2001 年 7 月我国卫生部公布了新的结核病分类,将结核病分为如下。

1.原发型肺结核(代号:Ⅰ型) 原发性肺结核为原发结核感染所致的临床病症,包括原发综合征及支气管淋巴结结核。

2.血行播散型肺结核(代号:Ⅱ型) 此型包括急性血行播散性肺结核(急性粟粒性肺结核)及亚急性、慢性血行播散性肺结核。

3.继发型肺结核(代号:Ⅲ型) 继发性肺结核是肺结核中的主要类型,可出现以增殖性病变为主、浸润性病变为主、干酪样病变为主或以空洞为主等多种病理改变。

4.结核性胸膜炎(代号:Ⅳ型) 为临床上已排除其他原因引起的胸膜炎。在结核性胸膜炎发展的不同阶段,有结核性干性胸膜炎、结核性渗出性胸膜炎、结核性脓胸。

5.其他肺外结核(代号:Ⅴ型) 上述类型之外的其他肺外结核,如骨结核、淋巴结核、结核性脑膜炎等。

【菌阴肺结核的诊断】

定义:菌阴肺结核为三次痰涂片及一次痰培养阴性的肺结核。其诊断标准:

1.典型肺结核的临床症状和胸部 X 线表现。

2.抗结核治疗有效。

3.临床上可排除其他非结核性肺部疾患。

4.结核菌素(PPD5TU)皮肤试验强阳性;血清抗结核抗体阳性。

5.痰结核菌 PCR＋探针检测阳性。

6.肺外组织病理检查证实结核病变。

7. BALF 检出抗酸杆菌。

8.支气管或肺部组织检查证实结核性改变。

存在肺部疾患具备 1～6 条中三项或 7～8 条中任何一项可确诊。

【治疗原则】

1.化学疗法 化学疗法是结核病的基本治疗,早期、规律、联合、适量、全程是结核病化疗的原则,以期达到消灭结核菌、治愈疾病、防止耐药菌产生、减少复发的目的。加强科学管理,实施直接观察下的督导化疗(至少在强化期),是确保患者按规定疗程、按时接受合理治疗的有效措施。化疗方案的制定应根据年龄、具体病情(病变严重程度及范围、排菌情况、有无伴发疾病)、既往治疗史(初治、复治或耐药)及药敏结果等决定。化疗方案一般包括强化期与巩固期(持续期)两个阶段;强化期(2～3 个月):联合采用 3～4 种抗结核药物,以期尽快杀灭不同代谢状态的结核菌、减少传染性、促进病变尽早吸收。巩固期(4～7 个月):联合采用 2～3 种或4 种药物以达到继续杀灭残留菌群,巩固疗效、防止复发。治疗期间还需观察各种抗结核药物可能发生的毒副反应如过敏反应、肝肾功能异常、胃肠道反应、骨髓抑制、听力障碍、眩晕等。此外,根据病情进行合理营养及适当休息。

2.抗结核药物

表 1-7　常用抗结核药物剂量、用法及主要毒副反应

药名	每日疗法 成人(克) <50kg	每日疗法 成人(克) ≥50kg	每日疗法 儿童 (m/kg)	间歇疗法 <50kg	间歇疗法 ≥50kg	用法	主要毒副反应
异烟肼(H)	0.3	0.3	10~15	0.5	0.6	一次顿服	肝毒性、末梢神经炎
利福平(R)	0.45	0.6	10~20	0.6	0.6	空腹顿服	肝毒性、胃肠反应、过敏反应
利福喷汀(L)	—	—	—	0.45~0.6 (一周1~2次)	0.6	空腹顿服	同利福平
吡嗪酰胺(Z)	1.5	1.5	30~40	2.0	2.0	分服或顿服	肝毒性、胃肠反应、痛风样关节炎
乙胺丁醇(E)	0.75	1.0	—	1.0	1.0~1.25	顿服	视力障碍、视野缩小
链霉素(S)	0.75	0.75	20~30	0.75	0.75	肌肉注射	听力障碍、眩晕、肾功能障碍、过敏反应
对氨基水杨酸钠(PAS)	8.0	8.0	150~250	10	12	静滴	肝毒性、胃肠反应、过敏反应
丙硫异烟胺(Pto)	0.6	0.6				分服	胃肠反应、口感金属味
卷曲霉素(Cm)	0.75	0.75				肌肉注射	同链霉素、电解质紊乱
阿米卡星(Am)	0.4	0.4				肌肉注射或静滴	同链霉素
氧氟沙星(OFX)	0.6	0.6				分二次服	胃肠道反应、过敏反应、失眠等
左氧氟沙星(LFX)	0.4	≥0.4				分二次服	同氧氟沙星

3.化疗方案　根据结核病治疗的情况,分为初治菌阳、初治菌阴、复治及耐药结核病的治疗。

(1)初治菌阳肺结核:指从未接受过抗结核药物治疗或接受过抗结核药物治疗但不超过1个月的痰菌阳性[涂片和(或)培养],还包括伴有空洞或血行播散性肺结核初治菌阴患者,可根据病情选用下列方案。

①2 小时 RZE(S)/4 小时 R。

②2 小时 RZE(S)/4 小时 RE。

③2 小时 RZE(S)/4 小时 $3R_3$。

④2 小时 $3R_3Z_3E_3(S_3)$/4 小时 $3R_3$。

⑤2 小时 RZ/4 小时 R。

注1：痰菌持续阳性时可适当延长疗程。血行播散性肺结核、原发性肺结核疗程宜为12个月,合并结核性脑膜炎或重要器官的肺外结核、糖尿病、尘肺、免疫功能低下(包括 HIV 感染和 AIDS 者),总疗程不少于1年。

注2：如因各种原因强化期不含 PZA 者,则可采用9HRE。

(2)初治菌阴肺结核

①2 小时 RZ/4 小时 R。

②2 小时 RZ/4 小时 $3R_3$。

③2 小时 $3R_3Z_{3/4}$ 小时 $3R_3$。

(3)复治菌阳肺结核

①2 小时 RZES/6HRE。

②2 小时 RZES/$6H_3R_3E_3$。

③$3H_3R_3Z_3E_3S_3/5H_3R_3E_3$。

注：化疗方案的有关说明：①为简明起见,化疗方案常由数种抗结核药物的缩写词组成,前组为强化期用药品种,后组为巩固期用药品种。②药名前的阿拉伯数字表示用药月数。③药名右下方的阿拉伯数字表示每周用药次数,未附加者表示每天用药;括号内药物表示可替代使用。

(4)耐药肺结核：根据药物敏感试验结果可分为单耐药、多耐药、耐多药及广泛耐药。单耐药是对一种结核药物耐药;多耐药是对一种以上的抗结核药物耐药,但不同时耐异烟肼和利福平;耐多药(MDR-TB)是至少同时耐异烟肼和利福平的多耐药结核病;广泛耐药(XDR-TB)是对任意一种氟喹诺酮类药物及对三种二线抗结核注射剂(卡那霉素、丁胺卡那霉素和卷曲霉素)中的至少一种耐药的耐多药结核病。

世界卫生组织为方便耐多药结核病患者制定化疗方案,将现有抗结核药物分为五组。具体情况见表1-8。

表 1-8　药物分组

组别		药物(缩写)
第1组	一线口服抗结核药物	异烟肼(INH,H);利福平(RFP,R);吡嗪酰胺(PZA,Z);乙胺丁醇(EMB,E);利福布汀(RFB)
第2组	注射用抗结核药物	卡那霉素(Km);丁胺卡那霉素(Am);卷曲霉素(Cm);链霉素(Sm,S)
第3组	氟喹诺酮类药物	莫西沙星(Mfx);左氧氟沙星(Lfx);氧氟沙星(Ofx)
第4组	口服抑菌二线抗结核药物	乙硫异烟胺(Eto);丙硫异烟胺(Pto);环丝氨酸(Cs);特立齐酮(Trd);对氨基水杨酸(PAS)
第5组	疗效不确切的抗结核药物	氯法齐明(Cfz);利奈唑胺(Lzd);阿莫西林/克拉维酸(Amx/Clv);亚胺培南/西司他丁(Ipm/Cln);克拉霉素(Clr);大剂量异烟肼(high-dose H)

耐多药肺结核患者的治疗应为个体化的治疗方案,其治疗方案应建立在患者的用药史及药敏结果的基础上,使用至少4种确定有效或者几乎确定有效的药物。强化期至少6个月,疗程要根据痰培养的阴转情况,应在痰培养的阴转后至少治疗18~24个月。

耐多药肺结核的治疗：对至少包括 H 和 R 两种或两种以上药物产生耐药的结核病为 MDR-TB,所以耐多药肺结核必须要有痰结核菌药敏试验结果才能确诊。耐多药肺结核化疗方案：主张采用每日用药,疗程要延长至 21 个月为宜,世界卫生组织推荐一线和二线抗结核药物可以混合用于治疗 MDR-TB,一线药物中除 H 和 R 已耐药外,仍可根据敏感情况选用 S、Z 和 E。

【病例登记、报告与转诊】

根据卫生部卫疾控(1996)第 5 号文件,已将肺结核列为《中华人民共和国传染病防治法》乙类传染病管理。凡在各级各类医疗卫生机构和医疗单位诊断为活动性肺结核患者或新发现的结核性胸膜炎和其他肺外结核患者或疑似肺结核患者都列为病例报告对象,城镇在 12 小时内,农村 24 小时内向地方卫生行政部门指定的卫生机构寄出传染病报告卡。各级综合医疗机构对诊断或疑似肺结核患者除急、重症、需手术治疗及必需住院治疗者外,均要求填报转诊单,向当地结防机构转诊,进行归口管理。

（刘爱华）

第九节　呼吸衰竭

呼吸衰竭是由于外呼吸功能严重障碍,机体不能维持足够的气体交换出现缺氧或(和)二氧化碳潴留,导致一系列生理功能和代谢紊乱的临床综合征。其诊断依赖于动脉血气分析：在海平面静息状态呼吸空气的条件下,动脉血氧分压(PaO_2)低于 60mmHg 或伴有动脉血二氧化碳分压($PaCO_2$)高于 50mmHg,排除心内解剖分流和原发于心排出量降低等导致的低氧因素。

【病因】

完整的呼吸过程由相互衔接并同时进行的外呼吸、气体运输和内呼吸三个环节来完成。参与外呼吸即肺通气和肺换气的任何一个环节的严重病变,都可导致呼吸衰竭。

(一)气道阻塞性病变

气管-支气管的炎症、痉挛、肿瘤、异物、纤维化瘢痕,如慢性阻塞性肺疾病(COPD)、重症哮喘等引起气道阻塞和肺通气不足,或伴有通气/血流比例失调,导致缺氧和 CO_2 潴留,发生呼吸衰竭。

(二)肺组织病变

各种累及肺泡和(或)肺间质的病变,如肺炎、肺气肿、严重肺结核、弥漫性肺纤维化、肺水肿、矽肺等,均致肺泡减少、有效弥散面积减少、肺顺应性减低、通气/血流比例失调,导致缺氧或合并 CO_2 潴留。

(三)肺血管疾病

肺栓塞、肺血管炎等可引起通气/血流比例失调,或部分静脉血未经过氧合直接流入肺静脉,导致呼吸衰竭。

(四)胸廓与胸膜病变

胸部外伤造成连枷胸、严重的自发性或外伤性气胸、脊柱畸形、大量胸腔积液或伴有胸膜肥厚与粘连、强直性脊柱炎、类风湿性脊柱炎等,均可影响胸廓活动和肺脏扩张,造成通气减少及吸入气体分布不均,导致呼吸衰竭。

(五)神经肌肉疾病

脑血管疾病、颅脑外伤、脑炎以及镇静催眠剂中毒,可直接或间接抑制呼吸中枢。脊髓颈段或高位胸段损伤(肿瘤或外伤)、脊髓灰质炎、多发性神经炎、重症肌无力、有机磷中毒、破伤风以及严重的钾代谢紊乱,均可累及呼吸肌,造成呼吸肌无力、疲劳、麻痹,导致呼吸动力下降而引起肺通气不足。

【分类】

在临床实践中,通常按动脉血气分析及病理生理的改变进行分类。

(一)按照动脉血气分析分类

1.Ⅰ型呼吸衰竭　　即缺氧性呼吸衰竭,血气分析特点是 $PaO_2 < 60mmHg$,$PaCO_2$ 降低或正常。主要见于肺换气障碍(通气/血流比例失调、弥散功能损害和肺动-静脉分流)疾病,如严重肺部感染性疾病、间质性肺疾病、急性肺栓塞等。

2.Ⅱ型呼吸衰竭　　即高碳酸性呼吸衰竭,血气分析特点是 $PaO_2 < 60mmHg$,同时伴有 $PaCO_2 > 50mmHg$,系肺泡通气不足所致。单纯通气不足,低氧血症和高碳酸血症的程度是平行的,若伴有换气功能障碍,则低氧血症更为严重,如 COPD。

(二)按照发病机制分类

可分为通气性呼吸衰竭和换气性呼吸衰竭,也可分为泵衰竭和肺衰竭。驱动或制约呼吸运动的中枢神经系统、外周神经系统、神经肌肉组织(包括神经-肌肉接头和呼吸肌)以及胸廓统称为呼吸泵,这些部位的功能障碍引起的呼吸衰竭称为泵衰竭。通常泵衰竭主要引起通气功能障碍,表现为Ⅱ型呼吸衰竭。肺组织、气道阻塞和肺血管病变造成的呼吸衰竭,称为肺衰竭。肺组织和肺血管病变常引起换气功能障碍,表现为Ⅰ型呼吸衰竭。严重的气道阻塞性疾病(如 COPD)影响通气功能,造成Ⅱ型呼吸衰竭。

【病理生理】

(一)低氧血症和高碳酸血症的发生机制

各种病因通过引起肺泡通气不足、弥散障碍、肺泡通气/血流比例失调、肺内动-静脉解剖分流增加和氧耗量增加五个主要机制,使通气和(或)换气过程发生障碍,导致呼吸衰竭。

临床上单一机制引起的呼吸衰竭很少见,往往是多种机制并存或随着病情的发展先后参与发挥作用。

1.肺通气不足　　正常成人在静息状态下有效肺泡通气量约为 4L/min,才能维持正常的肺泡氧分压(PaO_2)和二氧化碳分压($PaCO_2$)。肺泡通气量减少会引起 PaO_2 下降和 $PaCO_2$ 上升,从而引起缺氧和 CO_2 潴留。

2.弥散障碍　　系指 O_2、CO_2 等气体通过肺泡膜进行交换的物理弥散过程发生障碍。气体弥散的速度取决于肺泡膜两侧气体分压差、气体弥散系数、肺泡膜的弥散面积、厚度和通透性,同时气体弥散量还受血液与肺泡接触时间以及心排出量、血红蛋白含量、通气/血流比例的影响。在弥散障碍时,通常以低氧血症为主。

3.通气/血流比例失调　　血液流经肺泡时,能否保证得到充足的 O_2 和充分地排出 CO_2,使血液动脉化,除需有正常的肺通气功能和良好的肺泡膜弥散功能外,还取决于肺泡通气量与血流量之间的正常比例。正常成人静息状态下,通气/血流比值约为 0.8。肺泡通气/血流比值失调有下述两种主要形式:①部分肺泡通气不足:肺部病变如肺泡萎陷、肺炎、肺不张、肺水肿等引起病变部位的肺泡通气不足,通气/血流比值减小,部分未经氧合或未经充分氧合的静脉血(肺动脉血)通过肺泡的毛细血管或短路流入动脉血(肺静脉血)中,故又称肺动-静脉样分流或功能性分流。②部分肺泡血流不足:肺血管病变如肺栓塞引起栓塞部位血流减少,通气/血流比值增大,肺泡通气不能被充分利用,又称为无效腔样通气。通气/血流比例失调通常仅导致低氧血症,而无 CO_2 潴留。然而,严重的通气/血流比例失调亦可导致 CO_2 潴留。

4.肺内动-静脉解剖分流增加　　肺动脉内的静脉血未经氧合直接流入肺静脉,导致 PaO_2 降低,是通气/血流比例失调的特例。在这种情况下,提高吸氧浓度并不能提高分流静脉血的血氧分压。分流量越大,吸氧后提高动脉血氧分压的效果越差;若分流量超过 30%,吸氧并不能明显提高 PaO_2。常见于肺动-静脉瘘。

5.氧耗量增加　　发热、寒战、呼吸困难和抽搐均增加氧耗量。寒战时耗氧量可达 500ml/min;严重哮喘时,随着呼吸功的增加,用于呼吸的氧耗量可达到正常的十几倍。氧耗量增加,肺泡氧分压下降,正常人借助增加通气量以防止缺氧。故氧耗量增加的患者,若同时伴有通气功能障碍,则会出现严重的低氧血症。

(二)低氧血症和高碳酸血症对机体的影响

呼吸衰竭时发生的低氧血症和高碳酸血症,能够影响全身各系统器官的代谢、功能甚至使组织结构发生变化。通常先引起各系统器官的功能和代谢发生一系列代偿适应反应,以改善组织的供氧,调节酸碱平衡和适应改变了的内环境。当呼吸衰竭进入严重阶段时,则出现代偿不全,表现为各系统器官严重的功能和代谢紊乱直至衰竭。

1.对中枢神经系统的影响　　脑组织耗氧量大,约占全身耗氧量的 1/5~1/4。中枢皮质神经元细胞对缺氧最为敏感。通常完全停止供氧 4~5 分钟即可引起不可逆的脑损害。对中枢神经影响的程度与缺氧的程度和发生速度有关。当 PaO_2 降至 60mmHg 时,可以出现注意力不集中、智力和视力轻度减退;当 PaO_2 迅速降至 40~50mmHg 以下时,会引起一系列神经精神症状,如头痛、不安、定向与记忆力障碍、精神错乱、嗜睡;低于 30mmHg 时,神志丧失乃至昏迷;PaO_2 低于 20mmHg 时,只需数分钟即可造成神经细胞不可逆性损伤。CO_2 潴留使脑脊液 H^+ 浓度增加,影响脑细胞代谢,降低脑细胞兴奋性,抑制皮质活动;但轻度的 CO_2 增加,对皮质下层刺激加强,间接引起皮质兴奋。CO_2 潴留可引起头痛、头晕、烦躁不安、言语不清、精神错乱、扑翼样震颤、嗜睡、昏迷、抽搐和呼吸抑制,这种由缺氧和 CO_2 潴留导致的神经精神障碍症候群称为肺性脑病,又称 CO_2 麻醉。

2.对循环系统的影响　　一定程度的 PaO_2 降低和 $PaCO_2$ 升高,可以引起反射性心率加快、心肌收缩力增强,使心排出量增加;缺氧 CO_2 潴留时,交感神经兴奋引起皮肤和腹腔器官血管收缩,而冠状血管主要受局部代谢产物的影响而扩张,血流量增加。严重的缺氧和 CO_2

潴留可直接抑制心血管中枢,造成心脏活动受抑和血管扩张、血压下降和心律失常等严重后果。心肌对缺氧十分敏感,早期轻度缺氧即在心电图上显示出来。急性严重缺氧可导致心室颤动或心脏骤停。长期慢性缺氧可导致心肌纤维化、心肌硬化。在呼吸衰竭的发病过程中,缺氧、肺动脉高压以及心肌受损等多种病理变化导致肺源性心脏病。

3.对呼吸系统的影响　呼吸衰竭患者的呼吸变化受到 PaO_2 降低和 $PaCO_2$ 升高所引起的反射活动及原发疾病的影响,因此实际的呼吸活动需要视诸多因素综合而定。

低氧血症对呼吸的影响远较 CO_2 潴留的影响为小。低 PaO_2($<60mmHg$)作用于颈动脉体和主动脉体化学感受器,可反射性兴奋呼吸中枢,增强呼吸运动,甚至出现呼吸窘迫。当缺氧程度缓慢加重时,这种反射性兴奋呼吸中枢的作用迟钝。缺氧对呼吸中枢的直接作用是抑制作用,当 $PaO_2<30mmHg$ 时,此作用可大于反射性兴奋作用而使呼吸抑制。

CO_2 是强有力的呼吸中枢兴奋剂,$PaCO_2$ 急骤升高,呼吸加深加快;长时间严重的 CO_2 潴留,会造成中枢化学感受器对 CO_2 的刺激作用发生适应;当 $PaCO_2>80mmHg$ 时,会对呼吸中枢产生抑制和麻醉效应,此时呼吸运动主要靠 PaO_2 降低对外周化学感受器的刺激作用得以维持。因此对这种患者进行氧疗时,如吸入高浓度氧,由于解除了低氧对呼吸的刺激作用,可造成呼吸抑制,应注意避免。

4.对肾功能的影响　呼吸衰竭的患者常常合并肾功能不全,若及时治疗,随着外呼吸功能的好转,肾功能可以恢复。

5.对消化系统的影响　呼吸衰竭的患者常合并消化道功能障碍,表现为消化不良、食欲不振,甚至出现胃肠黏膜糜烂、坏死、溃疡和出血。缺氧可直接或间接损害肝细胞使丙氨酸氨基转移酶(ALT)上升,若缺氧能够得到及时纠正,肝功能可逐渐恢复正常。

6.呼吸性酸中毒及电解质紊乱　肺通气、弥散和肺循环功能障碍引起肺泡换气减少,血 $PaCO_2$ 增高($>45mmHg$),pH 下降(<7.35),H^+ 浓度升高($>45mmol/L$),导致呼吸性酸中毒。早期可出现血压增高,中枢神经系统受累,如躁动、嗜睡、精神错乱、扑翼样震颤等。急性呼吸衰竭时 CO_2 潴留可使 pH 迅速下降而引起代谢性酸中毒。此时患者出现呼吸性酸中毒合并代谢性酸中毒,可引起意识障碍,血压下降,心律失常,乃至心脏停搏。当呼吸衰竭恶化,CO_2 潴留进一步加重时,HCO_3^- 已不能代偿,pH 低于正常范围(7.35)则呈现失代偿性呼吸性酸中毒合并代谢性碱中毒。

【临床表现】

1.呼吸困难　是呼吸衰竭的早期重要症状。患者主观感到空气不足,客观表现为呼吸用力,伴有呼吸频率、深度与节律的改变。辅助呼吸肌多参与呼吸运动,出现点头或提肩呼吸。有时可见鼻翼扇动、端坐呼吸。上呼吸道疾患常表现为吸气性呼吸困难,可有三凹征。呼气性呼吸困难多见于下呼吸道不完全阻塞如支气管哮喘等。胸廓疾患、重症肺炎等表现为混合性呼吸困难。呼吸肌疲劳时会出现呼吸浅快、腹式反常呼吸,如吸气时,腹壁内陷。呼吸衰竭并不一定有呼吸困难,如镇静药中毒,呼吸匀缓、表情淡漠或昏睡。

2.发绀　是缺氧的典型体征,表现为耳垂、口唇、口腔黏膜、指甲呈现青紫色的现象。因发绀是由血液中还原血红蛋白的绝对值增多引起,故重度贫血患者即使有缺氧并不一定有发绀。

3.神经精神症状　急性呼吸衰竭的神经精神症状较慢性明显。急性严重缺氧可出现谵妄、抽搐、昏迷。慢性者则可有注意力不集中、智力或定向功能障碍。CO_2 潴留出现头痛、肌肉不自主的抽动或扑翼样震颤、以及中枢抑制之前的兴奋症状如失眠、睡眠习惯的改变、烦躁等,后者常是呼吸衰竭的早期表现。

4.循环系统症状　缺氧和 CO_2 潴留均可导致心率增快、血压升高。严重缺氧可出现各种类型的心律失常,甚至心脏停搏。CO_2 潴留可引起超表浅毛细血管和静脉扩张,表现为多汗、球结膜充血和水肿、颈静脉充盈等。长期缺氧引起肺动脉高压、慢性肺心病、右心衰竭,出现相应体征。

5.其他脏器的功能障碍　严重缺氧和 CO_2 潴留可导致肝肾功能障碍。临床出现黄疸、肝功能异常、上消化道出血,血尿素氮、肌酐增高,尿中出现蛋白、管型等。

6.酸碱失衡和水、电解质紊乱　因缺氧而通气过度可发生呼吸性碱中毒。CO_2 潴留则表现为呼吸性酸中毒。严重缺氧多伴有代谢性酸中毒及电解质紊乱。

【辅助检查】

（一）动脉血气分析

对于判断呼吸衰竭和酸碱失衡的严重程度及指导治疗具有重要意义。pH 可反映机体的代偿状况,有助于对急性或慢性呼吸衰竭加以鉴别。当 $PaCO_2$ 升高、pH 正常时,称为代偿性呼吸性酸中毒,若 $PaCO_2$ 升高、pH＜7.35,则称为失代偿性呼吸性酸中毒。需要指出,由于血气受年龄、海拔高度、氧疗等多种因素的影响,在具体分析时一定要结合临床情况。

（二）肺功能检测

尽管在某些重症患者,肺功能检测受到限制,但通过肺功能的检测能判断通气功能障碍的性质(阻塞性、限制性或混合性)及是否合并有换气功能障碍,并对通气和换气功能障碍的严重程度进行判断。而呼吸肌功能测试能够提示呼吸肌无力的原因和严重程度。

（三）胸部影像学检查

包括普通 X 线胸片、胸部 CT 和放射性核素肺通气/灌注扫描、肺血管造影等。

（四）纤维支气管镜检查

对于明确大气道情况和取得病理学证据具有重要意义。

【诊断】

除原发疾病和低氧血症及 CO_2 潴留导致的临床表现外,呼吸衰竭的诊断主要依靠血气分析。而结合肺功能、胸部影像学和纤维支气管镜等检查对于明确呼吸衰竭的原因至为重要。

【治疗】

呼吸衰竭总的治疗原则是:加强呼吸支持,包括保持呼吸道通畅、纠正缺氧和改善通气等;呼吸衰竭病因和诱发因素的治疗;加强一般支持治疗和对其他重要脏器功能的监测与支持。

（一）保持呼吸道通畅

对任何类型的呼吸衰竭,保持呼吸道通畅是最基本、最重要的治疗措施。

保持气道通畅的方法主要有:①若患者昏迷应使其处于仰卧位,头后仰,托起下颌并将口打开;②清除气道内分泌物及异物;③若以上方法不能奏效,必要时应建立人工气道。若患者有支气管痉挛,需积极使用支气管扩张药物,可选用 $β_2$ 肾上腺素受体激动剂、抗胆碱药、糖皮质激素或茶碱类药物等。在急性呼吸衰竭时,主要经静脉给药。

（二）氧疗

通过增加吸入氧浓度来纠正患者缺氧状态的治疗方法即为氧疗。对于急性呼吸衰竭患者,应给予氧疗。

（三）增加通气量、改善 CO_2 潴留

1.呼吸兴奋剂　呼吸兴奋剂的使用原则:必须保持气道通畅,否则会促使呼吸肌疲劳,并进而加重 CO_2 潴留;脑缺氧、水肿未纠正而出现频繁抽搐者慎用;患者的呼吸肌功能基本正常;不可突然停药。主要适用于以中枢抑制为主、通气量不足引起的呼吸衰竭,对以肺换气功能障碍为主所导致的呼吸衰竭患者,不宜使用。常用的药物有多沙普仑,该药对于镇静催眠药过量引起的呼吸抑制和 COPD 并发急性呼吸衰竭有显著的呼吸兴奋效果。

2.机械通气　当机体出现严重的通气和(或)换气功能障碍时,以人工辅助通气装置(呼吸机)来改善通气和(或)换气功能,即为机械通气。

（四）病因治疗

如前所述,引起急性呼吸衰竭的原发疾病多种多样,在解决呼吸衰竭本身造成危害的前提下,针对不同病因采取适当的治疗措施十分必要,也是治疗呼吸衰竭的根本所在。

（五）一般支持疗法

电解质紊乱和酸碱平衡失调的存在,可以进一步加重呼吸系统乃至其他系统器官的功能障碍,并可干扰呼吸衰竭的治疗效果,因此应及时加以纠正。加强液体管理,防止血容量不足和液体负荷过大,保证血细胞比容(Hct)在一定水平,对于维持氧输送能力和防止肺水肿具有重要意义。呼吸衰竭患者由于摄入不足或代谢失衡,往往存在营养不良,需保证充足的营养及热量供给。

（六）其他重要脏器功能的监测与支持

呼吸衰竭往往会累及其他重要脏器,因此应及时将重症患者转入 ICU,加强对重要脏器功能的监测与支持,预防和治疗肺动脉高压、肺源性心脏病、肺性脑病、肾功能不全、消化道功能障碍和弥散性血管内凝血(DIC)等。特别要注意防治多器官功能障碍综合征(MODS)。

（王展华）

第十节　急性呼吸窘迫综合征

急性呼吸窘迫综合征(ARDS)是指由心源性以外的各种肺内外致病因素导致的急性、进行性缺氧性呼吸衰竭。病理基础是由多种炎症细胞(巨噬细胞、中性粒细胞和淋巴细胞等)及炎症介质(氧自由基、肿瘤坏死因子、白细胞介素等)介导的肺脏局部炎症反应和炎症反应失控所致的弥漫性肺泡上皮细胞和肺毛细血管内皮细胞损伤。其主要病理特征为肺微血管通透性增高,导致肺泡渗出液中富含蛋白质的肺水肿及透明膜形成,可伴有肺间质纤维化。病理生理改变以肺顺应性降低,肺内分流增加及通气/血流比例失衡为主。临床表现为呼吸频率加快和呼吸窘迫、顽固性低氧血症,胸部 X 线显示双肺弥漫性浸润影,后期常并发多器官功能衰竭(MOF)。为临床上常见的危重症,病死率高达 50% 以上。

【病因与发病机制】

（一）病因

有 100 多种疾病可并发 ARDS,可分为:

1.直接损伤

(1)吸入胃内容物、淡水、海水等。

(2)弥漫性肺部感染细菌、病毒、肺囊虫等。

(3)吸入有毒气体 SO_2、和 NO_2、Cl_2、光气、长期吸入高浓度氧、氨、烟雾等。

(4)肺挫伤。

2.间接损伤

(1)全身炎症反应综合征(SIRS):系严重感染、多发性创伤、出血性休克、胰腺炎等引起的全身炎症过程。

(2)代谢紊乱:肝功能衰竭,尿毒症,糖尿病酮症酸中毒等。

(3)药物过量:麻醉药,海洛因,巴比妥类等。

(4)大量输血(液)或体外循环。

(5)休克感染性或出血性等。

临床上以严重感染、创伤及休克最常见。

（二）发病机制

急性肺损伤的发病机制尚未完全阐明。除有些致病因素对肺泡膜的直接损伤外,更重要的是多种炎症细胞(巨噬细胞、中性粒细胞、血小板)及其释放的炎性介质和细胞因子间接介导的肺炎症反应,最终引起肺泡膜损伤、毛细血管通透性增加和微血栓形成;并可造成肺泡上皮损伤,表面活性物质减少或消失,加重肺水肿和肺不张,从而引起肺的氧合功能障碍,导致顽固性低氧血症。

目前参与 ARDS 发病过程的细胞学与分子生物学机制,尚有待深入研究。中性粒细胞在肺内聚集、激活,并通过"呼吸爆发"释放氧自由基、蛋白酶和炎性介质,以及巨噬细胞、肺毛细血管内皮细胞的参与是 ARDS 发病的重要细胞学机制。生理情况下,衰老的中性粒细胞以凋亡的形式被吞噬细胞清除,但目前研究发现,很多导致 ARDS 发生的因素能够延迟中性粒细胞凋亡,使中性粒细胞持续发挥作用,引起过度和失控的炎症反应,因此促进中性粒细胞凋亡有可能成为 ARDS 颇具希望的治疗手段之一。除中性粒细胞外,巨噬细胞及血管内皮细胞可分泌肿瘤坏死因子-α(TNF-α)、白细胞介素-1(IL-1)等炎性介质,对启动早期炎症反应与维持炎症反应起重要作用。

肺内炎性介质和抗炎介质的平衡失调,是 ARDS 发生、发展的关键环节。除炎性介质增加外,还有 IL-4、IL-10、IL-13 等抗炎介质释放不足。新近研究表明,体内一些神经肽/激素也在 ARDS 中具有一定的抗炎作用,如胆囊收缩素(CCK)、血管活性肠肽(VIP)和生长激素等。因此加强对体内保护性机制的研究,实现炎性介质与抗炎介质的平衡亦十分重要。随着系统性炎症反应综合征(SIRS)和代偿性抗炎症反应综合征(CARS)概念的提出,使人们对炎症这一基本病理生理过程的认识更为深刻。SIRS 即指机体失控的自我持续放大和自我破坏的炎症反应;CARS 是指与 SIRS 同时启动的一系列内源性抗炎介质和抗炎性内分泌激素引起的抗炎反应。如果 SIRS 和 CARS 在病变发展过程中出现平衡失调,则会导致 MODS。目前人们已经逐渐认识到 ARDS 是 MODS 发生时最早或最常出现的器官表现。

【病理】

引起 ARDS 的原发病因各异,但肺脏病理变化却很相似,病变呈双侧肺分布,弥漫性肺泡损伤和充血性肺不张,肺色暗红,重量明显增加。切面呈明显充血、出血、水肿和实变。显微镜观察肺间质及肺泡水肿,肺泡弥漫性萎陷和肺毛细血管充血,透明膜形成,血小板和多形核白细胞(PMN)在毛细血管内聚集和微血栓形成等。

【病理生理】

1.渗透性肺水肿的形成　正常肺毛细血管内的静水压为 10mmHg,高于间质间隙的静水压 $-3\sim-5$mmHg,因而导致液体自毛细血管内向间质间隙移动。肺毛细血管膜对蛋白质的通透性较低,大部分蛋白质不能通过肺毛细血管膜进入间质间隙,致使毛细血管内的胶体渗透压 25mmHg,高于间质液的胶体渗透压 19mmHg,因此,部分体液不断地又从间质间隙移向毛细血管内。同时这些体液也不断地由淋巴管引流回到循环中去。故正常不会发生肺水肿。

在病理情况下所产生的肺水肿,一般可分心源性肺水肿和渗透性肺水肿两类。前者主要见于左心衰竭;后者则主要发生于 ARDS,因肺泡毛细血管膜通透性增加、间质渗透压升高及胶体渗透压下降、毛细血管流体压升高和间质流体静压降低。无论任何肺水肿发生时,肺内淋巴管的清除能力,均可增加代偿至正常的 $4\sim5$ 倍,只有当间质液的增加数量超过淋巴引流量时,即向肺泡壁附近弥漫,才形成肺间质水肿,当液体通过肺泡上皮屏障进入肺泡内时,便形成肺泡水肿。

2.微肺不张和肺内分流量增加　主要因肺表面活性物质(PS)缺乏或活性降低,使肺泡表面张力增加,导致肺顺应性降低,功能残气量减少,肺泡易塌陷,发生弥漫性微肺不张;因间质内流体静压降低,加重间质水肿。由于广泛的微肺不张,形成右至左的肺内分流。肺内分流量的明显增加,为 ARDS 的一项重要的病理生理特征,也是吸氧疗法难以纠正的重要原因之一;如吸入高浓度氧,则进一步加重肺不张。

3.肺血管阻力增高　系因缺氧、PMN 和血小板在肺毛细血管内聚集、纤维蛋白栓子阻塞以及血管收缩活性物质释放等因素所致,病情越重,肺血管阻力升高的幅度越大而持久,甚至发生右心功能不全。当右心室灌注压下降时,因心肌氧的需求量增加,也可发生心肌缺血。如患者使用 PEEP 时,亦可影响血压下降和心排出量减少,因此,调整组织最大的氧合作用,是处理 ARDS 病人的重要环节。

【临床表现】

ARDS 多于原发病起病后 5 天内发生,约半数发生于 24 小时内。除原发病的相应症状和体征外,最早出现的症状是呼吸加快,并呈进行性加重的呼吸困难、发绀,常伴有烦躁、焦虑、出汗等。其呼吸困难的特点是呼吸深快、费力,患者常感到胸廓紧束、严重憋气,即呼吸窘迫,不能用通常的吸氧疗法改善,亦不能用其他原发心肺疾病(如气胸、肺气肿、肺不张、肺炎、心力衰竭)解释。早期体征可无异常,或仅在双肺闻及少量细湿啰音;后期多可闻及水泡音,可有管状呼吸音。

【辅助检查】

(一)X线胸片

早期可无异常,或呈轻度间质改变,表现为边缘模糊的肺纹理增多。继之出现斑片状以至融合成大片状的浸润阴影,大片阴影中可见支气管充气征。其演变过程符合肺水肿的特点,快速多变,后期可出现肺间质纤维化的改变。

(二)动脉血气分析

典型的改变为 PaO_2 降低,$PaCO_2$ 降低,pH升高。根据动脉血气分析和吸入氧浓度可计算肺氧合功能指标,如肺泡-动脉氧分压差 $[P_{(A-a)}O_2]$、肺内分流(Qs/QT)、呼吸指数 $[P_{(A-a)}O_2/PaO_2]$、PaO_2/FiO_2 等指标,对建立诊断、严重性分级和疗效评价等均有重要意义。

目前在临床上以 PaO_2/FiO_2 最为常用。正常值为 $400\sim500$,ARDS时 $\leqslant200$。

在早期,由于过度通气而出现呼碱,pH可高于正常,$PaCO_2$ 低于正常。在后期,如果出现呼吸肌疲劳或合并代酸,则pH可低于正常,甚至出现 $PaCO_2$ 高于正常。

(三)床边肺功能监测

ARDS时肺顺应性降低,无效腔通气量比例(VD/VT)增加,但无呼气流速受限。顺应性的改变,对严重性评价和疗效判断有一定的意义。

(四)心脏超声和 Swan-Ganz 导管检查

有助于明确心脏情况和指导治疗。通过置入 Swan-Ganz 导管可测定肺动脉楔压(PAWP),这是反映左心房压较可靠的指标。PAWP一般 $<12mmHg$,若 $>18mmHg$ 则支持左心衰竭的诊断。

【诊断】

中华医学会呼吸病学分会制定的诊断标准如下:

1.有 ARDS 的高危因素。

2.急性起病、呼吸频速和(或)呼吸窘迫。

3.低氧血症:ARDS时 $PaO_2/FiO_2\leqslant200$。

4.胸部X线检查显示两肺浸润阴影。

5. PAWP $\leqslant18mmHg$ 或临床上能除外心源性肺水肿。

同时符合以上5项条件者,可以诊断ARDS。

【鉴别诊断】

上述ARDS的诊断标准并非特异性的,建立诊断时必须排除大片肺不张、自发性气胸、上气道阻塞、急性肺栓塞和心源性肺水肿等。通常能通过详细询问病史、体检和X线胸片等作出鉴别。心源性肺水肿患者卧位时呼吸困难加重,咳粉红色泡沫样痰,肺湿啰音多在肺底部,对强心、利尿等治疗效果较好;鉴别困难时,可通过测定PAWP、超声心动图检测心室功能等作出判断并指导此后的治疗。

【治疗】

主要治疗措施包括:积极治疗原发病,氧疗,机械通气以及调节液体平衡等。

(一)原发病的治疗

治疗 ARDS 首要原则和基础是积极寻找原发病灶并予以彻底治疗。感染是导致 ARDS 的常见原因,也是 ARDS 的首位高危因素;而 ARDS 又易并发感染,所以对于所看患者都应怀疑感染的可能,除非有明确的其他导致 ARDS 的原因存在。治疗上宜选择广谱抗生素。

(二)纠正缺氧

采取有效措施,尽快提高 PaO_2。一般需高浓度给氧,使 $PaO_2 \geqslant 60mmHg$ 或 $SaO_2 \geqslant 90\%$。轻症者可使用面罩给氧,但多数患者需使用机械通气。

(三)机械通气

尽管 ARDS 机械通气的指征尚无统一的标准,多数学者认为一旦诊断为 ARDS,应尽早进行机械通气。目前,ARDS 的机械通气推荐采用肺保护性通气策略,主要措施包括给予合适水平的呼气末正压(PEEP)和小潮气量。

1. PEEP 的调节　适当水平的 PEEP 可使萎陷的小气道和肺泡再开放,防止肺泡随呼吸周期反复开闭,使呼气末肺容量增加,并可减轻肺损伤和肺泡水肿,从而改善肺泡弥散功能和通气/血流比例,减少肺内分流,达到改善氧合和肺顺应性的目的

2.小潮气量　ARDS 机械通气采用小潮气量,即 $6\sim8ml/kg$,旨在将吸气平台压控制在 $30\sim35cmH_2O$ 以下,防止肺泡过度扩张。为保证小潮气量,可允许一定程度的 CO_2 潴留和呼吸性酸中毒(PH7.25~7.30)。合并代谢性酸中毒时需适当补碱。

(四)液体管理

为减轻肺水肿,应合理限制液体入量,以可允许的较低循环容量来维持有效循环。在血压稳定和保证组织器官灌注前提下,液体出入量宜轻度负平衡,可使用利尿药促进水肿的消退。关于补液性质尚存在争议,由于毛细血管通透性增加,胶体物质可渗至肺间质,所以在 ARDS 早期,除非有低蛋白血症,不宜输注胶体液。对于创伤出血多者,最好输新鲜血。

(五)营养支持与监护

ARDS 时机体处于高代谢状态,应补充足够的营养。静脉营养可引起感染和血栓形成等并发症,应提倡全胃肠营养,不仅可避免静脉营养的不足,而且能够保护胃肠黏膜,防止肠道菌群异位。ARDS 患者应入住 ICU,动态监测呼吸、循环、水电解质、酸碱平衡及其他重要脏器的功能,以便及时调整治疗方案。

(刘爱华)

第十一节　肺栓塞

肺栓塞(PE)指的是肺动脉及(或)分支由于内源性或外源性栓子堵塞所致肺循环障碍的一组临床和病理生理综合征。由于肺栓塞中的栓子99%为血栓性质,故临床上又把肺栓塞称为肺动脉血栓栓塞症。80%～90%肺动脉血栓栓塞的栓子来源于下肢深静脉血栓形成,因此

临床上又把肺栓塞和深静脉血栓形成（DVT）划归于静脉血栓栓塞症（VTE），并认为PE和DVT是VTE的两种不同临床表现形式。肺栓塞中的非血栓性质的栓子常见于严重骨折，尤其是长骨或骨盆多发性骨折致脂肪组织损伤导致的脂肪栓；长时间心肺复苏致胸骨损伤所引起的骨髓栓；肺癌、肝癌、肾上腺癌等癌症浸润静脉所致的癌栓；难产、剖宫产时发生的羊水栓塞；外伤及操作失误使空气迅速进入循环所致的气栓等。肺栓塞可单发或多发，但常发生于右肺和下叶。当栓子堵塞肺动脉，如果其支配区的肺组织因血流受阻或中断发生出血或坏死，称之为肺梗死（PI）。由于肺组织同时接受肺动脉、支气管动脉和肺泡内气体三重供氧，因此肺动脉阻塞时临床较少发生肺梗死。

【病因】

肺栓塞的栓子99%是属血栓性质的，血栓形成的基本条件是血流淤滞，血液高凝状态及血管内皮损伤，凡符合上述条件的任何危险因素均可致血栓形成。这些危险因素包括原发性及继发性危险因素，原发性危险因素一般指的是血液中一些抗凝物质及纤溶物质先天性缺损，如V因子突变，蛋白C缺乏，活性蛋白抵抗，先天性异常纤维蛋白原血症，蛋白S缺乏，抗凝血酶Ⅲ（ATⅢ）缺乏等。凡40岁以下无明显原因反复多次发生DVT者，应警惕患者缺乏上述凝血或纤溶物质，应作进一步检查。临床常见为继发性危险因素，常见为高龄、长期卧床、经济舱综合征、高血压、高脂血症、冠心病、严重心衰、糖尿病、肾病综合征、脑卒中、妊娠、肥胖等疾患，常可致机体凝血、纤溶系统功能失调及血管内皮损伤，严重创伤（骨折）、外科大手术（尤其是骨科手术）；恶性肿瘤和口服避孕药等。另外随着医学科学技术的发展，心导管、内镜等有创性检查及治疗技术的广泛开展，大大增加了DVT-PE的发生，因此应充分重视上述危险因素将有助于对PE的早期识别。

【病理生理】

肺栓塞所致病理生理改变主要表现在血流动力学、呼吸功能及血管内皮功能方面，其变化程度主要取决于既往是否有心肺血管疾病及肺动脉堵塞的范围和速度。PE致呼吸功能影响表现在以下几个方面：①肺栓塞后堵塞部位肺仍保持通气，但无血流，肺泡不可充分地进行气体交换，致肺泡无效腔增大，导致肺通气血流比例失调，低氧血症发生；②PE时由于低氧血症及肺血管内皮功能损伤，释放内皮素、血管紧张素Ⅱ，加之血栓中的血小板活化脱颗粒释放5-羟色胺、缓激肽、血栓素A、二磷酸腺苷、血小板活化因子等大量血管活性物质，均可使肺动脉血管收缩，致肺动脉高压等；③PE时由于肺动脉压力增加，右心负荷加重，右心房压力增加，可致未闭合卵圆孔开放，发生右心功能不全；④PE部位肺泡表面活性物质分泌减少，毛细血管通透性增加，肺泡内及间质液体渗出，致肺泡萎陷及肺不张发生。PE致血流动力学变化表现如下：由于肺栓塞致栓塞部位肺血流量减少，机械性肺毛细血管前动脉高压，加之肺动脉、冠状动脉反射性痉挛，使肺毛细血管床减少，肺循环阻力增加，肺动脉压力上升，使右心负荷加重，心排血量下降。又由于右心负荷加重致右心压力升高，室间隔左移，使主动脉与右室压力阶差缩小及左心室功能下降，致脑动脉及冠状动脉供血不足，患者可发生脑供血不足、脑梗死、心绞痛、心功能不全等。

【临床表现】

(一)症状

肺栓塞的症状多种多样,但均缺乏特异性。症状的严重程度亦有很大差别,可以从无症状、隐匿,到血流动力学不稳定,甚或发生猝死。

常见症状有:①不明原因的呼吸困难及气促,尤以活动后明显,为 PE 最多见的症状;②胸痛,包括胸膜炎性胸痛或心绞痛样疼痛;③晕厥,可为 PE 的唯一或首发症状;④烦躁不安、惊恐甚至濒死感;⑤咯血,常为小量咯血,大咯血少见;⑥咳嗽、心悸等。各病例可出现以上症状的不同组合。临床上有时出现所谓"三联征",即同时出现呼吸困难、胸痛及咯血,但仅见于约20%的患者。

(二)体征

1.呼吸系统体征　呼吸急促最常见;发绀;肺部有时可闻及哮鸣音和(或)细湿啰音,肺野偶可闻及血管杂音;合并肺不张和胸腔积液时出现相应的体征。

2.循环系统体征　心动过速;血压变化,严重时可出现血压下降甚至休克;颈静脉充盈或异常搏动;肺动脉瓣区第二心音亢进或分裂,三尖瓣区收缩期杂音。

3.其他　可伴发热,多为低热,少数患者有 38℃ 以上的发热。

【分型】

尽管急性肺栓塞临床表现多种多样,但其临床主要表现为以下几种类型:

1.猝死型　肺动脉主干突然堵塞所致。

2.急性肺源性心脏病型　见于堵塞 2 个肺叶以上肺血管,临床表现为突发呼吸困难、发绀、低血压、右心衰竭等。

3.急性心源性休克型　血栓堵塞约 50% 以上的肺血管,临床表现为突发呼吸困难、发绀、休克等。

4.肺梗死型　常为外周肺血管堵塞所致,临床表现为突发气短、呼吸困难、胸痛、咳嗽、咯血、胸膜摩擦音及胸腔积液。

5.不可解释的"呼吸困难"型　此型临床常见,梗死面积相对较小。

【辅助检查】

(一)胸部 X 线检查

X 线征象为非特异性改变,但以下征象可提示 PE 的存在:两侧肺对比观察发现肺血管纹理分布不均匀,不对称,区域性肺血管纹理稀疏、纤细、肺透亮度增加,栓塞部位肺血流减少,未受累部位肺纹理相应增多,扭曲、粗细不均,可见右肺下动脉段扩张,肺动脉突出,肺动脉搏动增强,右心室扩大,上腔静脉及奇静脉增宽等。

(二)心电图表现

PE 的心电图改变也是非特异性的,常是一过性的、多变的,需动态比较观察有助于诊断。常见的心电图改变是电轴右偏;右心前区导联及Ⅱ、Ⅲ、avF 导联 T 波倒置;完全性或不完全性右束支传导阻滞等。

(三)动脉血气分析

76％的患者示低氧血症,表示肺血管床至少堵塞 15％～20％。93％的患者有低碳酸血症,86％～95％的患者肺泡-动脉血氧分压差 $P_{(A-a)}O_2$ 增加(>15mmHg)。

(四)超声心动图检查

超声心动图检查可作为诊断 PE 的首选方法。此项检查为无创性检查,紧急情况下可进行,可获得肺动脉血流信息,测量肺动脉压力,并可推测出栓子大小,可观察心内结构变化,可动态观察左右心室功能及肺动脉压力变化。此项检查如不能直接看到血栓或栓子,可以从下述间接征象来判断 PE 的可能性:右室扩大,右室壁运动减弱,室间隔运动左移,左室变小呈"D"字型,RV/LV 比值增大(>0.5),肺动脉增宽,三尖瓣反流及肺动脉高压征。

(五)放射性核素肺显像

可作为 PE 安全、无创性诊断方法,严重肺动脉高压,中度以上心脏内右向左分流及肺内分流者禁用此诊断方法。如肺灌注显像示肺段分布的灌注缺损,对诊断 PE 有意义。

(六)增强螺旋 CT 和电子束 CT 检查

有较好的诊断价值,尤其是对怀疑 PE 患者行 CT 肺血管造影(CTPA),其诊断价值更大,可显示主肺动脉、左右肺动脉及其分支的血栓或栓子。PE 的典型表现为管腔内对称性或偏心性充盈缺损及截断性阻塞。磁共振血管造影术(MRA)近年来应用于 PE 诊断,对显示肺血管段以远小支效果优于增强 CT 扫描。

(七)肺动脉造影

为目前公认诊断 PE 的金指标,但由于此项检查属有创性检查,而且在有肺动脉高压时行肺动脉造影危险性较大,故肺动脉造影不作为 PE 诊断的常规检查方法,仅用于肺 CT 不能肯定诊断的病例。肺栓塞时肺动脉造影术影像特点为:血管腔内充盈缺损,肺动脉截断,栓塞区域血流减少及肺动脉分支充盈及排空延迟,肺动脉造影可显示直径 1.5mm 的血管栓塞,其效果优于无创性检查方法。

(八)下肢深静脉检查

对于 PE 来讲这项检查十分重要,可寻找 PE 栓子的来源,资料显示 PE 的栓子 80％～90％来源于下肢深静脉血栓形成,对于存在下肢深静脉血栓(DVT)者近半数患者可发生 PE,因此对于下肢深静脉检查是十分必要的。

【诊断】

PE 的临床表现多样,有时隐匿,缺乏特异性,确诊需特殊检查。检出 PE 的关键是提高诊断意识,对有疑似表现、特别是高危人群中出现疑似表现者,应及时安排相应检查。诊断程序一般包括疑诊、确诊、求因三个步骤:

1.根据临床情况疑诊 PE(疑诊)　如患者出现上述临床表现特点,尤其是在存在前述危险因素的病例出现不明原因的呼吸困难、胸痛、晕厥、休克,或伴有单侧或双侧不对称性下肢肿胀、疼痛等,应进行动脉血气分析、心电图、X 线胸片、超声心动图等检查。

2.对疑诊病例合理安排进一步检查以明确 PE 的诊断(确诊)　在临床表现和初步检查提

示 PE 的情况下,应安排 PE 的确诊检查,包括以下 4 项,其中 1 项阳性即可明确诊断:①放射性核素肺通气/灌注扫描;②螺旋 CT 和电子束 CT 检查;③磁共振显像:MRI 肺动脉造影(MRPA);④肺动脉造影。

3.寻找 PE 的成因和危险因素(求因) 对某一病例只要疑诊 PE,无论其是否有 DVT 症状,均应进行体检,并行下肢深静脉检查,以帮助明确是否存在 DVT 及栓子的来源。同时要注意患者有无易栓倾向,尤其是对于 40 岁以下的患者,应作易栓症方面的相关检查。对年龄<50 岁的复发性 PE 或有突出 VTE 家族史的患者,应考虑易栓症的可能性。对不明原因的 PE 患者,应对隐源性肿瘤进行筛查。

此外,由于 PE 的症状和体征均缺乏特异性,还可同时见于其它多种疾病,故人们常称 PE 为具有多种临床表现的潜在致死性疾病,因此 PE 应与下述常见疾病进行鉴别:冠心病、急性冠脉综合征、心肌炎、肺炎、胸膜炎、主动脉夹层动脉瘤、支气管哮喘、肺不张、慢性阻塞性肺气肿、原发性肺动脉高压及急性呼吸窘迫综合征(ARDS)等疾病进行鉴别。在临床实践过程中,如熟知 PE 的临床表现特点,并将 PE 作为鉴别诊断的主要考虑内容,就会大大减少 PE 的误诊率及漏诊率。

【治疗】

(一)急性 PE 的治疗

其治疗原则为:①安全、平稳渡过危险期;②尽量缩小或消除血栓;③缓解栓塞所致心肺功能紊乱;④防止 PE 复发。

1.一般性治疗

(1)绝对卧床休息 2~3 周,保持大便通畅,以防血栓脱落。

(2)密切监测呼吸、血压、心率、心电图及血气等变化。

(3)对症治疗如胸痛、烦躁给予吗啡;缺氧予以吸氧;休克应用多巴胺、多巴酚丁胺等治疗;心衰按心衰治疗等。

(4)一般性治疗需注意以下问题:①输液量要控制,过多液体负荷可加重右室扩张,致心排血量减少,反可加重血流动力学进一步恶化,一般液体负荷量为 500~750ml 左右为宜。②对严重呼吸衰竭者如需机械通气,要注意机械通气所致胸腔内正压可使大块肺栓塞患者静脉回流量减少,致右心功能恶化,故需机械通气时要应用低潮气量。

2.溶栓治疗 可迅速溶解血栓,恢复栓塞区肺组织再灌注,减少肺动脉阻力,降低肺动脉高压,改善右心功能,可降低 PE 病死率及复发率。故溶栓治疗应越早越好,其溶栓的时间窗为 PE 症状发生后 14d 内,溶栓治疗主要并发症为出血。最严重的是颅内出血,发生率 1%~2%,近半数死亡。用药前应充分评估出血的危险性,必要时应配血,作好输血准备。溶栓前宜留置外周静脉套管针,以方便溶栓中取血监测,避免反复穿刺血管。

(1)溶栓适应证:①大面积肺栓塞,栓塞面积超过 2 个肺叶者;②PE 伴休克;③原有心肺疾病的次大块 PE 致循环衰竭;④对于血流动力学稳定的 PE,无右室运动障碍及无体循环血流障碍证据者,不主张溶栓治疗。

(2)溶栓治疗绝对禁忌证:①活动性内出血;②近期(14d 内)自发性颅内出血。

(3)溶栓治疗相对禁忌证:①10d 内胃肠出血;②15d 内严重创伤;③2 周内大手术、分娩、器官活检或不能压迫的血管穿刺史;④1 个月内神经外科或眼科手术;⑤未控制的高血压≥180/110mmHg;⑥近期心肺复苏术;⑦感染性心内膜炎(SBE);⑧严重肝肾功能不全;⑨妊娠、分娩期;⑩出血性疾病,血小板<$100×10^9$/L;⑪糖尿病出血性视网膜炎。对于致命性大面积 PE,上述绝对禁忌证亦应被视为相对禁忌证。

(4)溶栓常用药物及治疗方案

1)链激酶:负荷量 25 万 U,静注 30min,随后 10 万 U/h,持续 24h 静滴。

2)尿激酶:①尿激酶 12h 组:负荷量 4400U/kg,加生理盐水 20ml,静注 10min,随后 2200U/(kg·h),加入生理盐水 250～500ml 静滴 12h。②尿激酶 2h 组:2 万 U/kg 加入生理盐水 100ml 中持续静滴 2h。

3)重组组织型纤溶酶原激活剂(rt-PA):①rt-Pa 100mg 加入注射用水 100ml,持续静滴 2h。②rt-PA 50mg 加入注射用水 100ml,持续静滴 2h。

3.抗凝治疗　抗凝疗法为 PE 的基本治疗方法.常用于非大面积急性 PE 或溶栓后抗凝治疗,可有效防止血栓再度形成和复发,同时可使自身纤溶机制溶解已存在的血栓,有效阻止静脉血栓的进展。当临床疑诊 PE 时,即可予以抗凝治疗。常用的抗凝药物为肝素、低分子肝素及华法林,在治疗初期先用肝素或低分子肝素,然后以华法林维持治疗。

(1)抗凝治疗绝对禁忌证

①脑出血、消化系统出血急性期;②恶性肿瘤;③动静脉畸形。

(2)抗凝治疗相对禁忌证:①既往有出血性疾病;②血压未控制≥180/110mmHg;③2 周内的大手术、创伤、活组织检查;④产后;⑤严重肝肾功能不全。

4.肺栓塞介入治疗　由于大块血栓所致 PE 急性期死亡率达 32%,其中发病 1h 内死亡达 11%,死因为猝死、休克及呼吸循环衰竭。因此对于大块肺栓塞患者,介入治疗是迅速有效改善呼吸循环功能障碍的有效方法。

介入治疗适应证①急性大面积 PE;②血流动力学不稳定,尤其是伴循环衰竭(右心衰竭)或休克者;③溶栓疗法禁忌证或失败者。

5.外科疗法　急性大块 PE 经溶栓或导管碎栓术等方法无效时可考虑行外科肺动脉直接取栓术,其手术风险较大,死亡率高。

(二)深静脉血栓形成的治疗

由于 70%～90% 的 PE 栓子来源于深静脉血栓形成的栓子脱落,其中 90% 以上来源于下肢深静脉及盆腔静脉血栓,故对于急性 PE 治疗同时必须兼顾深静脉血栓形成的治疗,否则 PE 易复发。

1.一般性治疗

(1)卧床 2～3 周,以防止血栓脱落。

(2)患肢抬高消肿促进血液循环。

(3)抗感染主要为 G^+ 菌,应用相应抗生素。

(4)置入对症治疗。

2.特殊治疗

(1)肝素及华法林抗凝治疗,疗程一般为 3～6 个月。

(2)溶栓治疗,并非常规应用,需个体化考虑。

(3)取栓适用于抗凝及溶栓治疗疗效差,病情进展的病例。

(4)置入下腔静脉滤网。

(刘爱华)

第十二节　间质性肺病

一、特发性肺纤维化

特发性肺纤维化(IPF)是指原因不明并以普通型间质性肺炎(UIP)为特征性病理改变的一种慢性炎症性间质性肺疾病。因 1935 年和 1944 年,Hamman 和 Rich 分别报道该病,故本病又名 Hamman － Rich 综合征。本病多在 40～50 岁发病,近来发病率和病死率皆有上升趋势,患者绝大多数为慢性型,男性稍多于女性。

【诊断步骤】

(一)病史采集

1.现病史　主要询问有无渐进性劳力性气促,如有,应询问起病方式、缓急程度。有无咳嗽,有无发热、易感疲劳和关节酸痛等全身症状。发病前是否用药,如有,须详细记录用药的时间、剂量等。发病后有无经过诊治,应询问所做的诊断,询问用药的方法、时间、疗程和疗效等。

2.过去史　有无肝炎病史,有无肺结核病史。注意有无系统性红斑狼疮等免疫系统疾病,有无冠心病、高血压性心脏病和肿瘤等,以排除继发性肺间质病。

3.个人史　有无粉尘、接触石灰等职业史,有无养鸟等喜好或有应用乙胺碘呋酮等药物史,若有,应详细询问。

4.遗传史　一般无特殊。

(二)体格检查

1.活动后呼吸急促、呼吸频率增快是最早的临床表现。

2.听诊时双肺下叶可闻及捻发音或湿啰音,多在吸气末明显或出现。

3.部分病人可见杵状指(趾)。

(三)辅助检查

1.实验室检查　本病的血液检查结果缺乏特异性。60％～94％病人的红细胞沉降率增快,部分病人的丙种球蛋白、乳酸脱氢酶升高。10％～20％病人抗核抗体和类风湿因子等呈弱阳性反应。

2.特殊检查

(1)X 线胸片:早期表现为毛玻璃样,进一步发展为弥漫性斑点结节状阴影或网格状阴影,肺容积逐步缩小,最后为蜂窝肺,一般不累及胸膜。

（2）高分辨CT（HRCT）：异常影像表现与肺活检标本病理检查结果密切相关，优于胸片及常规CT，较能反映病变的活动性，网状、纤维束条状及蜂窝多分布在肺的边缘部是本病的CT特点。

（3）肺功能：典型的肺功能改变是限制性通气功能障碍，表现为肺活量及肺总量的降低；残气量随疾病进展而减少，多数患者有明显的总弥散能力下降，伴单位肺泡气体弥散量下降。中晚期可有低氧血症，晚期可有二氧化碳潴留。

（4）纤维支气管镜检查：对特发性肺纤维化病人行此检查主要的目的是进行支气管肺泡灌洗和经支气管肺活检以排除其他疾患，如结节病、结核病、肿瘤、感染、嗜酸粒细胞肺炎、外源性过敏性肺泡炎和肺泡蛋白沉积症等。本病纤维支气管镜检查直接观察多无异常发现，支气管肺泡灌洗液中细胞成分因病期不同可有差异，病人的支气管肺泡灌洗液（BALF）中多形粒细胞（PMN）数增加，占细胞总数的5%以上，晚期部分病人同时有嗜酸粒细胞增加。

（四）诊断要点

根据中华医学会呼吸分会制定的特发性肺纤维化诊断标准，本病可分为有外科（开胸/胸腔镜）肺活检资料和无外科肺活检资料的诊断标准，其中外科活检是诊断特发性肺纤维化的金标准。

1.有外科肺活检资料 ①肺组织病理学表现为普通型间质性肺炎（UIP）特点。病变分布不均匀，以下肺为重，胸膜下、周边部小叶间隔周围的纤维化常见。低倍显微镜下呈"轻重不一，新老并存"的特点，即病变时相不均一，在广泛纤维化和蜂窝肺组织中常混杂炎性细胞浸润和肺泡间隔增厚等早期病变或正常肺组织。肺纤维化区主要由致密胶原组织和增殖的成纤维细胞构成。成纤维细胞局灶性增殖构成所谓的"成纤维细胞灶"。蜂窝肺部分由囊性纤维气腔构成，常常内衬以细支气管上皮。另外，在纤维化和蜂窝肺部位可见平滑肌细胞增生。②除外其他已知病因所致的间质性肺疾病，如药物、环境因素和风湿性疾病等所致的肺纤维化。③肺功能异常，表现为限制性通气功能障碍和（或）气体交换障碍。④X线胸片和HRCT可见典型的异常影像学特征。

2.无外科肺活检资料（临床诊断） 缺乏肺活检资料原则上不能确诊特发性肺纤维化，但如患者免疫功能正常，且符合以下所有的主要诊断条件和至少3/4的次要诊断条件，可临床诊断特发性肺纤维化。

（1）主要诊断条件：①除外已知病因的弥漫性间质性肺疾病（ILD）；②肺功能表现为限制性通气功能障碍（肺活量减少，而第一秒用力呼吸出气量/用力肺活量正常或增加）和（或）气体交换障碍（静态/运动时肺泡气-动脉血氧分压差增加或一氧化碳弥散容量降低）；③胸部HRCT表现为双肺网状改变，晚期出现蜂窝肺，可伴有极少量毛玻璃影；④经支气管肺活检（TBLB）或支气管肺泡灌洗液（BALF）检查不支持其他疾病的诊断。

（2）次要诊断条件 ①年龄＞50岁；②隐匿起病或出现不明原因的进行性呼吸困难；③病程≥3个月；④双肺听诊可闻及吸气性爆裂啰音。

（五）鉴别诊断

1.结节病 肺门淋巴结对称性肿大，可出现胸膜下结节影，血管支气管束呈结节状或不规则增粗或变形，肺小叶间隔变厚。

2.组织细胞病(又称嗜酸细胞肉芽肿)　起病初显示小结节影(约<5 mm)散在分布于两侧肺内,随病情进展结节影形成空洞,进一步形成厚壁囊肿,最后成为薄壁囊肿。

3.石棉肺　主要表现为胸膜下出现一些短的、与胸膜垂直的线状影,提示次级肺小叶间隔纤维化增厚,另外的特征性改变为胸膜下曲线征、肺实质带状影和胸膜斑。

4.闭塞性细支气管炎伴机化性肺炎(BOOP)　表现为片状实变,实变区为可见含气支气管影,分布可单侧或双侧,多位于胸膜下区。

5.肺泡蛋白沉积症　肺泡内充有 PAS 阳性蛋白样物质。胸部 X 线平片显示双侧、片状、弥漫性或肺门周围分布的结节或融合实变影,呈铺路石样改变,肺下野较重。HRCT 表现为小叶间隔增厚,形成网状结构及广泛毛玻璃样改变及实变影。

6.其他　本病除了与其他原因引起的弥漫性间质性肺疾病相鉴别外,还需要与脱屑型间质性肺炎/呼吸性细支气管炎间质性肺病(DIP/RBILD)、急性间质性肺炎(AIP)、非特异性间质性肺炎(NSIP)等相鉴别,因其治疗和预后有很大区别(见表 1-9)。

表 1-9　IPF、DIP/RBILD、AIP、NSIP 的病理、临床特点

病名	IPF(UIP)	DIP/RBILD	AIP	NSIP
时相分布	多变	一致	一致	一致
间质炎症	少	少	少	突出
胶原沉积	有,灶状	多变,弥漫(DIP) 灶状,轻微(RBILD)	无	多变,弥漫性
成纤维细胞增殖灶	明显	无	弥漫性	偶见,弥漫或罕见
BOOP	无	无	无	偶见,灶性
镜下蜂窝变	有	无	无	罕见
肺泡腔内肺泡	偶见	有弥漫性(DIP)	无	偶见
巨噬细胞聚集	灶状	细支气管周围		灶状
透明膜	无	无	偶尔,灶状	无
平均年龄/岁	>50	40～50	49	任何年龄
起病	隐匿	隐匿	急剧	隐匿或急剧
平均生存期	5～6 年	较长	2 周～6 个月	较长
对糖皮质激素反应	不佳	好	差	好
预后	不良	较好	不良	较好

【治疗方案】

(一)一般治疗

迄今对肺纤维化尚没有一种令人满意的治疗方法,只有 10%～30%病人对目前的治疗有反应,且治疗反应往往是部分和短暂的,少于 5%的病人可维持稳定或完全缓解。即使对治疗有反应者,初次治疗后病情复发或加重也很常见,所以建议这些病人要长期治疗。

(二)药物治疗

1.糖皮质激素　泼尼松或其他等效剂量的糖皮质激素,如泼尼松每天 0.5mg/kg(理想体重,以下同)口服 4 周,然后以每天 0.25mg/kg,口服 8 周;继之减量至每天 0.125mg/kg 或

0.25mg/kg隔天1次口服,一般治疗3个月后观察疗效,病人如表现有客观症状改善、未出现并发症和副作用,至少可继续治疗6个月以上;已治疗6个月以上者,若病情恶化,应停止治疗或改用、合用其他药物;若病情稳定或改善,应维持原有治疗;已治疗12个月以上者,若病情恶化,应停止治疗或改用、合用其他药物治疗;若病情稳定或改善,也应维持原有治疗;治疗满18个月以上的患者,继续治疗应个体化。糖皮质激素剂量和减量速度应在临床和生理指标的监控下调整,因为糖皮质激素不能根治本病,所以有理由对有明确治疗反应的病例维持治疗1～2年(有时则是终身用药),维持治疗剂量一般为泼尼松15～20mg,隔日口服;病情复发或恶化者,提示需要增加泼尼松的剂量或加用免疫抑制剂。

2.免疫抑制剂　　免疫抑制剂或细胞毒制剂适用于糖皮质激素治疗无反应者、出现严重副作用者以及可能出现严重并发症者(如年龄>70岁、糖尿病或高血压控制不良者、严重的骨质疏松或消化性溃疡者)。常用环磷酰胺或硫唑嘌呤治疗,10%～15%的患者可有良好反应。如环磷酰胺按每天2mg/kg给药,开始剂量可为25～50mg/天,口服,每7～14天增加25mg,直至最大量150mg/天,分次口服。或硫唑嘌呤按每天2～3mg/kg,口服给药,开始剂量为25～50mg/天,之后每7～14天增加25mg,直至最大量150mg/天,分次口服。

（三）手术治疗

当肺功能严重不全、低氧血症持续迅速恶化,但不伴有严重的肝、肾、心功能不全,且年龄<60岁的患者,有条件时可考虑行肺移植治疗。单侧肺移植对药物治疗无效的终末期肺纤维化病人是一个积极的治疗方法。肺移植的禁忌证为年龄>60岁,社会心理状态不稳定,有明显的肝、肾或心功能不全。

【病情观察】

（一）观察内容

诊断明确后,病人一旦开始治疗,应严密观察病人活动后呼吸困难、咳嗽、气急等症状是否好转,尤其是呼吸频率、缺氧程度、爆裂啰音等体征的变化;重点是观察患者对治疗的反应,评估治疗疗效,观察有无并发症。采用糖皮质激素或免疫抑制剂治疗的,应注意检测血象,观察有无治疗药物本身的毒副反应。

（二）动态诊疗

依据患者的临床表现、体征,结合相关的辅助检查,排除上述需鉴别的相关疾病,能够按照诊断标准明确诊断者,可首选糖皮质激素治疗,治疗中应注意判断治疗疗效,尤其注意应用药物可能出现的不良反应,定期复查血糖、电解质,注意有无继发感染等;如疗效欠佳,可考虑加用免疫抑制剂;如具有手术指征,则可根据条件行肺移植治疗。如经有关治疗,病情稳定,临床症状基本控制,患者可考虑出院,门诊随访。

【临床经验】

（一）诊断方面

1.由于特发性肺纤维化的症状、体征均无特征性,诊断此病时,必须注意与其他肺间质病的鉴别诊断,应强调病史的详细询问十分重要,要注意发现某些药物引起的肺纤维化及结缔组织病所致的肺部病变。

2.进行性呼吸困难、杵状指（趾）、活动后发绀、爆裂啰音等是本病突出的症状和体征。如有相关影像学、肺功能异常表现，可以建立特发性肺纤维化的初步诊断，病情允许下，应进行经支气管肺活检和支气管肺泡灌洗检查，多数患者可获得正确诊断；若诊断难以认定，则可行肺活检，以得到病理学的确诊，从而制定正确的治疗方案和判断预后。

（二）治疗方面

1.临床常用的治疗药物包括糖皮质激素、免疫抑制剂/细胞毒药物和抗纤维化制剂，使用剂量和疗程应视患者的具体情况制定。目前，临床上推荐的治疗方案为糖皮质激素联合环磷酰胺或硫唑嘌呤治疗。

2.有关治疗的疗效判断，可参考以下依据——反应良好或改善：①病人症状减轻，活动能力增强；②X线胸片或 HRCT 异常影像改善或减少；③肺功能表现肺总量、肺活量、一氧化碳弥散容量（DLCO）、PaO_2 较长时间保持稳定。

如有以下表现者，则为反应差或治疗失败：①病人症状加重，特别是呼吸困难和咳嗽；②X线胸片或 HRCT 上异常影像增多，特别是出现了蜂窝肺或肺动脉高压征象；③肺功能恶化。

3.肺移植是本病治疗的有效方法。除非有特殊的禁忌证，否则，有严重肺功能损害、氧依赖以及病程呈逐渐恶化趋势者均应行肺移植。由于供体来源受限，病人应早期登记，因为等待合适供体器官的时间可能超过 2 年。

（三）医患沟通

特发性肺纤维化患者预后不佳，吸烟、HRCT 显示肺纤维化广泛严重、肺功能及肺活量低于 50% 预计值均为影响预后的不利因素。应如实告诉患者和（或）其家属，目前特发性肺纤维化患者的发病原因尚未完全明确，治疗措施尚不能改变其自然病程与预后，虽有少数患者可能自然缓解或病情持续稳定，但大部分患者存活时间在 3～5 年内，急性型病程则在 6 个月以内。另外，对用免疫抑制剂治疗的，应向患者或家属详细说明药物的副作用，并应定期检测血糖、电解质，注意补充钾离子及使用保护消化道粘膜的药物。总之，让患者和（或）其家属对本病有一个正确的认识，会有利于其配合治疗。

（四）病历记录

1.门急诊病历　记录病人逐渐加重的气促，活动后加重的特点，记录病人的起病缓急，有无干咳。既往史中记录职业、爱好，是否接触化学矿物质等。体征记录呼吸频率、有无发绀、双下肺听诊是否有捻发音或湿啰音，注意有无杵状指。辅助检查记录 X 线胸片（HRCT）的表现，肺功能改变和动脉血气等检查结果。院外有无治疗，如有，需记录用药的时间、剂量、有无副反应等。

2.住院病历　重点记录本病的诊治经过，如需特殊检查，如纤维支气管镜肺活检、肺泡灌洗或开胸取病理组织等，应记录与病人家属的谈话过程，并请家属签字同意为据。进行药物治疗时，详尽记录治疗后病人病情的变化，记录有无治疗药物的不良反应，以及采取的治疗和预防措施。

二、肺泡蛋白质沉积症

肺泡蛋白沉积症(PAP)为病因未明的肺部疾病,其特征是肺泡和细支气管腔内充满无形态的高碘酸雪夫(PAS)染色阳性的富磷脂物质,肺泡无炎症表现和极少纤维化。目前认为,重组人粒细胞巨噬细胞集落刺激因子(GM-CSF)缺乏或 GM-CSF 受体不足可能为肺泡蛋白质沉积症的发病原因,应用 GM-CSF 治疗肺泡蛋白质沉积症有可能代替传统的全肺灌洗治疗而成为治疗本病的新方法。

【诊断步骤】

(一)病史采集

1.现病史　有无活动后气急并进行性加重,有无咳嗽、咯痰,有无乏力、体重减轻和食欲减退,有无胸痛和咯血,有无发热等。

2.过去史　有无类似发作史,如有,应询问以往的诊疗经过,是否长期服药,为何种药物,是否有反复发病的特点。

3.个人史　有无吸入粉尘如矽、铝等粉末史。

4.家族史　因部分病人存在常染色体隐性遗传,故应仔细询问患者亲属中有无类似病史。

(二)体格检查

1.部分病人静息时呼吸平稳,呼吸音正常,往往无阳性体征。

2.部分病人肺部听诊,肺底偶可闻及很少量的捻发音。

3.若病人肺部听诊闻及明显的湿啰音,应怀疑二重感染可能。

4.如为重症,病人可有杵状指(趾)、发绀、视网膜斑点状出血等体征。

(三)辅助检查

1.实验室检查

(1)血常规:红细胞和血红蛋白浓度通常正常或增加,白细胞计数和分类正常。

(2)血乳酸脱氢酶测定:乳酸脱氢酶(LDH)常增加,约高于正常值25%,有的患者 LDH 水平可有显著的升高,达正常值的 2～3 倍,但血清 LDH 同工酶的分布正常。

(3)血肺表面活性物质蛋白测定:肺泡蛋白质沉积症患者血肺表面活性物质蛋白 A 和 D 的血清学水平(SP-A 和 SP-D)有明显升高,有助于本病的诊断。

(4)血气分析:常发现有慢性代偿性呼吸性碱中毒的表现,PaO_2 和 SaO_2 下降,$PaCO_2$ 也降低,但 pH 正常。

(5)痰液检查:可发现含高碘酸雪夫染色阳性物质。

2.特殊检查

(1)X 线胸片:本病常表现为双侧肺对称的弥漫细小的羽毛状或结节状浸润影,并可见支气管充气征,以肺基底部表现为著;肺门周围可表现为"蝶形"或"蝙蝠翅膀"状阴影,酷似肺水肿的表现,但无左心室功能失代偿的影像学表现,可有助于与肺部其他常见疾病相鉴别。

(2)胸部 CT:尤其是 HRCT 的诊断价值优于 X 线胸片,可显示双肺斑片状阴影,内有支气管空气造影征,空气造影征的边缘很清晰、锐利,与周围正常肺组织形成鲜明的对照,形成一种"地图"状,有时形成毛玻璃样改变,这种形态反映了肺泡蛋白质沉积症时肺泡内充满了磷酸/蛋白样物质;小叶间隙和间隔可有典型的增厚,表现为多角形态,称为铺路石样改变。

(3)肺功能:最常见的肺功能异常为轻度限制性通气功能障碍,表现为肺容量轻度减少,一氧化碳弥散容量(DLco)的降低,这与肺泡内的物质沉着有关。

(4)同位素镓扫描:因本病高碘酸雪夫染色阳性物质不能摄取同位素,而肺炎等炎性渗出物可以摄取同位素,可有助于本病诊断。

(四)诊断要点

1.患者有活动后气短、逐步加重的特点,有乏力、体重减轻、食欲减退等表现,常无发热。

2.X线胸片发现双肺呈对称性弥漫细小的羽毛状或结节状浸润影,肺门区密度较高,外周密度较低,形成蝶形分布,阴影也位于双肺下野。支气管肺泡灌洗液(BALF)、肺活检、痰均可检出高碘酸雪夫染色阳性物质。

3.纤维支气管镜活检结果提示肺泡内物质高碘酸雪夫染色阳性,即可明确诊断。

4.肺泡蛋白质沉积症肺泡灌洗液呈牛奶状或米汤样,质地如淤泥,比重高,常常在20分钟内沉积于生理盐水的瓶底;肺泡蛋白质沉积症患者的肺泡灌洗液,其细菌、真菌、分枝杆菌及病毒培养均为阴性。肺泡蛋白质沉积症的肺泡内蛋白质样沉积物可溶性很低,不为胰蛋白酶、乙酰半胱氨酸及肝素所降解,可溶性成分主要为血清蛋白质。

【治疗方案】

(一)肺灌洗治疗

肺灌洗治疗为目前本病公认的唯一有效的治疗措施:

1.经纤维支气管镜分段支气管肺泡灌洗,每肺段每次灌入37℃的0.9%氯化钠注射液50～100ml,可重复数次,全肺灌洗液总量可达2～4L。

2.全肺灌洗是治疗肺泡蛋白质沉积症最有效的方法,全肺灌洗的适应证是:①肺泡蛋白质沉积症的诊断明确;②肺内分流＞10%;③患者呼吸困难症状明显;④显著的运动后低氧血症。

3.对病情严重、明显呼吸困难和重度低氧血症、机械通气不能维持氧合的患者,可行体外循环下全肺灌洗。

(二)药物治疗

重组人粒细胞巨噬细胞集落刺激因子治疗是最有前途的治疗方法,有可能代替传统的全肺灌洗治疗,重组人粒细胞巨噬细胞集落刺激因子以每天5～10μg/kg,皮下注射,但其疗效尚待进一步临床研究及观察。

本病糖皮质激素治疗无效,且可诱发感染,临床一般不主张采用。

如有继发感染,可用环丙沙星(西普乐)0.2g,2次/天,静脉滴注;或用头孢他啶(复达欣)1～2g,静脉缓慢注射,每12小时1次。

如病人痰液粘稠不易咯出,亦可用大剂量安溴索(沐舒坦)15～30mg,静脉注射或皮下注射。

【病情观察】

(一)观察内容

主要观察患者对全肺灌洗或支气管肺泡灌洗等治疗的反应来评估治疗疗效,如病人活动后气短、咳嗽、咯痰、乏力、体重减轻和食欲减退等有无缓解;是否继发感染,应用抗生素治疗的应观察感染是否控制,以便及时调整用药。

(二)动态诊疗

根据病人的临床表现,经支气管镜活检或支气管肺泡灌洗液、痰液中检查有高碘酸雪夫染色阳性物质时,即可诊断本病。诊断不明确者,应尽快行 X 线胸片、支气管镜活检或支气管肺泡灌洗液、痰液检查等,以明确诊断;诊断明确者,可采取肺泡灌洗治疗,应每隔半年左右对其病情进行一次评估,以决定是否需行第二次灌洗,对尚未采取肺泡灌洗的患者,则要全面评估,以决定是否需要给予灌洗。

【临床经验】

(一)诊断方面

1.肺泡蛋白质沉积症的诊断较为困难,其症状和体征无特异性,实验室检查中,除乳酸脱氢酶有轻度升高外,其余检查无特异性。肺功能检查只是表现有 DLco 降低,伴限制性通气功能障碍,亦无特异性的发现;X 线胸片虽有上述的异常征象,但对本病的诊断也无特异性。

2.经纤维支气管镜或开胸肺活检所取得的肺组织行病理检查,仍为诊断肺泡蛋白质沉积症的“金标准”,但目前支气管肺泡灌洗和经纤维支气管镜肺活检正在逐渐取代开胸肺活检这一创伤性的检查方法,如今,除非诊断确有困难的患者,一般并不需要采取开胸肺活检的检查方法。

3.当临床表现、实验检查结果、X 线胸片和胸部 HRCT 等提示肺泡蛋白质沉积症时,单用支气管肺泡灌洗通常即足以排除其他疾病和诊断本病。

(二)治疗方面

1.临床上应注意,糖皮质激素对肺泡蛋白质沉积症无效,抗生素只适用于控制本病继发感染。

2.肺泡灌洗的疗效取决于肺泡灌洗的量,能否耐受这一治疗取决于单侧肺功能。成年人一旦诊断确立,肺灌洗越早越好,婴幼儿发病者预后较差。

(三)医患沟通

本病诊断较为困难,治疗上无特异性方法,部分患者预后较差,因此,诊断本病的,经治医师应如实向病人及家属告知上述情况,以便能理解、支持、配合所进行的检查和治疗。由于全肺灌洗的开展,肺泡蛋白质沉积症患者的预后已得到明显改善;病情稳定但反复发作的患者,常需每隔 6～12 个月灌洗一次;也有少数本病患者呈进行性发展,尽管反复灌洗,最终仍死于呼吸衰竭。因此,需向患者及其家属讲明,使他们对本病转归有一个客观认识。

(四)病历记录

1.门急诊病历 记录患者活动后气短、咳嗽、咯痰、乏力、体重减轻和食欲减退的程度;有无发热及胸痛;有无家族遗传病史。体检记录有无出现杵状指(趾)、发绀、视网膜斑点状出血等表现,肺部体征记录有无闻及明显的湿啰音。辅助检查记录血常规、尿常规、X 线胸片、心电图、动脉血气分析等检查结果。

2.**住院病历** 重点记录纤维支气管镜肺活检、肺泡灌洗或开胸活检中是否发现高碘酸雪夫染色阳性物质,详尽记录经肺泡或全肺灌洗后,患者病情的改善程度。

三、特发性含铁血黄素沉着症

特发性肺含铁血黄素沉着症(IPH)是一种病因不明、较少见的肺泡出血性疾病。多发生于儿童,男女发病率大致相同,成人发病者,男多于女。往往有家族遗传史,目前本病尚无特异性治疗方法。

【诊断步骤】

(一)**病史采集**

1.**现病史** 应询问病人症状是否为突发起病。有无反复咯血、咳嗽、气急、发绀等表现,注意询问咯血的量;气急是否为活动后气急。有无低热、乏力、头晕等表现。

2.**过去史** 有无类似发作史,如有,应询问以往的诊疗经过,是否长期服药、使用过何种药物等。

3.**个人史** 有无对食物尤其是牛乳等过敏,有无接触有机磷农药史。有无吸烟史,如有,应询问吸烟的每日量和年数。

4.**家族史** 本病可有家族遗传史,故应询问患者直系亲属中有无类似发病的病史。

(二)**体格检查**

1.早期体征不明显,偶可闻及湿啰音。

2.少数病人可有肝、脾、淋巴结肿大,病程后期可有贫血貌。

3.晚期合并肺间质纤维化,肺部可闻及爆裂(velcro)音;可有颈静脉怒张、下肢水肿、腹水等肺心病的表现。

4.儿童发病可见发育不良和活动后发绀。

5.部分病人见有杵状指(趾)。

(三)**辅助检查**

1.**实验室检查**

(1)血常规:部分患者可有小细胞低色素性贫血的表现。

(2)铁代谢检查:患者可有血清铁、铁蛋白、转铁蛋白饱和度下降,总铁结合力增高,骨髓外铁、铁粒幼细胞减少等表现。

(3)痰液检查:如能检出含铁血黄素细胞,对诊断具有重要价值。

2.**特殊检查**

(1)X线胸片:急性期两肺中下野有多量的细小斑点状阴影,肺出血停止后阴影开始吸收,大多2周后基本消失;慢性期表现为肺门周围及两下肺纤维条索状阴影。

(2)肺功能检查:病程后期表现为限制性通气功能障碍。

(3)纤维支气管镜检查:肺泡出血多时,在气管内可见血液,灌洗液中可查到含铁血黄素巨噬细胞。

（四）诊断要点

1.有反复咯血的典型症状,伴有贫血体征。

2.肺部听诊闻及爆裂音,部分病人有颈静脉怒张、下肢水肿、腹水等肺心病的表现;儿童可见发育不良和活动后发绀。

3.痰检中检出含铁血黄素细胞,结合 X 线胸片示急性期两肺中下野有多量细小斑点状阴影,则可诊断本病。

（五）鉴别诊断

1.继发性肺含铁血黄素沉着症　常见于二尖瓣狭窄及多种原因引起的慢性左心衰竭患者,患者可反复咯血,也可见含铁血黄素的巨噬细胞(心力衰竭细胞),但根据心脏病病史及心脏体征、X 线胸片,多可做出鉴别。

2.其他原因引起肺泡出血疾病　如 SLE、Wegener 肉芽肿、结节性周围动脉炎、过敏性紫癜、白塞病、肺出血-肾炎综合征等,这些疾病均有咯血、咯痰等表现,但除肺泡出血外,还有其他的脏器损害和临床症状,组织病理学表现也有所不同,故而不难做出鉴别。肺出血-肾炎综合征临床上有肾小球肾炎的表现,是与特发性肺含铁血黄素沉着症的重要区别。

3.血行播散型肺结核　X 线胸片表现为弥漫性小结节阴影时,易与粟粒型肺结核相混淆,但后者有明显的结核中毒症状,阴影以两上肺野为多,痰中找不到含铁血黄素的巨噬细胞,抗结核治疗有效。

【治疗方案】

（一）一般治疗

急性期应嘱病人卧床休息,对牛乳过敏应避免饮用。有咯血者,予止血等对症治疗;对继发肺部感染者,应使用抗生素治疗。

（二）药物治疗

1.糖皮质激素　可用氢化可的松每天 $4\sim5mg/kg$,加入静脉补液中静脉滴注;或用泼尼松每天 $1\sim2mg/kg$,分次口服;临床症状完全缓解 $2\sim3$ 周后逐渐减至维持量($10\sim15mg/$天),持续应用半年;若症状反复,维持量持续 $1\sim2$ 年。

2.免疫抑制剂　糖皮质激素无效者,可加用免疫抑制剂硫唑嘌呤,每天 $1.2\sim2mg/kg$,分次口服,一般疗程在 $1\sim1.5$ 年。

3.去铁疗法　多为慢性静止期的治疗,用铁络合剂驱除沉积在肺的铁,阻止肺纤维化的发展。常用去铁胺每天 $25mg/kg$,1 次/天,肌内注射;可用 3 天,停 4 天为 1 个疗程,一般用 $3\sim4$ 个疗程;或用除铁灵 $0.5g/$次,肌内注射,$2\sim3$ 次/周,长期使用疗效较好;但铁络合剂可有过敏性皮炎等副反应。

（三）其他治疗

血浆置换能除去免疫复合物所产生的持久性免疫损伤,使临床症状、X 线表现、肺功能得到改善。常用的血浆置换量为 $2\sim4L/$天,每周 $1\sim2$ 次,直至症状改善。

【病情观察】

(一)观察内容

主要应观察患者经上述相关治疗后,患者的咯血、咳嗽、低热、贫血、气急、乏力等有无缓解,在急性期特别应注意咯血量和气急情况,肺部体征注意湿啰音有无增减,以及有无并发症等。

(二)动态诊疗

临床上往往根据病人有上述典型的症状,结合相关的辅助检查,排除上述需鉴别的疾病而做出诊断。诊断后,即可用糖皮质激素治疗,注意观察治疗疗效;糖皮质激素和(或)免疫抑制剂治疗疗效欠佳时,可考虑激素加量或更换免疫抑制剂,但应注意预防和治疗药物本身的毒副反应。

【临床经验】

(一)诊断方面

1.本病病因不明,可能与肺泡壁毛细血管的基底膜或上皮结构和功能的异常以及遗传因素、免疫功能异常、接触有机磷杀虫药、牛奶过敏等有关。

2.患者有反复咯血(特别是儿童),不明原因的缺铁性贫血,X线胸片上出现弥散性小结节状或片状、网状阴影,应疑及本病,临床上需进一步反复检查痰、支气管肺泡灌洗液或行肺活检,若找到典型的含铁血黄素巨噬细胞则可明确诊断。

(二)治疗方面

目前无特效治疗方法,治疗措施主要是应用糖皮质激素和(或)免疫抑制剂;对合并肺动脉高压、肺心病、呼吸衰竭的患者需针对这些并发症进行治疗。

(三)医患沟通

诊断本病者,经治医师应向病人及家属如实告知本病的临床特点、诊断方法、治疗方案等,以便病人及家属能理解,配合治疗。如需行支气管肺泡灌洗液或行肺活检,应向病人及家属讲明检查的目的、风险、利弊,病人家属应签署知情同意书。儿童预后多较成人为差,病程进展者儿童平均存活3年,成人趋向于隐匿型。死因大都为咯血,或因并发呼吸衰竭、肺心病而死亡。因此,有关预后特点,亦须向家属讲明。

(四)病历记录

1.门急诊病历　记录病人咯血、贫血及其频度;活动后气短、咳嗽、咯痰、乏力、体重减轻和食欲减退的程度;有无对食物尤其是牛乳等过敏,有无接触有机磷农药史,有无家族遗传病史。体检记录患者有无杵状指(趾)、发绀,肺部体征须记录有无闻及明显的湿啰音,辅助检查记录血常规、X线胸片、心电图、动脉血气分析等结果。

2.住院病历　重点记录患者的诊治经过,治疗后相关症状、体征的变化和辅助检查的结果分析,尤其是痰液是否检出含铁血黄素细胞、支气管镜或开胸肺活检的结果。如需行支气管镜肺活检、肺泡灌洗或开胸取病理组织等,应记录与病人家属的谈话过程,并请家属签字同意为据。

(刘爱华)

第十三节　呼吸系统疾病病人的护理

一、肺血栓栓塞症的护理

肺栓塞(PE)是以各种栓子阻塞肺动脉系统为其发病原因的一组疾病或临床综合征的总称,包括肺血栓栓塞症(PTE)、脂肪栓塞综合征、羊水栓塞、空气栓塞等。PTE为来自静脉系统或右心的血栓阻塞肺动脉或其分支所致的疾病,以肺循环和呼吸功能障碍为其主要临床和病理生理特征。引起PTE的血栓主要来源于深静脉血栓形成(DVT),PTE与DVT是静脉血栓栓塞症(VTE)的两种临床表现形式,PTE为PE最常见的类型,占PE中的绝大多数,通常所称的PE即指PTE。

(一)危险因素

PTE的危险因素包括任何可以导致静脉血液淤滞、静脉系统内皮损伤和血液高凝状态的因素。易发生VTE的危险因素包括原发性和继发性两类。

原发性危险因素由遗传变异引起,包括V因子突变、蛋白C缺乏、蛋白S缺乏和抗凝血酶缺乏等,常以反复静脉血栓栓塞为主要临床表现。

继发性危险因素是指后天获得的易发生VTE的多种病理生理异常,包括骨折、创伤、手术、妊娠、产褥期、恶性肿瘤和口服避孕药等,还包括脑卒中后肢体瘫痪、长期卧床、制动等。上述危险因素可以单独存在,也可同时存在协同作用。

(二)病理生理

PTE发生后,一方面通过栓子的机械阻塞作用直接影响肺循环、体循环血流动力学状态和呼吸功能;另一方面,通过栓塞后心脏和肺的反射效应及神经体液机制导致多种功能和代谢的变化。

1. PTE对肺循环的影响　栓子堵塞肺动脉后,受机械阻塞作用以及神经体液因素引起肺动脉收缩,肺循环阻力增加,肺动脉压力升高,形成肺动脉高压。当肺血管床面积被阻塞75%以上时,由于持续的严重的肺动脉高压,出现体循环压力急剧下降,右心室功能衰竭,可导致休克、猝死。

随着肺循环阻力的增加,心脏每搏输出量趋于下降,右心室舒张末期充盈压开始升高,右心室扩张。当右心室后负荷进一步增加,心脏在频率和心肌收缩力上的代偿作用不足以维持有效的心排出量时,心室舒张末期压力开始显著升高,心排出量明显下降,右心房压力升高,心房扩大,导致左心回心血量减少,体循环淤血,出现急性肺源性心脏病。

2. PTE对呼吸功能的影响　栓塞部位肺血流减少或阻断,使肺泡无效腔增大,同时肺表面活性物质合成减少导致肺萎陷和肺不张,使肺通气/血流(V/Q)比例失调;支气管的反射性痉挛和过度通气等因素产生气体交换障碍,从而发生低氧血症和代偿性过度通气。

3. PTE的分型　根据PTE的病生理变化,可将PTE分为急性大面积PTE和急性非大面积 PTE。

急性大面积 PTE 临床以休克和低血压为主要表现,即体循环动脉收缩压<90mmHg,或较基础值下降幅度≥40mmHg,持续 15min 以上。

急性非大面积 PTE 即不符合以上大面积 PTE 标准的 PTE。

(三)护理评估

1.健康史

(1)了解患者的一般情况,如高龄、肥胖、吸烟史、活动情况及近期长时间坐位旅行史。

(2)既往有无 VTE 发病史或血栓性静脉炎、静脉风曲张、晕厥病史、间断发作或进行性加重的呼吸困难和胸痛病史;有无肺栓塞家族史(家族中至少两位成员证实有肺栓塞或一级亲属中有遗传性血栓形成倾向)。

(3)近期创伤、手术、脑卒中、人工假体置入术或下肢制动病史。

(4)已明确诊断或需要进一步检查的特殊疾病如恶性肿瘤、肾病综合征、骨髓异常增生综合征等。

(5)了解妊娠及口服避孕药史,妊娠及产后、含雌激素的避孕药或激素替代、选择性雌激素受体调节药。

(6)近期经静脉操作史,如深静脉留置导管、经静脉使用抗肿瘤药物、漂浮导管和射频消融治疗等。

2.临床表现　PTE 的临床症状多种多样,不同病例常有不同的症状组合,但均缺乏特异性。各病例所表现症状的严重程度亦有很大差别,可以从无症状到血流动力学不稳定,甚至发生猝死。

(1)呼吸困难及气促:是最常见的症状,多于栓塞后立即出现,尤以活动后明显。

(2)胸痛:包括胸膜炎性胸痛或心绞痛样疼痛,胸膜炎性胸痛是 PTE 最常见的胸痛类型;心绞痛样疼痛与体循环低血压、冠状动脉痉挛、右心室室壁张力增高等因素引起冠脉血流减少、心肌耗氧量增加有关。

(3)晕厥:可为 PTE 的唯一或首发症状,其中有约 30% 的患者表现为反复晕厥发作。PTE 所致晕厥的主要表现是突然发作的一过性意识丧失,多合并有呼吸困难和气促表现。可伴有晕厥前症状,如头晕、黑矇、视物旋转等。

(4)烦躁不安、惊恐甚至濒死感:是 PTE 的常见症状,主要由严重的呼吸困难和(或)剧烈胸痛引起;因病情的严重程度不同,症状的轻重程度变异很大。

(5)咯血:常为小量咯血,大咯血少见。

(6)咳嗽:多为干咳或伴有少量白痰,当继发感染时,也可伴有喘息症状。

(7)心悸:多于栓塞后即刻出现,主要由快速性心律失常引起。

(8)腹痛:可能与膈肌受刺激或肠缺血有关。

(9)猝死:PTE 猝死率不足 10%,但其后果严重,及时经积极而合理的治疗,抢救成功率仍很低,是 PTE 最危重的临床类型。

3.辅助检查

(1)动脉血气分析:常表现为低氧血症、低碳酸血症。

（2）D-二聚体：酶联免疫吸附法（ELISA）是较为可靠的检测方法，但并无确诊价值。

（3）心电图：心电图异常非特异性。较为多见的表现包括 $V_1 \sim V_4$ 的 T 波改变和 ST 段异常；部分病例可出现 $S_1Q_{III}T_{III}$ 征（即 I 导 S 波加深，III 导出现 Q 波及 T 波倒置）；心电图改变多在发病后即刻开始出现，以后随病程的发展演变呈动态变化。

（4）X 线胸片：可显示：①肺动脉阻塞征：区域性肺纹理变细、稀疏或消失，肺野透亮度增加；②肺动脉高压征及右心扩大征：右下肺动脉干增宽或伴截断征，肺动脉段膨隆以及右心室扩大；③肺组织继发改变：肺野局部片状阴影，尖端指向肺门的楔形阴影，肺不张或膨胀不全，肺不张侧可见横膈抬高，有时合并少至中量胸腔积液。X 线胸片对鉴别其他胸部疾病有重要帮助。

（5）超声心动图：在提示诊断和除外其他心血管疾患方面有重要价值。对于严重的 PTE 病例，可以发现右心室壁局部运动幅度降低；右心室和（或）右心房扩大；室间隔左移和运动异常；近端肺动脉扩张；三尖瓣反流速度增快；下腔静脉扩张，吸气时不萎陷。若在右心房或右心室发现血栓，同时患者的临床表现符合 PTE，可做出诊断。

（6）核素肺通气/灌注扫描：是 PTE 重要的诊断方法。典型征象是呈肺段分布的肺灌注缺损，并与通气显像不匹配。一般可将扫描结果分为三类。①高度可能：其征象为至少一个或更多叶段的局部灌注缺损而该部位通气良好或 X 线胸片无异常；②正常或接近正常；③非诊断性异常：其征象介于高度可能与正常之间。

（7）CT 肺动脉造影：PTE 的直接征象为各种形态的充盈缺损；间接征象包括病变部位肺组织有"马赛克"征、肺出血、肺梗死继发的肺部改变。

（8）磁共振成像：可以显示栓塞血管的近端扩张，血栓栓子表现为异常信号。

（9）肺动脉造影：其敏感性和特异性在 95% 以上，为 PTE 诊断的"金标准"。表现为栓塞血管内充盈缺损或完全阻塞，外周血管截断或枯枝现象。

4.心理社会评估　患者突然出现呼吸困难和（或）剧烈胸痛时，容易出现恐惧、焦虑和濒死感，护士要同情理解患者，并给予心理支持。通过亲切热情的交流、娴熟的护理技巧、精确完善的各项床旁监护取得患者信任，使患者在安静舒适的环境中，以积极态度接受治疗和护理。

（四）护理问题

1.低效型呼吸形态　与通气血流比例失调、低氧血症有关。

2.有窒息的危险　与突发咯血有关。

3.自理能力缺陷　与心、肺功能不全、活动耐力下降及制动有关。

4.知识缺乏　缺乏肺栓塞的预防、治疗及抗凝药物使用的知识。

5.睡眠形态紊乱　与呼吸困难、恐惧有关。

6.恐惧、焦虑　与呼吸困难、剧烈胸痛及疾病预后有关。

7.潜在并发症　休克、心力衰竭、出血。

（五）计划与实施

1.目标

（1）患者呼吸平稳、血气正常。

（2）护士及时发现咯血征象，避免患者窒息。

(3)尽快使患者胸痛得到缓解,增加舒适感,心理护理缓解焦虑恐惧情绪。

(4)患者能理解卧床休息对疾病恢复的重要性并积极配合。

(5)患者及家属能掌握疾病的预防治疗知识及抗凝药物使用的知识。

(6)患者能恢复正常睡眠。

(7)护士严密监测和管理患者,及时发现并发症并配合医师抢救。

2.实施与护理

(1)急性 PTE 的治疗

1)一般处理:对高度疑诊或确诊 PTE 的患者,应进行严密监护,监测呼吸、心率、血压、静脉压、心电图及血气的变化,对大面积 PTE 可收入重症监护(ICU);观察病人发绀,胸闷,憋气,胸部疼痛有无改善,有无咳嗽及尿量等情况;及时准确记录 24h 出入量;为防止栓子再次脱落,要求绝对卧床,保持大便通畅,避免用力,注意保持患肢的功能,抬高患肢,以利静脉血的回流,密切观察患肢皮肤颜色,温度,水肿程度,严禁挤压,按摩患肢,防止血栓脱落,造成再次肺栓塞;对于有焦虑和惊恐症状的患者应予安慰并可适当使用镇静药给予患者心理安慰,缓解紧张焦虑情绪;胸痛者可予止痛药;对于发热、咳嗽等症状可给予相应的对症治疗。

2)呼吸循环支持治疗:保持病室清洁及有效的温湿度,室温 20℃左右,相对湿度 70%,对有低氧血症的患者,采用经鼻导管或面罩吸氧。当合并严重的呼吸衰竭时,可使用经鼻/面罩无创性机械通气或经气管插管行机械通气。呼吸平稳后指导患者深呼吸运动,使肺早日膨胀。

对于出现右心功能不全,心排血量下降,但血压尚正常的病例,可给予具有一定肺血管扩张作用和正性肌力作用的多巴酚丁胺和多巴胺;若出现血压下降,可增大剂量或使用其他血管加压药物,如间羟胺、肾上腺素等。应用升压药物应监测血压变化。

3)溶栓治疗:溶栓治疗主要适用于大面积 PTE 病例。绝对禁忌证有活动性内出血;近期自发性颅内出血。

相对禁忌证有:2 周内的大手术、分娩、器官活检或不能以压迫止血部位的血管穿刺;2 个月内的缺血性中风;10d 内的胃肠道出血;15d 内的严重创伤;1 个月内的神经外科或眼科手术;难于控制的重度高血压(收缩压>180mmHg,舒张压>110mmHg);近期曾行心肺复苏;血小板计数低于 100000/mm^3;妊娠;细菌性心内膜炎;严重肝肾功能不全;糖尿病出血性视网膜病变;出血性疾病等。

对于大面积 PTE,因其对生命的威胁极大,上述绝对禁忌证亦应被视为相对禁忌证。溶栓前宜选择两条粗大静脉,留置外周静脉套管针,以方便溶栓及溶栓中取血监测,避免反复穿刺血管,如有短期内穿刺的动静脉伤口应进行加压包扎,避免溶栓后出血和血肿,并应用生理盐水进行封管。

目前临床上用于 PTE 溶栓治疗的药物主要有链激酶(SK)、尿激酶(UK)和重组组织型纤溶酶原激活剂(rt-PA)。溶栓药物治疗结束后每 2~4h 测一次 APTT,待其将至正常值的 2 倍以下时,开始使用肝素或低分子肝素抗凝治疗。

溶栓前应查血常规、血小板、出凝血时间和血型,配血备用;溶栓后观察患者有无寒战、发热、皮疹等过敏反应,是否发生皮肤、黏膜及内脏出血等副作用,一旦出血应立即中止治疗,紧急处理。

4)抗凝治疗:是 PTE 和 DVT 的基本治疗方法,可以有效地防止血栓再形成和复发。目前临床上应用的抗凝药物主要有普通肝素(以下简称肝素)、低分子肝素和华法林。一般认为,抗血小板药物的抗凝作用尚不能满足 PTE 或 DVT 的抗凝要求。

临床疑诊 PTE 时,即可安排使用肝素或低分子肝素进行有效的抗凝治疗。应用肝素/低分子肝素前应测定基础 APTT、PT 及血常规(含血小板计数,血红蛋白);注意是否存在抗凝的禁忌证,如活动性出血,凝血功能障碍,血小板减少,未予控制的严重高血压等。对于确诊的 PTE 病例,大部分禁忌证属相对禁忌证。

①普通肝素:用药原则是快速、足量和个体化。根据 APTT 调整剂量,使 APTT 达到并维持于正常值的 1.5～2.5 倍。因肝素可能会引起血小板减少症(HIT),在使用肝素的第 3～5d 必须复查血小板计数。若较长时间使用肝素,尚应在第 7～10d 和 14d 复查。若出现血小板迅速或持续降低达 30% 以上,或血小板计数 $<100000/mm^3$,应停用肝素。

②低分子量肝素:按千克体重皮下注射。不需监测 APTT。此药由肾清除,对于肾功能不全,特别是肌酐清除率低于 30ml/min 的病例须慎用。若应用,需减量并监测血浆抗 Xa 因子活性。

③华法林:长期抗凝应首选华法林,其抗凝作用主要来自于血浆凝血酶原的降低和凝血因子 X 活性的降低,初始通常与低分子肝素重叠使用,3～4d 后开始测定 INR 值,使 INR 稳定在 2.0～3.0 后停用肝素或低分子肝素。

5)肺动脉血栓摘除术:适用于经积极保守治疗无效的紧急情况,要求医疗单位有施行手术的条件与经验。

6)经静脉导管碎解和抽吸血栓:用导管碎解和抽吸肺动脉内巨大血栓或行球囊血管成形,同时还可进行局部小剂量溶栓。

(2)预防:对存在发生 DVT-PTE 危险因素的病例,宜根据临床情况采用相应预防措施。采用的主要方法:机械预防措施,包括加压弹力袜、间歇序贯充气泵;药物预防措施,包括小剂量肝素皮下注射、低分子肝素和华法林。

(3)健康教育

1)指导患者要定期随访,按时服药,特别是抗凝药的服用,一定要按医嘱服用,并告知患者影响抗凝药物使用的食物,如韭菜、菠菜、油菜等,嘱其尽量避免食用。

2)教会患者观察出血现象,如有牙龈出血、皮肤破口流血不止等症状及时就医。

3)按照医嘱定期复查抗凝指标,了解并学会看抗凝指标化验单。

4)教会患者平时生活中注意下肢的活动,有下肢静脉曲张者可穿弹力袜等,避免下肢深静脉血液滞留,血栓复发。

5)指导患者病情变化时及时就医。

(六)预期结果与评价

患者呼吸平稳、血气在正常范围;胸痛得到缓解;患者能说出绝对卧床休息对病情恢复的重要性;消除紧张焦虑情绪;无并发症出现。

二、呼吸衰竭的护理

呼吸衰竭指各种原因引起的肺通气和(或)换气功能严重障碍,以致在静息状态下亦不能进行维持足够的气体交换,导致低氧血症(伴或不伴)高碳酸血症,进而引起一系列的病理生理改变和相应的临床表现的一种综合征。其临床表现缺乏特异性,明确诊断有赖于动脉血气分析:在海平面、静息状态、呼吸空气条件下,动脉血氧分压(PaO_2)<60mmHg,伴或不伴二氧化碳分压($PaCO_2$)>50mmHg,并排除心内解剖分流和原发于心排血量降低等致低氧因素,可诊断为呼吸衰竭。

(一)病因

呼吸系统疾病如严重呼吸系统感染、急性呼吸道阻塞性病变、重度或危重哮喘、各种原因引起的急性肺水肿、肺血管疾病、胸廓外伤或手术损伤、自发性气胸和急剧增加的胸腔积液,导致通气和(或)换气障碍;急性颅内感染、颅脑外伤、脑血管病变(脑出血、脑梗死)等直接或间接抑制呼吸中枢;脊髓灰质炎、重症肌无力、有机磷中毒及颈椎外伤等可损伤神经-肌肉传导系统,引起通气不足。上述各种原因均可造成急性呼吸衰竭。

(二)分类

1.按动脉血气分析分类

(1)Ⅰ型呼吸衰竭:缺氧性呼吸衰竭,血气分析特点是 PaO_2<60mmHg,$PaCO_2$ 降低或正常。主要见于肺换气功能障碍疾病。

(2)Ⅱ型呼吸衰竭:即高碳酸性呼吸衰竭,血气分析特点是 PaO_2<60mmHg 同时伴有 $PaCO_2$>50mmHg。系肺泡通气功能障碍所致。

2.按发病急缓分为急性呼吸衰竭和慢性呼吸衰竭

(1)急性呼吸衰竭是指呼吸功能原来正常,由于多种突发因素的发生或迅速发展,引起通气或换气功能严重损害,短时间内发生呼吸衰竭,因机体不能很快代偿,如不及时抢救,会危及患者生命。

(2)慢性呼吸衰竭多见于慢性呼吸系统疾病,其呼吸功能损害逐渐加重,虽有缺 O_2,或伴 CO_2 潴留,但通过机体代偿适应,仍能从事个人生活活动,称为代偿性慢性呼吸衰竭。一旦并发呼吸道感染,或因其他原因增加呼吸生理负担所致代偿失调,出现严重缺 O_2、CO_2 潴留和酸中毒的临床表现,称为失代偿性慢性呼吸衰竭。

3.按病理生理分为　①泵衰竭:由神经肌肉病变引起;②肺衰竭:是由气道、肺或胸膜病变引起。

(三)发病机制

各种病因通过引起的肺通气不足、弥散障碍、通气/血流比例失调、肺内动-静脉解剖分流增加和氧耗增加 5 个机制,使通气和(或)换气过程发生障碍,导致呼吸衰竭。

1.肺通气不足　肺泡通气量减少,肺泡氧分压下降,二氧化碳分压上升。气道阻力增加、呼吸驱动力弱、无效腔气量增加均可导致通气不足。

2.弥散障碍　见于呼吸膜增厚(如肺水肿、肺间质病变)和面积减少(如肺不张、肺实变),或肺毛细血管血量不足(肺气肿)及血液氧合速率减慢(贫血)等。

3.通气/血流比例失调

(1)通气/血流＞正常:引起肺有效循环血量减少,造成无效通气。

(2)通气/血流＜正常:形成无效血流或分流样血流。

4.肺内动-静脉解剖分流增加　由于肺部病变如肺泡萎陷、肺不张、肺水肿、肺炎实变均可引起肺动脉样分流增加,使静脉血没有接触肺泡气进行气体交换,直接进入肺静脉。

5.机体氧耗增加　氧耗量增加是加重缺 O_2 的原因之一,发热、寒战、呼吸困难和抽搐均将增加氧耗量。

(四)护理评估

1.致病因素　询问患者或家属是否有导致慢性呼吸系统疾病,如慢性阻塞性肺疾病、重症肺结核、肺间质纤维化等;是否有胸部的损伤;是否有神经或肌肉等病变。

2.身体状况

(1)呼吸困难:是最早最突出的表现,表现为呼吸浅速,出现"三凹征",并 CO_2 麻醉时,则出现浅慢呼吸或潮式呼吸。

(2)发绀:是缺氧的主要表现。当动脉血氧饱和度低于 90% 或氧分压＜50mmHg 时,可在口唇、指甲、舌等处出现发绀。

(3)精神、神经症状:注意力不集中、定向障碍、烦躁、精神错乱,后期表现躁动、抽搐、昏迷。慢性缺氧多表现为智力和定向障碍。有 CO_2 潴留时常表现出兴奋状态,CO_2 潴留严重者可发生肺性脑病。

(4)血液循环系统:早期血压升高,心率加快,晚期血压下降,心率减慢、失常甚至心脏停搏。

(5)其他:严重呼衰对肝肾功能和消化系统都有影响,可有消化道出血,尿少,尿素氮升高,肌酐清除率下降,肾衰竭。

3.实验室检查

(1)动脉血气分析:呼吸衰竭的诊断标准是在海平面、标准大气压、静息状态、呼吸空气条件下,动脉血氧分压(PaO_2)＜60mmHg,伴或不伴有二氧化碳分压($PaCO_2$)＞50mmHg。单纯的 PaO_2＜60mmHg 为 I 型呼吸衰竭;若伴 $PaCO_2$＞50mmHg,则为 II 型呼吸衰竭。

(2)肺功能检测:肺功能有助于判断原发疾病的种类和严重程度。

(3)肺部影像学检查:包括肺部 X 胸片、肺部 CT 等有助于分析呼吸衰竭的原因。

4.心理社会状况　呼吸衰竭的患者常因呼吸困难产生焦虑或恐惧反应。由于治疗的需要,患者可能需要接受气管插管或气管切开,进行机械通气,患者因此加重焦虑情绪。他们可能害怕会永远依赖呼吸机。各种监测及治疗仪器也会加重患者的心理负担。

5.治疗要点

(1)保持气道通畅:气道通畅是纠正缺 O_2 和 CO_2 潴留的先决条件。

①清除呼吸道分泌物。

②缓解支气管痉挛:用支气管解痉药,必要时给予糖皮质激素以缓解支气管痉挛。

③建立人工气道:对于病情危重者,可采用经鼻或经口气管插管,或气管切开,建立人工气道,以方便吸痰和机械通气治疗。

(2)氧疗:急性呼吸衰竭病人应使 PaO_2 维持在接近正常范围;慢性缺氧患者吸入的氧浓度应使 PaO_2 在 60mmHg 以上或 SaO_2 在 90% 以上;一般状态较差的病人应尽量使 PaO_2 在 80mmHg 以上。常用的给氧法为鼻导管、鼻塞、面罩、气管内机械给氧。对缺 O_2 不伴 CO_2 潴留的病人,应给予高浓度吸氧($>35\%$),宜将吸入氧浓度控制在 50% 以内。缺 O_2 伴明显 CO_2 潴留的氧疗原则为低浓度($<35\%$)持续给氧。

(3)机械通气:呼吸衰竭时应用机械通气的目的是改善通气、改善换气和减少呼吸功耗,同时要尽量避免和减少发生呼吸机相关肺损伤。

(4)病因治疗:对病因不明确者,应积极寻找。病因一旦明确,即应开始针对性治疗。对于病因无特效治疗方法者,可针对发病的各个环节合理采取措施。

(5)一般处理:应积极预防和治疗感染、纠正酸碱失衡和电解质紊乱、加强液体管理,保持血细胞比容在一定水平、营养支持及合理预防并发症的发生。

(五)护理诊断/医护合作解决的问题

1.气体交换受损　与肺换气功能障碍有关。

2.清理呼吸道无效　与呼吸道分泌物黏稠、积聚有关。

3.有感染加重的危险　与长期使用呼吸机有关。

4.有皮肤完整性受损的危险　与长期卧床有关。

5.语言沟通障碍　与人工气道建立影响患者说话有关。

6.营养失调:低于机体需要量　与摄入不足有关。

7.恐惧情绪　与病情危重有关。

(六)护理目标

1.患者的缺氧和二氧化碳潴留症状得以改善,呼吸形态得以纠正。

2.患者在住院期间呼吸道通畅,没有因痰液阻塞而发生窒息。

3.患者住院期间感染未加重。

4.卧床期间皮肤完整,无压疮。

5.患者能认识到增加营养的重要性并能接受医务人员的合理饮食建议。

6.护士和患者能够应用图片、文字、手势等多种方式建立有效交流。

7.可以和患者进行沟通,患者焦虑、恐惧心理减轻。

(七)护理措施

1.生活护理

(1)提供安静、整洁、舒适的环境。

(2)给予高蛋白、高热量、丰富的维生素、易消化的饮食,少量多餐。

(3)控制探视人员,防止交叉感染。

(4)急性发作时,护理人员应保持镇静,减轻病人焦虑。缓解期病人进行活动,协助他们适应生活,根据身体情况,做到自我照顾和正常的社会活动。

(5)咳痰患者应加强口腔护理,保持口腔清洁。

(6)长期卧床患者预防压疮发生,及时更换体位及床单位,骨隆突部位予以按摩或以软枕垫起。

2.治疗配合

(1)呼吸困难的护理:教会有效的咳嗽、咳痰方法,鼓励病人咳痰,每日饮水在 1500~2000ml,给予雾化吸入。对年老体弱咳痰费力的患者,采取翻身、叩背排痰的方法。对意识不清及咳痰无力的患者,可经口或经鼻吸痰。

(2)氧疗的护理:不同的呼衰类型,给予不同的吸氧方式和氧浓度。Ⅰ型呼吸衰竭者,应提高氧浓度,一般可给予高浓度的氧($>50\%$),使 PaO_2 在 60mmHg 以上或 SaO_2 在 90% 以上;Ⅱ型呼吸衰竭者,以低浓度持续给氧为原则,或以血气分析结果调节氧流量。给氧方法可用鼻导管,鼻塞或面罩等。应严密观察给氧效果,如果呼吸困难缓解,心率下降,发绀减轻,表示给氧有效,如若呼吸过缓,意识障碍加重,表示二氧化碳潴留加剧,应报告医师,并准备呼吸兴奋药和辅助呼吸等抢救物品。

(3)酸碱失衡和电解质紊乱的护理:呼吸性酸中毒为呼衰最基本和最常见的酸碱紊乱类型。以改善肺泡通气量为主。包括有效控制感染、祛痰平喘、合理用氧、正确使用呼吸兴奋药及机械通气来改善通气,促进二氧化碳排出。水和电解质紊乱以低钾、低钠、低氯最为常见。慢性呼吸衰竭因低盐饮食、水潴留、应用利尿药等造成低钠,应注意预防。

(4)用药护理　见表 1-10。

表 1-10　用药护理

药物	注意事项
抗生素	①及时做痰、血培养或痰涂片检查,以明确病原菌,根据病原菌结果选择合适的抗生素 ②在应用抗生素治疗对,应遵医嘱按时定量准确给药,以保持满意的血药浓度,同时注意观察治疗效果及副作用
呼吸兴奋药	用药过程中应保持呼吸道通畅,滴速不宜过快,密切观察患者神志、呼吸频率和节律变化,及时查动脉血气分析,以调节滴入浓度
利尿药	①应用排钾利尿药过程中应监测血钾情况,观察患者水肿、呼吸困难情况有否减轻,记录出入量 ②注意有无低血钾、低氯性碱中毒的表现,如肌无力、食欲缺乏、腹胀、心律失常 ③应注意有无因出量过多引起的痰液干结不宜咳出

3.病情观察

(1)注意观察呼吸频率、节律、深度的变化。

(2)评估意识状况及神经精神症状,观察有无肺性脑病的表现。

(3)昏迷患者应评估瞳孔、肌张力、腱反射及病理反射。

(4)准确记录每小时出入量,尤其是尿量变化。合理安排输液速度。

4.心理护理　呼吸衰竭的病人由于病情的严重及经济上的困难往往容易产生焦虑、恐惧等消极心理,因此从护理上应该重视病人心理情绪的变化,积极采用语言及非语言的方式跟病人进行沟通,了解病人的心理及需求,提供必要的帮助。同时加强与病人家属之间的沟通,使家属能适应病人疾病带来的压力,能理解和支持病人,从而减轻病人的消极情绪,提高生命质量,延长生命时间。

5.健康教育

(1)讲解疾病的康复知识。

(2)鼓励进行呼吸运动锻炼,教会患者有效咳嗽、咳痰技术,如缩唇呼吸、腹式呼吸、体位引流、拍背等方法。

(3)遵医嘱正确用药,熟悉药物的用法、剂量和注意事项等。

(4)教会家庭氧疗的方法,告知注意事项。

(5)指导患者制定合理的活动与休息计划,教会其减少氧耗量的活动与休息方法。

(6)增强体质,避免各种引起呼吸衰竭的诱因:①鼓励患者进行耐寒锻炼和呼吸功能锻炼,如用冷水洗脸等,以提高呼吸道抗感染的能力;②指导患者合理安排膳食,加强营养,达到改善体质的目的;③避免吸入刺激性气体,劝告吸烟患者戒烟;④避免劳累、情绪激动等不良因素刺激;⑤嘱患者减少去人群拥挤的地方,尽量避免与呼吸道感染者接触,减少感染的机会。

(八)护理评价

1.呼吸平稳,血气分析结果正常。

2.患者住院期间感染得到有效控制。

3.患者住院期间皮肤完好。

4.患者及家属无焦虑情绪存在,能配合各种治疗。

5.患者掌握呼吸运动及正确咳嗽方法。

三、成人呼吸窘迫综合征

成人呼吸窘迫综合征(ARDS)是指由心源性以外的各种肺内、外致病因素导致的急性、进行性呼吸衰竭。其主要病理特征为由于肺微血管通透性增高,肺泡渗出富含蛋白质的液体,进而导致肺水肿及透明膜形成,可伴有肺间质纤维化。病理生理改变以肺容积减少、肺顺应性降低和严重通气/血流比例失调为主。临床表现为呼吸窘迫和顽固性低氧血症,肺部影像学表现为非均一性的渗出性病变。

(一)病因

引起 ARDS 的原因或高危因素很多,可分为肺内因素(直接因素)和肺外因素(间接因素)。

1.肺内因素是指对肺的直接损伤,包括:①化学性因素,如吸入毒气、烟尘、胃内容物及氧中毒等;②物理性因素,如肺挫伤、放射性损伤等;③生物性因素,如重症肺炎。

2.肺外因素,包括严重休克、感染中毒症、严重非胸部创伤、大面积烧伤、大量输血、急性胰腺炎、药物或麻醉品中毒等。

（二）发病机制

ARDS 的发病机制不十分清楚。目前趋向认为:多种损伤因素除可能直接对肺部进行打击外,还可激发机体产生全身性的炎症反应(SIRS),包括细胞和液体两方面的因素,由此产生大量的细胞因子和炎性介质可对全身各脏器的细胞产生广泛破坏,导致多器官功能障碍综合征(MODS),MODS 的持续进展最终发展为多器官衰竭(MOF)。肺作为全身炎症反应受损的器官之一,则表现为急性肺损伤(ALI)。ALI 是 MODS 的组成部分及其在肺部的表现,而 ARDS 是 ALI 动态演变的严重后果,两者并不孤立于其他器官系统而独立发生,而是与其他器官组织的病变相互联系和相互作用,其相互联系和作用的基础即在于全身炎症反应。故在对 ARDS 进行诊治时应树立动态的和整体的观念。

（三）护理评估

1.致病因素　询问患者有无原发病,如感染、外伤、大手术、中毒等,了解上述情况出现的时间,了解患者的呼吸状况。

2.身体状况

(1)症状:ARDS 起病急,患者主要表现为进行性的呼吸窘迫,特点为呼吸深快,伴有明显口唇和指端发绀,且进行性加重,不能用通常的氧疗方法改善。患者常出现烦躁不安、焦虑、出汗等。

(2)体征:早期无阳性体征,中期可闻及干、湿啰音,有时可闻及哮鸣音,后期出现肺实变,呼吸音降低,并可闻及水泡音。

3.辅助检查

(1)X 线检查:早期可无异常,或呈轻度间质改变,表现为边缘模糊的肺纹理增多。继之出现斑片状或大片状的浸润阴影,若两肺有广泛的渗出和实变,在胸片上则表现为典型的“白肺”。后期可出现肺间质纤维化的改变。

(2)动脉血气分析:典型的改变为 $PaCO_2$ 降低, PaO_2 降低,pH 升高。在后期,如果出现呼吸肌疲劳或合并代谢性酸中毒,则 pH 可低于正常,甚至出现 $PaCO_2$ 高于正常。

4.心理社会状况　ARDS 起病急,病情发展快,病人表现为进行性的呼吸窘迫,常伴有焦虑、烦躁等情绪,进而加重缺氧状态。护士在评估患者生理状况的同时,应重视病人的心理反应。家属的心理反应与病人是相似的,应注意治疗过程中与患者家属沟通。

5.治疗要点　ARDS 治疗的关键在于控制原发病及其病因,最紧迫的是要及时改善患者严重缺氧,避免发生或加重多脏器功能损害。

(1)原发病的治疗:原发病治疗是治疗 ARDS 的首要原则和基础,应积极寻找原发病灶并予以彻底治疗。感染是导致 ARDS 的常见原因和首要危险因素,而 ARDS 又易并发感染,因此应积极抗感染治疗,宜选择广谱抗生素。

(2)纠正缺氧:采取有效措施,尽快提高 PaO_2 。一般需高浓度给氧,使 $PaO_2 \geqslant 60mmHg$ 或 $SaO_2 \geqslant 90\%$ 。轻症者可使用面罩给氧,但多数患者需要使用机械通气。

(3)机械通气:机械通气是 ARDS 治疗的最为有效的方法之一,ALI 阶段的患者可试用无创正压通气,无效或病情加重时尽快气管插管或切开行有创机械通气。机械通气可减少肺不张和肺内分流,减轻肺水肿,同时保证高浓度吸氧和减少呼吸功耗能,以达到改善换气和组织氧合的目的。其治疗 ARDS 的关键在于:复张萎陷的肺泡并使其维持在开放状态,以增加肺容积和改善氧合,同时避免肺泡随呼吸周期反复开闭所造成的损伤。目前 ARDS 的机械通气推荐采用肺保护性通气策略,主要措施包括给予合适水平的呼气末正压(PEEP,一般水平为 $8 \sim 18 cmH_2O$)和小潮气量($6 \sim 8ml/kg$)。

(4)液体管理:为减轻肺水肿,应合理限制液体入量。在血压稳定和保证组织器官灌注前提下,液体出入量宜轻度负平衡,可使用利尿药促进水肿的消退。必要时可放置 Swan-Ganz 导管动态监测肺毛细血管楔压(PAWP),以指导调整液体入量。

(5)营养支持:ARDS 时机体处于高代谢状态,应补充足够的营养。静脉营养可引起感染和血栓形成等并发症,应提倡全胃肠营养。

(四)护理诊断/医护合作解决的问题

1.气体交换受损　与疾病所致肺换气功能障碍有关。

2.清理呼吸道无效　与分泌物增多、痰液黏稠有关。

3.语言沟通障碍　与人工气道影响患者说话有关。

4.恐惧/焦虑　与病情、入住 ICU 及担心预后有关。

5.生活自理能力缺陷　与长期卧床或气管插管有关。

6.营养失调:低于机体需要量　与慢性疾病消耗有关。

7.有皮肤完整性受损的危险　与长期卧床有关。

(五)护理目标

1.患者能维持有效的呼吸,经皮血氧饱和度在 90% 以上。

2.患者在住院期间呼吸道通畅,没有因痰液阻塞而发生窒息。

3.护士和患者能够应用图片、文字、手势等多种方式建立有效交流。

4.患者焦虑减轻或消失,表现为合作,平静。

5.患者卧床期间生活需要得到满足。

6.患者每日摄入足够热卡,保证机体能量供应。

7.患者住院期间未发生压疮。

(六)护理措施

1.生活护理

(1)病室空气清新,保持室内温湿度适宜。

(2)做好口腔护理,每日 2 次。

(3)做好皮肤护理,定时协助患者更换体位,保持床单位干燥清洁,防止压疮的形成。

(4)协助患者保持肢体功能位,并进行肢体功能锻炼。

(5)肠内营养时应注意观察有无胃内潴留,对有消化道出血的患者可进行肠外营养,注意监测血糖变化。保证充足的液体入量,液体入量保持每日 2500~3000ml。

2.治疗配合

(1)用药护理。

（2）氧疗护理。

（3）机械通气的护理

1）机械通气监测

①机械通气期间要严密监测呼吸机工作状况，根据患者病情变化及时判断和排除故障，保证有效通气。

②密切注意患者自主呼吸频率、节律是否与呼吸机同步；观察实际吸入气量，有效潮气量，同时观察漏气量、吸气压力水平等指标。

③如患者安静，表明自主呼吸与呼吸机同步；如出现烦躁，则自主呼吸与呼吸机不同步，或由于通气量不足或痰堵，应及时清除痰液或调整通气量。

2）人工气道管理

①妥善固定人工气道：选择合适的牙垫，防止导管被咬堵塞人工气道。更换体位时避免气管导管过度牵拉、扭曲。每班测量导管外露长度并交接班，防止导管易位。气管切开套管固定带应松紧适宜，以能放进一小指为宜。躁动患者给予适当的保护性约束。

②痰液引流：及时吸痰，吸痰时注意痰的颜色、量、性状及气味。可采用胸部物理治疗、体位引流、雾化吸入等方法促进痰液引流。吸痰前后 2min 各给予 100％氧气。吸痰时严格执行无菌操作，使用一次性吸痰管，吸痰顺序为气管内-口腔-鼻腔，不能用一根吸痰管吸引气管、口鼻腔。每次吸痰时间不能超过 15s。

③加强气道湿化，保持气道通畅。要求吸入气体温度保持在 37℃，相对湿度 100％。常用的湿化方法与装置有：主动加热湿化器。热湿交换过滤器（HME）。雾化吸入。气管内直接滴注。

④人工气囊管理：定时检查气囊压力，可采用最小漏气技术、最小闭合容量技术，或采用气囊测压表监测气囊压力（25～30cmH$_2$O 是可接受的压力范围，1cmH$_2$O＝98Pa），每隔 6～8h 进行气囊上滞留物的清除。

⑤呼吸机相关肺炎（VAP）的预防：ARDS 患者极易发生感染，且感染为致死常见原因之一，因此在护理患者时应做到：严格无菌操作；加强气道管理，充分湿化气道；及时倾倒呼吸机管路冷凝水；每周更换呼吸机管路 1 次，管路受污染时应随时更换；定时监测气道病原菌的变化，选用合适的抗生素；鼻饲前抬高床头，检查气囊充气情况，防止误吸；有条件时应尽量将患者安置于单间病房并安装新风装置，保证室内空气处于低尘、低病原微生物、恒温恒湿的状态。

3. 病情观察

（1）监测呼吸频率、节律、深度的变化，当安静平卧时呼吸频率大于 25/min，常提示有呼吸功能不全，是 ALI 先兆期的表现。

（2）准确记录每小时出入量，合理安排输液速度，避免入量过多加重肺水肿。

4. 心理护理　由于患者的健康状况发生改变，不适应环境。患者易出现紧张不安、忧郁、悲痛、易激动，治疗不合作。在护理患者时应注意以下几点：

（1）同情、理解患者的感受，和患者一起分析其焦虑产生的原因及表现，并对其焦虑程度做出评价。

（2）当护理患者时保持冷静和耐心，表现出自信和镇静。耐心向患者解释病情，对患者提出的问题要给予明确、有效和积极的信息,消除心理紧张和顾虑。

(3)如果患者由于呼吸困难或人工通气不能讲话,可应用图片、文字、手势等多种方式与患者交流。

(4)限制患者与其他具有焦虑情绪的患者及亲友接触。

5.健康教育

(1)积极预防上呼吸道感染,避免受凉和过度劳累。

(2)适当锻炼身体,劳逸结合,保持生活规律,增强机体抵抗力。

(3)注意营养均衡,以高蛋白、高纤维素、低盐饮食为主,吸烟者需戒烟。

(4)避免到人多的场合活动,以防发生交叉感染。

(5)遵医嘱长期正确用药,切忌自用、自停药物。

(6)若有咳嗽加重、痰液增多和变黄、气急加重等,应尽早就医。

(七)护理评价

1.呼吸平稳,血气分析结果正常。

2.患者住院期间感染得到有效控制。

3.患者住院期间皮肤完好。

4.患者及家属无焦虑情绪存在,能配合各种治疗。

四、重症感染性肺炎的护理

目前世界人口死因中感染性疾病仍占 1/3,急性下呼吸道感染(主要是肺炎)居首位。重症肺炎是一种严重下呼吸道感染性疾病,预后差,严重危害人类健康。虽然不断有新的抗生素问世,但由于人口老龄化,免疫抑制宿主增多,细菌耐药现象严重,导致感染的高危宿主增多,而病原体检测手段有限等导致抗感染治疗难度大。因此无论重症社区获得性肺炎还是重症医院获得性肺炎均有很高的患病率和病死率。

(一)分类

根据病原来源分为社区获得性肺炎和医院内获得性肺炎;根据病原菌分为细菌性、病毒性、立克次体、霉菌性肺炎。多数细菌性肺炎由肺炎双球菌引起,非细菌性肺炎常由病毒、霉菌引起。

(二)重症肺炎诊断标准

中华医学会呼吸病学分会制定的重症肺炎标准如下:①意识障碍。②呼吸频率>30 次/min。③PaO_2<60mmHg,氧合指数(PaO_2/FiO_2)<300,需行机械通气治疗。④血压<90mmHg/60mmHg。⑤胸片显示双侧或多肺叶受累,或入院 48h 内病变扩大≥50%。⑥少尿:尿量<20ml/h,或 80ml/4h,或急性肾衰竭需要透析治疗。

(三)重症肺炎治疗

抗感染治疗是重症肺炎治疗的最主要的环节。应选择广谱、强力抗菌药物,足量、联合用药;同时进行各脏器功能的支持,核心问题是呼吸功能的支持。应根据患者神志状态、呼吸道分泌物多少以及呼吸肌劳累程度等,及早应用机械通气,决不因为考虑人工气道的创伤性或片面理解非创伤性通气的优点,而延误病情甚至断送抢救时机。通过呼吸支持,有效纠正缺氧和酸中毒,是防止和治疗心、肾功能损害的基础;改善心、肾功能,纠正感染性休克和电解质紊乱、营养支持治疗等。

(四)重症肺炎的护理

1.护理目标

(1)维持生命体征稳定,降低病死率。

(2)维持呼吸道通畅,促进有效咳嗽、排痰。

(3)维持正常体温,减轻高热伴随症状,增加患者舒适感。

(4)供给足够营养和液体。

(5)预防传染和继发感染。

2.护理措施

(1)病情监护:重症肺炎患者病情危重、变化快,特别是高龄及合并严重基础疾病患者,需要严密监护病情变化,包括持续监护心电、血压、呼吸、血氧饱和度,监测意识、尿量、血气分析结果、肾功能、电解质、血糖变化。任何异常变化均应及时报告医师,早期处理。同时床边备好吸引装置、吸氧装置、气管插管和气管切开等抢救用品及抢救药物等。

(2)维持呼吸功能的护理。

①密切观察患者的呼吸情况,监护呼吸频率、节律、呼吸音、血氧饱和度。出现呼吸急促、呼吸困难,口唇、指(趾)末梢发绀,低氧血症(血氧饱和度<80%),双肺呼吸音减弱,必须及时给予鼻导管或面罩有效吸氧,根据病情变化调节氧浓度和流量。面罩呼吸机加压吸氧时,注意保持密闭,对于面颊部极度消瘦的.者,在颊部与面罩之间用脱脂棉垫衬托,避免漏气影响氧疗效果和皮肤压迫。意识清楚的患者嘱其用鼻呼吸,脱面罩间歇时间不易过长。鼓励患者多饮水,减少张口呼吸和说话。

②常规及无创呼吸机加压吸氧不能改善缺氧时,采取气管插管呼吸机辅助通气。机械通气需要患者较好的配合,事先向患者简明讲解呼吸机原理、保持自主呼吸与呼吸机同步的配合方法、注意事项等。指导患者使用简单的身体语言表达需要,如用动腿、眨眼、动手指表示口渴、翻身、不适等或写字表达。机械通气期间严格做好护理,每天更换呼吸管道,浸泡消毒后再用环氧乙烷灭菌;严格按无菌技术操作规程吸痰。护理操作特别是给病人翻身时,注意呼吸机管道水平面保持一定倾斜度,使其低于病人呼吸道,集水瓶应在呼吸环路的最低位,并及时检查倾倒管道内、集水瓶内冷凝水,避免其反流入气道。根据症状、血气分析、血氧饱和度调整吸入氧浓度,力求在最低氧浓度下达到最佳的氧疗效果,争取尽快撤除呼吸机。

③保持呼吸道通畅,及时清除呼吸道分泌物。

遵医嘱给予雾化吸入每日 2 次,有效湿化呼吸道。正确使用雾化吸入,雾化液用生理盐水配制,温度在 35℃左右。使喷雾器保持竖直向上,并根据患者的姿势调整角度和位置,吸入过程护士必须在场严密观察病情,如出现呼吸困难,口周发绀,应停止吸入,立即吸痰、吸氧,不能缓解时通知医生。症状缓解后继续吸入。每次雾化后,协助患者翻身、拍背。拍背时五指并拢成空心掌,由上而下,由外向内,有节律地轻拍背部。通过振动,使小气道分泌物松动易于进入较大气道,有利于排痰及改善肺通、换气功能。每次治疗结束后,雾化器内余液应全部倾倒,重新更换灭菌蒸馏水;雾化器连接管及面罩用 0.5％三氯异氰尿酸(健之素)消毒液浸泡 30min,用清水冲净后晾干备用。

指导患者定时有效咳嗽,病情允许时使患者取坐位,先深呼吸,轻咳数次将痰液集中后,用力咳出,也可促使肺膨胀。协助患者勤翻身,改变体位,每 2h 拍背体疗 1 次。对呼吸无力、衰竭的病人,用手指压在胸骨切迹上方刺激气管,促使病人咳嗽排痰。

老年人、衰弱的患者,咳嗽反射受抑制者,呼吸防御机制受损,不能有效地将呼吸道分泌物排出时,应按需要吸痰。用一次性吸痰管,检查导管通畅后,在无负压情况下将吸痰管轻轻插入约 10～15cm,退出 1～2cm,以便游离导管尖端,然后打开负压,边旋转边退出。有黏液或分泌物处稍停。每次吸痰时间应少于 15s。吸痰时,同一根吸痰管应先吸气道内分泌物,再吸鼻腔内分泌物,不能重复进入气道。

④研究表明,病人俯卧位发生吸入性肺炎的概率比左侧卧位和仰卧位病人低,定时帮助病人取该体位。进食时抬高床头 30°～45°,减少胃液反流误吸机会。

(3)合并感染性休克的护理:发生休克时患者取去枕平卧位,下肢抬高 20°～30°,增加回心血量和脑部血流量。保持静脉通道畅通,积极补充血容量,根据心功能、皮肤弹性、血压、脉搏、尿量及中心静脉压情况调节输液速度,防止肺水肿。加强抗感染,使用血管活性药物时,用药浓度、单位时间用量,严格遵医嘱,动态观察病情,及时反馈,为治疗方案的调整提供依据。体温不升者给予棉被保暖,避免使用热水袋、电热毯等加温措施。

(4)合并急性肾功能衰竭的护理:少尿期准确记录出入量,留置导尿,记录每小时尿量,严密观察肾功能及电解质变化,根据医嘱严格控制补液量及补液速度。高血钾是急性肾功能衰竭患者常见死亡原因之一,此期避免摄入含钾高的食物;多尿期应注意补充水分,保持水、电解质平衡。尿量小于 20ml/h 或小于 80ml/24h 的急性肾功能衰竭者需要血液透析治疗。

(5)发热的护理:高热时帮助降低体温,减轻高热伴随症状,增加患者舒适感。每 2h 监测体温 1 次。密切观察发热规律、特点及伴随症状,及时报告医生对症处理;寒战时注意保暖,高热给予物理降温,冷毛巾敷前额,冰袋置于腋下、腹股沟等处,或温水、酒精擦浴。物理降温效果差时,遵医嘱给予退热剂。降温期间要注意随时更换汗湿的衣被,防止受凉,鼓励病人多饮水,保证机体需要,防止肾血流灌注不足,诱发急性肾功能不全。加强口腔护理。

(6)预防传染及继发感染:①采取呼吸道隔离措施,切断传播途经。单人单室,避免交叉感染。严格遵守各种消毒、隔离制度及无菌技术操作规程,医护人员操作前后应洗手,特别是接触呼吸道分泌物和护理气管切开、插管病人前后要彻底流水洗手,并采取戴口罩、手套等隔离手段。开窗通风保持病房空气流通,每日定时紫外线空气消毒 30～60min,加强病房内物品的消毒,所有医疗器械和物品特别是呼吸治疗器械定时严格消毒、灭菌。控制陪护及探视人员流动,实行无陪人管理。对特殊感染、耐药菌株感染及易感人群应严格隔离,及时通报。②加强呼吸道管理。气管切开患者更换内套管前,必须充分吸引气囊周围分泌物,以免含菌的渗出液漏入呼吸道诱发肺炎。患者取半坐位以减少误吸危险。尽可能缩短人工气道留置和机械通气时间。③病人分泌物、痰液存放于黄色医疗垃圾袋中焚烧处理,定期将呼吸机集水瓶内液体倒入装有 0.5％健之素消毒液的容器中集中消毒处理。

（7）营养支持治疗的护理：营养支持是重要的辅助治疗。重症肺炎患者防御功能减退,体温升高使代谢率增加,机体需要增加免疫球蛋白、补体、内脏蛋白的合成,支持巨噬细胞、淋巴细胞活力及酶活性。提供重症肺炎患者高蛋白、高热量、富含维生素、易消化的流质或半流质饮食,尽量符合病人口味,少食多餐。有时需要鼻饲营养液,必要时胃肠外应用免疫调节剂,如免疫球蛋白、血浆、白蛋白和氨基酸等营养物质以提高抵抗力,增强抗感染效果。

（8）舒适护理：为保证病人舒适,重视做好基础护理。重症肺炎急性期病人要卧床休息,安排好治疗、护理时间,尽量减少打扰,保证休息。帮助病人维持舒服的治疗体位。保持病室清洁、安静,空气新鲜。室温保持在 $22\sim24℃$,使用空气湿化器保持空气相对湿度为 $60\%\sim70\%$ 。保持床铺干燥、平整。保持口腔清洁。

（9）采集痰标本的护理干预：痰标本是最常用的下呼吸道病原学标本,其检验结果是选择抗生素治疗的确切依据,正确采集痰标本非常重要。准确的采样是经气管采集法,但患者有一定痛苦,不易被接受。临床一般采用自然咳痰法。采集痰标本应注意必须在抗生素治疗前采集新鲜、深咳后的痰,迅速送检,避免标本受到口咽处正常细菌群的污染,以保证细菌培养结果准确性。具体方法是：嘱患者先将唾液吐出、漱口,并指导或辅助患者深吸气后咳嗽,咳出肺部深处痰液,留取标本。收集痰液后应在 30min 内送检。经气管插管收集痰标本时,可使用一次性痰液收集器。用无菌镊夹持吸痰管插入气管深部,注意勿污染吸痰管。留痰过程注意无菌操作。

（10）心理护理：评估病人的心理状态,采取有针对性的护理。患者病情重,呼吸困难、发热、咳嗽等明显不适,导致病人烦躁和恐惧,加压通气、气管插管、机械通气患者尤其明显,上述情绪加重呼吸困难。护士要鼓励患者倾诉,多与其交流,语言交流困难时,用文字或体态语言主动沟通,尽量消除其紧张恐惧心理。了解患者的经济状况及家庭成员情况,帮助患者寻求更多支持和帮助。及时向患者及家属解释,介绍病情和治疗方案,使其信任和理解治疗、护理的作用,增加安全感,保持情绪稳定。

（11）健康教育：出院前指导病人坚持呼吸功能锻炼,做深呼吸运动,增强体质。减少去公共场所的次数,预防感冒。上呼吸道感染急性期外出戴口罩。居室保持良好的通风,保持空气清新。均衡膳食,增加机体抵抗力,戒烟,避免劳累。

五、急重症支气管哮喘的护理

急重症支气管哮喘包括哮喘急性发作和重症哮喘,是常见的内科急危症。在某些诱因下,原有支气管哮喘病情加重可在数小时或数天内出现,偶尔可在数分钟内危及生命。因此,必须对病情做出正确评估,给予及时有效的紧急治疗和护理。

（一）基本概念

1.支气管哮喘　支气管哮喘（简称哮喘）是气道慢性炎症性疾病,该慢性炎症导致气道高反应性,通常出现广泛多变的可逆性气流受限,并引起反复发作性的喘息、气急、胸闷或咳嗽等症状。

2.哮喘急性发作　哮喘急性发作是指喘息、气急、咳嗽、胸闷、呼吸困难等症状突然发生,或原有症状急剧加重,以呼气流量降低为特征。常因接触变应原等刺激物或治疗不当等所致。

3.重症哮喘　重症哮喘是指哮喘严重急性发作,经常规治疗症状不能改善并继续恶化或伴发严重并发症者。

(二)病情严重程度分级

根据中华医学会呼吸病学分会修订的《支气管哮喘防治指南》,哮喘急性发作时病情严重程度的分四级:轻度、重度、重度和危重。

(三)治疗

治疗目标是有效控制急性发作症状并维持最轻的症状,防止哮喘加重;尽可能维持肺功能,防止发生不可逆的气流受限;防止哮喘死亡,降低病死率。

哮喘急性发作时立即进行治疗,否则将产生严重并发症危及生命。重度哮喘吸入糖皮质激素(二丙酸倍氯米松或相当剂量的其他吸入激素＞1000μg),联合吸入长效 β_2 受体激动剂,需要时可再增加 1 种或 1 种以上下列药物:缓释茶碱、白三烯调节剂、口服长效 β_2 受体激动剂、口服糖皮质激素。同时进行氧疗、辅助通气,抗生素治疗,维持水电解质平衡、纠正酸中毒及并发症处理。

(四)护理

1.护理目标

(1)及早发现哮喘先兆,保障最佳治疗时机,终止发作。

(2)尽快解除呼吸道阻塞,纠正缺氧,挽救病人生命。

(3)减轻患者身体、心理的不适及痛苦。

(4)提高患者的活动能力,提高生活质量。

(5)健康指导,提高自护能力,减少复发,维护肺功能。

2.护理措施

(1)院前急救时的护理:①首先做好出诊前的评估。接到出诊联系电话时询问病人的基本情况,做出预测评估及相应的准备。除备常规急救药外,需备短效的糖皮质激素及 β_2 受体激动剂(气雾剂)、氨茶碱等。做好机械通气的准备,救护车上的呼吸机调好参数,准备吸氧面罩。②到达现场后,迅速评估病情及周围环境,判断是否有诱发因素。简单询问相关病史,评估病情。立即监测生命体征、意识状态的情况,发生呼吸、心搏骤停时立即配合医生进行心肺复苏,建立人工气道进行机械辅助通气。尽快解除呼吸道阻塞,及时纠正缺氧是抢救患者的关键。给予氧气吸入,面罩或者用高频呼吸机通气吸氧。遵医嘱立即帮助病人吸入糖皮质激素和 β_2 受体激动剂定量气雾剂,氨茶碱缓慢静脉滴注,肾上腺素 0.25～0.5mg 皮下注射,30min 后可重复 1 次。迅速建立静脉通道。固定好吸氧、输液管,保持通畅。重症哮喘病情危急,严重缺氧导致极其恐惧、烦躁,护士要鼓励病人,端坐体位做好固定,扣紧安全带,锁定担架平车与救护车定位把手,并在旁扶持。运送途中,密切监护病人的呼吸频率及节律、血氧饱和度、血压、心率、意识的变化,观察用药反应。

(2)到达医院后,帮助病人取坐位或半卧位,放移动托板,使其身体伏于其上,利于通气和减少疲劳。立即连接吸氧装置,调好氧流量。检查静脉通道是否通畅。备吸痰器、气管插管、呼吸机、抢救药物、除颤器。连接监护仪,监测呼吸、心电、血压等生命体征。观察病人的意识、呼吸频率、哮鸣音高低变化。一般哮喘发作时,两肺布满高调哮鸣音,但重危哮喘病人,因呼吸肌疲劳和小气道广泛痉挛,使肺内气体流速减慢,哮鸣音微弱,出现"沉默胸",提示病情危重。护士对病情变化要有预见性,发现异常及时报告医生处理。

(3)迅速收集病史、以往药物服用情况,评估哮喘程度。如果哮喘发作经数小时积极治疗后病情仍不能控制,或急剧进展,即为重症哮喘,此时病情不稳定,可危及生命,需要加强监护、治疗。

(4)确保气道通畅:维护有效排痰、保持呼吸道通畅是急重症哮喘的护理重点。①哮喘发作时,支气管黏膜充血水肿,腺体分泌亢进,合并感染更重,产生大量痰液。而此时病人因呼吸急促、喘息,呼吸道水分丢失,致使痰液黏稠不易咳出,大量黏痰形成痰栓阻塞气管、支气管,导致严重气道阻塞,加上气道痉挛,气道内压力明显增加,加重喘息及感染。因此必须注意补充水分、湿化气道,积极排痰,保持呼吸道通畅。②按时协助患者翻身、叩背,加强体位引流;雾化吸入,湿化气道,稀释痰液,防止痰栓形成。采用小雾量、短时间、间歇雾化方式,湿化时密切观察患者呼吸状态,发现喘息加重、血氧饱和度下降等异常立即停止雾化。床边备吸痰器,防止痰液松解后大量涌出导致窒息。吸痰时动作轻柔、准确,吸力和深度适当,尽量减少刺激并达到有效吸引。每次吸痰时间不超过 15s,该过程中注意观察病人的面色、呼吸、血氧饱和度、血压及心率的变化。严格无菌操作,避免交叉感染。

(5)吸氧治疗的护理:①给氧方式、浓度和流量根据病情及血气分析结果予以调节。一般给予鼻导管吸氧,氧流量 4~6L/min;有二氧化碳潴留时,氧流量 2~4L/min;出现低氧血症时改用面罩吸氧,氧流量 6~10L/min。经过吸氧和药物治疗病情不缓解,低氧血症和二氧化碳潴留加剧时进行气管插管呼吸机辅助通气。此时应做好呼吸机和气道管理,防止医源性感染,及时有效地吸痰和湿化气道。气管插管病人吸痰前后均应吸入纯氧 3~5min。②吸氧治疗时,观察呼吸窘迫有无缓解,意识状况,末梢皮肤黏膜颜色、湿度等,定时监测血气分析。高浓度吸氧(>60%)持续 6h 以上时应注意有无烦躁、情绪激动、呼吸困难加重等中毒症状。

(6)药物治疗的护理:终止哮喘持续发作的药物根据其作用机制可分为:具有抗炎作用和缓解症状作用两大类。给药途径包括吸入、静脉和口服。①吸入给药的护理吸入的药物局部抗炎作用强,直接作用于呼吸道,所需剂量较小,全身性不良反应较少。剂型有气雾剂、干粉和溶液。护士指导病人正确吸入药物。先嘱病人将气呼尽,然后开始深吸气,同时喷出药液,吸气后屏气数秒,再慢慢呼出。吸入给药有口咽部局部的不良反应,包括声音嘶哑、咽部不适和念珠菌感染,吸药后让病人及时用清水含漱口咽部。密切观察与用药效果和不良反应,严格掌握吸入剂量。②静脉给药的护理经静脉用药有糖皮质激素、茶碱类及 β_2 受体激动剂。护士要熟练掌握常用静脉注射平喘药物的药理学、药代动力学、药物的不良反应、使用方法及注意事项,严格执行医嘱的用药剂量、浓度和给药速度,合理安排输液顺序。保持静脉通路畅通,药液无外渗,确保药液在规定时间内输入。观察治疗反应,监测呼吸频率、节律、血氧饱和度、心率、心律和哮喘症状的变化等。应用拟肾上腺素和茶碱类药物时应注意观察有无心律失常、心动过速、血压升高、肌肉震颤、抽搐、恶心、呕吐等不良反应,严格控制输入速度,及时反馈病情变化,供医生及时调整医嘱,保持药物剂量适当;应用大剂量糖皮质激素类药物应观察是否有消化道出血或水钠潴留、低钾性碱中毒等表现,发现后及时通知医师处理。③口服给药重度哮喘吸入大剂量激素治疗无效的患者应早期口服糖皮质激素,一般使用半衰期较短的糖皮质激素,如泼尼松、泼尼松龙或甲基泼尼松龙等。每次服药护士应协助,看病人服下,防止漏服或服用时间不恰当。正确的服用方法是每日或隔日清晨顿服,以减少外源性激素对脑垂体-肾上腺轴的抑制作用。

(7)并发症的观察和护理:重危哮喘病人主要并发症是气胸、皮下气肿、纵隔气肿、心律失常、心功能不全等,发生时间主要在发病 48h 内,尤其是前 24h。在入院早期要特别注意观察,尤应注意应用呼吸机治疗者及入院前有肺气肿和(或)肺心病的重症哮喘病人。①气胸:气胸是发生率最高的并发症。气胸发生的征象是清醒病人突感呼吸困难加重、胸痛、烦躁不安,血氧饱和度降低。由于胸内压增加,使用呼吸机时机器报警。护士此时要注意观察有无气管移位,血流动力学是否稳定等,并立即报告医生处理。②皮下气肿:一般发生在颈胸部,重者可累及到腹部。表现为颈胸部肿胀,触诊有握雪感或捻发感。单纯皮下气肿一般对患者影响较轻,但是皮下气肿多来自气胸或纵隔气肿,如处理不及时可危及生命。③纵隔气肿:纵隔气肿是最严重的并发症,可直接影响到循环系统,导致血压下降、心律失常,甚至心搏骤停,短时间内导致病人死亡。发现皮下气肿,同时有血压、心律的明显改变,应考虑到纵隔气肿的可能,立即报告医生急救处理。④心律失常:患者存在的低氧及高碳酸血症、氨茶碱过量、电解质紊乱、胸部并发症等,均可导致各种早搏、快速心房纤颤、室上速等心律失常。发现新出现的心律失常或原有心律失常加重,要针对性地观察是否存在上述原因,做出相应的护理并报告医生处理。

(8)出入量管理:急重症哮喘发作时因张口呼吸、大量出汗等原因容易导致脱水、痰液黏稠不易咳出,必须严格出入量管理,为治疗提供准确依据。监测尿量,必要时留置导尿,准确记录24h 出入量及每小时尿量,观察出汗情况、皮肤弹性,若尿量少于 30ml/h,应通知医生处理。神志清醒者,鼓励饮水。对口服不足及神志不清者,经静脉补充水分,一般每日补液 2500～3000ml,根据患者的心功能状态调整滴速,避免诱发心力衰竭、急性肺水肿。在补充水分的同时应严密监测血清电解质,及时补充纠正,保持酸碱平衡。

(9)基础护理:哮喘发作时,患者生活不能自理,护士要做好各项基础护理,尽量维护病人的舒适感。①保持病室空气新鲜流通,温度(18～22℃)、湿度(50%～60%)适宜,避免寒冷、潮湿、异味。注意保暖,避免受凉感冒。室内不摆放花草,整理床铺时防止尘埃飞扬。护理操作尽量集中进行,保障患者休息。②帮助患者取舒适的半卧位和坐位,适当用靠垫等维持,减轻病人体力。每日 3 次进行常规口腔、鼻腔清洁护理,有利于呼吸道通畅,预防感染并发症。口唇干燥时涂石蜡油。③保持床铺清洁、干燥、平整。对意识障碍加强皮肤护理,保持皮肤清洁、干燥,及时擦干汗液,更换衣服,每2h 翻身 1 次,避免局部皮肤长期受压。协助床上排泄,提供安全空间,尊重患者,及时清理污物并清洗会阴。

(10)安全护理:为意识不清、烦躁的患者提供保护性措施,使用床档,防止坠床摔伤。哮喘发作时,患者常采取强迫坐位,给予舒适的支撑物,如移动餐桌、升降架等。哮喘缓解后,协助患者侧卧位休息。

(11)饮食护理:给予高热量、高维生素、易消化的流质食物,病情好转后改半流质、普通饮食。避免产气、辛辣、刺激性食物及容易引起过敏的食物,如鱼、虾等。

(12)心理护理:严重缺氧时患者异常痛苦,有窒息和濒死感,患者均存在不同程度的焦虑、烦躁或恐惧,后者诱发或加重哮喘,形成恶性循环。护士应主动与患者沟通,提供细致护理,给患者精神安慰及心理支持,说明良好的情绪能促进缓解哮喘,帮助患者控制情绪。

(13)健康教育:为了有效控制哮喘发作、防止病情恶化,必需提高患者的自我护理能力,并且鼓励亲属参与教育计划,使其准确了解患者的需求,能提供更合适的帮助。患者经历自我处理成功的体验后会增加控制哮喘的信心,改善生活质量,提高治疗依从性。具体内容主要有:哮喘相关知识,包括支气管哮喘的诱因、前驱症状、发作时的简单处理、用药等;自我护理技能的培养,包括气雾剂的使用、正确使用峰流速仪监测、合理安排日常生活和定期复查等。

①指导环境控制:识别致敏源和刺激物,如宠物、花粉、油漆、皮毛、灰尘、吸烟、刺激性气体等,尽量减少与之接触。居室或工作学习的场所要保持清洁,常通风。

②呼吸训练:指导病人正确的腹式呼吸法、轻咳排痰法及缩唇式呼吸等,保证哮喘发作时能有效地呼吸。

③病情监护指导:指导患者自我检测病情,每天用袖珍式峰流速仪监测最大呼出气流速,并进行评定和记录。急性发作前的征兆有:使用短效β受体激动剂次数增加、早晨呼气峰流速下降、夜间苏醒次数增加或不能入睡,夜间症状严重等。一旦有上述征象,及时复诊。嘱患者随身携带止喘气雾剂,一出现哮喘先兆时立即吸入,同时保持平静。通过指导患者及照护者掌握哮喘急性发作的先兆和处理常识,把握好急性加重前的治疗时间窗,一旦发生时能采取正确的方式进行自救和就医,避免病情恶化或争取抢救时间。

④指导病人严格遵医嘱服药:指导患者应在医生指导下坚持长期、规则、按时服药,向患者及照护者讲明各种药物的副作用及服用时注意事项,指导其加强病情观察。如疗效不佳或出现严重不良反应时立即与医生联系,不能随意更改药物种类、增减剂量或擅自停药。

⑤指导病人适当锻炼,保持情绪稳定:在缓解期可做医疗体操、呼吸训练、太极拳等,戒烟,减少对气道的刺激。避免情绪激动、精神紧张和过度疲劳,保持愉快情绪。

⑥指导个人卫生和营养:细菌和病毒感染是哮喘发作的常见诱因。哮喘病人应注意与流感者隔离,定期注射流感疫苗,预防呼吸道感染。保持良好的营养状态,增强抗感染的能力。胃肠道反流可诱发哮喘发作,睡前3h禁饮食、抬高枕头可预防。

六、大咯血的护理

咯血指声门以下呼吸道和肺病变出血经口咳出。一次咯血量＞200ml或24h＞500ml为大咯血,是呼吸系统常见急危症。大咯血患者的主要死亡原因是窒息,其次为失血性休克。24h咯血量超过1000ml者,死亡率约为80%。

(一)大咯血的病因
大咯血90%以上来源于支气管动脉。常见病因有肺结核、支气管扩张、肺脓肿、慢性支气管炎、肺炎、二尖瓣狭窄、肺癌等。

(二)大咯血的抢救和治疗
注意保持呼吸道通畅,防止和抢救窒息;补充血容量,纠正失血;立即止血,措施包括药物、纤维支气管镜下止血、气囊导管压迫止血、支气管动脉栓塞术、肺叶或肺段外科切除手术等；治疗病因。

（三）大咯血的护理

1.护理目标

（1）及时发现大咯血先兆征象，作好抢救准备，提高疗效。

（2）保持呼吸道通畅，抢救窒息，挽救生命。

（3）保障有效补液，维护血流动力学稳定。

（4）协助实施止血措施。

2.护理措施

（1）加强病情观察，及时发现咯血先兆征象：患者于大咯血前均有不同程度的先兆症状出现。主要有咽部发痒、梗塞感，胸部憋闷、胸内发热不适，胸内有流水、吹风、咕噜、滑响感。其中以胸部或咽部不适先兆表现者居多。从先兆表现后到出现大咯血的时间从数分钟到数小时不等，多数患者在出现先兆症状后 1h 左右出现大咯血。护士一旦发现上述征象后，应立即测量生命体征，协助患者取患侧卧位，并向医生报告。

（2）充分做好抢救准备：发现咯血先兆后，立即备好抢救物品和药物，重要的准备包括吸痰器、氧气设备、气管插管包、气管切开包、呼吸机、胸腔闭式引流装置及止血、止咳、镇静、呼吸兴奋剂等药物，留取血标本，送检血常规、血型、合血等，做好输液、输血的准备工作。

（3）大咯血时的抢救及护理。

1)大咯血窒息的抢救及护理：大咯血时失血性休克致死较少见，但并发窒息是导致死亡的常见原因。因此，要严密观察病情，及时发现并果断处理窒息。一旦发生要立即抢救，迅速清除阻塞呼吸道的血块，恢复呼吸道通畅。

当大咯血发生后咯血突然中断，患者极度烦躁、有濒死感，极度呼吸困难、发绀，张口瞪目、喉头作响，双手抓空，大汗淋漓，甚至抽搐等症状，提示窒息发生。导致窒息的原因主要为黏稠血块堵塞呼吸道或短时间内大量血液淹溺全肺，无力咯出。个别患者咯血量不大，但可因精神过度紧张诱发喉头痉挛而窒息。

抢救和护理的关键是尽快清除阻塞呼吸道的血块和积血，解除通气障碍，恢复患者的自主呼吸。用开口器或汤勺等撬开病人紧闭的牙关，用舌钳钳住舌根，负压吸引器抽吸或用手缠纱布、毛巾等快速掏出患者口腔及咽部的凝血块，清理鼻腔积血，同时轻拍病人背部，促进凝血块的排出。同时，进行体位引流。抱住患者上身，拖至床边，使患者取俯卧位，使上半身下垂，同时用手扶托病人前额，头部后仰，保持气道拉直，头低足高位引流，拍击患者背部，将血块排出体外。必要时立即行气管插管、气管切开或纤维气管镜直视下吸取血块。

气道梗阻解除后，若病人自主呼吸仍未恢复，人工呼吸或机械通气，给予高流量、高浓度吸氧。遵医嘱给予支气管解痉药物、呼吸兴奋剂等，以维持正常的气体交换。并检查意识和大动脉搏动，迅速判断是否诱发心搏骤停，后者应立即进行胸外按压或电除颤。

2)大咯血期间的其他护理：①给患者明确和正确的指导：护士首先自己要保持镇静，稳定患者情绪，消除其恐慌心理。帮助患者患侧卧位，将血慢慢咯出，勿屏气、咽下，以免诱发喉头痉挛，导致窒息。大咯血期间嘱患者不能突然改变体位，避免血液引流不畅形成血块，阻塞气道。②密切观察血压、脉搏、呼吸等生命体征,注意意识状态、四肢末梢温度和颜色以及尿量的变化,准确记录咯血量、颜色、性质,预防休克发生。③迅速建立至少2条静脉通道,选择体表大静脉。遵医嘱使用止血药,有休克表现者,快速给予生理盐水或输血。垂体后叶素作用时间短,在体内维持20～30min,由肝脏迅速灭活,故需持续给药,静脉滴注时注意观察血压的变化,若病人出现面色苍白、出汗、心悸、呼吸困难、腹痛时,立即减慢滴速,通知医生。

要求患者绝对卧床,变换体位由护士协助并密切观察,大小便不能下床,以免发生晕厥、摔伤或者诱发再次出血。

(4)介入方法治疗大咯血的护理:随着介入技术的发展,近年来支气管动脉栓塞术和经纤维支气管镜的气道内球囊压迫止血成为治疗大咯血的重要措施。

①支气管动脉栓塞术:采用Seldinger技术,将3F微导管经Cobra导管分别插入左右支气管动脉开口行数字减影显示出血靶动脉后,将导管超选择插至支气管动脉分支靶血管内,注入明胶海绵或聚乙烯醇微粒等进行栓塞治疗,在此基础上,还可以注入高浓度促凝、止血药物,疗效确切。

用物准备:术中所需各种导管、栓塞物、造影剂,必须备急救药品、器械、止血药等。

患者准备:做碘过敏试验和皮肤准备,备皮范围包括脐以下至双膝上、腹股沟、会阴。术前留置导尿,排空膀胱。向患者和家属简明介绍手术过程、可能的感觉、需要配合的方面。

术后护理:密切观察咯血是否减轻或停止,患者的生命体征,观察穿刺部位有无渗血,注意下肢足背动脉搏动情况;注意有无脊动脉栓塞的表现,观察下肢的感觉、运动有无异常,一旦发现及时报告医生处理,避免截瘫并发症。绝对卧床休息,穿刺侧肢体伸直制动8h,协助做好生活护理。嘱患者多饮水,促进造影剂排泄。

②气道内球囊压迫止血:局部麻醉(局麻)下经鼻插入纤维支气管镜,确定出血部位后,将球囊导管通过工作通道纤维支气管镜送至出血部位,退出纤维支气管镜,装上阀门系统,再经口插入纤维支气管镜(纤支镜)达出血部位,确认球囊位置准确后,注入生理盐水使球囊膨胀压迫出血部位直至出血停止。

术前用物准备:准备好急救药品及器械包括止血药、2台负压吸引器(一台接纤维支气管镜,清除下呼吸道血块;另一台接吸引管及时清除口鼻腔血液,保持上呼吸道通畅)、氧气、气管插管、人工呼吸囊、已消毒的纤维支气管镜、冷光源、电视显像系统、气道内双腔球囊导管。检查纤维支气管镜及电视显像系统是否清晰,球囊导管有无破损,阀门关闭是否正常。在球囊及导管上涂上利多卡因凝胶,拆除球囊导管阀门备用,确保冷光源、心电监护仪、吸痰器性能良好。将以上仪器按方便抢救和术者操作的原则摆放。

患者准备:解释该治疗的必要性,简要介绍操作过程、麻醉方法、操作医生,指导患者配合操作。按医嘱给予止血药及补充血容量,可待因镇咳,必要时给予安定静脉注射。取下义齿。

麻醉配合:通常采用局部麻醉,在患者清醒状态下进行操作。准备表面麻醉剂2%利多卡因,0.5%麻黄素滴鼻液。告知病人麻醉奏效时,吞咽困难,声门张大,对刺激反应消失。

术中配合:给病人取平卧位,头偏向患侧,指导术中如有不适可用手拍床示意。当纤支镜进入声门时患者会有不同程度窒息感,此时嘱患者深呼吸,头部保持静止,指导其调节呼吸。进入总支气管后嘱患者放松咽喉部,用腹式呼吸,有咳嗽感觉时深吸一口气。当球囊导管送达出血部位时,嘱病人降低呼吸动度,尽量控制咳嗽,防止球囊脱位。在纤支镜退出鼻腔时,及时帮助用 T 型胶布将导管固定在鼻翼处。记录充盈球囊的生理盐水量和导管插入的刻度。整个操作过程严格执行无菌技术操作,预防感染。护士随时用负压吸引器清除口、鼻腔涌出的血液,保持上呼吸道通畅,给予吸氧。

加强监护:术中持续监测心电、血压及血氧饱和度,经常询问患者感受,密切观察出血量、患者意识、有无口唇及面色发绀、烦躁、呼吸困难等情况。如发现患者面色苍白、皮肤湿冷、血氧饱和度和血压急剧下降等提示休克发生,立即报告医生及时抢救。必要时配合医生行气管切开术或气管插管。

③术后护理:嘱患者禁声,2h 后能进食流质饮食,避免剧烈咳嗽、咯痰,防止球囊导管移位或被咳出,随时检查导管有无脱出。密切观察患者生命体征变化,咳出物的颜色、性状,呈鲜红色提示有活动性出血,及时报告医生处理。

(5)大咯血后的护理:①嘱病人卧床 1 周以上,避免大声讲话和情绪激动。②更换污染的被服、衣物,倾倒容器中咯出的血液。保持口腔清洁,帮助患者用温开水漱口,消除咯血后的口腔异味和不适。调节室内的温度和湿度,环境通风。③活动性大咯血时,暂禁饮食。出血停止后可进食温凉流质饮食,待病情好转后改半流质饮食。忌辛辣、刺激、粗糙和过烫的食物。④保持大便通畅,必要时给予缓泻剂或灌肠,以免排便用力诱发咯血。

七、急性气胸的护理

当胸膜因病变或外伤破裂时,胸膜腔与大气相通,气流进入胸腔,形成胸膜腔积气,称为气胸。气胸是常见的呼吸系统急症。多起病急骤,病情重。严重者因肺脏萎陷和纵隔受压移位导致急性进行性呼吸、循环功能而死亡。要求迅速诊断、正确处理和护理。

(一)气胸的病因

1.创伤性气胸　颈、胸部外伤,或为诊断及治疗颈、胸、上腹部疾患进行各种手术操作所致。气胸伴胸腔积血时称血气胸。

2.自发性气胸　无外伤或人为因素情况下,脏层胸膜破裂,气体进入胸膜腔导致胸腔积气,称为自发性气胸。

(二)气胸的分型

根据脏层胸膜破裂情况及胸腔内压力的变化将气胸分为 3 种类型。

1.闭合性气胸　脏层胸膜裂口随着肺脏萎陷而关闭,空气停止继续进入胸腔,胸内压接近或稍超过大气压。抽气后胸内压下降。

2.开放性气胸　支气管胸膜瘘持续开放,空气自由进出胸膜腔,胸内压接近大气压,抽气后压力不变。

3.张力性气胸　胸膜裂孔呈单向活瓣。吸气时,空气进入胸膜腔;呼气时,空气滞积于胸膜腔内。导致胸内压急骤上升,肺大面积受压,纵隔向健侧移位,导致循环障碍。抽气后胸膜腔压力又迅速上升。

（三）气胸的临床表现

症状从轻微不适至危及生命的呼吸衰竭和循环衰竭不等。多突然发病,有患侧胸痛、刺激性干咳、呼吸困难。张力性气胸严重者烦躁不安,可出现发绀、大汗甚至休克等表现。典型者气管向健侧移位,患侧胸廓饱满、呼吸动度减弱,呼吸音减弱或消失。

（四）气胸的治疗

治疗原则是排除气体、缓解症状、促使肺复张、防止复发。

1.一般疗法　包括绝对卧床休息,少讲话、减少肺活动、吸高浓度氧。经 1 周肺仍不膨胀者,则需要采用其他疗法。

2.排气疗法　适于呼吸困难明显或肺压缩程度较重者,尤其是张力性气胸病人。方法包括穿刺抽气法、胸腔闭式引流术。

3.手术治疗　包括胸腔镜下电灼凝固、激光治疗、切除肺大疱或行胸膜粘连术;剖胸手术消除肺裂口并处理原发病灶。

（五）气胸病人的护理

1.护理目标

(1)迅速开始治疗,维护生命体征,挽救生命。

(2)减轻呼吸困难、疼痛等不适。

(3)做好封闭引流排气的护理及各项有创治疗的准备和护理。

(4)积极预防感染。

(5)增加心理舒适感。

(6)健康指导。

2.护理措施

(1)迅速开始治疗,维护生命体征,挽救生命。①张力性气胸由于受损伤口呈活瓣样,导致胸膜腔气体不断增多,压力持续升高,严重影响呼吸循环功能。在患者入院前护理人员应立即准备好抢救器械,包括胸部固定带、胸腔穿刺包、胸腔引流瓶、吸氧管、吸痰器、气管切开包、静脉切开包、输血器、输液器及各种抢救药品等。在抢救搬动时,应双手平托患者的躯干部,保护患者受伤部位。抬、搬、放等动作要轻柔,勿牵拉、扭曲,用胸带包扎固定胸部避免再损伤。②急救原则是立即抽气减压。患者取半卧位或坐位,立即给氧,根据血氧饱和度调节氧气流量,一般为 4～6L/min。协助医生迅速给予排气减压,在危急情况下用一根粗针头或锐器在伤侧或第二肋间锁骨中线迅速刺入胸膜腔进行排气减压。急救后尽快给患者行胸腔闭式引流,持续排气。③立即建立 2 条静脉通道供输血、补液,在无血源的情况下,可用血浆代用品,如706 代血浆,以维持有效循环血量。同时要合理调节补液滴速,防止因大量快速输液而发生肺水肿。④密切观察病人的血压、脉搏、呼吸、体温及意识的变化,并做好记录,发现异常及时报告医生。

(2)减轻呼吸困难、疼痛等不适。①病人呼吸道内痰液较多,应鼓励病人排痰,必要时应用化痰药或进行雾化吸入,以稀释痰液,促进痰液排出。及时清除气道分泌物,促使肺尽早复张,以利呼吸。②在积极采取排气减压的同时,应给予持续或间断低流量吸氧,以缓解病人的胸闷气短症状,提高血氧含量。遵医嘱给予氧气吸入 $1\sim2L/min$,并保持输氧装置通畅,定时监测血气分析值。③给予舒适的体位,端坐、半卧位或健侧卧位,有利于胸腔内气体排出,减轻压迫所致的疼痛。④鼓励病人进行有效地咳嗽和深呼吸运动,指导病人有效地咳嗽和使用呼吸技巧,增加其肺活量,恢复肺功能。⑤指导病人采用放松技术及减轻疼痛的方法,如深呼吸、分散注意力、避免体位的突然改变等。⑥遵医嘱使用镇痛剂,尽可能减少应激因素。

(3)胸腔闭式引流术后的护理。①保持引流系统密闭,水封瓶应置于胸腔水平以下 60cm左右,内装无菌生理盐水,引流管没入瓶中无菌液面下 4cm,各接口处均应牢固、可靠。床旁常准备一把大止血钳,当接口处意外的脱开或引流瓶破碎时,应立即用其夹闭胸壁端引流管,防止造成开放性气胸。②保持引流系统通畅,首先引流术后,如生命体征平稳,给予半卧位以利于引流。其次鼓励咳嗽及深呼吸活动,使胸腔内的气体及时排出,促进肺脏复张。平静呼吸时,水封瓶中玻璃管液面波动幅度在 $4\sim6cmH_2O$ 左右。如置管术后早期水柱波动幅度很小或消失,则可能是管道内有血凝块等阻塞管道或引流管扭曲而致,应随时检查,经常挤压引流管,确保其通畅。③患者行胸腔闭式引流后要观察呼吸困难、发绀、胸痛症状改善情况,预防肺复张后肺水肿。肺复张后肺水肿表现为呼吸困难改善后重新出现,咳泡沫样或粉红色样痰,肺部布满湿啰音。如患者病情一度稳定后又呼吸困难加重,应首先检查引流管有无闭塞,如引流管通畅需排除新部位的气胸出现或原发病加重。待患者症状缓解后,引流管 $3\sim5d$ 无气泡逸出、X 线检查气胸消失、确认肺复张时,可夹管 $24\sim36h$ 观察症状有无复发,如无复发可拔除引流管。拔管后仍需要观察患者症状。④在搬移病人时,应注意胸瓶位置,胸瓶一定要低于病人的胸腔,以免瓶内液体倒流入胸腔而发生感染,还应注意防止引流管脱落,否则脱落到皮下,易造成皮下气肿。

(4)积极预防感染。①常规应用抗生素,同时注意严格无菌操作,及时更换引流瓶,注意避免感冒,预防或消除继发感染。②气胸发生在肺气肿等慢性阻塞性肺疾病病人时,切口常较难愈合,因病程长,应加强口腔护理及皮肤护理,以防护理不当而加重呼吸道感染及褥疮的发生。

(5)病人能感受到恐惧的感觉减轻,舒适感增加。①由于病人患病较急,来院后 95% 的病人需采用胸腔闭式引流术,入院后对医院环境及医护人员陌生,对本身疾病了解不够,手术又是局麻,因此易产生恐惧心理。此时护士要耐心询问病史,尽快消除陌生感,用温和的语气,恰当的语言表达对病人的同情和关心,讲清手术的意义及过程,取得病人的信任,消除病人对手术的紧张恐惧心理,以增强战胜疾病的信心。②了解引起恐惧的相关因素并设法减少或消除引起恐惧的相关因素。鼓励病人表达自己的感受。③多与病人交谈,耐心向病人解释病情,同时进行必要的安慰和鼓励,消除其紧张、害怕、担心等不良情绪,使之配合治疗。④介绍有关疾病的自我护理方面的知识,使之对疾病治疗有一定的了解,对治疗充满信心。⑤提供安静舒适的环境,减少不良刺激。

(六)健康教育

1.卧床休息,采取半坐卧位,限制不必要活动,嘱病人尽量避免用力咳嗽及进行过度的体力活动(包括大声谈笑及唱歌);保持大便通畅,避免用力排便,必要时给予缓泻剂。

2.如有呼吸困难,指导病人吸氧。

3.进行胸腔穿刺者,向病人解释胸腔穿刺可协助诊断和治疗,强调操作的必要性和安全性,以取得合作。

4.进行胸腔穿刺时,指导病人取合适的体位:坐位或半卧位。

5.如需手术治疗者,按胸科手术常规进行指导。

6.术后指导病人进食易消化、高蛋白、高纤维饮食。

7.恢复期在患者病情允许能耐受的限度内每日数次做手臂和肩的全范围关节活动,防止肩关节粘连。鼓励患者进行深呼吸、呼吸体操等改善肺功能的训练。

8.患者出院后需康复指导,要向患者宣传吸烟的危害性和戒烟的必要性。预防感染,加强体育锻炼,提高身体素质,寒冷季节注意保暖,防止着凉、感冒。避免剧烈咳嗽、过度屏气、重体力劳动等引起胸内压增高的活动,以免诱发肺大疱破裂而致气胸。

八、胸膜炎及胸腔积液的护理

胸膜是一层浆膜,覆盖于肺表面及胸廓内侧面,分别称为脏层及壁层胸膜,两层胸膜围成一个间隙,称为胸膜腔。在正常情况下,胸膜腔内仅含少量浆液,起润滑作用,减少两层胸膜间的摩擦,防止粘连。任何病理原因加速浆液的产生或减少其吸收时,就会出现胸腔积液。胸膜炎是胸膜的炎症,可由于感染(细菌、病毒、霉菌、阿米巴、肺吸虫等)、肿瘤、变态反应、化学性和创伤性等多种疾病所引起。在细菌感染所致的胸膜炎中,结核性胸膜炎最为常见。本病多见于青年人和儿童。

结核性胸膜炎一般起病较急,症状轻重不一,临床主要可分为两大类:①干性(纤维性)胸膜炎;②渗出性胸膜炎。

(一)护理评估

1.健康史 既往有肺炎、肺结核、胸壁感染、肺梗塞及胸部外伤之后。

2.身心状况

(1)症状和体征

①一般症状较轻,少数人可完全无症状,胸痛是本病最主要的症状。大量胸腔积液则使纵隔脏器受压,心悸、气促更加明显。

②干性胸膜炎的一个重要体征就是可以听到胸膜摩擦音;渗出性胸膜炎胸腔内渗液较少时主要表现为病侧呼吸运动减弱,大量积液时病侧胸廓膨隆、肋间饱满、膈肌下降、心脏及气管被推向健侧。

(2)心理、社会因素:胸膜炎大多继发于肺结核,因对疾病知识缺乏了解而产生紧张、焦虑。

3.实验室检查

(1)胸腔积液检查:胸腔积液外观呈草黄色,透明或混浊,比重多在 $1.015\sim1.018$ 以上。细胞总数约为 $500\sim2000/mm^3$,蛋白含量在 $2.5\sim3.0g/dl$ 以上,糖含量在 $50mg/dl$ 以下,胸腔积液结核菌抹片 $30\%\sim50\%$ 可培养到结核菌。

(2)血常规:白细胞总数可增高或正常,分类计数中性粒细胞升高。

(3)血沉增速。

(4)结核菌素试验阳性。

(5)X 线检查:小量积液时可见肋膈角变钝;中等量积液时可见外高内低的弧形积液线;大量积液时可占满病变胸腔,呈普遍性密度增高影,并可见纵隔被推向健侧。

(6)超声检查:可鉴别胸腔积液、胸膜增厚、液气胸等,对包裹性积液可提供较准确的定位诊断,有助于胸腔穿刺抽液。

(二)护理诊断

1.胸痛　与炎性刺激两层胸膜互相摩擦有关。

2.气体交换受损　与胸腔积液过多压迫肺组织有关。

3.焦虑　与疾病诊断不明有关。

4.活动无耐力　与胸痛、呼吸困难有关。

(三)护理目标

1.患者消除顾虑,能积极配合治疗。

2.患者疼痛减轻。

3.维持患者呼吸道通畅,肺功能、血气分析值在正常范围内。

(四)护理措施

1.保持呼吸道通畅

(1)给予舒适的体位,抬高床头,健侧半卧位。

(2)指导患者进行腹式深呼吸,每日于餐前半小时及睡前作 4 次有效咳嗽运动,然后休息15~30 分钟,并解释咳嗽运动对清洁肺部的重要性。

(3)协助医生施行胸腔穿刺抽液术,以减轻对心肺的压迫。

(4)遵医嘱给氧,并保持鼻导管通畅。

(5)鼓励患者增加活动,防止肺功能受损,鼓励下床活动,可增加肺活量。经常进行呼吸训练,可减少胸膜粘连的发生。

(6)鼓励患者积极排痰,保持呼吸道通畅。

2.加强营养支持疗法,促进康复

(1)给予易消化的高热量、高蛋白、高维生素饮食,以补充胸腔积液丢失的蛋白。

(2)急性期高热、胸腔积液过多时,更应加强营养,并鼓励患者多饮水,保持水电解质平衡。

(3)避免进食太冷、太甜及刺激性食品。

3.做好心理护理,使患者保持心情愉快

(1)胸腔穿刺抽液时严格无菌操作,除仔细观察患者病情变化外,术前应做好解释工作,避免患者精神紧张。

(2)患者因疼痛等产生焦虑时,可用听音乐、广播、看书、看报等分散注意力的方法消除顾虑,减轻疼痛。

(3)向患者进行健康宣教,如疾病知识的宣教,解释胸膜炎的性质、有关病因和症状,可消除对疾病的顾虑,保持健康心态。

(4)鼓励患者详细说出其不安的想法和感受,以识别和表达其感受,并主动听取患者的不适主诉,为患者提供舒适。

（5）保持周围环境安静、清洁、舒适、安全,减少因周围环境刺激而产生的焦虑,减少加重疼痛的语言或非语言刺激。

（6）向患者说明该病是慢性病,容易复发,治疗时间长,要坚持用药,根据医生的指导完成用药疗程。

4.治疗知识指导

（1）采用合理抗结核治疗。

（2）大量胸腔积液时胸腔穿刺抽液。

5.出院指导及健康教育

（1）预防肺部感染,保存肺功能。

（2）适当增加活动,以防失去肺功能。

（3）进行呼吸功能锻炼,增加肺活量。

（4）增加营养,坚持药物治疗。

（五）评价

1.患者能使用指导的方法减轻疼痛。

2.患者能实施有效的深呼吸及咳嗽排痰法,保持呼吸道通畅。

3.患者能在护士指导下消除焦虑与紧张情绪,保持心情愉快。

4.患者能获得更多的营养,以促进康复。

（宋　颖）

第十四节　呼吸系统疾病常用药物

一、祛痰药

祛痰药系指能稀释液化痰液和促进纤毛运动,使黏痰易于咳出的药物。利用祛痰药物排出积痰,可间接起到镇咳、平喘作用。

（一）溴己新[基]（溴己铵,溴苄环己铵）

【药理作用】

直接作用于支气管腺体,使细胞的溶酶体释放而致黏痰中黏多糖分解,易于咳出。另具有恶心性祛痰作用,并促进呼吸道黏膜的纤毛运动。

【临床应用】

适用于各种支气管炎、哮喘、支气管扩张、肺气肿、矽肺等有白色黏痰不易咳出的患者,脓痰者需加用抗菌约控制感染。

【用法用量】

口服给药:成人1次8～16mg,1日3次;儿童1次4mg,1日3次。

静脉推注:1次4mg,1日1～2次。静脉滴注,1次8mg。

肌内注射:1 次 4～8mg,1 日 2 次。

雾化吸入:0.2%溶液,1 次 2ml,1 日 2～3 次。

【不良反应】

偶见恶心、胃部不适,减量或停药后可消失。

【注意事项】

胃溃疡患者慎用。与四环素类抗菌药合用能增强疗效。

【制剂规格】

片剂:4mg,8mg。注射液:4mg(2ml)。喷雾剂:0.2%。

(二)氨溴索[基](溴环己胺醇,氨溴醇)

【药理作用】

是溴己新的有效代谢物,作用强于溴己新。能促进肺表面活性物质的分泌及气道液体分泌,使痰中的黏多糖蛋白纤维断裂,促进黏痰溶解,降低痰的黏度,增强支气管黏膜纤毛运动,促进痰液排出。改善通气功能和呼吸困难状况。

【临床应用】

用于急慢性支气管炎、支气管扩张、支气管哮喘等带有过多黏液分泌物的呼吸道疾病;注射用药可预防术后肺部并发症、治疗早产儿和新生儿呼吸窘迫综合征。

【用法用量】

口服用药:成人存治疗初期 1 次 30mg,1 日 3 次,后可减至 1 次 30mg,1 日 2 次;5～12 岁儿童 1 次 15mg,1 日 3 次,长期服用可减至 1 日 2 次;2～5 岁儿童,1 次 7.5mg,1 日 2 次;2 岁以下儿童,按 1.2～1.6mg/(kg·d),分 2 次服用。

【不良反应】

较少,有呼吸道干燥、流涎、鼻溢、便秘、排尿困难等。个别出现胃肠道不适、过敏反应。

【注意事项】

与镇咳药合用,有分泌物阻塞的危险,需慎用。对本品过敏者禁用。孕妇(3 个月内)不宜使用。注射液不应与 pH 大于 6.3 的其他溶液混合。服用本药时多喝水有益于药效发挥。

【制剂规格】

片剂:30mg。气雾剂:15mg(2ml)。

(三)沙雷肽酶[基](舍雷肽酶,中性蛋白酶)

【药理作用】

为沙雷菌属产生的蛋白酶,有较强的抗炎、消肿、祛痰作用,能分解纤维蛋白和血管舒缓激肽。还可增加抗生素在感染灶和血中的浓度,增加抗生素的作用。

【临床应用】

适用于支气管炎、支气管哮喘、肺结核、麻醉手术后等排痰困难;手术后、外伤后的消炎及鼻窦炎、乳腺淤积、膀胱炎、附睾炎、牙周炎等疾病的消炎。

【用法用量】

口服,1 次 5～10mg,1 日 3 次,饭后服。可根据年龄和症状适当增减。

【不良反应】

不良反应有皮疹、恶心、呕吐、血痰、流鼻血等。有发生 Stevens-Johnson 综合征、中毒性表皮坏死松解症、间质肺炎、PIE 综合征的报道。

【注意事项】

本品可增强抗凝血药作用,服用抗凝血药和凝血功能不全者慎用。

【制剂规格】

片剂:5mg,10mg。

(四)羧甲司坦[基](羧甲基半胱氨酸)

【药理作用】

为黏液稀释剂,在细胞水平上影响支气管腺体的分泌,降低黏液的黏滞性,易于咳出。

【临床应用】

适用于慢性支气管炎、支气管哮喘等疾病引起的痰液黏稠、咳痰困难等。可用于防治手术后咳痰困难和肺炎并发。也可用于小儿非化脓性耳炎,有预防耳聋的效果。

【用法用量】

口服:成人 1 次 0.25~0.5g,1 日 3 次;儿童 30mg/(kg·d)。

【不良反应】

偶有轻度头晕、胃部不适、腹泻、胃肠道出血、恶心、皮疹等。

【注意事项】

有消化道溃疡病史者慎用,孕妇不宜使用。

【制剂规格】

片剂:0.25g。口服液:0.2g(10ml),0.5g(10ml)。颗粒剂:0.5g。

(五)乙酰半胱氨酸[基]

【药理作用】

为黏液溶解剂,降低痰的黏液性,使之液化,易于咳出,对白色黏液和脓性痰均有效。

【临床应用】

用于手术后、急慢性支气管肺炎(哮喘除外)、支气管扩张、肺炎、肺结核、肺气肿等引起的痰液黏稠、咳痰困难、痰阻气管等。

【用法用量】

1.喷雾吸入　仅在非应急情况下使用,用氯化钠溶液溶解成 10% 溶液,1 次 1~3ml,1 日 2~3次。

2.气管滴入　急救时以 5% 溶液直接滴入气管内,1 次 0.5~2ml,1 日 2~4 次。

3.气管注入　急救时以 5% 溶液用 1ml 注射器自气管的甲状软骨环骨膜处注入气管腔内,每次 0.5~2ml(婴儿 0.5ml,儿童 1ml,成人 2ml)。

4.口服　成人一次 200mg,一日 2~3 次。

【不良反应】

可引起呛咳、支气管痉挛、恶心、呕吐、胃炎等不良反应,减量可缓解。支气管痉挛时用异丙肾上腺素缓解。

【注意事项】

支气管哮喘者禁用,与碘化油、糜蛋白酶、胰蛋白酶有配伍禁忌。本品直接滴入呼吸道可产生大量痰液,需用吸痰器排痰。不宜与金属、橡皮、氧化剂、氧气接触,喷雾器须用玻璃或塑料制作。临用前配制,剩余应严封于冰箱中,48 小时内用完。

【制剂规格】

片剂:200mg,500mg。喷雾剂:0.5g,1g。颗粒剂:100mg。

(六)氯化铵[基]

【药理作用】

为恶心性祛痰药,由于对胃黏膜的化学性刺激,反射性引起恶心,增加痰量,使痰液易于排出。氯化铵为酸性,有利尿、酸化体液和尿液的作用。

【临床应用】

适用于呼吸道感染时痰少而黏稠不易咳出者,常与其他止咳化痰药配成复方制剂。

【用法用量】

祛痰:1 次 0.3～0.6g,1 日 3 次。利尿:1 次 0.6～2g,1 日 3 次,饭后口服。

儿童:30～60mg/(kg·d),分 4 次服用。

【不良反应】

不良反应有恶心、呕吐、胃痛等胃刺激症状。

【注意事项】

本品可增强汞剂的利尿作用及四环素和青霉素的抗菌作用,促进碱性药物如哌替啶、苯丙胺的排泄,使需要在酸性尿液中显效的药物产生作用。过量或长期服用可致高氯酸血症。代谢性酸血症患者忌用。肝、肾功能不全及溃疡病患者慎用。血氨过高,溃疡,严重肝、肾功能障碍者禁用。

【制剂规格】

片剂:0.3g。

二、镇咳药

镇咳药可分为两大类:①中枢性镇咳药,直接抑制延髓咳嗽中枢而产生镇咳作用,又分为麻醉性、非麻醉性两种,前者如阿片、吗啡、可待因、福尔可定等,后者如喷托维林、右美沙芬等。②末梢性镇咳药,凡抑制咳嗽反射弧中感受器、传入神经、传出神经以及效应器中任何一环节而止咳者,均属此类。有些药兼具有中枢性及末梢性镇咳作用,如苯丙哌林。

（一）可待因[基]（甲基吗啡）

【药理作用】

为中枢性镇咳药，直接抑制延髓的咳嗽中枢，止咳强度是吗啡的 1/4，镇痛镇静作用强于一般解热镇痛药，为吗啡的 1/12～1/7；其呼吸抑制、便秘、耐受性及成瘾性均弱于吗啡。

【临床应用】

适用于各种原因引起的剧烈干咳，尤适用于胸膜炎伴有胸痛的剧烈干咳，由于本品能抑制呼吸道腺体分泌和纤毛运动，对有痰液的剧烈咳嗽，应与祛痰药并用。可用于中等疼痛的镇痛。局部麻醉或全身麻醉的辅助用药，具有镇静作用。

【用法用量】

成人口服或皮下注射，1 次 15～30mg，1 日 3 次，极量为 1 次 100mg，1 日 250mg。儿童，止痛，口服，1 次 0.5～1.0mg/kg，1 日 3 次；镇咳为镇痛剂量的 1/3～1/2。

【不良反应】

偶有恶心、呕吐、便秘及眩晕。

【注意事项】

长期使用产生耐受性、成瘾性；口服 1 次量超过 60mg，可出现兴奋、烦躁不安；与中枢抑制药并用，有相加作用；与抗胆碱药合用，加重不良反应；多痰者、呼吸功能不全和呼吸衰竭患者禁用。孕妇及哺乳期妇女慎用；缓释片需整片吞服，不可嚼服或截开。小儿用药过量可致惊厥，可用纳洛酮对抗。

【制剂规格】

片剂：15mg，30mg。注射剂：15mg（1ml）。糖浆剂：0.5%。

（二）喷托维林[基]

【药理作用】

对咳嗽中枢有选择性抑制作用，兼有末梢性镇咳作用，尚有轻度的阿托品样作用和局麻作用，镇咳作用的强度约为可待因的 1/3。无成瘾性。

【临床应用】

适用于上呼吸道感染引起的无痰干咳和百日咳，对小儿疗效优于成人。

【用法用量】

成人口服，1 次 25mg，1 日 3～4 次。5 岁以上儿童，1 次 6.25～12.5mg，1 日 2～3 次。

【不良反应】

偶有轻度头晕、口干、恶心、腹胀、便秘等不良反应，系其阿托品样作用所致。

【注意事项】

青光眼及心功能不全伴肺瘀血的患者慎用。痰多者宜与祛痰药合用。

【制剂规格】

片剂：25mg。滴丸：25mg。颗粒剂：10g。糖浆剂：0.145%、0.2%、0.25%。复方咳必清糖浆剂：每 100ml 内含喷托维林 0.2g、氯化铵 3g。

（三）苯丙哌林[基]（二苯哌丙烷）

【药理作用】

为非麻醉性镇咳药。兼有中枢性和末梢性镇咳作用，镇咳作用比可待因强 2～4 倍，且不抑制呼吸，不引起便秘，未发现耐受性、成瘾性。口服易吸收，服后 15～20 分钟生效，作用维持 4～7 小时。

【临床应用】

适用于刺激性干咳、感冒、咽炎、支气管炎、吸烟、过敏引起的咳嗽。

【用法用量】

口服，成人 1 次 20～40mg，1 日 3 次；8 岁以上儿童，1 次 20mg，1 日 2～4 次。

【不良反应】

偶有口干、发困、乏力、头晕、胃部烧灼感、食欲缺乏、药疹等。过敏反应。

【注意事项】

对本品过敏者忌用，孕妇慎用。需整片吞服，切勿嚼碎，以免口腔麻木。

【制剂规格】

片剂：20mg。胶囊剂：20mg。口服液：10mg(10ml)，20mg(10ml)。颗粒剂：20mg。

（四）二氧丙嗪[基]（双氧异丙嗪）

【药理作用】

具有较强的镇咳作用，并有抗组胺、抗炎、局麻、解除平滑肌痉挛等作用。本品 10mg 的镇咳作用与可待因 15mg 相当。口服后 30～60 分钟显效，持续 4～6 小时或更长。有增强免疫功能，尤其是细胞免疫的作用。未见成瘾性、耐药性。

【临床应用】

适用于支气管炎或其他疾病引起的咳嗽，以及过敏性哮喘、荨麻疹、皮肤瘙痒症等。

【用法用量】

口服，1 次 5mg，1 日 2～3 次；极量：1 次 10mg，1 日 30mg。

【不良反应】

常见不良反应为困倦、乏力等。

【注意事项】

治疗量与中毒量接近，不得超过极量。高空作业及驾驶人员禁用，癫痫、肝功能不全者慎用。可使利血平等降压作用减弱，高血压患者慎用。

【制剂规格】

片剂：5mg。

（五）右美沙芬[基]（右甲吗喃）

【药理作用】

为吗啡类中枢非成瘾性镇咳药，通过抑制延髓咳嗽中枢而发挥中枢性镇咳作用，其镇咳强度与可待因相等或略强，无镇痛及催眠作用，长期应用未见成瘾性、耐药性。治疗量不抑制呼吸中枢。

【临床应用】

适用于感冒,急、慢性支气管炎等上呼吸道感染引起的干咳。

【用法用量】

口服:成人,1 次 10～30mg,1 日 3～4 次,1 日极量 120mg;6～12 岁儿童用量为成人一半;1～6 岁儿童用量为成人的 1/4。

【不良反应】

偶有头晕、嗜睡、恶心、口干、便秘等。

【注意事项】

3 个月内孕妇禁用,3 个月以上慎用;精神病史者禁用;心、肝、肺功能不全,痰多患者慎用。勿过量服用,24 小时不应超过 8 片。不可与单胺氧化酶抑制剂并用。

【制剂规格】

片剂:10mg,15mg。胶囊剂:15mg。颗粒剂:75mg。糖浆剂:15mg(20ml),150mg(100ml)。

(六)福尔可定(吗啉吗啡)

【药理作用】

此药与磷酸可待因相似,有中枢性镇咳作用,亦有镇静和镇痛作用,成瘾性比可待因弱,不引起便秘和消化紊乱。

【临床应用】

适用于剧烈干咳和中度疼痛,可用于新生儿和儿童。

【用法用量】

口服常用量 1 次 5～10mg,一日 3～4 次;极量,1 日 60mg。

【不良反应】

偶见恶心、嗜睡等,可致依赖性。

【注意事项】

痰多者禁用。密封、干燥避光保存。

【制剂规格】

片剂:5mg,10mg,15mg,20mg。

(七)氯哌斯汀(氯哌啶)

【药理作用】

非成瘾性中枢性镇咳药,主要抑制咳嗽中枢,具有 H_1 受体拮抗作用,能轻度缓解支气管平滑肌痉挛及支气管黏膜充血、水肿。

【临床应用】

用于急性上呼吸道炎症、慢性支气管炎、肺结核及肺癌所致的频繁咳嗽。

【用法用量】

口服:成人每次 10～30mg,每日 3 次;儿童每次 0.5～1.0mg/kg,每日 3 次。

【不良反应】

偶有轻度口干、嗜睡等不良反应。

【注意事项】

此药需遮光密封保存。

【制剂规格】

片剂:5mg,10mg。

(八)福米诺苯(胺酰苯吗啉)

【药理作用】

抑制咳嗽中枢,同时具有兴奋呼吸中枢的作用。在有些病例中,此药能促进支气管的分泌,降低黏液的黏滞性,有利于咳嗽。

【临床应用】

用于各种原因引起的慢性咳嗽及呼吸困难。对小儿顽固性百日咳,奏效较二氢可待因快,且无成瘾性。能改善呼吸道阻塞和呼吸功能不全者的换气功能。

【用法用量】

口服,每次 80~160mg,一日 2~3 次。

静脉注射:每次 40~80mg,缓慢注入。

【注意事项】

大剂量时可致血压降低。

【制剂规格】

片剂:80mg。注射剂:40mg(1ml)。

(九)苯佐那酯

【药理作用】

抑制肺部的迷走神经反射,阻断咳嗽反射的传入冲动,产生镇咳作用。同时不抑制呼吸,使呼吸加深加快,通气量增加。

【临床应用】

用于急性支气管炎、支气管哮喘、肺炎、肺癌所引起的刺激性干咳、镇咳等,也可用于支气管镜、喉镜或支气管造影前预防咳嗽。

【用法用量】

口服,每次 50~100mg,一日 3 次。

【不良反应】

可引起嗜睡、恶心、眩晕、胸部压迫和麻木感、皮疹等不良反应。

【注意事项】

痰多者禁用,服用时勿嚼碎,以免引起口腔麻木。

【制剂规格】

糖衣丸、胶囊剂:25mg,50mg,100mg。

三、平喘药

平喘药是指能作用于哮喘发病的不同环节,以缓解或预防哮喘发作的药物。分为 5 类:①β 肾上腺素受体激动剂;②M 胆碱受体拮抗剂;③磷酸二酯酶抑制剂;④过敏介质阻释剂;⑤肾上腺皮质激素类。

(一)β 肾上腺素受体激动剂

β 肾上腺素受体激动剂分为非选择性 β 肾上腺素受体和选择性 $β_2$ 肾上腺素受体激动剂。能激动呼吸道 $β_2$ 受体,激活腺苷酸环化酶,增加环磷腺苷(cAMP),减少游离 Ca^{2+},松弛支气管平滑肌,抑制过敏反应介质释放,增强纤毛运动,降低血管通透性,发挥平喘作用。

Ⅰ.麻黄碱

【药理作用】

激动肾上腺素 α 和 β 受体,收缩皮肤、黏膜血管,扩张冠状动脉和脑血管,增强心收缩力,松弛支气管平滑肌。

【临床应用】

用于预防支气管哮喘发作和缓解轻度哮喘发作,鼻黏膜充血、肿胀引起的鼻塞、低血压。

【用法用量】

1.支气管哮喘　口服,每次 15～30mg,每日 3 次,极量 150mg/d。皮下或肌内注射,每次 15～30mg,一日 45～60mg,极量 150mg/d。

2.鼻塞、鼻黏膜充血水肿　滴鼻,2～3 滴。

3.硬膜外麻醉、蛛网膜下腔麻醉时维持血压　麻醉前皮下或肌内注射 20～50mg。慢性低血压症,口服,每日 2～3 次,每次 20～50mg。

【不良反应】

长期大量使用,引起震颤、焦虑、失眠、头痛等。

【注意事项】

甲状腺功能亢进、高血压。动脉硬化、心绞痛等禁用。短期反复使用可致快速耐受现象。

【制剂规格】

注射剂:30mg(1ml),50mg(1ml)。片剂:15mg,25mg,30mg。滴鼻剂:0.5%,1%。滴眼剂:1%。

Ⅱ.沙丁胺醇[基](羟甲叔丁肾上腺素)

【药理作用】

选择性 $β_2$ 受体激动剂。能选择性激动支气管平滑肌的 $β_2$ 受体,有较强的支气管扩张作用,其支气管扩张作用比异丙肾上腺素强约 10 倍,而增加心率作用仅为异丙肾上腺素的 1/10,能有效抑制组胺和致敏性慢反应物质的释放,防止支气管痉挛。

【临床应用】

适用于支气管哮喘或喘息型支气管炎等伴有支气管痉挛的呼吸道疾病。制止发作多用气雾吸入,预防发作可口服。

【用法用量】

口服:成人1次2～4mg,1日3次;儿童1次0.1～0.15mg/kg,1日2～3次。气雾吸入:1次0.1～0.2mg,必要时4小时可重复1次,24小时内不宜超过8次。粉雾吸入:1次0.4mg,1日3～4次,儿童减半。肌内注射:1次0.4mg,间隔4小时可重复注射。静脉注射:1次0.4mg,用5%葡萄糖注射液或生理盐水稀释后缓慢注射。

【不良反应】

对心脏及中枢神经系统的兴奋作用,如头痛、头晕、失眠,偶见肌肉和手指震颤、心悸、血压波动等。长期使用能产生耐药性,可能加重哮喘。可能引致严重的血钾过低症。超量中毒的早期表现为心动过速、血压波动、情绪烦躁不安等,减量后即消失。

【注意事项】

心血管功能不全、高血压、糖尿病和甲状腺功能亢进患者、甲状腺毒症患者及孕妇慎用。本品不宜和β受体阻断药(如普萘洛尔)、茶碱类及其他肾上腺素受体激动剂合用。对抛射物氟利昂过敏患者禁用气雾剂。急性严重哮喘患者,须注意血钾降低的不良效应,因为同时服用黄嘌呤诱导药,类固醇和利尿药,以及出现缺氧情况,均会使血钾过低情况转剧。对其他肾上腺素激动剂过敏者可能对本品呈交叉过敏。不宜长期用药或反复过量给药。

【制剂规格】

片剂:2mg。控释制剂:4mg,8mg。气雾剂:0.2%(g/g)。气雾剂:每揿100mg,含200揿。注射液:0.48mg(2ml)。

Ⅲ.特布他林[基](间羟叔丁肾上腺素,博利康尼)

【药理作用】

为选择性β_2受体激动剂。其支气管扩张作用与沙丁胺醇相似,对心脏的兴奋作用仅为异丙肾上腺素的1/100,于哮喘患者,本品2.5mg平喘作用与25mg麻黄碱相当。

【临床应用】

适用于支气管哮喘、慢性喘息性支气管炎、阻塞性肺气肿和其他伴有支气管痉挛的肺部疾病。连续静脉滴注本品可抑制子宫收缩,预防早产。亦可用于胎儿窒息。

【用法用量】

用于平喘,口服:成人1次2.5～5mg,1日3次,一日总用量不超过15mg;儿童1次20～50μg/kg,1日3次。皮下注射:1次0.25mg,但4小时总量不超过0.5mg。气雾吸入:成人1次0.25～0.5mg,1日3～4次;小儿酌减。

【不良反应】

不良反应轻微,有手指震颤、口干、鼻塞、胸闷等,个别患者可有心悸,可耐受。与其他拟交感神经药合用可加重副作用。

【注意事项】

对本品及其他肾上腺素受体激动剂过敏者禁用。未经控制的甲状腺功能亢进、糖尿病、高血压、冠心病、癫痫患者慎用。孕妇需在医生指导下使用。本药不宜与非选择性β受体阻断药合用。

【制剂规格】

片剂:1.25mg,2.5mg,5mg。气雾剂:5mg(2ml)。

Ⅳ.氯丙那林[基]（邻氯异丙肾上腺素）

【药理作用】

为选择性 β_2 受体激动剂,选择性不如沙丁胺醇。有明显的支气管舒张作用,对心脏的兴奋作用约为异丙肾上腺素的 1/3。

【临床应用】

用于支气管哮喘、哮喘型支气管炎、肺气肿等气道阻塞性疾病。缓解呼吸困难,改善肺功能。

【用法用量】

口服,1 次 5～10mg,1 日 3 次。预防夜间发作,睡前加服 5～10mg。气雾吸入,1 次6～10mg。

【不良反应】

常见为轻微头痛、手指震颤、头痛及胃肠道反应。继续服药后多能自行消失。

【注意事项】

冠心病、甲状腺功能亢进、心律失常、高血压患者慎用。

【制剂规格】

片剂:5mg。气雾剂:2%。

Ⅴ.丙卡特罗[基]（异丙喹喘宁,普鲁卡地鲁）

【药理作用】

为强效选择性 β_2 受体激动剂。其支气管扩张作用强于异丙肾上腺素,选择性优于沙丁胺醇。还具有较强的抗过敏和促进呼吸道纤毛运动的作用。

【临床应用】

防治支气管哮喘、喘息性支气管炎和慢性阻塞性肺疾病所致的喘息症状。

【用法用量】

成人口服,睡前服 1 次 $50\mu g$,或早晚各服 1 次,1 次 $50\mu g$;6 岁以上儿童,睡前服 1 次 $25\mu g$,或早晚各服 1 次,1 次 $25\mu g$;6 岁以下儿童按 $1.25\mu g/kg$,1 日 2 次服用。

【不良反应】

偶见心悸、心律失常、面色潮红、头痛、眩晕、耳鸣、恶心、胃部不适、口渴、鼻塞、疲倦、皮疹等。

【注意事项】

与肾上腺素及异丙肾上腺素等儿茶酚胺并用会引起心律失常,应避免合用。孕妇和婴幼儿、甲状腺功能亢进、高血压、心脏病和糖尿病患者慎用。本品有抑制过敏反应引起的皮肤反应作用,故评估皮肤试验反应时,应考虑到本品的影响。应避光密闭保存。

【制剂规格】

片剂:$25\mu g$,$50\mu g$。

Ⅵ.克仑特罗[基]（双氯醇胺）

【药理作用】

为强效选择性 β_2 受体激动剂，支气管扩张作用约为沙丁胺醇的 100 倍，对心脏 β_1 受体作用较弱。本品尚有较强的抗过敏、增强支气管纤毛运动和促进痰液排出作用。

【临床应用】

防治哮喘型慢性支气管炎、支气管哮喘、肺气肿等呼吸疾病所致的支气管痉挛。

【用法用量】

口服，1 次 20～40μg，1 日 3 次。舌下含服，1 次 60～120μg，先含服，待哮喘缓解后，所余部分用温开水送下。静脉注射，1 次 20～40μg。直肠给药，1 次 60μg，1 日 2 次，睡前给药 1 次。气雾吸入，1 次 10～20μg，1 日 3～4 次。

【不良反应】

有短暂头晕、轻度手指震颤、心悸，继续用药可自行消失。

【注意事项】

甲状腺功能亢进、心律失常、高血压患者慎用。

【制剂规格】

片剂：20μg，40μg。膜剂：60μg 速效膜，120μg 缓释长效膜。气雾剂：1.96mg（100ml）。

Ⅶ.福莫特罗

【药理作用】

长效选择性 β_2 受体激动剂，能刺激肾上腺素能 β_2 受体而使气管平滑肌中 cAMP 上升；有明显的抗炎作用，抑制嗜酸粒细胞聚集与浸润、血管通透性增高以及速发性、迟发性哮喘反应；能抑制人嗜碱性粒细胞与肺肥大细胞的组胺释放，保护吸入组胺引起的微血管渗漏与肺水肿。

【临床应用】

用于慢性哮喘与慢性阻塞性肺疾病的维持治疗与预防发作，对于哮喘夜间发作患者效果尤佳，能有效预防运动性哮喘的发作。

【用法用量】

口服成人每次 40～80mg，每日 2 次；气雾吸入：成人每次 4.5～9μg，每日 2 次。

【不良反应】

偶见心动过速、室性期前收缩、面部潮红、胸部压迫感、头痛、头晕、发热、嗜睡、盗汗、震颤、腹痛、皮疹等。

【注意事项】

妊娠及哺乳期妇女、高血压、心脏病、糖尿病、甲亢患者慎用。与肾上腺素、异丙肾上腺素等儿茶酚胺类合用，易诱发心律失常甚至心搏停止，应避免合用。与茶碱、氨茶碱、肾上腺素皮质激素、利尿药（螺内酯等）合用，可能因低血钾导致心律不齐。与洋地黄类药物合用可增加洋地黄诱发心律失常的危险。与单胺氧化酶抑制剂合用可增加室性心律失常发生率，加重高血压。与泮库溴铵、维库溴铵合用可增强神经肌肉阻滞作用。

【制剂规格】

片剂:20μg,40μg。气雾剂:0.5mg;干粉吸入剂:250μg,500μg。

Ⅷ.沙美特罗

【药理作用】

新型长效选择性 β₂ 受体激动剂,激动肾上腺素能 β₂ 受体而发挥平喘作用。有强大的抑制肥大细胞释放组胺、白三烯、前列腺素等过敏介质作用,抑制吸入抗原诱发的早期和迟发相反应,降低气道高反应性。

【临床应用】

用于哮喘(包括夜间哮喘和运动性哮喘)、喘息性支气管炎和可逆性气道阻塞。

【用法用量】

粉雾吸入:成人每次 50μg,每日 2 次,儿童每次 25μg,每日 2 次;气雾吸入:剂量同上。

【不良反应】

偶见恶心、呕吐、震颤、心悸、头痛及口咽部刺激症状。吸入此药时可能产生异常的支气管痉挛,加重哮喘,应立即停用并使用有效的短效 β₂ 受体激动剂。

【注意事项】

对本药过敏者、主动脉瓣狭窄患者、心动过速者、严重甲亢患者、重症及有重症倾向的哮喘患者均禁用。不宜同时使用非选择性 β 受体阻断剂、单胺氧化酶抑制剂及三环类抗抑郁药。不适用于急性哮喘发作患者。

【制剂规格】

胶囊:50μg;气雾剂:1.5mg,3.0mg。

Ⅸ.班布特罗

【药理作用】

新型长效选择性 β₂ 受体激动剂,为特布他林的前体药物。激动 β₂ 受体,扩张支气管,抑制内源性过敏反应介质释放,减轻水肿及腺体分泌,降低气道高反应性,改善肺及支气管通气功能。

【临床应用】

用于支气管哮喘、慢性喘息性支气管炎、阻塞性肺气肿及其他伴有支气管痉挛的肺病疾病。

【用法用量】

睡前口服,成人 10mg,12 岁以下儿童 5mg。

【不良反应】

有震颤、头痛、强直性肌肉痉挛

【注意事项】

对 β 肾上腺素受体激动剂过敏者禁用,肝功能不全者、高血压、快速型心律失常、缺血性心脏病、严重心力衰竭、甲亢等患者慎用。

【制剂规格】

片剂,胶囊剂:10mg,20mg。口服液:10mg(10ml)。

Ⅹ.甲氧那明

【药理作用】

β受体激动剂。

【临床应用】

用于支气管哮喘和喘息性支气管炎、咳嗽、过敏性鼻炎、荨麻疹。

【用法用量】

口服:每次 50～100mg,每日 3 次。

肌内注射:每次 20～40mg。

【不良反应】

偶有口干、失眠、恶心、心悸等不良反应。

【注意事项】

哺乳期妇女禁用,哮喘危象、严重心血管患者禁用,未满 8 岁的婴幼儿禁用。

【制剂规格】

片剂:50mg。注射液:40mg(2ml)。

(二)黄嘌呤类药物

黄嘌呤类生物碱能抑制磷酸二酯酶的活性。茶碱类药物口服使用普遍,具有适度舒张支气管、改善膈肌功能和改善支气管黏液纤毛清除功能的作用。但起效慢,不适用于急性发作期。

Ⅰ.氨茶碱[基](茶碱乙二胺盐)

【药理作用】

松弛支气管平滑肌,抑制过敏介质释放,在解痉的同时减轻支气管黏膜的充血和水肿,增加呼吸肌和心肌的收缩力,舒张冠状动脉、外周血管和胆管平滑肌,增加肾血流量和肾小球滤过率,具有利尿作用。

【临床应用】

适用于支气管哮喘、喘息型慢性支气管炎、阻塞性肺气肿、急性心功能不全和心源性哮喘及胆绞痛等。

【用法用量】

口服:成人 1 次 0.1～0.2g,1 日 0.3～0.6g,极量 1 次 0.5g,1 日 1g;儿童 1 次 3～5mg/kg,1 日 3 次。肌内注射或静脉注射:1 次 0.25～0.5g,1 日 0.5～1g,极量 1 次 0.5g;儿童 1 次 2～3mg/kg,以 5%葡萄糖注射液稀释,静脉缓慢滴注。直肠给药:1 次 0.3～0.5g,1 日 1～2 次。

【不良反应】

恶心呕吐、胃部不适、食欲减退、头痛、烦躁、激动不安、失眠等。

【注意事项】

对本品、乙二胺、茶碱过敏者禁用,急性心肌梗死伴血压显著降低者、严重心律失常者、活动性消化溃疡者禁用。与四环素类、喹诺酮类抗菌药、克拉霉素、林可霉素、维拉帕米合用,其血药浓度增高;咖啡因及其他黄嘌呤类药物可增加氨茶碱的作用和潜在毒性;氨茶碱能加速锂的排泄,降低锂盐的疗效;与洋地黄类药物合用,能增强后者的心脏毒性,合用时应根据不同情况调整药物剂量。静脉输液不应与维生素 C、促皮质激素、去甲肾上腺素、四环素族盐酸盐配伍。不可露置空气中,以免失效。

【制剂规格】

片剂:0.05g,0.1g。注射剂:0.125g(2ml),0.25g(2ml),0.25g(10ml)。栓剂:0.25g。

Ⅱ.多索茶碱

【药理作用】

非腺苷受体拮抗剂。有明显的抑制磷酸二酯酶作用,对支气管平滑肌的松弛作用较氨茶碱强 10～15 倍,有镇咳作用。

【临床应用】

用于支气管哮喘、喘息性支气管炎及其他伴支气管痉挛的肺部疾病。

【用法用量】

口服:每日 2 片或每天 2 次,每次 1～2 粒胶囊,或每日 1～3 包散剂冲服。急症可先注射 100mg,之后每 6 小时静脉注射 1 次,或每日静脉滴注 300mg。

【不良反应】

有头痛、失眠、易怒、心悸、心动过速、期前收缩、食欲缺乏、恶心呕吐、上腹不适或疼痛、高血糖及尿蛋白。

【注意事项】

大剂量给药可引起血压下降。散剂:200mg。

【制剂规格】

片剂,胶囊剂:200mg,300mg。注射剂:100mg(10ml),0.3g(100ml)。

Ⅲ.二羟丙茶碱[基]（甘油茶碱）

【药理作用】

有平喘、强心、利尿作用,但均不及氨茶碱。支气管扩张作用仅及茶碱的 1/5,心脏的不良反应为氨茶碱的 1/10～1/20。

【临床应用】

应用同氨茶碱,是哮喘伴心动过速者的首选药。可用于因胃肠道刺激症状明显、不能耐受氨茶碱的病例。

【用法用量】

口服:1 次 0.2g,1 日 3 次;肌内注射,1 次 0.25g 或 0.5g。

静脉滴注:1 日 1～2g 加入 5%葡萄糖注射液 2000～4000ml 中静脉滴注。

【不良反应】

偶有口干、恶心、心悸和多尿反应。大剂量有中枢兴奋作用,可用镇静药拮抗。

【注意事项】

不宜和氨茶碱同用。

【制剂规格】

片剂:0.2g。注射液:0.25g(2ml)。

Ⅳ.茶碱[基](二氧二甲基嘌呤)

【药理作用】

为 PDE 抑制剂,作用同氨茶碱。

【临床应用】

适用于支气管哮喘、心源性哮喘,尤适于不能用肾上腺素的哮喘患者,也可用于心绞痛、胆绞痛、心源性水肿。

【用法用量】

口服:成人 1 次 0.1~0.2g,1 日 3~4 次;极量 1 次 0.3g,1 日 1.0g。

直肠给药(栓剂):1 次 0.25~0.5g。

【不良反应】

不良反应同氨茶碱。对胃黏膜刺激性比氨茶碱大,宜饭后服,或采用缓释片。

【注意事项】

消化性溃疡、急性心肌梗死、休克及茶碱过敏的患者禁用。孕妇及哺乳期妇女慎用。长期使用茶碱缓释剂者,建议做茶碱血药浓度监测。

【制剂规格】

控释片:0.1g,0.2g,0.25g。栓剂:0.25g。溶液剂:0.08g(15ml)。混悬剂:0.1g(5ml)。

(三)M 胆碱受体拮抗剂

M 胆碱受体拮抗剂可抑制胆碱能神经功能偏亢现象。主要应用的是异丙托溴铵、异丙东莨菪碱等异丙化的抗胆碱药。

Ⅰ.异丙托溴铵[基](异丙阿托品)

【药理作用】

对支气管平滑肌有较高的选择性舒张作用疗效好,不良反应较少。与 β_2 受体激动剂合用可相互增强疗效。

【临床应用】

防治支气管哮喘、哮喘型慢性支气管炎,尤适用于因用 β 受体激动剂而产生肌肉震颤、心动过速的患者。

【用法用量】

气雾吸入,1 次 40~80μg,1 日 4~6 次。

【不良反应】

极少数患者有口干、口苦或咽部痒感,过量可导致可逆性视力调节障碍。

【注意事项】

与β受体激动剂、糖皮质激素合用可提高疗效。对阿托品类药品及非活性成分有过敏反应者禁用,孕妇及哺乳期妇女慎用。

【制剂规格】

气雾剂:0.025%。

Ⅱ.异丙东莨菪碱

【药理作用】

抗胆碱作用与东莨菪碱相似,有较强的支气管扩张作用。

【临床应用】

用于支气管哮喘和哮喘型慢性支气管炎。

【用法用量】

气雾吸入:每次180μg,每日2～4次。

【不良反应】

可能有轻度口干、恶心。

【注意事项】

对本品过敏者禁用。

【制剂规格】

气雾剂:12mg。

(四)肾上腺皮质激素

肾上腺皮质激素有抗炎、免疫抑制、抑制磷酸二酯酶、增强机体对儿茶酚胺的反应等作用。

Ⅰ.倍氯米松[基](倍氯松,倍氯美松双丙酸酯)

【药理作用】

是局部应用的强效肾上腺皮质激素。能抑制支气管渗出物,消除支气管黏膜肿胀,解除支气管痉挛。其疗效与泼尼松相似。

【临床应用】

用于依赖肾上腺皮质激素的慢性哮喘患者。

【用法用量】

气雾吸入:1次0.1～0.2mg,1日2～3次,1日最大剂量1mg。粉雾吸入:1次0.2mg,1日3～4次。

【不良反应】

少数有声音嘶哑、口腔咽喉部念珠菌感染,用药后应漱口。活动性肺结核患者慎用。

【注意事项】

不宜用于哮喘持续状态患者。呼吸道有炎症阻塞时,应先控制炎症。

【制剂规格】

气雾剂:10mg。胶囊:0.2mg。

Ⅱ.布地奈德[基]

【药理作用】

本品无全身肾上腺皮质激素作用。

【临床应用】

用于非激素依赖性或激素依赖性哮喘和哮喘性慢性支气管炎患者。

【用法用量】

成人,开始剂量0.2～0.8mg,1日2次;儿童,开始剂量0.1～0.2mg,1日2次。维持量也应个体化。

【注意事项】

肺结核、气道真菌感染者应慎用。孕妇禁用。

【制剂规格】

气雾剂:10mg(10ml),20mg(10ml),20mg(5ml)。

Ⅲ.曲安奈德

【药理作用】

高效糖皮质激素。

【临床应用】

用于支气管哮喘。

【用法用量】

气雾吸入,每日0.8～1.0mg,分4次给药。

【不良反应】

吸入时可出现暂时性嘶哑、失音。

【制剂规格】

鼻喷雾剂:6mg。注射液:40mg(1ml)。

Ⅳ.氟替卡松[基]

【药理作用】

糖皮质激素吸入剂,通过增强肥大细胞和溶酸体膜的稳定性,抑制免疫反应所致炎症,减少前列腺素和白三烯的合成等发挥作用。

【临床应用】

支气管哮喘、过敏性鼻炎。

【用法用量】

支气管哮喘:雾化吸入:轻度持续,一日200～500μg,分2次给药;中度持续,一日500～1000μg,分2次给药;重度持续,一日1000～2000μg,分2次给药。过敏性鼻炎:喷鼻,每次50～200μg,一日2次。

【不良反应】

同其他吸入性糖皮质激素类药。

【注意事项】

同其他吸入性糖皮质激素类药。

【制剂规格】

气雾剂:3mg,6mg,20mg。

Ⅴ.糠酸莫米松[基]

【药理作用】

局部用肾上腺糖皮质激素,有局部抗炎、抗过敏作用。

【临床应用】

预防、治疗各种过敏性鼻炎。

【用法用量】

每次 2 喷,一日 1 次,一日总量 200μg,维持剂量每日 100μg。

【注意事项】

对糠酸莫米松及皮质激素类药物过敏者禁用。

【制剂规格】

喷鼻剂:3mg。

（五）抗白三烯类药物

Ⅰ.孟鲁司特

【药理作用】

为高选择性半胱氨酰白三烯受体拮抗剂,能拮抗白三烯的促炎症活性和支气管平滑肌收缩作用。

【临床应用】

预防哮喘,对阿司匹林敏感的哮喘患者和激素耐受的患者亦有效。

【用法用量】

成人 10mg,每日一次,睡前服用。

【不良反应】

不良反应轻微,有轻度头痛、胃肠道反应等。

【注意事项】

对本品中的任何成分过敏者禁用。对急性哮喘无效。

【制剂规格】

片剂:4mg,5mg。

Ⅱ.扎鲁司特

【药理作用】

为高选择性半胱氨酰白三烯受体拮抗剂,能拮抗白三烯的促炎症活性和支气管平滑肌收缩作用。

【临床应用】

预防哮喘,对阿司匹林敏感的哮喘患者和激素耐受的患者亦有效。

【用法用量】

口服,成人每次 20mg,每日 2 次。

【不良反应】

有轻微头痛、鼻炎、咽炎、胃肠道反应,偶见肝功能损害。

【注意事项】

少数激素依赖型哮喘患者可出现 Churg Strauss 综合征。

【制剂规格】

片剂:20mg,40mg。

Ⅲ.普仑司特(哌鲁司特,普鲁司特)

【药理作用】

半胱氨酰白三烯受体拮抗剂,还可抑制支气管黏液分泌、血管通透性,减轻黏膜水肿。

【临床应用】

预防、治疗支气管哮喘。

【用法用量】

口服,每次 225mg,一日 2 次。

【不良反应】

有恶心呕吐、腹泻或便秘、发热、皮疹、皮肤瘙痒等,偶见肝功能损害。

【注意事项】

本品对已发作的哮喘没有效果,妊娠期妇女慎用。与华法林合用可增加血药浓度,与特非那定合用可降低血药浓度。

【制剂规格】

胶囊剂:112.5mg。

Ⅳ.吡嘧司特(哌罗司特)

【药理作用】

抑制细胞外钙内流和细胞内钙的释放,抑制磷酸二酯酶的活性和花生四烯酸的释放、代谢,抑制组胺、白三烯、前列腺素等的释放,减轻哮喘。

【临床应用】

预防、减轻支气管哮喘发作。

【用法用量】

口服:每次 10mg,一日 2 次。

【不良反应】

偶见头痛、胃炎、胃部不适、便秘、口干、皮疹、瘙痒等,也可见肝、肾功能损害。

【注意事项】

哺乳期妇女及幼儿慎用。

【制剂规格】

片剂:10mg。

Ⅴ.异丁司特(依布拉特,KETAS)

【药理作用】

选择性抑制白三烯的释放,有抗过敏、抗炎和扩张支气管的作用。能改善脑梗死后遗症、脑出血后遗症、脑动脉硬化患者的自觉症状。

【临床应用】

用于 16 岁以上人群轻、中度支气管哮喘的治疗。

【用法用量】

口服。一次 10mg，一日 2 次，禁止嚼碎。

【不良反应】

主要有食欲缺乏、嗳气、上腹不适、恶心、呕吐、眩晕、皮疹、皮肤瘙痒等。偶见心悸、AST、ALT、谷氨酰转肽酶(γ-GT)、总胆红素升高。罕见直立性低血压。

【注意事项】

对本品过敏者、颅内出血尚未完全控制的患者，小儿、妊娠、哺乳期妇女，均禁用。本品与支气管扩张药和皮质激素等不同，不能迅速缓解正在发作的症状。急性脑梗死及肝功能障碍患者慎用。若出现皮疹、瘙痒等过敏症状，应停药。

【制剂规格】

缓释片:10mg。胶囊:10mg。

Ⅵ.齐留通(苯噻羟脲)

【药理作用】

5-脂氧合酶抑制剂，抑制白三烯合成，产生抗过敏、抗炎、舒张支气管的作用。

【临床应用】

用于支气管哮喘，改善肺功能，对抗原、阿司匹林引起的支气管收缩有较好的疗效，用于过敏性鼻炎、溃疡性结肠炎。

【用法用量】

口服:400～600mg，每日 4 次。

【不良反应】

偶见肝药酶升高。

【注意事项】

对本品过敏者禁用。与 β 受体激动剂合用可使后者作用显著增强；合用时会降低华法林、茶碱、特非那定、阿司咪唑的清除率。

【制剂规格】

片剂:200mg,400mg。

（倪晨明）

第二章　消化系统疾病与合理用药

第一节　食管疾病

一、胃食管反流病

胃食管反流病(CERD)是指胃、十二指肠内容物反流入食管,引起不适症状和(或)并发症的一种疾病。GERD 可分为非糜烂性反流病(NERD)、糜烂性食管炎(EE)和 Barrett 食管(BE)三种类型。NERD 系指存在反流相关的不适症状,但内镜下未见 BE 和食管黏膜破损。EE 系指内镜下可见食管远段黏膜破损。BE 系指食管远段的鳞状上皮被柱状上皮所取代。在 GERD 的三种疾病形式中,NERD 最为常见,EE 可合并食管狭窄、溃疡和消化道出血,BE 有可能发展为食管腺癌。

【危险因素】

包括年龄、性别、吸烟、体重指数(BMI)增加、过度饮酒、阿司匹林、非甾体抗炎药、抗胆碱能药物、体力劳动、社会因素、心身疾病、家族史等。

【诊断】

1.根据 GERD 症状群作出诊断　客观的症状量化评分标准很重要,目前常用的工具量表有 RDQ 及 GERDQ。①有典型的胃灼热和反流症状,且无幽门梗阻或消化道梗阻的证据,临床上可考虑为 GERD。②有食管外症状,又有反流症状,可考虑是反流相关或可能相关的食管外症状,如反流相关的咳嗽、哮喘。③如仅有食管外症状,但无典型的胃灼热和反流症状,尚不能诊断为 GERD。宜进一步了解食管外症状发生的时间、进餐和体位的关系以及其他诱因。需注意有无重叠症状(如同时有 GERD 和肠易激综合征或功能性消化不良)、焦虑、抑郁状态、睡眠障碍等。

2.上消化道内镜检查　作为诊断 GERD 的一线检查手段,主要用于诊断 GERD 的并发症,包括糜烂性食管炎(EE)、Barrett 食管和食管狭窄等。对合并有报警症状,如体重下降和黑便的患者,可进行直视下组织活检,有助于排除器质性病变。超过半数的 GERD 患者表现为非糜烂性反流病(NERD),在内镜下通常无黏膜破损,确诊仍需其他检测手段。上消化道内镜检查有助于确定有无反流性食管炎以及有无合并症和并发症,如食管裂孔疝、食管炎性狭窄、食管癌等;有助于 NERD 的诊断。与先行诊断性治疗相比,先行内镜检查能有效缩短诊断时间。洛杉矶世界胃肠病大会将 RE 的内镜下表现分为四级:A 级,黏膜皱襞表面破损,但直径小于 5mm;B 级,黏膜皱襞表面破损直径大于 5mm,但破损无融合;C 级,黏膜破损相互融合,但尚未环绕食管壁四周;D 级,黏膜破损相互融合并累及至少 75%食管壁。

3.诊断性治疗 对有典型胃食管反流症状的患者,PPI 试验用于诊断 GERD 可先于食管测压及食管 24 小时 pH 监测,它具有较高的敏感性及特异性,且简便易行,具有较高的临床价值。大部分研究认为 7 天治疗足以评估该试验的敏感性。大多数研究用症状评分来判断试验结果,当胃灼热、反流等症状改善 50%～75%甚至以上时,便被认为是阳性。我国医界共识建议用标准剂量的 PPI,2 次/日,疗程 1～2 周。对拟诊患者或疑有反流相关食管外症状的患者,尤其是上消化道内镜检查阴性时,可采用诊断性治疗。PPI 试验不仅有助于诊断 GERD,同时还启动了治疗。PPI 试验是目前临床诊断 NERD 最为实用的方法。

4.胃食管反流证据的其他检查

(1)X 线片和放射性核素检查:食管钡餐检查可显示有无黏膜病变、狭窄、食管裂孔疝等,并显示有无钡剂的胃食管反流,但敏感性较低。放射性核素胃食管反流检查能定量显示胃内放射性核素标记的液体反流,但阳性率不高。

(2)24 小时食管 pH 监测:食管 24 小时 pH 监测为目前诊断是否有胃食管反流的定性和定量的检查方法,能详细显示酸反流、昼夜酸反流规律、酸反流与症状的关系以及患者对治疗的反应,使治疗个体化。在内镜检查和 PPI 试验后仍不能确定是否存在反流时应用 24 小时食管 pH 监测。若食管 24 小时 pH 监测发现 pH<4 的总时间≥4.0%,即视为酸反流。

5.食管测压 LES 压力低于 1.3kPa(10mmHg)提示可能出现胃食管反流。除帮助食管 pH 电极定位、术前评估食管功能和预测手术外,还能预测抗反流治疗的疗效和是否需长期维持治疗。

6.食管胆汁反流测定 反映是否存在胆汁反流及其程度。

7.其他 了解食管黏膜超微结构,腔内阻抗技术可监测所有反流事件,明确反流物的性质。

【鉴别诊断】

本病应与下列疾病鉴别:如各种原因的食管炎、消化性溃疡、食管功能性疾病以及胆道疾病相鉴别。对吞咽困难者,应与食管贲门失弛缓症、食管癌相鉴别。对有吞咽疼痛同时内镜有食管炎患者,应与真菌性食管炎、药物性食管炎相鉴别。胸痛为主时,应与非心源性、心源性的各种病因鉴别。NERD 应与功能性胃灼热鉴别,后者为有胃灼热症状,但缺少反流证据。

【治疗】

治疗目的:缓解症状、治愈食管炎、提高生活质量、预防复发和并发症。

1.改变生活方式 近年来的研究表明,肥胖、年龄的增长及幽门螺杆菌的减少使得 GERD 的发病率不断增加。改变生活方式在治疗 GERD 中起到了不可代替的重要作用。美国 GERD 诊治指南指出,改变生活方式包括以下几个方面:避免进食降低食管下端括约肌压力的食物(如洋葱、巧克力、咖啡等)、抬高头部睡觉高度、减轻体重、戒烟忌酒、避免睡前3小时进食及少量摄食高脂肪食物。进食黏稠的食物对缓解胃食管反流症状有明显疗效,而采取仰卧位姿势睡眠并无明显缓解效果。对于肥胖患者,尤其是在行 Roux-en-Y 胃旁路术后,改善生活方式及饮食习惯对于缓解胃食管反流症状有明显的疗效。GERD 患者食管黏膜及血清中有着高浓度的过氧化物存在而缺少抗氧化成分,大量摄入绿色或黄色蔬菜和水果,可通过抗氧化维生素产生保护作用。由此可知,通过改变生活方式,避免攻击因素的刺激,提高防御功能,可缓解大部分胃食管反流患者的症状。

2.**药物治疗** 主要是抑酸治疗。

(1)初始治疗:以尽快缓解症状,治愈食管炎。H_2RA 仅适用于轻、中度 GERD 的初始治疗和短期缓解症状。PPI 抑酸能力强,是 GERD 治疗中最常用的药物。伴有食管炎的 CERD 治疗首选 PPI,推荐采用标准剂量,疗程 8 周。PPI 对 H_2RA 抵抗的 EE 患者同样有疗效。部分患者症状控制不满意时可加大剂量或换一种 PPI。

PPI 缓解 NERD 患者胃灼热症状的疗效低于 EE 患者,但在改善症状方面的疗效优于 H_2RA 和促动力药。对于 NERD 患者,应用 PPI 治疗的时限尚未明确,一般认为疗程应人于 4 周。GERD 的食管外症状,如反流性咽喉炎等,应用 PPI 治疗对大部分患者有一定疗效。

(2)维持治疗:以巩固疗效,预防复发,用最小的剂量达到长期治愈的目的,治疗应个体化。GERD 是一种慢性疾病,大部分患者停药后半年复发。目前维持治疗的方法有三种:维持原剂量或减量、间歇用药(隔日一次)、按需治疗。通常严重的糜烂性食管炎(LA C~D 级)需足量维持治疗,NERD 可采用按需治疗。H_2RA 长期使用会产生耐受性,一般不适合作为长期维持治疗的药物。夜间酸突破患者可采用调整 PPI 用量、睡前加用 H_2RA、应用血浆半衰期更长的 PPI 等方法。

在 GERD 的治疗中,抑酸药物治疗效果不佳时,促动力药联合抑酸药物治疗 GERD 可明显增加疗效,特别是对于伴有胃排空延迟的患者。

3.**内镜治疗** 可控制部分确诊 GERD 的患者症状,创伤小,但安全性及疗效需进一步评估。方法有:①LES 植入不吸收生物相容性多聚体,使 LES 膨胀,LES 压力和强度增加,大部分行植入治疗的患者可停用 PPI。②腔内胃底折叠术在齿状线附近缝合胃壁组织形成皱槽,增加贲门附近的紧张度,延长腹腔内食管长度。③内镜下全层折叠术是于胃食管交界处进行浆膜对浆膜的折叠术,从而重建胃食管交界处的阀门屏障。④Stretta 射频治疗系对胃食管连接处肌层行多点射频治疗,引起组织破坏、再生,增加 LES 的厚度和压力。

PPI 经验性治疗:标准剂量 PPI 每天 2 次,时间 1~2 周;初始治疗:PPI 推荐采用标准剂量,疗程 8 周;维持治疗:分原剂量或减量维持、间隙治疗、按需治疗三种。

4.**手术治疗** 目前应用最广泛的术式主要是改良的(短松)Nissen 手术,即用全胃底包绕食管,形成一个活瓣,来达到抗反流的目的,在缓解症状和愈合食管炎方面的疗效与药物治疗相当。术后常见的并发症包括腹胀、吞咽困难,相当一部分患者(11%~60%)术后仍需规则用药。抗反流手术并不能降低食管腺癌的风险。对于是否行抗反流手术治疗,应综合考患者个人意愿和外科专家的意见后再作决定。

二、Barrett 食管

Barrett 食管(BE)是指食管下段的复层鳞状上皮被化生的单层柱状上皮所替代的一种病理现象,可伴有肠化或不伴有肠化。其中伴有肠上皮化生者属于食管腺癌的癌前病变。至于不伴有肠化生者是否属于癌前病变,目前仍有争议。

【临床表现】

BE 主要表现为胃食管反流病(GERD)的症状,如胃灼热、反酸、胸骨后疼痛和吞咽困难等。但流行病学发现一些 BE 患者并无 GRED 症状。有多个危险因素的患者(年龄 50 岁以上,长期反流性食管病,膈疝,肥胖特别是腹部肥胖者),应该筛查 BE。

【诊断】

主要根据内镜检查和食管黏膜活检。当内镜检查发现食管下段有柱状上皮化生表现时称为"内镜下可疑 BE",经病理学检查证实有柱状细胞存在时即可诊断为 BE,发现有肠上皮:化生存在时更支持 BE 的诊断。

1.内镜诊断　发生 BE 时 Z 线(鳞-柱状上皮交界处,SCJ)上移,表现为 GEJ(胃食管结合处)的近端出现橘红色(或)伴有栅栏样血管表现的柱状上皮,即 SCJ 与 GEJ 分离。内镜结合组织学检查和病理活检,是目前诊断 BE 及 BE 癌变最有效的手段。BE 监测的目的是在出现明显症状或发生转移之前发现不典型增生或癌变;BE 的长度测量应从胃食管交界开始向上至鳞柱状上皮交界;BE 中不典型增生和肿瘤是呈灶性分布的,故必须多次进行系统活检(目前常用四象限活检法)才可能发现 BE 不典型增生或腺癌;色素内镜与放大内镜、窄带光谱成像内镜(NBI)、激光共聚焦内镜已应用于 BE 的诊断,这些技术能清晰显示黏膜的微细结构,有助于定位,并能指导活检。如放大内镜下可将黏膜分为三型:Ⅰ型小圆凹型;Ⅱ型裂缝、网状型;Ⅲ型脑回绒毛型,其中Ⅲ型与肠化生相关。

BE 内镜下按形态可分为全周型、舌型和岛状。按化生的柱状上皮长度分为:长段 BE,化生的柱状上皮累及食管全周且长度≥3cm;短段 BE,化生的柱状上皮未累及食管全周或虽累及全周但长度<3cm。

2.病理学诊断

(1)活检取材:推荐使用四象限活检法,即常规从 GEJ 开始向上以 2cm 的间隔分别在 4 个象限取活检,每个间隔取 8 块以上的黏膜组织能有效提高肠上皮化生的检出率。对怀疑有 BE 癌变者应每隔 1cm 进行四象限活检,提倡应用新型内镜技术进行靶向活检。

(2)食管下段化生的柱状上皮的组织学分型:胃底型、贲门型、肠化生型。

(3)BE 伴有异型增生,包括轻度异型增生和重度异型增生。

【治疗】

原则是控制胃食管反流、消除症状,预防和治疗并发症,包括异型增生和癌变。

1.药物治疗　BE 的发生与食管下端异常酸暴露有关,抑酸剂是治疗反流症状的主要药物,质子泵抑制剂(PPI)优于 H$_2$ 受体拮抗药。PPI 能控制症状,治愈食管炎,也可辅助内镜消融治疗。目前尚无确凿证据表明质子泵抑制剂能逆转柱状上皮化生或预防腺癌的发生,使用质子泵抑制剂时应按照胃食管反流病常规剂量、足疗程进行。促动力药、黏膜保护剂、镇痛药、平滑肌瞬时松弛抑制剂等对控制症状和治疗反流性食管炎亦有一定疗效。

2.内镜治疗　适用于伴有重度异型增生和癌局限于黏膜层的BE患者。目前常采用的内镜治疗方法有氩离子凝固术、高频电治疗、激光治疗、射频消融、光动力治疗、内镜下黏膜切除术和冷冻消融等。对不伴异型增生的BE,因其癌变的概率低,不提倡内镜治疗。伴有轻度异型增生的BE癌变率亦较低,可先行内镜随访,若进展为重度异型增生,应行内镜治疗。

3.手术治疗　对已证实有癌变的BE患者,原则上应手术治疗。伴有重度异型增生的BE和限于黏膜层的早期癌患者,内镜治疗和手术治疗能达到同样的效果,方案选择应根据患者本人意见及医生的经验。

4.抗反流手术　包括外科手术和内镜下抗反流手术。能在一定程度上改善BE患者的反流症状,但不影响其自然病程,远期疗效有待证实。

【监测与随访】

对不伴异型增生者应每2年复查1次,如果2次复查后未检出异型增生和早期癌,可将复查间隔放宽为3年。对伴轻度异型增生者,第1年应每6个月内镜复查1次,若异型增生无进展,可每年复查1次。对重度异型增生的BE,有两个选择:建议内镜或手术治疗,或密切监测随访,每3个月复查胃镜1次,直到检出黏膜内癌。

三、食管炎

(一)急性腐蚀性食管炎

急性腐蚀性食管炎即吞服各种化学腐蚀剂所引起的食管损伤和急性炎症。碱性腐蚀剂具有很强的穿透性和吸水性,它能够与脂肪起皂化作用并使蛋白溶解从而导致黏膜及其下层水肿、坏死和溃疡,甚至可引起食管广泛性瘢痕性狭窄,食管穿孔可引起心包炎及纵隔炎。酸性腐蚀剂亦有很强的脱水性,可造成食管黏膜棕色或黑色坏死,所引起的损伤较强碱为浅,但对胃黏膜损伤较重。食管狭窄50%发生1个月内,80%发生于2个月内,100%发生于8个月内。

【诊断】

1.临床表现　吞服腐蚀剂后即有口、咽及胸骨后方剧烈灼痛、咽下困难、涎液多及呕吐为本病典型症状,严重者伴发热及周围循环衰竭。

2.特殊检查

(1)X线检查:应在急性炎症消退后,患者能服流质方可作食管吞钡检查,如疑有穿孔或食管瘘,最好采用碘油造影。

(2)内镜检查:应尽早检查,以判断病变范围,防止因狭窄形成梗阻。近来不少学者主张在食管损伤后24~48小时进行早期诊断性食管镜检查。检查禁忌证有:①食管穿孔。②呼吸困难。③休克。④咽喉部有Ⅲ度灼伤。

【治疗】

1.一般治疗　卧床休息,昏迷者重症监护,患者清醒而有自杀企图者应专人护理,注意生命体征的变化,严密观察有无喉头水肿,输液并补充维生素和电解质,应用抗生素预防继发感染。

2.紧急措施　立即终止接触毒物,消除胃肠道尚未吸收的毒物,并促使已吸收的毒物排出。根据毒物性质、选择应用相应的解毒剂。禁止洗胃与催吐。对服酸性腐蚀剂者立即用 $2\%\sim3\%$ 氢氧化铝溶液、蛋清、牛奶或镁乳等中和;吞服碱性腐蚀剂可用稀乙酸、稀盐酸、柠檬汁、橘子水或食醋中和。另外可少量口服橄榄油或食用油,可润滑创面、防管腔粘连。吞酸性腐蚀剂忌用苏打中和,以免产出的二氧化碳增加食管、胃穿孔的危险。

3.特殊治疗

(1)保留胃管:自胃管注入食物维持营养,减少食管腔肉芽组织创面粘连,可保留 3 周以上。

(2)气管切开术:严重病例及有喉头水肿者应尽早施行。

(3)胃造瘘术:伤后 72 小时仍不能吞咽者,严重食管灼伤在纠正休克后应及时做胃造瘘。

(4)抗生素和糖皮质激素:严重灼伤后早期联合应用,但疑有食管或胃穿孔者禁用激素。

(5)扩张疗法:尽早采用水银探条扩张,其目的是防止管腔狭窄,尽早于灼伤后 $24\sim48$ 小时进行,多为 $4\sim6$ 周进行扩张,一般每周一次。亦可采用经胃造瘘管用线绳逆行法进行扩张,对瘢痕组织坚硬广泛、不规则或有长管状狭窄者,应警惕操作所致的食管穿孔的危险。

4.手术治疗　若扩张无效,需进行食管胃吻合和食管切除术,或用结肠代食管以恢复消化道的连续性。其手术指征如下:①食管穿孔。②完全性食管狭窄。③食管狭窄呈袋形或不规则。④患者拒绝食管扩张或不能耐受者。

【预后】

取决于误服或有意吞服腐蚀剂的浓度与剂量以及治疗是否及时、得当。高浓度大剂量服用者,常在短期内因上消化道穿孔而危及生命。

(二)放射性食管炎

在胸部及头颈部恶性肿瘤放射治疗中,照射野内正常食管黏膜发生充血水肿,临床上表现为吞咽困难、胸骨后烧灼感、局部疼痛且进食后加重,称为放射性食管炎。食管癌、肺癌等常规放疗的处方剂量在 $60\sim70Gy$,在这个剂量范围内绝大多数患者都发生不同程度的食管炎症状,限制了放射剂量的提高和肿瘤治疗的疗效。

食管鳞状上皮对放射性物质比较敏感,放射性食管炎的发生及严重程度与下列因素有关:①年龄,大于 70 岁的老年患者较年轻患者发生 3 级以上食管炎风险明显增加。②化疗,同步化疗对肺癌治疗有优势,但相应放射性食管炎风险增加,因此同步化疗剂量不宜过高,且采用超分割的放疗模式时需十分慎重。③放疗的分割方式,高强度的放疗方式不仅会增加高级别放射性食管炎的发生率,而且还会增加放射性食管炎总时间。④放疗的剂量体积,物理因素与本病的关系十分密切,逐渐成为预测本病及指导放疗计划的依据。

【诊断】

凡有胸部及头颈部恶性肿瘤患者,接受放疗可使照射野内正常的食管黏膜发生放射性食管炎。患者出现典型的食管炎症状,为咽下痛或胸骨后痛,有胸骨后灼热感,甚至出现吞咽困难、恶心、呕吐、呕血等。

【治疗】

治疗原则为收敛、抗炎、食管黏膜保护及止痛、营养支持等。应用盐水或碳酸氢钠液口腔盥洗,口服黏稠的利多卡因、制霉菌素混悬液、硫糖铝混悬液等对症治疗。或使用以庆大霉素、地塞米松、利多卡因等为主方的自制口服液。以上治疗仅能缓解症状,并不能达到治愈的效果。氨磷汀是一种有机硫化磷酸化合物,因疏基具有清除组织中自由基的作用,从理论上可以成为正常细胞保护剂,预防或减少放射性食管炎的发生。

(三)病毒性食管炎(疱疹性食管炎)

病毒性食管炎是由于病毒侵犯食管黏膜引起的急性炎症损害,主要由单纯性疱疹病毒感染所致。疱疹性食管炎除发生于酸反流、化学性或机械性损伤外,亦发生于免疫功能低下或久病体弱的患者。受累的食管常有充血水肿、疱疹、点状或融合性溃疡。严重患者形成食管纵隔窦和感染扩散、食管呼吸道瘘,可并发上消化道出血,甚至病毒血症而死亡。

【诊断】

1.临床表现　轻度感染者常无症状。多数患者常有胸骨后疼痛、胃灼热、异物感、吞咽疼痛和吞咽困难,上消化道出血少见。

2.特殊检查

(1)内镜检查:可见食管远端有小疱、大小不一的溃疡,基底有明显水肿、充血、黏膜质脆,接触易出血。病检呈急性或慢性炎症,活检组织培养病毒阳性。

(2)食管双重对比钡透:可见散在多个浅表溃疡,轻微感染者的表现可能不明显。

(3)补体结合试验:3～4周后疱疹病毒补体结合试验 1.64 为阳性。

【治疗】

以对症为主,可给予黏膜保护剂、制酸剂,重症者可考虑用抗病毒药物。本病病程常为自限性,预后良好。

(四)念珠菌性食管炎

食管真菌感染较少见,由于广泛应用抗生素和免疫抑制剂治疗,以及艾滋病发病率增加,本病有所增加。尸检发现 90% 淋巴瘤及白血病患者和 10% 霍奇金病患者伴食管或肠念珠菌感染。胃肠道真菌感染以食管受累最为常见,多为念珠菌属的类酵母真菌所致的急性念珠菌性食管炎。

【诊断】

1.临床表现　①咽下疼痛。最为常见,吞咽流质或固体食物时均可发生,亦可发生胸骨后疼痛,有时疼痛向背部放射。②咽下困难。较常见,可有食物反流及呕吐。③出血偶见,为呕血或黑便。④恶心和(或)呕吐。本病常与口腔鹅口疮并存。表现为大量圆形白斑、可扩大融合而成灰色苔膜,覆盖舌表面,亦可扩散至软腭、咽及口颊部,周围黏膜有红斑、明显充血、水肿。凡出现上消化道症状,同时又有长期服用大剂量、多种抗生素或曾有化疗病史者,应尽早内镜检查。

2.实验室检查　常可发现中性粒细胞减少。

3.特殊检查

(1)内镜检查:是确诊该病的重要手段,可见食管黏膜充血、水肿、糜烂、溃疡、触之易出血。

黏膜表面有假膜或覆盖"豆腐渣"样白色斑块。可取组织进行活检和培养。若培养结果阴性，务必涂片检查有无真菌菌丝，活检组织显示有菌丝侵入上皮时，则可确定诊断。

（2）X线钡餐检查：食管黏膜纹理消失，边缘粗乱，有时呈颗粒状或结节状、锯齿状充盈缺损，表浅的龛影和管腔狭窄。部分患者亦可见食管节段性狭窄。

（3）血清学试验：①琼脂凝胶扩散和反向免疫电泳检测念珠菌抗体。②放免和酶联法检测血清中甘露聚糖抗原（念珠菌细胞壁上的多糖）。③测定已感染患者血清凝集滴度有2/3高于1∶160。④已感染者血清中抗原及其抗体滴度有1/3迅速升高。

4.鉴别诊断　应与食管憩室、其他原因引起的食管溃疡鉴别。

【治疗】

1.一般治疗　流质饮食或软食；咽下疼痛剧烈者可适当给予止痛、解痉、镇痛剂。

2.药物治疗

（1）制霉菌素：以50万～100万单位溶于4ml蒸馏水中，含嗽后缓慢咽下，一日4次，一般疗程为1～2周，或需延长。亦可将制霉菌素240万U/日溶于12ml水中分4次使用。为增加该药的黏滞性以使药物较长时间黏附于食管壁和病变处，从而提高疗效，可加入等量0.5～1%甲基纤维素溶液，分次吞服。

（2）酮康唑：每日200mg口服，10日为一疗程。

（3）氟康唑和伊曲康唑：均为广谱抗菌药物，尤其适用于系统性念珠菌感染。两者均每日100～200mg口服，10～15日为一疗程。

（4）5-氟胞嘧啶：250～500mg，每日4次，口服。用药过程中应观察血象和肝功能变化，肾功能有损害者忌用或慎用。

（5）克霉唑：1g，每日3次，口服。

（6）双氯咪唑：是一种广谱强力抗菌药物，常用250mg口服，每日3～6次，或200～1200mg静脉注射，每8小时1次，3周为1疗程。

（7）我国研制的两性霉素B（庐山霉素）、球红霉素、金褐霉素（代号R22）、土槿甲酸和大蒜素等对本病亦有较好的疗效，可选用。

（五）食管 Crohn 病

Crohn病是病因未明的胃肠道慢性肉芽肿性疾病。本病从口腔至肛门各段消化道均可累及。病变呈跳跃式或节段性分布。病变累及食管的病变可能是Crohn病的一部分，称之为食管Crohn病，亦可称之为肉芽肿性食管炎。

【诊断】

1.临床表现　当患者有食管Crohn病同时伴有炎症性肠病（IBD），则诊断本病可能性大。本病的主要症状为吞咽困难和疼痛，有时亦可呈自发性胸骨后疼痛。部分患者可合并皮肤湿疹、口腔、会阴部等处溃疡，关节痛等。活动期患者红细胞沉降率增快。

2.特殊检查

（1）内镜检查：可见食管黏膜水肿、充血、溃烂、浅表溃疡，以及肉芽肿等。组织活检为急性或慢性非特异性炎症。

（2）食管 X 线钡餐检查：病变初期多见于食管下段，以后逐渐向上延伸、蔓延，甚至累及整个食管。X 线显示食管黏膜呈不规则或食管腔狭窄。

本病的诊断应结合内镜、X 线和病理结果综合考虑。与易于识别的 IBD 并存时诊断较易。但当食管 Crohn 病单独存在时，需与食管真菌病、食管结核、食管结节病鉴别，后者鉴别甚为困难，而前两者可通过细菌、真菌培养及涂片染色予以鉴别。

【治疗】

早期无穿透性溃疡的患者，可先用激素治疗，但易于复发。凡激素治疗不能控制病情，且有穿透性溃疡者，应考虑手术治疗。

四、贲门失弛缓症

贲门失弛缓症是食管贲门神经功能障碍性疾病。由于食管壁内神经丛与平滑肌损害及迷走神经功能障碍，引起食管贲门失弛缓，致使下食管括约肌（LES）压力升高。吞咽动作后 LES 不能充分松弛，食物不能进入胃中，同时由于食管动力障碍，蠕动差而致食物及液体潴留于食管内，故临床以吞咽困难、胸骨后疼痛及食物反流为最常见症状。病程 10 年以上 2%～7% 的病例可合并食管癌。

【诊断】

1.临床表现　主要为吞咽困难，为最早、最常见也是最突出的症状，占 80%～90% 甚至以上，其次为胸骨后不适（性质不一，可为灼痛、闷痛、刺痛或锥痛）、胃灼热、食物反流、体重减轻、消化道出血及呼吸系统症状。

吞咽困难可时隐时现，一般开始缓慢，经数月甚至数年逐渐加重，亦可突然发生，为进食时胸骨后不适和梗阻感。患者常习以为常，能借助饮水或吸气使之缓解。症状较重与病理改变不一致系本病的重要特征。

除吞咽困难外，进食后呕吐、误吸，有腐臭味的嗳气。随病情进展，可致食管迂曲和扩张。患者取卧位时，食管内滞留的食物可逆流入口腔或反流入肺，导致并发肺不张、肺脓肿和吸入性肺炎。

长期摄入不足可见体重下降、贫血，严重时可发生营养不良和维生素缺乏以及水电解质平衡失调。晚期极度扩张的食管压迫邻近器官可引起气急、发绀，食管严重滞留时常并发食管炎，有的为真菌性食管炎。

2.特殊检查

（1）X 线检查：病史长和食管有扩张者胸片显示纵隔右侧光滑而规则的食管轮廓。食管吞钡早期食管中下段轻度扩张、正常蠕动减弱或消失、不规则食管收缩、食管下端和贲门部呈特征性的鸟嘴状或胡萝卜根状变细进入膈下；中期食管明显增宽；晚期食管扩张明显、食管下端呈囊袋状扩大、中下段运动消失。滞留于食管内的钡剂可因口含硝酸甘油引起食管下括约肌的松弛开放而突然迅速地进入胃内。这一征象有助于贲门良恶性病变的鉴别。

（2）内镜检查：本病内镜表现缺乏特异性，可见食管腔扩张、食管内混有较多食物渣和滞留液、食管壁有轮状收缩环、贲门区紧闭、其上端的食管内径增宽,内镜充气不开放等改变。食物不易经食管进入胃内,而胃镜常可通过此口进入胃内而无阻力。

(3)食管测压:食管下 2/3 段推进运动消失,约 50% 的患者 LES 静息压(LESP)升高;吞咽时 LES 不松弛或松弛不全。少数松弛完但时程短(<6s);能对各种食管运动功能障碍作出鉴别。

(4)饮水试验:置听诊器于剑突下,嘱患者饮水一杯,正常人 10 秒钟左右可听到水进入胃发出的声音,本病患者延长,甚至完全听不到。

3.鉴别诊断

(1)反流性食管炎:①有食管炎、管腔狭窄及食管裂孔疝的证据。②LES 压力降低。③食管内 pH 下降。④各种检查有反流现象。

(2)弥漫性食管痉挛:①有胸痛。②LES 可弛缓。③X 线检查食管排空迅速。④食管测压可见食管体部压力曲线呈强而有力的重复波,对醋甲胆碱无过强反应。

(3)食管神经官能症(如癔球症):大多为咽至食管部分有异物感,但无进食哽噎症状。

(4)食管癌:①内镜下有肿瘤的肉眼表现。②组织病理活检可明确诊断。

【治疗】

1.一般治疗　少食多餐,避免进食过快及过冷、过热或刺激性食物,解除精神紧张,必要时给予镇静剂。可针刺内关、足三里、上腹部、公孙等穴位。食管极度扩张者应每晚睡前行食管插管吸引。

患者大多情绪紧张、焦虑,导致病情加重,应用阿普唑仑 0.4mg,每日 3 次;或黛安神 1 片,每晚 1 次;或百忧解 25mg,每晚 1 次;或多塞平 25mg,每日 3 次,可抑制中枢神经兴奋性,降低患者的紧张情绪,缓解症状。

2.药物治疗

(1)胃肠动力药物:患者晚期常继发食管运动明显减弱,排空延迟,故可采用胃肠动力药物莫沙必利 5mg,每日 3 次;甲氧氯普胺 5~10mg 每日 4 次口服;或多潘立酮 10~20mg 每日 4 次口服,增加 LESP 和食管下端的蠕动,缩短食管与酸性反流物的接触时间。

(2)胆碱能药物:丁溴东莨菪碱 10~20mg/次,肌内注射或静脉注射,可阻断 M 胆碱受体,使乙酰胆碱不能与受体结合而松弛平滑肌,改善食管排空,可获疗效。

(3)钙离子拮抗药:可干扰细胞膜的钙离子内流,解除平滑肌痉挛,可松弛 LES,有效解除吞咽困难及胸骨后疼痛。硝苯地平舌下含服能降低 LES 静止压、食管收缩振幅和自发性收缩频率,同时也能改善食物在食管中的排空,使吞咽困难改善。常用量为 10~20mg,每日 3 次。

(4)硝酸盐类:硝酸盐或亚硝酸盐类药物在体内降解产生 NO,松弛 LES,从而缓解患者临床症状。常用药物:硝酸甘油 0.3~0.6mg,每日 3 次餐前 15 分钟舌下含服,硝酸异山梨酯 5~10mg 餐前 10~20 分钟舌下含服,每日 3 次,疗程不宜过长,一般为 2 周,以防止产生耐药性。

(5)局部麻醉剂:2% 普鲁卡因溶液 60ml 于餐前 15~20 分钟口服,有助于 LES 松弛,可能与该药抑制兴奋活动过程,而使 LES 松弛有关。

3.主要的内镜下治疗方法

(1)内镜下扩张治疗:通过机械方法使部分 LES 属纤维断裂,降低 LESP,以缓解其梗阻症状,以气囊扩张术应用最为广泛。

(2)POEM 手术:全称为经口内镜下肌切开术,是最近几年发展起来的新技术。是在食管表层(黏膜)"开窗"后,沿食管夹层(黏膜下层)直视下切开食管下端及贲门周围肌肉,再用金属夹缝合表层裂口。手术时间短,创伤小,恢复特别快,疗效可靠。

(3)其他:如内镜下肉毒杆菌毒素注射治疗、记忆合金支架置入治疗、硬化剂治疗、微波治疗等,相对应用较少。

4.手术治疗   Heller 术是治疗贲门失弛缓症的主要术式,可在胸腔镜下操作,疗效较确切。

五、食管异物

是常见的内科急诊,多因误食异物所致,亦可因医源性因素所致。多数异物经食管进入消化道而无任何临床症状,少数异物停留在食管的三个生理狭窄处(环咽部、主动脉弓及左总支气管的食管压迫和膈食裂孔)和颈胸交界处。若上述异物为损伤性异物,并卡塞于食管内,可产生食管壁程度各异的损害。可引起黏膜充血水肿糜烂,甚至发生溃疡、出血和穿孔,异物穿破纵隔、胸膜常引起气胸或严重的感染。

【诊断】

1.临床表现   典型症状为胸骨后疼痛和吞咽困难。临床症状轻重不一,与异物是否为损伤性、大小和损伤食管的程度有关。小儿患者常伴有呼吸道症状和涎液增多,系因异物在食管上端刺激气管、食管卡塞后分泌物和涎液逆流入气管或并食管气管瘘。

本病最常见的并发症为损伤性食管炎和食管穿孔。亦可引起颈深部脓肿、肺脓肿、脓胸和纵隔脓肿等,少数患者因穿破大血管造成大出血,极少数患者可出现窒息死亡。

2.特殊检查

(1)放射线检查:食管碘油造影或钡餐检查可明确异物在食管的部位、大致形态和有无并发症。

(2)CT 检查:可更清楚显示异物具体情况,了解其和主动脉的关系,以及纵隔、胸腔情况。

(3)内镜检查:对急诊食管异物可行急诊内镜检查,条件允许时,可行内镜下异物摘出术。

【治疗】

1.药物治疗   损伤性食管异物可引起食管感染,可经静脉途径给予抗生素。

2.内镜取异物术   凡异物未刺入食管壁内者均可成功取出,对食管周围脓肿可扩大引流口,有助于内引流或施行脓腔内置管引流。

3.手术治疗   异物形态特殊、刺入食管壁内、内镜无法取出者或疑有食管穿孔、纵隔或胸腔出现严重并发症者,应急诊手术治疗。

(赵林华)

第二节　胃疾病

一、急性胃炎

急性胃炎是由各种原因所致的急性胃黏膜炎性病变。临床上分为单纯性、糜烂性、化脓性和腐蚀性四种，以单纯性最为常见，其次是糜烂性、腐蚀性胃炎，化脓性胃炎罕见。以下主要介绍急性单纯性胃炎和急性腐蚀性胃炎。

（一）急性单纯性胃炎

急性单纯性胃炎是由非特异性因素引起的胃黏膜充血、水肿、轻度糜烂，糜烂不超过黏膜肌层。临床颇为常见。表现为上腹痛、饱胀、嗳气、恶心和呕吐，或伴有腹泻和发热，数天内多痊愈。

【病因】

主要由化学、物理因素、微生物感染或细菌毒素等引起化学因素有药物（如水杨酸盐类、肾上腺皮质激素）、烈酒、胆汁酸盐和胰酶等；物理因素如进食过冷、过热或粗糙食物；微生物有沙门菌、嗜盐杆菌和幽门螺旋杆菌，以及某些流感病毒和肠道病毒等；细菌毒素有金黄色葡萄球菌毒素、肉毒杆菌毒素等。细菌和（或）其毒素常同时累及肠道，引起急性胃肠炎；某些毒植物如毒蕈等亦可引起急性胃肠炎。

【病理】

病变可为弥漫性，或仅限于胃窦部黏膜的卡他性炎症。膜充血水肿，表面有渗出物，可有点状出血和糜烂。固有膜有淋巴细胞、中性粒细胞、浆细胞浸润。严重者黏膜下层水肿、充血。

【诊断】

1.临床表现　有暴饮暴食，进不洁食物、嗜酒或服刺激性药物史。起病急，症状轻重不一。多于进食后数小时至 24 小时内发作，主要表现为上腹饱胀、隐痛、食欲减退、嗳气、恶心、呕吐。严重者呕吐物略带血性。伴急性肠炎者可有腹泻、发热、脐周腹痛，严重者有脱水等。体检可有上腹或脐周轻度压痛，肠鸣音亢进。

2.X 线钡餐检查　见病变黏膜粗糙、激惹。

3.内镜检查　见胃黏膜充血、水肿、渗出、斑点状出血或糜烂等。

4.诊断要点　根据病史、典型临床表现，结合胃镜检查可诊断。

5.鉴别诊断　本病应注意和早期急性阑尾炎、急性胆囊炎、急性胰腺炎及急性心肌梗死等鉴别。

【治疗】

1.去除病因、卧床休息、进清淡流质饮食，必要时禁食 1～2 餐。

2.腹痛者可给解痉剂，如丙胺太林或山莨菪碱（654-2），也可应用制酸剂。

3.细菌感染所致者应给予抗生素，如庆大霉素、诺氟沙星。

4.呕吐、腹泻剧烈者应注意纠正水、电解质紊乱。

【预后】

病程短暂,数天内可痊愈。

(二)急性腐蚀性胃炎

吞服强酸、强碱及其他腐蚀剂所引起的胃黏膜腐蚀性炎症,称急性腐蚀性胃炎。

【病因】

强酸(如浓盐酸、硫酸、硝酸、来苏)、强碱(氢氧化钾、氢氧化钠)或其他腐蚀剂均可引起腐蚀性胃炎。胃壁损伤程度与吞服的腐蚀剂剂量、浓度以及胃内情况有关。

【病理】

主要病理变化为黏膜充血、水肿和黏液增多、糜烂、溃疡,重者胃黏膜出血、坏死甚至穿孔。

【诊断】

1.临床表现 有吞服强酸、强碱等腐蚀剂史。吞服腐蚀剂后,最早出现口腔、咽喉、胸骨后及上腹部剧烈疼痛,常伴有吞咽疼痛、咽下困难、恶心呕吐、呕吐物呈血样。严重者可出现食管或胃穿孔的症状,甚至发生虚脱、休克。体查可发现唇、口腔、咽喉因接触各种腐蚀剂而产生颜色不同的灼痂,如硫酸致黑色痂、盐酸致灰棕色痂、硝酸致深黄色痂、乙酸或草酸致白色痂、强碱致透明性水肿等。上腹部明显压痛,胃穿孔者可出现腹膜炎体征。

2.特殊检查 胃穿孔者腹部 X 线透视可见膈下气影。内镜检查早期可致穿孔,应慎用。

3.诊断要点 根据吞服强酸、强碱等腐蚀剂病史,结合临床表现及 X 线检查可作出诊断。

【治疗】

1.禁食、禁洗胃及使用催吐剂。尽早饮蛋清或牛乳稀释。强碱不能用酸中和,强酸在牛乳稀释后可服氢氧化铝凝胶 60ml。

2.积极防治休克,镇痛,剧痛时慎用吗啡、哌替啶,以防掩盖胃穿孔的表现,喉头水肿致呼吸困难者,可行气管切开并吸氧。

3.防治感染:可选用青霉素、氨苄西林、头孢菌素等广谱抗生素。

4.输液:维持内环境平衡,需要时静脉高营养补液。

5.急性期过后,可施行食管扩张术以预防食管狭窄,幽门梗阻者可行手术治疗。

【预后】

取决于吞服腐蚀剂浓度与量,有无并发休克和胃穿孔。

二、急性胃黏膜病变

急性胃黏膜病变(AGML)指各种病因因素引起的以胃黏膜浅表糜烂性损害为特征的一组急性胃黏膜出血病变,又称出血糜烂性胃炎、应激性溃疡。临床较为常见,为上消化道出血的常见原因之一。

【病因】

1.外源性因素 某些药物(非甾体抗炎药、肾上腺皮质激素、某些抗生素)、乙醇、微生物感染及细菌毒素等均可破坏胃黏膜屏障而导致 H^+ 逆弥散,引起胃黏膜糜烂、出血。

2.内源性因素　一些严重感染、严重创伤、颅内病变、大手术、休克等严重应激状态下,可兴奋交感神经及迷走神经,引起胃黏膜缺血缺氧和胃酸分泌增加,导致胃黏膜损害,发生糜烂和出血。

【病理】

本病典型损害为多发性糜烂和浅表性溃疡,常有簇状出血病灶,可累及全胃或某一局部,甚至可延伸至食管或十二指肠。显微镜下见胃黏膜上皮失去正常柱状上皮形态,并有脱落,黏膜层有多发局灶性出血坏死,甚至固有层亦有出血。

【诊断】

1.临床表现　病前有上述服药、饮酒史或有上述各种严重疾病史。常突发呕血及黑粪,单独黑粪者少见,出血量一般不大,且常呈间歇性。可伴有上腹隐痛、烧灼痛、腹胀、恶心、呕吐。大量出血者可出现晕厥或休克。

2.内镜检查　X线钡餐检查阴性。确诊有赖于发病24～48小时内进行急诊内镜检查,镜下可见胃黏膜糜烂、出血或浅表溃疡等。

3.诊断要点　根据服药、饮酒及各种严重疾病史,典型临床表现及急诊胃镜可诊断。

4.鉴别诊断

(1)消化性溃疡出血:有慢性规律性、节律性上腹痛病史,胃镜、X线钡餐检查可显示溃疡病灶存在。

(2)食管静脉曲张破裂出血:有肝硬化病史,出血量大而凶猛,胃镜可显示食管静脉曲张及出血部位。

(3)胃癌:多为老年患者,有乏力、食欲缺乏、贫血及消瘦等;表现,胃镜能发现癌性病灶。

(4)弥散性血管内凝血(DIC):常并有多脏器、组织出血,应查凝血及凝血酶原时间,三P试验、纤维蛋白原等。

【治疗】

1.积极治疗原发病、除去致病因素最为重要。

2.一般治疗　禁食、卧床休息,呕血停止后可给予流质饮食。密切观察生命体征。

3.积极补充血容量　输液开始宜快,可选用林格液、低分子右旋糖酐等,补液量根据估计失血量而定,必要时输血,以迅速纠正休克。

4.止血措施　静脉输注组胺 H_2 受体拮抗药如雷尼替丁和法莫替丁、质子泵抑制剂如奥美拉唑等维持胃内 pH7.4,可明显减少出血;前列腺素抑制剂米索前列醇能预防应激性溃疡;弥漫性胃黏膜出血可用冰盐水、8mg/dl 去甲肾上腺素溶液分次口服,每1～2小时一次;小动脉出血者可胃镜直视下采取微型夹、高频电凝或激光凝固止血;如经上述治疗仍未能控制的大出血者,可考虑手术治疗。

【预后】

取决于原发病救治结果,一般 AGML 预后良好。

三、慢性胃炎

慢性胃炎系指不同病因引起的胃黏膜的慢性炎症或萎缩性病变。一般分为慢性浅表性胃炎和慢性萎缩性胃炎，或二者兼有。临床非常多见。

【病因】

1.生物因素　细菌尤其是幽门螺杆菌（Hp）感染，是慢性胃炎的重要病因。在慢性活动性胃炎，Hp检出率可达90%。

2.物理因素　长期饮酒、浓茶、浓咖啡、过热、过冷、过于粗糙的食物，可导致胃黏膜的损伤。

3.化学因素　某些药物（非甾体抗炎药、洋地黄等）、长期吸烟、胆汁反流等均可破坏胃黏膜屏障。

4.免疫因素　慢性萎缩性胃炎患者的血清中能检出壁细胞抗体，伴有贫血者还能检出内因子抗体。

5.其他　尿毒症、慢性心衰、肝硬化合并门静脉高压、营养不良均可引起慢性胃炎。

【病理】

1.慢性浅表性胃炎　以胃小凹之间的固有膜内有炎性细胞浸润为特征，胃腺体则完整。炎性细胞浸润仅限于胃黏膜的上1/3者为轻度，炎性细胞浸润胃黏膜超过1/3～2/3者为中度，浸润达全层者为重度。

2.慢性萎缩性胃炎　本病可见腺体萎缩，数目减少，胃黏膜变薄，黏膜肌层增厚。有些可见幽门腺化生和肠腺化生。其萎缩程度分为轻、中、重度。轻度：胃黏膜厚度正常，腺体减少不超过原有的1/3；中度：胃黏膜变薄，腺体排列紊乱，其数目减少半数左右，黏膜肌层增厚；重度：胃黏膜明显变薄，腺体减少超过半数，黏膜肌层明显增厚。

【诊断】

1.临床表现　大多数患者常无症状或有上腹隐痛、餐后饱胀、嗳气、食欲减退、反酸、恶心、呕吐等，伴出血者可有黑便，萎缩性胃炎患者可有贫血、消瘦、舌炎、腹泻等。体检可有上腹压痛，少数患者可有贫血貌。

2.胃液分泌功能检查　浅表性胃炎胃酸正常或偏低，萎缩性胃炎则明显降低，甚至缺乏。

3.特殊检查

（1）内镜检查：浅表性胃炎，黏膜充血、水肿、呈花斑状红白相间改变，且以红为主，或呈麻疹样表现，有灰白色分泌物附着，可有局限性糜烂和出血点。萎缩性胃炎，黏膜多呈苍白色或灰白色，可有红白相间，皱襞变细而平坦，黏膜下血管透见如树枝状，可有颗粒样小结节、散在糜烂灶，黏膜易出血。可内镜；直视下胃黏膜活检，查幽门螺杆菌。

（2）X线钡餐检查：对慢性胃炎诊断帮助不大，但有助于鉴别诊断。

4.诊断要点　慢性胃炎病史常不典型，症状无特异性，确诊要靠胃镜和活组织检查。

5.鉴别诊断　本病需与消化性溃疡、慢性胆道疾病、胃癌及非溃疡性消化不良鉴别。

【治疗】

慢性胃炎尚无特效疗法,无症状者无需治疗。Hp 感染阳性者,需服用药物根除。

1.一般治疗　去除各种可能的致病因素,如戒烟酒,避免用对胃黏膜有损害的药物及控制口腔、咽部慢性感染。此外,规律、清淡易消化饮食也是治疗慢性胃炎必不可少的措施,避免暴饮暴食、避免过硬、过酸、过于辛辣和过热饮食。进食宜细嚼慢咽,定时定量。

2.对症治疗　有反酸或胃出血者,可给予制酸剂如 H_2 受体拮抗药;有腹胀、恶心呕吐者,可给胃动力药如甲氧氯普胺多潘立酮;有胃痉挛痛者,可用解痉剂等。

3.营养、保护胃黏膜　可给予养胃冲剂、维酶素,伴恶性贫血者应给予维生素 B_{12} 和叶酸。有糜烂者可加用黏膜保护剂如枸橼酸铋钾、麦滋林-S 等。

4.清除 H 感染　对 Hp 感染的慢性活动性胃炎、中至重度萎缩性胃炎、中至重度肠化、不典型增生患者,应行清除 Hp 感染治疗,目前推荐的主要方案有以下 3 种。

(1)PPI 标准剂量＋两种抗生素(阿莫西林 1.0g、克拉霉素 0.5g、甲硝唑 0.4g 或呋喃唑酮 0.1g,每日均两次,疗程 1～2 周)。

(2)铋剂标准剂量＋两种抗生素,剂量同上,疗程 1～2 周。

(3)PPI＋铋剂＋两种抗生素四联疗法,剂量同上,疗程 1～2 周。

5.萎缩性胃炎伴重度不典型增生或重度肠腺化生等,可考虑外科手术治疗。

【预后】

本病预后良好,伴有中度以上不典型增生者应定期内镜与病理组织学随访。

四、胃黏膜脱垂症

胃黏膜脱垂症是由于异常松弛的幽门处胃黏膜通过幽门管脱入十二指肠壶腹部所致,也有逆行脱入食管者,临床上以前者多见。

【病因及发病机制】

本病的发生与胃窦部炎症或胃黏膜下恶性细胞浸润有关。当胃窦部炎症时,胃黏膜及黏膜下层增生,黏膜下结缔组织松弛,使胃窦黏膜皱襞在肌层上滑动;当有幽门括约肌功能失凋或遇精神紧张、烟酒、咖啡刺激等引起胃剧烈蠕动的因素,则可形成胃黏膜脱垂。本病常与胃及十二指肠炎并存。

【病理】

严重脱垂的黏膜表面充血、水肿,可有糜烂、溃疡或息肉样增生,幽门部增厚和幽门口变宽。显微镜下见幽门部黏膜及黏膜下层充血、水肿和腺体增生,并有炎性细胞浸润。

【诊断】

1.临床表现　本病多见于 30～60 岁男性,轻症患者可无症状,或仅有上腹饱胀、反酸嗳气等。经常脱入或出现部分黏膜不可复性脱垂者可有中上腹隐痛、烧灼痛甚至绞痛,多于餐后发生,右侧卧位时易发生或疼痛加重,左侧卧位时疼痛可缓解,常伴有明显恶心、呕吐。缺乏明显的周期性和节律性,严重时可伴有消化道出血。体检上腹可有压痛,严重脱垂者可在上腹部触及柔韧的包块。

2.特殊检查

(1)X线胃肠钡餐检查是诊断本病的重要依据,典型的X线表现为十二指肠壶腹基底处有凹面的充盈缺损,呈"蕈状"或"降落伞"状变形,并可见幽门管增宽,胃黏膜皱襞通过幽门进入十二指肠。

(2)内镜检查价值有限,有些患者可看到胃窦黏膜进入幽门,或堵塞幽门口。

3.诊断要点　本病缺乏特征性症状,诊断主要依靠X线钡餐检查或胃镜检查。

4.鉴别诊断　本病需与慢性胃炎、消化性溃疡、胃息肉和胃癌等鉴别。

【治疗】

1.一般治疗　少量多餐饮食,左侧卧位,戒烟酒。

2.药物治疗　酌情给予镇静剂如地西泮,抗胆碱能药如丙胺太林、山莨菪碱等。伴糜烂和溃疡者应给予制酸剂。

3.手术治疗　胃黏膜脱垂引起幽门嵌顿或并发消化道大出血时可考虑外科手术。

【预后】

本病一般预后良好。

五、急性胃扭转

胃扭转为胃正常的固定机制障碍或邻近脏器病变的挤压致使胃沿不同轴向发生的异常扭转。急性胃扭转起病急,症状重,可发生完全性梗阻。根据胃扭转的方向可分为两类:①沿系膜轴扭转,以胃大、小弯的中点连线为横轴发生扭转使胃体和胃窦重叠;②沿器官轴扭转,以贲门及幽门连线为纵轴向上扭转,使胃大弯在上而胃小弯在下,此型多发病急。按扭转的程度可分为完全扭转(>180°)和不完全扭转(<180°)两种。

【病因】

胃扭转的原因有原发性的,即胃支持韧带(如胃结肠韧带和肝胃韧带)先天性缺损或松弛与延长,常见有胃下垂等;还有继发于食管裂孔疝、横膈膨出、胃肿瘤、脾大、结肠胀气等。而急性胃扩张、暴饮暴食、剧烈呕吐等常是引起本病的直接因素。

【诊断】

1.临床表现　有上述病因及胃充盈或扩张等诱因。发病突然呈高位梗阻症状,上腹剧烈疼痛并放射至胸、背部,伴剧烈呕吐,呕吐物少,不含胆汁。体检上腹部常有显著膨胀及压痛,可扪及胃膨胀的边缘,而下腹部保持平坦和柔软,胃管多不能通过。

2.特殊检查　立位腹部平片示胃显著扩张,可见两个液平面。X线钡餐检查在器官轴向扭转表现为食管与胃黏膜有交叉现象,胃窦位置高于十二指肠壶腹部,双胃呈双液平面。而在系膜轴向扭转可见两个液平面,胃体胃窦前后重叠,内镜多不能插入。

3.诊断要点　有上述症状、体征,结合上述典型X线表现,即可确诊。

4.鉴别诊断　要注意与急性胰腺炎、急性胆囊穿孔、消化性溃疡、急性穿孔、急性心肌梗死等相鉴别。

【治疗】

急性胃扭转时,应及时纠正水、电解质紊乱及休克,试用胃管减压吸出胃液,促使胃自行复位,若胃管不能插入,即应考虑手术治疗。对继发性胃扭转尚需治疗原发病。

【预后】

本病少见,其预后的关键在于能否及时做出诊断。

六、胃内异物

胃内异物分为外源性异物和内源性异物,外源性异物是指不能被消化的异物被有意或无意吞服,并滞留在胃内的异物,如食具、玩具、义齿、纽扣、戒指等;内源性异物是指在体内逐渐形成的不能通过消化道自身排除的异物,也称胃石,依据胃石的核心成分,可分为植物性胃石、毛发性胃石、混合型胃石。

【病因】

外源性异物绝大多数是误咽下去的,多见于儿童。凡能通过食管、贲门的异物,一般都可以通过整个胃肠道,从肛门排出,时间约 3~5 日。有 5% 的异物可嵌留于幽门、十二指肠空肠曲、回盲瓣等狭窄部位。

植物性胃石的形成多见于进食生柿、黑枣、瓜子、果核等,毛发性胃石多见于有异食癖的女性和儿童,有咀嚼、咽下头发、毛线的习惯,吞食的毛发和食物残渣及胃液沉淀物形成胃石。

【诊断】

1.临床表现　外源性异物患者有吞服上述异物史。异物对人体的影响取决于异物的性质、形态、大小等。小而光滑的异物可无症状,也可有上腹不适、饱胀、隐痛、恶心、呕吐和口臭等。锐利的异物可损伤消化道黏膜,引起出血、穿孔,出现腹膜炎症状及体征。大异物可并发幽门梗阻。有毒重金属异物可引起中毒。胃石患者多有上腹痛、饱胀、嗳气、出血、穿孔等溃疡症状。体格检查上腹压痛阳性,大异物上腹可触及移动性肿物。

2.特殊检查　CT、X 线检查,金属类异物在 X 线下可显现,非金属类异物在上消化道气钡双重造影中可见与胃壁不相连、可移动的异物。内镜检查不仅可以观察到结块和异物,还可取出异物或钳取结块成分进行分析。

3.诊断要点　通过详细询问病史,上腹部扪及移动性肿物可确诊。不透光的异物可通过透视或摄片证实,必要时可用胃镜辅助诊断。

【治疗】

应根据异物的特点区别对待。消化道异物 80%~90% 可自行排出,10%~20% 需内镜取出,1% 需手术取出。小而光滑的外源性异物,估计能自行排出且对患者不会引起严重危害的,可先口服润肠剂(液状石蜡、蓖麻油等)待其自行排出,若无法排除,择期内镜取出。直径超过 2cm 以及有毒的异物,在确定没有穿孔的情况下,都应行紧急内镜检查,并积极钳取。事先切忌吞入大量纤维素类食物,也不要吞钡检查,以免增加取出异物的难度。当异物直径大于

2.5cm或长度大于20cm且形状不规则时,内镜取出有一定困难,可手术取出。据报道,对于锋利、尖锐物品或纽扣状电池,在体内时间越长,内镜取出发生出血、穿孔等并发症危险性越高,因此,对此类异物应尽可能于24小时内取出。内镜取出异物后,应关注患者是否有腹痛、呕吐、体温升高、呕血或黑粪等症状。对小的植物性、动物性胃内结石,可先口服药物如α-糜蛋白酶、胰酶片、食醋等溶解,药物治疗无效时再择期内镜取出。排出胃内异物,一般禁用催吐剂与泻药。吞入异物或胃石过大,经内科治疗无效或发生穿孔、幽门梗阻等并发症者,可采取腹部手术探查取出。

【预后】

取决于吞下异物的大小与性状,一般预后良好。

七、胃下垂

站立位时,胃的下缘达盆腔,胃小弯角切迹降至髂嵴连线以下称为胃下垂。胃下垂是内脏下垂的一部分。

【病因】

正常情况下胃的形状可呈正张力型(J型)、高张力型(牛角型)和低张力型(鱼钩状型),幽门位于剑突和脐连线中点或脐水平附近。凡能造成膈肌下降的因素如膈肌活动力降低、腹腔压力降低、腹肌收缩力减弱、与胃连接的韧带过于松弛等均可导致胃下垂。由于体型或体质性因素使正常胃呈极度鱼钩状,即无张力型胃下垂,常见于瘦长体型妇女。此外,经产妇多次腹部手术有切口疝者,进行性消瘦者及卧床少动者也可见有胃下垂,主要与膈肌悬吊力不足、膈胃及肝胃韧带松弛、腹内压下降及腹肌松弛等因素有关。

【诊断】

1.临床表现　瘦长体型者,有腹部切口疝者及因慢性消耗疾病卧床少动者,轻度胃下垂多无症状,下垂明显者可有上腹不适、饱胀、厌食、恶心、嗳气及便秘等,上腹不适常于餐后、站立过久和劳累后加重,平卧时减轻。有时可有站立性昏厥、低血压、心悸等"循环无力症"表现。查体:肋下角常小于90°,上腹部压痛点可因卧位、立位变动而不固定。站位时,上腹部易触到明显腹主动脉搏动,用双手向上托扶患者下腹部常可减轻患者上腹胀坠感。有些患者可触及下垂的肝、脾、肾等脏器。

2.特殊检查　饮水超声波可测定胃下缘下移入盆腔内。X线钡餐检查有特征性改变,即胃小弯角切迹位于髂嵴连线以下,立位时可见胃体明显下降、向左移位,严重者几乎完全位于脊柱中线的左侧。在无张力型胃,胃体呈垂直方向且较胃底宽大,胃窦低于幽门水平以下,胃蠕动减弱,且有胃潴留。十二指肠壶腹部受牵拉,其上角尖锐,向左移位。根据站立位胃角切迹与两侧髂嵴连线的位置,将胃下垂分为三度:轻度,角切迹的位置低于髂嵴连线下1.0～5.0cm;中度,角切迹的位置位于髂嵴连线下5.1～10.0cm;重度,角切迹的位置低于髂嵴连线下10.1cm以上。

3.诊断要点　依据病史、体征及X线钡餐检查可确诊。

【治疗】

1.纠正不良的习惯性体位,加强腹肌锻炼,增强腹肌张力。

2.加强营养,辅以助消化药,增加腹腔内脂肪。

3.对症治疗:上腹饱胀者可给予胃动力药如多潘西酮、莫沙必利;合并胃炎者辅以胃黏膜保护剂。

4.必要时可用腹带、胃托辅助治疗。

【预后】

胃下垂者与生活、工作无碍。

八、消化性溃疡

凡因胃酸和胃蛋白酶对胃肠道黏膜消化作用所致的溃疡,均称为消化性溃疡(PU)。主要系指胃和十二指肠的慢性溃疡,十二指肠溃疡较胃溃疡多见。其他少数 PU 见于食管下段、胃肠吻合术的吻合口、空肠等。

(一)胃、十二指肠壶腹部溃疡

【病因和发病机制】

1.胃酸和胃蛋白酶的侵袭作用　"无酸无溃疡",致病因素的增加,对胃黏膜损害是引起消化性溃疡的决定性因素。尤其在十二指肠溃疡发病上尤为重要。

2.黏膜屏障作用受损　胃液中氢离子向受损黏膜逆弥散,最终导致胃溃疡。

3.胃排空功能异常　十二指肠溃疡病时,胃排空常加快,因而十二指肠壶腹部黏膜酸负荷量大,黏膜易受损;而胃溃疡时胃排空延缓,部分患者幽门括约肌松弛,胆汁反流入胃,其中胆汁酸和溶血磷脂酰胆碱可致黏膜受损。

4.幽门螺杆菌　Hp 在十二指肠溃疡检查率高达 $80\%\sim100\%$,根除 Hp 可加速其溃疡愈合并减少复发,可见 Hp 与十二指肠溃疡关系十分密切。但目前认为,Hp 导致十二指肠溃疡发生尚需其他因素参与。Hp 在胃溃疡中检出率为 $70\%\sim80\%$,Hp 感染引起的慢性胃炎是引起消化性溃疡的重要病因。

5.非甾体抗炎药(NSAID)　长期服用 NSAID,可破坏黏膜屏障、干扰胃十二指肠黏膜内前列腺素的合成,使黏膜细胞失去正常保护,易在 H^+、胆酸作用下产生溃疡。

6.遗传因素　胃溃疡患者的亲属易患胃溃疡,十二指肠溃疡亲属易患十二指肠溃疡,二者系单独遗传,互不相干。

【病理】

胃溃疡多发于胃小弯,尤以胃窦小弯侧胃角附近多见,胃底或胃大弯侧较少见;溃疡常为单个,仅 5% 为多发。溃疡呈圆或椭圆形,直径大多在 2cm 以内。十二指肠溃疡则以十二指肠壶腹部前壁或后壁多见,形态与胃溃疡相似,较胃溃疡小而浅,直径多在 1cm 以内。溃疡一般深至黏膜肌层,边缘光整。周围黏膜常有炎症水肿,活检切片用 HE 染色,常可找到 Hp 感染。溃疡深者可累及胃壁肌层,溃破血管时引起出血,穿破浆膜时则可引起溃疡穿孔。

【诊断依据】

1.临床表现

(1)腹痛:慢性病程,复发发作。典型腹痛常有季节性和周期性。春秋季节好发,胃溃疡的疼痛多在餐后半小时,持续1~2小时,至下次进餐前消失。而十二指肠溃疡的疼痛,往往是空腹痛,有时夜间痛,进食后疼痛可缓解或消失。疼痛的程度不一,可隐痛或钝痛,约10%患者可无腹痛,而以呕血或黑粪为首发症状。

(2)其他消化道症状:如嗳气、反酸、恶心、呕吐、因腹痛而影响进食等。

(3)体征:无并发症的消化性溃疡,常缺乏阳性体征,发作期常有上腹压痛,且与溃疡部位基本相符。

2.内镜检查　是确诊溃疡病、评定溃疡活动程度、确定有无 Hp 感染、溃疡是否恶变及评价疗效的最佳方法。评定溃疡病变程度,目前使用三期法,每期又各分为二期。

(1)活动期(A 期):①A_1 期,溃疡底被覆白苔,可有出血点,周围炎症水肿明显;②A_2 期,溃疡底白苔清晰,无出血,周围炎症水肿减轻。

(2)愈合期(H 期):①H_1 期,溃疡缩小,周边炎症消退,黏膜呈红色;②H_2 期,溃疡变浅,变小,周围,黏膜皱襞集中。

(3)瘢痕期(S 期):①S_1 期,新生黏膜呈红色(红色瘢痕期);②S_2 期,新生黏膜由红渐白(白色瘢痕期)。

溃疡的复发率与溃疡愈合的质量密切相关,故近来放大胃镜、色素胃镜、超声内镜又将瘢痕期细分为 Sa、Sb、Sc 三期。

3.X 线检查　目前多采用气钡双重造影,龛影是诊断溃疡病的直接证据,十二指肠壶腹部激惹现象和变形等为间接征象。

4.Hp 检测　活检标本应检测 Hp,先作快速尿素酶试验(阳性标本在含酚红和尿素试液中呈红色),其余标本除作常规病理切片外,视需要作微氧条件下培养。

5.鉴别诊断　①慢性胃和十二指肠炎症;②功能性消化不良;③胆囊炎和胆石症;④胃癌。一般通过内镜检查和 B 超检查胆道可做出鉴别。

【治疗要点】

治疗目的:消除症状、促进溃疡愈合、治疗并发症及预防复发。

1.一般疗法　合理安排生活和饮食,劝戒烟酒,避免应用易诱发溃疡的药物等。

2.药物治疗　包括抑酸治疗、增强黏膜防御力治疗、根除 Hp 治疗和调整胃排空功能治疗等。

(1)抑酸治疗:可降低致病因素对黏膜的侵袭力。常用:①制酸药,即碱性药物,如复方氢氧化铝片、胃得乐和乐得胃等,每日 3~4 次口服。②组胺 H_2 受体阻断剂,可选用下列一种药物如西咪替丁 800mg、雷尼替丁 300mg、法莫替丁 40mg、尼扎替丁 300mg,上述药物剂量分 2 次服用或夜间一次服下。③质子泵抑制剂,奥美拉唑 20~40mg,兰索拉唑 30mg,雷贝拉唑 10mg,每日 1 次。

疗程应以溃疡严重程度,溃疡类型,有无并发症和因人而定。一般胃溃疡需 6~8 周,十二指肠溃疡约 4~6 周,吸烟及老年患者可延长至 8~12 周;有资料证明疗程完毕后,维持治疗可防止溃疡复发,维持量可取上述治疗量的半量,即每日半量维持。也有人介绍疗程完毕后停药,采用间歇全程治疗,即出现症状时用 4~6 周全程治疗。

(2)加强黏膜屏障、黏膜保护治疗:可选用药物,如硫糖铝每日 4g、分 4 次服,铋剂、每日 3~4 次、每次 120mg。

(3)根除幽门螺杆菌:所有 Hp 阳性的胃和十二指肠溃疡均应进行 Hp 根除疗法,根除 Hp 的方案很多,目前主要推荐以 PPI 或铋剂+两种抗生素的三联疗法,疗程一周,个别患者可用四联疗法。

(4)调整胃排空功能或对症药:如多潘立酮 10mg,一日 3 次或莫沙必利 5mg,一日 3 次。

(5)并发症的治疗。

(二)特殊类型溃疡

特殊部位和类型的消化性溃疡较少见,但易发生并发症,且对内科治疗效果较差,常见的有以下几种。

1.幽门管溃疡 发生在胃远端,距幽门约 2cm 以内部位之溃疡即为幽门管溃疡。疼痛常缺乏节律性,餐后即痛且较剧烈,易发呕吐或幽门梗阻。

2.十二指肠壶腹后溃疡 系指发生在十二指肠壶腹部之后的溃疡。一般多发生在十二指肠降部乳头近侧的后壁和内侧壁。球后溃疡约占十二指肠溃疡的 5%~19%,内镜检查时应通过球部仔细窥视,不然常易漏诊。患者夜间痛及背部疼痛较十二指肠壶腹部溃疡更为明显而持久,也较易发生出血和梗阻。

3.复合性溃疡 指胃和十二指肠同时存在溃疡,一般十二指肠溃疡发生在前,胃溃疡发生在后。其伴随之胃溃疡多为良性且少恶变,但梗阻及出血的发生率也增高,达 30%~50%。

4.多发性溃疡 指胃或十二指肠同时存在两个以上溃疡,起病多急骤,疼痛较剧,进餐后尤甚。

5.对吻性溃疡 发生在对称部位的溃疡,称为对吻性溃疡。

6.吻合口溃疡 胃或空肠吻合术后,吻合口附近发生的溃疡。残胃癌常发生于吻合口的小弯侧,故对残胃黏膜病变,应仔细检查并活检,以免漏诊。

7.巨型溃疡 胃溃疡的直径>3cm、十二指肠溃疡的直径>2cm 的称为巨型溃疡,易并发出血和穿孔,有并发症则以手术治疗为主。

(三)消化性溃疡的并发症出血

是消化性溃疡最常见的并发症,约占本病患者的 20%。30%,也是上消化道出血最常见的原因,约占出血病因的 50%。

【诊断】

1.病史和诱因 大多有溃疡病史或诱因,如劳累、饮食不当或气候骤变等。

2.黑粪和呕血 患者仅有黑粪,出血量约 50~100ml,出血多者可伴呕血,呕血前常有恶心和疼痛、上腹不适,呕血后则可减轻或消失。一次大量出血(出血量 1000ml 以上),则粪便可呈暗红色或红色。

3.全身症状　出血量少者可无明显症状,中等量出血后可有不同程度头昏、心悸、黑矇,卧床休息后可缓解。一次或短时间大量出血则全身症状加重且可出现血压下降或休克。

4.急诊内镜　出血后 24～48 小时内急诊内镜检查,约 90％可确诊,内镜下可见活动性渗血或喷射状出血(多为动脉性出血),溃疡基底黏附新鲜或暗红色血凝块,或可见裸露血管。有循环衰竭征象者,如心率＞120 次/分,收缩压＜90mmHg 或基础收缩压降低＞30mmHg、血红蛋白＜50g/L 等,应先迅速纠正循环衰竭后再行内镜检查。

【治疗】

1.一般措施与监测　绝对静卧,监测脉搏、血压、呼吸和神智变化。经鼻放置胃管,动态观察出血情况或记录呕血与黑粪量,血常规和尿素氮等测定。

2.补充血容量　大出血伴低血容量性休克,应迅速及时补充液体或输血。常用液体包括生理盐水、平衡液、全血或其他血浆代用品。失血量较大(如减少 20％血容量以上)时,可输入胶体扩容剂。下列情况时可输血,紧急时输液、输血同时进行:①收缩压＜90mmHg,或较基础收缩压降低幅度＞30mmHg;②血红蛋白＜70g/L,HCT＜25％;③心率增快(＞120 次/分)。在积极补液的前提下,可以适当地选用血管活性药物(如多巴胺)以改善重要脏器的血液灌注。

3.制酸剂　PPI 的止血效果显著优于 H_2 受体拮抗药,它起效快并可显著降低再出血的发生率。尽可能早期应用 PPI,内镜检查前应用 PPI 可以改善出血病灶的内镜下表现,从而减少内镜下止血的需要。内镜介入治疗后,应用大剂量 PPI 可以降低患者再出血的发生率,并降低病死率。静脉注射 PPI 剂量的选择:推荐大剂量 PPI 治疗,如埃索美拉唑 80mg 静脉注射后,以 8mg/h 速度持续注射 72 小时,适用于大量出血患者;常规剂量 PPI 治疗,如埃索美拉唑 40mg 静脉注射,每 12 小时 1 次,实用性强,适于在基层医院开展。

4.止血药物治疗　口服或胃内灌注去甲肾上腺素溶液(8mg/dl),每次 100～125ml,每 1～2 小时 1 次,至出血停止。静脉止血药物的疗效尚未证实,不推荐作为一线药物使用,对没有凝血功能障碍的患者,应避免滥用此类药物。

5.内镜下局部止血　起效迅速、疗效确切,应作为治疗的首选。推荐对 Forrest 分级Ⅰa～Ⅱb 的出血病变行内镜下止血治疗。可用氩离子凝固,单极或多极电凝,热探头或局部注射疗法(1∶10000 肾上腺素溶液)、金属夹夹闭。在药物注射治疗的基础上,联合一种热凝或机械止血方法,可以进一步提高局部病灶的止血效果。

6.选择性血管造影　有助于明确出血的部位与病因,必要时可行栓塞治疗。

7.手术治疗　经内科上述积极治疗抢救 24～48 小时仍不能控制出血时,应及时请外科会诊,决定是否手术治疗。以下。隋况应考虑手术:①高龄患者,出血不易控制。②急诊内镜有喷射状出血,估计来自动脉出血。③不久前曾有类似大出血。④经积极内科治疗已止血但短时间内(24 小时内)又发生大出血者。

(四)穿孔

溃疡病灶穿透胃或十二指肠壁全层,胃内容物进入腹腔即并发穿孔。约占本病的10～15％。

【病理】

根据溃疡的不同部位,发生穿孔时间的急缓,分为急性、亚急性和慢性穿孔。①急性穿孔:多发生在十二指肠前壁和胃的前壁,溃疡迅速穿透浆膜层,致急性化学性腹膜炎。②亚急性穿孔:穿孔较小,引致局限性腹膜炎。③慢性穿孔:多发生在后壁溃疡,因溃疡与邻近组织和脏器粘连,包裹而称为穿透性溃疡。

【诊断】

1.症状和体征 急性穿孔时,突发剧烈腹痛,患者多能准确主诉发作时间,诉辗转不安、难以忍受、有时可向右肩或右下腹放射,腹痛可迅速波及全腹。患者常取蜷曲、强迫体位。体检时发现肝浊音界缩小或消失,腹肌紧张如板状,伴明显压痛和反跳痛,肠鸣音减弱或消失。亚急性穿孔症状及体征与急性穿孔相似,但程度稍轻且范围较局限。慢性穿孔则表现为不同程度、持续而又顽固的上腹痛。伴随症状:急性穿孔时常有面色苍白、大汗、脉速,严重时血压下降或休克。

2.X线检查 约80%患者可见膈下游离气体。

3.诊断性腹腔穿刺 腹水呈渗出性,镜下可见大量白细胞和脓球。腹膜炎体征明确时,可不必进行诊断性穿刺。

对穿孔症状不典型或疑诊病例,应强调动态观察症状和体征,有时需手术探查方能确诊。

4.鉴别诊断 应与其他病因引起的急腹症如急性胆囊炎、胆道感染、急性胰腺炎、缺血性肠病、异位妊娠等鉴别。

【治疗】

1.非手术治疗 对单纯合并穿孔、一般情况较好、腹膜炎较轻且较局限者,可争取非手术治疗。包括禁食、胃肠减压、应用制酸剂、广谱抗生素等治疗措施。

2.手术治疗 适应证包括①非手术疗法6～8小时病情不见好转者。②发病急骤,腹膜炎严重或伴有休克。③同时合并出血或幽门梗阻者。

应及时行手术治疗,因30%患者穿孔后溃疡可能自愈,故一般行单纯穿孔缝合术。而对腹膜炎相对较轻或并发出血和梗阻的顽固性溃疡,可同时行胃切除术。

（五）幽门梗阻

由于溃疡周围充血、水肿或溃疡瘢痕形成,导致幽门暂时性(功能性)或持久性(器质性)梗阻,发生率约占本病患者的1%～5%,临床上约80%以上发生于十二指肠壶腹部或幽门管溃疡。

【诊断】

1.症状和体征 典型幽门梗阻临床表现为①溃疡性疼痛加剧且无规律性,用制酸剂无效。②上腹饱胀,嗳气,反酸。③呕吐大量宿食,酸臭味,吐后症状缓解。④腹部可见胃蠕动波或胃型,有振水音,患者可见消瘦及脱水征。

2.X线检查 钡餐显示胃张力降低,胃腔显著扩张,常大于正常2倍以上,胃潴留显著,超过4小时甚至24小时仍可见铋剂残留,而正常钡餐后2小时即大部分排空,完全性幽门梗阻时钡餐检查列为禁忌。

3.胃镜检查　可见胃潴留,用粗胃管抽出潴留物后,可明确梗阻程度和病因。

4.B超胃造影检查　一次饮入充填剂 400～600ml,正常胃第一小时排空大于 60%,第二小时基本排空,若胃无排空或排空明显延迟,则提示为"幽门梗阻"。

5.鉴别诊断　应与幽门前胃癌、十二指肠壶腹部以下梗阻性病变(如肠系膜上动脉综合征、十二指肠横部狭窄或受压)、胃黏膜脱垂等鉴别。通过钡餐、胃镜检查大多可做诊断。

【治疗】

1.纠正水、电解质与酸碱平衡紊乱　每日补液总量约 2500ml＋胃管抽吸出的潴留量,补充生理盐水与 10%高渗葡萄糖液,视血清电解质测定结果,通常每日补充氯化钾 3～6g。

2.胃肠减压　一般应持续抽吸胃潴留物 3～5 天,并用 0.9%生理盐水冲洗。

3.全胃肠外营养　既能使胃肠道得以休息,保证胃肠减压,又可补充营养,纠正失水和电解质紊乱。

4.强化溃疡病治疗。

5.手术治疗　经内科短期治疗无效,则可行手术治疗,以解除幽门梗阻并酌情根治溃疡病。常用胃部分切除或迷走神经切断术加胃空肠吻合术、胃窦切除术等。

(六)溃疡癌变

一般认为溃疡癌变几乎仅见于胃溃疡,且发生率低于 1%,十二指肠溃疡不发生癌变。

【诊断】

年龄 45 岁以上胃溃疡患者,出现以下情况应疑有癌变:①典型溃疡病疼痛规律消失,药物不能缓解。②短期内体重减轻和贫血,粪便潜血试验持续阳性。③强化溃疡治疗 5 周,病情无好转,复查溃疡仍不愈合。④胃镜检查见溃疡＞2.5cm,边缘不整,形态不规则,底凹凸不平,溃疡周围有结节糜烂等。应及时进行剖腹探查。

【治疗】

一旦确诊,应予手术治疗,五年生存率较原发性胃癌高。

九、胃动力障碍性疾病

(一)功能性消化不良

消化不良是指一组常见的症状,如上腹疼痛或不适(包括上腹饱胀、早饱、烧灼感、嗳气、恶心呕吐以及难以描述的上腹部不适感等),有功能性和器质性消化不良两类。无组织结构和生化改变的消化不良可以认为是功能性消化不良(FD)。

【病因】

FD 的病因尚不清楚,与胃动力及感觉异常(如胃排空减慢)、精神状态(焦虑或抑郁)、应激因素和环境影响有关,与 Hp 感染的关系不密切,酸分泌亦无增加。FD 女性患者较常见,特别在更年期可能发生率更高。

【诊断】

罗马Ⅲ标准规定诊断 FD 前以下症状出现至少 6 个月,近 3 个月满足以下标准:

1.以下一条或多条:①餐后饱胀不适。②早饱感。③上腹痛。④上腹烧灼感。

2.没有可以解释症状的器质性疾病(包括上消化道内镜下)的证据。

罗马Ⅲ标准将 FD 分为以下两类:

1.餐后不适综合征　症状出现至少 6 个月,近 3 个月包括以下 1 条或 2 条:①进食正常食量后出现餐后饱胀不适感,每周至少发生数次。②早饱感,抑制了正常进食,每周至少发生数次。

支持诊断的标准:①上腹部胀气或餐后恶心或过度打嗝。②可能同时存在上腹疼痛综合征。

2.上腹疼痛综合征　症状出现至少 6 个月,近 3 个月必须包括以下所有条件:①中等程度以上的上腹部疼痛或烧灼感,每周至少 1 次。②间断性疼痛。③不是全腹痛,不位于腹部其他部位或胸部。④排便或排气后不能缓解。⑤不符合胆囊或 Oddi 括约肌疾病的诊断标准。

支持诊断的标准:①疼痛可能为烧灼样但不包括胸骨后疼痛。②疼痛通常由进食诱发或缓解,但也可能在禁食时发生。③可能同时存在餐后不适综合征。

【治疗】

1.一般治疗　患者应建立良好的作息规律和生活习惯。避免饮食过饱,少进刺激性食物,多脂饮食易使胃排空延缓。

2.心理精神调整　排除器质性病变后,应耐心向患者进行解释,特别是精神紧张、有心理应激及自主神经功能紊乱者,应强调心理治疗。需要时给予抗焦虑抑郁药,黛力新 1 片,每天 2 次。若有效果宜坚持治疗 3~4 周。

3.促动力剂、抑酸剂　应用促动力剂,多潘立酮 10mg,每日 3 次;或莫沙必利(加斯清)5mg,每日 3 次;伊托必利 50mg,每 3 次。常用抑酸剂有 H_2 受体拮抗药、奥美拉唑、雷贝拉唑、泮托拉唑,疗程 8~12 周,必要时可维持治疗一段时间。

4.胃黏膜保护剂　伴有活动性胃炎患者,可用硫糖铝、DeNol、替普瑞酮、膜固斯达,注意这类药可引起便秘。

5.根除 Hp　阳性患者可用三联疗法或四联疗法,证明对胃排空延迟有改善。

由于对 FD 的发病机制尚未阐明,药物的选择和应用应个体化,且属于经验性。

【预后】

FD 病程缓慢,为非器质性疾病,预后良好。

(二)胃轻瘫

胃轻瘫是胃动力异常尤其是胃排空延迟为特征的一组临床综合征,但伴胃肠道器质性病变或全身疾病,主要表现上腹饱胀、恶心、呕吐、早饱和体重减轻等。胃轻瘫还是食管反流、功能性消化不良和假性肠梗阻复合体中的一部分。

【病因】

胃轻瘫可由许多原因引起,已知下列原因最为常见:①糖尿病;②迷走神经切断术后;③胃手术(毕Ⅰ式切除术);④系统性硬化症;⑤药物。但有不少患者原因不明,称为特发性胃轻瘫。门静脉高压食管静脉曲张行断流术后,有胃潴留和胃排空障碍可能为胃轻瘫。

【临床表现】

胃轻瘫常见的症状有餐后恶心、上腹隐痛、剑突下堵塞感、上腹胀和早饱、呕吐等。根据基础病变的不同,胃轻瘫的症状可以是间断的,也可以是持续的。糖尿病患者可表现为无症状性胃轻瘫。血糖控制不佳,可能是胃排空无规律所致。

胃轻瘫的体征不多,但可发现一些基础病的证据,如糖尿病并发症和硬皮病、胃内潴留、胃排空障碍。进食后 4 小时振水音的存在,具有一定特征性,支持本病的诊断。但无振水音也不能排除胃轻瘫。

【诊断】

根据:①临床表现。②原发病因。③内镜检查排除食管胃肠道病变和幽门梗阻,有些患者可能发现胃内潴留食糜。④实验室检查血糖、电解质和甲状腺疾病有关检查等。⑤双标记核素胃排空检查是临床评价胃排空的最佳办法。用 ^{99m}Tc 和 ^{111}In 标记试餐测定各时相胃排空率和胃半排空时间,糖尿病性胃轻瘫约 50% 有固体和液体胃排空延迟,其他原因所致胃轻瘫的胃排空延迟率更高。⑥钡餐或超声检查可靠性较差。

【治疗】

1.病因治疗　针对原发病进行治疗,胃潴留的症状常能得到改善,与消化性溃疡、高血糖和甲状腺功能低下相关的胃排空延迟,会随这些疾病的治疗好转而得到改善。

2.饮食和健身锻炼　建议患者少食多餐,低脂饮食。因为脂肪是胆囊收缩素的强力刺激物,而后者又延缓了胃排空。健身锻炼可增加体质,特别适于体质瘦弱的特发性胃轻瘫患者。

3.药物治疗　胃轻瘫的药物治疗,主要应用促动力药物。

如多潘立酮 10mg,每日 3 次;莫沙必利(加斯清)5mg,每天 3 次;伊托必利 50mg,每日 3 次。

【预后】

取决于原发病治疗。原发病改善加上促动力药治疗,胃轻瘫一般不需用外科手术。

十、胃癌

胃癌是最常见的恶性肿瘤之一,居消化道肿瘤第一位。男女发病之比为(2.3～3.6)∶1。任何年龄都可发生,大致 40～60 岁占 2/3,40 岁以下占 1/4,其余在 60 岁以上。

【病因】

胃癌的发生是多因素长期作用的结果。我国胃癌发病率存在明显地区差异,环境因素在胃癌的发生中居支配地位,而宿主因素则居从属地位。有研究显示,幽门螺杆菌感染、饮食、吸烟及宿主的遗传易感性是影响胃癌发生的重要因素。

【病理】

1.早期胃癌大体类型　Ⅰ,隆起型;Ⅱa,表面隆起型;Ⅱb,平坦型;Ⅱc,表面凹陷型;Ⅲ,凹陷型。

2.进展期胃癌的大体类型　隆起型;溃疡型;浸润型。

3.组织学类型　常见有①腺癌,根据其分化程度分为高分化、中分化与低分化3种;②未分化腺癌;③黏液细胞癌(印戒细胞癌);④特殊类型癌,包括腺鳞癌、鳞状细胞癌、类癌等。

【临床表现】

1.症状　胃癌缺少特异性临床症状,早期胃癌常无症状。中晚期胃癌常见的症状有上腹部不适或疼痛、食欲减退、消瘦、乏力、恶心、呕吐、呕血或黑便、腹泻、便秘、发热等。

2.体征　早期或部分局部进展期胃癌常无明显体征。晚期胃癌患者可扪及上腹部包块。发生远处转移时,根据转移部位,可出现相应的体征。出现上消化道穿孔、出血或消化道梗阻等情况时,可出现相应体征。

【辅助检查】

1.内镜检查

(1)胃镜检查:确诊胃癌的必要检查手段,可确定肿瘤位置,获得组织标本以行病理检查。必要时可酌情选用色素内镜或放大内镜。

(2)超声胃镜检查:有助于评价胃癌浸润深度、判断胃周淋巴结转移状况,推荐用于胃癌的术前分期。对拟施行内镜下黏膜切除(EMR)、内镜下黏膜下层剥离(ESD)等微创手术者必须进行此项检查。

(3)腹腔镜:对怀疑腹膜转移或腹腔内播散者,可考虑腹腔镜检查。

内镜活检有助于判断胃癌浸润深度。如因活检取材的限制,活检病理不能确定浸润深度,报告为癌前病变或可疑性浸润的患者,建议重复活检或结合影像学检查结果,进一步确诊后进择治疗方案。可分为:①低级别上皮内肿瘤;②高级别上皮内肿瘤;③黏膜内癌;④黏膜内伴黏膜下下癌;⑤早期胃癌。

2.实验室检查

(1)血液检查:血常规、血液生化学、血清肿瘤标志物等检查。

(2)尿液、粪便常规,粪隐血试验。

3.影像学检查

(1)计算机断层扫描(CT):CT平扫及增强扫描在评价胃癌病变范围、局部淋巴结转移和远处转移状况等方面具有重要价值,应当作为胃癌术前分期的常规方法。

(2)磁共振(MRI)检查:推荐对CT造影剂过敏者或其他影像学检查怀疑转移者使用。MRI有助于判断腹膜转移状态,可酌情使用。

(3)上消化道造影:有助于判断胃原发病灶的范围及功能状态,特别是气钡双重对比造影检查是诊断胃癌的常用影像学方法之一。对疑有幽门梗阻的患者建议使用水溶性造影剂。

(4)其他影像学检查:胸部X线检查、腹盆腔超声检查为常规检查,PET-CT、ECT骨扫描根据病情需要选择。

【诊断和鉴别诊断】

结合患者的临床表现、内镜及组织病理学、影像学检查等进行胃癌的诊断。鉴别诊断包括以下几点。

1.良性疾病　胃溃疡、胃息肉(胃腺瘤或腺瘤性息肉)、胃巨大皱襞症、肥厚性胃炎、疣状胃炎、胃黏膜皱襞脱垂、胃底静脉瘤、肉芽肿等良性病变。

2.胃部其他恶性肿瘤　胃恶性淋巴瘤、胃间质瘤、胃神经内分泌肿瘤等。有肝转移者需与原发性肝癌相鉴别。

【治疗】

采取多学科综合治疗(MDT)模式,有计划、合理地应用手术、化疗、放疗和生物靶向等治疗手段,达到根治或最大幅度地控制肿瘤、延长患者生存期、改善生活质量的目的。

1.早期胃癌且无淋巴结转移证据,可根据肿瘤侵犯深度,考虑内镜下治疗(EMR、ESD:高分化或中分化,无溃疡,直径小于2cm,无淋巴结转移的黏膜下或黏膜内癌)或手术治疗,术后无需辅助放疗或化疗。

2.局部进展期胃癌或伴有淋巴结转移的早期胃癌,应当采取以手术为主的综合治疗。根据肿瘤侵犯深度及是否伴有淋巴结转移,可考虑直接行根治性手术或术前先行新辅助化疗,再考虑根治性手术。成功实施根治性手术的局部进展期胃癌,需根据术后病理分期决定辅助治疗方案(辅助化疗,必要时考虑辅助化放疗)。

3.复发/转移性胃癌应当采取以药物治疗为主的综合治疗手段,在恰当的时机给予姑息性手术(姑息性切除术、胃空肠吻合术等)、放射治疗、介入治疗、射频治疗等局部治疗,同时也应当积极给予止痛、支架置入、营养支持等最佳支持治疗。

【随访】

随访频率为治疗后3年内每3~6个月一次,3~5年每6个月一次,5年后每年一次。内镜检查每年一次。对全胃切除术后,发生大细胞性贫血者,应当补充维生素 B_{12} 和叶酸。

十一、胃 MALT 淋巴瘤

胃 MALT 淋巴瘤来源于胃黏膜相关淋巴组织(MALT),故名,是结外型非霍奇金淋巴瘤中最常见者。该病多长期局限,进展缓慢,预后良好。近年来,发现其独特的病理特征,与 Hp 感染的特殊关系和抗原驱动的淋巴增生过程,以及早期病例抗 Hp 治疗后肿瘤可以消失,并在发病机制、早期诊断及治疗等方面的研究成果等。

【发病机制与 Hp 感染的关系】

正常胃黏膜没有或有极少量淋巴组织 B 细胞。胃黏膜出现淋巴组织反映慢性持续刺激或炎症存在,而 Hp 感染是胃炎的重要病因。MALT 的形成是 Hp 感染后机体免疫反应的特殊病征。B 细胞浸润至黏膜上皮层形成 MALT 的组织学特征。因此,认为胃 MALT 淋巴病是胃黏膜 Hp 感染的结果。

抗 Hp 治疗上的奇迹为两者相关的另一证据。抗 Hp 治疗后71%的病例完全缓慢,9%以上部分缓解。多数病例平均随访一年无复发。因而使根治 Hp 成为该病治疗推荐的首选。但 Hp 感染十分常见,而胃 MALT 较为罕见,目前尚无合理解释。因此,其发生还有其他因素和机制参与。

【诊断】

1.临床表现　本病的临床症状缺乏特征性。早期症状不明显,晚期症状可与胃癌相似,如上腹部持续隐痛、食欲缺乏、恶心和消瘦、发热、呕血或黑粪并不少见。上腹部触痛,腹块是本病的主要体征。

2.内镜检查　病变在胃窦部多见,可见肿块或结节、溃疡及浸润改变,难与肿瘤区别,但肿块、结节广泛而多灶,溃疡浅表而多发;大小、形态不规则外观或弥漫分布,亦可形成皮革样胃。凡见有多发性溃疡与多灶性损害特征者,有助诊断。

活检时注意深取、重复取材,甚至圈套黏膜大块取材——剥离活检。一般活检诊断阳性率为 30%～50%,黏膜大块活检可使诊断的阳性率达到 80%。由于病变原发于黏膜深层,伴有炎症,一次活检阴性不能否定诊断。

3.超声内镜　可以动态观察肿瘤在胃壁的消长情况及演变过程,配合活检病理,无疑使诊断更加准确可靠、且对治疗后的病例动态观察颇具临床意义。

4.X 线检查　可确定胃部有病变,但无特征表现。主要有下列几种征象:①弥漫黏膜增生伴皱襞不规则增厚;②多发性溃疡;③单发性溃疡伴黏膜弥漫性增厚;④块状病变。X 线确诊率低。

【鉴别诊断】

排除继发性淋巴瘤,由于继发性胃肠淋巴瘤较为常见,诊断原发性胃淋巴瘤一定要排除继发性。通常采用 Dawson 原发性胃肠淋巴瘤诊断标准;①无浅表淋巴结肿大;②无肝脾大;③周围血白细胞分类正常;④胸片无纵隔淋巴结肿大;⑤手术时除区域淋巴结受累外,未发现其他肿块。

【治疗】

本病传统的治疗是手术切除。术后辅以局部放疗或全身化疗更好。5 年生存率 50%～75%;而早期病例治疗后 10 年生存率在 80% 以上。亦有少数主张手术前局部放疗再手术及全身化疗者。过去即发现有原发病灶去除后,残留或转移病灶消退的现象。

化疗以 COP 方案最为简单适用,毒性亦小,亦有用 CHOP 方案者。

近来基于胃 MALT 淋巴瘤与 Hp 密切相关的初步事实,抗 Hp 已作为胃 MALT 淋巴瘤的首选治疗,使早期低恶性病例达到完全逆转。

【随访】

如果胃 MALT 淋巴瘤尚处于 E_1 期,则抗 Hp 治疗作为一线治疗并应密切随访,观察时间宜稍长,以 6～12 个月为宜。如肿瘤消退,可不做手术,继续随访至少 1 年,并注意是否伴 Hp 再感染以及伴随的 B 细胞单克隆性增生,如病变限于黏膜层者更无需手术。E_{II} 期以上病变仍以手术为宜,但亦应治疗 Hp 感染,以期根治疾病。

（闫恩平）

第三节　肠道疾病

一、克罗恩病

克罗恩病(CD)是消化道慢性非特异性、肉芽肿性、透壁性炎性疾病;多发生在青壮年,可侵及从口腔到肛门消化道各个部分,但主要累及末端回肠和邻近结肠,呈节段性或跳跃式分布;同时可有胃肠道以外的病变。

【诊断标准】

1.临床表现

(1)腹痛:为最常见症状。腹痛部位常与病变部位一致,常位于右下腹或脐周,为隐痛、钝痛、痉挛性阵痛伴肠鸣,餐后发生,排便后暂时缓解。持续性腹痛和明显压痛提示病变波及腹膜或腹腔内脓肿形成。

(2)排便改变:病程初期腹泻间歇性发作,后期为持续性。每天数次,多无脓血或黏液,病变侵及结肠下段或直肠可有黏液血便及里急后重。

(3)腹部包块:约见于 10%～20% 患者,由于肠粘连、肠壁增厚、肠系膜淋巴结肿大、内瘘或局部脓肿形成所致。多位于右下腹与脐周。

(4)肛门周围病变:包括肛门直肠周围瘘管、脓肿形成及肛裂等病变,见于部分患者,有结肠受累者较多见。可为本病的首发或突出的临床表现。

(5)瘘管形成:因透壁性炎性病变穿透肠壁全层至肠外组织或器官而形成。是克罗恩病的临床特征之一,分为内瘘和外瘘,前者可通向其他肠段、肠系膜、膀胱、输尿管、阴道、腹膜后等处,后者通向腹壁或肛周皮肤。肠段之间内瘘形成可致腹泻加重及营养不良;肠瘘通向的组织与器官因粪便污染可致继发性感染。

(6)全身症状:发热为常见全身表现之一,多为低热或中度发热,不伴畏寒和寒战,呈间歇性发生,当病情加重或出现并发症则可呈高热。此外,因慢性腹泻、食欲不振等导致营养障碍,表现为乏力、消瘦、贫血、低蛋白血症和维生素缺乏。

(7)肠外表现:关节炎、结节性红斑、坏疽性脓皮病、口腔溃疡、慢性活动性肝炎、血栓栓塞性疾病、骨质疏松、继发性淀粉样变性等。

(8)并发症:肠梗阻最常见,其次是腹腔内脓肿,偶可并发急性穿孔或大量便血。直肠或结肠黏膜受累者可发生癌变。肠外并发症有胆结石、尿路结石、脂肪肝等。

2.实验室检查

(1)血液检查:贫血、红细胞沉降率增快、白细胞增多,严重者血清白蛋白、钾、钠、钙降低,凝血酶原时间延长,C-反应蛋白水平明显升高。

(2)粪便检查:隐血试验阳性,有时可见红、白细胞。

(3)抗酿酒酵母抗体可呈阳性。

3.辅助检查

(1)X线检查:胃肠钡餐、钡灌肠、气钡双重造影等检查,X线特征如下。

①肠管狭窄。

②节段性肠道病变,呈"跳跃"现象。

③病变黏膜皱襞粗乱,呈鹅卵石征。

④瘘管或窦道形成。

⑤假息肉与肠梗阻的X线征象。

(2)增强CT检查:对腹腔脓肿诊断有重要价值;了解肠道病变分布、肠腔狭窄程度、瘘道形成以及肠壁增厚及强化等特点,有助于CD的诊断和鉴别诊断。CT表现多为:节段性分布、肠壁增厚、黏膜层强化、肠系膜血管梳状征、肠系膜淋巴结增大等。

(3)MRI检查:有助于瘘管或窦道、脓肿形成、肛门直肠周围病变的诊断。

(4)结肠镜检查:结肠镜需包括全结直肠及末段回肠。可见病变呈节段性分布,病变肠段之间黏膜外观正常。可见纵行溃疡、鹅卵石样改变、肠腔狭窄、炎性息肉等,组织活检可有非干酪性肉芽肿形成及大量淋巴细胞聚集。

(5)病理检查:手术病理是诊断CD唯一标准。主要有节段性全层炎,裂隙样溃疡,非干酪性上皮样肉芽肿等。但以上病理特点并非特异。

4.诊断标准 在没有手术病理的患者,特别是中青年患者有慢性反复发作性右下腹或脐周痛与腹泻、腹块、发热等表现,X线、CT或(及)结肠镜检查发现肠道炎性病变主要在回肠末段与邻近结肠且呈节段性分布者,应考虑本病的诊断。本病诊断,主要根据临床表现和影像检查与结肠镜检查所见进行综合分析,表现典型者可作出临床诊断(如活检黏膜固有层见非干酪坏死性肉芽肿或大量淋巴细胞聚集更支持诊断),但必须排除各种肠道感染性或非感染性炎症疾病及肠道肿瘤。鉴别有困难时需靠手术探查获得病理诊断。长期随访有助确定或修正诊断。

诊断内容应包括临床类型、严重程度、病变范围、肠外表现和并发症。

(1)临床类型:可参考疾病的主要临床表现作出。按疾病行为分型可分为:狭窄型、穿通型和非狭窄非穿通型(炎症型)。

(2)严重程度:疾病活动程度可依据CD活动指数(CDAI)评估,Harvey-Brad-shaw简化CDAI临床更为实用。

(3)病变范围:参考影像学和内镜检查结果确定,可分为小肠型、结肠型、回结肠型。

(4)肠外表现和并发症:肠外表现可有口、眼、关节、皮肤、泌尿以及肝胆等系统受累;并发症可有肠梗阻、脓肿、出血、肠穿孔等。

5.鉴别诊断

(1)肠结核:是要特别关注与鉴别的,诊断CD应首先除外肠结核。肠结核患者既往或现有肠外结核史,不能除外肠结核时,需先行诊断性抗结核治疗4~8周。

(2)小肠恶性淋巴瘤:原发性小肠恶性淋巴瘤可较长时间内局限在小肠,部分患者肿瘤可呈多灶性分布,此时与克罗恩病鉴别有一定困难。小肠恶性淋巴瘤一般进展较快。活检免疫组化可确诊。必要时手术探查。

（3）其他免疫性疾病：溃疡性结肠炎，主要是结肠型 CD 需与溃疡性结肠炎鉴别。

（4）Behcet 病：本病常因消化道溃疡而出现腹痛等症状，重者有肠出血、肠穿孔、瘘管形成等需鉴别。

（5）其他需要鉴别的疾病：包括血吸虫病、慢性细菌性痢疾、阿米巴肠炎、其他感染性肠炎（耶尔森杆菌、空肠弯曲菌、艰难梭菌等感染）、急性阑尾炎、出血坏死性肠炎、缺血性肠炎、放射性肠炎、胶原性肠炎、大肠癌以及各种原因引起的肠梗阻。

【治疗原则】

根据病变部位、严重程度、并发症、对药物的反应及耐受性制订个性化治疗方案，目的是控制发作，维持缓解，防治并发症，促进黏膜愈合。

1.一般治疗　强调戒烟。病变活动期卧床休息，给予高营养低渣食物，适当给予叶酸、维生素 B_{12} 等多种维生素及微量元素。

2.氨基水杨酸制剂　柳氮磺胺吡啶（SASP）仅适用于病变局限在结肠者，美沙拉嗪能在回肠及结肠定位释放，故适用于病变在回肠及结肠者。该类药物一般用于控制轻型患者的活动性；也可用作缓解期或手术后的维持治疗用药，但疗效并不肯定。

3.抗生素　可作为瘘管型 CD、肛周病变的一线治疗。推荐甲硝唑 $10\sim15mg/(kg\cdot d)$、环丙沙星（500mg/次，每日 2 次），单用或联合应用。通常抗生素治疗维持 3 个月，需密切监测副作用，如甲硝唑引起的外周神经病变等。

4.糖皮质激素　是控制病情活动的有效药物，适用于中、重度活动期患者或对氨基水杨酸制剂无效的轻型患者，不适于瘘管型 CD。

糖皮质激素在 CD 的应用必须特别注意以下几点。

（1）给药前必须排除结核与腹腔脓肿等感染的存在。

（2）初始剂量要足（如泼尼松 $40\sim60mg/d$）。

（3）规律减量，病情缓解后剂量逐渐减少，从泼尼松 40mg/d 减至 20mg/d 过程中每 $7\sim10$ 日减 5mg，减至 20mg/d 时每 $14\sim21$ 日减 5mg。

（4）相当部分患者表现为激素依赖，每于减量或停药而复发，这部分患者需尽早给予免疫抑制剂治疗。临床研究证明激素不能作为长期维持治疗。

（5）长期激素治疗应同时补充钙剂及维生素 D 以预防骨病发生。

5.免疫抑制剂　近年研究已确定免疫抑制剂对于 CD 的治疗价值，是大部分 CD 的主要治疗药物。

硫唑嘌呤适用于对糖皮质激素治疗效果不佳或对激素依赖患者，剂量为 $1.5\sim2mg/(kg\cdot d)$。该药显效时间约需 $3\sim6$ 个月，故宜在激素使用过程中加用，继续使用激素 $3\sim4$ 个月后再将激素逐渐减量至停用。约 60% 激素依赖患者可成功停用激素，然后以治疗量的硫唑嘌呤维持治疗，维持时间 1 年以上，甚至 5 年以上。该类药物常见严重不良反应为骨髓抑制等，其他如急性胰腺炎、肝损害。治疗过程中需从小剂量开始服用（如 50mg/d）。甲氨蝶呤可用于硫唑嘌呤不耐受或无效的患者以及伴随关节症状的患者，用法为 $15\sim25mg/$周，肌内注射。

6.生物制剂　抗 TNF-α 单克隆抗体为促炎性细胞因子的拮抗剂，可用于传统治疗无效的中重度活动及瘘管型 CD，以及病情重以及有不良预后因素的患者，可以考虑早期应用，减少并发症。过敏反应为该药常见不良反应,感染、腹腔脓肿、恶性肿瘤、中重度心力衰竭为该药的禁忌证。使用生物制剂前,需常规行 PPD 及胸片检查以除外活动性结核。

7.手术治疗　手术适应证为内科治疗无效及并发症,后者包括完全性肠梗阻,瘘、脓肿形成,急性穿孔或不能控制的大量出血。应注意,对肠梗阻要区分炎症活动引起的功能性痉挛与纤维狭窄引起的机械梗阻,前者经禁食、积极内科治疗可缓解而不需手术;对没有合并脓肿形成的瘘管,积极内科保守治疗有时亦可使其闭合。手术方式主要是病变肠段切除。本病手术后复发率高,术后复发的预防至今仍是难题,美沙拉嗪、甲硝唑或免疫抑制剂可减少复发,宜术后即予应用并长程维持治疗。

二、溃疡性结肠炎

溃疡性结肠炎(UC)是一种慢性非特异性结肠炎症,病变主要累及结肠黏膜及黏膜下层,范围自直肠、远段结肠开始,逆行向近段发展,甚至累及全结肠,5%病例可累及末段回肠(倒灌性回肠炎),呈连续性分布。

【诊断标准】

1.临床表现　一般起病缓慢,少数急聚,病情轻重不一,常反复发作。

(1)腹泻:为主要症状,腹泻轻重不一,轻者每天 2~3 次,重者每天可达 10~30 次,多为黏液脓血便,常有里急后重。

(2)腹痛:腹痛部位一般在左下腹或下腹部,亦可波及全腹,常为阵发性痉挛性疼痛,多发生于便前或餐后,有腹痛-便意-便后缓解规律。

(3)全身症状:急性发作期常有低热或中等发热,重症可有高热,但不伴畏寒或寒战。其他还有上腹不适、嗳气、恶心、消瘦、贫血、水电解质平衡紊乱、低蛋白血症等。

(4)肠外表现:包括外周关节炎、结节性红斑、坏疽性脓皮病、巩膜炎、前葡萄膜炎、口腔复发性溃疡等,这些肠外表现在结肠炎控制或结肠切除术后可缓解或恢复;骶髂关节炎、强直性脊柱炎、原发性硬化性胆管炎等,可与 UC 共存,但与 UC 的病情变化无关。国内报道肠外表现的发生率低于国外。

(5)体征:轻、中型患者仅有左下腹轻压痛。重型和暴发型患者常有明显压痛和肠型。若有腹肌紧张、反跳痛、肠鸣音减弱应注意中毒性巨结肠、肠穿孔等并发症。直肠指检可有触痛及指套带血。

(6)并发症:有大出血、中毒性巨结肠、肠穿孔和癌变等。病程超过 8 年的 UC 患者需定期结肠镜检查并多部位活检以监测不典型增生或癌变。

2.辅助检查

(1)实验室检查

①血液检查:血红蛋白在轻型病例多正常或轻度下降,中、重型病例有轻或中度下降,甚至重度下降。白细胞计数在活动期可有增高。红细胞沉降率加快和C-反应蛋白增高是活动期的标志。

②粪便检查:黏液脓血便,镜检见大量红、白细胞和脓细胞。急性发作期可见巨噬细胞。

粪便病原学检查可排除感染性结肠炎。

③免疫学检查:活动期 IgG、IgM 常增高。外周型抗中性粒细胞胞浆抗体(p-ANCA)可呈阳性。

(2)结肠镜检查:是本病诊断与鉴别诊断的最重要手段之一。应做全结肠及回肠末段检查,直接观察肠黏膜变化,取活组织检查,并确定病变范围。

本病病变呈连续性、弥漫性分布、从直肠开始逆行向上扩展,内镜下所见重要改变如下。

①黏膜粗糙呈细颗粒状,弥漫性充血、水肿,血管纹理模糊,质脆、出血,可附有脓性分泌物。

②病变明显处见弥漫性糜烂或多发性浅溃疡。

③慢性病变见假息肉及桥状黏膜,结肠袋往往变钝或消失。

结肠镜下黏膜活检组织学见弥漫性炎症细胞浸润,活动期表现为表面糜烂、溃疡、隐窝炎、隐窝脓肿;慢性期表现为隐窝结构紊乱、杯状细胞减少。对于急性期重型患者结肠镜检查宜慎重,可仅观察直、乙状结肠。

(3)X 线检查:X 线钡剂灌肠检查所见 X 线征主要表现如下。

①黏膜粗乱及(或)颗粒样改变。

②多发性浅溃疡,表现为管壁边缘毛糙呈毛刺状或锯齿状以及见小龛影,亦可有炎症性息肉而表现为多个小的圆或卵圆形充盈缺损。

③结肠袋消失,肠壁变硬,肠管缩短、变细,可呈铅管状。结肠镜检查比 X 线钡剂灌肠检查准确,有条件宜做结肠镜全结肠检查。

3.诊断标准　具有持续或反复发作腹泻和黏液脓血便、腹痛、里急后重,伴有(或不伴)不同程度全身症状者,在排除细菌性痢疾、阿米巴痢疾、慢性血吸虫病、肠结核等感染性肠炎及克罗恩病、缺血性肠炎、放射性肠炎等非感染性肠炎基础上,具有上述结肠镜检查重要改变中至少 1 项及黏膜活检组织学所见可以诊断本病(没条件进行结肠镜检查,而 X 线钡剂灌肠检查具有上述 X 线征象中至少 1 项,也可诊断本病,但不够可靠)。初发病例如果临床表现和结肠镜改变均不典型者,暂不诊断 UC,需随访 3～6 个月。需强调,本病并无特异性改变,各种病因均可引起类似的肠道炎症改变,故只有在认真排除各种可能有关的病因后才能作出本病诊断。

完整的诊断应包括疾病的临床类型、严重程度、病情分期、病变范围和并发症。

(1)临床类型

①初发型:指无既往史的首次发作。

②慢性复发型:临床上最多见,发作期与缓解期交替。

③慢性持续型:症状持续,间以症状加重的急性发作。

④急性暴发型:少见,急性起病,病情严重,全身毒血症状明显,可伴中毒性巨结肠、肠穿孔、败血症等并发症。上述各型可相互转化。

(2)病情严重程度

①轻型:腹泻每日 4 次以下,便血轻或无,无发热,脉速,贫血无或轻,红细胞沉降率<30mm/h。

②重型:腹泻频繁(每日 6 次或更多)并有明显便血,有发热(>37.5℃),心率>90 次/分,贫血(HGB<75%正常值),红细胞沉降率>30mm/h。

③中型:介于轻型与重型之间。

(3)病情分期:分为活动期和缓解期。Southerland 疾病活动指数(DAI),也称为 Mayo 指数,可用来评估病情分期。

(4)病变范围:可分为直肠炎、直肠乙状结肠炎、左半结肠炎(结肠脾曲以下)、广泛性或全结肠炎(病变扩展至结肠脾曲以上或全结肠)。

(5)并发症:可有大出血、中毒性巨结肠、肠穿孔和癌变等。中毒性巨结肠定义为急性结肠扩张,横结肠直径超过 6cm,结肠袋消失;多发生在暴发型或重症溃疡性结肠炎患者。常因低钾、钡剂灌肠、使用抗胆碱能药物或阿片类制剂而诱发。临床表现为病情急剧恶化,毒血症明显,有脱水与电解质平衡紊乱,出现肠型、腹部压痛,肠鸣音消失。血常规白细胞计数显著升高。

4.鉴别诊断

(1)急性感染性结肠炎:各种细菌感染,如痢疾杆菌、沙门菌、直肠杆菌、耶尔森菌、空肠弯曲菌等。急性发作时发热、腹痛较明显,外周血血小板不增加,粪便检查可分离出致病菌,抗生素治疗有效,通常在 4 周内消散。

(2)阿米巴肠炎:病变主要侵犯右半结肠,也可累及左半结肠,结肠溃疡较深,边缘潜行,溃疡间的黏膜多属正常。粪便或结肠镜取溃疡渗出物检查可找到溶组织阿米巴滋养体或包囊。血清抗阿米巴滋养体抗体阳性。抗阿米巴治疗有效。

(3)血吸虫病:有疫水接触史,常有肝脾大,粪便检查可发现血吸虫卵,孵化毛蚴阳性,直肠镜检查在急性期可见黏膜黄褐色颗粒,活检黏膜压片或组织病理检查发现血吸虫卵。免疫学检查亦有助于鉴别。

【治疗原则】

根据病情严重程度、病变范围、病程、既往治疗反应和有无并发症制订个体化的治疗方案。治疗目标是缓解症状及维持治疗。

1.一般治疗　强调休息、饮食和营养。对活动期患者应予流质饮食,待病情好转后改为富营养少渣饮食。病情严重应禁食,并予完全胃肠外营养治疗。如患者的情绪对病情有影响,可予心理治疗。

2.药物治疗

(1)氨基水杨酸制剂:柳氮磺胺吡啶(SASP)是治疗本病的常用药物。该药口服后大部分到达结肠,经肠菌分解为 5-氨基水杨酸与磺胺吡啶,前者是主要有效成分。适用于轻、中度活动期患者或重度经糖皮质激素治疗已有缓解者。用药方法 4g/d,分 4 次口服;病情缓解可减量使用,改为维持量 2g/d,分次口服。直接口服 5-ASA 由于在小肠已大部分被吸收,在结肠内不能达到有效药物浓度,近年已研制成 5-ASA 的特殊制剂,使其能到达结肠发挥药效,这类制剂有美沙拉嗪、奥沙拉嗪和巴柳氮。5-ASA 新型制剂疗效与 SASP 相仿,优点是不良反应明显减少,但价格昂贵,因此其最适用于对 SASP 不能耐受者。5-ASA 的灌肠剂及栓剂,适用于病变局限在直肠者。

(2)糖皮质激素:对急性发作期有较好疗效。适用于对氨基水杨酸制剂疗效不佳的轻、中度患者,中度活动期患者及急性暴发型患者。一般予口服泼尼松 0.75～1.0mg/d;重症患者可予静脉制剂,如氢化可的松 300mg/d 或甲基泼尼龙 40mg/d,7～14 天后改为口服泼尼松 50～60mg/d。病情缓解后逐渐减量至停药。注意减药速度不要太快以防反跳,减药期间加用氨基水杨酸制剂逐渐接替激素治疗。病变局限在直肠、乙状结肠患者,可用琥珀酸钠氢化可的松(不能用氢化可的松醇溶制剂)100mg 加生理盐水 100ml 做保留灌肠,每天 1 次,病情好转后改为每周 2～3 次,疗程 1～3 个月。

(3)免疫抑制剂:硫唑嘌呤可用于对激素治疗效果不佳或对激素依赖的慢性持续活动性患者,加用这类药物后可逐渐减少激素用量甚至停用,使用方法及注意事项同克罗恩病。对重度全结肠型 UC 急性发作静脉用糖皮质激素治疗 7～10 天无效为激素抵抗,应用环孢素 2mg/(kg·d)静脉滴注 7～14 天,有效者改为口服 4～6mg/(kg·d),由于其肾毒性,疗程多在 6 个月减停,其间加用硫唑嘌呤;部分患者可取得暂时缓解而避免急诊手术。

3.外科治疗　紧急手术指征为:并发大出血、肠穿孔、重度 UC 患者特别是合并中毒性巨结肠经积极内科治疗无效且伴严重毒血症状者;激素抵抗用环孢素也无效者。

择期手术指征如下。

(1)并发结肠癌变。

(2)慢性持续型病例内科治疗效果不理想而严重影响生活质量或虽然用糖皮质激素可控制病情但糖皮质激素不良反应太大不能耐受者。

一般采用全结肠切除加回肠造瘘术。国际上近年主张采用全结肠、直肠切除、回肠贮袋-肛管吻合术(IPAA),即切除全结肠并剥离部分直肠黏膜,保留了肛门排便功能,大大改善了患者的术后生活质量。

三、嗜酸细胞性胃肠炎

嗜酸细胞性胃肠炎也称嗜酸性胃肠炎(EG)。随着人们对 EG 认识的提高和内镜下病理学检查的广泛使用,EG 在临床工作中并不少见。Kaijiser 在 1937 年首次报道了 3 例 EG 患者,典型的 EG 以胃肠道的某些部位弥散性或局限性嗜酸性粒细胞浸润、胃肠道黏膜糜烂、水肿增厚为特点。临床表现有上腹部痉挛性疼痛,可伴恶心、呕吐、发热或特殊食物过敏史。约 80% 的患者外周血嗜酸性粒细胞高达 15%～70%。本病通常累及胃窦和近端空肠、回肠末端,结肠则以回盲部及升结肠较多见。

EG 病因不甚明确,一般认为是对外源性或内源性过敏原的过敏反应所致。近半数患者个人或家族有哮喘、过敏性鼻炎、湿疹或荨麻疹病史;部分患者的症状可由某些食物如牛奶、蛋类、羊肉、海虾或某些药物等诱发。

【诊断标准】

1.临床表现　本病缺乏特异的临床表现,症状与病变的部位和浸润程度有关,一般分为两型。

(1)弥漫型:多见于 30～50 岁,男性略多于女性。病程可长达数十年。80% 患者有胃肠道症状,主要表现为上腹部痉挛性疼痛,伴恶心、呕吐、发热,发作无明显规律性,可能与某些食物有关,用抗酸解痉剂不能缓解,但可自行缓解。

嗜酸粒细胞浸润以黏膜为主者多出现消化道出血、腹泻、吸收不良、肠道蛋白丢失、低蛋白血症、缺铁性贫血及体重减轻等。约50%的患者有哮喘或过敏性鼻炎、湿疹或荨麻疹。粪便潜血试验阳性。80%患者外周血嗜酸粒细胞增高。血清蛋白降低,D-木糖耐量试验异常。X线胃肠钡餐检查正常或显示黏膜水肿征。内镜检查可见黏膜充血、水肿或糜烂;黏膜病理学检查可见嗜酸粒细胞浸润。如果嗜酸粒细胞浸润以肌层为主引起胃、小肠壁显著增厚、僵硬,患者往往出现幽门梗阻或小肠不完全性梗阻的症状及体征。弥漫型嗜酸细胞性胃肠炎诊断靠胃肠道黏膜病理组织学,黏膜下和肌层可见广泛成熟的嗜酸性粒细胞浸润,嗜酸性粒细胞也可能向浆膜层延伸。如果嗜酸粒细胞浸润到浆膜层常可发生腹水或胸水,胸腹水液体中可含大量嗜酸性粒细胞。剖腹探查常见嗜酸性粒细胞浸润增厚的小肠浆膜。

(2)局限型:多见于40～60岁,男女发病率无明显差别。主要症状为上腹部痉挛性疼痛、恶心、呕吐,起病较急,病程较短。患者过敏史不明显,外周血象仅少数有嗜酸粒细胞增多。内镜检查见黏膜充血、水肿,甚至可有息肉样肿块形成,易误诊为肿瘤或克罗恩病;X线胃肠钡餐造影可显示胃窦增厚、僵硬、胃窦部狭窄,可有光滑圆形或卵圆形及分叶状充盈缺损,类似肿瘤;组织病理学检查可见大量嗜酸性粒细胞浸润。

2. Leinbach 提出的诊断依据

(1)进食特殊食物后出现胃肠道症状和体征。

(2)周围血中嗜酸粒细胞增多。

(3)组织学证实胃肠道有嗜酸粒细胞增多或浸润。

3.鉴别诊断　要除外寄生虫感染引起的血嗜酸粒细胞增多,如钩虫、血吸虫、绦虫、囊类圆线虫所致的寄生虫病。某些胃肠道的肿瘤或淋巴瘤也可有周围血嗜酸粒细胞增高。

【治疗原则】

寻找和发现引起嗜酸性粒细胞升高和浸润的原因,缓解和控制症状。

1.发现饮食或者其他引起嗜酸粒细胞增多的原因并加以控制。可进行有关过敏原的检查。

2.糖皮质激素的应用激素对本病有良好疗效。

3.色甘酸二钠是肥大细胞稳定剂,有抗过敏的作用。色甘酸二钠的用法为40～60mg/次,每日3次,口服。

4.可以选择 H_1 和 H_2 受体的阻滞剂。法莫替丁 20mg/次,每日 2 次,口服。氯雷他定10mg/次,每日 1 次,口服。

四、缺血性肠病

缺血性肠病是20世纪60年代提出的一组具有一定临床病理特点的独立性疾病,该病为肠壁血液灌注不良引起的肠壁缺血性病变,可累及整个消化道,主要累及结肠。可分为急性肠系膜缺血(AMI)、慢性肠系膜缺血(CMI)及缺血性结肠炎(IC)。病因多为血管病变,肠系膜上动脉、肠系膜下动脉血管病变是引起肠道缺血的主要病理基础。血管病变是否引起肠病变、病变的严重程度及进展状况或结局等，与缺血持续时间、范围、缺血程度、受损血管及侧支循环、肠内压、肠功能、肠对缺血缺氧的耐受性以及肠内过度生长细菌的毒力等有关。另外，全身性血管病变累及腹腔血管时，如结节性多动脉炎、系统性红斑狼疮等多种免疫系统疾病，也可以使肠管血液供应不良而出现缺血性改变。非血管病变，与肠壁血流急剧减少有关，如心力衰竭、休克、大出血、败血症、严重脱水等。真性红细胞增多症、血小板增多症、肿瘤等疾病使血液呈高凝状态，导致血流缓慢，血栓形成堵塞肠道血管可诱发该病的发生。肠腔压力增高也是重要的发病因素之一，老年人便秘，使肠腔压力增加，可导致肠壁血供减少，最终导致肠壁局限性缺血。

【诊断标准】

本病目前尚无统一的诊断标准。诊断依赖于综合发病病因、临床表现及辅助检查。

1.临床表现　慢性缺血性肠病主要表现为腹痛、间断便血、肠排空障碍（表现为腹胀、排便次数减少）。

急性缺血性肠病分为两个阶段，一是肠激惹的表现，主要是腹痛、腹泻、血便；另一个是出现肠坏死及腹膜炎表现，如腹部反跳痛、肌紧张等。

目前认为，剧烈急性腹痛、器质性心脏病和强烈消化道排空症状是急性缺血性肠病的三联征。

2.辅助检查

（1）腹部X线检查：是AMI最基本的检查。最典型征象是"指压痕"征，为增厚的肠壁黏膜下水肿所致。部分患者因肠痉挛致肠腔内气体减少，亦有部分患者因肠梗阻范围较广致肠腔内充满气体。钡灌肠检查可见受累肠段痉挛、激惹；病变发展后期，可由于黏膜下水肿、皱襞增厚等原因致使肠管僵硬似栅栏样；同时肠腔内钡剂充盈形成扇形边缘。溃疡形成后，可见黏膜粗糙，呈齿状缺损。钡剂检查可能加重肠缺血甚至引起肠穿孔，腹膜刺激征阳性患者禁忌钡剂检查。

（2）超声检查：为无创性影像学检查，操作简便、迅速而有效。B型超声能显示腹腔动脉、肠系膜上动脉、肠系膜下动脉和肠系膜上静脉的狭窄和闭塞；脉冲多普勒超声能测定血流速度，对血管狭窄有较高的诊断价值。超声检查其他征象有：肠壁增厚、腹水、膈下积气、门静脉-肠系膜静脉内积气。

（3）计算机体层摄影术（CT）检查：CT增强扫描和CT血管成像（CTA）可观察肠系膜动脉主干及其二级分支的解剖情况，但对观察三级以下分支不可靠。AMI直接征象为肠系膜上动脉不显影、腔内充盈缺损、平扫可为高密度（亚急性血栓）；间接征象有肠系膜上动脉钙化，肠腔扩张、积气、积液；门静脉-肠系膜静脉内积气、肠系膜水肿、肠壁增厚。肠壁积气、腹水等则提示肠管坏死。CMI直接征象为动脉狭窄、动脉不显影、腔内充盈缺损等；间接征象有血管壁钙化、侧支形成、肠腔扩张、肠系膜水肿、肠壁增厚。

（4）磁共振成像（MRI）检查：一般不作为急诊检查方法。MRI可显示肠系膜动、静脉主干及主要分支的解剖，但对判断狭窄程度有一定假阳性率。MRI对判断血栓的新旧、鉴别可逆性和不可逆性肠缺血有很高价值。

（5）肠镜检查：是缺血性结肠炎主要诊断方法。镜下分为 3 型。

①一过型、狭窄型和坏疽型。一过型表现为黏膜充血、水肿、增厚，黏膜下出血，血管纹理模糊，部分黏膜可见多发性浅溃疡，病变部位与正常黏膜界限清楚，节段性改变之间黏膜正常。

②狭窄型表现为黏膜充血水肿明显，伴糜烂、溃疡、出血，肠腔明显狭窄。

③坏疽型是缺血性结肠炎最严重缺血损伤，可引起透壁性梗死。病理组织学可见黏膜下层有大量纤维素血栓和含铁血黄素细胞，为此病特征。AMI 如累及结肠，内镜改变与 IC 大致相同；CMI 内镜检查无确切意义，但可排除其他疾病。

（6）选择性血管造影：是诊断的金标准，可以鉴别栓塞与血栓形成，并且是肠系膜动脉痉挛导致非闭塞性肠系膜缺血唯一的诊断方法，对非闭塞性肠系膜缺血的诊断有着显著的优势，诊断价值优于 CTA。并可在诊断的同时直接进行血管内药物灌注治疗和介入治疗。

（7）同位素检查：用同位素锝 99（^{99}Tc）和铟 111（^{111}In）放射性核素标记血小板的单克隆抗体，注射人体后行 γ 照相，能显示急性肠系膜血管闭塞的缺血区，目前该技术已逐步用于临床，估计有较好的应用前景。

3.实验室检查

（1）外周血白细胞增高，常＞10×10^9/L。大便潜血常阳性。血清肌酸激酶（CK）、乳酸脱氢酶（LDH）、碱性磷酸酶（ALP）也可增高。但血清酶和生化指标的测定对 AMI 诊断缺乏特异性。

（2）D-二聚体是血栓及栓塞的重要指标，D-二聚体升高对本病的诊断有一定意义，但其升高程度与病情严重程度的关系仍需进一步研究。

【治疗原则】

（一）内科治疗

1.一般治疗原则　对怀疑肠系膜缺血的患者应立即禁食，必要时胃肠减压、静脉营养支持。应密切监测血压、脉搏、每小时尿量，必要时测中心静脉压或肺毛细血管楔压。积极治疗原发病。纠正水、电解质平衡紊乱。早期使用广谱抗生素预防菌血症。

2.药物治疗

（1）AMI 的治疗

①初期处理：复苏，包括减轻急性充血性心力衰竭。纠正低血压、低血容量和心律失常。

②早期应用广谱抗生素：AMI 患者血培养阳性的比例高。应用抗生素以防肠缺血症状加重、诱发或加速肠管坏死；慎用肾上腺糖皮质激素，以免坏死毒素扩散，抗菌谱应覆盖需氧及厌氧菌，尤其抗革兰阴性菌抗生素，常用喹诺酮类和甲硝唑，严重感染者可用三代头孢菌素。

③应用血管扩张剂：AMI 一经诊断应立即用罂粟碱 30mg 肌内注射，继以 30mg/h 的速率经泵静脉输注，每日 1～2 次。疗程 3～7 天，少数患者可用至 2 周。同时尽可能避免使用血管收缩剂、洋地黄类药物以防肠穿孔。

④抗栓治疗：急性期抗血小板治疗，可用阿司匹林 200～300mg/d 或氯吡格雷 150～300mg/d，应密切观察。防治出血；抗凝及溶栓治疗，主要适用于肠系膜静脉血栓形成，确诊后尽早使用尿激酶 50 万 U，静脉滴注，1 次/日，溶栓治疗；并给予肝素 20mg，静脉滴注，1 次/6小时，抗凝治疗，疗程 2 周；抗凝治疗不能溶解已形成的血栓。但能抑制血栓蔓延。配合机体

自身的纤溶系统溶解血栓。对于急性肠系膜动脉血栓,一旦诊断,对有适应证者应尽早进行介入治疗。

(2)CMI 的治疗

①轻症患者,应重新调整饮食,少食多餐。避免进食过多或进食不易消化的食物。

②餐后腹痛症状明显的患者,亦可禁食。给予肠外营养。

③应用血管扩张剂,如丹参 30～60ml 加入 250～500ml 葡萄糖注射液中,静脉滴注,1～2 次/日,可减轻症状,或低分子右旋糖酐 500ml,静脉滴注 1 次/6～8 小时,促进侧支循环的形成。

(3)IC 的治疗:

①禁食。

②静脉营养。

③应用广谱抗生素。

④积极治疗心血管系统原发病。停用血管收缩药(肾上腺素、多巴胺等)。

⑤应用肛管排气缓解结肠扩张。

⑥应用血管扩张药物:如罂粟碱 30mg,肌内注射,1 次/8 小时,必要时可静脉滴注;前列地尔 10μg,静脉滴注,1 次/日;或丹参 30～60ml 加入 250～500ml 葡萄糖注射液,静脉滴注,1～2次/日。疗程 3～7 天,少数患者需 2 周。

⑦持续进行血常规和血生化监测,直到病情稳定。

⑧若患者腹部触痛加重,出现肌紧张、反跳痛、体温升高及肠麻痹,表明有肠梗死。需立即行手术治疗。

(二)介入治疗

一旦确诊为非闭塞性肠缺血,无论有无腹膜炎体征,都可以经造影导管向动脉内灌注血管扩张剂。罂粟碱被证明是一种安全可靠的药物,在用药过程中,应反复进行血管造影来动态观察血管痉挛情况,如果注药后,血管痉挛缓解,腹痛逐渐减轻或消失,可以逐渐停止灌药,一般持续用药小于 5 日。如果灌药后病情无明显缓解,还出现腹膜炎的体征,则应急诊行剖腹探查术。对于慢性缺血性肠病的患者,在溶栓或取栓的同时,行血管成形术或支架置入术,有助于恢复动脉血流,降低复发的机会。这种治疗技术成功率高,并发症发生率很低,其安全性和开腹血管重建手术相比具有无可比拟的优势。

(三)手术治疗

患者在积极保守过程中出现以下情况应积极予剖腹探查。

1.经过规范药物保守治疗病情仍继续进展。

2.腹膜炎体征明显或出现肠管缺血坏死征象。

3.持续严重便血,经其他治疗效果欠佳。

4.体温、白细胞计数持续升高。

即使腹部症状体征不明显,也应考虑手术治疗。外科手术的关键是正确判断肠管的组织活力,坏死肠管切除术中应争取最大可能地恢复缺血肠管的血运,保留有生机的肠管,以免术后出现短肠综合征。但手术死亡率也极高,手术的效果与病情轻重、肠黏膜损害程度、切除肠段长短及手术方式有关。一般而言,AMI 经及时治疗死亡率仍高达 50%～80%,临床误诊直到出现肠道梗死,则死亡率高达 90%。

随着人口老龄化、动脉硬化相关疾病发病率增加。缺血性肠病的患病率也有所增加,诊治的关键在于早期明确诊断、早期治疗。

五、放射性肠炎

放射性肠炎(RE)是指因腹盆腔恶性肿瘤接受放射治疗后引起的小肠、结直肠放射性损伤,分为急性和慢性放射性肠炎。急性放射性肠炎(ARE)以腹泻、腹痛为主要表现,常在放疗开始后较短时间内出现,多在 3 月内恢复,是一过性、可自愈的。持续 3 个月以上的放射性肠道损伤,称为慢性放射性肠炎(CRE)。

RE 病理改变主要为肠黏膜和血管结缔组织受损,分为急性、亚急性、慢性病变等 3 个阶段。急性病变在照射期或照射后 2 月内发生,小肠黏膜变薄,绒毛缩短,毛细血管扩张,炎性细胞浸润。亚急性病变约发生在照射后 2~12 月,黏膜下小动脉内皮细胞肿胀,形成闭塞性脉管炎,黏膜下层纤维增生,平滑肌透明变性。慢性病变发生在照射 12 个月后,出现受累肠黏膜的糜烂、溃疡,肠壁增厚,肠腔狭窄,肠系膜缩短僵硬,直至肠壁穿孔或瘘管形成。

RE 发生呈放射剂量依赖性,胃肠道最小耐受剂量到最大耐受剂量的放射剂量在食管为 60~75Gy,小肠和结肠为 45~65gy、直肠为 55~80Gy,当治疗放射剂量超过此范围时易发生 RE。RE 的发病机制尚不明确,肠道正常组织对射线的耐受性较肿瘤组织差,放射线的能量效应引起组织细胞内产生氧自由基。而氧自由基可以破坏 DNA 螺旋结构,阻断 DNA 转录和复制,导致细胞死亡。进而对肠道机械屏障、免疫屏障、化学屏障及生物屏障进行损伤,引起 RE。

【诊断标准】

1.临床表现　RE 的症状可在治疗第 1~2 周内发生,也可在治疗完成后 6 个月或更长时间发生。包括腹泻、黏液便、腹痛、便血、便秘、肠梗阻等,患者普遍存在吸收不良和营养不良。RTOG/EORTC 评分标准是目前临床症状方面公认的放射反应评分标准,该评分将放疗后可能出现的临床症状按其严重程度进行分级来评价临床病变程度。

2.内镜表现　RE 内镜下改变包括毛细血管扩张、黏膜充血、溃疡、狭窄、坏死等,其中以毛细血管扩张最典型。VRS 评分将上述 5 种改变根据不同程度进行分级。

(1)黏膜充血:0 级(无),1 级(局限性的黏膜变红且水肿),2 级(弥漫非融合的黏膜变红且水肿),3 级(弥漫且融合的黏膜变红且水肿)。

(2)毛细血管扩张:0 级(无),1 级(单个毛细血管扩张),2 级(多个非融合毛细血管扩张),3 级(多个融合毛细血管扩张)。

(3)溃疡:0 级(无),1 级(溃疡面积小于 $1cm^2$),2 级(溃疡面积大于 $1cm^2$),3 级(深溃疡),4 级(深溃疡形成瘘或穿孔)。

(4)狭窄:0 级(无),1 级(病变肠腔直径大于 2/3 原肠腔直径),2 级(病变肠腔直径为 1/3~2/3 原肠腔直径),3 级(病变肠腔直径小于 1/3 原肠腔直径),4 级(完全闭塞)。

(5)坏死:0 级(无),1 级(有)。

3.诊断标准

(1)盆腹腔肿瘤患者经过放射治疗。

(2)治疗中或治疗后出现消化道症状。

(3)有内镜下表现。

(4)排除肿瘤复发。

【治疗原则】

目前针对 RE 尚缺乏标准规范化的治疗措施,据文献报道,有以下治疗方法供参考。

1.适当减小放射剂量　RE 发生呈放射剂量依赖性,因此在不影响疗效的基础上可适当减小放射剂量。

2.营养支持　RE 患者多表现为腹泻、甚至出现消化道出血,CRE 患者可以合并肠梗阻。因此 RE 患者需禁食、行肠外营养支持。长期的肠外营养不利于肠黏膜修复和肠黏膜屏障的保护,因此当腹泻和消化道出血得到控制后,营养方式应从肠外营养逐渐向肠内营养过渡。除常规营养支持用药外,可以联合应用谷氨酰胺、N-乙酰半胱氨酸等,发挥维持肠道黏膜正常结构和功能、提供肠道免疫力、保护肠屏障功能。

3.药物治疗

(1)肠黏膜保护剂:可通过灌肠局部用药。

①硫糖铝:解离形成硫酸蔗糖阴离子并聚合成黏性糊剂,与溃疡创面上带正电荷的蛋白质或坏死组织结合,形成保护膜。2g,2 次/日。

②思密达(蒙脱石散):具有层纹状结构及非均匀性电荷分布,与黏液蛋白结合,增强黏膜屏障对攻击因子的防御能力。3g,2 次/日。

③康复新液:有效成分为多元醇类、肽类和黏糖氨酸,可以促进表皮细胞生长、肉芽组织增生、血管新生,改善肠黏膜创面微循环、加速机体病损组织修复再生,增强机体免疫功能等作用,从而增加肠道黏膜对攻击因子的抵抗力。20ml,2 次/日。

(2)调节肠道菌群:RE 患者多存在菌群失调,因此调节菌群失调至关重要。常用药物包括双歧三联活菌、地衣芽孢杆菌、枯草杆菌等。

(3)抗炎药物

①乙酰水杨酸类药物:COX-2 通路参与 RE 的发生,通过 COX-2 抑制剂来抑制 COX-2 的活性而抑制前列腺素 E 的合成,能显著减轻患者腹痛、腹胀及腹泻等症状。

②甾体类激素:此类激素保留灌肠对急慢性 RE 也有一定的疗效。

4.高压氧治疗　能改善放射性肠炎因血管内皮损伤导致的组织缺血、缺氧、微循环衰竭,提高血氧分压和血氧含量,减轻组织损伤,加速溃疡愈合,促进组织修复。

5.甲醛烧灼　甲醛通过使蛋白质凝固,在黏膜层新生血管内产生血栓从而起到止血作用,作用表浅。局部应用甲醛对顽固性放射性直肠炎出血疗效比较确切,具有价格低廉、实用性强、效果不满意可反复治疗等优点。但甲醛也是一种固定剂,刺激性强,方法不当有可能引起急性结肠炎、排粪失禁、直肠狭窄及肛门区疼痛等。

6.内镜下治疗　包括激光治疗、氩离子凝固治疗(APC)。早期的激光治疗为掺钕钇铝石榴石激光,因其治疗深度不易控制已被钾钛磷酸盐激光治疗代替。APC 采用单电极技术,将氩离子通过电流非接触性地用于病变表面,其深度不超过 3mm,且氩离子束可以自动导向需治疗的组织表面,对病灶进行治疗。

7.手术治疗　手术适应证包括肠梗阻、肠穿孔、肠瘘、肠道大出血,或经反复保守治疗无效的顽固性症状。手术原则应当以解决临床症状为首要目标,提高患者预后及远期生活质量。手术方式包括一期肠切除吻合及短路、造口等保守性手术。

六、伪膜性肠炎

伪膜性肠炎(PMC)是主要发生于结肠的急性黏膜坏死性炎症,并覆有伪膜。

此病常见于应用抗生素治疗之后(特别是林可霉素、氯林可霉素、氨基苄青霉素、羟氨苄青霉素等),抑制了肠道内的正常菌群,使难辨梭状芽孢杆菌(亦称艰难梭菌)得以迅速繁殖并产生毒素而致病。但粪中毒素的效价高低与病情的轻重并不平行。由此说明该菌毒素并非影响疾病严重程度的唯一因素。

本病主要发生在结肠,偶见于小肠。病变肠黏膜的肉眼观察,可见凝固性坏死,并覆有大小不一、散在的斑点状黄白色伪膜,从数毫米至 30mm。严重者伪膜可融合成片。

【诊断标准】

1.临床表现

(1)腹泻是最主要的症状,多在应用抗生素的 4～10 天内,或在停药后的 1～2 周内,或于手术后 5～20 天发生。发病年龄多在 50～59 岁,女性稍多于男性。起病大多急骤,病情轻者仅有轻度腹泻,重者可呈暴发型,病情进展迅速。腹泻程度和次数不一,轻型病例,大便每日 2～3 次,可在停用抗生素后自愈。重者有大量腹泻,大便每日可 30 余次之多,有时腹泻可持续 4～5 周,少数病例可排出斑块状伪膜,血粪少见。

(2)腹痛为较多见的症状,有时伴发热、恶心、呕吐、腹胀,严重时有腹膜刺激征,以致可被误诊为急腹症、手术吻合口漏等。

(3)部分患者心动过速、发热、谵妄,以及定向障碍、低血压、休克、严重脱水、电解质失平衡以及代谢性酸中毒、少尿,甚至急性肾功能不全。

2.辅助检查

(1)实验室检查:周围血白细胞增多,多在 $10×10^9/L$～$20×10^9/L$ 以上,甚至高达 $40×10^9/L$ 或更高,以中性粒细胞增多为主。粪常规检查无特异性改变,仅有白细胞,肉眼血便少见。对有 PMC 临床征象者,连续直接粪涂片查杆/球菌比例是简便可靠的诊断方法。正常人粪杆/球菌比例为(3～5):1,PMC 早期可为(3～4):1,但 1～2 天后,杆/球菌比例明显失调为 1:1 甚至倒置,可助确诊(涂片以难辨梭状芽孢杆菌 G^+ 杆菌为主,G^- 杆菌减少)。

(2)特异性检测:以下 3 种方法中的一种或者结合几种联合检测,其中之一阳性有助于明确诊断。

①细胞培养中的细胞毒素检测。

②艰难梭菌毒素 A、肠毒素、或者毒素 A 和毒素 B 的酶免疫测定(EIA)检测。

③艰难梭菌的厌氧培养。

(3)内镜检查:在高度怀疑本病时,应及时做内镜检查。本病常累及左半结肠,而直肠可无病变。如在初期未发现典型病变者尚需重复进行。早期或治疗及时者,内镜可无典型表现,肠黏膜可正常,或仅有轻度充血、水肿。严重者可见到黏膜脆性增强及明显溃疡形成,黏膜表面覆有黄白或黄绿色伪膜。

(4)X 线检查:腹部平片可显示肠麻痹或轻、中度肠扩张。钡剂灌肠检查可见肠壁增厚,显著水肿,结肠袋消失。部分病例可见到肠壁间有气体,此征象为部分肠壁坏死,结肠细菌侵入所引起;或可见到溃疡或息肉样病变表现。上述 X 线表现缺乏特异性,故诊断价值不大。空气钡剂对比灌肠检查可提高诊断价值,但有肠穿孔的危险,应慎用。

(5)其他检查:B 超检查可见肠腔扩张及积液。CT 扫描示肠壁增厚、皱襞增粗。

3.鉴别诊断   本病应与溃疡性结肠炎、结肠克罗恩病、缺血性肠炎以及艾滋病结肠炎等相鉴别。

【治疗原则】

1. PMC 确诊   在病情允许情况下应立即停用相关抗菌药物。

2.支持疗法及抗休克治疗   及时静脉补充足量液体和钾盐等。补液量根据失水程度决定,或口服葡萄糖盐水补偿氯化钠的丢失,纠正电解质失平衡及代谢性酸中毒。如有低血压可在补充血容量基础上使用血管活性药物。在常规治疗基础上加用肠外和肠内营养支持治疗可缩短疗程,增强疗效。

3.抗艰难梭菌治疗

(1)灭滴灵:一般用法是 250mg,每天 3～4 次,口服 7～10 天,95％患者治疗反应良好,用药后 2 天发热和腹泻可获缓解,腹泻一般在 1 周内消失,治疗后 72 小时内粪中测不到毒素 B。重症病例频繁呕吐时可用静脉滴注法给药,但疗效明显低于口服给药法。用药期间应禁酒。

(2)万古霉素:口服不吸收,对肾脏无损害,在肠内可达高浓度,一般用法为 125～250mg,每日 4 次口服,共 7～10 天。静脉用药肠内浓度低,不宜采用。

4.其他药物治疗   消胆胺 2～4g,每日服 3～4 次,共服 7～10 天。此药能与毒素结合,减少毒素吸收,促进回肠末端对胆盐的吸收,以改善腹泻症状。口服乳酸杆菌制剂(如乳酶生)或其他益生菌制剂、维生素 C 以及乳糖、蜂蜜、麦芽糖等扶植大肠杆菌;口服叶酸、复合维生素 B、谷氨酸及维生素 B_{12} 以扶植肠球菌。

5.外科治疗   如为暴发型病例,内科治疗无效,而病变主要在结肠,或有显著的肠梗阻、中毒性巨结肠、肠穿孔时,可考虑行结肠切除或改道性回肠造口术。

【预防原则】

严格掌握抗生素应用的指征、疗程、个体差异,坚决摒弃滥用抗生素的不良习惯是预防本病的最好方法。应用抗生素时,对易发者可使用乳酸菌素或肠微生态制剂。

七、小肠消化与吸收不良综合征

吸收不良综合征是指各种原因引起的小肠消化、吸收功能减损,以致营养物质不能正常吸收,而从粪便中排泄,引起营养缺乏的临床综合症候群。吸收不良综合征通常包括消化或吸收过程的障碍或两者共同的缺陷所造成的吸收不良。消化不良会影响营养成分的吸收,而吸收不良时消化功能虽好亦无用,故广义的吸收不良综合征包括消化不良与吸收不良,又称为消化吸收不良综合征。消化和吸收的生理过程十分复杂,吸收不良综合征的病因和发病机制也多种多样,凡影响消化和吸收正常生理的各种原因,均可引起吸收不良综合征。吸收不良综合征的病因包括腔内原因(消化不良)、黏膜异常(吸收不良)、运送异常(淋巴、血液回流障碍)、系统性疾病等。虽其病因复杂,但临床表现和实验室检查方面大致相同。

【诊断标准】

1.临床表现　吸收不良综合征的临床表现多样,包括原发病的症状和吸收不良的症状两个方面。后者的临床表现如下。

(1)腹泻及其他胃肠道症状:腹泻为最主要的症状,且最具有特征性。糖吸收不良导致渗透性腹泻。脂肪吸收不良、回肠功能障碍或回肠切除术后可导致分泌性腹泻。脂肪吸收不良所致的典型腹泻,表现为粪量多、不成形、腐臭味、浅黄或灰白色有油脂样光泽或泡沫。轻度脂肪泻可无明显大便改变。伴有腹胀、肠鸣、腹部不适。部分患者可有食欲不振、恶心、呕吐。腹痛不常见,慢性胰腺炎、肠梗阻、肠道炎症可有腹痛。

(2)营养缺乏症状:体重减轻、乏力为主要全身症状,由营养物质吸收不足伴食欲不振引起。低蛋白血症时可出现水肿。

(3)维生素和电解质缺乏症状:可出现不同程度的各种维生素缺乏或电解质不足的症状。如贫血(铁、叶酸、维生素 B_{12} 缺乏),出血倾向(维生素 K 缺乏),骨痛、手足搐搦和骨质脱钙(维生素 D、钙、镁缺乏),周围神经病、舌炎、口角炎(维生素 B 族缺乏),夜盲、皮肤粗糙和过度角化(维生素 A 缺乏),全身无力、生理少尿、夜尿(钾缺乏)等。

2.辅助检查　主要依靠多种实验室检查辅以器械检查,并应结合临床表现进行特异性定位检查或逐步筛选检查。对复杂病例需多种方法分步联合检测。

(1)血液检查

①常规及生化检查:常有贫血,叶酸、维生素 B_{12} 或铁蛋白水平下降,血清白蛋白、胆固醇下降,碱性磷酸酶活性增高,血清钙、磷、镁、锌、钾下降等。

②血清胡萝卜素测定:是脂肪吸收不良的非特异性实验。小肠吸收不良时明显降低,胰源性消化不良可正常或轻度降低。

③乳糖耐量试验:主要用于检查双糖酶缺乏。乳糖酶缺乏者,血糖水平上升不明显,同时可出现腹鸣、腹痛、嗳气等乳糖不耐受症状。

(2)粪便检查

①粪脂肪定性检查:粪便脂质主要来源是食物,部分来源于胃肠道分泌、细胞脱落和细菌的代谢产生。由于脂肪的消化或吸收能力减退,粪便中的总脂量可以大大增加。临床上可根据粪涂片苏丹Ⅲ染色观察脂肪滴作为初筛试验。

②粪脂肪定量测定:定量测定被认为是脂肪吸收不良的金标准。如 24 小时粪脂肪平均量＞6g,脂肪吸收率＜95％,提示脂肪吸收不良,可证实吸收不良综合征的存在。

(3)尿液检查

①D-木糖吸收试验:D-木糖不需经消化直接为空肠吸收,在体内不被代谢而由肾脏排出。尿 D-木糖排泄减少反映空肠吸收不良,但肾功能不全或胃排空延缓者可有异常。仅有胰外分

泌功能不足或仅累及回肠疾病该试验正常。

②维生素 B_{12} 吸收试验:维生素 B_{12} 吸收主要部位在回肠末段,吸收过程需内因子和胰蛋白酶参与。尿维生素 B_{12} 排泄量减少见于回肠末段吸收功能不良或切除术后、恶性贫血、胰外分泌功能不足、小肠细菌过度生长。口服内因子后得到纠正为恶性贫血,服抗菌药物后纠正为小肠细菌过度生长,双标记 Schilling 试验异常提示胰外分泌功能不足,上述方法均不能纠正提示为回肠末段疾病或切除术后。

(4)呼气试验

①^{14}C-甘氨胆酸呼气试验:正常人口服^{14}C-甘氨胆酸后,绝大部分在回肠末段吸收,经肠肝循环再排入胆道,少部分进入结肠后被直接排出或被肠道菌群代谢,产生$^{14}CO_2$,通过肺呼出。肺呼出$^{14}CO_2$增多并提前出现,见于由回肠疾病或切除术后或小肠结肠瘘引起的胆盐吸收不良,小肠细菌过度生长。本方法敏感性好,但特异性不强,不易鉴别是回肠末段病变还是小肠细菌过度生长。

②氢呼气试验:正常人对绝大多数可吸收的碳水化合物在到达结肠前可完全吸收,肠道细菌发酵代谢未被吸收的碳水化合物是人体呼气中氢气的唯一来源。利用这一原理来测定呼气氢值,可检测小肠对糖类的吸收不良。本方法简便、有效,但易受多种肠内外因素的影响。

(5)病因学的有关检查

①粪便常规及病原学检查:有助于寄生虫及肠道感染的诊断。

②小肠影像学检查:小肠吸收不良的 X 线征常见有钡剂聚集、分节或雪片样改变,黏膜皱襞增粗,部分肠腔扩张等,缺乏特异性。但全消化道造影有利于排除肠道器质性病变,如肠结核、克罗恩病、小肠肿瘤等。小肠气钡造影结果正常不能完全排除肠病所致吸收不良和阻止临床上进行肠活检。

③胶囊内镜检查:具有操作方便、患者无痛苦而易接受、并发症少等优点,为小肠疾病的诊断提供了新的检查途径。

④小肠镜检查:小肠镜检查能清楚观察小肠黏膜表面绒毛有无缺失,黏膜有无糜烂、溃疡及新生物等情况,能同时行黏膜活检,从而检出绝大多数小肠疾病。并可抽吸肠液做需氧和厌氧菌培养,有助于小肠细菌过度生长的诊断。

⑤小肠黏膜活检:对判断吸收不良是否由小肠本身疾患所引起有重要价值。小肠黏膜活检有助于 Whipple 病、小肠淋巴瘤、小肠淋巴管扩张、嗜酸细胞性肠炎、淀粉样变、克罗恩病、某些寄生虫感染等疾病的诊断。

⑥还可根据需要选择结肠镜、胃镜、B 超、CT、ERCP 或 MRCP 等检查。

【治疗原则】

吸收不良综合征的治疗原则是病因治疗、营养支持对症治疗和必要的代替疗法。病因明确者针对病因治疗,辅以对症治疗;病因不明确者在应积极寻找病因同时,积极进行对症及营养支持疗法。

1.病因治疗　病因一旦明确即给予病因治疗,如能去除病因,则吸收不良状态自然纠正或缓解。

(1)乳糖不耐受症患者饮食中应避免乳制品。

（2）乳糜泻患者给予无麦胶饮食试验治疗。

（3）胆源性吸收不良伴小肠细菌过度生长者可给予抗厌氧菌药物如甲硝唑或广谱抗生素如阿莫西林、头孢拉定等。

（4）炎症性肠病者应用氨基水杨酸制剂或糖皮质类固醇治疗。

（5）胃泌素瘤患者给抑酸剂和手术切除肿瘤等。

（6）热带性脂肪泻的有效治疗是叶酸、维生素 B_{12} 加广谱抗生素。

2.营养支持对症治疗　　在检查和治疗病因的同时,应积极纠正营养缺乏,一般在饮食上给予高蛋白质、低脂肪食物,补充足够热量和必需氨基酸,对于维生素、矿物质和微量元素缺乏的患者应给予补足,能口服的尽量口服。

（1）有贫血者应相应补充铁剂、叶酸和维生素 B_{12}。

（2）脂肪泻者通常要补充脂溶性维生素和钙。

（3）腹泻频繁者可予口服止泻药对症治疗。

如病情较轻且病因能去除者,一般可经口服或鼻饲胃肠道营养支持。如病情较重有明显消瘦和衰竭或病因难以去除或无法在短期内去除者,除饮食治疗外,应配合静脉补充葡萄糖、氨基酸、脂肪乳剂、维生素、电解质和微量元素,必要时给予全胃肠外营养支持(TPN)。

3.替代疗法　　各种吸收不良综合征,均可导致机体某些成分的不足或缺乏,因此,替代治疗对于治疗本征来说也很重要。

（1）治疗胰源性消化不良需要补充胰酶,如米曲菌胰酶肠溶片。

（2）有糖尿病者补充胰岛素。

（3）对乳糖酶缺乏者加用乳糖酶。

（4）低丙种免疫球蛋白伴反复感染者可注射丙种免疫球蛋白。

八、肠易激综合征

肠易激综合征(IBS)是以慢性、反复发作性腹痛或腹胀、不适伴排便异常为主要特征的功能性肠病,多伴有精神、心理障碍。又称结肠激惹综合征、黏液性结肠炎、过敏性结肠等。世界范围内,成年人的发病率为 $5\%\sim20\%$。

IBS 是一种最常见的人体消化障碍,目前对 IBS 的病理生理学机制的认知较为缺乏。有大量证据表明,IBS 是由多种生物学和心理学因素相互作用的结果。这种"生物-心理-社会"病生理模式包括多种"脑-肠轴"功能异常导致的疾患。已有证据表明:肠道动力异常、内脏感觉异常、脑-肠功能异常、既往胃肠道感染、神经-内分泌异常、肠道微生态改变、遗传、饮食及精神心理因素等诸多因素均可能在 IBS 的发病机制中发挥作用。

【诊断标准】

1.临床表现

（1）腹部症状:反复发作性腹痛或不适,腹痛发作期间伴随着排便次数(腹泻或便秘)或粪便黏稠度(水样或坚硬便)的改变。腹部症状的特征变化无常,从胃胀气、腹胀感,到不同程度的绞痛。腹痛可以是弥漫性,也可以是局限于某一部位。典型的腹痛是激惹性发作,源于心理压力和进食,肠排便之后症状缓解或显著减轻。其他常见的肠道症状包括,排便后有短暂的未排净感,粪便含黏液。IBS 患者通常伴有其他功能性胃肠疾患,例如功能性消化不良和胃-食道反流最为常见。

(2)伴随症状:许多 IBS 患者有不同程度的心理疾患,例如焦虑症和抑郁症,需要专科医师会诊协助诊疗。IBS 的另一个特征是心理疾病躯体化——即倾向于将心理疾病通过躯体症状的形式表现出来,然后寻求医疗帮助解除这些症状。躯体化的症状包括慢性骨盆区痛,纤维肌痛,慢性低位后背痛和紧张性头痛等。因此鉴别诊断极为重要。

(3)查体通常没有异常发现,有时可发现轻度腹胀和肠鸣音活跃。

2.标准及分型

(1)目前采用 RomeⅢ标准:诊断前的 6 个月内出现症状,并在最近的 3 个月持续存在,在最近的 3 个月内,每个月至少有 3 天出现反复发作的腹痛或不适症状,并具有下列中的 2 项或 2 项以上:①排便后症状改善。②伴随排便频率的改变。③伴随粪便性状的改变。

下列症状可支持 IBS 的诊断:①异常的排便频率:每周≤3 次排便或每天>3 次排便。②异常的粪便性状:块状便/硬便或松散便/稀水便。③排便费力。④排便急迫感或排便不尽感。⑤排出黏液。⑥腹胀。

(2)IBS 亚型:依据粪便的性状分为以下亚型。

①IBS 便秘型(IBS-C):硬便或块状便排便比例≥25%,稀便(糊状便)或水样便排便比例<25%。

②IBS 腹泻型(IBS-D):稀便(糊状便)或水样便排便比例≥25%,硬便或块状便排便比例<25%。

③混合型 IBS(IBS-M):硬便或块状便排便比例>25%,稀便(糊状便)或水样便排便比例≥25%。

④不确定型 IBS:粪便的性状不符合上述 IBS-C、D、M 之中的任一标准。

在临床实践中,有些 IBS 患者的“腹泻”和“便秘”主诉可能会误导医师。患者可以排便频繁,但粪便是固态的。相反,排便费力可能发生在排软便或水样便时。有些患者自认为是便秘,但有排便急迫感或排便不尽感。因此,在 IBS 分型时除需注重粪便性状外,还应注意到患者的排便费力、急迫感和排便不尽感等症状,在多数情况下粪便性状(从稀水样泻到硬结便)能够反映肠管的转运时间。由于 IBS 患者的个体差异性和多变的自然病程,以排便频率对 IBS 分型具有高度的不稳定性,经常出现 IBS 亚型转变。目前有许多临床证据提示,IBS 分型最好是依据粪便性状,而不是以排便频率来确定。尽管以粪便性状的分型使 IBS 的诊断标准更加简化、实用,但是,这种分型方式并非是完善的,尚需在临床实践中得以检验。

3.辅助检查

(1)实验室检测:包括血色素水平、红细胞沉降率(ESR)和甲状腺功能检测。西方国家已将乳糜泻的血清学检测列为 IBS 患者的常规检测项目。便潜血检测用来作为肠镜检查的筛查手段。粪便微生物检测的适应证是疑有特异性肠道感染者。

(2)肠镜检查:IBS 样症状的患者出现如下“报警”征象或非典型症状如便血,进行性体重减轻,有大肠癌家族史,反复发热,持久和严重腹泻,经常夜间发作腹痛和腹泻,贫血及吸收不良者,需行结肠镜检查。

4.鉴别诊断

(1)甲状腺功能亢进症。

(2)慢性肠内感染(例如:贾第虫病、沙门菌病)。

(3)炎症性肠病(IBD)。

(4)结直肠癌特别是患者初始症状出现在 50 岁之后,或有阳性家族史的患者。

(5)妇科疾患对于女性患者若有明确的小腹痛和较温和的肠蠕动异常时,还应除外妇科疾患。

(6)乳糖不耐受除了症状与摄入乳制品有特异性关联外,其临床表现与 IBS 极为相似。在西方人口中,乳糜泻(麦胶肠病)需要与 IBS 相鉴别,但该病在亚洲人口中极为罕见。

(7)药物不良反应或相互间作用也应予以鉴别。

【治疗原则】

1.一般治疗　IBS 的治疗应该基于一种医患和谐的交流与沟通,患者感到安慰和支持。向患者说明"脑-肠轴"功能失调的概念,会有助于解释患者对其出现肠道症状却没有肠道病理学表现的原因。医生应该尽可能帮助患者找到触发症状的原因,例如高脂饮食,产气食品,人造甜味剂、糖分摄入过多等。

2.心理疗法　尽早测试其伴随的心理问题(例如焦虑和抑郁)应该成为所有 IBS 患者开始评估和治疗的必要环节。如果睡眠障碍,心理压力是触发症状发作的主要因素,提示心理疾患躯体化表现,一旦将其心理问题处理成功就会使肠道症状显著改善。临床实践证明,心理疗法及认知行为疗法对于难治性 IBS 患者是有效的。

3.药物治疗　IBS 症状复杂多样,没有单一的药物疗法能够全面有效控制症状。药物疗法主要采用对症治疗。

(1)腹痛

①抗胆碱能药物:东莨菪碱、山莨菪碱。

②平滑肌松弛药:美贝维林,又称黎芦胺酊酯。

③三环抗郁剂:去甲替林、丙咪嗪、阿米曲替林。

④五羟色胺再摄取抑制剂(SSRIs):帕罗西汀、舍曲林、氟西汀。

⑤胃肠道高度选择性钙拮抗剂:匹维溴铵。

(2)腹泻

①止泻药:洛哌丁胺、地芬诺酯或苯乙哌啶。

②5-HT$_3$ 受体拮抗剂:阿洛司琼、西兰司琼。

③胃肠运动节律调节剂:马来酸曲美布汀。

④微生态制剂(益生菌、益生元、合生元)。

(3)便秘

①容积性泻剂:卵叶车前子、洋车前子、膳食纤维。

②缓泻药:聚乙二醇。

③促动力药物:莫沙比利、依托必利。

④胃肠运动节律调节剂:马来酸曲美布汀。

⑤微生态制剂(益生菌、益生元、合生元)。

(4)焦虑、抑郁

①氟哌噻吨美利曲辛片(黛力新)。

②单胺氧化酶抑制剂:文拉法辛。

九、肠结核

肠结核是结核分枝杆菌引起的肠道慢性特异性感染,多为经口感染,常为开放性肺结核患者吞下含结核分枝杆菌的痰液所致。因混有结核杆菌的食物在回盲部停留时间较久,且结核杆菌易侵犯淋巴组织,故多发于回盲部,病理为溃疡型、增生型及混合型三种,以溃疡型最为多见。

【诊断标准】

1.临床表现

(1)起病形式:大多缓慢起病,病程一般较长。

(2)全身症状:主要表现为结核中毒症状,为低热、盗汗、消瘦、贫血、乏力及食欲不振等。

(3)腹痛:多为慢性,多数局限于右下腹,少数为脐周或全腹痛;多数为隐痛或钝痛,偶有阵发性绞痛,进食后可诱发及加重腹痛;并发肠梗阻或结核性溃疡急性穿孔时,腹痛突然加剧。

(4)腹泻与便秘:腹泻是溃疡性肠结核的主要临床表现之一,每日排便 3~6 次不等,病变广泛时可达 10 余次,呈糊状或稀水样,伴有里急后重,常有黏液,左半结肠受累时可出现脓血便。增生型肠结核多以便秘为主。混合型肠结核可有腹泻与便秘交替出现。

(5)腹部肿块:主要见于增生型肠结核,通常位于右下腹,位置相对固定,质地偏硬,表面不平,有压痛。

2.辅助检查

(1)血常规及红细胞沉降率:可有贫血,但白细胞计数多正常;多数患者红细胞沉降率加快。

(2)粪便检查:粪便镜检可有少量脓细胞或红细胞,潜血常为阳性。粪便浓缩后可找到结核杆菌或培养有结核菌生长,但阳性率均不高。

(3)结核菌素实验:该实验结果强阳性提示体内有结核菌感染,但在临床应用中诊断意义不大。

(4)TB-DNA-PCR 检测:该实验是一项快速、敏感、特异的诊断技术,但可因操作过程的污染而产生假阳性结果。

(5)X 线检查:X 线钡餐造影和钡灌肠检查对诊断帮助较大,但临床出现肠梗阻征象时钡餐检查则要慎重。肠结核的 X 线表现主要是肠黏膜皱襞粗乱、增厚和溃疡形成。有时病变肠段的钡剂排空很快,显示充盈不良呈激惹状态。此外尚可有肠腔狭窄,肠管僵硬、缩短变形,有假息肉征象等。腹平片有时可见钙化影,对诊断肠结核也有帮助。

(6)结肠镜和小肠镜检查:可见到溃疡或增生性病变,最常见为溃疡。溃疡多为横走向,形态不规则,大小不等,深浅不一,界限不分明,但常见边缘红肿隆起,溃疡周围黏膜炎症反应不明显。一些病例可见炎症性假息肉和增生性结节。晚期可出现肠腔狭窄变形。

(7)腹腔镜检查:对病变肠段浆膜面可能存在的灰白色小结节进行活检,可能发现典型的结核特征。

【治疗原则】

1.一般治疗　注意休息,加强营养,必要时给予肠外全营养。

2.抗结核化学药物治疗　通常分为两个阶段。第一阶段(初期)强化治疗,旨在杀灭生长繁殖的细菌,迅速控制临床病情。第二阶段(继续期)维持治疗或称巩固治疗,在于消除生长代谢缓慢及间歇生长的半休眠菌,以到达灭菌,减少复发和彻底治愈的目的。推荐 2HRZS(E)/4HR,即每日使用异烟肼(INH)、利福平(RFP)、吡嗪酰胺(PZA)和链霉素［或乙胺丁醇(EMB)］连续 2 个月;然后使用异烟肼和利福平,每日 1 次或每周 3 次,连续 4 个月。常用剂量为 INH 300mg/d,RFP 600mg/d,EMB 450mg/d,PZA 15～30mg/d,SM 750mg/d。

除上述一线抗结核病药物外,二线药物有环丝氨酸、卷须霉素、卡那霉素、对氨基水杨酸、乙硫异烟肼、紫霉素、利福布丁、利福喷丁、丁胺卡那霉素、氧氟沙星、环丙沙星等,对结核杆菌有一定抑制作用,常与其他抗结核药物联合应用。

3.手术治疗　发生严重并发症如完全性肠梗阻、急性肠穿孔、肠瘘形成及大出血经内科保守治疗疗效不满意者,应考虑手术治疗。

十、胃肠道间质瘤

胃肠道间质瘤(GIST)是一类起源于胃肠道间叶组织的肿瘤,占消化道间叶肿瘤的大部分。Mazur 等于 1983 年首次提出了胃肠道间质肿瘤这个概念,GIST 与胃肠道肌间神经丛周围的 Cajal 间质细胞(ICC)相似,均有 c-kit 基因、CD117(酪氨激酶受体)、CD34(骨髓干细胞抗原)表达阳性。GIST 大部分发生于胃(50%～70%)和小肠(20%～30%),结直肠约占 10%～20%,食道占 0%～6%,肠系膜、网膜及腹腔后罕见。GIST 患者 20%～30%是恶性的,主要转移到肝和腹腔。

【诊断标准】

1.临床表现　临床表现无特异性,病程长短不一,恶性 GIST 病程较短,多在数月以内,良性或早期者无症状,现在由于胃肠镜的广泛开展,可以发现大部分的 GIST。GIST 的主要症状依赖于肿瘤的大小和位置。消化道出血是最常见症状。贲门部 GIST 可有吞咽不适、吞咽困难等症状。其他比较常见症状有腹痛、包块及胃肠道梗阻等表现。如腹腔转移可出现腹水,恶性 GIST 可有体重减轻、发热等症状。

2.消化内镜及超声胃镜检查　消化内镜的检查是诊断 GIST 的较可靠的办法,可帮助明确肿瘤部位及大小。超声内镜对于胃外生性 GIST 可协助诊断,协诊 GIST 位置、大小、起源、局部浸润状况、转移等。病理组织学及免疫组化的诊断是确诊的方法。

3.其他影像学的检查

(1)CT 平扫及增强检查:可见肿瘤多呈圆形或类圆形,少数呈不规则形。良性肿瘤多小于 5cm,密度均匀,边缘锐利,极少侵犯邻近器官,可以有钙化表现。恶性肿瘤多大于 6cm,边界不清,与邻近器官粘连,可呈分叶状,密度不均匀,中央极易出现坏死、囊变和出血,肿瘤可出现高、低密度混杂,钙化很少见;增强后可见均匀等密度者多呈均匀中度或明显强化。

(2)PET、PET/CT 和 MRI 等影像学方法:对评估肿瘤的大小、肿瘤的密度以及肿瘤内的血管分布和代谢情况有很大的帮助。

(3)X 线钡餐造影:可示 GIST 边缘整齐、圆形充盈缺损,中央可有"脐样"溃疡龛影,或表现为受压、移位。

(4)腹部血管造影、胶囊内镜和小肠镜的检查对于小肠 GIST 诊断、肿瘤定位具有重要意义。

4.实验室检查　患者可出现贫血、低蛋白血症,大便潜血阳性。

5.病理诊断　免疫组织化学是胃肠道间质肿瘤的诊断标准,特征是肿瘤细胞表面抗原 CD117(KIT 蛋白)阳性,CD117 的高灵敏性和特异性是胃肠道间质肿瘤的确诊指标。CD34 在 60%～70%的胃肠道间质肿瘤中阳性,但由于它可在多种肿瘤中表达,仅对胃肠道间质肿瘤有轻度的特异性,平滑肌肌动蛋白(SMA)、结蛋白(典型肌肉的中间丝蛋白)及 S-100(神经标志物)一般阳性率分别是 30%～40%、1%～2%(仅见于局部细胞)及 5%,均没有诊断的特异性。

【治疗原则】

1.手术切除　是治疗胃肠道间质肿瘤首选的方法,包括外科开腹手术、腹腔镜手术、消化道内镜下切除手术及腹腔镜和消化道内镜联合治疗等。

2.药物治疗　伊马替尼作为选择性 kit/PDGFRA 受体酪氨酸激酶抑制剂可为 GIST 的主要治疗药物;舒尼替尼可以作为伊马替尼耐药的一线替代药物。

十一、大肠癌

大肠癌包括结肠癌和直肠癌,为大肠黏膜上皮在环境、遗传等多种致癌因素作用下发生的恶性病变。大肠癌分为早期大肠癌和进展期大肠癌。早期大肠癌是指浸润深度局限于黏膜及黏膜下层者,其中局限于黏膜层者为黏膜内癌,浸润至黏膜下层未侵犯固有肌者为黏膜下癌。进展期大肠癌是指浸润超越黏膜下层或更深层者。发病年龄多在 30～60 岁,发病高峰在 50 岁左右,青年人发病率在逐年上升。男性多于女性。发病与遗传、饱和脂肪酸摄入等因素关系密切,大肠腺瘤、炎症性肠病和血吸虫及细菌肠道感染等,可能是发生大肠癌的危险因素。大肠腺瘤性息肉、炎症性病变的黏膜上皮异型增生是大肠癌的癌前病变。

【诊断标准】

1.临床表现

(1)排便习惯与粪便性状改变:为最早出现的症状,常以血便为突出表现。

①便血:便血量与性状常与肿瘤部位有关。病变越远离肛门血的颜色越暗,血与粪便相

混;病变越接近肛门便血越新鲜,血与粪便分离。直肠癌直肠指诊时指套上可见血性黏液。

②黏液脓血便:可伴有里急后重,或排便次数增多、腹泻、腹泻与便秘交替等。

③顽固性便秘:顽固性便秘或粪便外形变细。

(2)腹痛:呈持续性隐痛,或仅为腹部不适或腹胀感。病变可使胃-结肠反射加强,出现餐后腹痛。定位不确切,中晚期肿瘤疼痛部位相对固定。

(3)肠梗阻:表现有肠绞痛、腹胀、肠鸣音亢进与肠型等。

(4)腹部肿块:肿块位置取决于肿瘤的部位,肿块常为质硬,呈条索或结节状。早期肿瘤可被推动,中、晚期肿瘤较为固定。合并感染者可有压痛。

(5)全身表现:可出现贫血、消瘦、乏力、发热等,晚期肿瘤可出现肝、肺、骨转移症状,继而出现进行性体重下降、恶病质、黄疸和腹水等。

2.实验室检查

(1)粪隐血试验:方法简单、非侵入性、费用低,可用于大肠癌的筛查。

(2)肿瘤生物标志物检查

①血清癌胚抗原(CEA)定量动态观察对大肠癌的预后评估及术后复发的监测有一定价值。

②肠癌相关抗原(CCA)明显增高有助大肠癌的诊断。

3.辅助检查

(1)直肠指诊:为简单、经济、安全的诊断方法,可确定距肛门 7～8cm 的直肠肿块,依据肿块的部位、大小、形态和活动度,决定手术方式和预后的评估。

(2)内镜检查:包括直肠镜、乙状结肠镜和结肠镜检查等。内镜检查可在直视下观察结、直肠黏膜病变的形态,对可疑病灶进行活检,获得病理组织学的确切诊断。

内镜下黏膜染色技术、放大结肠镜、超声内镜、色素内镜及窄带成像技术和共聚焦激光显微内镜等新型内镜检查技术的应用,大大提高了大肠癌,尤其早期大肠癌的检出率。

(3)影像学检查

①X 线钡剂灌肠检查:对不能接受结肠镜检查者,仍有重要的诊断价值。可显示病变的部位、范围,显示钡剂充盈缺损、肠腔狭窄、黏膜破坏等征象。

②B 型超声、CT、MRI 检查:可了解肿瘤对肠壁和肠管外的浸润程度、有无淋巴结及其他脏器的转移,有助于临床分期以制定治疗方案。利用计算机三维影像重建的螺旋 CT 仿真结肠镜,可显示肠管及其病变,具有无创、无痛苦、禁忌证少的优点,但对病变显示的清晰度和对微小病变的辨别能力并不优于内镜检查,且不能活检。二维多平面成像和三维重建图像的 CT 结肠成像(CTC)检查,可多方位、多角度、多层面地显示病变的部位、浸润范围及结肠外病变,但存在假阳性。

③选择性血管造影:可显示肿瘤异常的血管和组织块影。

④正电子发射断层显像(PET):依赖肿瘤组织细胞的生理和代谢功能改变,观察肿瘤细胞,可应用于多种肿瘤的检测和分期。

【治疗原则】

1.内镜下治疗　早期大肠癌可在内镜下行电凝切除或剥离术(EMR 或 EPMR)。以下情况需慎重选择。

①肿瘤基底大小超过 20mm 者。

②有证据显示肿瘤突破黏膜肌层,浸润至黏膜下层尚未侵及固有肌层者。

③肿瘤位置不利于内镜下治疗者。

2.手术治疗　手术方法和范围的选择,取决于肿瘤的部位及浸润深度,手术方式包括根治切除、姑息手术等。

3.化学药物治疗　大肠癌对化疗不甚敏感,为一种辅助疗法。早期大肠癌根治术后一般不需化疗。进展期大肠癌为提高大肠癌手术率,控制局部淋巴结转移和预防手术后复发,常用于术前和术后的治疗,也用于晚期广泛转移者的姑息治疗。

4.放射治疗　适用于肿瘤位置较固定的直肠癌。术前放疗有助于提高手术切除率、减少远处转移;术后放疗可降低复发率,提高生存率。对晚期直肠癌患者可用于止痛、止血等姑息治疗。放疗有发生放射性肠炎的危险。

5.其他　包括基因治疗、导向治疗及中医中药治疗等辅助治疗。

(闫恩平)

第四节　胰腺疾病

一、急性胰腺炎

急性胰腺炎(AP)是指多种病因引起的胰酶激活,继以胰腺局部炎症反应为主要特征,伴或不伴其他器官功能改变的疾病。临床可分为轻症急性胰腺炎(MAP)和重症急性胰腺炎(SAP),前者多呈自限性,预后良好;后者少见,但病情危重。AP 的病因众多,常见有胆石症(包括微小结石)、饮酒、高脂血症等,其发病与胰酶的激活、炎症介质的活化、胰腺血液循环紊乱、细胞凋亡等因素密切相关。

【诊断标准】

1.临床表现

(1)常因胆石症、大量饮酒或暴饮暴食发病。

(2)症状:突发中上腹持续性疼痛,伴阵发性加剧,可向腰背部放射,弯腰抱膝或前倾坐位时可减轻。伴恶心、呕吐,腹胀及中度以上发热,重症患者可出现休克和多器官功能衰竭。

(3)体征:轻症患者可仅有上腹部轻压痛,重症患者可出现腹膜刺激征,腹水,胁腹部青紫斑(Grey-Turner 征),脐周青紫斑(Cullen 征)。部分患者可出现黄疸。少数患者可因脾静脉栓塞出现门静脉高压,脾脏肿大。罕见横结肠坏死。胰周脓肿或假性囊肿时上腹部可触及肿块。

2.实验室检查

(1)血清酶学测定:血清淀粉酶一般在发病后 6～12 小时开始升高,48～72 小时开始下降,3~5 天恢复正常,重症患者持续时间更长。血清脂肪酶常在起病后 24~72 小时开始升高,持续 7~10 天,升高超过 1.5U/ml。血清淀粉酶及脂肪酶活性与疾病严重程度无关。

(2)血清标志物:推荐使用 C 反应蛋白(CRP),发病 72 小时后 CRP>150mg/L,提示胰腺组织坏死。

(3)周围血象:大部分患者在发病早期出现白细胞计数升高,伴有不同程度的核左移,当白细胞高于 $16×10^9/L$,提示急性重症胰腺炎。部分患者血红蛋白和红细胞计数可下降,出现贫血。

(4)生化检查:暂时性血糖升高常见,无糖尿病患者,持久的空腹血糖高于 10mmol/L,提示预后不良。部分患者胆红素、ALT、AST、LDH、ALP 可升高。血清白蛋白降低亦提示预后不良。急性胰腺炎时常有血清钙的轻度下降,当低于 1.75mmol/L 时提示预后极差。

3.辅助检查

(1)B 超是诊断胰腺疾病最常用的检查方法,对腺体增大、假性囊肿、胆囊结石、肝外胆管扩张等征象显示较明确,有利于胰腺炎的诊断。但其缺点在于易受肠胀气的影响。

(2)CT 是急性胰腺炎最佳影像学诊断方法,不仅能提供急性胰腺炎的可靠证据,还能显示其继发症、评价病情和估测预后,进行疗效观察等。

①CT 平扫:可见胰腺肿大、密度不均、轮廓不清等,还可见胰周的炎性渗液及腹腔积液。

②CT 增强扫描:主要用于诊断胰腺坏死。动态 CT 则能更精确地反映胰腺坏死。

【治疗原则】

1.一般治疗　常规禁食,持续胃肠减压。轻症患者可禁食、水 4~5 天,重症则根据病情需要 2~3 周。

2.补液　补液量包括基础需要量(35ml/kg)和流入组织间隙的液体量。应注意输注胶体物质和补充微量元素、维生素,并根据血电解质及酸碱度测定情况及时补充电解质及纠正酸碱失衡。

3.镇痛　疼痛剧烈时考虑镇痛治疗。通常注射盐酸哌替啶对症治疗。不推荐应用吗啡或胆碱能受体拮抗剂。

4.抑制胰腺分泌　生长抑素及其类似物可直接抑制胰腺外分泌,减轻局部的炎症反应和直接保护胰腺细胞。蛋白酶抑制剂主张早期、足量应用,如加贝酯。乌司他汀可有效抑制胰蛋白酶、弹性蛋白酶和各种蛋白水解酶、脂类水解酶,与生长抑素联合应用可阻止急性胰腺炎病程的发展,促进胰腺功能的恢复。此外,H_2 受体拮抗剂和质子泵抑制剂可通过抑制胃酸分泌间接抑制胰腺分泌,还可预防应激性溃疡的发生,主张在 SAP 时应用。

5.控制胰腺感染　对于胆源性 MAP 或 SAP 应常规使用抗生素。胰腺感染的致病菌主要为革兰阴性菌和厌氧菌。抗生素的应用应遵循:抗菌谱以革兰阴性菌和厌氧菌为主、脂溶性强、能有效通过血胰屏障等三大原则。

6.营养支持　MAP 只需短期禁食,故不需肠道或肠外营养。SAP 应予全胃肠外营养或肠内营养,可经内镜或 X 线引导下放置鼻空肠管于 Treitz 韧带远端,输注能量密度为 4.187J/ml 的要素营养物质,如患者能耐受,则逐渐加大剂量。

7.内镜治疗　已成为急性胆源性胰腺炎紧急处理措施之一。对怀疑或已证实的 AP(胆源性),如果符合重症指标,和(或)伴胆管炎、黄疸、胆总管扩张、或初诊 MAP 但病情恶化者,应行鼻胆管引流或内镜下乳头括约肌切开术。

8.手术治疗　有感染症状及体征的感染性胰腺坏死是手术治疗的指征。无菌性胰腺坏死多不主张手术治疗。胰腺假性囊肿,若直径>6cm,且有压迫症状和临床表现,可行穿刺引流或外科手术引流。常用手术方式有胰周围灌洗引流术、坏死组织清创术、网膜囊造袋术等。

附:自身免疫性胰腺炎

自身免疫性胰腺炎(AIP)是一种由自身免疫介导的、以胰腺肿大及胰管不规则狭窄为特征的胰腺慢性炎症性疾病,是慢性胰腺炎的特殊类型。常伴发其他自身免疫性疾病,常见有干燥综合征、原发性硬化性胆管炎、原发性胆汁性肝硬化和自身免疫性肝炎等。AIP 的病因及发病机制目前尚不明确,考虑与免疫因素、遗传因素及感染因素密切相关。

【诊断标准】

1.临床表现

(1)黄疸:胆总管胰腺段狭窄所致的梗阻性黄疸是 AIP 的特征性表现。黄疸一般为轻中度,也可为重度,可呈进行性或间歇性,少数患者可伴全身皮肤瘙痒。

(2)腹痛:偶有轻度的上腹部不适或疼痛,多为隐痛,可向背部放射,剧烈的上腹痛及急性胰腺炎少见。

(3)其他:部分患者可伴有糖尿病,另外还可出现腹泻、全身乏力、恶心、呕吐等非特异性症状,可持续数周至数个月。

(4)胰腺外表现:可见胆道狭窄、硬化性胆管炎、涎腺炎、腹膜后纤维化、慢性甲状腺炎、间质性肾炎及炎症性肠病等。

(5)体征:除其他并发症的体征外,可有皮肤巩膜黄染、上腹部轻压痛,少数患者可有浅表淋巴结肿大,也可无阳性体征。

2.实验室检查

(1)血清学检查:丙种球蛋白升高、IgG4 水平升高、血浆中自身抗体阳性。AIP 早期血浆胰酶可增高,晚期可下降。胆总管狭窄、血嗜酸性粒细胞增多的患者可有胰腺内分泌功能、血清胆红素和淤胆性肝功能酶系异常。

(2)组织病理学检查:AIP 的特征性表现是淋巴浆细胞浸润性硬化性胰腺炎,主要镜下表现是以胰管为中心的大量淋巴细胞、浆细胞浸润、闭塞性静脉炎和漩涡样纤维化。免疫组化染色可见 IgG4 染色阳性的浆细胞密集浸润(≥10cells/HPF)。

3.辅助检查

(1)腹部 B 超:胰腺弥漫性回声降低伴肿胀,似"腊肠样",边界清晰。

(2)超声内镜:胰腺弥漫性肿大,边缘毛糙,回声不均匀,呈絮状斑点。

(3)腹部 CT、MRI 检查:典型的 CT 表现是胰腺弥漫性肿大,呈"腊肠样",以胰头为主,密度均匀,增强后中度强化;胰周脂肪间隙变小,周边呈低密度囊状缘,类似一个包膜,称作"晕环"征。MRI 特征性表现为 T_1 低密度信号、T_2 高密度信号的胰腺增大,偶有光圈样包膜。

(4)经内镜逆行胰胆管造影(ERCP):特征性表现是主胰管的局灶性、弥漫性或节段性狭窄,主胰管的直角分支消失,邻近或上游胰管显著扩张。其他表现还有胰头部的胆总管及肝外胆管不规则狭窄,肝内胆管扩张则较少见。

【治疗原则】

1.激素治疗　诊断明确的患者,可给予激素治疗,不仅能缓解临床症状,改善实验室及影像学检查结果,同时也能使胰腺外受累器官情况好转。但其用药剂量、疗程尚无统一标准。常用药物为泼尼松口服,通常初始剂量为30~40mg/d,治疗2~4周,每1~2周递减5mg,直至症状完全缓解。

2.对症治疗　对有梗阻性黄疸特别是并发细菌感染者,需先行经皮肝穿刺胆道引流或内镜下引流术,并主张在激素应用前予抗生素治疗。对于合并糖尿病患者则应将血糖控制在正常范围。

3.外科治疗　对于临床症状持续而激素治疗无效或怀疑恶性肿瘤时,可行外科手术治疗。手术术式包括胰十二指肠切除术(局限于胰头或弥漫性病变者),胰腺部分切除(位于胰体、尾者),胆管空肠吻合术(严重胆管狭窄,胰腺无法切除)等。

二、慢性胰腺炎

慢性胰腺炎(CP)是指各种原因所致胰腺局部、节段性或弥漫性慢性进展性炎症,导致胰腺组织结构和功能不可逆的损害,以胰腺腺泡萎缩、纤维化及钙化、胰管变形、假性囊肿形成为特点,伴有胰腺内、外分泌功能的进行性减退。CP的病因种类繁多,包括胆道系统疾病、长期饮酒、胰腺本身病变、自身免疫性疾病等;其发病机制十分复杂,大量研究提示与基因突变、细胞因子、免疫和细胞凋亡等有密切关系。

【诊断标准】

1.临床表现

(1)腹痛:是慢性胰腺炎最突出和最常见的症状,常因饮酒、饱食、高脂肪餐或劳累而诱发。反复发作或持续性腹痛,多位于中上腹或左上腹,呈隐痛、钝痛、钻痛或穿透性痛,可放射至腰背部,剧烈时伴恶心、呕吐,仰卧位时加重,俯坐屈膝时减轻。

(2)胰腺外分泌功能不全:表现为腹胀、嗳气、厌食油腻、体重下降、脂肪泻、脂溶性维生素A、维生素D、维生素E、维生素K缺乏等。

(3)胰腺内分泌功能不全:表现为糖尿病,60%为隐性糖尿病,出现糖耐量异常;10%~20%为显性糖尿病,但通常直至病程晚期才表现出来,是胰岛细胞受累、胰岛素分泌不足的结果。

(4)体征:轻症慢性胰腺炎无明显体征,仅有上腹部轻压痛。并发假性囊肿时,腹部可扪及表面光整的包块,少数可闻及血管杂音。胰头显著纤维化或假性囊肿压迫胆总管下段,可出现持续或逐渐加深的黄疸。严重者亦可出现胸水、腹水、门脉高压等表现。

2.实验室检查

(1)一般检查:急性发作期淀粉酶可显著升高。血清碱性磷酸酶和胆红素升高提示胆管梗阻。ESR、IgG4、类风湿因子、ANA、抗平滑肌抗体滴度升高提示自身免疫性胰腺炎。慢性胰腺炎也可出现血清CA-199升高,但幅度一般较小,如明显升高,应警惕合并胰腺癌可能。

（2）胰腺外分泌功能试验：分为直接试验和间接试验。直接试验包括促胰泌素试验和促胰液素-胆囊收缩素刺激试验，通过促胰泌素刺激测定胰液量、碳酸氢盐的浓度和胰蛋白酶浓度反映胰腺外分泌功能。间接试验包括 Lundh 试餐试验、BT-PABA 试验、粪便试验（苏丹三染色、粪便脂肪定量测定和糜蛋白酶测定）、核素胰腺外分泌功能试验等，通过测定血、尿、粪便中胰酶或胰酶分解产物间接反映胰腺功能。

（3）胰腺内分泌功能测定：可测定血浆胰岛素、胰多肽及血清 CCK 水平。部分患者可有尿糖阳性、空腹血糖升高，并呈糖尿病的糖耐量曲线或血浆胰岛素水平下降。

（4）组织学检查：经腹部超声、超声内镜或 CT 引导下及手术探查时做细针穿刺吸取活组织行病理性检查，或经 ERCP 收集胰管分泌液作细胞学检查，可为慢性胰腺炎与胰腺癌的鉴别诊断提供重要依据。

3.辅助检查

（1）腹部平片：可见沿胰腺分布钙化斑点、结石或局限性肠袢扩张，是诊断慢性胰腺炎的重要证据。腹部 B 超可见胰腺轮廓模糊，胰管扩张和不规则，胰腺实质回声改变。

（2）CT：可发现慢性胰腺炎的胰管扩张、钙化和囊性病变。MRI 对慢性胰腺炎的诊断价值与 CT 相似，但对钙化和结石逊于 CT。

（3）内镜逆行胰胆管造影（ERCP）：被认为是 CP 影像学检查中的金标准，可清晰地显示胰管的改变，可见胰管扭曲、粗细不均，狭窄与扩张并存或呈串珠样改变，重度 CP 时胰管可伴有阻塞，管腔可呈囊状扩张，有时伴胰管结石。磁共振胆胰管造影（MRCP）检查无须造影剂，无创伤和并发症，成像效果与 ERCP 相似，但对 CP 的早期病变不够敏感。

（4）超声内镜（EUS）：可见胰腺实质内见点状、线状回声增强、主胰管狭窄或不规则扩张、胰管结石、假性囊肿、分支胰管扩张等。

【治疗原则】

1.一般治疗　严格戒烟、禁酒，避免暴饮暴食。发作期间给予高蛋白、高热量饮食，严格限制脂肪摄入。必要时予肠内或肠外营养治疗，改善全身营养状态。

2.疼痛的治疗

（1）镇痛药：可使用抗胆碱能药物解痉止痛，如阿托品等。严重者可用小剂量麻醉药，但应尽量少用具有成瘾性的麻醉镇静剂，症状缓解应及时减量或停药。

（2）抑制胰酶分泌：胰酶制剂可通过负反馈作用抑制胰腺的分泌，进而减少餐后腹痛的发生，配合 H_2 受体拮抗剂或质子泵抑制剂可增强胰酶制剂的疗效，加强止痛效果。生长抑素及其类似物，可抑制胰液分泌，对减轻腹痛有一定的疗效。

（3）抗氧化剂：对乙醇性慢性胰腺炎患者，应用抗氧化剂（如维生素 A、维生素 C、维生素 E、硒、蛋氨酸）后可缓解疼痛。

（4）对药物难以缓解的顽固性疼痛，可行 B 超、CT 引导下腹腔神经丛阻滞治疗。

3.胰腺功能不全的治疗　胰腺外分泌功能不全主要表现为腹胀、脂肪泻、消瘦等症状，主要予胰酶替代治疗，临床上应选择活性脂肪酶含量高，而不含胆盐的肠溶制剂。胃 pH 小于 4 时脂肪酶出现不可逆变性，故同时使用抑酸剂可增强胰酶制剂的疗效。此外同样应限制每日膳食中的脂肪摄入量。严重脂肪泻患者可静脉给予中长链三酰甘油。伴糖尿病的患者，可予胰岛素治疗。

4.内镜治疗 主要针对慢性阻塞性胰腺炎,减轻胰管内压力,缓解胰性疼痛,改善胰腺内外分泌功能。可做胰管结石、胰腺狭窄、胰腺假性囊肿的内镜下治疗。方法有胰管扩张术、乳头括约肌切开术、副乳头括约肌切开术、胰管支架置入术等。

5.外科治疗 CP手术的主要适应证如下。

(1)顽固性疼痛经内科治疗无效者。

(2)并发假性囊肿、胰瘘或胰管结石经内镜治疗无效或不能实施内镜治疗者。

(3)伴有可手术治疗的胆道疾病,如结石、胆管狭窄。

(4)慢性胰腺炎引起难以消退的阻塞性黄疸。

(5)不能排除胰腺癌者。手术方法有胰内引流、十二指肠乳突成形术、去神经术、胰腺远端切除术、胰十二指肠切除术、全胰切除术等。

三、胰腺癌

胰腺癌是胰腺常见的恶性肿瘤,近年来世界范围内发病率有升高的趋势,发病率在发展中国家占第 13～15 位,发达国家位居第 8～11 位,半数以上位于胰头部,90％以上来源于腺管上皮。该病恶性程度高,预后极差,在所有常见的恶性肿瘤中胰腺癌患者的生存率最低,诊断后中位生存期约 3 个月,5 年生存率 3％～5％。本病临床表现无特异性,早期诊断困难,多数患者诊断时已经失去手术机会。病因尚不明确,与胰腺癌相关的可预防的危险因素包括吸烟、体重指数超标、大量饮酒等,非可控因素包括老龄、慢性胰腺炎、糖尿病、胆囊炎、胆囊切除、胃切除等,长期接触联苯胺等化学物质可能导致发病率增加。还有研究提示肝硬化者的胰腺癌危险性增高。含叶酸的食物、绿茶、阿司匹林可能对胰腺癌的预防有作用。

胰腺癌可能的发病机制包括:①慢性胰腺炎:慢性胰腺炎局部微环境的改变可能增加胰腺癌发病的风险;②与基因监视和信号传导的缺陷有关;③与多种癌基因的激活和抑癌基因的失活有关。

【诊断标准】

1.临床表现

(1)发病年龄及性别:发病年龄多为 40 岁以上,男:女为(1.7～2):1。

(2)症状:无特异性,可有以下症状。

①腹痛:发病隐袭,进行性加重,多位于左上腹,进食后加重,可伴向腰背部放射,少数患者以腰背部痛为首发症状,仰卧位时症状加重,俯卧位缓解。

②黄疸:为肝外胆汁淤积性黄疸,合并肝转移时可以是混合型黄疸。

③多数患者伴有体重下降,晚期呈恶病质。

④腹泻:为胰腺外分泌功能受损的表现,可以为脂肪泻。

⑤对 40 岁以上出现以下任何症状者要高度警惕胰腺癌:不明原因的梗阻性黄疸;近期不能解释原因的体重下降超过 10％;近期出现的不能解释的上腹痛或腰背部痛;近期出现的不能解释的性质不清的消化不良症状,常规内镜检查未见异常;近期出现的无家族史无危险因素

的糖尿病或原有糖尿病近期无诱因血糖控制不良的;无其他原因可解释的自发性胰腺炎;无诱因的脂肪泻。

2.体格检查　无特异性,可有皮肤巩膜黄染,上腹或左上腹压痛,无痛性胆囊肿大,晚期可能可以触及肿块,有腹膜转移者可有腹水形成。

3.实验室检查

(1)可见梗阻性黄疸。直接胆红素升高,碱性磷酸酶升高,GGT 升高,肿瘤标志物 CEA、CA19-9 明显升高。

(2)病理诊断:化疗前必须得到病理诊断结果。

4.辅助检查

(1)内镜检查(ERCP):诊断正确率可达90%,目前由于 MRCP 的发展与普及,ERCP 已经不再作为常规的诊断性检查手段。ERCP 多用以治疗胆道梗阻所造成的黄疸,通过 ERCP 置入胆道及胰管支架达到减黄的目的,缓解患者的症状,提高生存质量。

(2)B超:可以作为筛查手段,典型的表现为胰腺体积局限性或弥漫性增大,边界不清,边缘不整,呈蟹足样。病变多为低回声,有坏死出血时可出现无回声改变,侵犯胰胆管时可见胰胆管扩张血管受压移位等表现。但因胰腺位于腹膜后,受气体干扰明显,一些病变尤其是直径小于 2cm 的病变可能被漏诊。

(3)CT 检查:CT 增强扫描可以作为无创伤性最佳及首选的胰腺癌的检查手段,敏感度高达 89%～97%,可以准确判断胰腺病变的位置、大小、与周围器官的关系、周围淋巴结及腹腔内淋巴结转移及腹腔内远隔器官转移的情况。多层多螺旋 CT 增强扫描可以提高诊断能力。典型的表现为胰腺局部增大,呈肿块状隆起或分叶状增大,可见坏死、钙化及新鲜出血,间接征象包括肝内外胆管及胰管扩张,胰腺体尾部萎缩。

(4)MRI 检查:不作为首选检查,可以作为 CT 的补充检查或对造影剂过敏患者的推荐检查。在 MRI 检查中胰腺癌表现为胰腺局部增大,该处轮廓不规则,间接征象所见与 CT 相同。

(5)MRCP 检查:可以作为 CT 检查的补充检查,帮助判断胰胆管受压的情况,可以作为 ERCP 治疗前的检查手段。

(6)超声内镜:对胰腺癌的诊断正确率高于 CT 和 B 超,对显示钩突、胰尾处及未引起胰腺改变的小病变具有明显诊断优势。

(7)B超或 CT 引导下胰腺穿刺活检,可以得到病理诊断。

(8)经超声内镜细针穿刺(EUS-FNA):超声内镜检查可以达到与 CT 相类似的检查目的,并可同时在 EUS 引导下行胰腺穿刺得到病理结果,为治疗方案的制定获得依据。

(9)腹腔镜检查:在胰腺癌的诊断和分期中腹腔镜检查是一种有效的手段,可以发现 CT 检查遗漏的腹膜种植及肝转移灶。

5.诊断标准　根据患者症状、体征、辅助检查结果,同时除外慢性胰腺炎、胰腺囊腺癌、壶腹癌等后作出初步诊断,病理检查结果阳性为最后确诊依据。

6.鉴别诊断

(1)特殊类型的慢性胰腺炎。

(2)胰腺囊腺瘤。

(3)壶腹癌。

【治疗原则】

参照卫生部发布的胰腺癌诊疗规范选择治疗方法。

1.手术治疗 包括根治性治疗及姑息治疗,由于早期诊断困难,多数患者诊断时已经失去根治性切除的机会,术后5年生存率至今尚不理想。

2.化学治疗 目的是延长生命提高生存质量。可根据病理分型等决定化疗方案。吉西他滨为首选。

3.放疗 用于不可手术的局部病灶或术后残存病灶、术后复发病变及缓解症状。

4.介入治疗

(1)经腹腔动脉导管灌注化疗:可抑制肿瘤生长,提高局部进展期胰腺癌的切除率,减少术后肝转移发生,改善患者术后生活质量,期待延长患者生存期。

(2)放射性粒子永久植入:应用于不能手术或姑息手术患者,能抑制肿瘤生长、改善患者生活质量,部分或完全缓解腰背痛的症状。植入方法包括经手术植入或EUS引导下植入。

5.内镜治疗

(1)EUS介导的治疗

①通过超声内镜局部植入放射性粒子。

②经超声内镜神经节毁损缓解晚期患者顽固性疼痛等。

(2)ERCP减黄治疗,包括EST、胰胆管支架置入等。

6.镇痛治疗 缓解症状,提高生存质量。按照癌痛三阶梯治疗原则选择止痛药。

7.支持治疗 改善营养状态,纠正恶病质及电解质紊乱。

8.其他 经皮穿刺物理热消融治疗胰腺癌、介入导向生物治疗等新的治疗方法相继出现,目前疗效并非很确切,尚在观察过程中。

四、胰腺神经内分泌肿瘤

胰腺神经内分泌肿瘤(PNETs)比较少见,约占所有胰腺肿瘤的3%～7%。胰腺内分泌肿瘤是一组异质性肿瘤,它们在临床表现、生物学行为及预后等方面都有很大的不同。与胰腺癌相比,胰腺内分泌肿瘤病情进展比较缓慢,但某些类型的神经内分泌肿瘤与小细胞癌的生物学行为相似,进展较快。

PNETs按其肿瘤功能,分为功能性与非功能性两大类,胰腺功能性PNETs能够持续分泌超生理水平的肽激素,引起相应临床症状。而无功能性PNETs也可以分泌过多的激素,但不会引起明显的临床症状。约有40%的PNETs表现出与其分泌的激素相关的临床症状。功能性PNETs可根据引起临床症状的激素进一步划分,包括胰岛素、胃泌素、胰高血糖素、血管活性肠肽(VIP)、生长抑素、生长激素释放因子(GRF)、促肾上腺皮质激素(ACTH)、甲状旁腺激素(PTH)和5-羟色胺。某些PNETs可同时分泌多种激素,但常以其中一种激素为主,该主要激素可引起相应的临床症状。见表2-1。其中胃泌素瘤在我国相对多见,且与胃肠疾病密切相关,本文将以胃泌素瘤为主线介绍PNETs的诊断与治疗。

表 2-1　胰腺内分泌肿瘤的分类及特征

肿瘤类型	分泌的激素	胰腺细胞类型	临床表现	年发病率	占 PNET 的比例
胰岛素瘤	胰岛素	β	低血糖、神经低血糖症、交感神经兴奋	$2\sim4$/百万	$25\%\sim30\%$
胃泌素瘤	胃泌素	G	腹痛、消化道溃疡、腹泻	$1\sim3$/百万	$15\%\sim20\%$
血管活性肠肽瘤	血管活性肠肽	δ_2	大量水样泻、低血钾、胃酸过少或胃酸缺乏	1/1 千万	$3\%\sim8\%$
胰高血糖素瘤	胰高血糖素	α	游走性坏死性红斑、高血糖、消瘦、静脉栓塞	1/2 千万	5%
生长抑素瘤	生长抑素	δ	高血糖、胆石症、脂肪泻	1/4 千万	$1\%\sim2\%$
GRF 瘤	生长激素释放因子		肢端肥大症		

胃泌素瘤又称卓-艾综合征,系由胰岛 D 细胞肿瘤分泌大量胃泌素引起复发性、多发性与难治性溃疡及高胃酸分泌为特征的临床综合征。因肿瘤多位于胰腺,因此又称为胰源性溃疡综合征。胃泌素瘤可分为散发性和多发性内分泌肿瘤Ⅰ型(MEN-I)相关型两类,以散发性更为常见,约占 80%。

【诊断标准】

1.临床表现　胃泌素瘤多发生在 20～50 岁之间,男性患者占 60%。主要临床表现为症状显著的溃疡和腹泻。

(1)腹痛:为顽固性消化性溃疡所致。胃酸大量分泌而引起十二指肠球部及特殊部位溃疡(如十二指肠降部、食管下段、球后、高位空肠等),溃疡常呈多发,上腹痛重而顽固,溃疡难以经内科治疗痊愈,且易复发。约 20%～25%可发生出血和急性穿孔。

(2)腹泻:约 40%患者具有腹泻,17%腹泻呈顽固性,多为水样便,也可以脂肪泻,腹泻可早于消化性溃疡数月、数年出现。腹泻时粪便每天可达 10～30 次,量可达 2500～10000ml,一般治疗难以控制,严重时可致脱水、低钾或吸收不良与消瘦。

(3)合并多发性内分泌腺瘤病(MEN-I):部分胃泌素瘤可并发其他内分泌肿瘤,其中以甲状旁腺瘤最多,也可见脑垂体瘤、肾上腺瘤、甲状腺瘤、胰岛 B 细胞瘤等,当合并这些腺瘤时可产生相应激素增多的临床症状。

2.实验室检查

(1)胃液分析:夜间 12 小时胃液总量＞1000ml,基础酸排出(BAO)＞15mmol/h(胃大部切除术后者＞5mmol/h)。本病患者壁细胞已处于最大刺激状态,故对五肽胃泌素的刺激不再产生强烈反应,致最大酸排出(MAO)增加不明显,故 BAO/MAO＞60%。

(2)血清胃泌素测定:正常人和一般消化性溃疡空腹血清胃泌素为 50～150pg/ml,胃泌素瘤者常＞500pg/ml,甚至高达 1000pg/ml,当空腹血清胃泌素＞1000pg/ml 且有相应的临床症状者,即可确诊为本病。

（3）铬粒素：被称为 PNETs 通用生物指标，在胃泌素瘤中 80% 以上增高，特别是伴有转移时。

（4）激发试验

①促胰泌素激发试验：胰泌素可刺激胃泌素的分泌，在静脉注射前及注射后分次测定血清胃泌素，胃泌素瘤患者于注射后 5～10 分钟血清胃泌素值可升至 500pg/ml。

②钙激发试验：钙离子可刺激肿瘤释放胃泌素，静脉注射钙剂后分次抽血查血清胃泌素，胃泌素瘤者于注射后 3 小时血清胃泌素值达高峰，常＞400pg/ml，高钙血症者忌作此试验。

3.辅助检查

（1）B 超、CT、MRI 检查：为非创伤性检查，常被首选。但因对小的肿瘤难以发现，故其对胃泌素瘤检查的敏感性分别仅为 23%、50% 及 21%。

（2）胃镜和超声内镜（EUS）：胃镜可见大量胃液存留，胃黏膜皱襞肥大，十二指肠和空肠黏膜不规则增粗、肠腔扩大，尤其可发现胃和十二指肠球部溃疡、球后溃疡以及其他异位溃疡等，少数可发现存在于胃及十二指肠的胃泌素瘤。EUS 对于发现胰腺与十二指肠的胃泌素瘤颇有价值，尤其是位于十二指肠的较小的、多发的肿瘤。

（3）选择性血管造影：当上述检查阴性时可选用。经腹腔动脉插管行肠系膜上动脉和胰动脉造影，约 50% 的病例可有阳性发现。

（4）经皮经肝门静脉插管分段采血查胃泌素浓度（PTPVS）：可分别收集胰、十二指肠、空肠的静脉血，以测定胃泌素浓度，有助于定位诊断。

（5）生长抑素受体核素显像（SSRS）：由于胃泌素瘤细胞膜表面可表达生长抑素受体，因此该检查有利于发现位置特殊的胃泌素瘤原发灶以及转移灶，但其敏感性与肿瘤的大小相关。

目前对于 PENTs 建议用 CT＋SSRS。对于仍然不能明确原发灶，可选用正电子发射断层显像。

4.诊断标准　男性中青年患者，符合以下条件者可考虑胃泌素瘤诊断。

（1）复发性、异位性及难治性溃疡伴腹泻。

（2）胃酸测定 BAO 每小时＞15mmol，五肽胃泌素刺激后 BAO/MAO＞60%。

（3）空腹血清胃泌素水平＞500pg/ml。

（4）影像学检查发现胰腺有占位性病变。

（5）经皮经肝门静脉插管分段采血检测胃泌素水平，可作为定位诊断依据。

【治疗原则】

胃泌素瘤根本的治疗方法是手术切除肿瘤，对肿瘤不能切除者和找不到肿瘤者可行药物治疗。

1.手术治疗

（1）肿瘤切除：应视肿瘤存在的部位制订切除方案。术中超声检查及细针穿刺细胞学检查可进一步提高肿瘤诊断的敏感性。肿瘤如完全被切除，则胃酸分泌及血清胃泌素将迅速正常。

（2）切除其他内分泌肿瘤：伴甲状旁腺肿瘤者，应在腹部手术前先行甲状旁腺肿瘤切除。

2.药物治疗

（1）抑酸剂：其用量应较一般溃疡病为大，且维持时间较长。首选质子泵抑制剂，但剂量常大于一般的消化性溃疡；比如奥美拉唑 60mg，每 12 小时 1 次；一般认为当 BAO 每小时＜10mmol，或当胃大部切除后＜5mmol，才是抑酸剂剂量足够的标准。

（2）生长抑素及衍生物：短期应用可显著抑制胃酸和胰液分泌，并使 90％患者血浆胃泌素水平降低。如奥曲肽剂量 50～150μg，每 8 小时皮下注射 1 次。

（3）长效奥曲肽：每 4 周肌内注射 1 次，可控制症状，部分还可控制肿瘤生长。

3.化疗　对肿瘤难以切除或已有转移者，可行化疗。一般选用链佐霉素和氟尿嘧啶，或从腹腔动脉插管行链佐霉素介入治疗。目前有靶向药物和雷帕霉素类药物用于治疗胃泌素瘤和PNETs。

【预后】

胃泌素瘤瘤体较小，生长缓慢，肿瘤自然病史为构成生存期较长的基本因素；目前因有强大的抑酸剂治疗及高新技术便于发现肿瘤并予以及时切除，故 5 年和 10 年生存率可达 100％与 90％，不能切除或有远处转移者，生存率下降至 43％和 25％，早期诊断对预后有重大意义。

总之，90％以上的 PENTs 是恶性肿瘤。根据其病理及增生指数，需要采用长效生长抑素以及联合化疗。

（闫恩平）

第五节　胆系疾病

一、胆石症

胆管（胆管、胆囊）内有结石存在，统称胆结石，由此引起的一系列症状则称胆石症。结石根据存在部位分为胆囊结石、肝外胆管结石（胆总管、总肝管）和肝内胆管结石。

【病因】

按结石成分不同，可分为胆固醇结石、胆色素结石、混合性结石三种。结石形成可能与以下因素有关。

1.代谢障碍　主要为胆红素及胆固醇代谢障碍。胆盐、磷脂、胆固醇等比例失调时，胆固醇含量增多或胆盐减少，胆固醇即在胆汁中析出结晶而形成胆固醇结石。当胆汁中游离胆红素增多时与钙结合即形成胆红素钙结石。

2.慢性胆管感染　胆管感染改变了胆汁 pH，使胆固醇易于沉淀。加之感染后炎性细胞、脱落上皮细胞增多，可成为结石核心。若蛔虫进入胆管后，除带入细菌外，其虫体虫卵以及脱落的胆管上皮细胞等亦可为结石核心。

3.胆管解剖及功能异常　如胆管狭窄、胆总管开口狭窄致胆汁淤滞易形成结石；后天性、迷走神经切断术或毕氏Ⅱ式胃大部切除术后，逆行性胆管感染机会多；糖尿病患者胆汁中胆固醇饱和度增加，胆囊收缩功能差及并发胆囊炎概率增多，有利于胆固醇结晶析出；肝硬化、溶血性贫血、心换瓣术后亦可并发胆管结石。

无论何种原因所致结石,主要病理变化是引起胆管梗阻、继发性感染和不同程度肝损害。

【诊断】

1.临床表现　腹痛、寒战发热、黄疸为主要症状,即 Charcot 三联征。腹痛剧烈,以右上腹明显,可放射至右肩或右背部,伴恶心、呕吐。2/3 患者有寒战高热,腹痛后 12～24 小时后出现黄疸。如嵌顿结石退回胆囊或排入十二指肠,梗阻暂时缓解,则症状可消失。不少患者反复发作,也有间歇数月或数年再发作。发作时剑下或右上腹压痛明显,局部腹肌紧张,有时可触及肿大胆囊,Murphy 征阳性。肝内胆管结石可无任何症状,或疼痛较轻,多为钝痛或胀痛。

2.实验室检查　除白细胞计数、胆红素升高外,常伴有一过性 ALT、AST 升高。同时 ALP、γ-GT 明显升高。并发胰腺炎时血、尿淀粉酶升高。

3.特殊检查

(1)B 超:能确定结石大小、部位、数量及有无胆管扩张,为普遍采用的诊断方法。

(2)X 线检查:腹部普通平片可发现 10％～15％含钙较多的结石影。口服碘阿芬酸做胆囊造影,可显示透 X 线的结石阴影,并了解胆囊大小和收缩功能。经皮经肝胆管造影(PTC)有利于了解结石部位、大小以及胆管扩张、狭窄程度和部位。胰胆管造影(ERCP)可同时了解肝内胆管有无狭窄、梗阻及肝外胆管梗阻病因。

(3)CT:其诊断价值与 B 超检查相似。

4.鉴别诊断　胆石症发作时,应与下述疾病鉴别。

(1)急性胰腺炎:胆结石常为急性胰腺炎的病因,急腹痛为持续性,多在上腹偏左、可向左腰部放射,血、尿淀粉酶、腹水淀粉酶升高明显。

(2)胆管蛔虫病:多见于青少年。阵发性剑下痛,间歇期可毫无症状,腹部柔软,压痛不明显。症状重而体征少为其特点。

(3)心肌梗死:少数可有上腹痛,心电图 Q 波出现、ST 抬高、T 波倒置,心肌酶谱升高。

【治疗】

1.内科治疗

(1)饮食控制:少食高胆固醇食物,如脑、肝、肾、鱼卵、蛋黄等。急性发作期应禁食脂肪类食物。

(2)胆绞痛发作时处理:禁食、静脉输液、补充维生素和电解质。解痉镇痛可用硝酸甘油酯 0.6mg,舌下含服,每 3～4 小时 1 次,或阿托品 0.5mg,肌内注射,每 4 小时 1 次,可同时并用异丙嗪 25mg,肌内注射;镇痛剂哌替啶 50～100mg 肌内注射,与解痉剂合用可增强镇痛效果,一般禁用吗啡,因促使 Oddi 括约肌痉挛进而增加胆管内压力。

(3)溶石疗法:可用熊去氧胆酸(UDCA),仅适用于胆固醇结石。UDCA 100mg,每日 3～4 次,溶石率约 20％～30％,且需坚持用药半年到一年。

2.介入治疗　内镜下十二指肠乳头肌切开取石,使胆总管结石排出或用网篮取出结石。内视镜气囊扩张术(EPBD),即在内镜下经乳头开口放置气囊,充气扩张,可避免切开乳头、防止逆行感染,为最近开展的新疗法。经皮经肝胆管镜碎石取石,较大的结石可用激光、高频电流及机械碎石,较小的结石用取石器取出。

3.外科治疗　单纯胆囊结石作胆囊切除术。腹腔镜胆囊切除术,可减轻患者手术创伤,瘢痕小、恢复快、术后粘连轻微。肝外胆管结石可行胆总管切开取石,如胆总管狭窄须加做 Oddi 括约肌切开或成形术,或做胆肠吻合术。肝内胆管结石如肝门部或左叶的肝内胆管结石,可进行肝门部第一、二、三级胆管切开手术或做病变肝叶部分切除术。对肝右叶胆管内结石可做肝部分切除加肝胆管空肠吻合术、肝胆管成形术。

【预后】

一般胆石症的治疗效果良好,但若出现胆囊坏疽穿孔、化脓性胆管炎、急性坏死型胰腺炎等并发症可以致死。

二、急性胆囊炎

急性胆囊炎是由于胆囊管或胆总管梗阻和细菌感染而致胆囊急性炎症,主要临床表现有发热、右上腹痛及压痛、恶心呕吐及白细胞增多等。梗阻大多由于胆囊结石或胆管蛔虫阻塞引起。胆囊的急性炎症可单独存在,亦可为胆管急性感染的一部分。

【病因】

1.胆囊出口梗阻　90%以上系由胆石梗阻于胆囊管或胆囊颈部,引起胆汁郁积和浓缩,刺激囊壁引起化学性炎症,少数亦可因肿瘤、蛔虫而致出口梗阻。

2.细菌感染　胆囊管梗阻后由于胆囊壁缺血、损伤、抵抗力下降,继发细菌感染。主要为大肠杆菌、产气杆菌、铜绿杆菌、变形杆菌、梭状芽孢杆菌等。感染途径可经上行、血循环、淋巴管等途径至胆囊。其他亦可发生于手术、创伤、严重烧伤后,细菌可从创伤处直接侵及胆囊。

【病理】

病初胆囊肿大、胆囊壁增厚、黏膜充血、水肿、白细胞浸润、黏膜下出血及片状坏死,治疗及时病变消退。如 3～7 天后炎症不消散,可发生壁内脓肿、胆囊积脓以至坏疽穿孔。病变以胆囊底和嵌塞胆石的颈部为著。若在炎症过程中,胆囊与邻近组织器官发生粘连,则形成胆瘘,并可引起胆汁性腹膜炎。

【诊断】

1.临床表现　右上腹疼痛,多在餐后 30～90 分钟发作,钝痛或剧烈绞痛。疼痛可放射至右肩胛下方或右肩。常伴恶心、呕吐和低热,病情加重或胆囊有化脓性病变时则出现寒战、高热,如炎症累及胆总管或胆石嵌顿于胆总管时可出现黄疸。局部体征为右上腹肌紧张、压痛、叩击痛明显。30%～50%可触及肿大胆囊。用手轻按右肋缘下,患者深吸气有触痛而突然停止,称为 Murphy 征阳性,如有胆囊壁坏死、穿孔则全腹紧张。

2.实验室检查　血白细胞计数增加,中性粒细胞核左移。

如胆总管结石则血清胆红素增高。继发胆管感染,肝细胞继发性损害,血清 ALT、AST 亦轻度升高,但 ALT 小于 400U。ALP、血清淀粉酶亦可升高。

3.特殊检查

(1)X 线检查:约 10%～15%患者腹部平片可见右上腹有结石影。口服胆囊造影剂如胆囊不显影,可支持本病诊断。

（2）B超：可了解胆囊大小、结石、胆囊壁厚度。当胆囊横径＞5cm、囊壁厚度≥3.5mm,有重要参考价值。

（3）CT:对胆囊增大、囊壁增厚、毛糙及结石存在有诊断价值。

4.鉴别诊断

（1）急性胰腺炎：腹痛位于上中腹部或左上腹,血、尿淀粉酶明显升高,B超、CT胰腺肿大、包膜水肿、边界模糊不清。

（2）冠心病心绞痛型：老年多见、心电图有特异改变。

（3）消化性溃疡穿孔：病初无发热,上腹痛剧烈且迅速蔓延至全腹、腹膜刺激征明显、肝浊音界消失、膈下游离气体,有助于鉴别。

【治疗】

1.一般治疗　禁食或限制饮食。胃肠减压、纠正水及电解质失调、适当解痉镇痛,以不掩盖临床症状为宜。

2.抗菌治疗　宜尽早静脉应用抗生素。常用氨苄西林或哌拉西林(氧哌嗪青霉素)加氨基糖苷类,也可用头孢哌酮、环丙沙星,由于常有厌氧菌感染,故宜加用甲硝唑静脉滴注。抗菌治疗应待发热退尽、腹痛及压痛消失、全身状况显著改善后停用。

3.手术治疗　经保守治疗无效,或急性化脓性坏疽性胆囊炎,有可疑穿孔者均需急诊手术处理,多数患者应在抗生素治疗及全身情况改善后进行手术。

4.内镜治疗

（1）乳头肌切开取石：胆总管或复发结石及乳头狭窄者,切开乳头肌扩张网篮取石。

（2）腹腔镜下胆囊摘除：适用于单纯胆囊结石并发炎症控制后、慢性胆囊炎而与周围组织无粘连者,对胆囊息肉、胆囊腺肌瘤等亦可摘除。

【预后】

急性胆囊炎及时抗菌治疗预后良好,老年患者伴糖尿病、心血管疾病者,死亡率可达5％～10％,胆囊穿孔、胆汁性腹膜炎死亡率高达25％。

三、慢性胆囊炎

慢性胆囊炎是指胆囊慢性炎症性病变,呈慢性迁延性经过,临床上有反复发作特点。病因多与胆结石有关,但目前临床上非结石性慢性胆囊炎亦相当多见。大多以慢性起病,也可由急性胆囊炎反复发作迁延而来。

【病因】

除结石并发急性胆囊炎反复迁延而来外,非结石胆囊炎可能与下列因素有关。

1.感染　细菌可来自肠道、胆管上行至胆囊,亦可由血液或淋巴途径到达胆囊。有时慢性胆囊炎亦可由病毒感染引起,15％胆囊炎患者过去有肝炎史,其他如蛔虫、梨形鞭毛虫感染。

2.运动障碍　迷走神经切断术后,胆囊的动力和张力发生异常,排空时间延长,胆囊增大,渐渐出现胆囊壁纤维化,伴慢性炎性细胞浸润。

3.代谢因素　某种原因致胆汁酸代谢改变时、胆盐长期化学性刺激、胰液反流亦可引起化学性慢性胆囊炎症。

4.血管因素　胆囊壁血管病变可导致胆囊黏膜损害。胆囊浓缩功能和弹力减退,可致胆囊壁纤维化。

【病理】

胆囊炎症时,常致囊壁充血、水肿、纤维增生和钙化,并与周围组织粘连。由于瘢痕组织收缩,囊腔变小甚至完全闭合,即胆囊纤维化。如胆囊管被胆石嵌顿、胆汁潴留、浓缩成胶状小块形成胆泥。亦有胆囊黏膜仍不断分泌白色黏液,胆囊可膨胀、囊壁变薄、囊腔内充满稀胆汁,继发感染后可致胆囊积脓。如胆石长期刺激、压迫囊壁,可致囊壁溃疡或慢性穿孔。

【诊断】

1.临床表现　主要表现为反复发作右上腹或中上腹疼痛,可向右肩或左肩放射。平日不耐受脂肪饮食,饭后常上腹饱胀不适、嗳气,常有低热及倦怠。如结石嵌顿则可产生绞痛,同时可伴有恶心、呕吐及发热。体征有右上腹压痛,偶有 Murphy 征阳性。如有胆囊增大,局部可扪及囊性包块。25%患者可出现黄疸。

2.实验室检查　发作时白细胞总数及中性粒细胞均增高。血清胆红素与总胆固醇可稍增加。十二指肠液引流检查可发现"B"胆汁混浊,有大量被胆汁染色的黏液和絮状物,显微镜下高倍视野白细胞>30 个,甚至满视野,也可见到许多脱落的柱状上皮细胞,有时可找到梨形鞭毛虫及蛔虫卵。胆汁细菌培养可有细菌生长。

3.影像学检查

(1)X 线检查:胆囊造影可发现结石及胆囊缩小、变形,收缩与排泄功能差。

(2)B 超:了解胆囊大小、有无结石,在慢性胆囊炎时除合并结石外,胆囊壁肥厚可能是唯一的征象。

(3)CT:与 B 超作用相似。

4.鉴别诊断

(1)非胆囊疾病的胆囊壁增厚:正常胆囊壁 B 超检查应<3mm,若>3.5mm 往往怀疑为胆囊疾病,但低清蛋白血症和门静脉高压症也常有胆囊壁增厚。如血浆清蛋白<35g/L,胆囊壁因水肿可变厚;门静脉高压时因胆囊血液、淋巴液回流障碍及腹水等原因,胆囊壁可明显增厚。此时不宜切除胆囊,否则会加速肝硬化进展。

(2)胆囊息肉样病变:1/2 胆囊息肉伴有胆囊炎症、1/4 可伴有结石,息肉脱落阻塞亦可有绞痛样发作。B 超或口服胆囊造影检查对胆囊壁隆起或息肉样病变很有帮助。如发现胆囊息肉症状较重,或息肉直径>10mm 及基底较宽,可手术切除。

【治疗】

1.内科治疗　治疗原则为抗炎、利胆、低脂饮食。有腹痛、消化不良等症状应予对症处理。

2.药物治疗

(1)抗菌治疗:有发热、胆汁细菌培养阳性者应给予抗生素。

(2)利胆剂：合并结石可服用胆石通4～6片，每日3次，熊去氧胆酸(UDCA)50～100mg，每日3次。

3.手术治疗　慢性胆囊炎一般不需手术治疗，但如合并较大结石或多发结石、胆囊功能已丧失者，可手术治疗。

【预后】

慢性胆囊炎通过治疗预后良好。

四、胆囊息肉样病变

胆囊息肉样病变系指胆囊壁向腔内呈局限性隆起病变的总称。通常包括胆固醇息肉、腺瘤样息肉、炎性息肉及胆囊腺肌病四种。

【病因病理】

发病原因尚不完全清楚。

1.胆固醇息肉　多与血脂过高有关，胆固醇代谢失调、造成胆汁中胆固醇明显升高，致使胆固醇结晶沉积，后被囊壁细胞吞噬堆积于黏膜固有层，表面覆以正常黏膜上皮，逐渐形成并向黏膜表面突起。可分两种类型：弥漫型，为粟粒样黄色小结节，广泛分布于整个胆囊黏膜表面；局限型，可呈桑甚状，有细蒂与胆囊黏膜相连。胆固醇息肉质脆易脱落，属非肿瘤良性病变。

2.炎性息肉　由慢性胆囊炎症、胆结石，长期直接刺激胆囊壁而引起的肉芽肿，呈乳头状红色。组织学特点为固有膜内慢性炎性肉芽组织伴有炎性细胞浸润、间质水肿。炎性息肉多为单个，直径常小于1.0cm，有一较宽基底附于胆囊壁上，在伴有胆结石患者，比单纯炎性息肉癌变率高。

3.腺瘤样息肉　属胆囊良性肿瘤，常为单发，但亦可多发，有时合并结石，息肉直径常为5～10mm，附于胆囊壁上。组织学上可分为乳头状腺瘤、管状腺瘤、管乳头状腺瘤三种。可能癌变。其中息肉为多发者，合并结石，无蒂，息肉直径大于1.0cm时，易有癌变倾向。

4.胆囊腺肌增生症　本病为一种增生性疾病，以胆囊黏膜和肌层增生为特点，病理上胆壁增厚，壁内憩室形成，同时伴有囊肿和罗阿窦(RAS)增殖。按分布范围不同又可分为①弥漫型：整个胆囊壁呈弥漫性增厚。②节段型：于胆囊壁中段出现环状增厚且互相连通之两个小腔，使胆囊形似葫芦状。③局限型：胆囊底部较多。本病如伴有明显临床症状，应考虑癌前病变可能。最近资料表明，在原发型硬化性胆管炎患者，胆囊息肉通常为恶性。

【诊断】

1.临床表现　胆囊息肉样病变，临床症状无特异，大部分为检查时发现，偶有右中上腹隐痛，饱胀感。以30～50岁较多，中青年为主。多发性息肉以良性胆固醇息肉较多。

2.影像学检查　以超声检查对胆囊息肉样病变诊断率最高，比CT、ERCP及血管造影均优越，但B超容易受腹壁肥厚及肠管影响，对可疑患者应行多体位、多方向及加压或脂肪餐后扫查。

【鉴别诊断】

胆囊息肉样病变与早期胆囊癌鉴别比较困难,胆囊息肉样病变表现为隆起性病变,而早期原发性胆囊癌 90%～98% 亦表现出息肉样隆起,反复经影像学检查,从病变部位、大小、形状、回声性质等方面加以分析,从而为鉴别诊断提示有益的信息。①胆囊息肉样病变好发于体部,而胆囊癌则以颈底部多见。②良性息肉样病变多＜1cm,其中多为胆固醇息肉。胆囊癌如系腺瘤恶变则多＞1cm,单发者多。③从形状来看,息肉样病变多为乳头状,表面光滑,有细蒂,但胆固醇息肉有时呈桑葚状,表面略毛糙。胆囊癌以菜花状多见,基底较宽。④胆囊癌多为低回声或混合回声,而息肉多呈中强回声。⑤以胆囊壁改变来分辩。胆囊癌之囊壁多明显增厚,成模糊不清及中断改变。胆囊息肉样病变囊壁一般正常或仅有毛糙。⑥息肉样病变较少伴发结石,而胆囊癌 80% 伴发结石。⑦超声胃镜检查。将超声胃镜探头插入十二指肠壶腹部来观察胆囊,可排除肠内气体过多或胆汁黏稠等干扰。在镜下观察,胆囊壁可分三层,内层为高回声黏膜、中层为低回声的肌纤维层、外层为高回声浆膜下层及浆膜层。息肉样病变时,胆囊壁完整,而胆囊癌时囊壁三层有不同程度的浸润破坏。⑧B 超引导下胆囊穿刺,早期胆囊癌在胆汁中 64% 可找到癌细胞,病变胆囊细胞学检查阳性率更高。此外尚可在穿刺时抽取胆汁作癌胚抗原测定。

【治疗】

胆囊息肉样病变,以胆固醇息肉占绝大多数,属良性非肿瘤性疾病,临床症状不多,无需特殊处理,伴有血脂升高者,降血脂可能有益,但息肉不会消失。

手术治疗:目前较公认手术指征为①单发无蒂息肉;②息肉直径＞1cm;③基底宽;④50 岁以上有症状者;⑤胆囊壁增厚;⑥位于胆囊颈部的息肉样病变或伴有结石者。

五、胆管蛔虫病

胆管蛔虫病系指寄生于小肠的蛔虫进入胆管后,引起奥狄氏括约肌强烈痉挛收缩而发生剧烈上腹痛、呕吐、发热、黄疸等症状。多见于卫生条件较差的儿童、青壮年,女性尤多。

【病因】

蛔虫成虫通常寄生于小肠中下端,具有钻孔癖性,喜碱性,当人体出现消化管功能紊乱、饥饿、高热时,或者由于驱虫不当、手术刺激等,虫体受到激惹而出现异常活动,常上窜至十二指肠,然后再钻入胆总管,偶可进入肝内胆管,真正进入胆囊者,并不多见。这是因为胆囊与胆总管呈锐角相交,加之胆囊颈 Heister 瓣也有阻碍蛔虫进入胆囊的作用。发病前如原有胆管疾病,导致奥狄氏括约肌收缩不良,蛔虫易进入胆管,除引起奥狄括约肌收缩外,尚可由虫体引起不完全胆管阻塞,当虫体将细菌带入胆管可致严重感染,并发化脓性胆管炎、肝脓肿、胆源性胰腺炎。蛔虫死亡后其尸体、虫卵常成为胆结石之核心。

【诊断】

1.临床表现

(1)腹痛:多为突发阵发性剑突下钻顶样剧烈绞痛,患者面色苍白、坐卧不安、大汗淋漓。

腹痛可向右肩及背部放射。持续时间长短不一,可突然缓解,间歇期可如常人安静。腹痛虽剧烈,但上腹仅有轻度压痛,并无腹肌紧张。如继发胆系感染时则腹痛又可发生而且持续。当合并肝脓肿时,可有肝区疼痛、高热,偶有致胆管穿孔者,可并发胆汁性腹膜炎,除持续性剧痛外,常有腹肌紧张、肠鸣音消失等体征。

(2)恶心、呕吐:多与腹痛同时发生,吐出物中常含有胆汁,少数可吐出蛔虫,有时恶心较重,并无胃内容物吐出。

(3)发热、畏寒、黄疸:体温升高多在 38℃ 左右,由于虫体与胆管壁间总有空隙,即使进入蛔虫较多,也仅引起不完全梗阻,故黄疸并不太深。如出现寒战、高热、明显黄疸,白细胞明显升高,提示合并胆管严重感染。

2.实验室检查　早期白细胞及中性粒细胞正常或轻度升高,亦可有嗜酸粒细胞增高,如有并发症时则白细胞显著升高。十二指肠引流液或粪便中可找到虫卵。合并胰腺炎时,血、尿淀粉酶升高。胆管感染严重或继发败血症时,血培养阳性以及肝功能受损。

3.影像学检查　B 超检查胆管蛔虫超声图像特点为①胆管扩张;②在扩张之胆管内出现长条平行回声带,前端圆钝,边沿光滑,系由蛔虫体形成;③如虫体存活时可见蠕动;④蛔虫死后,萎缩虫体易与胆管结石混淆。

【鉴别诊断】

1.胆石症　疼痛性质临床表现大致相似,但胆石症以中年以上女性多见,城市与农村均可发生,B 超可见结石存在。

2.急性胰腺炎　发病前常有饮酒暴食,同时伴有血、尿淀粉酶升高。

3.胃十二指肠穿孔　可突然发病,初期腹痛可于右上腹,不久即弥漫全腹。同时有腹肌紧张,肠鸣音消失等急性腹膜炎体征。

【治疗】

1.保守治疗

(1)解痉镇痛:山莨菪碱,10~20mg 加入葡萄糖中静脉滴注。10％硫酸镁,10ml 加入葡萄糖中静脉滴注。必要时哌替啶 50mg 肌注。亦可口服食醋,普鲁苯辛 15mg 每日 3 次,硝酸异山梨酯 10mg 每日 3 次,维生素 K_1 10mg 肌内注射。

(2)驱虫:阿苯达唑,成人及 2 岁以上儿童,400mg(二片)顿服即可。

(3)控制继发感染,补充液体,如氨基糖苷类抗生素、甲硝唑等。

2.胃镜下钳出蛔虫　将胃镜迅速送至十二指肠降部、找到乳头开口处,如有虫体即用活检钳钳出。无论取出蛔虫或未见虫体,均可用硅胶管插入乳头开口内,然后再注入 1000~1500ml 氧气及 33％硫酸镁溶液 50~100ml,有助于缓解症状,亦可驱出进入胆管之蛔虫。

3.手术治疗　手术指征为①合并急性化脓性胆管炎、胆囊炎者;②合并肝脓肿、胆管出血、中毒性休克者;③合并急性出血坏死性胰腺炎,经保守治疗一周后病情无缓解;④合并胆结石,术中可作胆总管探查,取出结石、蛔虫,同时行胆汁引流。

(赵林华)

第六节　肝脏疾病的影像学诊断

一、慢性肝病的超声诊断

我国自 1970 年末应用实时灰阶超声成像技术以来,超声以其直观、简便、无创、低廉、准确等特点已成为临床医学中不可缺少的检测手段。近年来,随着计算机技术的日益发展,超声的新技术不断涌现,并逐渐在临床上得到开展,如彩色多普勒超声、术中超声、超声造影及介入性超声等,超声已从单一诊断模式逐渐过渡到诊断和治疗双重并举的阶段,在临床上发挥了越来越重要的作用。

慢性肝病是消化系统疾病中较常见的一种疾病。超声在诊断慢性肝病中,最常用的超声技术是灰阶超声,即 B 超。其基本原理是探头发射超声,超声在沿声束线上传播途径中遇到的各个界面所产生的一系列散射和反射信号(回声)在示波屏的时间轴上以亮点的亮暗来表示,亮点的亮暗与反射强度有关,即反射回声越大其光点亮度也越亮。而各条声束线上的光点依次排列成一幅二维的平面图像,即灰阶超声断面图像。灰阶超声主要反映了脏器及病变的大体形态学和病理学改变,一般对实质性脏器和囊性脏器的显示较为敏感,对含气脏器及骨骼等显示较差或不能显示。

彩色多普勒超声的应用在临床上仅次于常规灰阶超声。其是利用多普勒效应,将血管内血细胞流动产生的信号经过一系列处理(包括自相关技术等)以颜色的形式叠加在灰阶超声图像上而形成彩色多普勒图像。其能反映脏器或病变内部的血流动力学改变,包括显示血流的方向、速度及性质等。新近发展起来的超声造影,是利用超声造影剂使超声检测血流的敏感性更加提高。而介入性超声则在实时超声的监视和引导下进行各种临床医疗操作,使部分疾病的诊断和治疗变得简单、安全而有效,已成为临床上不可缺少的有效手段。

(一)病毒性肝炎

急性肝炎的灰阶超声显示肝脏各径线可增大,尤其在肝肋缘下超声易测及肝脏。肝实质回声较正常减弱,分布稀疏。由于透声度增加,肝脏后方回声较正常增强。肝内管道结构因管壁回声增高而显示更为清晰。同时,胆道系统亦出现相应的变化,即出现胆囊壁水肿增厚,胆囊缩小,即使空腹检查亦如此。彩色多普勒显示肝内血流分布无明显改变。慢性肝炎肝脏的径线亦可正常或轻度增大,偶可以左叶增大为主。肝实质回声比急性期增多,稍增粗,分布欠均匀。彩色多普勒显示肝内血流分布正常或肝静脉血流较正常变细等。胆囊壁亦可增厚。重症肝炎的肝脏径线明显小于正常,失去正常外形;如有腹水,则肝表面显示不规整、呈结节状;肝实质回声混乱、增粗,可呈网络状、斑片状等回声。胆囊壁水肿增厚。尽管超声能反应肝炎的部分变化,但其反映程度有限,并且从肝实质回声表现上也无较特异的定量指标,加之各种超声仪的灵敏度不同,受具体操作人员的主观意识影响较大,因此临床上不宜单用超声进行肝炎的诊断。

(二)肝纤维化

灰阶超声显示肝脏径线增大,但肝内部回声可无任何变化或仅有点状回声增亮、稍增粗;彩色多普勒未能显示肝内血流动力学的病理性改变。肝纤维化是多种病因导致肝硬化的共同病理基础,因此,病因不除,肝硬化是肝纤维化的必然结局。而肝纤维化的诊断,就目前而言,超声乃至 CT 等其他影像技术尚缺乏特异性征象。尽管在超声上肝纤维化可能会出现一些回声改变,但由于不能量化,使这些回声改变无法明确,特异性和敏感性均不高。当超声已显示较为明确的变化时,常常已是肝硬化的表现。因此,有认为灰阶超声不能用于肝纤维化的诊断。尽管血清学检查特异性亦不是很高,但某些指标可能比超声等影像技术敏感。

(三)肝硬化

灰阶超声显示肝硬化早期可正常或轻度肝肿大。典型的肝硬化由于纤维组织的增生使肝脏形态发生改变,多为左右叶比例失调,主要是右叶和左内叶萎缩,而尾叶及左外叶可肥大。肝表面呈凹凸不平或锯齿状,不规则,这在有腹水时更为明显。由于硬化结节形成可使肝内实质呈弥漫性回声增高、增多、增粗,分布不均,并有增粗增亮的线状结构,长短不一,部分肝内可出现低回声或等回声结节,为肝再生结节,大小多在 0.5～2.0cm,呈圆形或椭圆形,但缺乏立体感。

由于肝硬化纤维组织增生使肝内肝静脉受压变细以致灰阶超声上肝静脉明显变细、扭曲,呈显示不清或"消失"状,但用彩色多普勒能显示肝静脉血流信号及走行。同时,灰阶超声显示肝内门静脉内径可增粗或变细,主要与硬化的程度、门静脉高压及侧支建立有关。典型肝硬化可见门静脉右支内径比左支略细,可能与左叶代偿增大有关。门静脉高压形成时,可出现门静脉增宽,严重者可达 20mm 以上。灰阶超声还可显示门静脉旁的肝动脉内径增宽,可达 5～6mm。另外,肝硬化者胆囊壁常可增厚,可达 5～10mm,呈均一的高回声或双层壁改变。

彩色多普勒显示肝静脉血流多明显变细、扭曲,呈蛇行状,脉冲多普勒显示肝静脉频谱呈连续性频谱或反向波消失的门静脉样频谱。门静脉显示其内血流颜色变暗或呈蓝色血流;脉冲多普勒显示流速降低或反向血流;频谱受呼吸因素影响减弱或消失;有食道静脉曲张者门静脉血流速度降低更为明显。

原发性胆汁性肝硬化是一种原因未明的慢性进行性胆汁淤积性肝脏疾病。灰阶超声主要表现为肝脾肿大,肝实质回声可增高、增粗、分布不均;肝内外胆管可不扩张,但肝内可见散在的等号样回声,胆囊显示不清;肝门处可显示肿大的淋巴结。如为继发性胆汁性肝硬化,常可发现肝内胆管、肝外胆管扩张,并可追踪至梗阻处。

心源性肝硬化是一种在原有心脏病的基础上发生心力衰竭,反复或持续发作引起的肝脏瘀血、坏死及纤维化所致。超声主要表现为早期肝脏径线增大,晚期可缩小;肝内回声增强、增粗,但表面可光滑;肝内肝静脉内径增宽,多可达 10mm 以上。同时,肝静脉血流速度变慢,常可在肝静脉内出现"云雾状"的血流图像。多普勒可检测其血流速度变慢,可失去三相波形,并可出现收缩期的离肝血流速度降低,甚至反向血流。

酒精性肝硬化主要由乙醇本身和它的衍生物乙醛所致。灰阶超声显示肝脏径线可增大或缩小,形态失常,肝区光点密集、增粗,严重者可呈低回声结节;同时,酒精性肝硬化常因脂肪肝而呈现肝内弥漫性散射,后方衰减。如出现门静脉高压,则可出现脾肿大、腹水、侧支循环建立等超声表现。

肝硬化早期在超声上表现不明显或缺乏特异性,仅为肝内回声增多或基本正常。因此,在声像图上表现为正常时也不能完全排除肝硬化的存在。而在超声上出现肝表面结节、内部不均质结节及肝左右叶比例失调等改变,加上有门静脉高压等征象时,则超声诊断容易但多已属中晚期肝硬化。因此,超声对肝硬化诊断的特异性很高,但敏感性尚较低。有报道超声诊断肝硬化的符合率可达80%,因此,超声仍为诊断肝硬化的首选手段。

(四)门静脉高压

门静脉高压症是由于门静脉系统的血流循环发生障碍而致的门静脉及其分支内静脉压力增高,从而引发一系列的病理生理改变。超声主要从门静脉及其有关静脉的形态学和血流动力学上的改变进行诊断。

正常门静脉内径灰阶超声测值为8～12mm。门静脉高压时超声可显示门静脉内径增宽,其内径常大于14mm,严重时可达20mm以上。同时,门静脉的肝内分支亦可扩张,门静脉左右支内径均可大于10mm,部分可形成门静脉瘤样改变。但也有部分门静脉高压者,门静脉内径可在正常范围内。彩色多普勒显示门静脉内彩色血流信号颜色变浅变暗,甚至双色或颜色翻转,随呼吸而改变的闪烁现象减弱或消失。脉冲多普勒显示频谱呈连续性,其随呼吸动作而呈波浪状形态的现象减弱或消失,严重者呈反向频谱;血流速度通常较正常降低,多在0.10m/s左右。门静脉高压时还可使脾静脉内径增宽(>6mm),并且扭曲,严重者可呈团状或蜂窝状,彩色多普勒和脉冲多普勒显示脾内静脉属支血流信号增多;肠系膜上静脉可增宽常大于10mm;胃冠状静脉显示率增加,常大于6mm,严重者可达15～17mm,严重时可形成团状或葡萄串状,并可与脾静脉交通。侧支循环的建立也是门静脉高压的重要表现。常表现为脐静脉再开;食道静脉、胃底静脉、脐周及腹壁静脉曲张;自发性脾肾静脉分流等。超声显示相应的静脉扩张、扭曲或呈蜂窝状,彩色血流信号增多,流速增加,异常血流或交通支的出现等。另外,门静脉高压时还可出现脾肿大、腹水等征象。超声对门静脉高压的诊断有较高的特异性,尤其检测到侧支血流的出现应是门静脉高压的有力佐证。

(五)肝血吸虫病

急性期灰阶超声缺乏较特异征象。慢性期可显示肝表面欠平整;肝内回声增粗、增高,形成由高回声带组成的网状结构,使肝脏成马赛克或地图样改变。这些高回声纤维隔是由于虫卵沉积导致纤维化所致。同时,在门静脉周围显示一厚而高亮的纤维光带,可从肝门处的门静脉延伸至肝周边部分。彩色多普勒显示肝静脉血流变细,颜色变暗,流速降低等。

(六)脂肪肝

弥漫性脂肪肝是由于脂肪颗粒产生弥漫性的超声散射所致。灰阶超声显示肝脏径线增大,包膜可显示不清。肝内回声呈弥漫性密集分布的、增强的细小光点,因此称为明亮肝。同时,脂肪颗粒又使超声产生能量显著衰减,从而导致肝脏内部回声随声束方向而逐渐衰减,表现为肝前方部分较亮、后方逐渐衰减变暗。

中度以上脂肪肝可使肝内管道结构显示模糊或不清,严重者可呈"消失"状,这可能与其周围充满脂肪的肝实质受压及声衰减导致管壁与实质反差降低有关。肝内管道的显示程度与肝内脂肪的浸润严重性密切相关,根据肝内回声与结构显示程度可将脂肪肝脏内分为①轻度:即肝内回声轻度增加,但能显示肝内血管边界及膈肌;②中度:肝内回声中等度增加,肝内管道或膈肌显示轻度减弱;③重度:肝内回声明显增加,肝内管道、膈肌或右叶后部分显示很差或不能显示。

彩色多普勒不易显示肝静脉和门静脉的彩色血流信号,脉冲多普勒显示血流频谱降低,甚至呈连续性频谱。

脂肪肝多表现为全肝弥漫性浸润,但有部分脂肪肝呈局限性,表现为在正常的肝实质中出现局部相对高回声区域,呈斑块状、形态不规则、边缘锐利,可呈尖角状,大小可在 1～5cm 左右。

(七)心源性肝肿大

灰阶超声显示肝脏径线增大,肝区光点增密、稍增粗;三支肝静脉内径均增宽,严重者可达15mm 以上,并时而见腔内由于血流缓慢所致的"云雾"状回声;下腔静脉内径亦增宽,其波动状现象减弱或消失。彩色多普勒显示肝静脉和下腔静脉的血流颜色变暗、闪烁现象变弱;脉冲多普勒示肝静脉的离肝血流速度降低。如伴有三尖瓣关闭不全,则肝静脉的离肝血流波呈反向,并且流速降低;而舒张期流速增快,收缩期流速/舒张期流速<0.6。同时,门静脉的血流波动性增大,其最低流速可降至零或负值。在缩窄性心包炎所致的肝肿大中,除肝静脉扩张外,其血流波型可呈"W"形,有一定的特征性。超声对心源性肝肿大的诊断有较高的特异性,如出现肝肿大和下腔静脉扩张则基本可确立诊断。彩色多普勒对进一步确定诊断及分析病因提供了更多的依据。

(八)肝癌

肝癌有原发性和继发性。原发性肝癌在灰阶超声上表现多样,常呈椭圆形或卵圆形,边界可清晰或不清,形态可不规则,肿瘤多以低回声或不均质回声为主。特异性超声征象有肿瘤内部呈镶嵌状或结节状回声,周边有低回声的暗环或晕圈。如肝癌较大可呈高回声不均质团块,并可压迫或侵犯周围的肝静脉和门静脉而使管腔内出现实质性癌栓等。晚期肝癌可在肝门部及后腹膜出现实质性的转移性肿块。同时,灰阶超声常显示肝硬化征象,严重者可显示脾肿大、腹水、门脉增宽等门脉高压征象。继发性肝癌病灶常较小且多发,内部回声可多样,典型者呈牛眼征,常不伴肝硬化和癌栓。由于原发性肝癌具有动脉供血为主的特点,故彩色多普勒超声可显示肝癌内部或周边有点状、线状、分支状或簇状彩色血流信号,并可测及动脉血流,并且检出率可达 90% 以上,血流的阻力指数较高(多大于 0.60),对鉴别诊断有较大帮助。随着肝癌的介入性治疗在临床上应用的逐渐普及,对于肝癌治疗前后的疗效改变亦可通过彩色多普勒超声中血流信号减少与否来判断。新近开展的超声造影,其不但能提高彩色多普勒显示的血流信号,而且能显示彩色多普勒不能显示的类似毛细血管的血流灌注状态,通过不同血流灌注的表现可以进一步提高肝肿瘤的定性诊断准确性。

（九）肝血管瘤

肝血管瘤为肝内最常见的良性肿瘤。灰阶超声上表现为高回声型、低回声型、混合回声型及无回声型，其中高回声型占60%～70%。肿瘤内分布均匀，呈网状、管道样结构，边界清晰，可呈花瓣样改变。10%～30%的肝血管瘤可显示彩色血流信号。高回声型肝血管瘤超声诊断符合率可达95%以上，但低回声型肝血管瘤符合率较低。彩色多普勒超声可显示低阻力型血流或无血流信号，可提高其诊断准确性。

二、慢性肝病的 CT 和 MRI 诊断

（一）肝硬化

慢性肝病即某些非肿瘤性病变引起的肝脏慢性疾病，最终通常以肝硬化为最常见的表现形式。引起肝硬化的原因很多，在国内以慢性乙型或丙型肝炎为主要原因，在国外则以酒精性肝硬化最常见。此外，胆管梗阻引起的胆汁淤积、血吸虫感染、滥用药物、长期接触有害化学物质、肝静脉流出道狭窄、慢性右心功能衰竭、自身免疫性病变、糖尿病、结节病以及某些先天性或遗传性病变等均可能导致慢性肝病甚至肝硬化。肝硬化的分类不尽统一，国内一般根据病因和临床表现将肝硬化分为门脉性、坏死后性、胆汁性、淤血性（心源性）、寄生虫性、血色素性和肝豆状核变性等，以门脉性和坏死后性最常见。大部分肝硬化的影像学表现基本相似，常难以明确其病因。

1. CT 表现

（1）形态改变：即肝脏的外形、大小和肝叶比例异常，主要取决于病因和病变进展的程度。早期表现通常不明显，中期表现较为明显，如轮廓不光整，密度不均匀，肝裂稍增宽及脾肿大等（图 2-1）。后期表现则具特征性，如肝叶比例失调、肝脂肪变、肝叶萎缩、轮廓不规则伴明显结节样增生，以及门脉高压、脾大和腹水。肝炎后肝硬化多为右叶萎缩，左叶和/或尾叶代偿性增大。纤维组织增生和肝叶收缩的结果导致肝裂增宽和肝门区扩大，严重者肝叶彼此明显分离。

胆囊因左叶增大或右叶增大而逆时针向或顺时针向转位，常移向肝脏外侧。肝脏结节增生显著的，可见肝脏表面高低不平，呈分叶或扇贝形（图 2-2）。

（2）密度改变：轻度到中度肝硬化密度可无明显改变。中重度肝硬化常伴有脂肪浸润，引起肝脏密度下降，即脂肪肝。通常以 CT 平扫图上的脾脏密度为判断标准，正常情况下肝脏密度高于脾脏，如低于脾脏则可诊断为脂肪肝（图 2-3A）。此外，因肝纤维化、再生结节、变性坏死或炎症等病理改变，整个肝脏的密度降低且不均匀。平扫时可见肝实质内弥漫分布的高密度影和低密度区域相间，增强 CT 图上，肝脏密度的不均匀性可能甚于平扫表现，也可能趋于均匀（图 2-2）。肝硬化时肝脏增强的效果较差，尤以门脉期明显。血吸虫性肝硬化的 CT 表现具有特征性，虫卵在肝内门静脉系统的沉积引起的纤维化和钙化可在 CT 图上表现为条纹状的钙化（图 2-4）。

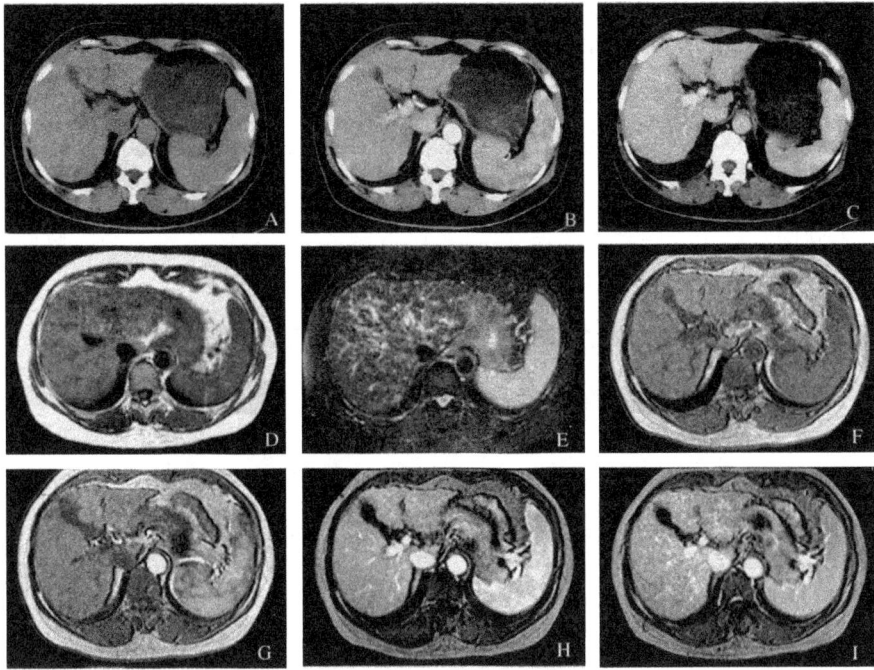

A．CT平扫示肝脏轮廓不规则，密度不均匀，内可见散在小结节状高密度灶。肝裂稍宽。脾脏中度增大

B．动脉期增强扫描示肝轻度不均匀强化

C．门静脉期扫描肝脾实质密度趋均匀，肝门静脉稍增粗

D、E．MRI T_1WI和T_2WI显示肝脾信号无明显改变，但肝右叶后缘高信号小结节，高度提示小肝癌

F、G、H、I，分别为SPGR T_1WI平扫、动脉期、门脉早期和晚期扫描，所见和同步的CT扫描大致相同

图2-1　肝炎后肝硬化

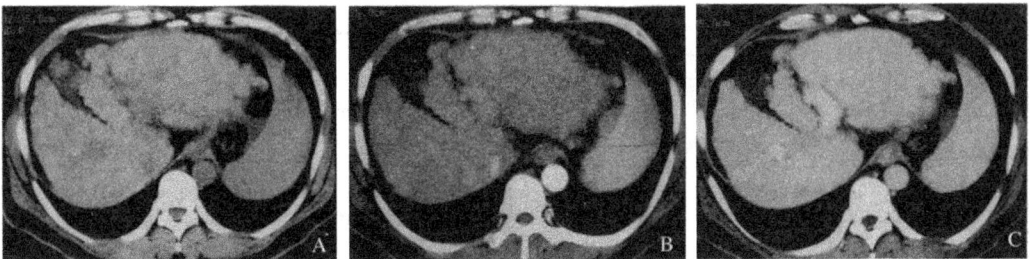

A．CT平扫示肝脏密度不均匀，肝内广泛分布稍高密度再生结节，肝表面高低不平呈结节状，肝裂增宽，左外叶明显增大

B．动脉期增强扫描肝内未见明显异常强化病灶

C．门脉期肝脏密度趋于一致，结节灶显示不明显

图2-2 晚期肝硬化

（3）继发性改变：肝硬化后期往往伴有门静脉高压、脾肿大和腹水。CT 显示肝内门静脉增粗，周围的门静脉也明显增粗扭曲成团，平扫上可呈团状或结节状软组织影，增强扫描呈明显均匀强化（图 3-5）。此外食道下端、胃底贲门区和脾门附近可见扭曲扩张的血管影，同样需通过增强扫描予以鉴别。判断脾脏肿大的确切 CT 标准可能是困难的，目前常用的标准是脾脏弧型的总长度超过 5 个肋单元，即 1 根肋骨的断面或两肋之间的间隙均为 1 个肋单元，但这种标准的最大缺陷是忽略了脾脏的横径，故只能作为参考标准。腹水呈游离于腹腔内的均匀低密度影，以胆囊窝、肝包膜下、肝肾隐窝和盆腔是最常见的积聚部位。

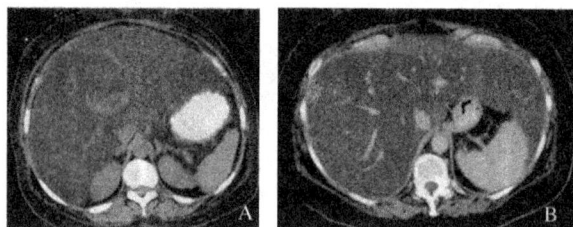

A.CT 平扫示肝脏体积增大，密度降低，明显低于脾脏

B.增强扫描显示肝内门脉血管明显强化，而肝脏强化不明显，仍明显低于脾脏

图 2-3　脂肪肝

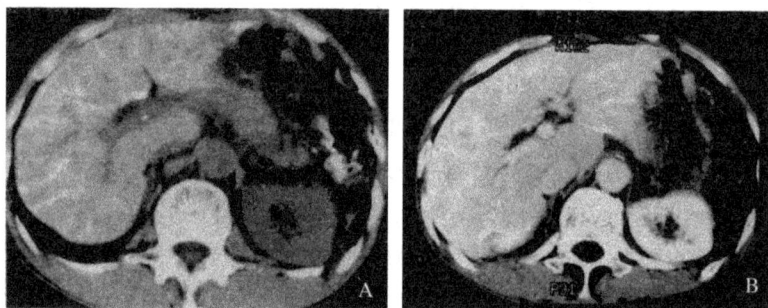

图 2-4　血吸虫性肝硬化

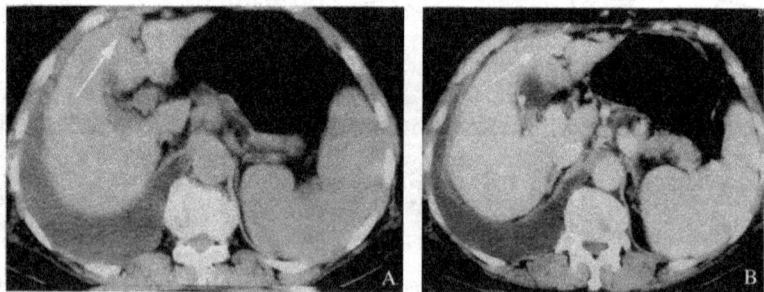

A.CT 平扫示肝脏前缘结节状低密度影（箭头），肝脏萎缩，肝后外缘腹水，脾脏明显增大

B.增强扫描示结节影均匀强化，为扭曲扩张的开放的脐静脉

图 2-5　肝硬化门脉高压

　　上述继发性改变有时较肝脏本身的改变更显著。在日常工作中常可遇到这样的病例,肝脏大小、形态和密度基本上接近正常,而以脾肿大和门脉高压为突出表现。

　　肝硬化的 CT 表现与临床症状和肝功能紊乱可以不一致,即 CT 表现可以先于临床诊断,或者相反,所以 CT 表现基本正常的不能否定肝硬化的临床诊断。

　　诊断中须注意的问题:

　　(1)局灶性脂肪浸润:可累及肝的一叶、一段或多个段或叶,引起部分肝脏的密度降低,也可呈单发的小片状或结节状低密度灶,此时易和肝内占位混淆。尤其需和原发或转移性肝癌相鉴别。两者的区别点大致为①和正常肝实质的密度差异:前者小而后者一般较大;②病灶边界:前者欠清而后者较清;③有无占位效应:前者无而后者如较大时常见;④增强扫描后改变:前者可见病灶中有正常血管影穿过,而后者无。

　　(2)肝岛:即较大范围的脂肪肝内相对正常密度的肝组织,可呈类圆形,颇似肝肿瘤,但增强扫描后的时间密度曲线和正常肝组织一致,鉴别不难(图 2-6)。

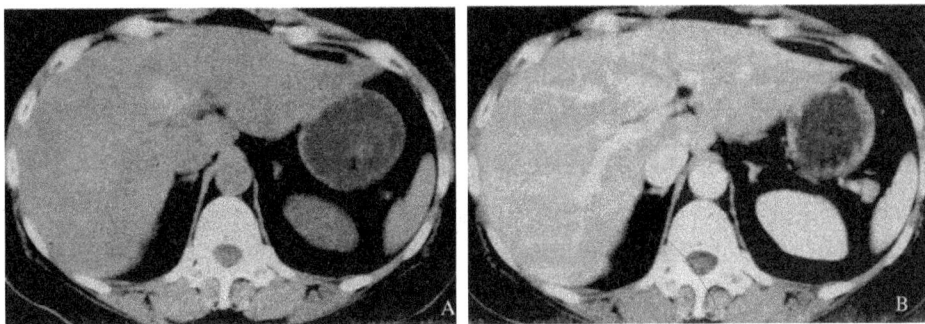

　　A.CT 平扫示肝脏密度略低,欠均匀。肝门旁斑片状高密度影
　　B.增强扫描该区域均匀强化,密度略高,无占位效应,其内可见正常血管影。肝脏总体密度仍下降

图 2-6　轻度脂肪肝伴肝岛

　　(3)再生或增生结节:在肝硬化时常见,典型的肝硬化结节在平扫上为高密度,增强后呈等密度,但也有些肝硬化结节在平扫、动脉期和门脉期扫描中均为低密度,和少血供的 HCC 难以鉴别。由于肝硬化尤其是肝炎后肝硬化与肝癌的关系密切,故两者的鉴别就显得特别重要。一般而言,肝癌主要接受肝动脉供血,在动脉期扫描明显强化,在门脉期则呈相对低密度,而增生结节则以门脉供血为主,在动脉期一般无强化,故对可疑病例,应常规做动脉期和门脉期双期增强扫描以鉴别。在一时不能鉴别的病例,要做短期随访,螺旋 CT 可重复性高,有利于前后比较。此外,在肝硬化基础上发生的退变结节或腺瘤样增生属于癌前期病变,和肝癌的鉴别难度更大,当然意义相对较小,此时 MRI 检查特异性的信号变化对鉴别诊断很有帮助。

　　2.MR 表现　　MR 的显像原理完全不同于 CT,可多方位显示肝脏的形态特征和病理改变,和 CT 相比不仅能显示肝硬化的常见征象,还有助于区分再生结节和 HCC。对肝硬化各种并发症的显示也更敏感,如门静脉高压、侧支血管开放等,可为临床诊断和治疗方案的制定提供更多的信息。

　　(1)形态改变:MR 和 US、CT 一样可显示肝脏的外形和轮廓的改变(图 2-1),MR 特有的任意切面成像尤其是冠状位使肝脏外形的显示更为全面。

（2）信号改变：肝硬化时肝脏的信号强度可以均匀或不均匀。纤维化改变不影响肝细胞内水的含量，因而肝脏的 T_1WI 和 T_2WI 弛豫时间无变化。肝硬化伴有肝炎或脂肪沉积时肝内信号不均匀。另外肝硬化时可伴有铁的沉积，导致肝脏信号的下降。MR 检查对肝硬化的重要价值在于能显示再生结节，而 CT 和 US 较难显示，即使发现也不易和结节型 HCC 鉴别。再生结节是由晚期肝硬化广泛增生的胶原纤维分隔变性、坏死和增生的肝细胞组成。结节状增生的肝细胞内胆汁淤积、脂肪变性、胆色素及含铁血黄素沉积，其 MR 信号颇具特征性。在 T_1WI 上呈等或稍高信号，T_2WI 上呈等及稍低信号。结节内部信号均匀，无包膜（图 2-7）。肝硬化时患肝的 T_2WI 信号强度增高，可能为纤维间隔内炎性改变或扩张的血管间隙使水含量增多所致。周围纤维间隔形成小环状或网状高信号区，高信号的纤维间隔使再生结节呈相对低信号。弥漫性分布的再生小结节在 T_1WI 上表现为均匀的粟粒样高信号影。增强扫描示肝硬化再生结节无强化表现，在强化的肝实质对比下，再生结节显示为边界清楚的低信号灶。另外，T_2WI 上可见到的不规则线状异常高信号为纤维组织带，在动态增强早期可有轻度的强化，而延迟强化比较明显。

肝硬化患者肝细胞肝癌的发病率很高，对肝内的占位需注意鉴别，肝癌在 T_1WI 可呈等、低或高信号，在 T_2WI 通常呈略高信号，但若伴有脂肪变性则可呈高信号（图 2-8）。

（3）继发性改变：MR 无须对比剂即可显示血管，而且可任意方向成像。侧支血管表现为特定部位的结节状、条索状流空信号。门静脉主干有血栓形成时，肝门区可见侧支形成。MR 相位对比技术还可估计血管开放，血流方向和肝硬化血流速率。增强扫描因门脉分流使肝内血供减少，肝实质的强化受到影

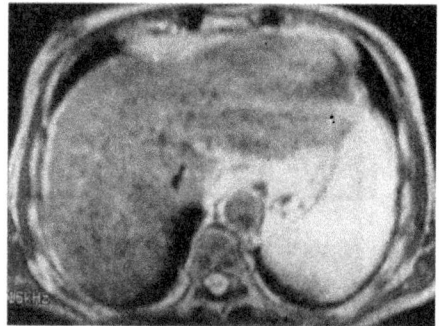

图 2-7   肝脏硬化（再生）结节

响，因此肝脏强化往往不均匀。脾肿大的判定标准和 CT 相同，不但表现为脾脏长径增大，有时表现为厚度的增加。因为含铁血黄素的沉着，脾内可见多发点状的异常信号，为长 T_1、短 T_2 信号。腹水表现为肝周或脾周呈带状的长 T_1、长 T_2 信号，即 T_1 低信号、T_2 高信号。

3.影像学检查方法比较

（1）US：肝硬化在 US 上的典型表现为增粗的、不均匀的回声，实质回声增强且肝表面呈结节状。另外也可观察到肝叶比例失调、门静脉高压、腹水等征象。多普勒超声可观察血供和血流情况，门静脉高压时可见到门静脉主干扩张，侧支血管开放，晚期肝硬化可见到门静脉粗大及离肝血流，有无血栓形成和流速的改变，但对肝硬化结节的诊断较难。特别是伴有脂肪浸润和弥漫性肝硬化结节，定性准确率不高。

（2）CT：可直观地显示肝脏的形态和轮廓改变，增强扫描可观察肝脏密度变化和血管情况，是肝硬化及相关病变首选的检查方法。但对不典型的肝硬化结节和少血供的 HCC 难以

鉴别,偶尔对弥漫性肝硬化和弥漫性肝癌的鉴别易混淆。CTA(CT 血管造影)可全方位显示肝内血管,为 TIPSS 手术的操作进行导向,但需要注射造影剂。门腔静脉分流术后的 CT 和 CTA 随访可清楚显示吻合口及分流道的通畅情况,这方面优于 MR。因置放的内支架为金属物质,MR 检查会带来潜在的危害。

(3)MR 检查肝硬化的主要意义在于及早发现恶性结节:再生结节为良性,但有许多文献报道,良性再生结节可经腺瘤样增生、非典型性腺瘤样增生、高分化 HCC、发展为 HCC。其中腺瘤样增生和非典型性腺瘤样增生已归类为癌前期病变。US 和 CT 对它们的检出和定性都极其困难,而 MR 显示效果较好。

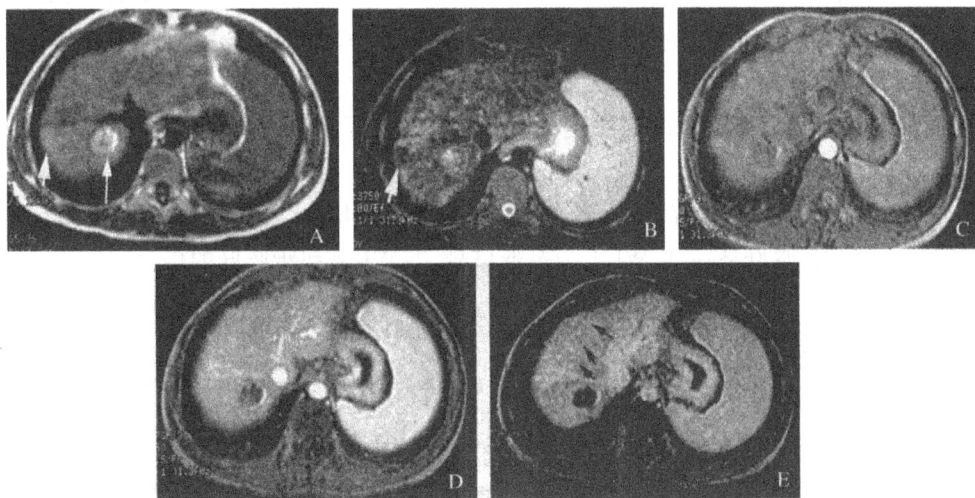

A.T_1WI 示肝右后叶偏外侧的硬化结节为略高信号(短粗箭头),偏内侧的小肝癌伴脂肪变性为不均匀高信号(细长箭头)B.T_2WI 上硬化结节为低信号(箭头),小肝癌为不均匀略高信号。其余肝实质内还可见多个低信号结节 C.动脉期增强扫描肝内病灶均无明显强化,硬化结节仍为略高信号,肝癌因脂肪变性而强化显示不明显 D.门脉期硬化结节为等信号 E.延迟期见多个低信号细小结节,周边纤维间隔环形强化明显(箭头)

图 3-8 肝硬化伴小肝癌和硬化结节

(二)肝脂肪浸润

肝脂肪浸润又叫做脂肪肝或肝脂肪变性,为肝脏的代谢和功能异常引起的肝内脂肪过度积聚,特别是甘油三酯在肝细胞内的过度沉积所致,常见的原因除肝硬化外,还有肥胖、酗酒、营养不良、糖尿病、类固醇治疗、柯兴综合征、囊性纤维化、遗传性疾病、化疗后等。如潜在的代谢异常纠正后,脂肪肝也可消失。

1.CT 表现

(1)脂肪肝的 CT 表现,各种原因引起的肝脂肪变在 CT 平扫图上均呈肝实质弥漫性或局限性密度降低。Piekarski 等研究证明,正常人不同个体肝 CT 值可有较大差异,但总是高于脾脏的 CT 值,前者平均 50HU,后者平均 42HU,相差 5～10HU。因脾脏的 CT 值相对恒定。如果肝脏的 CT 值低于脾脏,即可诊断为脂肪肝。局灶性脂肪浸润时,肝脏密度不均匀,部分区域的密度明显低于周围肝实质。增强后脂肪肝的强化特征和正常肝实质一致,但密度相对较低,仍低于脾脏密度。

(2)肝内血管阴影的改变:正常肝实质密度明显高于血管密度,肝静脉和门静脉的主要分支清晰可辨。当肝实质密度下降时,和血液密度接近,两者的密度差异缩小或消失,肝内血管影变得模糊不清或不能显示。严重脂肪肝病例,肝脏密度低于血液密度,肝内血管影可呈相对高密度影。

2.MR 表现　SE 序列对脂肪肝的敏感性较低,理论上讲肝脏在 T_1WI 和 T_2WI 上的信号增加,但在实际工作中仅有少数病例可见到肝脏的信号强度增加。局灶性肝脂肪浸润可在 T_1WI 上看到边界不清的、淡薄的略高信号区,可呈片状或楔形,大多位于肝脏边缘部分,但如脂肪浸润局限于一叶,和正常肝实质分界可较明显,在 T_1WI 相对于正常肝实质可呈高信号,脂肪抑制后可呈低信号。T_2WI 对脂肪浸润不敏感,因多数局灶性脂肪浸润可为等信号。增强扫描有助于诊断,因肝脂肪浸润区的强化不及周围正常肝实质,通常呈低信号,病灶内可见血管影通过,无占位效应。

肝岛在 CT 或 US 检查时有时会误诊为肝内占位,而 MR 对脂肪肝的不敏感恰巧是诊断伴随病灶的优点。正常肝岛在 T_1WI 上为等低信号,T_2WI 上和脂肪肝的信号几乎一致,不易区分,但在反相图像上表现为弥漫性低信号的背景上一个局灶性的略高信号区。增强扫描肝岛的强化方式和正常肝实质一致。

3.影像学检查方法比较　US 易将弥漫性脂肪肝误诊为肝硬化或慢性肝炎,正常肝岛易误诊为占位,因为在弥漫性高回声的基础上其表现为低回声。局灶性的脂肪浸润因高回声也常常误诊为肝占位,在脂肪肝基础上的占位性病变更难定性。CT 也是如此,虽对脂肪肝的诊断较为敏感,但如伴有转移灶、血管瘤或 HCC 等因肝脏密度的明显降低而可呈等密度或高密度。因此对肝岛、局灶性脂肪浸润以及脂肪肝基础上伴有病变的检查,MR 最有价值。US、CT 和 MR 资料的综合分析无疑可大大提高诊断的准确性。

(三)肝血色素沉积症的影像学表现

肝内铁浓度的显著升高导致肝实质的密度也相应增高,可呈弥漫性或局限性的密度增高。但在该病的诊断方面,CT 不及 MR 敏感。当肝内含铁量增加较多时,因铁质的顺磁性效应使肝组织的 T_1 和 T_2 弛豫时间缩短,T_2 时间的缩短是 T_1 的 15 倍。其结果为肝脏信号下降,特别是在 SET_2WI 和 $GRET_2WI$ 信号强度明显下降,如见到胰腺和心肌的信号下降,则表明有系统性的铁质沉积。正常情况下肝脏的信号强度略高于骨骼肌,而后者不受血色素沉积的影响,因此可以骨骼肌作为参照物来定量分析肝脏的信号强度。大多数病例铁质沉积是弥漫和均匀性的,但片状的沉积也可见到,这可能是门脉血流的异常增加所致。

MR 可发现血色素沉积导致的肝硬化的纤维分隔,采用短 TE 观察更佳。在场强均匀度高的 MR 上可以看到肝脏的信号下降,而纤维分隔的信号仍较高,形成"花瓣状"。但如是小结节型肝硬化纤维分隔较细时,MR 则不易显示。

有些病例在发现血色素沉积之前先发现 HCC,因肿瘤内不含过量的铁,在肝脏背景信号下降的基础上仍为高信号,二者对比明显。另外血色素沉积时,所有的肝内病灶均为高信号,无须采用重 T_2WI 即可检出,如采用重 T_2WI 反而会降低病灶的检出率。

血色素沉积症经治疗后含铁量可恢复正常,MR 可取代肝活检用于观察和随访。

输血所致的血色素沉积和原发性血色素沉积不同之处为前者脾脏受累后信号下降,而胰腺和心肌则不受影响。输血性的血色素沉积主要位于网状内皮系统,少量沉积时仅在 T_2WI 和 T_2WI 上可以看到,T_1WI 基本正常。有中到大量的沉积时,T_2WI 上肝脏信号的改变更加明显,而且 T_1WI 上肝脏的信号也有下降。大量的血色素沉积(输入的红细胞>100u)时,其他的组织和细胞内也可见到沉积。输血性和原发性的血色素沉积可以通过脾脏、胰腺和心肌的改变进行鉴别。

(四)肝糖元贮积病

CT 图像上主要表现为肝脏体积明显增大,密度增高。但该病常伴有弥漫性肝脂肪浸润,因此可完全或部分抵消糖元对肝脏密度的影响,肝脏的密度高低取决于糖元和脂肪的相对量,可以表现为增高、正常或降低。文献中均提到本病常合并肝腺瘤,鉴于肝腺瘤易出血和引起恶变,在诊断时应引起注意。

有关肝糖元贮积病的 MR 表现的文献报道极少,由于本病的 MR 表现缺乏特征性,其主要的价值是显示有无合并肿瘤性病变,如肝腺瘤。

(五)肝豆状核变性

许多学者探讨过肝铜浓度与 CT 衰减值之间的关系,曾有一例 Wilson 病患者肝 CT 衰减值增高的报道,但另一组 24 例 Wilson 病研究发现肝 CT 值均在正常范围内。学者指出,与血色素沉着症肝内铁含量升高相比,Wilson 病肝铜蓄积较轻微,故实际上肝衰减值并无显著增加,而肝硬化的 CT 表现有时反而明显。头颅 CT 有助于诊断。另外,本病继发性骨质疏松、椎体、骨盆等 CT 骨盐定量降低,小关节边缘毛糙和软骨下骨质吸收及小片碎骨,韧带肌腱的过早钙化或骨化也有助于诊断。

MR 可显示肝硬化的改变,但和其他病因所致的肝硬化无法鉴别。

(六)布-查(Budd-Chiari)综合征

1. CT 表现　　CT 平扫通常显示肝脏密度不均匀及体积增大,增强扫描显示肝脏强化延迟,分布不均匀,以尾叶为中心的区域强化较明显,肝外周密度下降,此乃肝内血流经肝静脉回流受阻,而尾叶受累相对较轻造成,颇具特征性。同时还伴有门脉高压的表现,如脾肿大、侧支循环形成等。Maetani 等报道慢性布-查综合征时肝内常见良性结节,最大可达 3cm,增强扫描可见明显强化,部分可类似局灶性结节增生。

2. MR 表现　　肝脏形态改变:和 CT 一样可反映其形态变化,如急性期表现为肝脏弥漫性肿大,因肝脏实质充血水肿,T_2WI 呈弥漫性高信号。亚急性或慢性期尾叶肿大明显,左右叶萎缩,同时因肝淤血、中央小叶坏死,导致肝脏信号不均匀,其中尾叶信号低于其他肝叶或正常。不用对比剂即可显示血管为 MR 最大的优势。其特征性改变为肝内侧支血管呈"逗点状",肝静脉管径变细或闭塞,肝内下腔静脉变窄。另外还可有门脉高压和腹水。MRA 显示血管情况更准确、直观。增强扫描肝脏强化延迟且不均匀,坏死及纤维瘢痕呈低信号,侧支血管的显示更加清晰。布-查综合征伴有的多发结节在 T_1WI 可呈高信号,在 T_2WI 呈低信号。

（七）肝结节病的 CT 表现

肝脏体积一般有不同程度增大，当病灶极小时，肝实质密度无明显异常变化。当病灶大于 2～3mm 时，可见肝内单发或弥漫多个结节样低密度影，当结节融合时，亦可见肝内多个低密度区。增强后动脉期病灶无明显强化，门脉期病灶可有轻度强化或无强化，相对于较高密度的肝实质背景，病灶仍表现为较低密度的结节影。当病变累及脾脏，脾脏亦有相类似的表现。有报道称，肝、脾同时表现为多发结节样低密度影较为少见。

由于肝结节病无明显特征性表现，故鉴别诊断较为困难。本病的结节样病灶为肉芽肿性改变，所以密度较囊肿的水样密度要高。增强后病灶的强化方式与肝细胞肝癌及转移性肿瘤的强化方式有别。而与肝其他肉芽肿性病变如肝结核结节、炎性假瘤等较难鉴别，需结合病史及其他实验室检查。结合胸部影像学检查，若有胸部结节病表现者，可提示支持肝结节病的存在，但亦有胸部检查阴性者。只有确诊病灶为非干酪样肉芽肿，且排除其他肉芽肿改变，或伴有其他组织受侵（皮肤、肺、淋巴结等）才能支持结节病的诊断。

（郭立勤）

第七节　肝脏疾病诊疗

一、慢性乙型肝炎

【诊断】

HBV 感染的诊断沿用对生化、血清学、病毒学的检测以及肝组织学表现进行综合分析和判断。检测转氨酶以及 HBV 抗原和抗体的方法已经标准化。检测 HBV-DNA 可用杂交法、信号或非信号扩增法，其结果可用定性或更常用定量表示。当前 HBV-DNA 定量检测的方法和计量单位尚未标准化，不同方法具有不同敏感度和线性范围。采用敏感性较高的 PCR 法检测，非活动性 HBsAg 携带状态可以检出 HBV-DNA。急性乙肝恢复后 HBsAg 阴性、临床亦无肝炎证据者，以敏感的 PCR 法也可检出 HBV-DNA。虽然当前资料甚少并且还不能全面评价不同 HBV-DNA 水平的临床意义，但似乎低于 10^5 copy/ml 者其乙肝多呈非活动性而不再进展，而 10^5 copy/ml 恰与以往临床研究中应用非 PCR 法的最低检出水平相符。PCR 法也可用于 HBV 的基因分型，还能通过检测 HDV-RNA 为丁型肝炎的诊断提供可靠的依据。

临床与病理专家一起对肝组织活检进行评价，这是诊断和治疗乙肝病人的重要一步。肝活检可用于证实慢性乙型肝炎的诊断，或鉴别其他原因的肝病，并能对炎症坏死和纤维化病变的严重程度进行分级和分期。应给患者解释清楚肝活检的目的、作用以及可能发生的不良反应和风险。已有几种不同的病毒性肝炎组织学改变的评分系统，但目前主要用于临床试验。

【治疗】

（一）一般治疗

1.休息　适当活动，但应避免劳累，卧床休息和长时间静养对疾病经过并无影响。除慢性肝炎明显活动时应卧床外，轻型非活动性患者则应动静结合，动、静比例以患者动后无疲乏感为指征。

2.营养　没有肝性脑病和腹水并发症的患者，一般不必过分限制饮食。但要防止因过分重视营养而又不注重适当运动，以致摄食量超过身体需要，蛋白质、脂肪等过多积蓄于体内，使体重迅速增加，甚至导致脂肪肝，不利于治疗。合理调节、补充适当的营养，特别是补充维生素和必需蛋白质。

3.心理治疗　不仅有助于帮助患者消除对疾病的恐惧，克服自卑心理，增强信心，而且让患者对自身疾病有一定的认识，了解并配合医生的药物治疗，更好地注重自身保健和今后的定期随访。

4.宣传　需告诫患者将其他有可能恶化肝病的因素减少到最低限度，如肥胖、肝毒性药物以及大量饮酒等。患者若对 HAV 无免疫力且有感染机会，应予以甲肝疫苗接种。任何免疫抑制剂都会对乙肝的病程产生不利影响，确实需要免疫抑制剂者，必须在肝病专家的密切监视下使用，也可能需要抗病毒治疗。

（二）一般药物

目前该类药物多，商品名更多，同时又有不少新品种出现，但其有效性则有待于进一步临床严格验证。目前该类药物大致分为以下几种：一般"护肝药"、缓解炎症药物、降酶药物、退黄药物，以及可能具有抗纤维化的药物等，另外一些微生态的制剂如乳酸菌等因其能调节肠道菌群、减少毒素吸收对肝脏再次损害而用于慢性肝炎患者。

1. 1,6-二磷酸果糖（FDP）　FDP 是葡萄糖代谢的重要中间产物，它与肝细胞膜表面接触后，诱导二磷酸果糖激酶，而后者能促进细胞内 ATP 合成增加，使细胞的钠泵作用加强，有利于细胞内外钾、钠离子的交换，从而使肝细胞混浊肿胀、水肿样病变得以修复，肝细胞功能亦随之恢复，尚有学者报道认为 FDP 对患者必需脂肪酸及蛋白质代谢有正性作用，还有人观察到FDP 可保持红细胞的韧性，促进红细胞向组织内释放氧，使肝脏微循环得以改善。

用法：每日 2 次，每次 5g 加入 5% 葡萄糖溶液或缓冲液 100ml 内静脉滴注，本品对于慢性肝炎的治疗主要适用于病情较重的慢性肝炎活动期病人，尤其伴有黄疸者。

国内医院报道，用 FDP 治疗慢性肝炎患者，肝功能恢复正常，临床症状消失，近期疗效约 60%（24/40），较之对照组的 25%（10/40），有统计学差异。

FDP 可以作为综合保肝治疗的措施之一。

2.还原型谷胱甘肽（TAD）　TAD 是由谷氨酸、胱氨酸、甘氨酸组成的含巯基的三肽物质，广泛分布于机体各种细胞内，尤其是在肝细胞内含量最为丰富。TAD 是一种细胞重要调节代谢物质，能提供巯基、半胱氨酸，维护正常细胞的代谢与细胞完整性，并与亲电子基、氧自由基等毒性物质结合，当外源性（病毒、药物）和内源性毒物在体内产生有毒代谢（亲电子基、氧自由基、过氧化氢等）导致肝细胞膜过氧化，细胞内 Ca^{2+} 积聚，钙负荷性细胞坏死时，TAD 能通过其结合毒性基因作用发挥保护肝细胞的疗效，实验证明慢性肝炎活动期及肝硬化患者血清中过氧化物(LPO)含量增加,而 LPO 又可刺激肝细胞合成胶原纤维,加速肝纤维化。对慢性肝炎及早期肝硬化患者给一定剂量的自由基拮抗剂 TAD,不仅对肝纤维化有治疗和预防作用,而且还可以预防癌变的发生。此外,当肝脏受损如慢性肝炎情况下,肝细胞内的 TAD 浓度降低,而其降低又可使整个机体免疫功能全面降低,因为 T 细胞增殖,T、B 细胞的分化,细胞毒性 T 细胞和自然杀伤(NK)细胞的活化均需要适当浓度的 TAD。研究证实在 TAD 浓度减少 $10\%\sim40\%$ 时,T 细胞的介素-6(IL-6)、肿瘤坏死因子-α(TNF-α),以及活性氧中间物(ROI)。另外,TAD 还具有促进肝脏酶活性和肝脏合成胆酸等作用。

用法:TAD $0.6\sim1.2g$ 加入 5%葡萄糖溶液 500ml 静脉滴注,每日 1 次;TAD 0.6g 肌肉内注射,每日 $1\sim2$ 次。

国内 TAD 临床验证组采用单盲研究,比较了用药组与对照组疗效,结果显示,TAD 肌肉注射或静脉滴注 105 例慢性乙型肝炎病例取得较好的疗效,总有效率为 79.1%,其中显效率为 42.9%,与对照组相比有显著差异。国内文献报道 TAD 用于治疗慢性病毒性肝炎总有效率达 87%。目前,还有推荐 FDP 和 TAD 联合用于急、慢性肝炎的治疗。

TAD 可作为慢性乙型肝炎患者保护肝脏、改善临床症状和肝功能恢复正常的有效辅助治疗药物。

3.“必需”磷脂(EPL) 各种肝病均会对肝脏产生不同程度的损害,但最终的病理变化均为肝细胞膜和细胞器膜受损,膜磷脂的丧失,肝细胞生物受损,必然导致肝细胞的坏死及功能的丧失,所以修复受损的肝细胞膜和细胞器膜及恢复膜功能将会对各种肝病产生最基本的治疗作用。

EPL 可明显降低脂质过氧化,降低 ADCC(抗体依赖的细胞介导细胞素作用)及 MILT(有丝分裂原诱发的淋巴细胞的细胞毒反应)对肝细胞的损害,促进肝细胞再生及改善膜流动性,因而 EPL 具有细胞膜修复作用。

国外报道其注射液具有改善肝功能的作用,国内正在进行进一步的临床观察。

4.肝细胞生长因子(HGF) 理化性质实验证明:HGF 的主要成分为肽类物质和少量核酸,内含 18 种微量元素,包括有利于肝病恢复的高于正常人血清水平 15 倍的锌和硒。

动物实验研究证明了其能降低大鼠实验性肝功能衰竭病死率,并对小鼠中毒性肝损伤有促进修复和保护作用。HGF 能刺激肝细胞 DNA 合成,促进细胞再生;保护肝细胞膜;并能增强库普弗细胞功能,提高对内源性及外源性内毒素的消除,降低内毒素血症,减少肝细胞的坏死;抑制 TNF 的活性;对 T 细胞及 NK 细胞均具有免疫促进作用,而慢性肝炎与 T 细胞和 NK 细胞活性降低密切相关,具有抗纤维化作用;提高血清雌二醇水平而促进肝细胞再生;提高肝组织内 SOP 含量,增强清除自由基的能力;减轻对鼠脑 Na^+,-K^+-ATP 酶活性的抑制。

临床上除用于重症肝炎外,也作为慢性肝病治疗的辅助药物。国内临床试验表明:用 HGF 治疗慢性肝炎时,有降低血清丙氨酸转氨酶(ALT)、血清胆红素的作用,同时也可降低血清透明质酸含量,并可提高慢性乙型肝炎病人的免疫功能,促进肝细胞再生及抗纤维化作用。曾有报道,28 例慢性乙型肝炎患者于 HGF 治疗前后进行两次肝穿刺活体组织检查,结果表明 HGF 治疗后肝细胞质疏松、气球样变、嗜酸性变和各种类型的坏死有不同程度的减轻,特别是碎屑样坏死有近半数病例范围缩小,成纤维组织明显减小,其中 8 例碎屑样坏死修复(多为局限性),提示 HGF 治疗对肝细胞炎症性损伤有良好的恢复和抗纤维化作用。中山医院佘为民等报道其可降低慢性肝炎患者 AFP 的升高。

用法:慢性肝炎活动,静脉滴注 80mg/d;若出现重型化倾向可加大至 120mg/d。

5.甘草甜素、强力新(强力宁) 甘草为草本植物,其根茎含三萜皂苷甘草甜素。其注射液为强力新(强力宁),由甘草甜素(0.2%)、半胱氨酸(0.1%)和甘氨酸(20%)组成。

甘草甜素具有抗炎、抗过敏、保护细胞膜的稳定性、免疫调节作用,促进吞噬细胞活力增加,肝炎活动期患者静脉滴注强力新后,外周血中 CD_4^+ 增加,CD_8^+ 下降,两者比值升高,有利于肝功能恢复及肝细胞病理损害的改善。但国内教授对 10 例慢性肝炎活动期治疗前后测定患者血清中 IFN 水平,结果未证实该类药物诱导人体产生 IFN。最近的研究发现强力新可以抑制 CCI4 诱导的肝硬化大鼠肝内核转录因子(NF-kB)的结合活性,使其恢复并接近正常对照。故强力新有可能通过阻断转录因子 NF-kB 激活引起的各种细胞因子的生成,从而减少肝损伤。

临床上认为甘草甜素具有明显降酶、改善肝组织作用,并能使部分患者 HBeAg 转阴。日本铃木宏等应用强力新治疗慢性肝炎 67 例,临床疗效为 68.6%(46/67),优于对照组的 25.7%(17/66)。中山医院胡德昌教授等用强力新治疗 100 例经肝穿刺证实的慢性肝炎,有效率约 80%,可使丙氨酸转氨酶(ALT)、AST 和 y-GT 同步下降,降酶作用优于联苯双酯。我们曾对 40 例经肝活检证实的乙型慢性肝炎活动期患者随机分组予强力新或一般护肝药治疗发现,强力新组升白蛋白有效率为 67%,降球蛋白为 50%,对照组分别为 32% 与 6%(P<0.05)。强力新组 HBeAg 阴转率为 610%,对照组为 33%(P<0.05)。

目前甘草甜素的使用多主张中量至大剂量疗法,即每日 80~120ml,显效后,可逐渐减量,总疗程为 3~6 个月,应用甘草甜素治疗停药后,部分患者可有 ALT"反跳"现象,其中部分患者再次使用甘草甜素仍然有效,部分患者在治疗过程中出现水钠潴留、低钾现象及高血压,需要在使用后注意随访。

6.熊去氧胆酸(UDCA) UDCA,化学名为 3α,7β-二羟-5β-胆甾烷-24-酸,最早从中国黑熊胆汁中分离出来,生理条件下人体内含量甚微(小于总胆汁的 4%)。20 世纪 80 年代,Leuschner 等用 UDCA 作为溶石药治疗同时患有慢性活动性肝炎和胆结石的病人,意外发现,患者血清 ALT 水平有显著好转。Podda 等对 24 例慢性肝炎(大部分为乙型肝炎和非甲乙型肝炎)随机对照、观察发现,2 个月后,UDCA 组的 AST、ALT 及 7-GT 分别下降 35%、33%、410%,而对照组上述指标无显著改善。此外,大量的临床研究亦证实 UDCA 对其他一些慢性肝病确有治疗作用。

UDCA 治疗肝病的机制目前仍不甚清楚。UDCA 通过生理或理化作用减轻胆盐毒性;影响肝脏主要组织相容性抗原(HLA)的表达(主要使肝细胞异常表达的 HLA I 类抗原明显减少,并使细胞毒 T 细胞所致的小叶坏死减少);抑制免疫球蛋白(Ig)和细胞因子(IL-2,IL-4,IFN-γ)产量;具有线粒体保护作用。

7. S-腺苷-L-甲硫氨酸(腺苷甲硫氨酸,SAMe) SAMe 是在 SAMe 合成酶作用下,由甲硫氨酸与 ATP 生成的化合物,在转甲基和转巯基作用时起重要作用。通过转甲基作用,增加膜磷脂的生物合成,由于磷脂/胆固醇比例增加,使膜流动性增加,并增加 K^+-Na^+-ATP 酶活性,加快胆酸的转运。同时通过转巯基作用,增加生成细胞内主要解毒剂谷胱苷肽和半胱氨酸,并增加肝细胞的解毒作用和对自由基的保护作用,生成的牛磺酸可与胆酸结合,增加其可溶性,故 SAMe 对胆汁郁积有一定的防治作用。肝损伤时,SAMe 合成酶活性下降,内源性 SAMe 生成减少,故 SAMe 作为药物补充其不足能起到防治作用。该药物能改善乙型肝炎患者临床症状和肝功能。

(三)抗病毒治疗

1. HBeAg 阳性慢性乙型肝炎的治疗   HBeAg 血清学转换常伴随血清 ALT 水平的复常,HBV DNA 复制的减少($<1\times10^6$ copies/ml)和肝脏炎症的明显减轻。IFN-α 和核苷类药物拉米夫定是批准上市的抗病毒药物,二者皆增强 e 抗原血清学转换而减缓疾病的进展。对于无进行性肝脏炎症的病例(如 ALT 水平正常),给予这些药物治疗则无效。而在严重的病例,它们的治疗作用最大。这两类药物的作用是相似的,二者联合应用比单独使用有效。由于失代偿病人应用 IFN-α 可能的副作用较大,且存在病情加重的危险性,所以要有限制地应用。拉米夫定随着用药时间的延长对药物的耐受也增加,并有突然停药引起肝炎加重的潜在危险,在肝硬化病人这种危险的可能性最大,是目前广泛关注的焦点。病人和医生都须认识到,乙肝抗病毒治疗期间和停药后都需要严格的监控。

阿糖腺苷(Ara-AMP)和干扰素(IFN)是最早的治疗乙肝的药物,肌痛和外周神经病变使应用 Ara-AMP 的治疗复杂化,所以乙肝治疗仅限于选择 IFN-α、核苷类药物,如拉米夫定、阿德福韦等。

(1)α-干扰素(IFN-α)

1)作用机制:IFN-α 有抗病毒和抗增殖的双重作用,同时也是自然杀伤细胞和树突状细胞有效的免疫刺激因子。所以虽然单独使用,IFN-α 仍有多重作用。其抗病毒作用主要是通过和靶细胞受体结合,启动 IFN 反应基因成分(ISRE),产生抗病毒蛋白,破坏病毒的 mRNA,阻止病毒蛋白合成。但 IFN-α 对 HBV 基因组中共价环状闭合 DNA(cccDNA)无效,IFN 抑制而非清除 HBV。

2)用法:AASLD 推荐,成年人 3～5MU 皮下注射,每天 1 次或 10MU 每周 3 次,疗程为16 周。

3)疗效与疗效预测

①IFN-α 治疗的短期结果:10 年前一个观察 IFN-α 对 HBeAg 阳性慢性乙肝病人疗效的配对分析,评论了 40 个前瞻性随机、对照 IFN-α 治疗慢性乙肝病人的研究,只有那些具有高质量的实验(质量的评价用 Chalmers 法进行)纳入最后的分析(共 25 个研究),评价短期治疗结束的标准是血清没有可检测到的 HBV-DNA,HBeAg 消失和 HBsAg 消失。但实际报告 e 抗体的出现率并不高,所以这个分析没能完成。在很大程度上,HBV DNA 是用相对不敏感的技术测定的,常报告的是定性而非定量的结果,结果显示接受 IFN-α 治疗的与随机接受安慰剂治疗的相比,HBV DNA 的消失、HBeAg 消失和 HBsAg 消失明显不同。IFN-α 的作用在 3、4 个月,或 6 个月的治疗组中无不同;5MU/d 或 10MU/d,3 次/周的剂量显示是最恰当的,而且所有标准 IFN-α 的作用是相似的。一项包括 837 名患者的分析研究(患者大部分是代偿性肝病、

没有合并 Delta 感染)表明,治疗组与对照组相比:HBV DNA 消失 37％vs17％,e 抗原消失 33％vs12％,HBsAg 消失 7.8％vs1.8％。HBeAg 血清学转换出现在治疗中或停药后的短期内,所有血清学变化出现在治疗开始后 1 年内认为是治疗的结果。对安慰剂组的分析显示,活动型的 HBeAg 阳性肝炎患者 HBV DNA 和 HBeAg 自动转阴的几率很高,甚至随访 1 年后仍有 2％HBsAg 阴转。

疗效预测一直是国内外学者探讨的课题,以下几种情况可能易对于扰素起反应。下列慢性乙肝病人采用 α-干扰素治疗可能有较好疗效:a.成人期感染者优于婴幼儿期感染者;b.病程短者优于病程长者;c.女性优于男性感染者;d.处于炎症活动期,ALT 比正常升高 2～10 倍者;e.血清 HBV DNA 水平低者(<200pg/ml);f.无肝硬化者;g.无自身免疫性疾病者;h.无病毒变异者;i.抗-HBVIgM 阳性反映肝组织有炎症活动,检出此抗体者可能有效;j.α-干扰素治疗两周时 β_2 微球蛋白迅速增高者(反映肝细胞的 HLA 表达);k.α-干扰素治疗 1 周时外周血单个核细胞中的 2-5′AS 值增高显著者(反映肝内抗病毒状态的强度);l.肝脏含铁量低于 $1100\mu g/g$ 肝组织效果优于$>1100\mu g/g$ 者。来自我国台湾省的报道提示 HBV 基因型可影响 IFN 治疗的反应性(B 型比 C 型反应性大),但最近的资料提示血清的自动转换在 B 型也较高。

②增加 IFN 疗程的效果:2 项研究显示 IFN 治疗 12 个月比 6 个月的血清阴转率高。泼尼松激发:Perrillo 等报告,泼尼松短程治疗(首次剂量 60mg/d,6 周内减到 0)结束两周后再用 5MU 或 1MU 的 IFN-2b 治疗 16 周,并没有显示泼尼松的激发益处。更重要的是,在肝炎病人,类固醇的突然停用有时引起疾病严重的反跳,并有导致肝失代偿的潜在危险。

③标准 IFN-α 治疗长期结果的随访:现已有 HBeAg 阳性肝炎 IFN-α 治疗结果的长期随访报道,我国台湾地区 Lin 等报告,101 例慢性乙型肝炎随机分为两组,治疗结束时发生 HBeAg 血清转换,治疗组 42％,对照组 24％;在随访期(1.1～11.5 年)内,发生延迟性血清转换,治疗组 56％,对照组 19％,肝细胞癌发生率分别为 6.5％和 12％($P=0.043$),显示 α-干扰素对慢性乙型肝炎患者有远期效果,但最显著的疗效仅见于类固醇激发病例。而我国香港地区 Yuen 等报告,对 411 例慢性乙型肝炎进行了长达 180 个月的随访,发现在 4～6 个月的 α-干扰素治疗后 24 个月内,HBeAg 阴转率在治疗组确实高于对照组,但其后,两组之间即无明显差异;肝癌和肝硬化发生率在治疗组为 2.4％,对照组为 0.49％,两组间差异也不具显著性。上述研究显示:a.α-干扰素对华人病例虽然有一定近期疗效,但远期疗效不理想;b.华人病例的 HBeAg 血清转换主要为自发性发生,是免疫功能活化的结果,而不一定是干扰素治疗的效果;c.干扰素对华人病例肝硬化的进展和肝癌的发生无阻抑作用。

也有来自西方的随访报道。在美国 103 位接受 IFN-α 治疗的病人接受了随访,与 IFN 不敏感者比较,代偿性肝硬化 IFN 治疗后 HBeAg 消失的,10 年生存明显改善;而对 IFN 敏感或不敏感的轻症病人 IFN-α 的治疗无明显的益处。同年发表的一个意大利的回顾性研究也提示,代偿性肝硬化接受 IFN 治疗后的生存率要比 50 例 HBeAg 阳性肝硬化而未治疗的高。Iederau 等报告的非随机回顾性资料显示,不考虑原肝脏的组织学变化,IFN-α 治疗后 HBeAg 的清除能提高生存率。总之,资料均显示,乙肝肝硬化个体 IFN 的短期治疗可能是有益的,尤其是 IFN-α 治疗后血清转换的病人,但如果不考虑治疗时的反应性,轻型病人接受 IFN 短期治疗并没有取得上述效果。

4)IFN-α治疗禁忌证、副作用及检测:IFN-α治疗的禁忌证为失代偿肝硬化、自身免疫性肝炎、同时使用肝素治疗患者、器官移植患者、严重血白细胞减少和/或血小板减少、精神病、妊娠、癫痫及严重冠心病、心律失常(尤其室性)。

IFN-α的不良反应:常见急性反应表现为典型的流感样症状,如头痛、发热、寒战、肌痛、不适,这些症状在第一次注射后6～8h开始,约持续12h,但随着治疗的继续这些症状趋于减轻,直至消失。对情绪的影响直到停药才能消失,易怒和抑郁甚至可随着疗程的进行而增加,这些副作用可能会阻止病人和医生考虑用IFN治疗。其他可逆性不良反应如腹泻、轻度脱发、恶心等。IFN有骨髓抑制作用,通常发生于疗程的前2～3个月,25%～30%的患者血白细胞、血小板和网织红细胞数减少,此不良反应也与剂量有关,且可逆,停药短期内即可恢复。综合个案报道,IFN可引起心肌病、甲状腺病变、间质性疾病、疼痛发作等多系统的不良反应,但很少见。值得重视的是它可产生自身抗体,导致自身免疫性肝炎,甚至引起致死性肝功能衰竭。

在IFN治疗期间应加强检测,包括判断疗效外的有关不良反应的必要的实验室检查要建立,如血常规、尿常规、肾功能、肝功能等。

(2)拉米夫定治疗

1)作用机制:拉米夫定化学结构为L-$2'$,$3'$-双脱氧P$3'$-硫代胞嘧啶(SddC),是一种纯左旋的脱氧胞嘧啶类似物。在体外培养的HepG2.2.15细胞内和人体肝细胞内拉米夫定均可被磷酸化成为$5'$-三磷酸酯衍生物(SddC-TP)。SddC-TP是强有力的HBV DNA多聚酶/逆转录酶抑制剂,起到链终止子作用。其具体作用过程为:SddC-TP在HBV复制周期的逆转录过程中与脱氧胞嘧啶核苷(dCTP)竞争进入DNA链,因其$3'$-OH缺失,无法与后续核苷酸形成3,5-磷酸二酯键,从而使DNA合成终止。因天然核苷皆为右旋对应体,故左旋的拉米夫定不能作为细胞核和线粒体DNA聚合酶的底物,因此具有极好的安全性。对HBsAg阳性个体12周治疗的研究显示,100mg/d与300mg/d的抗病毒作用相同。

2)用法:AASLD推荐:成人,如肾功能正常且无HIV同时感染,用量为每日100mg,口服。推荐疗程1年,已发生HBeAg血清转换的患者应在确定发生HBeAg血清转换后(中间至少间隔2个月)继续治疗3～6个月,以减少治疗后反跳的发生。没有发生HBeAg血清转换的患者应继续治疗。在由于拉米夫定耐药变异而发生感染突破的患者,只要药物仍有效(基于临床评价、ALT水平、HBV DNA水平)就可继续使用。同时感染HIV患者,用150mg,每日2次,同时合用抗逆转录病毒药物。

3)拉米夫定治疗的短期效果:三个发表的Ⅲ期临床研究纳入了1000名接受治疗的患者,亚洲385例的研究,美国报道143例,两个研究的疗程均为1年。另一项Ⅲ期研究将单用拉米夫定与IFN或IFN+拉米夫定(230例)治疗的结果相比较。三个试验结果的判断主要采用组织学方法,治疗后的活检取自治疗的最后1周。在单用拉米夫定的两个试验中,治疗结束时肝组织学显示炎症和纤维化程度明显减轻,纤维化程度用Knodell HAI积分判断(当与治疗前比较,Knodell坏死炎症积分≥2分则认为改善存在)。鉴于HAI纤维化积分只有4(0,1,3和4),减少1分以上即为显效。在亚洲的研究中,积分低的肝硬化病人很少,HAI炎症中等积分仅占18分中的6分。100mg/d拉米夫定治疗的患者炎症改善最明显(67%),且肝纤维化程度也明显改善。接受安慰剂治疗后炎症加重的有 30％,而接受 25mg/d 或 100mg/d 拉米夫定治疗的患者炎症加重的分别是 10％和 7％。

接受拉米夫定治疗的患者几乎都出现了血清 HBV DNA 含量的下降,这与 HBeAg 血清转换有关。25mg/d 拉米夫定治疗时有 13％的患者血清转换,100mg/d 拉米夫定治疗时 16％的患者血清转换,而安慰剂组的自动转换只出现在 4％的患者中(P＝0.02)。治疗结束时,100mg/d 拉米夫定治疗组有 96％的病人至少有一次血清中检测不到 HBV DNA,而 25mg/d 组为 73％,安慰剂组为 23％。这次研究中有 70％的病人 ALT 水平比正常增高,就是说 1/3 的病人可能是处在免疫耐受阶段。

在北美,所有纳入研究的病人均有异常的 ALT,而 HBeAg 血清转换率是相似的(17％);在亚洲的研究中,没有病人 HBsAg 阴转,而北美的研究显示,52 周结束时 2％的患者 HBsAg 阴转。

4)拉米夫定长期治疗的效果:在亚洲,将接受拉米夫定(100mg/d 或 25mg/d)或安慰剂治疗 1 年的病人纳入下一年的研究中。100mg/d 拉米夫定治疗 52 周和 104 周时,血清转换率从 17％增加到 27％。随机接受 25mg/d 拉米夫定治疗 2 年的患者血清转换率由 52 周的 18％增加到 104 周的 25％,安慰剂组没有进行第 2 年的研究,所以 1 年后的血清自动转换率还不清楚。Leung 等报道,在 3 年中血清转换率持续增加到 40％,在没有病毒基因型耐受的患者,同期出现了持续的肝脏组织学改善。但在出现耐药突变的病人中,许多未出现持续的组织学改善。

5)疗效预测对拉米夫定治疗反应的征象:HBeAg 阳性慢性乙肝病人对拉米夫定敏感的治疗前指征与 IFN 是相似的,Chien 等清楚地显示 ALT 是拉米夫定治疗有效的重要指征,而且 ALT 升高也是 HBeAg 血清自动转换的预兆。拉米夫定敏感的病毒动态研究显示了一系列反应,可能存在其他的影响拉米夫定反应性的因素(如药物代谢酶的多态性)。

6)拉米夫定耐药

①对拉米夫定耐药的 HBV 变异株:由于 HBV 复制能力强,而且 HBV 多聚酶错误率较高,从而导致 HBV 易于出现变异。HBV 耐药株可能在抗病毒治疗前就以低水平正常存在,在抗病毒药物的选择下便成为优势株。

YMDD(酪氨酸-蛋氨酸-天冬氨酸-天冬氨酸)基序是第一个被报道的与拉米夫定耐药有关的变异。YMDD 基序在所有逆转录酶中高度保守,是该酶 C 区中的催化活性位点,起到核苷酸结合槽之作用,故而也是拉米夫定的结合部位。YMDD 变异包括 M 变异为 V(缬氨酸)或 I(异亮氨酸)两种形式(分别记作 M552V、M552I),这早已在对拉米夫定耐药的变异株中发现,且已证实该基因型耐药与表型耐药关系十分密切。但 HBV 拉米夫定耐药变异较 HIV 更为复杂。除 YMDD 变异外,尚存在与之相关联的 B 区变异位点。根据 B 区变异位点出现与否,Allen 将 HBVYMDD 变异株分为两组:第 1 组为 M552I,第 2 组为 M552V＋L528M。Niesters 对 8 名拉米夫定耐药的慢性乙肝患者血清 HBV DNA 多聚酶基因进行序列分析,发现 L528M 总是与 M552V 共存,说明这二区域在功能或结构上可能存在某种联系;而 YIDD 和 YVDD 混合株总是早于 YVDD 单独出现,故而推测 YIDD 可能是一暂时性的过渡中间型。

而 Thibanlt 等曾报道一例"M552I＋L528M"HBV 变异株。

此外,尚存在 YMDD 基序外的拉米夫定耐药变异位点。文献报道了在 5 名肝移植后服用拉米夫定出现耐药的患者体内检出 HBV 变异株的情况:2 名为 L528M＋M552V,3 名为 M552I;另有多种与耐药有关的变异被检出:V509I、A546V、S565A、A568T 等。其中 3 例停用拉米夫定,2 例于停药 5 个月后野毒株复现,而另 1 例则多种变异株同时存在。Ogata 等对 5 名拉米夫定表型耐药的日本慢性乙肝患者的研究发现,除 M550I 变异外,某些患者体内尚存在 Leucine426Valine 或 Leucine426Isoleucine 变异株,且基因型为 C 型;提示 C 型 HBV 与此种拉米夫定耐药变异关系密切;同时还发现在 HBV DNA 反跳 4 周前几乎每个患者体内均存在 2～3 种变异株。Ling 等报道了 2 例等待肝移植患者应用拉米夫定治疗情况。其中 1 例于肝移植后出现 HBV DNA 反跳,测序发现 M552V、L528M、L512F 三变异共存。

②YMDD 变异株的耐药机制:YMDD 基序是拉米夫定的结合位点,故此区变异必会影响 HBV 对拉米夫定的敏感性。体外实验表明,拉米夫定表型耐药患者体内 HBV 对拉米夫定敏感性为治疗前 1/45。用体外诱变的多种 HBV 变异株转染 HepG2 细胞后,分析各种变异株对拉米夫定的敏感性,发现 L528M＋M552V、M552I 和 L528M＋M528I 变异株的 Ic50(Ic50 为使复制减少 50％的药物浓度)较野毒株升高 10000 倍,M552V 变异株升高 153 倍,L515M 株升高 18 倍。Allen 等建立 20 名拉米夫定耐药乙肝患者 HBV 多聚酶基因数据库,并就优势株(M552V＋L528M 和 M552I)对拉米夫定的敏感性进行研究,得出同样结论(两变异株 Ic50 均较野毒株升高 10000 倍以上)。蛋白质模型研究表明,YMDD 变异导致拉米夫定耐药的主要机制可能是由于第 552 位的蛋氨酸被缬氨酸或异亮氨酸替代后,使此侧链缩短,拉米夫定结合位点变大,不再适合同拉米夫定结合。在 HIV 拉米夫定耐药变异研究中曾发现:M552V 变异发生后,逆转录酶同 dCTP 的结合力大大高于 ddCTP 和 SddCTP,而在野毒株中恰恰相反。另一方面 YMDD 基序也是 DNA 多聚酶的活性部位,因而 YMDD 变异对 HBV 复制力亦有影响。但由拉米夫定所施加的选择压力只允许 YMDD 变异株复制和繁殖,故而在拉米夫定耐药患者体内 YMDD 变异株会成为优势毒株。一旦停药,拉米夫定选择压力消失,野毒株将凭借其强大的复制能力在短时间内转变为优势株。

③拉米夫定耐药患者的临床表现及预后:随着疗程的进行,耐药出现的可能不断增加,拉米夫定治疗 1 年后,14％～32％的患者具有基因型的耐药突变,每年随拉米夫定治疗的延长而增加。由于拉米夫定仅能抑制 HBV 复制而非杀灭 HBV,停药后病毒复制仍可恢复;故而短程疗法不仅无助于病毒清除,而且可能导致病毒复制反跳并伴有肝病恶化。根据 HBV 复制动力学推算,即使采用 100％有效的抗病毒药物,要使感染的肝细胞减少到数百个,至少需要 3 年以上。可见,采用拉米夫定治疗慢性 HBV 感染,疗程相当长,甚至终身服用。但长疗程抗病毒治疗亦将患者置于出现病毒耐药的高危境地。在原位肝移植(OLT)后采用拉米夫定预防 HBV 复现的患者中,52 周后耐药发生率 27％～30％。亚洲一项大样本多中心对照实验表明,慢性乙型肝炎患者应用拉米夫定治疗 6 个月时开始出现病毒反跳,至 12 个月时反跳率达 14％。而在另一项研究中发现服用拉米夫定 1 年时耐药发生率约为 39％。耐药发生率的差异可能与 HBV DNA 检测方法的敏感性、病人的选择、病毒复制水平、肝细胞更新率等诸因素

有关。另外,Santantonio 研究发现:在 15 名应用拉米夫定治疗 52 周的抗 HBe(＋)/HBV DNA(＋)患者中,13％在治疗 24 周后出现 HBV 反跳,耐药发生率与 HBeAg(＋)/HBV DNA(＋)患者无明显差异。另有两项应用拉米夫定治疗 HIV-HBV 联合感染的研究显示:该类患者 YMDD 变异发生率较高,表明免疫缺陷患者可能更易出现耐药变异。

有报道,拉米夫定耐药最可能出现在高滴度 HBV DNA 和(或)高水平 ALT、HAI 高积分、高体重指数(BMI)的病人。而 Benhamou 等认为,下列因素同 HIV-HBV 联合感染者对拉米夫定耐药无关:年龄、蛋白酶抑制剂的应用、已知 HIV 感染病程、治疗前血清 HBV DNA 水平、CD_4^+ 细胞计数、治疗前及 HBV 复制受抑时(用拉米夫定 2 个月后)ALT 水平。拉米夫定选择性耐药突变是否与 HBsAg 基因型相关,还不清楚。有关拉米夫定耐药变异发生的预测因素尚待进一步研究。

④耐药的结果:关于拉米夫定耐药患者的预后,各家报道不一。有报道认为,发生耐药的患者,YMDD 变异株复制力较弱,其血清转换和肝组织学改善还是可能的。短期随访证明,拉米夫定耐药突变不会引起大的不良反应,尤其在有免疫力的轻症病人。但在免疫低下病人(HIV 感染)和伴肝纤维化的有免疫力的病人,有报道出现肝脏失代偿,甚至死亡。因而有必要加强拉米夫定耐药的临床监测,以便早期干预。

⑤YMDD 变异的快速检测:HBV 多聚酶基因的序列分析是最稳定可靠的 YMDD 检测方法;可以将 PCR 产物直接测序,也可将 PCR 产物克隆后再进行测序。但序列分析成本高、耗时长,不适于临床监测。因此,必须建立快速、经济的 YMDD 检测方法,以服务于临床。目前用于基因组序列分析的检测方法包括限制性片段长度多态法、$5'$-核酶法、线性探针法、实时 PCR、DNA 芯片等,国内诊断研究中心建立的"微孔板核酸杂交 ELISA"方法亦可用于 YMDD 变异检测,但其灵敏度与特异性如何尚待进一步验证。

⑥耐药性的防治:除了 HBV DNA 阳转,若血清 ALT 水平正常,继续单用拉米夫定。因病人出现耐药而停用拉米夫定治疗,病毒复制将返回野生型的状态,这种停药是相关的医药公司不鼓励的。但 2 个报道显示,因 ALT 和 HBV DNA 滴度再次上升而停药是安全的。如果因拉米夫定耐药引起 ALT 和 HBV DNA 滴度再次上升,停用拉米夫定而加用其他抗病毒剂,尤其是有肝硬化的病人采取这种治疗可能是最安全的。已获 FDA 批准的阿德福韦具有良好的抗拉米夫定耐药 HBV 效果。

(3)阿德福韦:阿德福韦是体内体外均有抗野生型及拉米夫定和泛昔洛韦耐药性 HBV 的核苷类药物。2002 年 11 月被 FDA 批准。1 项包括 515 位 HBeAg 阳性肝炎病人 1 年的随机、对照研究显示,在接受 10mg/d 治疗的患者血清 HBeAg 阴转率(12％)明显高于安慰剂组(6％),$P<0.05$。在随机给予(10mg/d 或 30mg/d)治疗的患者中 ALT 下降到正常范围的分别是 48％和 55％(而对照组为 16％)。接受 10mg/d 治疗的患者中 21％的病人与接受 30mg/d 治疗的患者中 39％的病人血清 HBV DNA 水平降至 400cp/ml 以下,接受安慰剂的病人没有这种效果。然而因出现了不良作用而需减量的病人,30mg/d 组是 25％,10mg/d 组是 3％,安慰剂组是 1％。阿德福韦的主要不良作用是一种伴有磷酸盐尿和蛋白尿的 Fanconi 样综合征,这种毒性是可逆的和剂量依赖性的。因此阿德福韦的推荐剂量是 10mg/d,HBeAg 阳性慢性乙

肝患者推荐疗程至少 1 年,但目前长疗程的益处与风险比较未知,治疗期间应加强监测。10mg/d 治疗 1 年后,患者的肝活检显示肝脏炎症坏死和纤维化积分均明显改善。此外,与安慰剂相比,接受阿德福韦治疗的病人,肝组织病变加重的较少。

阿德福韦的主要优点是无耐药性,对拉米夫定耐药突变株也有作用。肝功能的迅速变坏与耐药普遍相关,阿德福韦对拉米夫定耐药病毒的作用在肝移植病人的应用中得到了很好的证明。伴拉米夫定耐药而有免疫力的代偿期肝病患者,改用阿德福韦后继续使用拉米夫定未显示任何优势,但两药可重叠使用 2~3 个月,以尽量减少改换药时发生肝炎活动的危险性。

(4)联合治疗

①IFN+拉米夫定:在一项实验中,将单用拉米夫定(52 周)的结果与 IFN-α(10MU,3 次/周)和 IFN-α+拉米夫定预先治疗 8 周的结果比较 16 周,在 3 个治疗组 HBeAg 的转换率没有明显不同。用拉米夫定治疗的 HBeAg 阴转率是 18%,拉米夫定+IFN 治疗的是 29%,IFN-α 治疗的是 19%,在拉米夫定+IFN 组未出现耐药(疗程是 24 周),而用拉米夫定治疗 1 年的患者中 31% 出现 YMDD 突变。之后许多 IFN+拉米夫定治疗的研究也证明联合用药比单独用药更有效。Barbaro 等报道,随机给予 150 位病人 IFN-α2b 9MU,3 次/周+拉米夫定 100mg/d,共 24 周;或拉米夫定组 100mg/d,单用 52 周。治疗结束后随访 48 周,联合用药组 HBeAg 阴转率是 35%,单独用药组是 19%。联合用药在 24 周,单独用药在 52 周进行第 2 次肝活检。治疗结束时,联合用药组有 46% 的病人肝脏炎症得到改善(HAI 积分下降≥2 分),而单独用药组肝脏炎症改善的病人是 27%。纤维化改善的病人在联合用药组是 42%,单独用药组是 24%。

Sefarti 等将拉米夫定和 IFN 序贯应用,先用拉米夫定 100mg/d;20 周后用 IFN-α2b 5MU、3 次/周+拉米夫定,4 周;接着再用 IFN-α2b 24 周。他们用这种疗法观察了 314 例病人,有 5 人 HBeAg 转换,3 人 HBsAg 消失,8 人治疗后 6 个月 HBV DNA 转阴,这些均支持在 HBeAg 阳性乙肝病人中,两种药物的治疗比单用一种药物治疗更合适,然而这些结果需要大样本研究的进一步证实。

②泼尼松激发:在开始拉米夫定治疗前泼尼松激发,对接下来抗病毒治疗存在增效作用。一项包括 30 个病人进行的开拓性研究,在这些病人中,治疗前 ALT 水平较低(升高<5 倍),给予泼尼松 30mg/d,共 3 周,然后于 3 周内减为 0,再服拉米夫定 30mg/d,9 个月。20 例停用强的松 ALT 升高>5 倍,而这 20 例中 12 例继续服拉米夫定出现血清转换,与 Perrillo 等的报告相反,在类固醇撤除后没有人发生肝脏失代偿。这些资料是很有意义的,故在决定应用泼尼松前应予以论证。

(5)治疗决策(AASLD 推荐)

①ALT 超过正常值 2 倍或肝活检显示中、重度肝炎:对这些患者应考虑进行抗病毒治疗。代偿期肝病患者抗病毒治疗应延缓 3~6 个月,以观察是否会发生自发性血清转换,治疗会导致病毒学、生化、组织学改善也会改善临床结果。初始治疗可采用 α-干扰素、拉米夫定或阿德福韦,因为这三种药物具有相似的疗效。

②ALT 持续正常或轻度升高(小于正常者 2 倍):对这些患者不应立即给予抗病毒治疗。

对 ALT 水平波动或轻度升高者应行肝穿刺活检,如有中、重度炎症坏死,可开始抗病毒治疗。

③对 α-干扰素治疗无效者,如符合以上标准可用拉米夫定或阿德福韦重新治疗。

④使用拉米夫定过程中发生感染突破的患者,如伴有肝病恶化、失代偿肝硬化、肝移植后乙肝复发或同时需要免疫抑制剂治疗,应采用阿德福韦治疗。

⑤代偿期肝硬化患者最好使用拉米夫定或阿德福韦,因为与 α-干扰素相关的肝病活动有引起肝病失代偿的危险。

2. HBeAg 阴性慢性乙型肝炎的药物治疗

(1)HBeAg 阴性慢性乙肝用药指征、治疗目标、停药指征及疗效评价 HBeAg 阴性慢性乙肝的诊断指标为:①血 ALT 升高(随机测值大于正常值两倍或持续 1 个月大于正常值的 1.5 倍),这是肝细胞受损的证据;②血 HBV DNA 升高(建议标准为 1.0×10^5 cp/ml,或 0.3×10^5 cp/ml),可确定乙肝病毒有活动性复制以及 HBV 诱导的肝细胞损伤;③排除其他可能引起上述变化的肝脏病变;④组织学发现肝脏有轻中度炎症坏死等慢性乙肝病变表现。所有的 HBeAg 阴性慢性乙肝病人都需要接受治疗。但治疗前必须与 HBsAg 携带者进行鉴别诊断,因为两者的血清病毒学检查非常相似,都表现为 HBsAg(+)及 HBeAg(-),且通常其抗 HBe 为(+),持续时间多长于 6 个月。

不同于 HBeAg 阳性慢性乙肝的是,HBsAg 转阴和抗 HBs 的出现不能作为 HBeAg 阴性慢性乙肝的治疗目标。因为仅有少数病人(约 20%~25%)在长期药物治疗后有 HBsAg 的消失。近年来发现,一些病人在 α-干扰素治疗后可出现血清生化学的持续正常,伴 HBV DNA 持续低水平,在这种情况下出现肝脏失代偿和发展为肝癌的风险将大大减小,生存率也提高了。因此,HBeAg 阴性慢性乙肝的治疗目标可定为肝酶的持续正常和 HBV DNA 的低水平。

对于疗效的评价,一般从病毒学和生化学两方面来进行,根据评价的时间,通常还分为"疗程中"和"停药后"。由于在 HBeAg 阴性慢性乙肝的治疗过程中以及停药后的一段时间内患者体内都在不断进行着生化和病毒学的变化,故评价药效的最佳时机是在停药 12 个月之后。

(2)HBeAg 阴性慢性乙肝病人的初次药物治疗:HBeAg 阴性慢性乙肝患者(血清 HBV DNA 大于 105cp/ml,ALT 超过正常值 2 倍或肝穿刺组织学显示中、重度炎症)应考虑抗病毒治疗。初始可使用 α-干扰素、拉米夫定和阿德福韦。鉴于长期使用,最好使用 α-干扰素或阿德福韦。

①α-干扰素:α-干扰素既有抗病毒能力又有调节免疫作用。研究中发现,经过 6 个月的 α-干扰素治疗,疗程结束时发现血清学及病毒学有效率高达 60%~90%。但是,多数患者一旦停药,上述指标就开始反跳。数据显示,该药停药后的长期有效率只有 10%~15%。长效干扰素可将停药后长期缓解率提高到 20%~25%。AASLD 推荐疗程为 12 个月。

除了疗效有限之外,α-干扰素还有不少缺点,例如需要肌肉注射,副反应严重,价格昂贵,很多慢性乙肝相关的肝脏病变,包括乙肝相关性肝硬化以及器官移植病人均是其治疗的反指征,因此有相当数量的患者无法使用干扰素治疗。

②拉米夫定:能有效抑制 HBV 复制,口服有效,价格低廉,安全性高,耐受性好,可广泛应用于各种与 HBV 相关的肝脏疾病。因而对于那些有干扰素治疗反指征或易产生干扰素副反

应的病人,拉米夫定不失为一个极好的选择。

用拉米夫定治疗的 HBeAg 阴性慢性乙肝病人(剂量为每日 100～150mg,疗程为 12 个月),整个疗程中有 70%～90%出现血清生化学和病毒学改善(这种改善可发生于用药起始阶段,用药过程中或停药时),其中,60%的病例上述改变发生于停药时。遗憾的是,本药停药后易复发,大部分病人在停药 1 年后可见血清学和病毒学指标的反跳。

人们曾考虑通过长期甚至终身服药来解决拉米夫定的停药复发问题,但是该药有一个致命的缺陷:如果用药时间大于 1 年极易出现拉米夫定耐药,并伴有药效的逐渐减退,其原因是病毒发生了 YMDD 变异;而且用药时间越长,发生变异的危险越大。临床上发现,拉米夫定治疗后发生 YMDD 变异的病人,如果 HBV DNA 滴度很高,ALT 亦有明显升高时,其肝组织将会受损。但是,在 HBV 发生变异后,仍继续使用拉米夫定的病人中,有近 1/3 在今后的三四年中,还能保持血清生化学和病毒学指标的改善。

③阿德福韦(ADV):研究发现,ADV 能有效促进病人生化学改善并抑制 HBV 复制。其中,ADV 组血清 ALT 复常 72%,安慰剂组为 29%(P<0.01,有显著意义);HBV DNA 降至无法检测的 ADV 组有 51%,而安慰剂组为 0(P<0.01,有显著意义);在第 48 周时还发现,用 ADV 治疗的病人中,有 64%出现了一定程度的组织学改善,而对照组仅 33%(P<0.01,有显著意义)。长期服用 ADV 未发现人体毒性及病毒耐药性。迄今为止,尚无因长期使用 ADV 产生耐受性 HBV 的报告。

(3)HBeAg 阴性慢性乙肝治疗后病情反复的再次治疗:HBeAg 阴性慢性乙肝病人在经过一个疗程的 α-干扰素治疗后出现病情反复,目前通常再给予一个疗程的干扰素或拉米夫定。干扰素的二次使用对于那些初发患者疗效良好。对于那些首次接受治疗的患者或是除了用过干扰素外未用过其他药物的 HBeAg 阴性慢性乙肝病人来说,阿德福韦和拉米夫定的疗效是相同的。

初用拉米夫定治疗无效的患者,可以改用或联用 α-干扰素或其他抗病毒药物;未出现 YMDD 变异的病人可再次使用拉米夫定,或用干扰素治疗;而那些初用拉米夫定无效,治疗后又出现 YMDD 变异的病人,再次使用拉米夫定是无意义的。

(4)拉米夫定耐药的 HBeAg 阴性慢性乙肝治疗:近年来,随着拉米夫定在临床上的广泛应用,YMDD 变异的病人也越来越多。目前对此还没有能令人满意的解决办法,现在主要有两种候选药物可供选择:阿德福韦和恩替卡韦;除此之外,α-干扰素单独使用或与拉米夫定联合应用也可用于因 HBV 变异所致拉米夫定耐药的病例。

体外试验提示,阿德福韦对 HBV 变异引起的拉米夫定耐药有效。最新临床试验证明,阿德福韦能明显降低血清 HBV DNA 水平,改善肝功能,并对拉米夫定抵抗的失代偿性肝硬化和肝移植病人有提高其 Child-Pugh 评分的作用。

3.失代偿 HBV 肝硬化病人的处理

(1)一般内科处理:首先评估肝病的严重程度及预后。Child-Pugh 评分及终末期肝病模式(MELD)评分法是较常用的方法。Child-Pugh 评分简单、直观、容易计算,但对病人的短期生存率预测能力较差,不能区分中度肝衰竭与重度肝衰竭。MELD 虽能预测短期死亡率及更动态地评价肝脏的严重程度,但计算繁琐。

失代偿期 HBV 肝硬化的 HBV 复制趋于静止,但少数病人仍有 HBV-DNA 复制。应用抗

病毒治疗可抑制 HBV 复制,预防肝病进一步进展。对 HBV-DNA(一)者也需定期复查,以了解 HBV 是否重新复制。

对 HBV 感染者应强调重叠感染的预防,如注射 HAV 疫苗、戒酒、避免使用肝损药物,预防上消化道出血、肾功能衰竭及一般细菌和病毒感染等,也是防止肝病进一步损伤的重要措施。

对肝硬化患者应每 2 年检查胃镜一次,了解食管静脉曲张情况,对重度的静脉曲张应考虑 β 受体阻滞剂预防,对以往有出血史者需用内镜及药物预防,对反复出血者应考虑 TIPS,对自发性腹膜炎者需用抗生素预防。这些措施虽然暂时有效,但也应考虑肝移植。

HCC 监测:常用的是 AFP 及 B 超。异常凝血酶原时间可协助提高 HCC 早期检出率,改善预后。

(2)抗病毒治疗:由于失代偿期肝硬化的自然史受 HBV 复制与否的影响,因此抗病毒治疗有减少肝坏死及稳定肝功能作用。

①α-干扰素(IFN-α):IFN-α 虽对慢性乙型肝炎及部分代偿期 HBV 肝硬化有效,且能降低 HCC 发生率,但总的反应率很低(20%~30%)。由于 IFN 有感染及肝炎活动的并发症,因此在失代偿期 HBV 肝硬化中定为禁忌。

②泛昔洛韦:是口服核苷酸类似物,由于其对 HBV-DNA 抑制效果较差,且有拉米夫定交叉变异株的产生,因此不推荐在 HBV 感染中使用。更昔洛韦也由于较差的抗病毒作用及需静脉应用,不推荐使用。

③拉米夫定:对 90%以上的病人有明显的 HBV-DNA 抑制作用,能改善肝脏炎症,降低 ALT 水平,没有骨髓毒性作用。在所有的失代偿期肝硬化研究资料中,未发现拉米夫定的线粒体毒性作用及其他未能预见的不良事件,因此拉米夫定对失代偿期肝硬化是安全的,但不是对所有病人都有效。临床改善往往在治疗后 3~6 个月出现。对起效慢的病人拉米夫定可能不能阻止疾病的进展。对接受拉米夫定治疗的失代偿期 HBV 肝硬化的生存率研究发现,多数的死亡发生在 6 个月之内,决定死亡的关键因素是治疗前的 Child-Pugh 积分或肝病严重程度。因此对有条件行肝移植的严重失代偿期肝硬化应尽早行肝移植,对不能肝移植者,应用拉米夫定是延长生存率、缩短住院天数、提高生存质量的唯一希望。

拉米夫定耐药:失代偿期肝硬化治疗后病毒变异率为 7%~20%。拉米夫定耐药通常发生在治疗后 6 个月,表现为 HBV-DNA 转阳及 ALT 增高。最常见为 YMDD 变异,常伴有上游区域变异,虽然研究认为变异株的毒力低于野生株,但有使肝病恶化导致死亡的报告。因此,对用拉米夫定治疗者需定期监测 HBV 变异情况,以及时应用其他有效的抗病毒药物,如阿德福韦。

④阿德福韦:可作为拉米夫定的替代药品,但作为该类患者的首选用药尚需进一步评价。若使用,需严密监测肾功能,每 3~6 个月复查一次血 BUN 和 Cr。

（3）肝移植：失代偿期 HBV 肝硬化及 HCC 病人肝移植的生存率明显提高，但 HBV 再感染率高达 20%～40%，再感染率的高低与移植前的 HBV 活动有关，抑制 HBV 复制可减少移植后乙肝的复发，移植后继续使用抗病毒治疗能进一步减少 HBV 复发的危险。

①拉米夫定预防：有报道单用拉米夫定治疗可预防肝移植后的乙肝复发，但随着时间的延长疗效下降。有一南美多中心研究中报告移植后 1 年和 3 年的再感染率为 32% 和 41%。

②高剂量乙肝免疫球蛋白＋拉米夫定预防：在一回顾性研究中 59 个病人接受 HBIG＋拉米夫定预防，15 个月后无一例病人有 HBV 感染，有人应用低剂量乙肝免疫球蛋白＋拉米夫定预防乙肝再感染率也低于 10%。但有不同意见者。

③出现 YMDD 突变的病人，应当采用新一代抗病毒药物（阿德福韦、恩替卡韦）治疗，这些药物可能有效。但新药可能有潜在的副作用，治疗中应当密切监测。

二、自身免疫性肝炎

自身免疫性肝炎（AIH）是一种反复进行性的炎症性肝病，可见于成人和儿童，以高球蛋白血症、循环自身抗体和汇管区片状炎症坏死为特征，病因未明，常致肝硬化。大多数患者对激素和/或其他免疫抑制剂治疗有反应，早期诊断并予合理治疗能延缓病变的发展、提高生活质量、延长患者生存期。

（一）发病机制

AIH 的发病机制不清，目前多认为遗传易感性是发病的中心环节，许多实验证实 AIH 与遗传易感性有关。遗传易感个体失去对自身抗原的耐受性，影响机体对自身抗原的反应性并最终影响疾病的表现，其中编码补体、免疫球蛋白及 T 细胞受体的基因位点与人类白细胞抗原（HLA）基因相互作用，在 AIH 的遗传易感性中发挥作用。HLA DR3 和 DR4 是 AIH 的独立危险因子，分别有 52% 和 42% 的患者 HLA DR3 和 HLA DR4 阳性，世界各地有该病倾向的 HLA 表型不同，故各地 AIH 的患病率也不一。HLA 表型不仅决定发生 AIH 的危险性，还影响该病的临床表现，如 HLA B8 阳性比阴性患者年轻、病变相对活动（如 ALT 水平高、组织学有坏死融合改变）。HLA A1 阴性和 HLA B8 阳性患者停药后更易复发。HLA DR3 阳性比阴性患者予皮质激素治疗更不易缓解，且更易恶化而需行肝移植。HLA DR4 与 HLA DR3 患者相比常较年老，多见于女性，γ 球蛋白水平较高，更常伴发其他自身免疫性疾病，经治疗更易缓解。此外，HLA DR4 患者常表达平滑肌抗体（SMA）和高滴度抗核抗体（ANA）。对 AIH 患者进行基因型分析提示Ⅰ型 AIH 易感性与主要组织相容性等位基因 DR B1 * 0301、DR B3 * 0101、DR Bl * 0401 和 DR B4 * 0103 有关，DR B4 * 0103 还与伴发其他自身免疫性疾病有关，DR B1 * 0301 与治疗反应差有关，而 DR B1 * 0401 与肝源性死亡率低，需行肝移植少，均提示 AIH 的易感性及其疾病行为与遗传有关。

但 AIH 没有明显的家族外显率，故遗传易感性并非唯一的致病因子。病毒感染、药物治疗以及环境因素可能是促发剂，参与 AIH 的发病。

目前 AIH 的发病机制有三种假设：

1.体液免疫机制 AIH 患者及其直系家族有 T 细胞功能缺陷,导致 B 细胞功能失调,产生针对正常肝细胞膜蛋白的免疫球蛋白 G,肝细胞表面形成了抗原-抗体复合物,在抗体依赖细胞介导的细胞毒作用下,肝细胞受到破坏。激素可改善缺陷的 T 抑制细胞功能,大剂量应用可抑制 IgG 产生,故可用于治疗 AIH。T 抑制细胞功能缺陷者及 I 型 AIH 患者都常有

HLA-A1-B8-DR3 单倍体,故免疫调节功能异常可能是随表达 HLA 的基因遗传的。由于这种 T 细胞缺陷仅见于活动性 AIH,经激素治疗组织学缓解后,T 抑制细胞的功能可恢复正常,故可能有另一种纵贯疾病整个过程的更持久的免疫调节缺陷来解释治疗后复发的倾向。

2.细胞免疫机制 肝细胞表面表达 P450 2D6 和唾液糖蛋白受体等疾病特异性的自身抗原,对这些抗原发生反应的淋巴细胞出现组织浸润。汇管区和瘢痕组织中辅助淋巴细胞增加,碎屑样坏死区域附近以抑制性淋巴细胞/细胞毒性淋巴细胞为主,B 细胞和自然杀伤细胞减少,这些发现支持细胞免疫而不是抗体依赖细胞介导的细胞毒作用,提示细胞毒性 T 淋巴细胞是主要的致病因子。自身抗原的免疫反应性原因不清,可能由遗传决定,年轻患者常呈 HLA DR3 阳性,可能对体内的抗原有遗传性的高反应性。

3.病毒和药物等作为激发因素 在 AIH 患者的淋巴细胞中麻疹病毒基因组比对照组高,提示麻疹病毒是未行预防接种的老年 AIH 患者的一个病因。嗜肝病毒、单纯疱疹病毒、EB 病毒也可激发 AIH。目前认为病毒激发 AIH 的机制与分子模拟有关,如 HCV 的基因组与 AIH 患者的自身抗原 P450 2D6、cDNA 克隆 GOR-47 抗原有同源性,通过分子模拟,这些基因组出现于遗传易感者可能增加自身抗原的表面负荷,并刺激自身反应性。此外,感染本身可能激发释放内源性干扰素,后者可反过来增强 HLA 在肝细胞表面的表达,损害 T 抑制细胞功能,促发自身抗体的产生。药物也可激发 AIH,有大剂量干扰素治疗丙型肝炎发生 AIH 以及 Atorvastatin 诱发 AIH 的报道。

(二)临床表现

本病较少见,以女性多见,见于任何年龄,而发病多见于 40 岁以后,常伴有其他自身免疫性疾病,I 型 AIH 可伴有甲状腺炎、溃疡性结肠炎、类风湿性关节炎等。2 型 AIH 可伴发 1 型糖尿病、甲状腺炎和白斑。AIH 起病多样,可慢性起病,病程超过 6 个月,也可呈急性甚至暴发性起病,故病程在 6 个月以上并非诊断 AIH 的必备条件。临床表现轻重不一,20% 患者可无症状,呈隐匿型,在常规体检时偶然发现转氨酶升高,或因内分泌及风湿性疾病就诊,而发现患有自身免疫性肝炎,或腹部手术时偶然发现肝脏表面硬化结节。一些患者可有轻度到中度的非特异性症状,如极度疲乏、倦怠、不适、瘙痒,以及恶心、呕吐、厌食、体重下降、腹部不适或腹痛、皮疹、小关节疼痛、肌痛、反复齿龈出血、女性月经稀少等,约半数有黄疸和/或瘙痒,但无黄疸并不除外本病。30%～40% 患者以急性肝病起病,常伴明显黄疸,需及早诊治,以免进展至亚急性肝衰竭需行急诊肝移植。少数急性暴发性患者可出现明显黄疸、凝血酶原时间延长、转氨酶达数千,而肝活检则有慢性肝病表现。AIH 患者体检可无异常,或发现肝脾肿大和慢性肝病的表现,偶有肝性脑病。约 30% 已发展为肝硬化,可出现腹水和外周水肿。无症状患者常病情较轻,与急性起病者相比,对免疫抑制治疗反应更快。无症状患者怀孕或产后可发病,此时应及时诊治,以免对胎儿造成危害。无症状患者与急性发作起病患者以后发展为肝硬

化及并存的免疫性疾病的概率相似,故应重视无症状患者的监测与随访。随着病情的发展,AIH 可出现各种进展性肝病肝硬化的并发症,极少数可发生肝癌,硫唑嘌呤的应用可能促进肿瘤的发生。

(三)实验室检查

常见血清转氨酶活性及胆红素浓度升高,血清碱性磷酸酶正常或仅轻度升高,γ-GT 可升高但无明确意义。免疫球蛋白 G(IgG)浓度升高及高(e)球蛋白血症为一特征性发现,血清 IgM 浓度可中度升高,但 IgA 常正常。转氨酶、胆红素或 IgG 值不高并不一定意味着疾病仅为轻度或不活动,也不能排除 AIH 的诊断。血清生化异常也不能可靠反映疾病的严重程度。几乎所有 AIH 患者有一个或多个自身抗体滴度显著升高,抗体滴度在疾病过程中有波动,但并不能可靠地反映疾病的严重性。约 70%～80% 患者 ANA 或/和 SMA 阳性,60%～90% 患者核周型抗中性粒细胞胞浆抗体(pANCA)阳性。ANA、SMA 和 pANCA 对诊断 AIH 不是特异性的,但有助于 AIH 的诊断。约 30%～4% 患者抗 1 型肝肾微粒体抗体(anti-LKM1)阳性,与细胞色素同工酶 P450 2D6 反应。抗 LKM1 阳性患者常 ANA、SMA 阴性。约 10%～20% AIH 患者 ANA、SMA 和抗 LKM1 阴性,这部分患者易漏诊,或诊为隐源性慢性肝炎,但结合生化异常、血清 IgG 升高、特征性组织学改变、排除其他原因肝病,以及 pANCA 或甲状腺自身抗体阳性,依然可诊断 AIH。其他可能有意义的肝脏自身抗体有与肝唾液酸糖蛋白受体(ASGPR)反应的抗体、与肝特异性胞质抗原反应的抗体(anti-LC-l),与可溶性肝抗原和肝胰抗原反应的抗体(anti-SLA/LP),即抗 SLA/LP 抗体。

(四)组织学改变

肝活组织病理学检查对确诊 AIH、精确地评价肝病的分级和分期、判断其严重程度很重要,并帮助排除其他肝病,无组织学证据则不能确诊为 AIH。AIH 的组织学特征表现为慢性肝炎改变,汇管区单个核细胞浸润,使肝细胞界板破坏,炎症浸润至周围肝实质,出现碎屑样坏死、界面性肝炎及小叶性肝炎。也可出现中至重度浆细胞浸润,但无胆管损害。多可见纤维化改变,进展期及严重病例可见纤维连接,肝叶受累,出现汇管区-汇管区及汇管区-中央区桥样坏死,肝小叶扭曲,形成玫瑰花结、结节状再生而形成肝硬化。经药物治疗或自发缓解患者组织学改变转为正常,或炎症局限于汇管区,肝硬化可转为非活动性。上述病理改变并非 AIH 特异性的,慢性病毒性肝炎、药物性肝病甚至肝豆状核变性在病理学上与 AIH 难以鉴别。一些有原发性胆汁性肝硬化(PBC)或原发性硬化性胆管炎(PSC)特征性的肉芽肿或胆管改变的患者可同时有上述病理改变,此时不应考虑经典的 AIH,而应分类为患变异型或重叠综合征,其中 AIH/PBC 重叠综合征又分重叠综合征和自身免疫性胆管炎,前者存在 AIH 的组织学特征和血清抗线粒体抗体,后者血清抗线粒体抗体阴性,但存在 AIH 和 PBC 的双重组织学特征,如伴有胆管消失或炎症。其他可见一定程度的脂肪变、淋巴细胞聚集、铁质沉着等,不应作为排除 AIH 的特异性指标,除非这些改变特别突出。如有疑问应行胆道造影除外 PSC。

(五)诊断与鉴别诊断

AIH 常为 HLA DR3 或 DR4,无活动性病毒感染,无输血及血制品应用史,无过量饮酒及药物应用史,血清 ANA、SMA 或 LKM1 阳性,滴度≥1∶80,球蛋白、γ 球蛋白或免疫球蛋白 G 水平大于正常值上限的 1.5 倍,但正常的 IgG 并不排除 AIH,ALT 明显升高、明显黄疸、凝血酶原时间延长、片状坏死伴或不伴小叶性肝炎,无胆管损害、肉芽肿、铁质沉着、铜沉着或其他提示不同病因的组织学改变。

(六)分型

AIH 血中常出现各种非器官特异性的自身抗体,如 ANA、SMA、抗 LKM1、抗 LP、抗 SLA、ANCA 等,抗体本身均未发现其在致病过程中的作用,但目前常根据这些循环抗体将 AIH 分成 2 型,Ⅰ 型 AIH 占所有 AIH 的大多数,特征性的抗体有 SMA、ANA、ANCA、抗 SLA/LP,以及抗肌动蛋白抗体(AAA),尤其是聚合 F-肌动蛋白,对诊断有高度特异性。Ⅱ 型 AIH 以抗 LKM1 和抗-LG1 为特征,ANA、SMA 阴性。其他尚有自身抗体阴性 AIH 及病毒标记阳性 AIH 等非典型病种,须与经典 AIH 鉴别。自身抗体阴性的 AIH 除了常规血清免疫学标志阴性外,临床表现与 Ⅰ 型 AIH 难以区别,也对激素治疗反应良好,故应与真正的隐源性肝病相鉴别,后者激素治疗无效。自身抗体阴性患者在疾病过程中可能转阳,随着监测水平不断提高,可能发现一些目前尚无条件检测的抗体。原先的 3 型 AIH 与 1 型在临床上难以鉴别,故仅 1 型和 2 型仍普遍应用,但这些分型的临床实用性仍不肯定,两型之间临床、生化和组织学参数有差别,但患者性别或与其他免疫性疾病的相关性,两者之间并无差异,而且疾病严重程度和最终临床结果亦无差别。各型 AIH 在治疗上无差别,但这种基于血清学的分型可能对研究其发病机制有帮助,1 型和 2 型 AIH 可能是两种发病机制迥异的疾病分型。

另一种分类临床上可能更有用,即基于 AIH 与 HLA DR3 或 DR4 的关系。这些标记是 AIH 的独立危险因素,与疾病的不同临床表达有关系,如 DR3 型病情更重,治疗不易获得缓解,更容易复发,总之预后较差。其他与临床预后有关的指标尚有 HLA DR4、C_4 浓度等。

(七)治疗

约 60%～80%患者予正规治疗能达到缓解,一些甚至可逆转肝纤维化,3 年缓解率达 80%,10 年和 20 年生存率达 80%;而不予治疗者则预后差,易于进展至肝硬化和肝功能不全,故原则上所有患者均应治疗,包括儿童、老年人、绝经后妇女。无症状的界面性肝炎或无肝细胞炎症的患者可密切观察,定期肝活检,如病变有进展可开始治疗。无活动性肝硬化合并门脉高压的患者,亦无皮质激素治疗指征。如患者有易乏力、肌痛或关节痛、黄疸、实验室检查异常、严重肝脏炎症伴或不伴纤维化或肝硬化均为皮质激素治疗的绝对适应证,实验室检查和/或组织学改变较轻患者治疗反应较好。首选泼尼松或泼尼松龙,或同时应用小剂量激素加硫唑嘌呤以减少激素副作用,尤其是绝经后女性、骨质疏松、不稳定高血压、脆性糖尿病或情绪不稳定、儿童等。目前更倾向于首选泼尼松联合硫唑嘌呤治疗,此方案与双倍剂量泼尼松同样有效地获得缓解,而副作用则较少(10% vs 40%)。适于较大剂量泼尼松单用的患者为合并严重血细胞减少或活动性恶性肿瘤,以及孕妇。联合用药的剂量为泼尼松 30mg/d,4～8 周后如转氨酶正常逐渐减量为 10mg/d 维持,同时合用硫唑嘌呤 50mg/d。泼尼松疗法的起始剂量为 60mg/d,4～8 周后逐渐减量为 20mg/d。确定缓解及治疗结束只能靠肝活检来评价,一般治疗 1～2 年后重新予肝活检。血清 ANA、SMA 滴度与疾病活动度不相平行。约 30% 成人患者停药后仍保持缓解。一般需在转氨酶水平持续正常达 1 年,肝活检标本仅见轻度炎症或未见炎症,才可试图停药并随访。复发多在停药后 2 年发生,肝硬化患者停药后更易复发。多数患者复发需重新治疗,多次复发后首选长期小剂量泼尼松或泼尼松龙 5～10mg/d 联合硫唑嘌呤 50～100mg/d 维持,即使是复发后,10 年持续缓解率达 47%。硫唑嘌呤副作用包括关节痛、骨髓抑制、免疫抑制以及致癌等。失代偿期患者药物治疗无效者可予肝移植,10 年生存率达 75%。

皮质激素治疗 AIH 的机制是通过抑制细胞因子产生和黏附分子表达,限制 T 细胞激活。泼尼松在肝脏内转化为泼尼松龙,后者作为未结合代谢物,为脂溶性,能经细胞膜弥散入胞质。泼尼松龙与糖皮质激素受体结合后,使原先与糖皮质激素受体结合成复合体的两分子热休克蛋白-90(HSP-90)分离出来,然后泼尼松龙-糖皮质激素受体复合物转运至胞核,与糖皮质激素反应性细胞因子基因启动子区域的皮质激素反应元件结合,使细胞因子的转录受损,细胞及体液免疫应答迟钝。转录因子如核因子 kB(NF-kB)也受抑制。硫唑嘌呤在血液中转化为 6-MP,后者转化为活性代谢物 6-硫鸟嘌呤,或无活性代谢物,前者阻断自身的嘌呤核苷酸合成,损害细胞周期而限制淋巴细胞增殖。

对激素和硫唑嘌呤治疗失败或不能耐受者,可予环孢素、大环哌南和霉酚酸酯类衍生物(MM)等作用更强的免疫抑制剂,环孢素、大环哌南可阻碍白介素-2 的转录,减少细胞因子的表达,使 T 淋巴细胞的增殖减少,而 MM 拮抗嘌呤合成,耗竭 DNA 合成和 T 细胞克隆扩增所必需的鸟苷酸,从而有效抑制淋巴细胞增殖。随着对 AIH 发病机制的深入研究,针对免疫细胞激活、细胞毒性 T 淋巴细胞扩增和细胞因子调节等环节的位点特异性治疗的研究也得到重视。

(八)预后

有肝硬化、病程长、HLA-B8 或 DR3 型、年幼起病患者对治疗反应差,易进展至肝硬化及其并发症死亡,或需行肝移植。AIH 行肝移植者存活率较高。

(范燕峰)

第八节　消化系统疾病的中西医结合治疗

一、胃食管反流病

胃食管反流病(GERD)是指胃、十二指肠内容物反流至食管,而出现烧心、反酸、嗳气、胸骨后痛、咽部如有物堵或梗塞感,甚至吞咽不利或有食物溢出等症状,并可导致食管炎和咽喉、气管等食管以外的组织损害的疾病。其内镜下出现食管黏膜糜烂、溃疡等炎症病变,称反流性食管炎(RE);但也有相当部分 GERD 患者的内镜下无食管炎性改变,被称为内镜阴性的胃食管反流病,或称非糜烂性胃食管反流病(NERD)。

本病属中医学"吐酸"、"噎膈"、"胸痛"、"嘈杂"、"胃脘痛"等范畴。

【病因和发病机制】

（一）食管抗反流防御机制减弱

1.抗反流屏障减弱

食管和胃交接处包括食管下括约肌（LES）、膈肌脚、膈食管韧带、食管与胃底间的锐角（His角）等，上述各部分的结构和功能上的缺陷均可造成胃食管反流，其中最主要的是LES的功能状态。LES部位的结构受到破坏时，可使LES压下降，如贲门失弛缓症手术后易并发反流性食管炎。

2.食管清除作用下降

食管裂孔疝是部分胃经膈食管裂孔进入胸腔的疾病，可引起胃食管反流，并降低食管对酸的清除，导致胃食管反流病。此外，食管蠕动和唾液产生的异常也有引起胃食管反流病的作用。

3.食管黏膜屏障

长期吸烟、饮酒以及抑郁等任何导致食管黏膜屏障作用下降的因素，都可导致食管黏膜不能抵御反流物的损害。

（二）反流物对食管黏膜的攻击作用

在食管抗反流防御机制下降的基础上，反流物刺激和损害食管黏膜，其受损程度与反流物的质和量有关，也与反流物与黏膜的接触时间、部位有关。胃酸与胃蛋白酶是反流物中损害食管黏膜的主要成分。近年对胃食管反流病监测证明存在胆汁反流，其中的非结合胆盐和胰酶是主要的攻击因子，参与损害食管黏膜。

【病理】

反流性食管炎病理组织学基本改变可有：①复层鳞状上皮细胞层增生；②黏膜固有层乳头向上皮腔面延长；③固有层内炎症细胞主要是中性粒细胞浸润；④糜烂及溃疡；⑤食管下段鳞状上皮被化生的柱状上皮所替代，称为Barrett食管。

【临床表现】

胃食管反流病的临床表现多样，轻重不一，主要表现有：

（一）食管症状

1.典型症状

烧心和反流是最常见的特征性症状。反流是指胃内容物在无恶心和不用力的情况下涌入咽部或口腔的感觉，含酸味或仅为酸水时称反酸。烧心是指胸骨后或剑突下烧灼感，常由胸骨下段向上延伸。烧心和反流常在餐后1小时出现，卧位、弯腰或腹压增高时可加重，部分患者烧心和反流症状可在夜间入睡时发生。

2.非典型症状

如胸痛，由反流物刺激食管引起，疼痛发生在胸骨后。严重时可为剧烈刺痛，可放射到后背、胸部、肩部、颈部、耳后，有时酷似心绞痛，可伴有或不伴有烧心和反流。由GERD引起的胸痛是非心源性胸痛的常见病因。吞咽困难见于部分患者,可能是由于食管痉挛或功能紊乱,症状呈间歇性,进食固体或液体食物均可发生。少部分患者吞咽困难是由食管狭窄引起,此时吞咽困难可呈持续性或进行性加重。有严重食管炎或并发食管溃疡者,可伴吞咽疼痛。

(二)食管外症状

由反流物刺激或损伤食管以外的组织或器官引起,如咽喉炎、慢性咳嗽和哮喘。对一些病因不明、久治不愈的上述疾病患者,要注意是否存在 GERD,伴有烧心和反流症状有提示作用,但少部分患者以咽喉炎、慢性咳嗽或哮喘为首发或主要表现。严重者可发生吸入性肺炎,甚至出现肺间质纤维化。一些患者诉咽部不适,有异物感、棉团感或堵塞感,但无真正吞咽困难,称为癔球症,近年研究发现部分患者也与 GERD 相关。

(三)并发症

1.上消化道出血

反流性食管炎患者,因食管黏膜糜烂及溃疡可以导致上消化道出血,临床表现可有呕血和(或)黑便以及不同程度的缺铁性贫血。

2.食管狭窄

食管炎反复发作致使纤维组织增生,最终导致瘢痕狭窄。

3. Barrett 食管

内镜下的表现为:呈现均匀粉红带灰白的正常食管黏膜出现胃黏膜的橘红色,分布可为环形、舌形或岛状。Barrett 食管可发生在反流性食管炎的基础上,亦可不伴有反流性食管炎。Barrett 食管是食管腺癌的癌前病变,其腺癌的发生率较正常人高 30~50 倍。

【实验室及其他检查】

(一)内镜检查

内镜检查是诊断 RE 最准确的方法,并能判断反流性食管炎的严重程度和有无并发症,结合活检可与其他原因引起的食管炎和其他食管病变(如食管癌等)作鉴别。根据内镜下所见食管黏膜的损害程度进行反流性食管炎分级,有利于病情判断及指导治疗。目前多采用洛杉矶分级法:

正常:食管黏膜没有破损。

A 级:1 个或 1 个以上食管黏膜破损,长径小于 5mm。

B 级:1 个或 1 个以上黏膜破损,长径大于 5mm,但没有融合性病变。

C 级:黏膜破损有融合,但小于 75% 的食管周径。

D 级:黏膜破损融合,至少达到 75% 的食管周径。

但内镜下无反流性食管炎不能排除胃食管反流病。

(二)其他辅助性诊断方法

①24 小时食管 pH 监测:应用便携式 pH 记录仪在生理状态下对患者进行 24 小时食管 pH 连续监测,可提供食管是否存在过度酸反流的客观证据。由于 24 小时食管 pH 监测需要一定仪器设备且为侵入性检查,常难于在临床常规应用。②食管吞钡 X 线检查:对诊断反流

性食管炎敏感性不高,对不愿接受或不能耐受内镜检查者行该检查,其目的主要是排除食管癌等其他食管疾病。③食管滴酸试验:在滴酸过程中,出现胸骨后疼痛或烧心的患者为阳性,且多在滴酸的最初 15 分钟内出现。④食管测压:LES 静息压为 10～30mmHg,如 LES 压<6mmHg,易导致反流。

【诊断与鉴别诊断】

胃食管反流病的诊断是基于:①有反流症状;②内镜下可能有反流性食管炎的表现;③食管过度酸反流的客观证据。如患者有典型的烧心和反酸症状,可作出胃食管反流病的初步临床诊断;内镜检查如发现有反流性食管炎,并能排除其他原因引起的食管病变,本病诊断可成立。对有典型症状而内镜检查阴性者,常用质子泵抑制剂(PPI)作试验性治疗(如奥美拉唑,每次 20mg,每天 2 次,连用 7～14 天),如有明显效果,本病诊断一般可成立。对症状不典型患者,常需结合内镜检查、24 小时食管 pH 监测和试验性治疗进行综合分析来作出诊断。

临床上应与其他病因的食管病变(如真菌性食管炎、药物性食管炎、食管癌和食管贲门失弛缓症等)、消化性溃疡、胆道疾病等相鉴别。胸痛为主要表现者,应与心源性胸痛及其他原因引起的非心源性胸痛进行鉴别。

【中医病因病机】

本病发病多与下列因素有关。

1.饮食不节

恣食煎炒、油炸及辛辣之品,惯食过烫、过酸、过咸食物,或暴饮暴食,或嗜烟酒,伤及脾胃,胃气壅滞,气郁化热,则反酸,嗳气。

2.情志失调

抑郁恼怒过度,则伤肝,肝失疏泄,横逆犯胃,则胃失和降,胃气上逆;若肝郁化火,阴津受损,食道失润,则吞咽不利。忧思伤脾,脾伤气结,津液失于输布,凝聚成痰,痰气交阻,逆而不降,食管为痰浊所阻,日久气病及血,气滞血瘀,则可痰瘀互结,不通则痛。

3.劳倦久病

劳累过度,伤及脾胃;或肝气犯脾,木郁土壅,胃病日久,伤及于脾;脾胃虚弱,脾不升清,胃失和降,脾胃升降失调,胃气上逆于食道。

咽、食管至胃为饮食之通道,属胃所主。生理上脾主升,胃主降,《内经》云:"清气在下,则生飧泄;浊气在上,则生䐜胀。"本病病位在胃,与肝、脾密切相关。基本病机为气机升降失常,胃气上逆。病性有虚实之分,初起属实,有气滞、郁热、寒阻的不同;病久可由实转虚,出现脾胃虚弱或胃阴不足,且虚实之间可相互夹杂,使脾阳不升,胃阴不降所致。

【中医诊断及病证鉴别】

本病初起,先觉食道梗阻,胸胁痞满,烧心反酸,然后发生气噎,为痰气郁结,病情进一步发展,可出现吞咽困难,谷食难下,水饮不入,或有吐血便血、大便燥结,此为气郁化热,热灼伤阴,多属中期。若见形体消瘦,肌肤枯燥,滴水难下,神疲气短,则为阴损及阳、气阴两伤或脾肾阳虚,多属后期。

GERD 部分患者有梅核气症状,需与噎膈相鉴别。两者均有咽中梗塞不适的症状,但噎膈为有形之痰气瘀阻结于食道,以饮食咽下梗阻,甚则食不得入;而梅核气为无形之痰气阻于咽喉,自觉咽中如有物梗阻,吐之不出,咽之不下,但饮食咽下顺利。

【治疗】

(一)治疗思路

胃食管反流病的治疗目的是控制症状、治愈食管炎和防治并发症。有食管炎并发症如食管溃疡、食管狭窄、Barrett 食管者,需要长程维持治疗。H_2 受体拮抗剂(H_2RA)和 PPI 均可用于维持治疗,其中以 PPI 效果最好。维持治疗的剂量因患者而异,以调整至患者无症状之最低剂量为最适剂量;对无食管炎的患者也可考虑采用按需维持治疗,即有症状时用药,症状消失时停药。

中医学认为本病之初期,可表现为肝郁气滞证或肝胃郁热证等。但病程日久,久治不愈,则发生脾气受损,由实转虚,虚实并见,或由虚转衰,气损及阳乃至脾胃虚寒,脾不升清,无力制约浊气上逆。治疗大法以疏肝解郁,和胃降逆为主。根据证候的不同,采用理气、活血、化痰、补虚等方法。并兼顾调理脾胃,使胃气和降而脾气升清。

胃食管反流病具有慢性复发倾向,随着 PPI、促胃肠动力药、黏膜保护剂等治疗药物研究的深入,治疗 GERD 的临床用药周期缩短,有效率增加,但其复发率未能有效缓解,50%～70%的患者在 1 年内复发,用 PPI 在中断 30 周后复发率高达 80%。如何有效防止复发及延长复发时间,是本病难点和中西医结合治疗切入点。本病病机关键为食管下括约肌功能低下,应责之中气不足,脾不升清,无力制约浊气上逆。使用香砂六君丸以及人参、大枣、甘草等补益中气药物有调整胃肠功能,增强胃肠平滑肌张力及免疫功能的作用,对于提高食管下括约肌张力,改善其功能有一定的作用,可有效防止复发。

(二)西医治疗

1.一般治疗

改变生活方式与饮食习惯。为了减少卧位及夜间反流,可将床头抬高 15～20cm。避免睡前 2 小时内进食,白天进餐后亦不宜立即卧床。注意减少一切引起腹压增高的因素,如肥胖、便秘、紧束腰带等。应避免进食使 LES 压降低的食物,如高脂肪、巧克力、咖啡、浓茶等。应戒烟及禁酒。避免应用降低 LES 压的药物及引起胃排空延迟的药物。如一些老年患者因 LES 功能减退,易出现胃食管反流,如同时合并有心血管疾患而服用硝酸甘油制剂或 CCB,可加重反流症状,应适当避免。一些支气管哮喘患者如合并胃食管反流,可加重或诱发哮喘症状,尽量避免应用茶碱及多巴胺受体激动剂,并加用抗反流治疗。

2.药物治疗

治疗本病的常用药物有:

(1)促胃肠动力药:如多潘立酮、莫沙必利、依托必利等,这类药物可能通过增加 LES 压力,改善食管蠕动功能,促进胃排空,从而达到减少胃内容物食管反流及减少其在食管的暴露时间。由于这类药物疗效有限且不确定,因此,只适用于轻症患者,或作为与抑酸药合用的辅助治疗。

（2）抑酸药：①H₂RA：如西咪替丁、雷尼替丁、法莫替丁等。H₂RA 能减少 24 小时胃酸分泌 50%～70%，但不能有效抑制进食刺激引起的胃酸分泌，因此，适用于轻、中症患者。可按治疗消化性溃疡常规用量，但宜分次服用，增加剂量可提高疗效，同时亦增加不良反应。疗程 8～12 周。②PPI：包括奥美拉唑、兰索拉唑、泮托拉唑、雷贝拉唑和埃索美拉唑等。这类药物抑酸作用强，因此，对本病的疗效优于 H₂RA，特别适用于症状重、有严重食管炎的患者。一般按治疗消化性溃疡常规用量，疗程 4～8 周。对个别疗效不佳者，可剂量加倍，或与促胃肠动力药联合使用，并适当延长疗程。③抗酸药仅用于症状轻、间歇发作的患者作为临时缓解症状用。抑酸治疗是目前治疗本病的主要措施，对初次接受治疗的患者或有食管炎的患者宜以 PPI 治疗，以便迅速控制症状、治愈食管炎。

（3）维持治疗：胃食管反流病具有慢性复发倾向，为减少症状复发，防止食管炎反复引起的并发症，需考虑给予维持治疗。停药后很快复发且症状持续者，往往需要长程维持治疗；有食管炎并发症如食管溃疡、食管狭窄、Barrett 食管者，肯定需要长程维持治疗。H₂RA 和 PPI 均可用于维持治疗，其中以 PPI 效果最好。维持治疗的剂量因患者而异，以调整至患者无症状之最低剂量为最适剂量；对无食管炎的患者也可考虑采用按需维持治疗，即有症状时用药，症状消失时停药。

（4）手术治疗：抗反流手术是不同术式的胃底折叠术，目的是阻止胃内容反流入食管。抗反流手术的疗效与 PPI 相当，但术后有一定并发症。因此，对于那些需要长期使用大剂量 PPI 维持治疗的患者，可以根据患者的意愿来决定抗反流手术。对确证由反流引起的严重呼吸道疾病的患者，PPI 疗效欠佳者，宜考虑抗反流手术。食管狭窄并发症除极少数严重瘢痕性狭窄需行手术切除外，绝大部分狭窄可行内镜下食管扩张术治疗。扩张术后予长程 PPI 维持治疗可防止狭窄复发，对年轻患者亦可考虑抗反流手术。

Barrett 食管必须使用 PPI 治疗及长程维持治疗。Barrett 食管发生食管腺癌的危险性大大增高，尽管有各种清除 Barrett 食管方法的报道，但均未获肯定，因此，加强随访是目前预防 Barrett 食管癌变的唯一方法。

（三）中医治疗

辨证论治

1.胃失和降

证候：泛酸，胸骨后灼热疼痛，卧则加剧，脘痞胸闷，甚或恶心呕吐，舌质淡红，苔薄白，脉弦滑。

治法：和胃降逆。

方药：旋覆代赭汤加减。

药用旋覆花、半夏、人参（或党参）、代赭石、海螵蛸、鸡内金、炙甘草、生姜加减。脾气不虚者，可去人参，加重代赭石用量，增强其重镇降逆之功；痰多加茯苓、陈皮化痰和胃。

2.肝气犯胃

证候：咽部异物感,胸闷太息,泛吐酸苦,胸骨后疼痛,每因情志刺激而加重,舌质淡红,苔薄黄,脉弦。

治法：疏肝理气,和胃降逆。

方药：四逆散合半夏厚朴汤加减。

药用柴胡、枳实、郁金、半夏、厚朴、茯苓、生姜、甘草加减。气郁化火,心烦,口苦咽干,可合左金丸清热止呕;腑气不通,大便秘结,用大柴胡汤清热通腑;火郁伤阴,时作干呕,口燥咽干,胃中灼热,舌红少苔者,用沙参麦冬汤益胃养阴。还可辨证选用越鞠丸、柴胡疏肝散等。

3.肝胃郁热

证候：胸胁苦满,胸骨后烧灼样疼痛,泛吐酸水,口苦咽干,每因情志刺激而加重,舌质红,苔黄或黄腻,脉弦数有力。

治法：清热化痰。

方药：黄连温胆汤加减。

药用半夏、陈皮、茯苓、枳实、竹茹、黄连、甘草加减。口干舌燥者,去半夏,加麦冬、天花粉润燥生津;心中烦热者加麦冬清热除烦;气虚者可加黄芪、白术、黄精益气。

4.脾胃虚弱

证候：胸骨后痛,迁延日久,劳累过度或饮食不慎即发,神疲倦怠,胃脘隐痛,喜暖喜按,畏寒肢冷,喜热饮,大便溏薄,舌质淡,苔白,脉弱。

治法：健脾益气。

方药：香砂六君丸加减。

药用人参、白术、茯苓、甘草、陈皮、半夏、砂仁、木香等加减。大便溏薄,不思饮食,加薏仁、白扁豆、山药;反酸加煅瓦楞子、乌贼骨;嗳气加炒枳壳、佛手片。

二、慢性胃炎

慢性胃炎是由各种病因引起的胃黏膜慢性炎症。临床上十分常见,占接受胃镜检查患者的 80%～90%,随年龄增长萎缩性病变的发生率逐渐增高。慢性胃炎的分类方法很多,我国达成的"中国慢性胃炎共识意见"中采纳了国际上新悉尼系统的分类方法,根据病理组织学改变和病变在胃的分布部位,结合可能病因,将慢性胃炎分成非萎缩性(浅表性)、萎缩性和特殊类型三大类,慢性萎缩性胃炎又可再分为多灶萎缩性胃炎和自身免疫性胃炎两大类。前者以胃窦为主,后者萎缩改变主要位于胃体部,多由自身免疫引起的胃体胃炎发展而来。特殊类型胃炎种类很多,由不同病因所致,临床上较少见。

幽门螺杆菌(Hp)感染呈世界范围分布,由 Hp 引起的慢性胃炎流行情况则因不同国家、不同地区 Hp 感染的流行情况而异。发展中国家高于发达国家,感染率随年龄增加而升高,男女差异不大。我国属 Hp 高感染率国家,估计人群中 Hp 感染率在 40%~70%。但由 Hp 感染发展而来的慢性多灶萎缩性胃炎的患病率则并不一定与人群的 Hp 感染率平行。自身免疫性胃炎在北欧多见,在我国仅有少数报道。

本病与中医学"胃络痛"和"胃痞"相类似,可归属于中医学"胃痛"、"痞满"、"嘈杂"等范畴。

【病因和发病机制】

(一)Hp 感染

Hp 感染是慢性胃炎的主要病因,Hp 为革兰阴性微需氧菌,呈弯曲螺旋状,有鞭毛,能在胃内穿过黏液层移向胃黏膜,其致病机制与以下因素有关:Hp 产生多种酶,如脲酶及其代谢产物如氨等,从而保持细菌周围中性环境,Hp 的这些特点有利于其在胃黏膜表面定植,对黏膜有破坏作用;分泌细胞毒素,如含有细胞毒素相关基因和空泡毒素基因的菌株,诱导上皮细胞分泌炎症因子,介导炎症反应,导致胃黏膜细胞的空泡样变性及坏死;抗原抗体反应,可造成自身免疫损伤。

许多研究证实:绝大多数慢性活动性胃炎患者胃黏膜中可检出 Hp;根除 Hp 可使胃黏膜炎症消退;从志愿者和动物模型中可复制 Hp 感染引起的慢性胃炎;Hp 在胃内的分布与胃内炎症分布一致。

(二)免疫因素

免疫因素是慢性胃体炎的主要病因。患者血液中存在自身抗体,如壁细胞抗体和内因子抗体。壁细胞抗原和抗体形成的免疫复合体在补体参与下,破坏壁细胞,使壁细胞总数减少,导致胃酸分泌减少或丧失;内因子抗体与内因子结合阻碍维生素 B_{12} 吸收,导致恶性贫血。

(三)理化因素

长期饮浓茶、烈酒、咖啡,食用过热、过冷、过于粗糙的食物,可导致胃黏膜的反复损伤;长期服用 NSAID 等药物可抑制胃黏膜前列腺素的合成,破坏黏膜屏障;饮食中高盐和缺乏新鲜蔬菜水果与胃黏膜萎缩、肠化生以及胃癌的发生密切相关。

(四)其他

幽门括约肌功能不全时,含胆汁和胰液的十二指肠液反流入胃,可削弱胃黏膜屏障功能;心力衰竭、肝硬化合并门脉高压、营养不良都可引起慢性胃炎。糖尿病、甲状腺病、慢性肾上腺皮质功能减退和干燥综合征患者同时伴有萎缩性胃炎者亦较多见。

【病理】

慢性胃炎的过程是胃黏膜损伤与修复的慢性过程,主要组织病理学特征是炎症、萎缩和肠化生。

(一)炎症

炎症表现为黏膜层以淋巴细胞和浆细胞为主的慢性炎症细胞浸润,Hp 引起的慢性胃炎常见淋巴滤泡形成。当见有中性粒细胞浸润时,显示有活动性炎症,称为慢性活动性胃炎,多提示存在 Hp 感染。

（二）萎缩

由于长期慢性炎症损伤，导致胃固有腺体减少，包括：①非化生性萎缩，胃黏膜固有腺体被纤维组织或纤维肌性组织代替或炎症细胞浸润，引起固有腺体数量减少；②化生性萎缩，胃黏膜固有腺体被肠化生或假幽门腺化生所替代。

（三）化生

慢性胃炎胃黏膜萎缩性病变中常见肠上皮化生、假幽门腺化生及异型增生。胃黏膜内出现肠型上皮时，称为胃黏膜的肠上皮化生。近年资料显示，肠上皮化生分型预测胃癌的价值有限，"慢性胃炎共识意见"更强调重视肠化生的范围，范围越广，其发生胃癌的危险性越高。胃底腺黏膜内出现幽门腺结构时，称假幽门腺化生。假幽门腺化生是胃体黏膜萎缩的重要标志。慢性胃炎进一步发展，胃上皮或化生的肠上皮在再生过程中发生发育异常，可形成异型增生，表现为细胞异型性和腺体结构的紊乱，异型增生是胃癌的癌前病变。

【临床表现】

（一）症状

慢性胃炎缺乏特异性症状，有症状者可表现为上腹隐痛、食欲减退、餐后饱胀、反酸、恶心等消化不良症状，这些症状之有无及严重程度与慢性胃炎的内镜所见及组织病理学改变并无肯定的相关性，自身免疫性胃炎患者可伴有贫血，还可伴有维生素 B_{12} 缺乏的其他临床表现。

（二）体征

临床体征多不明显，可有上腹压痛。

【实验室及其他检查】

（一）胃镜及活检

胃镜检查并同时取活组织作病理组织学检查是诊断慢性胃炎的最可靠方法。非萎缩性胃炎内镜下表现为胃黏膜红斑，呈点状、片状或条状，红白相间以红为主，黏膜粗糙不平，可见出血点（斑）、黏膜水肿、渗出等基本表现。内镜下萎缩性胃炎有两种类型，即单纯萎缩性胃炎和萎缩性胃炎伴增生。前者主要表现为黏膜红白相间以白相为主，血管显露，色泽灰暗，皱襞变平甚至消失；后者主要表现为黏膜呈颗粒状或结节状。内镜下非萎缩性胃炎和萎缩性胃炎皆可见伴有糜烂、出血、胆汁反流。

（二）Hp 检测

组织学检查可直接观察 Hp，内镜检查时再多取 1 块活组织作快速脲酶检查，以增加诊断的可靠性。根除 Hp 治疗后，可在胃镜复查时重复上述检查，亦可采用非侵入性检查。

（三）血清学检查

血清胃泌素 G17、胃蛋白酶原Ⅰ和Ⅱ测定，近年国内已开始在临床试用。胃体萎缩者，血清胃泌素 G17 水平显著升高，胃蛋白酶原Ⅰ和（或）胃蛋白酶原Ⅰ/Ⅱ比值下降；胃窦萎缩者，血清胃泌素 G17 水平下降，胃蛋白酶原Ⅰ和胃蛋白酶原Ⅰ/Ⅱ比值正常；全胃萎缩者，则两者均低。

（四）自身免疫性胃炎的相关检查

疑为自身免疫性胃炎者,应检测血壁细胞抗体和内因子抗体,如为该病,壁细胞抗体多呈阳性,伴恶性贫血时,内因子抗体多呈阳性。

【诊断与鉴别诊断】

（一）诊断

本病的诊断主要有赖于胃镜检查和直视下胃黏膜多部位活组织病理学检查。慢性胃炎的确诊以及程度判定主要靠病理学检查。因此,只作胃镜检查,不作活检,是不完整或者不客观的评价。由于慢性胃炎的病变有局灶性分布,作活检时宜多部位取材。Hp检测有助于病因诊断。怀疑自身免疫性胃炎应检测相关自身抗体及血清胃泌素。

（二）鉴别诊断

1.消化性溃疡

部分慢性胃炎的症状与消化性溃疡类似,如慢性上腹痛、嗳气等,但消化性溃疡的疼痛具有规律性与周期性的特点。X线钡餐或胃镜检查可资鉴别,但慢性胃炎与消化性溃疡常同时存在。

2.功能性消化不良

功能性消化不良与慢性非萎缩性胃炎的临床表现相似,都有上腹胀、疼痛,食欲不佳等,需作胃镜以鉴别。

3.胃癌

慢性萎缩性胃炎可表现为严重的食欲减退、上腹不适、贫血等症状,所以应排除胃癌的可能,需作胃镜以鉴别。

4.其他

其他疾病如慢性胆囊炎、慢性胰腺炎、慢性肝炎等也常有食欲差、腹胀、嗳气等表现,可通过B超、CT等影像学检查提供鉴别依据。

【中医病因病机】

中医学认为本病的发生主要由于饮食所伤、情志不遂和素体脾胃虚弱加之内外之邪侵袭,导致胃气郁滞,胃失和降,不通则痛。

1.饮食伤胃

饮食不节,或过饥过饱,损伤脾胃,胃气壅滞,致胃失和降,不通则痛;或进食不洁食物,邪从口入,嗜食辛辣肥甘之品,蕴湿生热,导致脾胃运化失司,胃失和降。

2.情志不畅

忧思恼怒,伤肝损脾,肝失疏泄,横逆犯胃,脾失健运,胃气阻滞,胃失和降,导致肝胃不和,气滞日久或久痛入络,可致胃络血瘀。

3.脾胃虚弱

素体脾胃虚弱,中气不足,或饥饱失常,饮食不节,损伤脾胃,脾失健运,则升降失常,胃阴不足,则濡养失司。

本病初起多实,病在气分,久病多虚或虚实夹杂,寒热相兼,病在血分,虽然病位在胃,但与肝、脾关系密切,其病机为"不荣则痛"或"不通则痛"。

【中医诊断及病证鉴别】

(一)诊断

1.上腹胀满不适,隐痛,嗳气,反酸,餐后饱胀,嘈杂,恶心,呕吐,纳差等。

2.发病常与情志不畅、饮食不节、劳累、受寒等因素有关,无明显的规律性,日久则出现体重减轻,乏力,严重者出现贫血等症状。

(二)病证鉴别

1.胁痛

肝气犯胃所致的胃痛常攻撑连胁,应与胁痛鉴别,胃痛以胃脘部疼痛为主,伴有食少、恶心、呕吐、泛酸、嘈杂等。胁痛以胁肋疼痛为主,伴胸闷、喜叹息等。在病位和兼症上有明显差别。

2.腹痛

与胃痛均为腹部疼痛,但腹痛是以胃脘以下、耻骨毛际以上部位的疼痛为主。据其疼痛部位不难区别。但胃处腹中,与肠相连,有时腹痛可以伴有胃痛症状,胃痛又常兼有腹痛表现,这时应从起病及主要症状、病位加以区分。

【治疗】

(一)治疗思路

本病的治疗分为两个方面:消除治病因子,保护胃黏膜,增强胃黏膜防御功能。由于慢性胃炎绝大多数都存在 Hp 的感染,而在根除 Hp 方面,西医有一定的优势,疗效优于中医。而中医治疗以理气和胃止痛为原则,对延缓腺体萎缩、阻止化生等慢性胃炎的病理改变以及改善临床症状,中医有较明显的优势,而中西医结合协同应用能提高疗效。

(二)西医治疗

1.一般治疗

消除与发病相关的致病因素。宜易消化无刺激性的食物,少吃过酸过甜食物及饮料,忌烟酒、浓茶、咖啡,进食细嚼慢咽等。避免服用损伤胃黏膜的药物。

2.根除 Hp

对慢性萎缩性胃炎、合并肠上皮化生或上皮内瘤变、有胃癌家族史者应给予根除 Hp 治疗,其他慢性胃炎合并 Hp 感染,根据具体情况选择进行根除 Hp 治疗。成功根除 Hp 可改善胃黏膜组织学,可预防消化性溃疡及可能降低胃癌发生的危险性,少部分患者消化不良症状也可取得改善。

3.制酸治疗

H_2RA 或 PPI 能有效降低胃内 H^+ 浓度,减少 H^+ 逆弥散,促进胃泌素的释放,加强胃黏膜炎症的修复,对于有胃黏膜糜烂或烧心、发酸等症状者可选用西咪替丁、雷尼替丁、法莫替丁或奥美拉唑等药治疗。

4.对症治疗

对于消化不良以腹胀、早饱为主要表现的病例,应用促动力药物如甲氧氯普胺、多潘立酮、莫沙必利等治疗有助于改善症状;伴恶性贫血者,可给予维生素 B_{12} 和叶酸;对于有睡眠差、明显焦虑等精神因素者,可选用艾司唑仑、氟西汀等抗抑郁药或镇静剂。

另外,对轻度异型增生除给予上述积极治疗外,关键在于定期随访。对肯定的重度异型增生则宜予预防性手术,目前多采用内镜下胃黏膜切除术。

(三)中医治疗

辨证论治

1.肝气犯胃

证候:胃脘胀满,痛连两胁,胸闷嗳气,喜长叹息,遇烦恼郁怒加重,得嗳气、矢气则舒,嘈杂反酸,大便不畅,舌质红,苔薄白,脉弦。

治法:疏肝理气,和胃止痛。

方药:柴胡疏肝散。

药用柴胡、枳壳、香附、陈皮、芍药、甘草、川芎等。气郁明显,胀满较甚,加郁金、厚朴;若痛甚者,可加川楝子、延胡索理气止痛;呕恶明显者加半夏、生姜;嗳气者加竹茹、沉香。

2.肝胃湿热

证候:胃脘疼痛,嘈杂灼热,口干口苦,渴不欲饮,身重肢倦,纳呆恶心,小便色黄,大便不畅,舌苔黄腻,脉象滑数。

治法:清热化湿,理气和胃。

方药:清中汤。

药用黄连、栀子、制半夏、茯苓、草豆蔻、陈皮、甘草等。热偏盛者加黄芩、蒲公英;热盛便秘者加大黄、枳实;湿偏盛者加薏苡仁、佩兰、荷叶、藿香;气滞腹胀者加厚朴、大腹皮;若寒热互结,干噫食臭,心下痞硬,可用半夏泻心汤。

3.脾胃气虚

证候:胃脘隐痛,食后脘腹满闷,喜温喜按,纳呆便溏,神疲乏力,少气懒言,语声低微,舌质淡,苔薄白,脉细弱。

治法:补气健脾,温中和胃。

方药:参苓白术散加减。

药用人参、白术、茯苓、甘草、砂仁、陈皮、桔梗、扁豆、山药、莲子肉、薏苡仁等。泛吐清水较重者可加干姜、吴茱萸;寒盛者可用大建中汤,或附子理中丸温中散寒;泛酸嘈杂者加左金丸;胀闷较重者加枳壳、木香、厚朴;纳呆厌食者加神曲。

4.胃阴不足

证候:胃脘隐痛或灼痛,嘈杂,饥不欲食,恶心,嗳气,口燥咽干,大便秘结,舌红少苔,脉细数。

治法:滋阴益胃,和中止痛。

方药:益胃汤加减。

药用生地、麦冬、沙参、玉竹等。津伤较重者加石斛、天花粉;腹胀较著者加枳壳、厚朴;食滞者加谷麦芽;便秘者加火麻仁、玄参。

5.瘀阻胃络

证候:胃脘疼痛,痛如针刺或刀割,痛有定处,按之痛甚,痛时持久,食后加剧,入夜尤甚,或见吐血、黑便,舌质紫黯或有瘀点、瘀斑,脉涩。

治法:化瘀通络,理气和胃。

方药:失笑散合丹参饮。

药用蒲黄、五灵脂、丹参、檀香、砂仁等。痛甚可酌加延胡索、三棱、莪术,并可加理气之品,如枳壳、木香、郁金;若出现黑便时,加三七、白及;症见心悸少气,多梦少寐,体倦纳差,唇白舌淡,脉虚弱者,可用归脾汤以健脾养心,益气养血。

【转归、预防与调护】

感染 Hp 后少有自发清除,因此,慢性胃炎常长期持续存在,部分 Hp 感染的胃炎可发生消化性溃疡,少部分慢性非萎缩性胃炎可发展为慢性多灶萎缩性胃炎。极少数慢性多灶萎缩性胃炎经长期演变可发展为胃癌。

应避免或去除可能导致胃黏膜慢性炎症的不利因素,饮食有规律,勿过饥过饱,要寒温得当,忌烟酒;保持乐观情绪,适当锻炼身体,增强抵抗力,避免过分的紧张和劳累。

(丁于洲)

第九节　消化系统疾病常用药物

一、治疗消化性溃疡和胃食管反流病药

用于治疗消化性溃疡和胃食管反流病的常用药物可分为以下几类:①抗酸药,如碳酸氢钠、氢氧化铝、铝碳酸镁等。②胃酸分泌抑制剂,包括 H_2 受体拮抗剂,如西咪替丁、雷尼替丁等;质子泵抑制剂,如奥美拉唑、泮托拉唑等;胆碱受体阻断药,如哌仑西平;胃泌素受体拮抗药,如丙谷胺。③胃黏膜保护药,包括胶体铋剂,如枸橼酸铋钾等;前列腺素及其衍生物,如米索前列醇。④其他类,如甘草锌、瑞巴派特等。

(一)碳酸氢钠[基](小苏打,酸式碳酸钠)

【药理作用】

口服后可迅速中和或缓冲胃酸,易吸收,能缓解高胃酸而引起的症状,此外还用于酸血症

和碱化尿液。

【临床应用】

1.用于胃及十二指肠溃疡。

2.本品可减少有机酸自肾小管重吸收,用于阿司匹林、苯巴比妥等药物的中毒解救;还可碱化尿液,与磺胺药合用时司预防结晶尿的形成。

3.用于治疗代谢性酸血症。

4.外用治疗真菌性阴道炎和软化耵聍。

【用法用量】

口服给药:胃及十二指肠溃疡,饭前服用,一次 0.5～2g,一日 3 次。

【不良反应】

口服中和胃酸时所产生的二氧化碳可能引起腹胀和嗳气,对严重溃疡患者有引起穿孔的危险。

【注意事项】

本品长期使用易引起碱血症,加速酸性药物排泄,故两者不宜合用。静脉滴注时应单独使用。本品禁用于水肿、肾衰竭和充血性心力衰竭的酸中毒患者。

【制剂规格】

片剂:0.3g,0.5g。注射液:0.5g(10ml),5g(100ml),12.5g(250ml)。

(二)氢氧化铝[基]

【药理作用】

1.抗酸:中和或缓和胃酸,缓解胃酸过多症状。

2.局部止血:与胃酸作用产生氧化铝具收敛作用。

3.吸着、保护溃疡面:与胃液混合形成凝胶,在溃疡表明形成保护膜。

4.可与肠内磷酸盐结合形成不溶解的磷酸铝,从粪便排出,从而减轻尿毒症患者的酸血症。

【临床应用】

用于治疗胃及十二指肠溃疡病、上消化道出血和反流性食管炎等疾病;大剂量口服用于减轻尿毒症患者的酸血症。

【用法用量】

口服:片剂,餐前 1 小时服用,一次 0.6～0.9g,一日 3 次。凝胶剂,餐前 1 小时和睡前服,每次 4～8ml,一日 3 次。

【不良反应】

包括恶心、呕吐、便秘等症状,长期大剂量服用,可导致严重便秘,甚至是肠梗阻。

【注意事项】

本品可妨碍磷的吸收,不宜长期大剂量使用。本品不宜与四环素类、地高辛、华法林、氯丙嗪、普萘洛尔、维生素等药物以及肠溶片同时使用。

【制剂规格】

片剂:0.3g。凝胶剂:4g(100ml)。

（三）铝碳酸镁（碱式碳酸铝镁，达喜，威地美）

【药理作用】

能中和胃酸，保护胃黏膜，同时还可抑制胃蛋白酶的活性，有利于溃疡面的修复。

【临床应用】

可用于急慢性胃炎、十二指肠球炎以及胃和十二指肠的溃疡，还可用于反流性食管炎和胆汁反流。

【用法用量】

餐后1小时口服，一次1.0g，一日3次。治疗十二指肠球炎6周为一疗程，胃溃疡8周为一疗程。

【注意事项】

本品可干扰四环素、喹诺酮类、地高辛、抗凝剂、H_2受体拮抗剂等药物的吸收，须与其合用时服药时间至少间隔1～2小时。

【制剂规格】

片剂：0.5g。

（四）西咪替丁[基]（甲氰咪胍，甲氰咪胺）

【药理作用】

组胺H_2受体拮抗剂，作用于胃壁细胞，竞争性抑制组胺作用，抑制基础胃酸分泌和食物等刺激诱发的胃酸分泌，降低酸分泌量和酸度。此外，本品还具有抗雄激素和增强免疫的作用。

【临床应用】

用于治疗十二指肠和胃溃疡，胃肠道出血以及反流性食管炎、胃泌素瘤等由胃酸分泌过多所致的疾病。还可用于免疫功能低下和肿瘤的辅助治疗。

【用法用量】

口服给药　于餐后及睡前服用，一次200～400mg，一日800～1600mg，疗程一般为4～6周。也可采用夜间双倍剂量的疗法。

静脉给药　静脉滴注每次200～600mg，静脉注射每次200mg，一日剂量不宜超过2g。

【不良反应】

1.消化系统　常见口干、腹泻、腹胀、恶心、呕吐、便秘等，偶见肝炎、肝坏死等。突然停药还可引起慢性消化性溃疡穿孔，可能因为停药后回跳的高酸度所致。

2.对泌尿系统和造血系统都有一定影响。

3.中枢神经系统　头晕、头痛、疲乏和嗜睡等。

4.心血管系统　心动过缓、面部潮红等。

5.其他　抗雄性激素以及抑制皮脂分泌等。

【注意事项】

禁用于妊娠期和哺乳期妇女。急性胰腺炎患者、幼儿、老年人和肝、肾功能不全的患者应慎用。为避免肾毒性和骨髓抑制，用药期间应做肾功能和血常规的检查。应避免同时使用中枢抗胆碱药；与抗酸药合用，服用时间至少间隔1小时。与甲氧氯普胺合用，需增加本品剂量。

不宜与普萘洛尔、华法林、苯妥英钠、茶碱、地高辛等药物合用。与氨基糖苷类抗生素合用,可能导致呼吸抑制或呼吸停止,需用氯化钙对抗,此时使用新斯的明无效。

【制剂规格】

片剂:0.2g,0.4g,0.8g。胶囊剂:0.2g。注射液:0.2g(2ml)。

(五)雷尼替丁[基](呋喃硝胺,甲硝呋胍,胃安太定)

【药理作用】

为选择性 H_2 受体拮抗剂,可有效抑制基础胃酸分泌以及食物等刺激诱发的胃酸分泌,且抑制作用是西咪替丁的 5～12 倍,而不良反应较西咪替丁少,具有速效、长效的特点。此外,本品还可降低胃酶的活性,抑制胃蛋白酶的分泌,但对胃泌素及性激素分泌无影响。

【临床应用】

主要用于治疗胃及十二指肠溃疡、术后溃疡、反流性食管炎、卓-艾综合征等其他高胃酸分泌性疾病。静脉注射给药用于治疗消化道溃疡出血和急性胃黏膜病变等。

【用法用量】

口服给药　一次 150mg,一日 2 次,于清晨及睡前服用。或者一日 300mg,于睡前顿服。维持剂量为 150mg,晚餐前顿服。十二指肠溃疡治疗疗程为 4 周,胃溃疡为 6～8 周,反流性食管炎为 8 周。

注射给药　一次 50mg 的剂量以静脉滴注(1～2 小时)、缓慢静脉注射(1 分钟以上)或肌内注射的方式给药,一日 2 次或每 6～8 小时给药 1 次。

【不良反应】

主要有过敏反应,如皮肤瘙痒、皮疹、支气管痉挛等;消化系统功能紊乱,如恶心、便秘、呕吐、腹泻等;还可出现轻度的肝、肾功能损害;常见头痛、头晕、乏力等,偶见白细胞减少、关节痛、肌痛等。

【注意事项】

禁用于妊娠期及哺乳期妇女以及 8 岁以下儿童,慎用于肝、肾功能不全患者,老年人用药应调整剂量。本药可减少肝血流量,与华法林、利多卡因、普萘洛尔、地西泮等代谢受肝血流量影响大的药物合用时,可延长以上药物的作用时间、强度以及毒性。长期服用本品还可导致维生素 B_{12} 缺乏。

【制剂规格】

片剂,胶囊剂:0.15g。注射液:50mg(2ml),100mg(100ml)。

(六)枸橼酸铋雷尼替丁(百乐威,舒威,瑞倍)

【药理作用】

为枸橼酸铋络合物与雷尼替丁形成的盐,是一种新型的抗消化性溃疡药,具有雷尼替丁抗 H_2 受体,胶体铋抑制幽门螺杆菌(Hp)和保护胃黏膜的双重作用。

【临床应用】

临床用于治疗胃及十二指肠溃疡,与抗生素合用以根除 Hp,减少十二指肠溃疡的复发。

【用法用量】

口服给药,用于十二指肠及胃溃疡时,一次 0.4g 或 0.35g,一日 2 次;幽门螺杆菌阳性的十二指肠溃疡可采用二联或三联疗法,按上述给药方法服用本品并连用克拉霉素 0.5g 两周,疗程为 4 周。

【注意事项】

本品与食物同服可增加疗效,但不宜长期大剂量服用,且服用本品后可出现粪便变黑,舌发黑的症状,停药后此症状即可消失。

【制剂规格】

片剂:0.2g,0.4g。胶囊剂:0.2g,0.35g。

(七)法莫替丁[基](高舒达,立复丁)

【药理作用】

为高效、长效的 H_2 受体拮抗剂,可有效抑制基础胃酸分泌以及食物、组胺和五肽胃泌素等刺激引起的胃酸分泌,作用机制与西咪替丁类似,但作用强度要大于西咪替丁和雷尼替丁。此外,本品还可抑制胃蛋白酶的分泌,无抗雄激素作用,对药物代谢酶也无干扰作用。

【临床应用】

口服用于治疗胃及十二指肠溃疡,反流性食管炎以及吻合口溃疡;口服或静脉注射用于治疗上消化道出血以及卓-艾综合征。

【用法用量】

口服给药　一次 20mg,每日 2 次,分别于早餐后、晚餐后服用,也可于睡前顿服 40mg。一疗程需 4～6 周。溃疡愈合后维持量需减半并于睡前服用。

缓慢静脉注射或静脉滴注　一次 20mg,每间隔 12 小时一次,疗程为 5 天。病情改善后立即改为口服给药。

【不良反应】

常见头痛、头晕、便秘以及腹泻,偶见皮疹、口干、恶心、白细胞减少等。

【注意事项】

禁用于对本品过敏者,严重肝、肾功能不全者以及孕妇和哺乳期妇女。也不推荐儿童使用。长期使用本品还需定期对肝功能及血常规进行检查。应在排除肿瘤、食管以及胃底静脉曲张后给药。本品不影响肝脏代谢酶,故不影响华法林、地西泮、普萘洛尔等药物的代谢,但与抗酸药合用可减少本品的吸收,另丙磺舒可抑制本品从肾小管排泄,提高其血药浓度。

【制剂规格】

片剂,胶囊剂:20mg。注射用法莫替丁:20mg。注射液:20mg(2ml)。

(八)拉呋替丁(卫斯大,拉夫丁)

【药理作用】

为 H_2 受体拮抗剂,通过作用于胃黏膜辣椒素敏感的传入神经元,持续性抑制胃酸分泌,具有保护胃黏膜、促进黏膜修复、增加胃黏液分泌和黏膜血流量的作用。

【临床应用】

用于胃溃疡以及十二指肠溃疡的治疗。

【用法用量】

餐后或睡前口服,一次 10mg,每日 2 次。

【不良反应】

可出现过敏样症状如皮疹、瘙痒等，便秘，白细胞计数增加以及肝功能损害等现象，罕见心悸、潮热、头痛、失眠等心血管系统和神经系统不良反应。

【注意事项】

慎用于有药物过敏史，肝、肾功能损害和透析的患者以及妊娠期和哺乳期妇女，老年患者用药应注意剂量以及给药的间隔期，儿童用药安全性尚未建立。服用本品前应先证实消化道溃疡为良性。本品与其他药物间的相互作用尚未明确，但与华法林、茶碱、苯妥英钠等药物合用时仍应引起注意。

【制剂规格】

片剂，胶囊剂，颗粒剂：10mg。

（九）尼扎替丁（渭宁，爱希，Axid）

【药理作用】

为组胺 H_2 受体拮抗药，抑制胃酸分泌、能显著抑制夜间胃酸分泌达 12 小时，对组胺、食物、胃泌素等刺激引起的胃酸分泌抑制作用与雷尼替丁相似，强于西咪替丁。对胃蛋白酶活性无影响，也无抗雄性激素作用。

【临床应用】

用于治疗活动性十二指肠溃疡、良性胃溃疡、胃食管反流性疾病以及内镜诊断的食管炎，还可用于十二指肠溃疡愈合后的维持治疗。

【用法用量】

口服给药：①活动性十二指肠溃疡和良性胃溃疡：一次 150mg，每日 2 次或一次 300mg，一日 1 次，于睡前服用；②胃食管反流性疾病：一次 150mg，每日 2 次；③十二指肠溃疡愈合后的维持治疗：一次 150mg，每日 1 次，于睡前服用。

【不良反应】

贫血和荨麻疹。还可见头晕、乏力、失眠、焦躁、咳嗽、肌痛、口干、胃肠道功能紊乱等。

【注意事项】

禁用于对本品或其他 H_2 受体拮抗剂过敏患者，慎用于妊娠期和哺乳期妇女，也不推荐儿童服用。服用前应先证实消化道溃疡为良性，用药后如出现心排血量和心率降低的现象，可使用哌仑西平缓解。

【制剂规格】

片剂：75mg，150mg。胶囊剂：150mg。

（十）奥美拉唑[基]（奥克，洛赛克，奥西康）

【药理作用】

为弱碱性脂溶性的质子泵抑制剂，易浓集于酸性环境，故可特异性地作用于胃壁细胞质子泵即 H^+，K^+-ATP 酶所在部位，转化为活性形式后，与质子泵的巯基发生不可逆结合，抑制 H^+，K^+-ATP 酶活性，阻碍胃壁细胞内 H^+ 的转运到胃腔中，抑制胃酸分泌的最后步骤，对基础胃酸分泌以及各种形式的应激胃酸分泌都有明显抑制作用。

【临床应用】

用于胃及十二指肠溃疡、反流性食管炎和卓-艾综合征等的治疗。静脉注射可用于消化性溃疡急性出血的治疗。还可与阿莫西林和克拉霉素或者是甲硝唑与克拉霉素合用杀灭幽门螺杆菌。

【用法用量】

口服给药：①胃及十二指肠溃疡，每日 1 次，每次 20mg，于晨起顿服或早晚各 1 次。胃溃疡疗程为 4～8 周，十二指肠溃疡疗程为 2～4 周。②反流性食管炎，一日 20～60mg，疗程为 4～8 周。③卓-艾综合征，初始剂量为每次 60mg，每日 1 次，晨起服用。剂量应个体化，当每日剂量大于 80mg 时，应分两次给药。

静脉注射：消化性溃疡出血，一次 40mg，每隔 12 小时一次，连续用药 3 天。

【不良反应】

包括胸痛、心悸、头痛、头晕、恶心、胀气、腹泻、便秘、皮疹、肌痛、维生素 B_{12} 缺乏等。

【注意事项】

禁用于对本品过敏，严重肝、肾功能不全患者以及婴幼儿和孕妇，老年人、儿童以及哺乳期妇女慎用。可抑制肝细胞色素 P450 药物代谢酶的作用，与地西泮、华法林、苯妥英钠合用时，应减少以上药物的用量。长期应用可导致高胃泌素血症以及维生素 B_{12} 缺乏。本品不宜与其他抗酸药物同服，禁止用除 0.9％氯化钠注射液和 5％葡萄糖注射液以外的溶剂溶解或稀释，也不可与其他药物配伍。

【制剂规格】

片剂，胶囊剂：10mg，20mg。注射用奥美拉唑：40mg。

二、胃肠解痉药

胃肠解痉药又称胃肠动力抑制药，主要为一些抗胆碱药，此外还有一些胃肠平滑肌钙离子拮抗剂。

（一）颠茄[基]

【药理作用】

抗胆碱药，解除平滑肌痉挛，抑制腺体分泌。

【临床应用】

胃及十二指肠溃疡，轻度胃肠、肾和胆绞痛。

【用法用量】

片剂：一次 10～30mg，口服，一日 3 次。酊剂：一次 0.3～1ml，口服，一日 3 次。

【不良反应】

头晕、口干、面部潮红、疲乏等。

【注意事项】

禁用于出血性疾病、青光眼患者以及脑出血急性期，慎用于严重心力衰竭及心律失常者。

【制剂规格】

片剂:每片含颠茄流浸膏 10mg。酊剂:含生物碱 0.03%。浸膏:含生物碱 1%。

(二)丁溴东莨菪碱(解痉灵)

【药理作用】

M 胆碱受体阻断药,可选择性地缓解胃肠道、胆道和尿道平滑肌痉挛,但对瞳孔、心脏和腺体影响小。

【临床应用】

用于各种原因引起的胃肠道痉挛、胆肾绞痛等。抑制胃肠蠕动,用于胃、十二指肠以及结肠纤维内镜检查以及其他胃肠道检查的术前准备。

【用法用量】

口服:1 次 10mg,每日 3 次。

肌内注射、静脉注射或滴注:一次 20~40mg 或一次 20mg,间隔 20~30 分钟后再注射 20mg。

【不良反应】

口渴、视力调节障碍、心悸、嗜睡、恶心、呕吐等。

【注意事项】

禁用于青光眼、器质性幽门狭窄或麻痹性肠梗阻、前列腺肥大所致排尿困难患者。慎用于婴幼儿和小儿。静脉注射速度不宜过快,肌内注射应避开神经和血管,不宜在同一部位反复注射。不宜与其他抗胆碱药同时使用。不得与促胃肠动力药如多潘立酮、西沙必利等合用。不应与碱、碘及鞣酸液配伍使用。

【制剂规格】

片剂:10mg,20mg。胶囊剂:10mg。注射液:20mg(1ml)。

(三)格隆溴铵(胃长宁,溴环扁吡酯)

【药理作用】

季铵类抗胆碱药物,抑制胃酸分泌作用强,胃肠道解痉作用弱。本品抗唾液分泌作用比阿托品更强,作用时间更长。本品不易透过血-脑脊液屏障,对中枢神经系统影响极小。

【临床应用】

用于治疗胃及十二指肠溃疡、胃酸分泌过多等症;静脉注射和肌内注射抑制腺体分泌,用于麻醉前给药。

【用法用量】

口服:一次 1~2mg,一日 3~4 次,饭后及睡前服用。维持剂量:一次 1mg,一日 2 次。

肌内或静脉注射:0.2~0.4mg,麻醉前给药。

【不良反应】

心律失常、头痛、头晕、荨麻疹以及肌无力等。用药初期,出现口干现象,1~2 周内可减轻或消失。

【注意事项】

本品禁用于重症肌无力、麻痹性肠梗阻、青光眼以及前列腺肥大等患者。慎用于自主神经功能障碍、冠心病、高血压、甲状腺功能亢进等患者以及儿童和老人。服用本品应监测心电图，预防心律失常。本品与西沙必利合用，减弱后者促胃肠动力作用。本品不能与碱性药物混合。

【制剂规格】

片剂：0.25mg，0.5mg，1mg。胶囊剂：0.5mg。注射液：0.2mg(1ml)。

（四）匹维溴铵（得舒特）

【药理作用】

钙拮抗剂，对胃肠道具有高度选择性，可防止肌肉过度收缩而发挥解痉作用，还可增加肠道蠕动能力。对心血管平滑肌细胞亲和力极低，无明显的抗胆碱能不良反应，可用于前列腺增生以及青光眼患者的肠易激综合征。

【临床应用】

用于肠易激综合征的相关症状以及与胆道功能障碍有关的疾病；还可用于钡剂灌肠前的准备。

【用法用量】

口服：一次50mg，一日3次，进餐时服用。用于钡剂灌肠前准备，一次100mg，一日2次，持续3天，检查当天清晨进餐前再服100mg，不可嚼碎。

【不良反应】

不良反应少，偶见瘙痒、皮疹、恶心等。

【注意事项】

禁用于孕妇和儿童以及对本品过敏者，哺乳期妇女慎用。本品宜整片吞服，不宜咀嚼或含化。应进餐时服用，不宜睡前服用。

【制剂规格】

片剂：50mg。

（五）曲美布汀（三甲氧苯丁氨酯，舒丽启能）

【药理作用】

不同于胆碱能药物的胃肠道功能调节药，对胃肠道平滑肌具有双向调节作用。胃肠道功能低下时，作用于肾上腺素能神经受体，抑制去甲肾上腺素释放，增加运动节律；胃肠道功能亢进时，作用于K受体，从而改善运动亢进状态。此外，本品还可抑制K^+和Ca^{2+}通透性，分别引起收缩和舒张。

【临床应用】

慢性胃炎的胃肠道症状，肠易激综合征，术后肠道功能恢复以及钡剂灌肠前准备。

【用法用量】

口服：慢性胃炎，一次100mg，一日3次。肠易激综合征，一次100～200mg，一日3次。

【不良反应】

便秘、腹泻、口渴、心动过速、头痛等。有时可出现皮疹，此时需停药。

【注意事项】

慎用于妊娠期及哺乳期妇女和儿童。与西沙必利合用，可减少其对胃肠道动力的促进作用。老年人剂量酌减。

【制剂规格】

片剂:100mg,200mg。

(六)奥替溴铵(斯巴敏)

【药理作用】

类似钙拮抗剂,特异性作用于肠道平滑肌,具有强烈的解痉作用。

【临床应用】

肠易激或痉挛性疼痛。

【用法用量】

口服:一次 40mg,一日 2～3 次。

【注意事项】

本品治疗量下无不良反应,禁用于青光眼、前列腺肥大患者,慎用于妊娠期及哺乳期妇女。

【制剂规格】

片剂:40mg。

(七)屈他维林(诺仕帕)

【药理作用】

为特异性平滑肌解痉药,通过抑制磷酸二酯酶,发挥舒张平滑肌的作用,解除痉挛,且不影响自主神经,可用于抗胆碱类解痉药禁用的青光眼和前列腺肥大患者。

【临床应用】

用于治疗胃肠道痉挛、肠易激综合征;胆道痉挛、胆绞痛和其他胆囊疾病;肾绞痛和泌尿道痉挛等;子宫痉挛和痛经等。

【用法用量】

口服:一次 40～80mg,一日 3 次。皮下或肌内注射:一次 40～80mg,一日 1～3 次。

【不良反应】

偶见头晕、恶心。

【注意事项】

禁用于严重肝、肾、心功能不全患者。孕妇与哺乳期妇女禁用。

【制剂规格】

片剂:40mg。注射液:40mg(2ml)。

三、促胃肠动力药及止吐药、催吐药

促胃肠动力药指能增加胃肠推进性蠕动的一类药物,包括多潘立酮、西沙必利等。另外某些止吐药拮抗多巴胺受体或 5-HT 受体,也可作为胃动力药,如甲氧氯普胺。止吐药是通过作用于不同环节来抑制呕吐反应的药物,用于各种原因所导致的呕吐。催吐药是指引起呕吐的药物,用于催吐胃中的有毒物质以解毒。

（一）甲氧氯普胺[基]（灭吐灵，胃复安）

【药理作用】

拮抗多巴胺受体作用于延髓催吐化学感应区，发挥强大的中枢性镇吐作用；加强胃及上部肠段运动，增加胃肠平滑肌对胆碱能的反应，促进胃和小肠的蠕动、排空，并可提高食物通过率。对中枢神经系统其他部位抑制作用较轻。此外，本品具有一定催乳作用。

【临床应用】

肿瘤放疗和化疗、脑部手术以及损伤、药物、海空作业等各种原因导致的呕吐；胃胀气性消化不良、呕吐等多种症状；用于钡剂检查前以及十二指肠插管等；还可用于乳量严重不足的产妇等。

【用法用量】

口服，1 次 5～10mg，一日 10～30mg，于餐前半小时服用；肌内注射，一次 10～20mg，一日剂量不可超过 0.5mg/kg。

【不良反应】

主要包括镇静作用、倦怠、嗜睡等，偶见便秘、腹泻和溢乳等。大剂量长期服用本品可导致锥体外系反应，必要时可用苯海索等抗胆碱药对抗。注射给药还可引起直立性低血压。

【注意事项】

禁用于癫痫、进行放射治疗或化疗的乳腺癌患者、嗜铬细胞瘤、机械性肠梗阻和胃肠出血患者、对普鲁卡因胺和普鲁卡因过敏者以及妊娠期妇女等。慎用于肝、肾衰竭患者。小儿及老人不宜长期服用，哺乳期妇女服药期间不宜哺乳。本品遇光变色，毒性增加，应避光保存。与抗胆碱能药物和麻醉止痛药合用有拮抗作用。不宜与其他可导致锥体外系反应的药物合用。

【制剂规格】

片剂：5mg。注射液：10mg（1ml）。

（二）多潘立酮[基]（吗丁林，胃得灵）

【药理作用】

外周性多巴胺受体拮抗剂，直接阻断胃肠道多巴胺 D_2 受体而促进胃肠运动。另外本品不透过血-脑脊液屏障，对脑内多巴胺受体无拮抗作用，不导致中枢神经系统不良反应。

【临床应用】

用于治疗由于胃排空延缓、反流性胃炎和食管炎等造成的各种消化不良症状；还可用于各种原因引起的恶心和呕吐以及消化性溃疡的辅助治疗。

【用法用量】

口服，一次 10～20mg，一日 3 次，宜餐前服用。直肠给药，一次 60mg，一次 2～3 次。

【不良反应】

偶见头痛、头晕、嗜睡等，罕见锥体外系反应，较大剂量时可引起非哺乳期泌乳。

【注意事项】

禁用于嗜铬细胞瘤、机械性肠梗阻、胃肠道出血、乳腺癌以及妊娠期妇女等。慎用于 1 岁以下婴幼儿及哺乳期妇女。本品不宜与唑类抗真菌药、大环内酯类抗生素、抗胆碱能药品、胃肠解痉药、H_2 受体拮抗剂、制酸药、助消化药等合用。本品可降低主要在胃内吸收药物的疗效,与地西泮等合用可导致锥体外系症状。

【制剂规格】

片剂:10mg。栓剂:60mg。

(三)莫沙必利(加斯清,快力)

【药理作用】

选择性激动 5-羟色胺受体,促进胆碱释放,刺激胃肠道,发挥促动力作用,不影响胃酸分泌,改善非溃疡性消化不良患者的胃肠道症状。

【临床应用】

用于慢性胃炎和功能性消化不良的消化道症状、糖尿病性胃轻瘫、胃食管反流性疾病以及胃部分切除患者的胃功能障碍。

【用法用量】

一次 5mg,每日 3 次,餐前口服。

【不良反应】

腹泻、腹痛、口干、头晕、倦怠、心悸、皮疹、嗜酸粒细胞增多等。

【注意事项】

禁用于胃肠道出血、穿孔和肠梗阻患者,慎用于有心脏病史者、电解质紊乱者、儿童及青少年、妊娠期及哺乳期妇女和肝、肾功能障碍的老年患者。与抗胆碱药合用时,注意分开间隔服用。

【制剂规格】

片剂,胶囊剂:5mg。口服溶液:5mg(10ml)。

(四)伊托必利(瑞复啉,为力苏)

【药理作用】

具有双重作用,在拮抗多巴胺受体、刺激乙酰胆碱释放的同时,还可以拮抗乙酰胆碱酯酶抑制乙酰胆碱水解,增加胃内乙酰胆碱,从而增强胃及十二指肠的运动。此外,本品还具有中等强度的镇吐作用。

【临床应用】

用于治疗功能性消化不良引起的餐后饱胀、恶心等症状。

【用法用量】

一次 50mg,每日 3 次,于餐前口服。

【不良反应】

服用本品可见皮疹、发热、腹泻、便秘、头痛等不良反应,偶见疲劳、手抖等现象。

【注意事项】

禁用于胃肠道出血、穿孔等患者,慎用于严重肝、肾功能不全患者,哺乳期和妊娠期妇女。儿童应避免使用本品,老年人用药需引起注意。避免与抗胆碱药以及其他具仃肌肉松弛作用的药物合用。

【制剂规格】

片剂,胶囊剂,颗粒剂:50mg。

（五）昂丹司琼（枢复宁，瞬吉）

【药理作用】

为 5-HT$_3$ 受体拮抗剂，抑制化疗和放疗引起的恶心和呕吐。此外，本品没有明显的抗多巴胺作用，无镇静作用，也不会引起锥体外系反应。

【临床应用】

治疗由化疗、放疗以及手术引起～呕吐，并对后者有预防作用。

【用法用量】

1.治疗由化疗和放疗引起的恶心和呕吐　成人，一般为 8～32mg。对于严重呕吐，于治疗前静脉注射 8mg，间隔 2～4 小时后再静脉注射 8mg。可合用 20mg 地塞米松静脉滴注以增强疗效。对于中度呕吐，在治疗前缓慢静脉注射 8mg，或于治疗前 1～2 小时口服 8mg，之后隔 12 小时口服 8mg。儿童，治疗前按 5mg/m^2 静脉注射，隔 12 小时后口服 4mg。维持治疗，一次 4mg（儿童）或 8mg（成人），每日 2 次共 5 日。

2.预防或治疗术后呕吐　麻醉前 1 小时口服 8mg，之后每 8 小时再服 8mg，共 2 次；也可在麻醉时静脉滴注 4mg。

【不良反应】

常见头痛、腹泻、便秘、头部及上腹部发热等，罕见支气管痉挛、胸痛和癫痫大发作等。

【注意事项】

禁用于胃肠道梗阻者以及对本品过敏者，慎用于妊娠期及哺乳期妇女。本品与地塞米松合用可增强疗效。肝衰竭患者每日用药剂量不可超过 8mg。本品注射给药时应在临用前配制。

【制剂规格】

片剂：4mg，8mg。注射液：4mg(2ml)，8mg(4ml)。

（六）格拉司琼（格雷西龙，康泉）

【药理作用】

为外周和中枢神经系统 5-HT$_3$ 受体拮抗剂。

【临床应用】

用于预防和治疗由放疗、化疗以及手术引起的恶心和呕吐。

【用法用量】

于化疗或放疗前按 40μg/kg 或者常规剂量 3mg 静脉滴注，每日 1 次，每一疗程 5 天。

【不良反应】

头痛，少见便秘、嗜睡和腹泻等。

【注意事项】

禁用于对本品过敏者及小儿，慎用于妊娠期硬哺乳期妇女。消化道运动障碍患者应在严密观察下服用本品。本品注射时宜临用前配制，不宜与其他药物混合于同一溶液中使用。可与地塞米松合用以提高疗效，降低不良反应。与肝药酶抑制剂同用时可适当增加剂量。

【制剂规格】

片剂：1mg。注射液：3mg(3ml)。

（七）托烷司琼（托普西龙，呕必停）

【药理作用】

具有双重作用的高选择性 5-HT_3 受体拮抗剂，不仅选择性拮抗周围神经元的 5-HT_3 受体，还直接拮抗中枢 5-HT_3 受体，阻断呕吐反射过程中神经介质的化学传递。

【临床应用】

预防和治疗由化疗引起的恶心和呕吐。

【用法用量】

第 1 天静脉给药 5mg，第 2～6 天，于进食前 1 小时或早晨起床后口服 5mg，一天一次。

【不良反应】

可发生头痛、头晕、便秘、疲劳等一过性不良反应，偶见皮疹、瘙痒。

【注意事项】

妊娠期、哺乳期妇女及对本品过敏者禁用。慎用于肝、肾功能不全患者。儿童避免使用。高血压患者每日剂量不可超过 10mg。可与氟哌啶醇以及地塞米松合用。与肝药酶抑制剂同用时可适当增加剂量。

【制剂规格】

片剂，胶囊剂：5mg。注射液：5mg(5ml)。注射用托烷司琼：2mg，5mg。

（八）阿扎司琼（苏罗同）

【药理作用】

为 5-HT_3 受体拮抗剂。

【临床应用】

放疗及化疗引起的恶心和呕吐。

【用法用量】

静脉注射，每日 1 次，一次 10mg。

【不良反应】

皮疹、发热、乏力血管痛等。还可出现头痛、头重、烦躁感以及口渴等。

【注意事项】

遇光易分解，开封后应迅速使用注意遮光。本品用生理盐水配制后方可与碱性药物如呋塞米等配伍。不可与地西泮注射液配伍。

【制剂规格】

注射液：10mg(2ml)。

（九）地芬尼多[基]

【药理作用】

强效抗晕止吐类药，作用机制为抑制呕吐中枢或延髓催吐化学感受区。

【临床应用】

治疗各种原因导致的眩晕、恶心和呕吐症状。

【用法用量】

口服：每次 25～50mg，一日 3 次。肌内注射：每次 20～40mg，一日 4 次。

【不良反应】

常见口干、心悸、头痛和轻度胃肠不适等,偶见幻听、精神错乱、皮疹以及一过性低血压等。

【注意事项】

6个月以下的婴儿以及无尿和肾功能不全患者禁用本品。

【制剂规格】

片剂:25mg。

(十)阿扑吗啡(丽科吉,去水吗啡)

【药理作用】

为半合成的吗啡衍生物,可直接刺激延髓催吐化学感受区,反射性兴奋呕吐中枢,产生强烈的中枢催吐作用。另外本品还有轻微的镇痛和呼吸抑制等与吗啡相似的药理作用。

【临床应用】

用于抢救意外中毒而不能洗胃的患者。还可治疗石油蒸馏液吸入者,防止严重吸入性肺炎。

【用法用量】

皮下注射:成人,一次2~5mg,一次最大剂量为5mg;儿童,一次0.06~0.1mg/kg,一次最大剂量为5mg。

【不良反应】

包括精神神经系统症状,如呼吸抑制、急性循环衰竭、唾液分泌过多、心动过缓、恶心、呕吐以及嗜睡、眩晕和头痛等;心血管症状,如心房颤动、低血压、水肿等;消化系统症状,如持续性呕吐、口腔炎和味觉失常;皮肤局部症状,如瘙痒、红色皮下结节以及接触性皮炎等。

【注意事项】

1.与吗啡及其他衍生物可交叉过敏。

2.禁用于心力衰竭或有心力衰竭先兆者、腐蚀性中毒者、士的宁中毒者、胃及十二指肠溃疡患者、有癫痫发作先兆者和已经有昏迷或严重呼吸抑制等患者。慎用于幼儿、老人、过度疲劳以及有恶心和呕吐倾向者。本品不适用于麻醉药物中毒患者。

3.患者长期使用可产生耐药性,不应重复给药,若首次剂量无效,重复给药亦无效。

4.不可与吩噻嗪类镇吐药合用。先期服用止吐药可降低本品催吐效果。

5.皮下给药前应先饮200~300ml水使胃饱满,催吐效果更好。

6.注射剂遇光氧化分解变色并失效,不可再用。

7.使用过量可采用阿片拮抗剂和阿托品治疗。

【制剂规格】

注射液:5mg(1ml)。

四、泻药和止泻药

泻药是促进排便反射或促使排便顺利的药物,主要包括以下几类:①容积性泻药,如硫酸镁等;②刺激性泻药,如酚酞和比沙可啶等;③润滑性泻药,如液体石蜡等;④软化性泻药,如多库酯钠等。

止泻药通过减少肠道蠕动或保护肠道免受刺激而发挥止泻作用,此类药物包括:阿片制剂(复方樟脑酊)、收敛保护药、吸附药(药用炭)以及具有收敛和减少肠道蠕动作用的药物(地芬诺酯)等。

(一)硫酸镁(硫苦,泻盐)

【药理作用】

不同给药途径有不同药理作用。①导泻:口服在肠道不被吸收,形成一定的渗透压,使肠内保持大量水分,刺激肠道蠕动排便。②利胆:口服或直接灌入十二指肠,可刺激十二指肠黏膜,反射性引起胆总管括约肌松弛,胆囊收缩,促进胆囊排空而发挥利胆作用。③注射给药可抑制中枢神经系统,对神经肌肉接头有阻断作用,对外周平滑肌有直接舒张作用,从而表现出镇静、镇痉、骨骼肌松弛、血压下降等作用。④外敷患处,可以消炎去肿。

【临床应用】

用于导泻、利胆、抗惊厥、降血压等。

【用法用量】

1.导泻 与药用炭合用治疗食物或药物中毒。口服,每次 5～20g,清晨空腹服用,同时饮 100～400ml 水。

2.利胆 一次 2～5g 或服用 33％溶液 10ml,一日 3 次,餐前或两餐间口服。

3.抗惊厥、降血压等 肌内注射,一次 1g(10％溶液 10ml),或用 1％的本品溶液静脉滴注,一次 1～2.5g。

【注意事项】

禁用于肠道出血、急腹症患者以及妊娠期和经期的妇女。导泻时不宜服用大量浓度过高的溶液,避免脱水。静脉注射时要密切观察患者的呼吸与血压,如有中毒,可用 10％葡萄糖酸钙注射液注射,以行解救。中枢抑制药中毒不能用本品导泻排毒,以防中枢抑制加重。注射液不可与硫酸链霉素、葡萄糖酸钙、盐酸普鲁卡因、四环素等配伍使用。

【制剂规格】

注射液:1g(10ml),2.5g(10ml)。灌肠剂:每瓶含 50％硫酸镁溶液 30ml、甘油 60ml、蒸馏水 90ml。

(二)比沙可啶(便塞停,双吡甲胺)

【药理作用】

为接触性缓泻药,通过与肠黏膜接触,刺激其神经末梢,引起直肠反射性蠕动增强而导致排便,还可通过抑制钠离子和氯离子以及水分在结肠内的吸收,增大肠内容积而引起反射性排便。

【临床应用】

用于急、慢性便秘以及各种术前肠道的清洁。

【用法用量】

口服给药:一次 5～10mg,每日 1 次。直肠给药:一次 10mg,每日 1 次。

【不良反应】

少数患者有腹痛感。

【注意事项】

不宜长期使用,禁用于急腹症以及炎症性结肠病患者。本品不宜进餐 1 小时内服用,服用本品前后 2 小时不得服用牛奶或抗酸剂。刺激性强,避免吸入或与眼、皮肤接触,服用时也不宜咀嚼或压碎本品。

【制剂规格】

片剂:5mg,10mg。栓剂:5mg,10mg。

（三）酚酞[基]（非诺夫他林,果导）

【药理作用】

刺激性缓泻药,口服后形成可溶性钠盐,刺激结肠黏膜,促使其蠕动,阻止肠液吸收而起缓泻作用,作用可持续 3～4 天。

【临床应用】

适用于习惯性、顽固性便秘和各种肠道检查前的肠道清洁。

【用法用量】

睡前口服 50～200mg(8～10 小时后排便)。

【不良反应】

可出现发疹、过敏反应、肠炎、皮炎及出血倾向等反应。

【注意事项】

禁用于阑尾炎、肠梗阻、高血压、未明确诊断的肠道出血患者以及哺乳期妇女和婴儿。慎用于幼儿及妊娠期妇女。与碱性药物如碳酸氢钠、氧化镁合用可致尿液和粪便变色。

【制剂规格】

片剂:50mg,100mg。

（四）甘油（丙三醇）

【药理作用】

可润滑并刺激肠壁,软化大便,使之易于排出。

【临床应用】

适用于习惯性、顽固性便秘。

【用法用量】

1.外用:栓剂每日 1 次,或者 50% 溶液灌肠治疗便秘。

2.提高血浆渗透压,用作脱水剂,口服 50% 本品溶液,一日一次,一次 200ml,降低颅内压和眼压。

【不良反应】

口服有轻微不良反应,如头痛、咽部不适、恶心、呕吐等,空腹服用时不良反应较明显。

【注意事项】

禁用于糖尿病、严重脱水、心力衰竭以及伴有头痛、恶心和呕吐的患者。本品 30% 以上高浓度静脉滴注可能导致溶血和血红蛋白尿。

【制剂规格】

栓剂:1.5g,3g。溶液:10%,50%。

（五）蓖麻油

【药理作用】

口服后分解成蓖麻油酸,刺激小肠,增加蠕动,促进排泄。

【临床应用】

治疗便秘。

【用法用量】

1次10～20ml。

【不良反应】

常见恶心和呕吐等。

【注意事项】

不可与脂溶性驱虫药合用,禁用于孕妇。

【制剂规格】

溶液:3%。

（六）聚乙二醇

【药理作用】

不易被体内吸收,具有高渗透性,在粪便中保持大量水分,产生容积性和润湿性的导泻作用。

【临床应用】

对症治疗成人便秘,还可以作为肠镜和钡剂灌肠以及其他术前的肠道清洁准备。

【用法用量】

临床常用分子量为3350或4000的聚乙二醇,每日1～2袋,溶解于1000ml水中口服。

【注意事项】

禁用于炎症性肠病、肠梗阻和未明确诊断的腹痛患者。服用本品前1小时应避免服用其他药物。

【制剂规格】

散剂:10g。电解质散:137.15g(A包,含氯化钠和无水硫酸钠混合物共14.3g;B包,含氯化钾和碳酸氢钠混合物共4.85g;C包,含聚乙二醇4000共118g);69.56g(A包,含0.74g氯化钾和1.68g碳酸氢钠;B包,含1.46g氯化钠和5.68g硫酸钠;C包,含60g聚乙二醇4000)。

（七）多库酯钠（双辛磺琥珀,辛丁酯磺酸钠）

【药理作用】

为表面活性剂,口服后可使水和脂肪类物质浸入粪便,使其软化。

【临床应用】

主要用于排便无力者。

【用法用量】

经口服给药,成人常规剂量为每日50～240mg,分次服用;3岁以下儿童一日剂量为

10～40mg。

【不良反应】

可引起胃痉挛、腹泻、咽部刺激和口腔味苦、皮疹等不良反应,还具有一定肝毒性。

【注意事项】

可促进矿物油吸收,两者不可合用。为减少本品咽喉刺激,可以牛奶或果汁送服本品液体制剂。本品连续使用不可超过1周。禁用于有恶心及呕吐症状和未确诊的急性腹痛患者。

【制剂规格】

片剂:100mg。胶囊:50mg,100mg。

(八)聚卡波非钙(舒施)

【药理作用】

在肠道内可保持游离水分,增加肠道内压力,使肠蠕动增强,从而降低过渡期,产生成形大便。

【临床应用】

用于慢性便秘、肠道易激综合征以及孕妇、老人、康复期等患者的便秘。

【用法用量】

口服,一次1.25g,一日1～4次,嚼碎后用水送服,且多次或小剂量给药可减轻腹部和胃肠病胀气。每日最大剂量为5g。

【不良反应】

口服不被吸收,不良反应少。

【注意事项】

禁用于肠梗阻或粪便嵌塞患者以及吞咽困难的患者。慎用于恶心、呕吐、腹痛患者,以及持续性排便习惯改变患者和6岁以下儿童。

【制剂规格】

片剂:0.5g,0.625g。

(九)复方地芬诺酯(复方苯乙哌啶)

【药理作用】

为盐酸地芬诺酯与硫酸阿托品的复方制剂。地芬诺酯为合成的吗啡类似物,直接作用于肠道平滑肌,抑制肠黏膜感受器,降低局部黏膜的蠕动并反射性减弱肠蠕动,延迟肠内容物的通过,促进肠内水分吸收。与阿托品制成复方制剂可减弱地芬诺酯的依赖性倾向。

【临床应用】

用于功能性腹泻以及药物和结肠炎所致的腹泻。

【用法用量】

一次2.5～5mg,一日2～3次,于饭后口服,首剂加倍,腹泻改善后减量。

【不良反应】

偶见恶心、呕吐、头晕、口干、嗜睡、失眠、抑郁、烦躁和皮疹等不良反应。

【注意事项】

禁用于青光眼患者、脱水患者、严重溃疡性结肠炎患者以及孕妇和 2 岁以下儿童。慎用于肝功能不全患者、正在服用成瘾性药物的患者以及哺乳期妇女。本品具中枢神经系统抑制作用,不宜与其他中枢抑制药如巴比妥类、阿片类、水合氯醛等合用。可使呋喃妥因吸收加倍。本品最小致死量为 200mg/kg,其毒性剂量可致呼吸抑制和昏迷。存在成瘾性,不可大剂量长期使用。

【制剂规格】

片剂:含盐酸地芬诺酯 2.5mg,硫酸阿托品 0.025mg。

(十)洛哌丁胺(氯苯哌酰胺,易蒙停,腹泻啶)

【药理作用】

长效止泻药,直接作用于肠壁阿片受体,阻止乙酰胆碱和前列腺素的释放,抑制胃、肠平滑肌的收缩和肠的蠕动及收缩,延长内容物在小肠的滞留时间,促进水、电解质、葡萄糖的吸收,对肠道过度分泌引起的腹泻有显著抑制作用。

【临床应用】

急性腹泻和各种病因引起的慢性腹泻,尤其适用于临床上其他止泻药无效的慢性功能性腹泻。

【用法用量】

口服,成人首次 4mg,儿童首次 2mg,以后每腹泻 1 次服 2mg,直至腹泻停止或用量成人达 16~20mg/d、儿童达 8~12mg/d,连续 5 天。空腹或饭前半小时服用。若无效停服。慢性腹泻待显效后,成人给予 4~8mg/d,长期维持。

【不良反应】

有发疹、瘙痒、口干、头晕、胃肠道反应等。

【注意事项】

不宜在下列情况下使用:严重中毒或感染性腹泻者、重症肝损害者、因用抗生素导致假膜性大肠炎患者、肠梗阻、亚肠梗阻患者、2 岁以下小儿、发生胃胀气和严重腹水的小儿及伴有发热和便血的细菌性痢疾。治疗时,注意补充电解质。

【制剂规格】

胶囊:2mg。

(十一)双八面体蒙脱石[基](蒙脱石,司迈特,思密达)

【药理作用】

具有层纹状结构及非均匀性电荷分布。对消化道内的病毒、细菌及其产生的毒素有极强的固定、抑制作用;对消化道黏膜有很强覆盖能力,并通过与黏液糖蛋白相互结合,从质和量两方面修复,提高黏膜屏障对攻击因子的防御能力。不进入血液循环,不影响 X 线检查,不改变正常肠蠕动。

【临床应用】

用于成人和儿童急、慢性腹泻以及食管炎、胃炎、结肠炎等,还可用于胃肠道疾病所致疼痛的辅助治疗。

【用法用量】

口服,成人每次 3g,溶于半杯水送服,一日 3 次。治疗慢性腹泻时,剂量酌减。1 岁以下儿童,一日 3g;1～2 岁,一日 3～6g。2 岁以上,一日 6～9g,均分 3 次服用。

【不良反应】

偶见便秘和大便干结。

【注意事项】

应注意服用时间:胃炎、结肠炎等应于餐前服用,腹泻患者应于两餐间服用,食管炎和其他患者应于餐后服用。本品可影响其他药物的吸收,应在服用本品 1 小时前服用其他药物。

【制剂规格】

散剂:3g(以蒙脱石计)。

(十二)消旋卡多曲(杜拉宝,莫尼卡)

【药理作用】

口服后在体内水解为活性物质硫泛,可逆地选择性抑制外周脑啡肽酶,延长消化道内源性脑啡肽的生理活性,减少电解质和水分的过度分泌。

【临床应用】

主要用于急性腹泻,也可用于与 HIV 和 AIDS 有关的慢性腹泻,还可与洛哌丁胺合用治疗伊立替康引起的腹泻。

【用法用量】

口服,成人一次 100mg,每日 3 次,饭前服用,连续用药不得超过 1 周。儿童根据体重给药。

【不良反应】

偶见嗜睡、便秘、恶心和腹痛等不良反应。

【注意事项】

禁用于对本品和依卡曲尔过敏者以及不能摄入果糖,缺少蔗糖酶和麦芽糖酶的患者。慎用于肠道功能紊乱,肝、肾功能不全,脱水者以及孕妇和哺乳期妇女。本品应慎与细胞色素 P450 抑制剂和诱导剂合用。本品胶囊供成人使用,出现脱水现象可口服补液散。颗粒剂供 1 月龄以上儿童使用,可与水、食物或母乳混合均匀服用。

【制剂规格】

胶囊:100mg。颗粒:10mg,30mg。

(倪晨明)

第三章　循环系统疾病与合理用药

第一节　冠心病

一、慢性稳定型冠心病

近年来由于药物治疗和血运重建治疗的进展,显著改善了冠心病患者的远期和近期预后。同时,主要由于肥胖和 2 型糖尿病发病人数的指数级增长,导致世界范围内动脉粥样硬化和冠心病的发病率显著上升。不久的将来,无论是在发达国家,还是在发展中国家,大量的动脉粥样硬化性心脏病患者将成为一个主要的社会公共卫生问题。

动脉粥样硬化性心脏病可以表现为许多不同的形式。

(一)病因和发病机制

与骨骼肌摄取氧的机制不同,静息状态下心脏组织对血液中氧的摄取已接近最大量。心脏通过增加心率和心肌收缩力来提高心排血量,这些变化会增加心肌张力和心肌需氧量。心肌需氧量的增加无法通过提高对血液中氧的摄取率来满足,只能依靠增加冠状动脉血流量来提供。如果存在显著的冠状动脉狭窄,静息状态时的冠状动脉血流需求尚可以通过狭窄部位以外的冠状动脉代偿性扩张来维持。冠状动脉血流储备减少将会导致心脏需氧量增加时心肌血供不足,最终导致心肌氧的供需失衡。心绞痛反映了心肌缺血,当心脏的血流增加不能满足心肌的氧需求时,临床上就会出现心绞痛症状,提示供应局部心肌的冠状动脉存在影响血流动力学的显著狭窄。活动平板或蹬车运动试验(或药理学刺激)可以诱发心肌缺血。超声心动图局部的室壁运动障碍、核素心肌显像显示心肌灌注减少、体表心电图的 ST 段压低以及心绞痛的临床病史都可以估测心肌缺血情况。

血管反应性增加(已有狭窄的动脉血管痉挛)可导致心肌血流供应减少,而和氧耗量的增加与否无关。血管反应性与心绞痛的昼夜节律、季节性规律和情绪因素有关。尽管固定的冠状动脉狭窄被认为是导致稳定型心绞痛的主要原因,但仍有一些个体是由于冠状动脉血管反应性(狭窄局部或其他部位)增加引起的。另一个引起心肌缺血的主要生物学机制是冠状动脉内的粥样硬化斑块的破裂,结果导致冠状动脉血流的突然减少和急性冠状动脉综合征。

（二）临床表现

慢性稳定型心绞痛的特征是心绞痛发生于心肌需氧量增加时。心绞痛症状多由劳力、饱餐或情绪激动所诱发，并且心绞痛发作的特征持续数月或更长时间不变。如上文所述，这些症状通常是由冠状动脉的固定狭窄引起。胸部不适的特征为胸部的压迫感、紧缩感或心前区不适，但也有许多心肌缺血的患者没有这些典型表现。这种不适可以放射至左臂的尺侧，并常伴有气短、恶心和出汗。症状还可以放射至咽部、下颌、肩胛间区和上腹部，也可以仅仅局限存在于上述部位。由心悸和运动诱发的，或平躺后能缓解的、脐以下和枕部的疼痛放射以及能被精确定位至指尖大小区域的放射性胸痛，都不是稳定型心绞痛的特征。典型的稳定型心绞痛一般可持续数分钟，但不超过 10 分钟，与劳累和情绪激动有关，休息或舌下含化硝酸甘油能在1～2分钟内使疼痛缓解。心绞痛有时可能被误认为是消化不良而导致就诊和治疗延误。重要的是要认识到一些患者的心绞痛症状不典型，这在糖尿病、女性和老年患者中尤其普遍。对于这些患者进一步评估与劳累相关的症状非常重要，包括显著的劳力性呼吸困难，劳力后新出现的或加重的疲劳感或类似的症状，这反映心肌需氧量增加时心肌血供不能相应增加。

（三）诊断和鉴别诊断

1.诊断　任何心绞痛都需要进行诊断和预后评价。初始症状和临床评价决定了处理的紧急程度。病史提示为初发心绞痛、恶化型心绞痛、轻微体力活动即可诱发的心绞痛和静息状态下发作的心绞痛常意味着该患者为急性冠状动脉综合征，需要立即进行评估和治疗。一个既往有稳定型心绞痛的患者现在表现为急性冠状动脉综合征的症状，如果没有心肌缺血的证据，则需要考虑是否有导致需氧量增加的非心源性因素（如贫血、甲状腺功能亢进、严重的情绪应激或类似的原因）加剧了该患者的心绞痛。不推荐进行常规的体格检查，但临床医师需要注意寻找左心室功能障碍的临床证据（心率增快、心尖搏动向外侧移位、第三心音奔马律、肺底部细湿啰音、颈静脉怒张、肝颈静脉回流征阳性以及下肢水肿）。除了对传统的心血管病危险因素（高血压、吸烟、高脂血症、糖尿病）进行评价，医师还应询问有无间歇性跛行、卒中、短暂性脑缺血发作（TIA）病史，并仔细筛查动脉粥样硬化疾病的各种表现（血管杂音、脉搏不对称、可触及的动脉瘤、踝臂指数）。上述中任何一个动脉粥样硬化证据的存在都将增加患有冠心病的可能性。此外，还应寻找有无代谢综合征的理化特征（表 3-1）和家族性遗传性高脂血症的依据。

表 3-1　代谢综合征的表现

腹型肥胖
　男性腰围＞102cm
　女性腰围＞88cm
血压＞130/85mmHg
空腹血糖＞6.1mmol/L(110mg/dl)
HDL-C
　男性＜1.04mmol/L(40mg/dl)
　女性＜1.30mmol/L(50mg/dl)
甘油三酯＞1.69mmol/L(150mg/dl)

注：HDL-C，高密度脂蛋白

　　前期检查提示冠心病可能的患者尚需进一步的检查和诊断。传统的冠心病危险因素和基因特质在动脉粥样硬化的发展过程中相互影响：如高血压、吸烟和高胆固醇血症是传统的冠心病三大危险因素，高血压患者明显增加了冠心病患者的病死率。吸烟者比不吸烟者冠心病病死率增加70%，其危害与高血压和高胆固醇血症协同作用。口服避孕药的吸烟妇女，其心肌梗死风险较不服避孕药不吸烟妇女高10倍。低密度脂蛋白胆固醇浓度与冠心病发病呈正相关，其对冠心病的危害还与高密度脂蛋白胆固醇浓度以及有无高血压和吸烟有关。心绞痛典型症状、有多种危险因素和（或）左心室功能减退的患者比较高危，应考虑进行诊断性冠状动脉造影。患病几率较小的患者应消除其疑虑，无须进行额外检查。然而，医师仍应向患者强调戒烟和改善生活方式可以降低冠心病危险。

　　许多患者处于冠心病潜伏期，而不只是冠心病的高危或低危人群。运动试验可以提供进一步的危险分层。该类患者进行运动平板试验要比常规静息心电图检查更可靠。然而，如在别处讨论的一样，运动试验的诊断精确度是有限的。就诊断精确性而言，首选心肌核素灌注显像/负荷超声心动图检测。负荷显像研究与心电图负荷试验相比除了预测价值高以外，这些检测还能提供更多的生理学信息（缺血的程度/范围、左心室功能）和预后信息。伴有预激综合征、起搏心律、左束支传导阻滞、ST段异常或正在服用地高辛等药物的患者需要进行负荷显像检查，因为负荷心电图试验不能提供清晰的诊断信息。值得注意的是，不能完成运动试验其本身就是一个预后不良的重要指标，这些患者应进行药物（如双嘧达莫、腺苷或多巴酚丁胺）负荷试验。

　　对心肌核素灌注显像、负荷超声心动图和运动耐量检查（ETT）提示为高危的患者及心肌缺血所致严重左心室功能衰竭的患者，建议行诊断性冠状动脉造影。对有严重节段性左心室室壁运动异常的受检者需要进一步评价，以测定心肌是否有存活心肌（只是严重的缺血），还是已经梗死并且不能从血运重建中获益。小剂量多巴酚丁胺负荷心脏超声、铊-双嘧达莫心肌显像、PET和MRI都是有效检测存活心肌的方法。明确仍有存活心肌后则进行血管造影，以期在条件可行时进行血运重建。心肌灌注扫描提示低危的患者可以在药物治疗的基础上接受风险咨询和定期随访。

　　2.鉴别诊断　　不稳定型心绞痛和急性心肌梗死也表现为类似的胸痛，只是程度更重，持续时间更长，但有时存在一定的主观性。胸痛可以时轻时重，但持续不缓解是急性心肌梗死与心绞痛的重要区别。心绞痛或任何反映心肌氧供受限的症状也可能来源于非冠状动脉性心脏病，包括严重的主动脉瓣狭窄、肥厚型心肌病和微血管功能障碍。其他能导致胸痛的心血管疾病有心包炎、主动脉夹层和肺动脉栓塞。依靠病史和体格检查将心绞痛和上述疾病鉴别开来很困难，需要做进一步的诊断评价。临床医师还需要将心绞痛和其他能引起胸痛的非心脏性疾病鉴别开来。最常见的能引起心绞痛症状的非心源性疾病是胃肠道疾病，例如胃食管反流、食管痉挛、消化性溃疡、胆囊炎和胰腺炎。这些疾病中，胃食管反流是最常见的能引起心绞痛症状的疾病。胸膜炎或其他能引起胸痛的肺病也是常见的能引起心绞痛症状的疾病，也需要鉴别。颈椎病、肋软骨综合征和带状疱疹也能引起心绞痛样胸痛。胸部不适也是焦虑症的一个常见临床表现，这也是一个需要鉴别的诊断。

　　因为冠心病的发病率和死亡率要高于其他能引起心绞痛样症状的非心源性疾病，所以在排除个体的症状是由冠心病所致之前,进行全面彻底的考虑非常重要。

(四)治疗和预后

慢性稳定型心绞痛患者的治疗目标是延长寿命和改善生活质量。改善生活方式和药物治疗可以减少心血管疾病危险因素,延缓甚至逆转动脉粥样硬化的进程,达到治疗目标。最佳的内科治疗通常包括 β 受体阻滞剂、血管紧张素转换酶抑制剂(ACEI)、他汀类药物、阿司匹林和生活方式改变。这个治疗组合可以显著减少心绞痛的发作并可以防止或延缓冠心病的进展。

必须强调戒烟,并安排患者加入戒烟活动的服务。戒烟能降低未来心血管疾病危险多于任何其他药物治疗和血运重建方法的联合。患者教育包括让患者了解进行身体锻炼的益处。对高危患者必须要给出一个详细的运动方案,在大多数情况下,这些高危患者需要在监护的环境中开始他们的运动锻炼。

高血压治疗指南明确了高血压患者的血压管理。个体化制订合并心绞痛的高血压患者的抗高血压治疗方案,以期达到血压控制和心绞痛减少的双重效果。糖尿病患者必须严格控制血糖,必须向超重的患者强调降低体重的重要性。必须确保已经确诊为动脉粥样硬化性心脏病的患者接受了循证医学证实有效的医药治疗。告知患者相关的心肌梗死(MI)和卒中早期预警症状,阿司匹林和硝酸甘油的迅速使用,以及医疗急救系统的获得途径。

1.抗血小板治疗　所有动脉粥样硬化性心脏病患者都必须接受抗血小板治疗。阿司匹林良好的效价比使它成为抗血小板治疗的首选。瑞典的心绞痛阿司匹林临床试验共有 2035 例稳定型心绞痛患者入选,随机分为 75mg 阿司匹林治疗组和安慰剂组。阿司匹林治疗组的心血管事件发生率相对减少了 33%(绝对减少了 9%)。同样,Meta 分析显示在高危患者中抗血小板治疗组比安慰剂组非致死性心肌梗死比例下降了 34%,致死性心肌梗死或死亡下降了 26%。在接受了平均 2 年抗血小板治疗的每 1000 例有心肌梗死史的患者中,能预防 18 例非致死性心肌梗死,5 例非致死性卒中和 14 例血管性死亡的发生。有阿司匹林使用禁忌的患者可选择氯吡格雷。急性冠状动脉综合征和经皮冠状动脉介入治疗后长期(长达 12 个月)联合使用氯吡格雷和阿司匹林对预后有益。氯吡格雷对动脉粥样硬化血栓和缺血危险防治作用的临床试验(CHARISMA)评价了阿司匹林和氯吡格雷双重抗血小板治疗,对有明显心血管病临床表现,或有多个心血管病危险因素的患者的治疗效果。尽管亚组分析显示氯吡格雷和阿司匹林联合治疗能降低已有明确心血管疾病患者的死亡、心肌梗死和卒中发生率,但不能显著降低总体或需一级预防的高危患者的心血管事件发生率。对一些不能或没有从血运重建中获益的严重冠心病患者,推荐联合使用氯吡格雷和阿司匹林。

2.β 受体阻滞剂　在没有禁忌证的情况下所有冠心病患者都要给予 β 受体阻滞剂治疗。在 β 受体阻滞剂与心脏病发作临床试验中,随访 25 个月时 β 受体阻滞剂普萘洛尔将联合终点事件(再发非致命性心肌梗死和致死性冠状动脉事件)发生率从安慰剂组的 13%降至治疗组的 10%,下降了 23%。在稳定型心绞痛试验中,β 受体阻滞剂在减少心绞痛发作方面优于钙拮抗剂,心源性死亡和心肌梗死的发生率没有显著区别。β 受体阻滞剂适用于大多数合并 Ⅱ～Ⅳ 级心力衰竭的患者。

3.血管紧张素转换酶抑制剂　所有明确的冠心病和左心室功能障碍(有症状或无症状)的

患者都要给予血管紧张素转换酶抑制剂。在 3 个大型心肌梗死后临床试验中,血管紧张素转换酶抑制剂组死亡率低于安慰剂组,因心力衰竭和再发心肌梗死及两者的混合而再入院率也低于安慰剂组。左心室功能正常的高危患者也能从血管紧张素转换酶抑制剂的使用中获益。在心脏转归预防评估研究中,左心室功能正常的 55 岁以上患者服用雷米普利能显著减少主要终点事件:心肌梗死、卒中和心源性死亡的发生率。在亚组分析中发现,有冠心病、心肌梗死、心血管病、脑血管病或外周血管病病史的患者也能从血管紧张素转换酶抑制剂中获益。由于副作用而不能耐受血管紧张素转换酶抑制剂治疗的患者可以考虑给予血管紧张素 II 受体拮抗剂治疗。尽管相关的研究资料没有血管紧张素转换酶抑制剂的强,但这部分使用血管紧张素 II 受体拮抗剂的患者可能有远期获益。

4.硝酸酯制剂　硝酸酯类是非内皮依赖性血管扩张剂,能减轻心肌缺血,改善冠状动脉血流。应用于稳定型心绞痛患者时,它们能改善患者的运动耐量,提高心绞痛的发作阈值。心绞痛发作频繁的患者需要使用长效的口服硝酸酯制剂或透皮贴剂。如果使用了透皮贴剂,确保无硝酸酯浓度期非常重要。没有无硝酸酯浓度期的治疗方案易使患者出现硝酸酯快速耐受(硝酸酯失效)。心绞痛患者需要配备硝酸酯舌下含片或喷雾以终止心绞痛的发作。

5.高脂血症的处理　降低低密度脂蛋白胆固醇(LDL-C)是治疗的主要目标。继发性高脂血症的病因如糖尿病、甲状腺功能减退、梗阻性肝病和慢性肾衰竭需要予以有效控制。膳食中的脂肪必须限制在每日热量需求的 25%～35%(多不饱和脂肪酸 20%,单不饱和脂肪酸 10%)。所有患者都必须接受饮食咨询和降低体重、增加体能锻炼的指导。胆固醇教育计划指南推荐冠心病患者 LDL-C 须控制在 2.6mmol/L(100mg/dl)以下。对于易发生心血管事件的高危冠心病患者(如近期发生的急性冠状动脉综合征、多个危险因素、血糖控制不佳、长期吸烟),建议的 LDL-C 目标值为 1.81mmol/L(70mg/dl)以下。药物治疗从他汀类药物开始。他汀类药物能使 LDL-C 下降 18%～55%,甘油三酯下降 7%～30%,高密度脂蛋白胆固醇(HDL-C)上升 5%～15%。一个综合了 3 个二期和 2 个一期预防试验结果的 Meta 分析显示,予以他汀类药物治疗可以使主要冠状动脉事件发生率减少 31%、全因死亡率下降 21%。女性和老年患者冠状动脉事件的下降率与对应的男性和年轻患者相同。对于甘油三酯水平在 2.26～5.7mmol/L(200～499mg/dl)的患者,需要考虑同时予以烟酸或贝特类药物(苯氧酸类衍生物),这些药物也能升高 HDL-C 水平。尽管通过使用药物治疗增加 HDL-C 水平的资料还不充分,但大多数人仍支持高危患者进行这种药物治疗。

目前的证据显示,所有心血管病危险患者都能从他汀类药物治疗中获益,而与他们的血脂水平无关。当前大力提倡联合用药以降低心肌梗死和卒中的群体发病率。

6.血运重建的指征　冠状动脉旁路移植手术(CABG)改善了左主干严重狭窄、三支病变或包含左前降支近段的双支病变患者的生存率。合并左心室功能受损的患者获益更多,但手术风险更高。在多支病变的冠心病患者中,尽管 CABG 也伴随着更大的术中死亡、卒中、充血性心力衰竭的风险和早期短暂的生活质量降低,CABG 比经皮冠状动脉介入治疗能更好地减轻心绞痛发作和靶血管血运重建的频率。PCI 创伤性小,但由于易发生再狭窄,需要重复治疗。

几个比较支架术(没有使用糖蛋白 GP II b/ III a 抑制剂)和 CABG 治疗多支病变的临床试

验报道其效果不完全一致。动脉血运重建试验研究显示，术后 1 年两种治疗的死亡率无显著差别。手术还是支架(SOS)研究显示 CABG 组的死亡率低于支架组。由于缺乏适用于所有多支病变冠心病患者的明确建议，内科医师在处理这些患者时必须个体化决策。即对于无保护的左主干病变、弥散性多支冠状动脉病变、糖尿病或左心室功能严重受损的冠心病患者宜推荐 CABG。对于冠状动脉病变不连续且左心室功能基本正常的冠心病患者，PCI 或 CABG 策略在早期都可以向他们推荐。

是否药物涂层支架的使用将会改变外科手术治疗的门槛仍有待于观察。最近的一个研究将患者随机分为 CABG 组和使用药物涂层支架的 PCI 组，观察术后 12 个月两组间主要冠状动脉事件或脑血管事件发生率是否有显著差异。紫杉醇涂层支架和心外科手术应用于左主干和多支病变患者的研究(SYNTAX)报道 PCI 组的重复血运重建率较高，而两组间的死亡率和心肌梗死率相似。由于报道显示在一小部分安装了药物涂层支架的患者中有晚期支架内血栓形成，导致过去 2 年药物涂层支架的使用减少。

一个重要且稍有争论的研究——COURAGE(血运重建和强化药物治疗的临床疗效评价)试验收录了慢性心绞痛、适合 PCI 的稳定型冠心病和可诱发心肌缺血患者，比较口服药物与口服药物加 PCI 两种治疗策略的效果。排除标准是左心室射血分数<30%。结果显示就减少主要终点事件、全因死亡或心肌梗死而言，PCI 与单独口服药物治疗相比无任何益处。冠心病药物治疗的支持者认为根据 COURAGE 试验的结果 PCI 被过度使用了。PCI 的支持者则批评试验的设计和大量患者处于两种治疗的过渡区。来自 COURAGE 和其他试验的结果支持修改左心室功能相对正常的慢性稳定型心绞痛患者的治疗规范，反映 PCI 对早期症状改善有效，但与单独的口服药物治疗相比，并不能产生额外的预防心肌梗死的作用。

目前，美国心脏病学会/美国心脏病协会 PCI 的 I 级适应证是导致大范围心肌缺血或左心室功能障碍的单支或双支病变、心源性猝死复苏后，或持续性室性心动过速和再狭窄、心绞痛发作药物治疗无效的可以予以 PCI。对于血运重建治疗不能缓解的顽固性心绞痛患者可以考虑予以雷诺嗪(血管扩张药)、经心肌血运重建或加强的体外反搏治疗，但只有不多的数据提示这些治疗方案有效。

7.避免治疗失误　冠心病多支病变患者中，血运重建能恢复一定程度的左心室功能，所以当建议或反对血运重建时权衡左心室功能和评价心肌活力非常重要。因为严重左心室功能障碍的冠心病患者被排除在了 COURAGE 试验之外，并且目前尚没有重点关注缺血但仍有活力的心肌的血运重建这一特定问题的试验，考虑这一因素非常重要，这类患者在 CABG 或 PCI 之前需要用心脏 MRI 和 PET 来评估心肌活力。目前正在进行的随机临床试验将会关注冬眠心肌与左心室功能的联系及血运重建后的临床转归。

慢性稳定型冠心病患者的口服药物治疗需要包括他汀类、阿司匹林、ACEI，必要时加用氯吡格雷。血压、血脂和戒烟这些与治疗目标直接相关的危险因素的减少能改善预后。控制饮食、规律的运动锻炼和减轻并保持体重等生活方式改善是重要的辅助措施。一旦治疗目标达到(如目标 LDL-C 浓度)，医师和患者都必须意识到此时就停止用药或减量可能会改变危险度并减少药物治疗的获益。

(五)展望

电子束 CT、血管内超声、血流储备分数、颈动脉内膜厚度测量和血管内皮活性等无创检查对冠心病的定性和定量分析,使传统的冠心病一级预防和二级预防之间的界限变得模糊。目前,增加斑块稳定性和逆转斑块逐渐成为新的冠心病治疗的靶目标。随着这方面的研究成果逐渐从实验室走向临床,针对生化标志物、基因和蛋白质的研究可为临床提供更准确的预后判断。药物辅助治疗的进展以及药物涂层支架预防再狭窄的疗效均有可能改变冠心病的治疗策略。血管生成和干细胞移植技术的进展有可能使冠心病的治疗发生革命性变化。冠心病的治疗策略前景非常可观。

二、急性心肌梗死

【概述】

急性心肌梗死(AMI)是由于冠状动脉供血急剧减少或中断,使相应心肌严重而持久的急性缺血而致心肌坏死。主要表现为严重而持久的胸骨后疼痛、特征性的心电图动态演变、血清心肌损伤标记物增高并有动态变化,常伴严重心律失常、心力衰竭或心源性休克,是冠心病的严重临床类型。

心肌梗死是危害人类健康的重要疾病,已成为西方发达国家的主要死亡原因。在美国每年约有 150 万人患心肌梗死,约 1/4 的死亡者是由 AMI 造成的。在我国心肌梗死的发病率低于西方国家,但根据流行病学资料的显示,随着人们生活水平的不断提高,我国心肌梗死的发病率已呈逐年上升的趋势。

【诊断步骤】

(一)病史采集要点

1.诱因及先兆　AMI 约有近 1/2 可有诱发因素,其中以情绪因素(精神紧张、情绪激动、过度焦虑不安)及体力活动(过度劳累、骤然用大力等)最为常见。其他失血、失液、休克、心律失常、血压突然升高、饱餐、饮酒、寒冷刺激、感染及手术后等也可成为诱发因素。在动脉粥样硬化的基础上,这些诱发因素可起到触发作用,使斑块破裂、血栓形成、冠脉痉挛从而导致心肌梗死。

AMI 前约 20%~60% 的患者在发病前几天或几周内可出现某些前驱症状,这些症状主要有突然发生的初发性心绞痛、出现不稳定型心绞痛发作或呼吸困难、疲乏无力等。前驱症状的发生机制可能是冠脉病变发展迅速,已有附壁血栓的形成或冠脉痉挛。如在此期间能积极治疗,有可能防止心肌梗死发生。

2.主要症状　AMI 的临床症状差异较大,有些患者发病急骤、症状严重。有些患者症状很轻,未引起患者注意,极少数患者可无明显自觉症状,为无症状性心肌梗死。

(1)胸痛:胸痛是 AMI 中最早出现、最为突出的症状,约见于 70% 以上的患者,胸痛的典型部位在胸骨后或心前区,可向左肩、左臂、后背部位放射。少数患者胸痛位于上腹部、剑突处、下颌、颈部或牙齿。胸痛的性质为绞榨性、压迫样疼痛或紧缩感,常伴有出汗、烦躁、濒死感。胸痛持续时间较长,多持续30min以上,甚至长达10余小时,含服硝酸甘油和休息常不能缓解。有的患者可在几天内有多次胸痛发作,难以确定心梗发作于哪一次。少数患者无明显胸痛症状,尤其见于老年人、糖尿病、服β受体阻滞剂、伴AMI严重并发症患者。

（2）胃肠道症状：有严重胸痛症状的心梗患者约半数可出现恶心、呕吐等胃肠道症状,尤其多见于下壁心梗,可能的原因是梗死心肌反射性地激惹迷走神经所致。部分患者发生难于控制呃逆。

（3）全身症状：常伴大量冷汗,为剧烈胸痛、交感神经兴奋引起,如无痛性AMI患者大量冷汗,须注意合并泵衰竭或心源性休克；发热于起病后2～3d开始,多为38℃以下,一般不超过38.5℃,持续1周左右自动退热,使用抗生素无效,为坏死心肌吸收热。

（4）心律失常：约70%～90%的AMI可出现心律失常,是心梗早期死亡的主要原因,多发生于梗死后1～2周内,特别是72h内。心梗的心律失常可分为快速性和缓慢性两类,前者包括期前收缩、室上速、室速、房扑、房颤和室颤,后者包括窦性心动过缓、多种类型的传导阻滞和窦性停搏等。通常前壁心梗容易引起快速性心律失常,下壁心梗容易引起缓慢性心律失常。部分患者发病即为室颤,表现为猝死。

（5）急性左心衰和心源性休克：部分患者以急性左心衰为发病的突出表现,另有部分患者发病时即以休克表现为主。

心律失常、心力衰竭及心源性休克是AM1的重要临床表现,但也可视为AMI的最常见、最重要的并发症。

（二）体格检查要点

AMI患者的体征根据梗死大小及有无并发症而差异很大,梗死范围小且无并发症者可完全无异常体征；梗死范围大者常出现异常体征。

1.一般表现　多数患者有焦虑和痛苦状态,合并心衰时呈半坐位或端坐呼吸。有休克时可表现为低血压、皮肤湿冷和常伴烦躁不安。

2.血压和心率　发病0.5h内,患者呈自主神经功能失调,前壁心梗多表现为交感神经活动亢进,心率增快,血压可升至160/100mmHg。下壁心梗多表现为副交感神经活动亢进,心动过缓、血压下降。以后的血压和心率变化与梗死范围及有无并发症有关,急性大面积前壁心梗出现血压明显下降,甚至休克。过去有2血压的患者,相当多的一部分未使用降压药物在心梗后血压降至正常,但其中约2/3的患者在梗死后3～6个月血压又可再升高。

3.心脏体征　如梗死范围大,多次梗死并有高血压或心衰者,心脏可向左扩大。在前壁心梗的早期,由于梗死面心肌无收缩功能,因此,触诊可发现该处收缩期有轻微的向外膨击,即反常搏动,可在几日或几周内消失。

心脏听诊可能有以下改变：

（1）心动过速或心动过缓；

（2）心梗早期,较多的患者可出现各种心律失常,其中以期前收缩最常见；

（3）第1心音、第2心音常减弱,是心肌收缩力减弱或血压下降所致,以发病的最初几日内最明显；

（4）第4心音在发病1周内可见于绝大多数梗死患者,是左心室顺应性降低所致。随着心

梗好转,第 4 心音减弱或消失。如第 4 心音持续存在,可能预后较差;

（5）第 3 心音发生较少,提示左心衰竭或可能有室壁瘤形成;

（6）心包摩擦音多出现于发病的 2～5d 内,约见于 10%～15% 的患者,多是较广泛的透壁性心肌梗死,梗死处有纤维蛋白性心包炎。如心包摩擦音持续存在或在发病 10d 后出现,应考虑为梗死后综合征的可能;

（7）收缩期杂音,伴发乳头肌功能失调致二尖瓣闭不全时,心尖区可出现收缩期杂音,杂音具有易变的特点,随心功能改变杂音响度和性质略有变化。AMI 发病 2～3d 内如突然出现响亮的收缩期杂音伴有临床情况恶化,常提示有室间隔穿孔,或严重的乳头肌功能不全,或腱索断裂。

（三）实验室检查

1.心电图检查　　心电图是诊断 AMI 最重要的检查手段之一,它可以起到定性、定时、定位的作用。一次心电图检查未能作出判断者,应连续监测、定期复查,并作前后对比。少数仅有 T 波改变的小灶性梗死,或合并室性心律、完全性左束支或房室传导阻滞、预激综合征等心律失常者,心电图改变不典型、不明确者均应结合临床及心肌损伤标记物改变作出判断。

目前,临床上根据 ST 段改变将 AMI 分为 ST 段抬高 AMI(STEMI)和非 ST 段抬高 AMI(NSTEMI),这两类 AMI 的处理策略大不相同。

（1）急性 ST 段抬高型心梗的典型心电图改变

①T 波改变:在冠脉闭塞的极早期,表现为高尖 T 波或原为倒置的 T 波突然变直立。以后抬高的 ST 的恢复,直立的 T 波逐渐倒置,由浅变深,一般在 3～6 周 T 波倒置最深,有时形成冠状倒置的 T 波,随后 T 波逐渐变浅,最后可恢复直立,部分患者可持续不恢复。

②ST 段抬高:ST 段抬高与直立的 T 波形成单向曲线,这种改变常在发病后 0.5h、数小时以至十几小时出现,是心肌损伤的表现。一般几天内可恢复至等电位线,少数可延迟至 2 周左右。

③异常 Q 波:它的出现是由于心肌坏死所致,多在心梗数小时到 48h 内出现,一旦出现大多永久存在,少数患者 Q 波在数周、数月甚至数年后消失。

（2）心肌梗死分期

根据心电图的变化规律可将心肌梗死分为 4 期:

①超急性期:约在梗死后 10 多分钟至数小时,表现为高尖 T 波。

②急性期:梗死后数小时至数天,从 ST 段抬高开始至 ST 段恢复到等电

③亚急性期:从 ST 段恢复到等电位线开始,直至倒置的 T 波恢复正常或恒定的倒置 T 波。

④陈旧期:梗死后数月至数年,倒置 T 波恢复或长期无变化,多数留有异常 Q 波。

（3）心肌梗死定位:根据特征性改变的导联可判断梗死部位。心电图导联 V_1、V_2、V_3 有特征性的动态改变表明前间壁心肌梗死;V_5、V_6、V_7 动态改变表明前侧壁心肌梗死;V_1、V_2、V_3、V_4、V_5 动态改变表明广泛前壁心肌梗死;V_8、V_9（V_1、V_2、V_3 导联可见 R 波高）动态改变表明正后壁;Ⅱ、Ⅲ、aVF 动态改变表明下壁心肌梗死;Ⅰ、aVL 动态改变表明高测侧壁心肌梗死;V_3R、V_4R、V_5R 导联 ST 段动态抬高表明右心室心肌梗死。

（4）非 ST 段抬高型心肌梗死心电图：QRS 波群不出现异常 Q 波，只在梗死相关导联出现 ST 段明显下移，伴有或随后出现 T 波倒置。ST-T 改变一般持续数日，T 波有演变过程。在心电图上，非 ST 段抬高型心肌梗死不容易与严重心肌缺血相鉴别，需结合临床症状及血清心肌损伤标记物改变来考虑诊断。

2.心肌损伤标记物　AMI 时血清心肌损伤标记物呈动态性升高改变，是 AMI 诊断标准之一。临床上对于胸痛患者，凡是拟诊或排除 AMI 者，均须进行心肌损伤标记物的检查。

天冬氨酸转氨酶（AST）、肌酸激酶（CK）、肌酸激酶同工酶（CK-MB）为传统诊断 AMI 的血清损伤标记物，肌红蛋白是早期心肌损伤标记物，心肌肌钙蛋白 I（cTnI）或肌钙蛋白 T（cTnT）是目前敏感性和特异性最高的心肌损伤标记物。

（1）AST：AMI 时 AST 在起病后 6～12h 开始出现，24～48h 达峰值，持续 3～5d，由此可见，AST 不是 AMI 诊断的早期心肌损伤标记物。测定 AST 时必须同时测定丙氨酸转氨酶（ALT），AST＞ALT 时才有意义。此外，AST 心肌特异性差，一些疾病可能导致假阳性，如肝脏疾病（通常 ALT＞AST）、心肌炎、心肌病、骨骼肌创伤。

（2）CK、CK-MB：亦为传统诊断 AMI 的血清损伤标记物。血清 CK 由 3 种同工酶组成：MM、MB 和 BB 同工酶。正常人总 CK 绝大部分是由 CK-MM 同工酶组成的，主要来自横纹肌；其次为 CK-MB 同工酶，仅占总 CK 的 3％，主要来源于心肌，小量存在于横纹肌内；第三种同工酶为 CK-BB 同工酶，量极微而不容易测出，来源于脑组织等。临床上测定 CK、CK-MB 同工酶及其动态改变诊断 AMI。

血清 CK 值在 AMI 发病后 6h 开始升高，24h 达峰值，然后逐渐下降，持续 3～4d，因此，CK 不是 AMI 的早期心肌损伤标记物。血清 CK 值超过参照值上限即有诊断价值，但临床上 AMI 患者 CK 值常高于正常值 2 倍以上。同一患者，血清 CK 值恢复正常后又一次显著升高须注意再梗死或心肌梗死延展。

CK 敏感性不高，不能诊断微小 AMI；CK 特异性差，其升高除 AMI 外，还可见于：

①非心脏病变：肌肉注射及肌肉病变，包括肌溶解、横纹肌损伤、肌营养不良、肌萎缩、甲状腺机能过低；

②心脏有关情况：心脏外科手术后、电复律、心肌心包炎、PTCA；

③少见原因：血液透析，药物如镇静剂、巴比妥类药物和卡托普利等。

CK-MB 同工酶主要存在于心肌内，仅 1％～2％ 存在于横纹肌。CK-MB 同工酶在 AMI 发病 3～4h 开始升高，峰值 10～24h 达到，持续时间 2～4d。CK-MB 比 CK 较早期诊断 AMI，但亦不属 AMI 的早期心肌损伤标记物。

CK-MB 敏感性亦不高，亦不能诊断微小心肌梗死。其特异性高于 CK 值，但特异性亦不高，可出现假阳性，如心肌炎、横纹肌病变、肺动脉栓塞、休克、糖尿病等。

AMI 患者血清 CK 值、CK-MB 同工酶往往同时升高。有时，CK-MB 同工酶升高而 CK 正常，常是小灶梗死，患者的基础 CK 值正常范围低限，多见于老年人。

反复测定 CK、CK-MB 的值，可作为判断 AMI 溶栓治疗效果的无创指标之一。溶栓成功者，CK、CK-MB 峰值前移，原因为闭塞的梗死相关冠状动脉重新开放，大量的 CK、CK-MB 释放入血，其峰值提前出现，又迅速被清除，高峰迅速降低。

(3)肌红蛋白:肌红蛋白主要存在于心肌内,也存在于横纹肌内。当心肌发生损伤后,肌红蛋白很快释放入血,引起血清肌红蛋白浓度升高。

血肌红蛋白 1~2h 开始升高,4~8h 达峰值,持续 0.5~1d。心肌损伤后,肌红蛋白很快释放入血,但又很快被清除(肌红蛋白清除半衰期 8.9min±1.5min)。与 CK-MB 同工酶不同,AMI 患者的肌红蛋白浓度很快升高,又很快降低,呈断续形曲线。因此,肌红蛋白属 AMI 的早期损伤标记物,可作为 AMI 早期排除诊断的重要指标。肌红蛋白阴性,提示基本排除AMI,但一次血清肌红蛋白阴性决不能排除 AMI,对可疑病例,至少抽血 2 次,每次间隔 2h。

肌红蛋白诊断 AMI 敏感性高,但特异性差,同时检测时间窗较小(<24h)。骨骼肌损伤、创伤、肾功能衰竭均可使肌红蛋白升高。因为肌红蛋白也来自横纹肌,肾功不全可影响肌红蛋白清除。因此,早期检测肌红蛋白升高后,应在测定更具心肌特异性的心肌损伤标记物,如CK-MB、cTnI 或 cTnT。

肌红蛋白降至正常后又再升高,须考虑再梗死后梗死延展。

(4)心肌肌钙蛋白 I(cTnI)或肌钙蛋白 T(cTnT):肌钙蛋白复合物包括 3 个亚单位:cTnT、cTnI 和肌钙蛋白 C(cTnC)。目前,已经开发出用于 cTnT 和 cTnI 的单克隆抗体免疫测定方法。cTnI 和 cTnT 是目前敏感性和特异性最高的心肌损伤标记物,均高于其他心肌损伤标记物,其参考值范围必须由每一个实验室通过特异的定量研究和质量控制来确定。

肌钙蛋白对 AMI 的早期诊断价值与 CK-MB 同工酶相似,cTnI 和 cTnT 发病 2~4h 开始出现,峰值时间为 10~24h,cTnI 持续 5~10d,cTnT 持续 5~14d。因此,cTnI 和 cTnT 均不作为 AMI 的早期心肌损伤标记物。若 6h 以内测定结果为阴性,应在症状发作后 8~12h 再次检测。

cTnI 和 cTnT 主要存在于心肌内,特异性高于其他心肌损伤标记物。对于每一位胸痛的患者,当临床拟诊 AMI 而其他心肌损伤标记物阴性时,须检测 cTnI 或 cTnT。但 cTnI 或cTnT 亦有假阳性,见于其他原因(充血性心力衰竭、高血压、休克、肺梗死)引起的心内膜微小心肌损伤、心脏创伤、心肌毒性物质(肿瘤化疗药物,如阿霉素)、心脏机械损伤(电复律、射频消融、置入 ICD 放电)、病毒感染等,因此不能单凭 cTnI 或 cTnT 升高诊断 AMI,须结合其他临床情况全面分析。

cTnI 和 cTnT 亦是目前诊断 AM1 敏感性最高的心肌损伤标记物,可诊断微小心肌梗死。当临床表现高度拟诊 AMI 但其他心肌损伤标记物阴性时,必须检测 cTnI 或 cTnT。有研究认为,在无 ST 段抬高的静息性胸痛中,约有 30% 因无 CK-MB 升高而被诊断为 UA,而当测定心脏特异性的肌钙蛋白时,部分患者可能应该被诊断为 NSTEMI。

cTnI 或 cTnT 增高与不良心脏事件相关,是急性冠状动脉综合征危险度分层的重要指标之一。cTnI 或 cTnT 持续增高,提示该患者为 AMI 高危患者,发生心脏事件的可能性大,须积极干预,同时对低分子肝素和血小板 GPⅡb/Ⅲa 抑制剂干预的获益大。

cTnI 或 cTnT 不能诊断超过 2 周的心肌梗死,这是所有心肌损伤标记物存在的问题。此时,可根据病史、心电图演变、冠状动脉造影术等诊断。

cTnI 或 cTnT 难于区分 STEMI 和 NSTEMI,而这两类心肌梗死治疗策略大不相同。

综上所述,肌红蛋白对早期(6h 以内)AMI 最敏感,而 cTnT 和 cTnI 对后期 AMI 最敏感。

心脏特异的 cTnT 和 cTnI 能检出微灶梗死,成为早期诊断、快速干预和预后判断的重要工具。

3.超声心动图　超声心动图可作为早期诊断 AMI 的辅助检查方法。缺血损伤数分钟,超声心动图可发现室壁运动异常,包括心内膜运动振幅和速率降低、室壁增厚率减低、节段性室壁运动消失和反常运动。室壁增厚率异常可作为缺血性功能失调的一项特异指标,收缩期室壁变薄多见于急性心肌缺血或 AMI。急性心肌缺血引起的室壁运动异常可持续 30min 以上。同时可测量左室射血分数,可评价是否合并左心衰竭,并判断预后。因此,对疑为 AMI 病例,进行动态观察是必要的。

但超声心动图不能鉴别心肌缺血或梗死,不能鉴别新发的或旧有的心脏事件;对过度肥胖或糖尿病患者不能满意显像。

此外,室壁运动异常并非心肌梗死和缺血所特有,例如,主动脉瓣反流可引起心尖部室壁运动异常;心肌病或浸润性心肌病可引起室壁运动异常,但其室壁增厚率正常,借此可与心肌梗死或缺血相鉴别。

AMI 早期患者不宜搬动,须行床旁超声心动图。

综上所述,超声心动图可作为早期诊断 AMI 的辅助检查方法。急性胸痛病例如果显像满意,发现节段性室壁运动异常特别是收缩期室壁变薄,可肯定为 AMI 或急性心肌缺血,如伴有心肌损伤标记物升高,即使心电图无明显改变,也可作出 AMI 的诊断。

4.放射性同位素心肌显像　放射性同位素心肌显像包括^{201}T$_1$-心肌显像、^{99m}Tc-MIBI 心肌显像,均为心肌灌注显像法。正常心肌细胞可摄取显像剂,而坏死的心肌细胞不能摄取显像剂,故

出现放射性缺损区。一般以局部心肌放射性比邻近区域至少减少 50% 才判为异常。心肌梗死图像的特点是,即刻显像图和延迟显像图上均出现放射性缺损,形态、部位和范围一样,属于不可逆性缺损区。放射性同位素心肌显像对诊断 AMI 敏感性高。同时可测量左室射血分数,可评价是否合并左心衰竭,并判断预后。

当 AMI 合并室性心律、完全性左束支或房室传导阻滞、预激综合征等心律失常者,心电图改变不典型、不明确者,或使用洋地黄、β 受体阻滞剂治疗者,可行放射性同位素心肌显像。但放射性同位素心肌显像不能鉴别心肌缺血或梗死,不能鉴别新发的或旧有的心脏性事件;放射性核素心肌显像不易识别下壁区域的异常,因为肝脏可摄取显像剂;对过度肥胖或糖尿病患者均不能满意显像。此外,其特异性差。AMI 早期患者不宜搬动,行放射性心肌显像存在一定危险性。

综上所述,单独采用放射性同位素心肌显像仍不能对 AMI 作出早期诊断,仍要结合心电图、心肌损伤标记物检查。但急性胸痛患者放射性同位素心肌显像阴性者,可肯定排除急性心肌缺血或 AMI。

5.白细胞计数及红细胞沉降率　AMI 时可发现组织坏死和炎症反应的非特异性指标如白细胞计数升高、红细胞沉降率增快。前者可在疼痛发生后 12h 开始升高,高峰在 2~4d,可达(10~20)×10^9/L,一般 1 周左右恢复正常,中性粒细胞亦有增加,多在 75%~90%。红细胞沉降率增快约在发病后 24~48h 出现,持续 2~3 周。常为轻至中度增快。

【诊断对策】

（一）诊断要点

AMI 的诊断标准：

2006 年全球心肌梗死工作组（ESC/ACC/AHA/EHS/WHO）对急性心肌梗死的定义标准：检测到心肌坏死的生化标记物（最好是 cTn）升高超过正常值的 99% 百分位数，有心肌缺血的证据并有以下情况之一：①缺血性症状；②新发生心肌缺血的心电图改变（新发生的 ST 段改变或新的 LBB）；③心电图上病理性 Q 波形成；④新发生的存活心肌的丢失或节段性室壁运动异常的影像学证据；⑤心脏性猝死，有心肌缺血的症状和新出现的 ST 段抬高或新的 LBBB；⑥PCI 有关的冠状动脉缺血事件伴有心肌生化标记物超过正常值 3 倍；⑦CABG 有关的冠状动脉缺血事件伴有心肌生化标记物超过正常值 5 倍；⑧无心肌生化标记物结果情况下，新发生的存活心肌的丢失的影像学证据伴心肌缺血症状；⑨尸解病理发现急性心肌梗死。

但部分 AMI 患者临床症状不典型或心电图改变不典型，临床上应十分警惕，防止漏诊。

症状不典型包括：

1.疼痛部位不典型　少数患者可以上腹部、颈部、咽部、下颌或牙齿等放射部位疼痛为主，因此，若无上述部位局部相应的病症或既往史中有体力活动相关的上述部位疼痛等应警惕 AMI 的可能；

2.无痛性心肌梗死　部分患者临床上无明显疼痛，特别是老年患者或糖尿病患者，因此，如发生原因不明的胸闷伴恶心、呕吐、出汗；突然出现左心衰竭或严重心律失常；原有高血压病者突然血压显著下降或出现休克；突然出现抽搐、意识障碍等，应想到 AMI 的本能，应及时做心电图、血清心肌损伤标记物检测。

心电图改变不典型包括：

1.约 20%～35% 的 AMI 患者心电图无异常 Q 波出现，此时诊断主要依靠系列心肌损伤标记物检查及 ST 段和 T 波动态演变；

2.如合并左束支传导阻滞、预激综合征或多次梗死的患者，可掩盖或不出现心肌梗死的典型心电图改变，这些患者如疑及 AMI，应行系列心肌损伤标记物检查。

对疑似但不能确认的病例，应多次重复心电图检查，以避免漏诊。虽然 AMI 发病最初几小时出现超急期改变，但并非每个患者都能检测到。这些患者常在若干小时后心电图才出现特征性改变，心电图做得太早就会看不到。另外，具有特征性的损伤型 ST 段抬高多在第 1 周内完全消失，如不及时记录，ST 段的变化就会遗漏，这时只能靠 T 波的演变来诊断。这些均说明多次重复心电图检查，对心电图演变动态观察的重要性。不能单凭一二次心电图无典型改变就轻易否定 AMI 的诊断。

（二）鉴别诊断要点

典型患者诊断不难，不典型患者则应全面检查，严密观察，注意进行鉴别诊断。

1.不稳定型心绞痛　胸痛很少超过 20min，如超过 20min，为高危患者判断指标之一；一般不伴有低血压或休克；心电图如有变化，表现为 ST 段下移，T 波倒置，且常随胸病缓解而恢复，无动态演变规律，变异型心绞痛患者可有 ST 段抬高，但时间短暂，无坏死性 Q 波；血清心肌损伤标记物无升高。

2.急性肺动脉栓塞　典型病例突然发作剧烈胸痛、呼吸困难或有咯血三联症,常伴有休克和右心室急剧增大,肺动脉瓣区搏动增强,第 2 心音亢进,三尖瓣区出现收缩期杂音等右心负荷加重的表现。心电图电轴右偏,出现 $S_I Q_{III} T_{III}$ 波形。血清 D-二聚体测定、放射性同位素肺通气/灌注显像、肺部增强 CT、肺部 MRI、超声心动图有助于诊断。肺动脉造影是诊断肺动脉栓塞最可靠的方法,有很高的敏感性和特异性。心电图无特征性急性心肌梗死动态改变,血清心肌损伤标记物无升高。

3.主动脉夹层　胸痛剧烈呈撕裂样,常放射至背、腰部及下肢,临床呈休克样表现,但血压多不下降反而上升,两上肢血压有时可出现明显的差别,且常出现主动脉瓣关闭不全等。X 线及超声心动图检查可发现主动脉进行性加宽。CT、MRI 及动脉造影可确诊。心电图无特征性急性心肌梗死动态改变,血清心肌损伤标记物无升高。

4.急性心包炎　胸痛与发热同时出现,深呼吸及咳嗽时加重,早期即有心包摩擦音,心电图除 aVR 外,其余导联多有 ST 段弓背向下的抬高,无坏死性 Q 波。心电图无特征性急性心肌梗死动态改变,血清心肌损伤标记物无升高。

5.急腹症　如消化性溃疡穿孔、急性胰腺炎、急性胆囊炎等,患者多可查得相应的病史及客观体征,缺乏急性心肌梗死心电图无特征性动态改变,血清心肌损伤标记物无升高。

（三）临床类型

依心电图 ST 段改变,分为 ST 段抬高型心肌梗死(STEMI)和非 ST 段抬高型心肌梗死(NSTEMI),两种的 AMI 发病机制及治疗策略存在较大差异。

【治疗对策】

（一）治疗原则

1.及早发现,迅速救治。

2.密切监护,及时发现和处理致命性心律失常。

3.迅速止痛,减少心肌耗氧量,防止梗死面积扩大。

4.维持血流动力学稳定。

5.尽早再灌注治疗,挽救濒死心肌,缩小梗死面积。

6.积极抗凝、抗血小板、抗心肌缺血及调脂治疗。

7.及时发现和处理各种并发症。

8.积极进行二级预防,防止再梗及其他心血管事件。

（二）治疗计划

1.一般治疗

(1)持续心电、血压和血氧饱和度监测,建立静脉通道。

(2)卧床休息:可降心肌耗氧量,减少心肌损害。对血流动力学稳定且无并发症的 AMI 患者一般卧床休息 1~3d,对病情不稳定及高危患者卧床时间可适当延长。

(3)吸氧:AMI 患者初起即使无并发症,也应给予鼻导管吸氧,以纠正因肺淤血和肺通气/血流比例失调所致的中度缺氧。在严重左心衰竭、肺水肿和并有机械并发症的患者,多伴有严重低氧血症,需面罩加压给氧或气管插管并机械通气。

(4)镇痛:AMI 时,剧烈胸痛使患者交感神经过度兴奋,产生心动过速、血压升高和心肌收缩功能增强,从而增加心肌耗氧量,并易诱发快速性室性心律失常。应迅速给予有效镇痛剂。首选吗啡 3mg 静脉注射,必要时每 5min 重复 1 次,总量不宜超过 15mg。吗啡既有强镇痛作用,还有扩张血管从而降低左室前、后负荷和心肌耗氧量的作用,副作用有恶心、呕吐、低血压和呼吸抑制。

(5)饮食和通便:AMI 患者需禁食至胸痛消失,然后给予流质、半流质饮食,逐步过渡到普通饮食。所有 AMI 患者均应使用缓泻剂,以防止便秘时排便用力导致心脏破裂或引起心律失常心力衰竭。

2.再灌注治疗 早期再灌注治疗是 AMI 首要的治疗措施,开始越早效果越好,它能使急性闭塞的冠状动脉再通,恢复心肌灌注,挽救濒死心肌。缩小梗死面积,从而能保护心功能、防止泵衰竭、减少病死率。再灌注治疗方法包括溶栓治疗、急诊经皮冠状动脉介入(急诊 PCI)和急诊冠状动脉搭桥术(急诊 CABG)。在"治疗方案的选择"中将详细介绍各种再灌注方法。

3.药物治疗

(1)硝酸酯类药物:硝酸酯类药可松弛血管平滑肌产生血管扩张的作用,降低心脏前负荷,降低心肌耗氧量,还可直接扩张冠状动脉,增加心肌血流,预防和解除冠状动脉痉挛。常用的硝酸酯类药物包括硝酸甘油、硝酸异山梨酯和 5-单硝山梨醇酯。

AMI 早期通常给予硝酸甘油静脉滴注 $24\sim48h$。对 AMI 伴再发性心肌缺血、充血性心力衰竭或需处理的高血压患者更为适宜。静脉滴注硝酸甘油应从低剂量开始,即 $10\mu g/min$,可酌情逐渐增加剂量,每 $5\sim10min$ 增加 $5\sim10\mu g$,直至症状控制、血压正常者动脉收缩压降低 10mmHg 或高血压患者动脉收缩压降低 30mmHg 为有效治疗剂量。在静脉滴注过程中如果出现明显心率加快或收缩压<90mmHg,应减慢滴注速度或暂停使用。静脉滴注硝酸甘油的最高剂量以不超过 $100\mu g/min$ 为宜。硝酸甘油持续静脉滴注的时限为 $24\sim48h$,开始 24h 一般不会产生耐药性,后 24h 若硝酸甘油的疗效减弱或消失可增加滴注剂量。静脉滴注二硝基异山梨酯的剂量范围为 $2\sim7mg/h$,开始剂量 $30\mu g/min$,观察 30min 以上,如无不良反应可逐渐加量。静脉用药后可使用口服制剂如硝酸异山梨酯或 5-单硝山梨醇酯等继续治疗。硝酸异山梨酯口服常用剂量为 $10\sim20mg$,每日 3 次或 4 次,5-单硝山梨醇酯为 $20\sim40mg$,每日 2 次。硝酸酯类物的副反应有头痛、反射性心动过速和低血压等。该药的禁忌证为 AMI 合并低血压(收缩压<90mmHg),下壁伴右室梗死时应慎用。

(2)β受体阻滞剂:受体阻滞剂通过减慢心率降低体循环血压和减弱心肌收缩力来减少心肌耗氧量,对改善缺血区的氧供需失衡,缩小心肌梗死面积,降低急性期病死率有肯定的疗效。在无该药禁忌证的情况下应及早常规应用。若发病早期因禁忌证未能使用β受体阻滞剂,应在随后时间内重新评价使用β受体阻滞剂的可能性。常用的β受体阻滞剂为美托洛尔、阿替洛尔,前者常用剂量为 $25\sim50mg$,每日 2 次或 3 次,后者为 $6.25\sim25mg$,每日 2 次。用药需严密观察'使用剂量必须个体化。在较急的情况下,如前壁 AMI 伴剧烈胸痛或高血压,β受体阻滞剂亦可静脉使用,美托洛尔静脉注射剂量为 5mg/次,间隔 5min 后可再给予 $1\sim2$ 次,继口服剂量维持。β 受体阻滞剂治疗的禁忌证为：心率＜60 次/min；动脉收缩压＜100mmHg；中重度左心衰竭(≥Killip Ⅲ级)；Ⅱ、Ⅲ度房室传导阻滞；严重慢性阻塞性肺部疾病或哮喘；末梢循环灌注不良。相对禁忌证为：哮喘病史；周围血管疾病；胰岛素依赖性糖尿病。

(3)抗血小板治疗：冠状动脉内斑块破裂诱发局部血栓形成是导致 AMI 的主要原因。在急性血栓形成中血小板活化起着十分重要的作用,抗血小板治疗已成为 AMI 的常规治疗,溶栓前即应使用。阿司匹林、氯吡格雷(Clopidogrel)和血小板膜糖蛋白Ⅱb/Ⅲa(GPⅡb/Ⅲa)受体拮抗剂是目前临床上常用的抗血小板药物。

阿司匹林通过抑制血小板内的环氧化酶使凝血烷 A_2(血栓素 A_2,TXA_2)合成减少,达到抑制血小板聚集的作用。阿司匹林的上述抑制作用是不可逆的。由于每日均有新生的血小板产生,而当新生血小板占到整体的 10% 时,血小板功能即可恢复正常,所以阿司匹林需每日维持服用。若无禁忌证,所有 AMI 患者均应日服阿司匹林,首次服用时应选择水溶性阿司匹林或肠溶阿司匹林嚼服以达到迅速吸收的目的,首剂 162～325mg,维持量 75～162mg/d。

氯吡格雷是新型 ADP 受体拮抗剂,主要抑制 ADP 诱导的血小板聚集。如阿司匹林有禁忌证,应改用氯吡格雷,首剂 300mg,维持量 75m/d。接受心导管检查或介入治疗者,在应用阿司匹林基础上,需加用氯吡格雷,置入裸支架者至少应用 1 个月,置入西罗莫司涂层支架者应用 3 个月,置入紫杉醇涂层支架者应用 6 个月,出血危险低者可应用 12 个月。

血小板 GPⅡb/Ⅲa 受体拮抗剂是目前最强的抗血小板聚集的药,能阻断纤维蛋白原与GPⅡb/Ⅲa 受体的结合,即阻断血小板聚集的最终环节。目前主要用于急诊 PCI 中,一方面对血栓性病变或支架植入后血栓形成有较好地预防作用,另一方面能够减少心肌无复流面积,改善心肌梗死区心肌再灌注。该类药物包括替罗非班、依替非巴肽和阿昔单抗。替罗非班用法为静脉注射 10mg/kg 后滴注 0.15μg/(kg·min),持续 36h。阿昔单抗用法为先给冲击量 0.125ml/kg 静脉注射,后以总量.7.5ml 维持静滴 24h(7.5ml 阿昔单抗溶于 242.5ml 生理盐水中,以 10ml/h 的速度滴注 24h)。目前,急诊 PCI 前是否常规应用 GPⅡb/Ⅲa 受体拮抗剂尚有争议。

(4)抗凝治疗：目前主张对所有 AMI 患者只要无禁忌证,均应给予抗凝治疗,它可预防深静脉血栓形成和脑栓塞,还有助于梗死相关冠脉再通并保持其通畅。抗凝剂包括肝素、低分子肝素、水蛭素和华法林。

肝素通过增强抗凝血酶Ⅲ的活性而发挥抗凝作用,是"间接凝血酶抑制剂",目前主要用于溶栓治疗的辅助用药和急诊 PCI 中常规使用。肝素作为 AMI 溶栓治疗的辅助治疗,随溶栓制剂不同用法亦有不同。rt-PA 为选择性溶栓剂,半衰期短,对全身纤维蛋白原影响较小,血栓溶解后仍有再次血栓形成的可能,故需要与充分抗凝治疗相结合。溶栓前先静脉注射肝素5000U 冲击量,继之以 1000U/h 维持静脉滴注 48h,根据 aPTT 调整肝素剂量,使 aPTT 延长至正常对照的 1.5～2.0 倍(50～70s),一般使用 48～72h,以后可改用皮下注射 7500U,1 次/12h,注射 2～3d。如果存在体循环血栓形成的倾向,如左心室有附壁血栓形成、心房颤动或有静脉血栓栓塞史的患者,静脉肝素治疗时间可适当延长或改口服抗凝药物。尿激酶和链激酶均为非选择性溶栓剂,对全身凝血系统影响很大,包括消耗因子 Ⅴ 和 Ⅷ,大量降解纤维蛋白原,因此溶栓期间不需要充分抗凝治疗,溶栓后 6h 开始测定 aPTT,待 aPTT 恢复到对照时间 2 倍以内时(约 70s)开始给予皮下肝素治疗。急诊 PCI 时应根据体重给予肝素冲击量 70～100U/kg。

低分子量肝素:低分子量肝素为普通肝素的一个片段,平均分子量约在 4000～6500 之间,其抗因子 Xa 的作用是普通肝素的 2～4 倍,但抗 IIa 的作用弱于后者。由于倍增效应,1 个分子因子 Xa 可以激活产生数十个分子的凝血酶,故从预防血栓形成的总效应方面低分子量肝素应优于普通肝素。且低分子肝素应用方便、不需监测凝血时间、出血并发症低等优点,目前除急诊 PCI 术中外,均可替代普通肝素。

华法林:有持续性或阵发性房颤的患者需长期应用华法林抗凝,影像学检查发现左室血栓的患者,给华法林抗凝至少 3 个月,单用华法林抗凝,应维持在 2.5～3.5;与阿司匹林合用(75～162mg),应维持在 2.0～3.0。有左室功能不全且存在大面积室壁运动不良的患者也可应用华法林抗凝。

水蛭素(比伐卢定)是直接凝血酶抑制剂,是否更优尚需更多临床证据支持。

(5)调脂药物:他汀类药物对冠心病的一级和二级预防作用已经得到了循证医学的广泛证据,而且新近的一些研究也证实了对 ACS 患者早期进行调脂治疗一样是有效而且是必需的。MIRACL 是首次进行的,在 ACS 早期强化降脂治疗的国际性大规模的多中心临床试验,Ⅲ期结果显示,阿托伐他汀组较安慰剂组死亡、非致死性心肌梗死、心脏停搏或心绞痛恶化住院的联合终点危险下降 16％,心绞痛及脑卒中相对危险分别下降 26％ 和 50％。此后的 A-to-Z 试验、PACT 研究等均证实早期进行调脂治疗是必要性。对 ACS 患者,入院后应尽快(24h 内)进行血脂水平检测,如果 LDL-C＞100mg/dl,HDL-C＞40mg/dl,就应该开始用他汀类药物治疗,如果已经在服用他汀类药物者则应该适当的加量。如果 LDL-C＞100mg/dl,HDL-C＜40mg/dl,贝应该进行他汀类药物的强化治疗。如果 LDL-C＜100mg/dl,HDL-C＞40mg/dl,则应给予贝特类药物或烟酸治疗。但贝特类药物不应与他汀类药合用,因有增加肌炎的可能。小剂量的烟酸可以与他汀类药合用,但合并有糖尿病的患者则不应联合用药。

(6)血管紧张素转换酶抑制剂(ACEI)和血管紧张素受体阻滞剂(ARB):如无禁忌证,前壁梗死、肺淤血或 LVEF＜0.40 的患者,应在发病 24h 内加用口服 ACEI 并长期维持,无上述情况的患者也可使用。如应用 ACEI 有禁忌证应改用 ARB。ACEI 的禁忌证包括:①收缩压＜100mmHg 或较基础血压下降 30mmHg 以上;②中重度肾衰;③双侧肾动脉狭窄;④对 ACEI 过敏。

(7)钙拮抗剂:钙拮抗剂在 AMI 治疗中不作为一线用药。临床试验研究显示,无论是 AMI 早期或晚期、是否合用 β 受体阻滞剂,给予速效硝苯地平均不能降低再梗死率和死亡率,对部分患者甚至有害,这可能与该药反射性增加心率,抑制心脏收缩力和降低血压有关。如使用 β 受体阻滞剂有禁忌证或无效,可应用维拉帕米或地尔硫草以缓解持续性缺血或控制房颤、房扑的快速心室率,不宜使用硝苯地平快速释放制剂,有左心室收缩功能不全、房室传导阻滞或充血性心力衰竭时不宜使用地尔硫草和维拉帕米。

(8)洋地黄制剂:AMI 24h 之内一般不使用洋地黄制剂,对于 AMI 合并左心衰竭的患者

24h 后常规服用洋地黄制剂是否有益也一直存在争议。目前一般认为,AMI 恢复期在 ACEI 和利尿剂治疗下仍存在充血性心力衰竭的患者,可使用地高辛。对于 AMI 左心衰竭并发快速心房颤动的患者,使用洋地黄制剂较为适合,可首次静脉注射西地兰 0.4mg,此后根据情况追加 0.2～0.4mg,然后口服地高辛维持。

(9)醛固酮受体拮抗剂:有左心力衰竭症状(LVEF<0.40)或并存糖尿病,无严重肾功能不全(男性血肌酐应≤2.5mg/dl,女性血肌酐应≤2.0mg/dl),已应用治疗剂量的 ACEI 类药物且无高钾血症(血钾应≤5.0mmol/L)的患者应长期使用醛固酮受体拮抗剂。

(10)镁制剂:有以下情况时可行补镁治疗,梗死前使用利尿剂、有低镁血症、出现 QT 间期延长的尖端扭转型室速,可在 5min 内静脉推注镁制剂 1～2g。如无以上临床表现,无论 AMI 临床危险性如何,均不应使用镁制剂。

4.并发症处理

(1)AMI 并发心力衰竭:心力衰竭是 AMI 的严重并发症之一,常见于大面积 MI 如广泛前壁 AMI 或 AMI 伴大面积心肌缺血的患者。急性左心衰竭临床上表现为程度不等的呼吸困难,严重者可端坐呼吸,咯粉红色泡沫痰。急性左心衰竭的处理:适量利尿剂,Killip Ⅲ级(肺水肿)时静脉注射呋塞米 20mg;静脉滴注硝酸甘油,由 10μg/min 开始,逐渐加量,直到收缩压下降 10%～15%,但不低于 90mmHg;尽早口服 ACEI,急性期以短效 ACEI 为宜,小剂量开始,根据耐受情况逐渐加量;肺水肿合并严重高血压时是静脉滴注硝普钠的最佳适应证。小剂量(10μg/min)开始,根据血压逐渐加量并调整至合适剂量;洋地黄制剂在 AMI 发病 24h 内使用有增加室性心律失常的危险,故不主张使用。在合并快速心房颤动时,可用西地兰或地高辛减慢心室率。在左室收缩功能不全,每搏量下降时,心率宜维持在 90～110 次/min,以维持适当的心排血量;急性肺水肿伴严重低氧血症者可行人工机械通气治疗。

(2)AMI 并发心源性休克:心源性休克是 AMI 后泵衰竭最严重的类型。80% 是由于大面积心肌梗死所致,其余是由于机械并发症如室间隔穿孔或乳头肌断裂所致。其预后很差,病死率高达 80%。AMI 伴心源性休克时有严重低血压,收缩压<80mmHg,有组织器官低灌注表现,如四肢凉、少尿或神智模糊等。伴肺淤血时有呼吸困难。心源性休克可突然发生,为 AMI 发病时的主要表现,也可在入院后逐渐发生。迟发的心源性休克发生慢,在血压下降前有心排血量降低和外周阻力增加的临床证据,如窦性心动过速、尿量减少和血压升高、脉压减小等,必须引起注意。

心源性休克的处理:

①升压药:恢复血压在 90/60mmHg 以上是维持心、脑、肾等重要脏器灌注并维持生命的前提。首选多巴胺 5～15μg/(kg·min),一旦血压升至 90mmHg 以上,则可同时静脉滴注多巴酚丁胺 3～10μg/(kg·min),以减少多巴胺用量。如血压不升,应使用大剂量多巴胺≥15μg/(kg·min)。大剂量多巴胺无效时,也可静脉滴注去甲肾上腺素 2～8μg/(kg·min)。轻度低血压时,可用多巴胺或与多巴酚丁胺合用。

②血管扩张药:首选硝普钠,用量宜小,5～20μg/(kg·min)静脉维持输注。可扩张小动脉而增加心排血量和组织灌注,同时可降低 PCWP 而减轻肺淤血和肺水肿,从而改善血流动

力学状态。尤其与多巴胺合用效果更好。

③主动脉内球囊反搏(IABP)：AMI合并心源性休克时药物治疗不能改善预后,应使用主动脉内球囊反搏(IABP)。经股动脉插入气囊导管至降主动脉,通过舒张期和收缩期气囊充气及放气,增加心肌灌注并降低心室射血阻力,可使心搏出量增加 $10\%\sim20\%$。一般适用于药物治疗反应差、血流动力学不稳,以及为外科手术或 PCI 治疗做准备的心源性休克患者。IABP 的副作用有穿刺部位出血、穿刺下肢缺血、血栓栓塞和气囊破裂等并发症,在老年、女性和有外周动脉疾病患者更多见。IABP 本身不能改善心源性休克患者的预后。

④再灌注治疗：包括溶栓、急诊 PCI 或 CABG。迅速使完全闭塞的梗死相关血管开通、恢复血流至关重要,这与住院期间的存活率密切相关。然而,溶栓治疗的血管再通率在休克患者显著低于无休克者,而且住院生存率仅 $20\%\sim50\%$,故 AMI 合并心源性休克提倡急诊 PCI。AMI 合并心源性休克若 PTCA 失败或不适用者(如多支病变或左主干病变),应急诊 CABG。

(3)右室梗死和功能不全：急性下壁心肌梗死中,近一半存在右室梗死,但有明确血流动力学改变的仅 $10\%\sim15\%$,下壁伴右室梗死者死亡率大大增加。右胸导联(尤为 V4R)ST 段抬高 $>0.1\mathrm{mV}$ 是右室梗死最特异的改变。下壁梗死时出现低血压、无肺部啰音、伴颈静脉充盈或 Kussmaul 征(吸气时颈静脉充盈)是右室梗死的典型三联征。但临床上常因血容量减低而缺乏颈静脉充盈体征,主要表现为低血压,心肌梗死合并低血压时应避免使用硝酸酯和利尿剂,需积极扩容治疗,若补液 $1\sim2\mathrm{L}$ 血压仍不回升,应静脉滴注正性肌力药物多巴胺。在合并高度房室传导阻滞、对阿托品无反应时,应予临时起搏以增加心排血量。右室梗死时也可出现左心功能不全引起的心源性休克,处理同左室梗死时的心源性休克。

(4)AMI 并发心律失常：急性心肌梗死由于缺血性心电不稳定可出现室性早搏、室性心动过速、心室颤动或加速性室性自主心律;由于泵衰竭或过度交感兴奋可引起窦性心动过速、房性早搏、心房颤动、心房扑动或室上性心动过速;由于缺血或自主神经反射可引起缓慢性心律失常(如窦性心动过缓、房室传导阻滞)。首先应加强针对急性心肌梗死、心肌缺血的治疗。

1)AMI 并发室上性快速心律失常的治疗

①房性早搏：与交感兴奋或心功能不全有关,本身不需特殊治疗,但需积极治疗心功能不全;

②阵发性室上性心动过速：因心率过快可使心肌缺血加重。如合并心力衰竭、低血压者可用直流电复律或心房起搏治疗。如无心力衰竭且血流动力学稳定,可缓慢静脉注射维拉帕米(5~10mg),或硫氮草酮(15~25mg)或美多心安(5~15mg)。洋地黄制剂有效,但起效时间较慢;

③心房扑动和心房颤动：往往见于合并心衰患者,并提示预后不良,应予积极治疗。

a.若心室率过快致血流动力学不稳定,如出现血压降低、脑供血不足、心绞痛或心力衰竭者需迅速做同步电复律。

b.若血流动力学稳定,则减慢心室率即可。无心功能不全、支气管痉挛或房室传导阻滞者,可静脉使用 β 受体阻滞剂如美多心安 5mg 在 5min 内静脉注入,必要时可重复,15min 内总量不超过 15mg。也可缓慢静脉注射维拉帕米(5~10mg)或硫氮草酮(15~25mg)。

c.合并心衰者首选洋地黄制剂,如西地兰(0.4~0.8mg)分次静脉注入,多能减慢心室率。

d.胺碘酮对中止心房颤动、减慢心室率及复律后维持窦性心律均有价值,可静脉用药并随后口服治疗。

e.心房颤动反复发作应给予抗凝治疗,以减少脑卒中发生。

2)AMI并发室性快速心律失常的治疗

①心室颤动:持续性多形室性心动过速,立即非同步直流电复律,起始电能量200J,如不成功可给予300J重复;

②持续性单形室性心动过速:伴心绞痛、肺水肿、低血压(SBP<90mmHg),应给予同步直流电复律,电能量同上。持续性单形室性心动过速不伴上述情况,可首先给予药物治疗。如胺碘酮150mg于10min内静脉注入,必要时可重复,然后1mg/min静脉滴注6h,再0.5mg/min维持滴注。或利多卡因50mg静脉注射,需要时每15~20min可重复,最大负荷剂量150mg,然后2~4mg/min维持静脉滴注,时间不宜超过24h;

③频发室性前期收缩、成对室性前期收缩、非持续性室速:可严密观察或利多卡因治疗(使用不超过24h);

④偶发室性早搏、加速的室性自主心律:可严密观察,不作特殊处理。

3)AMI并发缓慢性心律失常的治疗:窦性心动过缓见于30%~40%的AMI患者中,尤其是下壁心肌梗死或右冠状动脉再灌注时。心脏传导阻滞可见于6%~14%患者,常与住院死亡率增高相关。处理原则如下:

①窦性心动过缓:在下、后壁AMI早期最常见,若伴有低血压(SBP<90mmHg)时立即处理。可给阿托品0.5~1.0mg静脉推注,3~5rnin可重复,至心率达60次/min以上。最大可用至2mg;

②房室传导阻滞有(AVB):多见于下、后壁AMI。若在AMI初起出现,多为低血压所致,治疗应先给予多巴胺升压,AVB即可消失。若在AMI24h后发生,多为房室结缺血、水肿和损伤所致,可表现为逐渐加重的AVB。一度和二度Ⅰ型AVB极少发展为三度AVB,只需观察,不必特殊处理。二度Ⅱ型、三度AVB伴窄QRS波逸搏心律,可先用阿托品静脉注射治疗,无效则立即安装临时起搏器;

③束支传导阻滞:多见于广泛前壁AMI未行再灌注治疗患者,提示预后不良。AMI新出现的束支传导阻滞如完全性右束支传导阻滞(CRBBB)+左前分支阻滞(LAB)或左后分支阻滞(LPB)及伴P-R间期延长,或CRBBB与完全性左束支传导阻滞(CLBBB)交替出现均应立即安装临时起搏器;新发生的单支传导阻滞并P~R间期延长或事先存在的双支阻滞伴P-R间期正常者,则可先密切观察,待出现高度的AVB时再行临时起搏。

(5)AMI机械性并发症:AMI机械性并发症为心脏破裂,包括左室游离壁破裂、室间隔穿孔、乳头肌和邻近的腱索断裂等。临床上常发生于无高血压病史、首次大面积透壁性AMI的老年女性患者。晚期溶栓治疗、抗凝过度和皮质激素或非甾体类抗炎剂增加其发生风险。临床表现为突然或进行性血流动力学恶化伴低心排血量、休克和肺水肿。

①游离壁破裂:左室游离壁破裂引起急性心包填塞时可突然死亡,临床表现为电-机械分

离或停搏。亚急性心脏破裂在短时间内破口被血块封住,可发展为亚急性心包填塞或假性室壁瘤。症状和心电图不特异,心脏超声可明确诊断。对亚急性心脏破裂者应争取冠状动脉造影后行手术修补及血管重建术;

②室间隔穿孔:病情恶化的同时,在胸骨左缘第3、第4肋间闻及全收缩期杂音,粗糙、响亮,50％伴震颤。二维超声心动图一般可显示室间隔破口,彩色多普勒可见经室间隔破口左向右分流的射流束。室间隔穿孔伴血流动力学失代偿者提倡在血管扩张剂和利尿剂治疗及IABP支持下,早期或急诊手术治疗。如室间隔穿孔较小,无充血性心力衰竭,血流动力学稳定,可保守治疗,6周后择期手术;

③急性二尖瓣关闭不全:乳头肌功能不全或断裂引起急性二尖瓣关闭不全时在心尖部出现全收缩期反流性杂音,但在心排血量降低时,杂音不一定可靠。二尖瓣反流还可能由于乳头肌功能不全或左室扩大所致相对性二尖瓣关闭不全所引起。超声心动图和彩色多普勒是明确诊断并确定二尖瓣反流机制及程度的最佳方法。急性乳头肌断裂时突然发生左心衰竭和(或)低血压,主张血管扩张剂、利尿剂及IABP治疗,在血流动力学稳定的情况下急诊手术。因左室扩大或乳头肌功能不全引起的二尖瓣反流,应积极药物治疗心力衰竭,改善心肌缺血并主张行血管重建术以改善心脏功能和二尖瓣反流。

5.非ST段抬高的AMI的药物治疗　非ST段抬高的AMI较ST段抬高AMI有更宽的临床谱,不同的临做床背景与其近、远期预后有密切的关系,对其进行危险分层的主要目的是为临床医生迅速作出治疗决策提供依据。

非ST段抬高AMI的药物治疗除了避免大剂量溶栓治疗外,其他治疗与ST段抬高的患者相同。包括抗缺血治疗、抗血小板治疗与抗血栓治疗和根据危险度分层进行有创治疗。具有下列高危因素之一者,应早期有创治疗(证据水平A):①尽管已采取强化抗缺血治疗,但是仍有静息或低活动量的复发性心绞痛/心肌缺血;②cTnT或cTnI明显升高;③新出现的ST段下移;④复发性心绞痛/心肌缺血伴有与缺血有关的心力衰竭症状、S3奔马律、肺水肿、肺部啰音增多或恶化的二尖瓣关闭不全;⑤血流动力学不稳定。

(三)治疗方案的选择

再灌注治疗是AMI最重要的治疗措施,它包括溶栓治疗、急诊PCI和急诊CABG。

1.溶栓治疗　通过静脉注入溶栓剂溶解梗死相关冠状动脉内的新鲜血栓,是梗死相关冠状动脉再通的治疗方法。

(1)溶栓治疗适应证:美国心脏病学会和美国心脏病学院关于溶栓治疗指南的适应证为:①2个或2个以上相邻导联段抬高(胸导联≥0.2mV,肢体导联≥0.1mV),或AMI病史伴左束支传导阻滞,起病时间<12h,年龄<75岁(2004年ACC/AHA指南列为Ⅰ类适应证);②对ST段抬高,年龄>75岁的患者慎重权衡利弊后仍可考虑溶栓治疗(2004年ACC/AHA指南列为Ⅱ类适应证);③ST段抬高,发病时间在12～24h的患者如有进行性缺血性胸痛和广泛ST段抬高,仍可考虑溶栓治疗(2004年ACC/AHA指南列为Ⅱa类适应证);④虽有ST段抬高,但起病时间>24h,缺血性胸痛已消失者或仅有ST段压低者不主张溶栓治疗(ACC/AHA指南列为Ⅲ类适应证)。

溶栓治疗的绝对禁忌证：①活动性出血；②怀疑主动脉夹层；③最近头部外伤或颅内肿瘤；④<2周大手术或创伤；⑤任何时间出现出血性脑卒中史；⑥凝血功能障碍。

溶栓治疗的相对对禁忌证：①高血压>180/110mmHg；②活动性消化性溃疡；③正在抗凝治疗；④延长CPR；⑤糖尿病出血性视网膜病；⑥心源性休克；⑦怀孕。

(2)溶栓剂和治疗方案：纤维蛋白是血栓中的主要成分，也是溶栓剂的作用目标。所有的溶栓剂都是纤溶酶原激活剂，进入体内后激活体内的纤溶酶原形成纤溶酶，使纤维蛋白降解，达到溶解血栓的目的。溶栓剂可分为纤维蛋白特异型和非纤维蛋白特异型两大类，前者如组织型纤溶酶原激活剂和单链尿激酶纤溶酶原激活剂，选择血栓部位的纤溶酶原起作用，对血循环中的纤溶酶原无明显影响；后者如链激酶和尿激酶，对血循环中和血栓处的纤溶酶原均有激活作用。溶栓剂又可分为直接作用和间接作用两类，前者如尿激酶、组织型纤溶酶原激活剂，直接裂解纤溶酶原形成纤溶酶，产生溶解血栓的作用；后者如链激酶，先与纤溶酶原结合后形成复合物再间接激活纤溶酶原。

①尿激酶：为我国应用最广的溶栓剂，根据我国的几项大规模临床试验结果，目前建议剂量为150万U，于30min内静脉滴注，配合肝素皮下注射7500～10000U，1次/12h，或低分子量肝素皮下注射，2次/d。溶栓后90min冠脉再通率约50%～60%；

②链激酶或重组链激酶：根据国际上进行的几组大规模临床试验及国内的研究，建议150万U于1h内静脉滴注，配合肝素皮下注射7500～10000U，1次/12h，或低分子量肝素皮下注射，2次/d。溶栓后1.5h冠脉再通率约50%～60%；

③重组组织型纤溶酶原激活剂(rt-PA)：根据国际研究，通用的方法为加速给药方案(即GUSTO方案)，首先静脉注射15mg，继之在30min内静脉滴注0.175mg/kg(不超过50mg)，再在1h内静脉滴注0.15mg/kg(不超过35mg)。给溶栓药前静脉注射肝素5000U，继之以1000U/h的速率静脉滴注，以aPTT结果调整肝素给药剂量，使aPTT延长至正常对照的1.5～2.0倍(50～70s)，或低分子量肝素皮下注射，2次/d。溶栓后1.5h冠脉再通率约80%。我国进行的TUCC(中国rt-PA与尿激酶对比研究)临床试验，应用rt-PA 50mg方案(8mg静脉注射，42mg在1.5h内静脉滴注，配合肝素静脉应用)，也取得较好疗效，其1.5h冠脉通畅率为79%。

④TNK-tPA：通过改变t-PA分子的3个部位而产生的新分子，它有较长的半衰期，是rt-PA的5倍，无抗原性，可以静脉推注给药，30～50mg/次给药方便，易于掌握，适合院前溶栓和基层使用。纤维蛋白的特异性较rt-PA高。TNK-tPA被目前认为是最有前途的溶栓药。

⑤葡激酶(SAK)：来源于金黄色葡萄球菌，该复合物具有溶解血块的作用，为特异性溶血栓药物，试验研究发现该药对富含血小板的血栓，凝缩的血块以及机械性挤压的血块也有溶栓作用，此特点是其他溶栓药物所不具备的，为该药的临床应用提供了更广阔的空间；具有抗原性，少数患者可发生过敏反应。用法：20mg，30min静滴。多中心临床随机试验研究显示1.5h内血管再通率略高于rt-PA的血管再通率，但因例数较少尚需进一步研究证实。

2.急诊冠状动脉介入治疗　急诊经皮冠状动脉介入(PCI)因直接对闭塞冠脉进行球囊扩

张和支架置入,再通率高,达到 TIMI Ⅱ、Ⅲ 级血流的比率＞95％,且再通完全。因其疗效确切,又无溶栓治疗的禁忌证、出血并发症和缺血复发的不足。在有条件的医院,对所有发病

在 12h 以内的 ST 段抬高 AMI 患者均应行急诊 PCI 治疗;对溶栓治疗未成功的患者,也应行补救性 PCI;对 AMI 并发心源性休克,应首选在主动脉球囊反搏(IABP)下行急诊 PCI;对无条件行 PCI 的医院,应迅速转诊至有条件的医院行急诊 PCI。

(1)直接 PCI:指 AMI 患者不进行溶栓治疗,而直接对梗死相关冠脉行球囊扩张和支架置入。技术标准:能在入院 1.5h 内进行球囊扩张;人员标准:独立进行＞75 例/年;导管室标准:例数＞200 例/年,直接＞36 例/年,并有心外科支持。

如能在入院 1.5h 内进行球囊扩张,应尽快对发病在 12h 内的患者行直接 PCI 治疗,有溶栓禁忌证、严重左心衰(包括肺水肿和心源性休克)的患者也应行直接 PCI 治疗。发病 3h 内的患者,如从接诊到球囊扩张的时间减去从接诊到开始溶栓的时间＜1h,应行直接 PCI 治疗;从接诊到球囊扩张的时间减去从接诊到开始溶栓的时间＞1h,应行溶栓治疗。对症状发作12～24h,具有 1 项或 1 项以上下列指征的患者也可行直接 PCI 治疗:①严重充血性心力衰竭;②有血流动力学紊乱或电不稳定型;③持续心肌缺血症状。由每年行＜75 例的术者对有溶栓适应证的患者行直接 PCI 治疗尚有争议。发病超过 12h,无血流动力学紊乱和电不稳定型的患者不宜行直接 PCI 治疗。如无血流动力学紊乱,行直接 PCI 时不宜处理非梗死相关动脉。如无心外科支持或在失败时不能迅速转送至可行急诊冠脉搭桥术的医院,不宜行直接 PCI治疗。

(2)辅助性 PCI(易化 PCI):辅助性 PCI 指应用药物治疗后(如全量或半量纤溶药物、血小板Ⅱb/Ⅲa 受体拮抗剂、血小板Ⅱb/Ⅲa 受体拮抗剂和减量纤溶药物联用)有计划的即刻 PCI策略。即刻 PCI 不能实施时,辅助性 PCI 对高危患者是一项有价值的策略。对 STEMI 患者行辅助性 PCI 治疗尚有争议。

(3)补救性 PCI:溶栓治疗失败,适合行血管成形术,且具有以下情况的患者应行补救性PCI 治疗:①梗死后 36h 内发生休克,且能在休克发生 18h 内开始手术;②发病不超过 12h,有严重左心衰(包括肺水肿);③有持续心肌缺血症状、存在血流动力学紊乱或电不稳定型。

(4)溶栓再通者择期 PCI:溶栓治疗再通的患者,如有缺血复发、再梗死、心源性休克或血流动力学紊乱,应择期(发病 7～10d 后)行 PCI 治疗;有充血性心衰,左室射血分数＜0.40,严重室性心律失常的患者也可行择期 PCI 治疗。对溶栓治疗再通的患者常规行 PCI 治疗尚有争议。

3.急诊 CABG 冠脉解剖适合,有以下情况的患者应行急诊 CABG 治疗:①行 PCI 失败且有持续胸痛或血流动力学紊乱;②有持续或难治性复发缺血,累及大量心肌但不适合行 PCI和溶栓治疗;③心梗后有室间隔缺损或二尖瓣反流者行修补术时;④年龄＜75 岁,有严重的 3支病变或左主干病变,心梗后 36h 内发生休克,并能在休克发生 18h 内开始手术;⑤左主干狭窄 50％以上或 3 支病变,且存在危及生命的室性心律失常。

(郭伟民)

第二节　冠心病的介入治疗

　　20 世纪 90 年代初,冠状动脉内支架的使用使冠状动脉介入治疗(PCI)产生革命性变化。PCI 后短期结果得到明显改善,急诊冠状动脉搭桥的发生率从 20 世纪 80 年代的 3%～5%下降到目前不到 1%。随着 21 世纪初药物支架的引进,后期重复血运重建率从裸支架的 15%～20%减少到药物支架的 5%～7%。随着 PCI 技术的改善和适应证的扩展,PCI 的数量得到显著增加,CABG 的数量明显减少。

一、经皮冠状动脉介入治疗操作

(一)程序和设备

　　PCI 在心导管室操作,使用和诊断性冠状动脉造影同样的 X 线机器,动脉入路可以是股动脉、桡动脉或肱动脉。股动脉径路是最常用的,也是大部分培训中心教导最多的方法。桡动脉途径由于其减少手术入路的出血并发症和减少 PCI 后的合并症(可以早期活动),因而近年来越来越受到欢迎。桡动脉径路的不利之处是学习曲线延长和可能桡动脉闭塞。尺动脉通畅、掌弓血循环完整是行桡动脉径路的先决条件,这样即使桡动脉闭塞也保证患者没有症状。

　　介入治疗用指引导管比诊断用导管稍粗,以便容纳球囊、支架和介入器材通过。冠状动脉和靶病变通过冠状动脉造影显影后,导引导丝通过病变部位并且进入到远端血管;在导丝引导下,球囊导管被送到病变部位,球囊扩张器用来扩张球囊,通过对斑块的挤压和斑块的破裂,扩张狭窄的病变。现在冠状动脉支架植入几乎是冠状动脉成形术不可缺少的一部分,未释放的支架被放置并压缩于球囊导管的球囊上,通过导丝将支架球囊放置到已预扩张的病变部位,球囊扩张使支架撑开并植入于血管壁上;支架植入后使用高压球囊后扩张使支架扩张更完。随着器械的不断改进,不经球囊预扩张而直接支架植入的操作越来越多,并且支架球囊可以使支架完全扩张而不需要后扩。

　　PCI 手术结束,介入器材退出后,常常在 ACT 下降到正常范围内(常在 170 秒左右)可以手工压迫止血。近年来,在股动脉穿刺部位用血管缝合器闭合动脉比较普遍,股动脉穿刺部位伤口可以在手术后用缝线或胶原塞子立即闭合住,这样在适合的患者可以得到马上止血,并且允许患者早期活动。

(二)辅助的药物治疗

　　所有拟行 PCI 的患者术前都必须服用阿司匹林和氯吡格雷,手术时要给予完全肝素化(抗凝)以防止手术器械内产生血栓。传统上,肝素作为抗凝剂在手术中使用,在急性冠状动脉综合征患者中,由于其围术期心肌梗死和缺血事件的发生率高,因而往往增加使用血小板 Ⅱb/Ⅲa 受体拮抗剂进一步对抗手术中的血栓形成。近年来,水蛭素成为另一种介入手术中抗凝选择,临床研究发现水蛭素和肝素加血小板 Ⅱb/Ⅲa 受体拮抗剂围术期缺血事件的发生率相似,但水蛭素有明显半衰期短的优势,手术的出血并发症减少。

血管内支架最主要的问题是内皮化不完全部位支架内血栓形成,药物洗脱支架明显抑制了支架内皮化过程,可能需要数月或更长时间支架才能完全被内皮覆盖。支架植入1年以后形成的晚期支架内血栓是现在使用药物支架的主要担心,基于这方面的考虑,药物支架植入后至少口服抗血小板药物阿司匹林和氯吡格雷1年以上,以减少支架内血栓的风险。由于药物支架存在晚期支架内血栓形成的风险,而长期双联抗血小板治疗又存在出血并发症的可能,因而近年来药物支架的使用热情已明显下降。

(三)经皮冠状动脉介入治疗结果

随着冠状动脉介入治疗技术的改进、支架设计的改良、操作者经验的增加,PCI治疗的结果已得到显著改善。选择合适的患者以及适宜的操作时机,有经验的操作者手术成功率(定义为病变部位残余狭窄<20%,前向血流正常)可达到95%以上。手术并发症,如引起血管急性闭塞的夹层或血管穿孔等在导管室已很少发生。虽然仍然存在争议,一些操作者已建议在PCI手术医院不一定需要外科保驾。

经皮冠状动脉介入治疗手术安全性与术者经验呈正相关,美国心脏学院(ACC)和心脏协会(AHA)指南中指出,冠状动脉介入治疗应该在手术量在400例以上的单位,操作者每年手术量75例以上的医师中开展。

在冠状动脉内支架常规应用之前,再狭窄成为冠状动脉介入治疗的主要障碍,球囊扩张对血管壁的损伤促进血管内膜增殖,导致术后3~6个月血管再狭窄。金属裸支架的使用使得再狭窄发生率显著降低,药物洗脱支架是在支架表面涂以免疫抑制或抗增生的药物(如西罗莫司、紫杉醇等)在支架植入后缓慢释放以防止血管内膜增殖,这种方法使再狭窄率进一步下降,晚期再次血运重建率从裸支架的15%~20%下降到药物洗脱支架的5%~7%。由于药物洗脱支架植入后存在发生晚期支架内血栓形成的风险,并且需要长时间抗凝治疗,因而对于特定的人群需要权衡利弊,选择合适的支架,如对于直径较大的冠状动脉狭窄,不一定必须植入药物洗脱支架。

冠状动脉介入治疗的诸多进展,使得许多以前需要冠状动脉搭桥的患者现在可以在导管室进行有效的治疗;虽然CABG现在仍然是复杂冠状动脉病变的治疗手段,但其所占比例已明显降低。

(四)冠状动脉介入治疗手术操作并发症

PCI最常见的并发症是和动脉穿刺点有关。穿刺部位出血和血肿的发生率在3%~5%之间,大部分可以用保守治疗处理,只有少部分需要输血或外科处理。穿刺部位的假性动脉瘤发生率不到1%,大部分可以在超声指导下压迫解决。后腹膜血肿发生率很低,如未能及时发现,可能威胁生命,有时需要外科处理,在PCI后继续进行抗凝治疗的患者必须非常警惕后腹膜血肿的存在。经桡动脉的介入治疗,可能会导致桡动脉闭塞,但大部分是无症状的,因为手部供血是双环的。

冠状动脉介入治疗的心脏并发症并不多,球囊扩张或支架植入可以导致粥样硬化斑块的栓塞和(或)在远端血管床的血栓形成,相应产生的心肌梗死常是小灶的和可以忍受的。水蛭素或肝素加Ⅱb/Ⅲa受体拮抗剂可以明显减少围术期心肌梗死的发生。心肌缺血诱导的心律失常,包括室性心动过速或心室颤动常常对药物治疗或心脏电复律反应较好。冠状动脉介入手术中的冠状动脉夹层撕裂和（或）血栓性闭塞导致 Q 波心肌梗死、急诊冠状动脉搭桥和手术相关的死亡，发生率相当低，有经验的操作者结合现代的 PCI 技术已经使这些并发症的发生率下降到 1% 以下。

（五）辅助器材

1.高速斑块旋磨术　高速旋磨技术是利用高速旋转的表面带有金刚石颗粒的磨头研磨斑块至小的颗粒，这些颗粒再随血液至下游吸收。最初它主要用于高度钙化病变、开口病变和分叉病变。旋磨后往往要植入支架。

2.远端保护装置　冠状动脉静脉桥血管病变往往存在易碎斑块和血栓性病变，并且在介入治疗时容易引起远端血管栓塞。有几种远端保护装置在临床应用，最常用的是冠状动脉过滤器。现在设计的过滤器是附着于冠状动脉导丝上，在释放前由鞘管束缚住。过滤器系统放置到静脉桥血管病变的远端，移去束缚的鞘管过滤器被释放并且自膨胀开堵塞病变远端。通过过滤器的导丝在滤器近端行球囊扩张和支架植入；在支架植入过程中粥样硬化斑块和血栓性碎片脱落并被滤器拦截，不致引起下游毛细血管床的栓塞（可能会引起心肌损伤）。在支架植入结束后，用回收鞘将滤器回收。

部分不适合使用远端保护装置的静脉桥病变可以使用近端保护装置，这两种保护装置都可以减少静脉桥血管介入治疗围术期心肌梗死的发生率。

3.血栓去除装置　血栓常常出现在闭塞性冠状动脉病变中，特别是在 ST 段抬高型心肌梗死和其他急性冠状动脉综合征状态。血栓可能导致远端冠状动脉床的栓塞并且影响 PCI 的结果。常用去除血栓的方法是血栓抽吸装置，该装置有两个腔孔，尖端中心腔为导丝通过腔，侧面有较大的侧孔腔与导管末端相通为抽取血栓。该装置常用于血栓负荷重的 ST 段抬高型心肌梗死的治疗，已有临床试验证实血栓抽吸装置用于该状态可以改善冠状动脉介入治疗的结果。

另一种是通过血液流变血栓抽吸装置去除血栓。该装置在导管末端部分有外部管腔，通过该管腔向血管内高速注射生理盐水并折回至导管内，这种高速生理盐水喷射在其后产生一低压区（伯努利原理），通过导管末端周围的孔道将血栓抽吸入导管内。高速喷射的生理盐水可以打碎血栓至微颗粒并且推进它们至导管的近端腔。这种装置对于大量血栓负荷的病变特别有效。

4.血管内超声　血管内超声（IVUS）是通过冠状动脉指引导丝将超声转换器送入冠状动脉内。IVUS 可以提供粥样硬化斑块的形状和血管壁的状况，并且能提供冠状动脉造影不能给予的冠状动脉病变信息。在 PCI 之前使用 IVUS 评估冠状动脉病变的严重性及血管大小帮助决定是否需要使用辅助性装置和支架的大小。PCI 之后的 IVUS 常常用来评估支架是否被完全扩张和支架与血管壁的贴壁情况。在目前药物支架年代，理想的支架植入和完全支架贴壁对减少早期和晚期支架内血栓是非常重要的因素，出于这方面的考虑，IVUS 使用频率已明显增加。几项关于血管内超声的研究是关于药物治疗冠状动脉斑块容量进展或逆转的观察。

5.切割球囊　切割球囊作为冠状动脉普通球囊的改进品，常用来处理复杂的冠状动脉病变，如支架内再狭窄病变、冠状动脉分叉病变和开口病变以及小血管病变。最常用的切割球囊表面装有三片切割刀片,在球囊扩张时造成血管壁有控制的内膜切割,与标准的球囊相比,切割球囊会产生更好的管腔扩大。相似的切割装置有将 3～4 根螺旋形的镍钛合金钢丝附着于半顺应性的球囊表面,在球囊扩张时切割斑块,其结果更具有可预测性。

6.冠状动脉压力导丝　冠状动脉压力导丝测量是用来评估临界病变的功能性严重度的一种重要工具。压力导丝的压力敏感器被安放在 PCI 导丝的末端,测量时压力导丝置于病变冠状动脉远端,通过冠状动脉病变远端压力和近端无病变部位压力的比值判断冠状动脉功能储备分数(FFR)值,该数值来自于冠状动脉充分扩张后常用腺苷获得。FFR 值与非创伤性功能检查结果相似,对冠状动脉病变是否应该行 PCI 术的判断很有帮助。

二、PCI 适应证

PCI 所进行的冠状动脉血运重建可以缓解狭窄性冠状动脉病变患者的心绞痛症状,在部分患者中可以改善存活率。AHA/ACC 关于冠状动脉造影和冠状动脉介入治疗指南中已经对 PCI 的适应证给予界定。要决定是否行 PCI 需要在冠状动脉搭桥、药物治疗和 PCI 手术成功率以及远期收益之间平衡。手术操作的成功率和晚期获益很大程度上取决于病变和患者的选择以及医疗单位和手术者的经验。

(一)PCI 患者选择

对于无症状或仅有轻度心绞痛的冠状动脉狭窄患者以及那些在无创负荷试验中无或仅有轻微心肌缺血者通常可以采用药物治疗;然而,即使是无症状的患者,他们在无创负荷试验中有明显的心肌缺血或在心导管检查中冠状动脉有严重狭窄,往往是心血管疾病发病的高危人群,应该考虑使用 PCI 或 CABG 进行血运重建。

和药物治疗相比较,稳定型心绞痛患者或冠状动脉存在 1～2 支血管明显狭窄的患者一般来说 PCI 可以改善临床症状和改善生活质量;然而,对大部分稳定型心绞痛患者 PCI 并不改善患者的死亡率或再梗死的发生率。PCI 一般推荐为单支或双支病变且病变适合行介入治疗患者,作为优于 CABG 的选择。对于多支血管病变者,CABG 和 PCI 都是可以选择的,大部分比较 PCI 和 CABG 临床研究的结果提示两者的死亡率和心肌梗死的发生率相似,但 CABG 者需要再次血运重建率较低。对于 CABG 或 PCI 的选择取决于合并疾病的存在(它们可能会增加开胸手术的风险),以及病变的特征(它们可能会影响 PCI 的结果)、患者的倾向性;可能还需要在开胸手术的最初的风险以及后续的合并症和 PCI 后多次血运重建之间平衡。糖尿病合并多支血管病变者 CABG 的存活率高于 PCI 者。

对于急性冠状动脉综合征的患者从急诊 PCI 手术中收益特别大。对于不稳定型心绞痛和非 ST 段抬高型心肌梗死患者相对于单纯使用药物治疗,使用介入治疗(如 PCI)可以明显减少主要事件(死亡或心肌梗死)的发生率,因而对这类患者应尽早进行冠状动脉造影,并且根据冠状动脉解剖或合并存在疾病状况分配至 PCI、CABG 或药物治疗。

ST 段抬高型心肌梗死患者进行急诊介入治疗的收益最大。对于急性 ST 段抬高型心肌梗死患者的急诊 PCI 疗效明显优于溶栓治疗,明显降低这类患者的死亡、再次心肌梗死以及卒中的发生率,如果患者就诊在恰当的时间内,并且由有经验的医师手术,急诊 PCI 已成为这类患者首选的再灌注治疗手段。急诊 PCI 在抢救心源性休克或不能溶栓治疗的 AMI 患者有特别优势。对于 AMI 首诊在不能行 PCI 的医院，是就地进行溶栓治疗，还是转运到有条件行 PCI 的中心还存在争议，因为转运确实存在治疗延迟的问题。近年来，全国范围内都在争取降低转运时间以使大部分 AMI 患者能进行急诊 PCI。如果急性心肌梗死患者最初接受溶栓治疗，但溶栓没有成功，患者仍有持续性胸痛和 ST 段抬高，这些患者应该进行补救性 PCI，这样仍能改善结果。在心肌梗死后的早期阶段或成功溶栓后几天内进行 PCI 可以减少再发心肌缺血的频率。

（二）PCI 冠状动脉病变选择

冠状动脉病变的特征是决定患者进行 PCI、CABG 或药物治疗的重要因素。复杂的冠状动脉病变包括非常长的病变、极度扭曲或钙化病变、高度成角病变，某些分叉病变、开口病变、退变的静脉桥血管病变、小血管病变和慢性完全闭塞性病变；这些复杂病变的存在可以使 PCI 手术更困难并且影响手术后的长期疗效。如果冠状动脉病变复杂，并且可能 PCI 的疗效不理想，则药物治疗或 CABG 可能会是更好的选择。

冠状动脉搭桥后静脉桥血管病变已越来越受到关注。静脉桥血管病变常常是弥漫性病变，易碎的和血栓性斑块多，并且在 PCI 中容易发生远端血管栓塞。桥血管局灶性病变可以在远端保护装置应用下行支架植入。但对于多个静脉桥血管弥漫性退行性病变以再次冠状动脉搭桥为较好的选择。之前，对于左主干病变标准的治疗手段是 CABG，然而随着 PCI 技术的改进以及药物洗脱支架的应用，使得左主干支架植入术成为可能，并且这种可能性还在进一步增加。

三、展望

介入心脏病学的最主要的问题是药物支架植入后晚期支架内血栓形成。支架表面涂药是减少内膜增殖和再狭窄的有效方法，同时它使得支架内膜内皮化延迟。事实是，目前所用的所有药物支架在植入体内数月后其支架钢丝仍有部分暴露于循环血液中，这就产生了患者需要长期抗血小板治疗的问题，这种治疗既价格贵，同时又有潜在出血的风险；在非冠状动脉手术时即使短时间停用抗血小板治疗，药物洗脱支架的患者仍然面临着支架内血栓的风险，对这类患者是冒支架血栓风险，还是推迟非冠状动脉手术，临床决定较为困难。

新一代的药物涂层支架有助于解决支架内血栓问题。不同类型或较少抗增殖能力的药物可以抑制内膜增殖，同时还允许支架内皮化。正在临床试验的支架包括完全生物可降解支架和药物仅涂层支架钢丝外层的支架。

正在进行的研究还包括了 PCI 的技术问题，新的指引导丝和介入器械有利于慢性闭塞性病变的开通。对于分叉病变或小血管病变同样有针对于这类病变的新型支架。新的支架趋向于在复杂病变中更好的通过性，辅助性药物治疗也在不断发展。所有这些努力都使 PCI 的结果得到进一步改善。

（尹洪飞）

第三节　心肌疾病

一、扩张型心肌病

【诊断步骤】

(一)病史采集要点

1.起病情况　通常起病缓慢,初期症状轻。有些患者在体格检查或其他疾病就诊时发现心脏扩大或心电图异常。有时心脏扩大几个月或几年患者尚无症状。

2.主要临床表现　DCM以无明显原因的充血性心衰、心律失常、动脉栓塞及猝死为主要临床特征。疾病早期因心排血量降低,患者感到疲倦乏力,活动更加明显。随着病情进展,心功能衰竭进一步加重,可出现不同程度活动后心悸、气短以及呼吸困难,渐渐发生夜间阵发性呼吸困难、端坐呼吸以至肺水肿。约半数患者有胸部不适或胸痛,可能与心脏扩大致心包伸张、心肌缺氧缺血,或与心包本身病变、心动过速等有关。右心衰竭时,可出现肝脏肿大、肝区胀痛、下肢水肿及多浆膜腔积液。约有1/3的DCM患者有心律失常症状。栓塞发生于病程后期,可发生于肺、脑、肾及冠状动脉,产生相应的临床症状。猝死可能和心律失常及栓塞有关。

3.既往病史　病史问询中要注意有无病毒感染或高热病史;有无营养不良病史;有无心肌病家族史。为与继发性心肌病鉴别,应注意有无饮酒史;有无心肌毒性药物使用史;有无纵隔照射史;有无相关全身性疾病如结缔组织病、代谢疾病、恶性肿瘤等;有无缺血性心肌病史;女性患者妊娠情况是否有心脏扩大或心律失常;患者有无克山地区长期居留史也可为诊断提供重要线索。

(二)体格检查要点

1.一般情况　疾病早期无明显异常。当心脏扩大、心脏泵血功能明显下降后,可出现精神萎靡、气短及乏力。

2.皮肤、黏膜　35%DCM患者颈静脉怒张,29%有下肢水肿,15%有皮肤黏膜紫绀。

3.肺部　肺淤血后可出现肺部湿啰音、哮鸣音及胸腔积液体征。

4.心脏　最重要的早期体征为出现明显的第3及第4心音。心脏扩大尤以左心扩大时,心尖向左向下移位,搏动呈弥漫或抬举性,心率增快,心尖部第1心音低钝,同时可闻及舒张期奔马律或重叠型奔马律。心尖区或三尖瓣区可有由于相对性二尖瓣或三尖瓣关闭不全引起的吹风样收缩期杂音,心功能改善后杂音可减轻。肺动脉压增高者,肺动脉瓣区第2心音亢进。发生心律失常时可闻及有期前收缩或房颤心律。

5.其他　右心衰竭时还可有肝脾肿大、腹水征。肺、脑、肾等重要脏器栓塞时可出现相应体征。

(三)门诊资料分析

1.实验室检查　属非特异性。血沉可增快,肝脏淤血可致球蛋白异常,偶有心肌酶活性增高。检测血清中脑钠素(BNP)或 N 末端脑钠素原(NT-proBNP)的含量有助于心力衰竭的诊断及预后评价。

2.心电图检查　多数 DCM 患者心电图均有异常,因此心电图是诊断心肌病的一项重要辅助方法。DCM 心电图表现复杂且缺乏特异性。可表现为:

(1)一侧或双侧心室肥厚及心肌损害。

(2)QRS 波低电压、ST 段压低、T 波低平或倒置。少数有病理性 Q 波,异常 Q 波提示病情较重,病死率明显高于无异常 Q 波者。

(3)各种类型心律失常,室性心律失常最为多见,其次是传导阻滞和房性心律失常。有持续性室速,并有心室晚电位阳性者,猝死的危险性高。

3. X 线检查　病程早期可无变化,随着病情进展,显示出不同程度的心房、心室腔扩大,心胸比多在 0.6 以上。肺淤血程度和心衰严重程度呈正相关,与心脏扩大程度常不一致,偶见 KerleyB 线。晚期常有胸腔积液、心包积液或肺栓塞。透视下心脏搏动微弱。

(四)继续检查项目

1.动态心电图监测　动态心电图检出的心律失常较静息心电图明显高得多,DCM 患者中,90% 可有复杂性心律失常,如多源性室早、成对室早或短阵室速。动态心电图监测对于疾病早期诊断、估计病情预后方面具有重要价值。

2.超声心动图检查　超声心动图对 DCM 诊断具有十分重要意义。其主要特征为:

(1)左右心室腔明显扩大,以左心扩大为主,一般认为左室舒张朱内径≥60mm 以上,最大可达 80mm。

(2)心室壁运动普遍减弱,部分患者可出现节段性运动异常。射血分数<50%,常≤30%。

(3)多普勒超声可测到二尖瓣、三尖瓣或肺动脉瓣反流。

3.放射性核素检查　DCM 放射性核素检查主要包括心血池动态显影及心肌血流灌注显像。心血池动态显像主要特征为:心腔明显扩大,尤以左心腔扩大为著;心腔容量增加;室壁运动普遍减弱,左室射血分数(LVEF)明显减低,可降至 20% 以下。心肌血流灌注显像表现是心肌节段性稀疏或缺损,和缺血性心脏病之间难以鉴别。

4.心导管检查　无心力衰竭时,心排血量和心搏量在休息状态下正常,某些患者可有左、右心房平均压轻度增高,左右心室舒张末压稍增高。心力衰竭时,心排血指数和心搏指数均减低,动静脉氧差增大,左、右心房平均压与左、右心室舒张末压增高。冠状动脉造影未见狭窄性病变,是 DCM 特征,可以和缺血性心脏病相鉴别。

5.心内膜心肌活检　对 DCM 诊断无特异性,但有协助诊断作用,有助于与继发性心肌病和急性心肌炎相鉴别。DCM 光镜下可见心肌细胞不同程度核肥大、深染;肌原纤维减少、溶解,心肌细胞空泡化;心肌间质不同程度增生。电镜下细胞核大而畸形;线粒体明显增多且大小不等,部分线粒体形态异常,嵴排列紊乱或髓样变;肌质网扩张、糖原颗粒明显减少,溶酶体增多;肌纤维结构模糊,M 带消失。怀疑 DCM,活检组织发现有以上形态学改变可有力支持诊断,并可排除一些继发性心肌病;但活检组织正常,并不能排除该病。

【诊断对策】

（一）诊断要点

本病尚无特异性诊断方法，目前的诊断仍是在排除其他心脏病的基础上，对临床资料进行综合分析来确立。根据无明显原因进展的心功能不全伴心脏扩大，常伴各种类型心律失常，尤其是室性早搏，晚期可能有栓塞表现，在排除了冠心病、高血压病、心包疾病、瓣膜病变、先天性心脏病及其他继发性心肌病后可考虑诊断本病。我国1995年扩张型心肌病的诊断参考标准：

1.临床表现　为心脏扩大、心室收缩功能减低伴或不伴有充血性心力衰竭，常有心律失常，可发生栓塞和猝死等并发症。

2.心脏扩大　X线检查心胸比＞0.5，超声心动图示全心扩大，尤以左心扩大明显，LVDd指数≥27mm/m^2，心脏可呈球形。

3.心室收缩功能减低　超声心动图检测示室壁运动弥漫性减弱，射血分数＜正常值。

4.必须排除其他继发性心肌病和地方性心肌病（克山病）　包括缺血性心肌病，围生期心肌病，酒精性心肌病，代谢性和内分泌性疾病如甲状腺功能亢进、甲状腺功能减退、淀粉样变性、糖尿病等所致的心肌病，遗传性家族性神经肌肉障碍所致的心肌病，全身系统性疾病如系统性红斑狼疮、类风湿性关节炎等所致的心肌病，中毒性心肌病等，才可诊断为原发性扩张型心肌病。

（二）鉴别诊断要点

扩张型心肌病需与以下几种疾病相鉴别。

1.缺血性心脏病　胸部不适、胸闷、胸痛以及伴心律失常、传导阻滞、心力衰竭，心肌反复多发性小梗死灶或广泛纤维化，心室腔可扩大，这些都与扩张型心肌病相似，不易与之鉴别。但缺血性心脏病多发生于有冠心病危险因素的男性患者或绝经期后女性患者，常伴有"三高"：高血压、高血脂及高血糖。心绞痛较典型或有急性心肌梗死病史。心电图有急性或陈旧性心梗图形及演变经过。冠脉造影检查有冠状动脉狭窄病变。

2.高血压性心脏病　既往有高血压病史，有眼底、肾功能改变，X线检查常有主动脉弓扩大、扭曲、延长，超声心动图检查只有左心室肥厚。

3.风湿性心脏病　扩张型心肌病由于心脏扩大，可有二尖瓣/三尖瓣关闭不全的杂音，易与风湿性瓣膜病相混淆。扩张型心肌病心衰控制后杂音减弱，风湿性心脏病心衰纠治后因左心室扩大减轻，收缩压增加，二尖瓣/三尖瓣反流增加，杂音反而增强。超声心动图检查：风心病二尖瓣和/或主动脉瓣常有畸形；扩张型心肌病除心腔扩大外，瓣膜无畸形。

4.心包积液　大量心包积液，心脏外形扩大，和普大型DCM相似。超声心动图可明确诊断。

5.继发性心肌病　继发性心肌病多属扩张型，临床表现和DCM相似，如甲状腺功能亢进性心脏病、酒精性心肌病等，只要注意病史询问、全面体格检查应不难鉴别。

【治疗对策】

（一）治疗原则

1.尽早明确诊断，早期治疗。

2.对症治疗心衰、心律失常，预防栓塞、猝死等并发症。

3.提高患者生存质量和生存率。

(二)治疗计划

1.基础治疗

(1)预防和控制感染:感染可诱发或加重扩张型心肌病心衰。在易感及高危扩张型心肌病患者中可适当使用丙种球蛋白或转移因子等,增强机体抵抗力。一旦感染,应及时使用抗生素。

(2)休息:休息可减轻心脏负荷,改善各主要脏器供血。应避免重体力劳动及疲劳过度。重度心衰患者应完全卧床休息。

(3)饮食:给予高蛋白、高维生素等富有营养、容易消化的饮食。限制水盐摄入量,充血性心力衰竭患者每日摄入钠≤2g,氯化钠≤5g。

2.心力衰竭的药物治疗　扩张型心肌病患者有多种内源性神经内分泌和细胞因子的激活,可促进心肌重构,加重心肌损伤和心功能恶化。大量证据表明,针对交感神经系统和肾素-血管紧张素-醛固酮系统的药物如 ACEI、β受体阻滞剂、血管紧张素Ⅱ受体拮抗剂和醛固酮拮抗剂,可以有效降低扩张型心肌病病死率。

(1)ACEⅠ类药物:ACEI 能降低外周血管阻力,减轻心脏前、后负荷;抑制肾素-血管紧张素-醛固酮系统,防止心肌重构;抑制心脏交感活性,血管扩张同时心率并不增加;使下调的β受体密度和功能上调;纠正低血钾、低血镁,降低室性心律失常的发生率。所有扩张型心肌病伴收缩性心力衰竭患者必需应用 ACEI,包括无症状性心力衰竭,射血分数<0.45 者,并需无限期、终生应用,除非有禁忌证或不能耐受。使用时宜从小剂量开始,逐渐加量,保证血压维持在 90/60mmHg 以上的条件下可将其剂量增至极量。液体潴留时可与利尿剂合用。亦可与β受体阻滞剂或地高辛联合使用。不良反应主要有:干咳、皮疹、低血压、蛋白尿及白细胞减少。不宜同时使用补钾剂或保钾利尿剂。

(2)β受体阻滞剂:β受体阻滞剂治疗后可使症状明显改善,心室舒张末期内径缩小,舒张末压、肺毛细血管楔压及周围血管阻力减低,使心脏指数、射血分数及每搏功指数提高。其机制可能是:上调心肌细胞β受体数目,恢复心肌的变时和变力作用;抑制交感神经-肾上腺素能活性,对抗肾素-血管紧张素-醛固酮系统作用,减少肾素释放,减轻儿茶酚胺对心肌的直接损害;防止心肌细胞内钙超载;抗缺血及抗心律失常作用。适合于心功能Ⅱ~Ⅲ级的扩张型心肌病,心功能Ⅳ级患者一定要病情稳定后方可使用。心功能Ⅰ级的扩张型心肌病患者应用证据较少,但也被推荐使用。β受体阻滞剂开始治疗前患者应无明显水钠潴留,体重恒定,利尿剂已维持在最合适剂量。治疗需从极小剂量开始,如美托洛尔 12.5mg/d,卡维地洛 3.125mg,2 次/d等,每 2~4 周剂量加倍直至目标剂量。

(3)血管紧张素Ⅱ受体拮抗剂:不能耐受 ACEI 的患者改用血管紧张素Ⅱ受体拮抗剂坎地沙坦后,心血管病死率或慢性心力衰竭住院的相对危险度下降 23%。在 ACEI 基础上加用坎地沙坦,可使上述危险下降 15%。

(4)醛固酮拮抗剂:有研究表明小剂量醛固酮拮抗剂可降低扩张型心肌病伴重度心力衰竭患者的病死率,常用药物为螺内酯(20mg/d)。在扩张型心肌病伴轻度心力衰竭患者中的有效性和安全性尚待确定。

(5)其他药物:由于缺乏钙拮抗剂治疗心力衰竭疗效的证据,该类药物不宜用于扩张型心肌病心力衰竭的治疗。

3.心律失常的治疗 扩张型心肌病患者,频发室早发生率达70%～95%,非持续性室速为40%～80%。严重室性心律失常与扩张型心肌病预后密切相关。在采用抗心律失常药之前,首先应加强抗心衰的治疗,消除引起心律失常的一些诱因,如缺氧、心肌缺血、电解质紊乱(低血钾、低血镁)、酸碱平衡失调、交感神经和肾素-血管紧张素-醛固酮系统的激活等。室性早搏可选用β受体阻滞剂或 ACEI,小剂量胺碘酮(200mg/d)、普罗帕酮亦可用于频发室早患者。顽固性室速应选用胺碘酮或索他洛尔或采用射频消融方法。如室性心律失常引起明显血流动力学障碍时需电复律。短阵室速可用利多卡因、普罗帕酮或胺碘酮静脉注射,多形性室速或室颤首选 ICD 起搏器。合并严重房室传导阻滞,可植入永久式心脏起搏器。

4.抗凝治疗 扩张型心肌病心衰者,每年周围动脉栓塞及肺栓塞检出率可达1%～12%。在有周围动脉或肺动脉栓塞病史,及二维超声心动图发现有附壁血栓者,心房纤颤,左室射血分数<30%,NYHA 心功能分级Ⅲ级以上者,应早期应用抗凝剂,如华法林,使 APTT 延长1～1.5倍,INR 在2.0～3.0。

5.心脏起搏器治疗 近年来,应用起搏器治疗扩张型心肌病心力衰竭取得重大进展,常用于伴有束支传导阻滞患者。安置起搏器后平均随访45.5个月,总病死率减少23%。起搏器的心脏同步治疗不仅可改善症状和生活质量,还可使病死率下降36%。

6.外科手术治疗 包括心脏移植、左室成形术等。是晚期扩张型心肌病唯一有效手段。

(三)治疗方案的选择

1.心衰前期 一旦诊断为扩张型心肌病,应避免劳累,以免增加心脏负担,促使病情恶化。心力衰竭者更应注意。

2.心衰期 心力衰竭者初始应使用 ACEI 治疗,宜从小剂量开始,逐渐增至目标剂量。为改善症状也可同时合用洋地黄及利尿剂。使用β受体阻滞剂可进一步降低患者病死率,前提是患者应无明显水钠潴留,体重恒定,利尿剂已维持在最合适剂量。如 ACEI 不能耐受则改用血管紧张素Ⅱ受体拮抗剂。如有室性心律失常则给予相应的抗心律失常药物治疗。心力衰竭者常易合并血栓,可给予抗凝药或抗血小板药。注意及时复查凝血功能,保持 INR 在2.0～3.0。改善心肌代谢药物,如维生素 C、三磷酸腺苷、辅酶 A 等可酌情使用。

3.难治性心衰期 经过正规药物治疗,仍有部分患者心衰难以控制,可考虑左室成形术,切除扩大的左心室,同时置换二尖瓣,减小左室舒张末容积,减轻反流,以改善心功能。有条件的医学中心可进行心脏移植,术后积极控制感染、控制排斥,1年术后生存率可达85%以上。

【病程观察及处理】

(一)病情观察要点

1.治疗期间注意观察心衰及心律失常的发作次数、诱发因素,心功能的变化情况,及时调整治疗方案。每周定时测量体重,可反映体内水钠潴留情况,指导利尿剂的使用。

2.定期复查心电图及超声心动图,观察室性心律失常的类型及频度,以及心腔扩大的程度和范围。

3.认真观察药物的副作用,注意与某些疾病相区别。如 ACE I 类药物有干咳,但要与肺部感染引起的咳嗽区别,以免贻误治疗。

(二)疗效判断与处理

1.疗效评定标准

(1)治愈标准:经治疗后症状消失,心衰被控制,心影缩小。

(2)好转标准:治疗后症状好转,心衰基本被控制。

2.处理

(1)有效者:应继续按原方案治疗,维持心功能稳定。ACE Ⅰ类药物及β受体阻滞剂需长期维持。一般认为抗心律失常药胺碘酮和普罗帕酮有致心律失常作用及脏器毒性不宜长期应用。

(2)病情反复:病情反复者,须仔细寻找原因,积极预防和控制感染,纠正水电解质酸碱平衡紊乱。有时可因β受体阻滞剂增加过快导致心衰加重,这时应减量或暂停该药,待患者无明显水钠潴留后再继续使用。

【预后评估】

本病病程长短不一,短者在发病后 1 年内死亡,长者可存活 20 年以上。下列因素与预后差有关:心脏明显扩大,心胸比>0.55;长期明显心力衰竭,尤其是慢性反复心力衰竭;复杂性室性心律失常;左室传导障碍;左室充盈压升高;左室室壁厚度减少,心脏重量/容积比下降;射血分数下降;年龄>55 岁;血清钠低;血清去甲肾上腺素水平增高。死亡患者半数为猝死。近年来,由于早期诊断及治疗进步,存活率有所增高。

【出院随访】

①出院时带药;②每半年复查心电图、超声心动图;③使用抗凝药时注意定期复查凝血功能、调整抗凝药物用量;④门诊复查每月 1 次,注意按时取药;⑤避免剧烈体力活动和情绪激动。

二、肥厚型心肌病

【诊断步骤】

(一)病史采集要点

1.起病情况　多数患者无症状或症状较轻,出现症状多在 20～30 岁,偶有>50 岁者,男性:女性约为 1.6:1,约 1/3 患者有家族史。症状和体征的严重程度与左室收缩期有无压力阶差或压力阶差多少有关。

2.主要临床表现　肥厚型心肌病的临床表现主要是呼吸困难、非典型性心绞痛、晕厥以及猝死。

晚期可发生心力衰竭。约 80％患者出现劳力性呼吸困难,其中 31％可伴有阵发性夜间呼吸困难,与左室顺应性差,舒张末期压力增高及肺淤血有关。60％患者可出现非典型心绞痛,常因劳累或体力活动诱发,持续时间较长,含硝酸甘油后症状加重。1/3 的患者发生站立和运

动后突然晕厥,片刻后可自行缓解。原因可能是:

(1)左室顺应性下降或左室流出道梗阻,压力阶差增大,心排血量下降,大脑供血不足。

(2)体力活动或情绪激动,交感神经兴奋性增加,左室收缩力增强,左室顺应性进一步降低,心排血量明显减少。

(3)严重心律失常。HCM 患者有 4%～6%发生猝死,多发生于青壮年,于剧烈运动时或其后发生,猝死前多无症状或症状轻微。现在认为猝死是室性心动过速和室颤所致。随着病情进展,心肌纤维化、心肌梗死及损伤,7%～15%的患者可出现心功能不全,有气喘、心悸、不能平卧、下肢浮肿等。

3.既往病史　病史询问中注意患者有无晕厥史,以及晕厥时的动作姿态和诱发因素,能否自行缓解等。详细询问患者有无高血压病、先心病及风心病史,以排除继发性肥厚性心肌病。过去有无心绞痛,症状是否典型,使用硝酸甘油是否有效,这些对于和冠心病鉴别有重要意义。

(二)体格检查要点

1.一般情况　多数患者(约 43.3%)无症状或症状轻微,一般情况较好。晚期可出现心功能不全征象,如精神萎靡,易疲乏等。

2.肺部　出现心功能不全后,可于肺部闻及湿啰音、哮鸣音。

3.心脏　触诊心尖部有抬举性搏动,心室搏动点向左下移位。强力心房收缩产生明显收缩期前心尖搏动,形成心尖部双重搏动,对本病有诊断意义。颈静脉有明显 α 波,动脉搏动快而有力,偶可扪及双峰脉。无左室流出道梗阻者一般没有杂音或杂音不明显。梗阻性患者典型体征为胸骨左缘 3～5 肋间粗糙的收缩晚期喷射样杂音伴震颤,50%患者在心尖部可闻及收缩期杂音,是由相对二尖瓣关闭不全所致。部分患者可闻及第 3、第 4 心音。

4.其他　心衰出现后可有肝脾肿大、下肢浮肿、浆膜腔积液等。

(三)门诊资料分析

1.心电图检查　大多数 HCM 患者有心电图表现异常,心电图完全正常者约占 15%～25%。心电图无特异性诊断价值,但可初步筛选患者。最常见的心电图异常是 ST-T 改变。深而倒置的 T 波,如见于年轻患者,应警惕 HCM。多数患者异常的 ST 段呈水平型压低,少数为下垂型压低,ST 段抬高者少见,上斜型几乎没有。其次是左心室肥厚。大约 25%～50%的患者有异常 Q 波,常见于 II、III、aVF、V_1、V_2、V_5、V_6 导联,有时易与心肌梗死混淆。其他异常还包括:短 PR 间期、预激综合征、电轴左偏,以及完全性左束支或右束支传导阻滞,室上性和室性心律失常也较常见。

2.X 线检查　胸部 X 线检查示心脏正常或增大,多为左室或左房增大。少数心脏明显增大者可见肺淤血及间质性肺水肿。

(四)继续检查项目

1.超声心动图检查　超声心动图可以很直观地判定心肌肥厚的部位与程度,是无创诊断 HCM 最重要的方法。室壁肥厚及运动异常是其主要特征。根据心室壁肥厚部位可把 HCM 分为 4 型:I 型,局限于前间隔;II 型,局限于前间隔和后间隔;III 型,广泛性左心室壁肥厚,但左心室后壁基底段厚度正常;IV 型,心尖肥厚型。病变部位心肌收缩速度及幅度明显降低,一般不超过 0.5cm。其次是左心室流出道改变:正常左室流出道宽度为 2.0～2.5cm,由于室间隔增厚,二尖瓣前叶体部收缩期前向运动,致使左室流出道狭窄(<2.0cm)。SAM 现象:M 型超

声可见二尖瓣 E 峰降低,EF 斜率下降,二尖瓣前叶收缩期 CD 段向室间隔呈弓形隆起。但这一现象并不具有特异性,凡左室流出道血流速度过快时,均可出现,如主动脉瓣病变、高血压病、左向右分流的先天性心脏病等。左心室舒张功能异常,而收缩功能通常不受影响或反常增强。M 型超声心动图表现二尖瓣前叶 E-F 斜率明显减慢;多普勒超声心动图示等容舒张时间延长,舒张早期血流峰值速度(E)减低,舒张晚期血流峰值速度(A)增大,E/A 比值<1。

2.放射性核素检查　　HCM 患者,核素心室造影时,可见左心室腔变小,放射性浓度降低,围绕左心血池可见到一圈放射性空白区,为肥厚的心肌壁影。患者均有舒张期充盈障碍,顺应性降低,表现为高峰充盈时间明显延长,峰充盈明显降低。心脏灌注显像时,可见到心脏不对称性增厚,尤其是室间隔增厚明显。

3.心导管检查　　左室腔与左室流出道收缩期压差>2.67kPa(20mmHg),左室舒张末压增高。左心室造影显示心腔缩小变形,室间隔不规则增厚突入心腔。

4.心内膜活检　　可发现肥厚区域心肌纤维排列紊乱,心肌细胞明显肥大,免疫荧光法可见肥厚心肌内儿茶酚胺含量增高。

5.基因检查分析　　对家族性 HCM 患者及家族成员进行基因检查,有助于病因诊断,也可发现家族性 HCM 的隐性患者,进行早期干预,降低猝死发生率。

【诊断对策】

(一)诊断要点

根据本病的主要症状——呼吸困难、心绞痛、晕厥,结合心肌肥厚的心电图及超声心动图表现,一般诊断不困难。心电图异常可发生在心脏肥厚之前。HCM 基因异常者左室壁厚度可在正常值范围,此时只能通过实验室 DNA 分析方能明确诊断。根据心肌肥厚部位、有无左室收缩期压力阶差可给本病分型。必要时可行左心室造影、心导管检查、心内膜活检、基因诊断。

(二)鉴别诊断要点

原发性肥厚型心肌病主要和一些继发于其他疾病的心肌肥厚相鉴别。

1.高血压性心脏病　　高血压时心脏后负荷增加,左室代偿性增厚类似于肥厚型心肌病。但高血压性心脏病有长期高血压史,无家族性 HCM 病史,有眼底动脉硬化等其他脏器损害表现,心肌肥厚呈对称性,左心室腔正常或轻度缩小,超声心动图 SAM 现象少见。

2.主动脉瓣狭窄　　主动脉瓣狭窄心脏听诊时其收缩期杂音及收缩期震颤位置较高,以胸骨右缘第 2 肋间及胸骨左缘 2~4 肋间明显,常伴有喷射性喀喇音,杂音向颈部传导。主动脉瓣第 2 心音减弱。超声心动图可发现主动脉瓣有病变,心肌肥厚以对称性为主。心导管检查左心室和流出道之间无压差,而左心室与主动脉之间有收缩期压差。

3.运动员心脏　　运动员心脏具有生理性肥厚,但室壁厚度不会超过 16mm,女性运动员则不会超过 14mm,训练停止后 3 个月内,肥厚常自行消退。

4.冠心病　　冠心病也可有劳力性呼吸困难、心绞痛及晕厥等症状,晚期可发生心脏扩大。冠心病患者一般同时伴有多种危险因素如高血脂、高血压、糖尿病等。多数心绞痛含硝酸甘油可缓解。肥厚型心肌病心绞痛含硝酸甘油效果差。超声心动图可很容易与 HCM 鉴别。

5.先天性心脏病　　如先天性主动脉瓣狭窄、先天性室间隔缺损(VSD)和动脉导管未闭(PDA),

通过超声心动图或心导管检查可与之鉴别。

（三）临床类型

1.根据血流动力学分型

（1）非梗阻性肥厚型心肌病：①症状：心悸、呼吸困难、胸部压迫感、胸痛等；②超声心动图：室间隔肥厚，舒张期室间隔厚度与左室壁厚度之比≥1.5，左室流出道无明显狭窄，无压力阶差。

（2）梗阻性肥厚型心肌病：①症状：眩晕及晕厥；②超声心动图：可见收缩期二尖瓣前叶异常前移（SAM现象），室间隔非对称性肥厚，左室流出道明显狭窄，压力阶差增大；③心导管检查：左室流入道与流出道之间收缩压差在20mmHg以上。

2.根据心肌肥厚部位分型

（1）Ⅰ型，局限于前间隔。

（2）Ⅱ型，局限于前间隔和后间隔。

（3）Ⅲ型，广泛性左心室壁肥厚，但左心室后壁基底段厚度正常。

（4）Ⅳ型，心尖肥厚型，肥厚仅限于心尖部。

（5）其他特殊类型：①乳头肌肥厚型：乳头肌肥厚突入心腔，心室造影示腔内呈"葡萄状"充盈缺损；②双心室肥厚型：左心室肥厚及右心室游离壁厚度≥5mm；③肥厚扩张期型：两次以上超声心动图显示心脏进行性扩大。

【治疗对策】

（一）治疗原则

1.缓解症状，如心悸、气促、呼吸困难、心绞痛及眩晕等。

2.防治感染性心内膜炎、血栓栓塞等严重并发症，预防猝死。

3.促进肥厚心肌消退、阻止肥厚进展，减轻左室流出道狭窄。

（二）治疗计划

1.基础治疗

（1）避免剧烈的体力活动或情绪激动：即使休息时无明显梗阻的患者，在剧烈活动或情绪激动后，也可能出现梗阻症状或使梗阻加重，而导致晕厥或猝死。因此患者应避免参加中等强度以上体力活动或竞技运动。

（2）慎用强心剂及减轻心脏前负荷的药物：强心剂如洋地黄，增强心肌收缩力，可引起心肌需氧量增加，加重心肌缺血并加剧左室流出道梗阻。硝酸甘油对缓解HCM心绞痛效果差，和利尿剂一样可减少心脏前负荷，使心排出量明显减少，心衰加重。

（3）防治感染性心内膜炎：心腔内有梗阻病变的患者和心瓣膜病一样易发生感染性心内膜炎，因此在手术前后如门诊拔牙等，都应使用抗生素加以预防。

2.药物治疗

（1）β受体阻滞剂：用于治疗本病已有近30年，是目前治疗肥厚型心肌病的首选药。β受体阻滞剂可减慢运动引起的心率增快；减少左心室流出道压力阶差，增加左心室充盈，改善血流动力学；减少心肌氧耗，改善心肌缺血；抗心律失常。但是也有观点认为β受体阻滞剂只能改善症状，不能减少心律失常与猝死，亦不能改善预后。使用时应从小剂量开始，如普萘洛尔

10mg,3 次/d。文献报道,60%～80%患者长期应用β受体阻滞剂后,心绞痛运动耐量及晕厥好转。但要注意在治疗过程中密切观察,用量过大可致严重窦性心动过缓、房室传导阻滞、疲劳及晕厥等。

(2)非二氢吡啶类钙离子拮抗剂:只作为β受体阻滞剂无效且无钙离子拮抗剂禁忌证时的替代性选择。可改善症状、提高运动耐量、降低左心室流出道压力阶差、改善心脏舒张功能。对于单用β受体阻滞剂无效的患者,改用或联用钙离子拮抗剂往往有效。但对于左心室流出道压力阶差大的梗阻患者,静脉压明显增高者、肺楔压>20mmHg、病窦综合征、房室传导阻滞、低血压、心衰者均应列为禁忌证。常用有维拉帕米、地尔硫草及氨氯地平等。

(3)丙吡胺:为Ⅰa类抗心律失常药,由于有负性肌力作用,也可用于治疗肥厚型心肌病,尤其是有流出道梗阻者。副作用有男性尿潴留、口干等,丙吡胺不能改善心脏舒张功能,对室性心律失常和猝死无预防作用。

(4)胺碘酮:可预防和治疗室上性及室性心律失常,改善心脏舒张功能、减轻症状,并能够明显降低猝死率。但长期使用可有甲状腺功能异常、肺纤维化等副作用,因此仅用于β受体阻滞剂或钙离子拮抗剂无效或不能耐受,以及频发室上性和室性心律失常的情况下,用量为100～300mg/d。

3.介入治疗

(1)起搏治疗:1975 年,McDonald KM 首次报道应用人工心脏起搏器治疗肥厚型心肌病,经过 20 余年的临床实践,取得较好疗效。起搏治疗模式一般为 DDD 模式,作用可能是 DDD 起搏时房室延长时间缩短小于自身 P-R 间期,改变心室的兴奋/收缩时间和空间顺序,使室间隔收缩相对延迟,从而使左心室流出道增宽,明显降低左室流出道的压力阶差。同时对 DDD 起搏的梗阻性肥厚性心肌病患者长期随访发现,室间隔厚度变薄、左室重量降低,进一步减轻了流出道梗阻。适应证为:①梗阻性肥厚型心肌病伴有严重症状,经内科正规药物治疗无效或不能耐受者;②静息时左室流出道压力阶差>50mmHg,考虑行室间隔部分心肌切除术者;③梗阻肥厚型心肌病合并房室传导阻滞、交界心律伴或不伴心功能不全者。

对于具有猝死高危因素,或有心脏停搏史且存活或持续性单形性心动过速的患者应安装植入式心脏自动复律除颤器(ICD),以治疗恶性心律失常,降低猝死率。同时还要配合药物治疗。

(2)经冠脉乙醇室间隔消融:方法是采用介入技术,经冠状动脉左前降支的第 1 间隔支,注射无水乙醇,造成室间隔上部心肌坏死变薄、运动减弱,可使左心室流出道压力阶差明显下降,症状明显改善。适用于药物治疗无效、室间隔局限性肥厚且无左心室扩大的梗阻性肥厚型心肌病患者。治疗成功关键在于正确选择肥厚室间隔相关的供血支。并发症包括室性心律失常、房室传导阻滞、前间隔大面积梗死以及冠状动脉夹层等。

4.外科手术治疗　　目前常用手术方式为经主动脉途径室间隔部分心肌切除术,能很好缓解左室流出道压力阶差,比经左室或右室做室间隔肥厚心肌切除更简便。适用于严重梗阻,症状明显,内科正规药物治疗无效或不能耐受其副作用,左心室压力阶差>50mmHg,伴室间隔极厚者。手术死亡率在有经验的医学中心为 1%～2%。

（三）治疗方案的选择

1.非梗阻性 HCM　无症状者仅需注意随访观察,适当休息,避免剧烈体力活动。无流出道压差有症状患者治疗选择有限。β受体阻滞剂和非二氢吡啶类钙离子拮抗剂可单独或联合应用。当患者有肺淤血症状时,利尿剂也是有利的。

2.梗阻性 HCM　β受体阻滞剂是治疗梗阻性 HCM 的一线首选用药,一些研究显示70%患者能得到症状改善。丙吡胺在一些中心被广泛应用于治疗有明显流出道梗阻的患者,但其抗胆碱作用(口干、尿潴留、青光眼)限制了它的应用,尤其对老年人。非二氢吡啶类钙离子拮抗剂因其在有较大流出道压差、低血压及收缩功能不全等患者中可发生急性血流动力学恶化,治疗效果不可预料,仅用于β受体阻滞剂无效者,且需严格其适用范围,应用时注意观察副作用。梗阻性 HCM 心衰时,慎用强心剂、利尿剂,以免加重流出道梗阻。药物治疗失败或副作用不能耐受时,可选择 DDD 起搏或经冠脉乙醇室间隔消融治疗,但远期效果尚不肯定。对于此类患者,“金标准”的治疗手段仍然是外科手术治疗,受技术条件限制需在有经验的医学中心进行。

3.猝死　本病年死亡率为2%～4%,而儿童可高达6%,其中半数为猝死。主要是严重心律失常及急剧的血流动力学障碍所致。严重心律失常多为室性心动过速、室颤及并发预激综合征的阵发性室上性心动过速或快速型房颤。最有效药物是胺碘酮,负荷量后,维持量为200～400mg/d,每周用5～6d,必要时安装埋藏式自动复律除颤器(ICD)。

4.心房颤动　HCM 患者房颤发生率约10%,常见于左心房大而左心室只轻度扩大者。无心衰的快速型房颤可用胺碘酮或地尔硫草静脉注射,如合并心衰等病情严重者应及时给予电转复。反复发生的房颤,口服胺碘酮是复律和维持窦性心律的最有效药物,也可用索他洛尔。发展成慢性房颤者,用β受体阻滞剂或维拉帕米减慢心室率,同时均要考虑华法林抗凝治疗。当合并心功能不全时,可用洋地黄控制心室率,对梗阻性 HCM 洋地黄用量要减半。

【病程观察及处理】

（一）病情观察要点

1.治疗期间注意记录症状发作次数,持续时间以及诱发缓解因素,努力减少症状的发作。

2.定期复查心电图、超声心动图,动态观察心律失常及心肌肥厚的变化。

3.注意观察药物的副作用。

（二）疗效判断与处理

1.疗效评定标准

(1)治愈标准:手术治疗后,梗阻解除,症状消失。

(2)好转标准:经内科或手术治疗后,症状改善。

2.处理

(1)有效者:继续按原方案治疗,β受体阻滞剂可长期使用,有利于降低病死率。

(2)病情反复:内科治疗无效病情反复者,可考虑行手术治疗。

【预后评估】

肥厚型心肌病起病缓慢,多数患者可长期生存,但猝死可发生于任何阶段,年病死率约3.5%。儿童 HCM 预后较差,年病死率5.9%。老年患者则较好,年病死率2.6%。除猝死外,其他死亡因是：充血性心衰、动脉栓塞、感染性心内膜炎。

【出院随访】

①出院时带药；②每半年复查心电图、胸部 X 线片及超声心动图；③门诊复查每月 1 次，注意按时取药；④避免剧烈体力活动和情绪激动。

三、限制型心肌病

【诊断步骤】

（一）病史采集要点

1.起病情况　限制型心肌病多发生于热带和温带地区，热带地区发病年龄早于温带地区，14～20 岁多见，其他年龄段也有散在病例。男性、女性患病率差别不大。本病起病比较缓慢，早期可无症状。

2.主要临床表现　发病早期可有发热、全身淋巴结肿大，脾脏肿大，嗜酸性粒细胞增多明显。随着病情发展，逐渐出现心脏充盈受限舒张功能受损症状。可分为左室型、右室型及双室型。左室型以劳力性呼吸困难、咳嗽、咯血等左心衰表现为主。右室型表现为颈静脉怒张、下肢浮肿、肝肿大及腹水等右心衰症状。其中以左室型最多见。

3.既往病史　原发性限制型心肌病常需与某些继发性心肌病相鉴别。应详细询问患者有无淀粉样变性及血色病病史。部分心脏移植和纵隔部位接受放射线照射治疗者可能发生限制性心肌病。结节病、进行性系统性硬皮病、弹性组织假性黄瘤、多柔比星（阿霉素）和柔红霉素引起的限制型心肌病比较罕见。

（二）体格检查要点

1.一般情况　早期可有乏力、易疲劳、头晕等。

2.颈部及外周血管　颈静脉可见怒张，Kussmaul 征阳性，可扪及奇脉。

3.心脏　心尖搏动弱，心浊音界正常或轻度扩大，心音低钝、心率快。心尖部闻及第 3 心音奔马律，二尖瓣或三尖瓣反流时可闻及收缩期杂音。两肺有湿性啰音时，肺动脉瓣第 2 心音可亢进。

4.其他　右心衰时有肝脏肿大、腹水、下肢凹陷性水肿等。

（三）门诊资料分析

1.实验室检查　限制型心肌病早期，部分患者血常规检查可见嗜酸性粒细胞、免疫球蛋白 IgM、IgG 异常增高，抗心肌抗体多呈阳性。

2.心电图检查　大部分患者可见心电图异常，但无特异性。常见窦性心动过速、束支传导阻滞、心房颤动。P 波改变可见 P 波增宽、高尖及切迹，QRS 波群低电压，ST 段压低及 T 波低平或倒置。V1、V2 导联上可见异常 Q 波。

3. X 线检查　限制型心肌病中 70% 可见心胸比例增大，是由于左室充盈受限，舒张末期压力增高，导致右心室后负荷增加，右心室扩大，心影呈球形。少数患者可见心内膜钙化影。可有心包积液或胸腔积液。

(四)继续检查项目

1.超声心动图 限制型心肌病患者中约82％超声心动图异常。病变以心腔狭小为特征。表现为心室舒张末期内径和容量减少，心内膜超声反射增强，少数呈钙化，房室瓣关闭不全，心房扩大及附壁血栓。多普勒超声心动图典型表现为舒张期快速充盈随之突然中止，E峰高大但随即迅速回落，A峰低，E/A比值增大，可测及二尖瓣、三尖瓣反流。

2.放射性核素检查 心血池造影可见心室腔小，心室舒张功能及收缩功能减退。

3.心导管检查 心导管检查是鉴别限制型心肌病与缩窄性心包炎的重要手段。两者心室压力波形均呈特征性"平方根"形。但限制型心肌病左右两侧心腔血流动力学不完全平行，左房平均压增高超过右房，左室舒张末压多高于右室，肺动脉压增高明显。左心室造影可见心内膜肥厚及心室腔缩小，多呈闭塞状，心尖部钝角化，可见二尖瓣反流。流入道狭窄，流出道扩张。

4.心内膜活检 90％的限制型心肌病可以确诊。可以和缩窄性心包炎、心脏淀粉样变性、血色病等继发性心肌病相鉴别。镜检可见心内膜炎症、坏死、肉芽肿及纤维化；心内膜下心肌损伤、坏死、间质纤维化；可见附壁血栓，部分患者血栓内有嗜酸性粒细胞。活组织检查时可能会使附壁血栓脱落，造成动脉栓塞，应注意防止。

【诊断对策】

(一)诊断要点

根据患者呼吸困难、颈静脉怒张、腹水、肝肿大、下肢水肿的临床表现，以及查体心脏大小正常或轻度增大，听诊有第3心音或第4心音，心尖部有轻度收缩期杂音，提示类似心脏压塞的临床特点，可初步考虑限制型心肌病的诊断。如原先有嗜酸性细胞增多症病史，则更有利于诊断。结合心电图及超声心动图等检查，排除缩窄性心包炎等病后，一般确诊并不困难。

(二)鉴别诊断要点

1.缩窄性心包炎 主要表现为心脏压塞和RCM相似。缩窄性心包炎心脏听诊可闻及心包叩击音，X线胸片检查可见心包钙化，胸部CT或磁共振检查示心包增厚，超声心动图可见心包增厚且无房室瓣反流。心导管检查缩窄性心包炎左右心室充盈压几乎相等，差值不超过5mmHg；右心室舒张压≥1/3右心室收缩压；右心室收缩压一般＜50mmHg。限制型心肌病左右心室舒张压差值常超过5mmHg，右心室舒张压＜1/3右心室收缩压；右心室收缩压一般＞50mmHg。缩窄性心包炎心内膜活检正常。

2.心脏淀粉样变性 主要特点为蛋白-多糖复合沉积于心室肌纤维周围，造成心室壁硬化，类似橡皮，收缩功能和舒张功能均受到限制。其他组织器官也可受累。超声心动图可见室壁厚度增加，心室腔缩小，心房扩张，可有心包积液，但无心脏压塞征象。活组织检查发现淀粉样物质沉积可证实诊断，活检部位常选择骨髓和直肠，必要时做心内膜活检。

3.血色病 又称为血色素沉着症，系胃肠道吸收大量铁所致，其特点是过多的铁沉积在体内，引起组织损害和器官功能紊乱。为常染色体显性和隐性遗传。当心肌中沉积过多铁时，可表现为心功能不全或RCM。实验室检查血清铁水平增高，血清铁蛋白含量增高，血清铁饱和度增高。肝脏活检是诊断本病最可靠的方法。

4.风湿性心脏瓣膜病 风湿性心脏瓣膜病临床表现可有心功能不全、心律失常及动脉血栓栓塞,二尖瓣关闭不全心脏听诊也可有心尖部收缩期杂音,超声心动图检查心脏瓣膜有病变可以与限制型心肌病鉴别。

【治疗对策】

(一)治疗原则

1.祛除病因。

2.缓解症状,改善心脏舒张功能,纠正心衰和心律失常。

3.防治血栓栓塞等并发症。

(二)治疗计划

1.病因治疗 疾病早期有嗜酸性粒细胞增多症者应积极治疗,因嗜酸性粒细胞增多可能是本病的始动因素。推荐使用糖皮质激素,如泼尼松(强的松)或羟基脲。也可使用其他细胞毒药物,如长春新碱,能有效减少嗜酸粒细胞浸润,阻止心内膜心肌纤维化进程,有文献报道可提高限制型心肌病患者生存率。对反应性嗜酸性粒细胞增多症的患者如丝虫感染者,应积极治疗基础病。

2.对症治疗

(1)抗心衰治疗:常规用以下药物治疗。

①ACEI类药物:可缓解心肌松弛异常,降低心室充盈压,如卡托普利 12.5~25mg,3 次/d;依那普利 5~10mg,2 次/d;培哚普利 4~8mg,1 次/d;苯那普利 10mg,1 次/d;

②硝酸酯类药物:可通过扩张静脉系统改善肺淤血症状,增加冠状动脉血流和降低左室舒张压,如消心痛 10mg,3~4 次/d;或单硝酸异山梨醇 20mg,2 次/d;

③利尿剂:能有效降低心脏前负荷,减低肺循环和体循环淤血,降低心室充盈压,减轻气短和易疲劳等症状,如双氢克尿噻 12.5mg,1 次/d;或速尿针 20mg,静脉注射。两者均应与保钾利尿剂合用,且注意防止用药过量以免心室充盈压过低,导致心排出量减少和低血压;

④β受体阻滞剂:能减慢心率,延长心室充盈时间,减少心肌耗氧量,降低心脏交感张力,从而有利于改善心脏舒张功能,如美托洛尔 6.25~12.5mg,2 次/d。洋地黄类药物对限制型心肌病患者以舒张功受损所致的心衰作用不大,且有致心律失常作用,一般不主张应用。但如伴快速型房颤者,则洋地黄制剂有较好疗效。

(2)抗心律失常治疗:限制型心肌病发生房颤比较多见,可选用胺碘酮口服或静脉注射,转复成功后给予口服维持。持续性房颤者可试行电转复。如有严重房室传导阻滞或病窦综合征者,须植入永久性心脏起搏器。

3.防治血栓栓塞治疗 可预防性使用抗凝药物,如华法林,对于已经有动脉栓塞者则用溶栓药物治疗。

4.外科手术治疗 对于严重的心内膜心肌纤维化患者可行心内膜剥脱术,切除纤维性心内膜,伴严重房室瓣关闭不全者,可行人工瓣膜置换术。对有附壁血栓者,行血栓切除术。手术死亡率约 20%,年存活率约 60%,存活者中 70%~80% 心功能可望得到改善。禁忌证为大量复发性心包积液、疾病活动期(嗜酸粒细胞增多)以及心源性肝硬化。手术并发症有低心排血量、肾功能不全和心包积血等。

（三）治疗方案的选择

限制型心肌病发现有嗜酸性粒细胞增多症者应积极给予治疗。病程早期应避免劳累,适当休息,防止感染。出现心功能不全者给予 ACEI、β 受体阻滞剂治疗。有水钠潴留者给予利尿剂或血管扩张剂,但应防止心室充盈压下降过多而影响心排出量。心衰合并快速型房颤,可选用洋地黄类药物控制心室率。为预防附壁血栓形成可用抗凝药。药物治疗无效或病情严重、心内膜心肌重度纤维化者可行心内膜剥脱术,伴严重房室瓣关闭不全,可行人工瓣膜置换术。有附壁血栓的,行血栓清除术。

【病程观察及处理】

（一）病情观察要点

1.治疗期间注意记录心衰发作次数和程度以及诱发缓解因素,调整药物,努力减少症状的发作。

2.定期检查患者体重、周围组织水肿等,既要防止体内水钠潴留加重心衰,又要防止脱水过度心室充盈压下降过低。

3.注意复查心电图、超声心动图,动态观察心律失常及心腔容积的变化。

4.注意观察药物的副作用。

（二）疗效判断与处理

1.疗效评定标准　现有文献仅有好转标准。好转标准:经治疗后临床症状减轻。

2.处理

(1)有效者:维持原方案继续治疗,直至症状缓解。由于心内膜纤维化不断进展,抗心衰治疗需长期进行。

(2)病情反复:显效后病情反复,尤其要注意是否给予利尿剂或血管扩张剂过量,导致心室充盈下降过多影响心排血量。

【预后评估】

限制型心肌病发展快慢不一,早期诊断、早期治疗能有效提高生存率。晚期纤维化患者,外科手术可延长患者生命。Ammash 曾报道一组病例,5 年生存率 64％,患者为男性、左房直径＞60mm、年龄＞70 岁、心功能每下降 1 级,死亡危险增加 2 倍。对于限制型心肌病患者,心功能已达 NYHA Ⅲ～Ⅳ级、严重二尖瓣、三尖瓣关闭不全、有动脉栓塞征者,预后差。患者死亡原因常为心力衰竭和/或肺栓塞。

【出院随访】

①出院时带药;②每半年复查心电图、超声心动图;③抗凝药物随访,定期复查凝血功能、调整抗凝药物用量;④门诊复查每月 1 次,注意按时取药;⑤避免剧烈体力活动和情绪激动。

四、致心律失常型右室心肌病

【诊断步骤】

（一）病史采集要点

1.起病情况　起病情况轻重不一。轻者可无症状或仅有轻度活动后心悸,体检或尸检才发现致心律失常型右室心肌病;重者心脏增大、反复发生室性心律失常或猝死,少数以猝死为首发症状。

2.主要临床表现　致心律失常型右室心肌病在 VT 不发作时几乎没有症状。室性心律失常是 ARVC 最常见的临床表现。VT 反复发生和非持续性是其主要特征,影响血流动力学时可出现头昏、心悸、晕厥甚至出现室颤引起猝死。情绪激动或体力活动可诱发 VT,部分患者存在发作期和缓解期。出现心功能不全时主要以右心衰表现为主,可有颈静脉怒张、肝肿大,双下肢浮肿及浆膜腔积液等体循环淤血征象。猝死为部分患者的首发症状,多见于<35 岁的青年人,生前多无症状,貌似健康,情绪激动或参加竞技性运动时诱发,少数有猝死家族史。隐匿型患者病变较轻,多为 ARVC 早期,无临床症状,在体检或尸检时发现。

3.既往病史　部分患者可能近期有病毒感染史。

（二）体格检查要点

1.一般情况　ARVC 患者不发生 VT 时无异常。

2.心脏　心脏异常体征少见。部分患者有心界扩大,胸骨左缘三、四肋间可闻及轻微收缩期杂音。有的可闻及第 3、第 4 心音。第 2 心音可呈宽分裂。

3.其他　右心衰时可出现颈静脉怒张、肝颈回流征阳性、肝脏肿大、腹水及双下肢水肿等。

（三）门诊资料分析

1.心电图检查　窦性心律时有完全性或不完全性右束支传导阻滞,常见有心室复极异常（$V_{1\sim3}$ 导联 T 波倒置）,V_1 导联 QRS 波群时限>110ms,30% 患者于 V_1 导联 QRS 波群终末部分可见一直立的尖波（ε 波）,系因右心室的一部分激动延迟所致。发作 VT 时,QRS 波群呈左束支传导阻滞图形,常伴有电轴右偏。心室晚电位常为阳性。

2.X 线检查　胸部 X 线检查示心影正常或轻度增大,轮廓呈球形,多数患者心胸比≥0.5。

（四）继续检查项目

1.超声心动图检查　可发现右心室扩大,右室流出道增宽,右心室运动异常或障碍,右心室舒张期呈袋状膨突或室壁呈瘤样改变,右心室心尖部矛盾运动和肌小梁结构紊乱。

2.电生理学检查　对于有自发性 VT 史的患者,多数程序刺激可诱发单形性或多形性持续性 VT,呈左束支传导阻滞图形。诱发产生的 VT 有时有拖带现象。电生理学检查对于 VT 的诊断、发生机制及治疗方案的确定都是必不可少的。

3.放射性核素检查　心血池造影示右心室腔扩大、右室收缩力减弱或局限运动反常,右室壁局限性或弥漫性变薄,射血分数（EF）降低。

4.心导管检查　右心房和左、右心室压力正常或升高。右心房压力升高可超过肺动脉舒张压。右心室心脏指数减少。左心室受累者则左心室 EF 降低。

5.心内膜活检　右心室心内膜活检可见脂肪浸润和纤维化,是确诊 ARVC 的有效方法。因为病变的右心室室壁很薄,取材时要注意防止穿孔,最好在超声心动图指导下进行,并应有相应的心外科技术力量做技术后盾。

【诊断对策】

（一）诊断要点

患者常因症状性心律失常而就诊。常规心电图检查可发现室性早搏,早搏起源于右心室游离壁,并呈左束支传导阻滞图形。X 线检查发现心影增大而引起注意。部分儿童和青年人首发症状为晕厥、猝死,多发生于体力活动时。故遇见频繁发作室性早搏且是右室起源的青年患者,可怀疑为致心律失常型右室心肌病诊断。1994年,国际心脏病学会联盟(ISFC)心肌心包疾病专题工作组和欧洲心脏病学会(ESC)提出以下诊断标准:

1.右室整体和/或区域性功能不全及结构改变　主要条件:①右室重度扩张,右室射血分数(RVEF)减低,左室正常或仅有轻度受损;②右室局限性膨胀瘤(无或低动力状态伴舒张期膨突);③右室重度局限性扩张。

2.右室壁组织学特点主要条件　心内膜活检心肌组织被脂肪、纤维组织替代,复极异常。次要条件:右胸前导联T波倒置。

3.除极/传导阻滞异常　主要条件:右胸前导联e波或$V_{1\sim3}$QRS波时限>110ms。次要条件:心电晚电位阳性。

4.心律失常次要条件　①室速呈左束支传导阻滞形(持续性、非持续性);②频发室早(>1000次/24h)。

5.家族史　主要条件:尸检或手术确诊为家族性者。次要条件:家族中疑有致心律失常型右室心肌病的早年猝死者(<35岁的年轻人),家族史(基于上述标准的临床诊断)。

上述5项诊断标准:共4条主要条件和4条次要条件,凡符合2条主要条件或1条主要条件加上2条次要条件或4条次要条件者,即可诊断为致心律失常型右室心肌病。

(二)鉴别诊断要点

1. Uh_1畸形　一般无家族史,发病多见于婴幼儿,临床表现以心衰为主,运动诱发的猝死罕见。其病理特点是右心室壁薄如羊皮纸,心肌纤维缺如,心内外膜紧贴,其间无脂肪组织。多数患儿早期夭折。

2.主要侵犯右心室的弥漫性心肌病　该病常伴左心收缩功能不全且进行性加重,而ARVC极少合并左心室受累。

3.特发性右心室室性心动过速　属原因不明的良性VT,特点是不易诱发,心室晚电位阴性,超声心动图等检查右心室无异常。

(三)临床类型

根据不同临床表现,有学者将ARVC分为以下4个类型:

1.心律失常型

①室速可呈持续性或非持续性反复发作;②心律失常时患者有心悸、胸痛或头晕等症状,严重时有晕厥、休克或阿-斯综合征发作;③室速前、后可有频发室早;④常由情绪激动或体力劳动诱发;⑤部分患者存在发作期和缓解期;⑥少数患者有窦房结功能障碍、房室传导阻滞和室内传导阻滞等心律失常。

2.心力衰竭型

①以右心衰为主;②多见于成年人,但婴儿和青少年也并不少见;③病变广泛,心脏明显扩大;④常伴频发室早或非持续性室速或不同程度的房室传导阻滞;⑤起病隐匿,早期仅在超声心动图上表现右室扩大和流出道增宽,可伴或不伴心室晚电位阳性;⑥临床上可见颈静脉怒张、肝肿大、双下肢浮肿及浆膜腔积液等。

3.猝死型

①多见于＜35岁年轻人,平日健康,无症状;②情绪激动或竞争性运动时诱发猝死;③经尸检病理组织学证实为致心律失常型右室心肌病;④家族中有类似发病者。

4.无症状型　在常规X线检查或尸检时偶然发现。X线检查显示心脏扩大,少数病例为局灶性致心律失常型右室心肌病而心影正常者,生前不能确诊。

【治疗对策】

(一)治疗原则

1.防治心律失常和心功能衰竭。

2.预防血栓形成和猝死。

(二)治疗计划

1.预防和治疗心衰　避免劳累和呼吸道感染,防止心力衰竭发生。出现右心衰时按常规抗心衰处理。务必短期内改善患者血流动力学,提高生活质量。

2.室性心律失常的处理　分为室早的处理和室速的处理。

(1)室早的处理:对于未曾发生室速,且室早Lown分级≤Ⅲ级者,可暂不治疗,严密观察;对于合并心衰或室早影响血流动力学或既往反复发生室速的患者,则应给予药物治疗。首选Ⅲ类抗心律失常药,应用β受体阻滞剂可能减少猝死风险。

(2)室速的处理:Ⅲ类抗心律失常药治疗VT效果最好,可在发作期或长期预防性使用,可选用索他洛尔或胺碘酮。β受体阻滞剂和钙离子拮抗剂则基本无效。如果VT发作时血流动力学不稳定则应立即行电复律。

3.射频消融治疗　主要用于治疗药物难治性VT。文献报道疗效不一。病变局限者疗效较好,病变弥漫者疗效差;右室流出道起源的VT,射频消融成功率高,而心尖部和间隔部起源的VT则手术成功率低。且疾病是进行性的,因此室速仍可能复发。此外,室壁菲薄可使射频消融术的并发症增加,穿孔几率高。

4.植入永久起搏器　高危患者可植入ICD起搏器,但频繁发作VT者并不适合。

5.外科手术　药物治疗无效或效果不理想者,术中标测室速起源部位,将起源部位与周围心肌隔断可能终止室速。但手术创面大,患者较难接受。

6.预防血栓形成　有附壁血栓者可使用抗凝药。

(三)治疗方案的选择

针对ARVC的治疗措施目前主要是治疗和预防VT发作,防止心功能恶化和猝死。病程早期或病变较轻时,患者可无症状或轻度不适,室早为良性,可临床密切观察。但大部分患者常有VT反复发作,有心悸、头晕甚至晕厥,此时可根据情况选用索他洛尔或胺碘酮等药物治疗。部分患者药物不能预防室速发作,需行射频消融或外科手术治疗。有室颤发作史或猝死幸存者可考虑安装ICD起搏器。此外,＜20岁的ARVC患者猝死发生率较高,其中部分为运动员,运动对于ARVC患者是猝死危险因素,这种患者不宜参加竞技性运动。通过心电图或心脏电生理检查监测患者心电不稳定情况,对持续性或诱发VT者,应给予抗心律失常药物治疗。

【病程观察及处理】

（一）病情观察要点

1.治疗期间注意记录心律失常事件,如心悸、晕厥等,详细记录发作频度、诱发因素、持续时间、伴随症状及发作前后用药情况,为调整药物提供参考。

2.定期复查心电图必要时行 24h 动态心电图检查,对室性心律失常进行危险度分级,制订合理的治疗方案。

3.注意观察药物治疗反应和副作用,把握射频消融术或手术的治疗时机。

（二）疗效判断与处理

1.疗效评定标准　目前尚无统一的疗效评定标准。

2.处理

(1)有效者:应继续按原方案治疗,为预防致命性 VT 发作,常需长期口服胺碘酮或索他洛尔等药物。

(2)病情反复:药物治疗无效者,应及时给予安装 ICD 起搏器或射频消融治疗。

【预后评估】

ARVC 虽然多数伴有室性失常,室速反复发作,但经过药物治疗后,大部分患者的预后比其他器质性心脏病引起的左心室起源的室速要好。据报道,ARVC 经用正规抗心律失常药物治疗,心律失常死亡率每年为 $2.3\% \sim 2.5\%$。

ARVC 有晕厥发作史,特别是反复发作晕厥者,预后较差;有心脏停搏并可诱发持续性 VT 的患者,属于猝死的高危患者。另外,超声心动图或心室造影发现有明显的右心室室壁运动异常或室速不容易控制者预后亦较差。

【出院随访】

①出院时带药;②每半年复查心电图、超声心动图;③使用抗凝药时注意定期复查凝血功能、调整抗凝药物用量;④门诊复查每月 1 次,注意按时取药;⑤避免剧烈体力活动和情绪激动。

（杨　军）

第四节　心律失常

一、缓慢性心律失常

心动过缓是指各种原因引起的成年人的心室率<60 次/分。心动过缓可以见于正常人,例如健康运动员在静息状态下的心率可以在 40 次/分左右,也可以见于多种病理性状态。严重的心动过缓(心室率<40 次/分)多见于病理状态。一般说来,当严重的心动过缓引起一些临床症状,如晕厥、黑矇、头晕、运动耐力下降、呼吸困难、心绞痛、疲劳或精神症状等时,才需要

积极的临床干预。

（一）病因和发病机制

能够引起心动过缓的病因很多，可以分为心源性和非心源性两大类。其中，心源性病因可涉及的心脏传导系统部位包括窦房结、房室结、希氏束、束支和浦肯野纤维。窦房结和房室结自律性的变化、传导系统的血液供应减少或中断、支配这些结构的交感和副交感神经张力的变化以及改变传导细胞离子特性的药物等都能导致心动过缓。至今，窦房结功能不良和房室（房室结或房室结周围组织）传导阻滞是两种最主要的缓慢性心律失常。

1.窦房结功能不良　窦房结功能不良（SND）是指各种原因引起的窦房结或其周围组织功能异常，使得窦性激动的产生或窦房传导发生延迟或中断而引起心动过缓。特发的退行性疾病是窦房结功能不良最常见的原因之一。病理学研究已经表明窦房结部位纤维组织随年龄的增长而增加，与其相关的缓慢性心律失常通常是进展性的。1/3 的窦房结功能不良病例可能是冠状动脉病变所致。同种异体心脏移植伴有供体心脏窦房结功能不良的发生率较高。儿童群体中，大多数窦房结功能不良是由外科手术创伤引起的。在窦房结功能不良的患者中，17% 同时有房室结功能低下。在那些仅有窦房结病变的病例中，每年约有 2.5% 会出现房室传导的异常。

窦房结功能不良有 4 种不同的临床表现，这些亚型并不相互排斥，可以单独出现，也可以同时出现。

（1）不适当窦性心动过缓：当窦性心动过缓（窦性心律<60 次/分）持续存在，并且心率不随运动而相应增加则被视为不适当窦性心动过缓，它常常是窦房结功能不良的一种早期迹象。这种心律失常应与健康人在静息或睡眠状态中出现的无症状性窦性心动过缓相区别，因为后者不存在窦房结功能不良患者的变时性功能不良。心电图上表现为窦性 P 波，频率<60 次/分，PR 间期一般正常，QRS 波群时间正常（除非合并束支传导阻滞）。

（2）窦性静止：窦性静止和窦性停搏两词互为换用，是指窦房结起搏细胞不能产生起搏脉冲，使心房暂时停止活动，可伴有逸搏；停搏的时间不是先前的 PP 间期的整数倍。停搏超过 3 秒者常意味着窦房结功能不良，在正常人群中很少见，可伴有或不伴有症状。相反，无症状性窦性停搏超过 2 秒（但小于 3 秒）可见于 11% 的健康人 24 小时动态心电图记录中，在训练有素的运动员中尤其常见。

（3）窦房传导阻滞：窦房传导阻滞是指窦房结形成的冲动在向心房传导的过程中发生延缓或中断。理论上，窦房传导阻滞和房室传导阻滞一样可以分为三度。但是一度窦房传导阻滞从体表心电图上无法辨认；三度窦房传导阻滞在体表心电图上无法与窦性静止相区别；只有二度窦房传导阻滞因窦房结形成的激动部分被阻滞，未能全部下传到心房，在体表心电图上可被识别。二度窦房传导阻滞根据其心电图特点可以分为两型。二度Ⅰ型窦房传导阻滞，即莫氏Ⅰ型，其心电图表现为 PP 间期逐渐缩短，直至脱落一个 P 波而出现长 PP 间期，较长的 PP 间期短于其前 PP 间期的 2 倍。该现象产生的原因是由于在二度Ⅰ型窦房传导阻滞时，窦房结的冲动在向心房的传导过程中传导时间虽然逐渐延长，但传导时间延长的程度却逐渐减少，直至窦房结的冲动完全不能传导到心房而导致。二度Ⅰ型窦房传导阻滞应与窦性心律不齐相鉴别，后者一般无上述规律可循。二度Ⅱ型窦房传导阻滞，即莫氏Ⅱ型，其心电图表现为 P 波无规律的脱落,长 PP 间期是正常 PP 间期的整数倍。

(4)快-慢综合征:快-慢综合征是指同一患者出现房性心动过速(阵发性房颤最常见)与持续性或间歇性的窦性或交界区心动过缓交替发作,是窦房结功能不良的常见表现之一。其典型表现为心动过速终止后的心动过缓,如较长时间的窦性停搏、窦房阻滞或交界性逸搏心律。患者此时可有头晕或晕厥等不适症状。心动过速也可由患者自身的心动过缓或窦性停搏诱发。这可能是因为心率减慢时,心房不应期的不均一性增加,导致心房的易损性增加,易形成房内多发折返而诱发心房纤颤等快速性心律失常。

2.房室传导阻滞 房室传导阻滞是指心房激动向心室传导时出现延迟或障碍,可以发生于房室结-希氏-浦肯野轴的任何一个或几个水平。通过体表心电图可以判断出房室传导是仅仅延迟、间歇中断或完全阻滞而将房室传导阻滞分为一度、二度和三度。这种分类有助于准确地推断房室传导阻滞的部位和评估患者的预后。房室传导阻滞可见于健康人,也可见于各种病理状态下;可以是一过性的(如下壁心肌梗死后),也可以是永久的。一度房室传导阻滞在健康的年轻人中少见,但随着年龄的增长和伴发心血管疾病的增多,其发病率逐渐增加。动态心电图检查发现在健康青少年休息或睡眠时可记录到二度 I 型房室传导阻滞,但运动时该现象消失,这种房室传导阻滞应该视为正常。

(1)一度房室传导阻滞:一度房室传导阻滞的体表心电图表现为 PR 间期在成年人超过 0.2 秒,在儿童超过 0.18 秒。在每个 P 波之后跟有一个 QRS 波,PR 间期延长且恒定。因为 PR 间期反映了从心房开始除极到心室开始除极所需的时间,因此一度房室传导阻滞可由于房室结传导延迟、房内传导缓慢或希氏-浦肯野系统传导异常引起。其中,房室结内部的传导延缓所致房室传导阻滞最常见(窄 QRS 波时占 87%),在希氏束电位图上可以见到 AV 间期大于 130 毫秒,HV 间期正常。如果束支阻滞同时合并一度房室传导阻滞,则需要希氏束电图来确定阻滞的部位,这些患者中有 45% 存在结下阻滞;合并存在房室结内和希-浦系统的传导阻滞也不能排除。在某些先天性结构性心脏病,如 Ebstein 畸形三尖瓣下移或心内膜垫缺损时,心房内传导延缓也能导致一度房室传导阻滞。房室结双径路所致的短暂的、交替出现的一度房室传导阻滞是由于快径路(正常情况下所用的途径)阻断而经慢径路下传所引起的。当合并器质性心脏病(如强直性肌营养不良症或心内膜炎致主动脉根部脓肿累及心脏)时,一度房室传导阻滞可以演变为更高度的心脏阻滞。不同时间的动态心电图可以反映一度房室传导阻滞的进程。单纯的一度房室传导阻滞是良性的,不增加死亡率。

(2)二度房室传导阻滞:二度房室传导阻滞有间歇的房室传导中断,所以部分 P 波后没有 QRS 波群。可分为二度 I 型(莫氏 I 型)和二度 II 型(莫氏 II 型)。

莫氏 I 型(文氏)房室传导阻滞在体表心电图上表现为 PR 间期进行性延长,直至一个 P 波阻滞不能下传至心室,阻滞后房室传导恢复,PR 间期又回到基线水平,然后又开始下一个周期。典型的文氏传导包括以下特征:PR 间期在整个文氏周期中进行性延长;PR 间期递增量逐次递减导致 RR 间期进行性缩短;包含受阻 P 波在内的 RR 间期小于任何两个 P 波连续下传的 RR 间期之和;同阻滞前相比,阻滞后的 PR 间期缩短。符合这些典型特征的二度 I 型房室传导阻滞不足 50%。更常见的是非典型类型,有更长的文氏周期,大于 6:5 下传。当 QRS 波群正常时,文氏传导阻滞的部位几乎都位于房室结内,很少发生在希氏束水平。即使是宽 QRS 波群,文氏阻滞仍多位于房室结内,仅少数位于希氏束以下。莫氏 I 型阻滞多为良性的,持续性莫氏 I 型阻滞不常见,但如 I 型阻滞合并双分支或三分支阻滞时,由于可能存在结下病变,进展为完全性房室传导阻滞的危险性明显增加。

莫氏 II 型房室传导阻滞时,PR 间期恒定,直到阻滞发生,使 P 波突然不能下传心室。应注意与未下传的房性期前收缩相鉴别,其要点包括:P 波形态的一致性;PP 间期是否恒定;含有受阻 P 波的 RR 间期是基础 RR 间期的两倍。莫氏 II 型房室传导阻滞通常伴有束支阻滞或双分支阻滞,后者常是右束支阻滞合并左前分支阻滞。大部分莫氏 II 型房室传导阻滞的部位在希氏束或以下水平。当见到可疑莫氏 II 型房室传导阻滞伴窄 QRS 波,应该考虑是 PR 间期变化较小的莫氏 I 型;因为窄 QRS 波时很少有莫氏 II 型,此时阻滞一般在希氏束内。如果有连续两个或两个以上的心房搏动被阻滞,称为高度 II 型房室传导阻滞,其阻滞部位可位于房室结或希-浦系统。当高度房室传导阻滞由房室结内阻滞引起时,下传的 QRS 波常常是窄的,也可见到文氏周期,给予阿托品或运动可恢复 1：1 传导。阻滞部位在希-浦系统的心电图特点是下传的 QRS 波表现为束支阻滞,阿托品或运动不能改善其传导阻滞。有时需希氏束电图来明确阻滞部位。

(3)完全性或三度房室传导阻滞:三度房室传导阻滞以心房激动从不下传心室为特点,体表心电图上表现为 P 波和 QRS 波完全分离,各自以自身的频率起搏。可以从逸搏心律 QRS 波群的形态和频率等特征推断出逸搏发生的部位和阻滞水平。完全性房室结阻滞时,房室结及以上水平的高频刺激对希氏束潜在起搏点的抑制作用取消,在没有束支阻滞的情况下,逸搏心律的特征有:窄 QRS 波;心率 40～60 次/分;心率在运动或应用阿托品后增加。完全性阻滞发生在希氏束或以下水平时,逸搏心律来自于心室起搏点,其特征为:宽 QRS 波;心率 20～40 次/分;用阿托品不能增加心率;腔内心电图显示 H 波紧跟 A 波,但心室除极完全与它们分离。值得注意的是,在影响患者安全和预后的因素中,逸搏心律的起源部位较逸搏的心率快慢更为重要。希氏束远端的潜在起搏点可能随时会停止起搏而导致心室停顿,并且这些起搏点易被室性心动过速等超速抑制。相反,窄 QRS 波的逸搏心律则显得更稳定。

(4)隐匿性交界区期前收缩:在少数情况下,交界区期前收缩不向心房或心室传导,因而在体表心电图上的前向和逆向传导都是隐匿的,称为隐匿性交界区期前收缩;但逆行激动房室结,引起随后的心房激动落在了交界区组织的相对或有效不应期内,导致房室传导延迟甚至阻滞,分别表现为一度或二度房室传导阻滞(伪房室阻滞)。诊断需要靠希氏束电图。隐匿性交界区期前收缩应与交界区期前收缩的传出阻滞相鉴别:前者交界性期前收缩已经传出并穿越了一段距离,使足量的交界区组织对其后的冲动传导形成一定的不应期而被间接证实;后者冲动在起搏点的紧邻部位受阻,并不影响其后的冲动经房室交界区传导。

3.慢性多分支阻滞　单分支阻滞是指右束支或左束支的一个分支传导异常。左前分支细长,支配左心室左前上方,易发生传导障碍。左前分支阻滞时,主要变化在前额面,其初始向量朝向右下方,在 0.03 秒之内经右下转向左上,使此后的主向量位于左上方。其心电图表现为:电轴左偏 -30°～90°,以等于或超过 -45° 有较肯定的诊断价值;下壁导联(II、III、aVF)QRS 波呈 rS 型;III 导联 S 波大于 II 导联 S 波;I、aVL 导联呈 qR 型;aVL 导联的 R 波大于 I 导联的 R 波;QRS 时间轻度延长,但<0.12 秒。左后分支粗,向下向后散开分布于左心室膈面,具

有双重血液供应,故阻滞较少见。左后分支阻滞的心电图表现为:电轴右偏 90°～180°,以超过 120°有较肯定的诊断价值;Ⅰ、aVL 导联 QRS 波呈 rS 型,Ⅲ、aVF 导联 QRS 波呈 qR 型,且 q 波时限<0.025 秒;Ⅲ导联 R 波大于Ⅱ导联 R 波;QRS 时间<0.12 秒。临床上诊断左后分支阻滞时应首先排除引起电轴右偏的其他原因。双分支阻滞可以表现为如下任意一种情况:右束支阻滞+左前分支阻滞;右束支阻滞+左后分支阻滞;仅左束支阻滞。类似的,三支阻滞可以表现为:右束支阻滞和左束支阻滞交替;右束支阻滞+左前分支阻滞与右束支阻滞+左后分支阻滞交替。易于混淆的是,后者的组合不是常说的"三束支阻滞"。三束支阻滞通常指 PR 间期延长(一度房室传导阻滞),同时有双支阻滞(房室结/希氏束被认为是一个独立的"束支")。多分支阻滞的临床意义在于其中每年约有 1% 的患者会进展为完全性房室传导阻滞。其中,右束支阻滞+左后分支阻滞的患者发生完全性房室传导阻滞的风险相对较高,而右束支阻滞+左前分支阻滞的患者发生完全性房室传导阻滞的风险相对较低。

(二)临床表现

缓慢性心律失常患者的临床症状因人而异,部分病例没有症状,很多症状是非特异性的,包括疲劳、乏力、胸闷、呼吸短促以及活动耐力下降等。晕厥和先兆晕厥(黑矇等)是与严重心动过缓有关的最常见症状,少数患者可发生阿斯综合征,甚至猝死。一些老年患者可表现为轻度胃肠道不适、记忆力下降、失眠、烦躁及精神异常等。快-慢综合征患者可能只有与心动过速有关的心悸和血管栓塞事件等表现。

(三)诊断和鉴别诊断

心动过缓的诊断关键在于:记录心率的异常和症状的相关性;确定传导阻滞的部位。传导的阻滞部位对于预测疾病的自然病程、预后和指导治疗都具有重要意义。为此,应对患者进行详细的病史采集和 12 导心电图检查。在心电图检查中可以发现多种缓慢性心律失常,如窦性心动过缓、窦性停搏、窦房传导阻滞、房室传导阻滞等。通过心电图检查可了解患者的基本心律和心率以及传导阻滞的类型和部位;明确在心动过缓时是否有逸搏或逸搏心律以及逸搏心律的频率等。对间歇性发作或者症状的关联性不明确的患者,由于常规心电图记录时间短,可能会漏诊或误诊,需进一步长时间心电监护或记录检查。动态心电图检查(连续记录心电活动 24～72 小时)能证实是否存在缓慢性心律失常,评价缓慢性心律失常的严重程度,了解临床症状与心动过缓之间的关系。事件记录器或环路记录器是相对较新的诊断工具,对那些症状发作不频繁的患者有帮助。这种装置由患者保留 1～3 个月,仅被用来记录症状发生时的心律和心率,然后由患者将记录到的心电图通过电话线发送到监测中心站。另有一种植入皮下的心电循环记录器,可不间断地记录心脏电活动达 3 年左右。

药物干预试验常用来辅助诊断。固有心率可通过静脉注射阿托品和普萘洛尔达到自主神经完全阻滞来测定。正常的固有心率呈年龄依赖性,可以通过公式计算:固有心率(次/分)=[118.1-(0.57×年龄)]。固有心率低,表明窦房结功能异常;已知窦房结功能不良的患者而固有心率正常提示自主神经功能异常。阿托品的应用还有助于对房室传导阻滞部位的判断。因为自主神经在房室结和希-浦系统的分布有差异:在房室结自主神经分布丰富,对交感和迷走刺激均有高度反应,而希-浦系统很少受自主神经系统影响。因此,阿托品刺激可改善房室结传导,相反,由于改善了激动经过房室结下传的频率而使结下阻滞加重。

运动试验对诊断窦房结功能不良的价值有限,但在一些病例,运动试验可用于区分变时功能不良和静态心动过缓。如运动时窦性心律的频率能够达到或接近预期心率,则有助于排除窦房结功能不良;反之,则有助于窦房结功能不良的诊断。同时,由于运动可以刺激交感神经,改善房室结传导,故有和阿托品相似的作用,可用于判断二度或三度房室传导阻滞的阻滞水平。疑有二度Ⅰ型房室传导阻滞或窄 QRS 波的先天性完全性房室传导阻滞的患者在运动时心室率增高;而获得性完全性房室传导阻滞伴宽 QRS 波的患者心室率极少随运动而增加。另外,运动试验还有助于了解患者有无心肌缺血,以助明确缓慢性心律失常可能的病因。

心内电生理检查在心动过缓的诊断中应用较少,但对于怀疑黑矇、晕厥等症状是由高度房室传导阻滞引起,而无创检查手段无法记录到时,电生理检查就是适应证。对于冠状动脉有病变的患者,电生理检查有助于明确症状是继发于房室传导阻滞或是室性心动过速。部分已知有二度或三度房室传导阻滞的患者,电生理检查有助于明确阻滞部位,帮助决定治疗方案和评价预后。电生理检查可对希氏束电图进行分析,如测量 AH 间期和 HV 间期,HV 间期显著延长超过 100 毫秒时,发展为完全性房室传导阻滞的几率很高。还可通过房内和室内起搏观察房室传导情况,以及诱发室性心动过速等。

根据体表心电图进行缓慢性心律失常的鉴别诊断要点见表 3-2。窦房结功能不良引起的心动过缓应与生理性心动过缓相鉴别,在运动试验或阿托品试验时,如果受试者的最快心率可以超过 90 次/分,则提示心动过缓多为生理性。少数情况下可能还需要进一步行心电生理检查,明确心动过缓的原因。在心电生理检查时,如果窦房结恢复时间超过 1400 毫秒,甚至超过 2000 毫秒,或窦房传导时间超过 160 毫秒,则可诊断为病态窦房结综合征。

表 3-2   缓慢性心律失常的鉴别诊断(QRS 波频率＜60 次/分

P 波	PR 间期	QRS 波群和 RR 节律	诊断
节律及电轴正常,后有正常 QRS 波	恒定且≤200 毫秒	QRS 波通常正常,若合并 BBB 则增宽;每个 QRS 波前有 P 波	窦性心动过缓
间断性和不可预知的消失	恒定,除非有心跳暂停	若前无 P 波,则 QRS 波可能消失、正常或增宽,有反映逸搏心律的变化	窦性停搏或传导阻滞(有时会合并交界性逸搏或室性逸搏)
消失,未见房颤波	—	正常而有规律	交界性心动过缓
节律及电轴正常,心房率＜ 60 次/分,后跟有 QRS 波	恒定且＞200 毫秒	QRS 波通常正常,若合并 BBB 则增宽;每个 QRS 波前有 P 波	窦性心动过缓合并一度房室传导阻滞
节律及电轴正常,心房率＜或≥60 次/分,并不是每个 P 波后都跟有 QRS 波	逐渐延长,直至 P 波后 QRS 波脱落。这种现象重复出现	QRS 波通常正常,若合并 BBB 则增宽;几乎没有心室率超过心房率;节律不齐;一次循环中 QRS 波脱落一次	窦性心律合并莫氏Ⅰ型房室传导阻滞

续表

P 波	PR 间期	QRS 波群和 RR 节律	诊断
节律及电轴正常,心房率<或≥60 次/分,并不是每个 P 波后都跟有 QRS 波	恒定,停搏时除外;QRS 波群脱落前后的 PR 间期一致	通常宽大;室率低于房率;室率与房/室率比有关,但整体上规则	窦性心律合并莫氏Ⅱ型房室传导阻滞
节律及电轴正常,心房率<或≥60 次/分,P 波与 QRS 波之间无关联	因为 P 波与 QRS 波之间无关联,所以无意义	根据逸搏的起源位置不同,QRS 波可正常或增宽;RR 间期＞PP 间期;节律通常规则	窦性心律合并完全性房室传导阻滞
节律及电轴正常,心房率<60 次/分,P 波与 QRS 波之间无关联	因为 P 波与 QRS 波之间无关联,所以无意义	QRS 波通常正常,RR 间期＝PP 间期,节律规则	心动过缓合并同节律的房室分离

注:BBB,束支传导阻滞

一度房室传导阻滞需与下述不同原因所致的 PR 间期延长相鉴别:①发生较早的房性期前收缩,其 P'R 间期可延长,是由于房性期前收缩激动下传时房室结尚未脱离前一次激动后的相对不应期,这是一个生理现象。②各种期前收缩(室性、交界性、房性)后的第一个窦性搏动的 PR 间期有时延长,尤其在插入性室性或交界性期前收缩后。这种 PR 间期延长是由于期前收缩隐匿性地逆向传入房室结所致(房室结逆向隐匿性传导)。③房室结双径路传导所引起的 PR 间期突然显著延长,由房室结内功能性纵行分隔引起。房室结双径或多径路在正常人中并不少见,是一个生理性现象。

莫氏Ⅰ型和莫氏Ⅱ型房室传导阻滞之间的区分很重要,因为Ⅱ型阻滞常常进展为完全性传导阻滞,从而影响预后,但文氏阻滞很少这样。区别两者最重要的心电图标志是 PR 间期是否恒定(即有无文氏现象)。细致的心电图和希氏束图研究表明,凡符合二度Ⅱ型房室传导阻滞心电图诊断的病例,心搏脱落之前和之后的下传搏动的 PR 间期是恒定的,相差不超过 5 毫秒。但固定的 2∶1 房室传导阻滞给诊断带来困难,因为在体表心电图上不能区别这是Ⅰ型还是Ⅱ型阻滞。窄 QRS 波和新近出现的文氏阻滞高度提示阻滞部位在房室结水平,因此很可能是Ⅰ型阻滞;如果 2∶1 阻滞伴宽 QRS 波,其阻滞部位应在房室结以下,Ⅱ型阻滞可能性大,但也可能位于房室结水平,确切的诊断有赖于希氏束附近的腔内电生理检查。

三度房室传导阻滞有独特的心电图表现,一般不易与其他心律失常混淆。但需要注意的是,三度房室传导阻滞时,心室率(逸搏心律)一般低于 45～50 次/分,只有在先天性房室传导阻滞时,心室率可高于 50 次/分。因此,如果发现心室率超过 60 次/分,即使有房室分离存在,应当首先考虑导致房室分离的其他原发性心律失常,如独立存在的加速性交界性自主心律。实际上,房室传导延迟伴次级起搏点频率轻度增加就可以产生完全性房室分离;如果次级起搏点的频率相当快,那么即使房室传导正常,也能产生完全性房室分离。

(四)治疗和预后

对于无症状性缓慢性心律失常,通常不需要积极的医疗干预。已有 Holter 监测研究证实了 3 秒或更长时间的停搏,如无症状,没有必要进行治疗。大多数 2～5 秒的停搏是无症状性的,起搏对那些停搏而无相关症状的患者无益;停搏时间的长短与症状和预后的相关性差。但当心内电生理检查确定为结下阻滞时,因为结下阻滞进展为完全性房室传导阻滞的风险高,应该考虑预防性起搏治疗。

心动过缓最重要的治疗方法是植入永久起搏器。改善变时功能的药物作用有限,仅作为在建立起搏之前的临时抢救措施。其中阿托品和异丙肾上腺素是较为常用的药物。在植入永久性起搏器之前,应该分析患者是否存在心动过缓的可逆性原因。任何不利于心脏起搏和传导的药物,如 B 受体阻滞剂、地高辛、钙拮抗剂或膜敏感性的抗心律失常药物,只要有可能都应该停用,观察心动过缓是否改善。还应注意和纠正电解质紊乱,以及是否存在感染性疾病并采取相应的治疗。

窦房结功能障碍行永久性起搏治疗的适应证包括:症状性心动过缓;因窦房结变时性不良而引起症状者;由于某些疾病必须使用某些类型和剂量的药物治疗,而这些药物又可引起或加重窦性心动过缓并产生症状者。对于虽有心动过缓的症状,但未证实症状与所发生的心动过缓有关,以及不明原因晕厥合并窦房结功能不良的患者,也应考虑植入永久性起搏器。

成年人获得性房室传导阻滞行永久性起搏治疗的适应证包括:

1.任何阻滞部位的三度和高度房室阻滞伴下列情况之一者:①有房室阻滞所致的症状性心动过缓(包括心力衰竭)或继发于房室传导阻滞的室性心律失常;②需要药物治疗其他心律失常或其他疾病,而所用药物可导致症状性心动过缓;③虽无临床症状,但业已证实心室停搏≥3 秒或清醒状态时逸搏心率≤40 次/分,或逸搏心律起搏点在房室结以下者;④射频消融房室交界区导致的三度和高度房室阻滞;⑤心脏外科手术后发生的不可逆性房室传导阻滞;⑥神经肌源性疾病(肌发育不良、克塞综合征等)伴发的房室传导阻滞,无论是否有症状,因为传导阻滞随时会加重;⑦清醒状态下无症状的房颤和心动过缓者,有 1 次或更多至少 5 秒的长间歇。

2.任何阻滞部位和类型的二度房室阻滞产生的症状性心动过缓。

3.无心肌缺血情况下运动时的二度或三度房室阻滞。

4.一度或二度房室阻滞伴有类似起搏器综合征的临床表现。

慢性多分支阻滞行永久性起搏治疗的适应证包括:双分支或三分支阻滞伴高度房室传导阻滞或间歇性三度房室传导阻滞;双分支或三分支阻滞伴二度Ⅱ型房室传导阻滞;交替性束支阻滞。

对于缓慢性心律失常,如不合并器质性心脏病和相关的全身性疾病,在植入永久起搏器后预后多良好。在这类患者的诊治过程中,要认真评估患者的症状,回顾患者的用药史,分析相关的心电图,明确症状和心动过缓之间的关系,这对于避免治疗过度和治疗不足都是必要的。

(五)展望

有关缓慢性心律失常的诊断、预后和优化治疗的重要问题有:①基因型异常的检测是否有助于评估和确立这些患者的治疗时机;②患者症状间歇发作,与心动过缓之间关系不明确时,如何更好地界定心动过缓引起患者症状的权重。在缓慢性心律失常患者中,药物似乎不太可能如心脏起搏器一样,能成功的预防症状、减少死亡率和发病率。起搏器体积缩小、软件加强、电池寿命延长会使起搏器的植入更加安全,效价比更好。未来的研究将会最终帮助我们开发出最优效价比的起搏器和对治疗、随访患者最有效的方略。

二、室上性心动过速

室上性心动过速(SVT)是起源于房室结或以上部位的快速性心律失常。临床表现各异,没有特征性症状。12 导联体表心电图、24 小时动态心电图以及心电图事件记录器通常可以确立诊断。此外,电生理检查现已成为重要的诊断工具,对于准备行非药物治疗的患者尤为适用。频发和无休止的房性心律失常患者,持续的快速心室率能够导致心动过速性心肌病和充血性心力衰竭。大多数室上性心动过速是折返机制,如房室结折返性心动过速(AVNRT)、房室折返性心动过速(AVRT)、心房扑动、窦房结折返性心动过速、房内折返性心动过速等,但自律性增高或触发机制也可引起室上性心动过速。无论哪种机制,其紧急处理的目标都是迅速控制心室率,如有可能则恢复窦性心律。对于大多数患者而言,经导管消融治疗技术最有希望永久治愈室上性心律失常。大量临床经验表明,对有症状的房室结折返性心动过速、房室折返性心动过速、心房扑动、房性心动过速和窦房结折返性心动过速患者,经导管消融技术是首选治疗方式。其他治疗包括抗心律失常药物,它可抑制症状性心动过速的反复发作;偶尔的复发很常见,并不意味着药物治疗无效。本文概述了 SVT 的不同机制、临床表现,包括心电图的识别、急性发作期和慢性期的治疗、预后等。

(一)病因和发病机制

不同的 SVT 可有不同心动过速的触发部位和不同的维持机制。能够触发 SVT 的部位包括窦房结、心房、房室结和希氏束。房性心律失常也可能起源于直接与心房相连的静脉结构,如肺静脉或上腔静脉。不同的 SVT 的维持机制不尽相同。对于大多数 SVT,快速性节律的维持依赖于一个折返环。这个环由两条分离的路径组成,电激动可以在其中循环传导,产生快速的心房和心室收缩。折返环常常位于房室结本身或包括房室结和一个房室旁路,后者由直接连接心房和心室的肌束组成。较少见的折返环涉及窦房结。另一主要的机制是自律性异常,正常情况下缺乏自律性的心脏组织在某些条件下变得有自律性。局灶性房速就是一种由异位自律性病灶引起的房速,多是由聚集在右心房界嵴和左心房肺静脉根部的病灶形成。

(二)临床表现

SVT 患者的临床表现不尽相同。短暂突发的房性心动过速患者一般没有症状。持续性房性心动过速、房室结折返性心动过速和房室折返性心动过速患者常有心悸、胸闷、胸痛、乏力、气短、运动耐力下降、先兆晕厥和晕厥等。大约在 15% 的 SVT 患者中能观察到晕厥。SVT 相关的晕厥常常发生在 SVT 开始发作后不久,或在心动过速终止后停顿时。SVT 偶尔表现为心脏性猝死(SCD)。心脏性猝死几乎都发生在患有 WPW 综合征并发房颤的患者,快速的房颤引起室颤和血流动力学崩溃。幸运的是,这种情况的死亡率较低。许多研究提示,SVT 引起的年死亡率为 0.15%～0.45%。

患者临床症状的发作和终止的特点,发作的频率和持续时间,以及可能的环境诱因对于 SVT 类型的区别可能有帮助(表 3-3)。心悸等症状呈突发突止,并且通过刺激迷走神经能够终止的 SVT 提示为 AVRT 或 AVNRT,两者皆涉及房室结;经统计,这两种类型占了 SVT 约 90％的患者。逐渐开始和逐渐终止的发作常常与自律性增高相关,如窦性心动过速或房性心动过速等。心率不规律的心陲往往提示为房颤、不规则传导的房扑、多灶性房速,或房速伴传导阻滞等。

表 3-3　不同类型的室上性心动过速的临床特点

心动过速	患病情况	发病特点	心电图特征
房室结折返			
典型	常见	阵发性	P 波隐匿,V_1 导联"伪 R"波,Ⅱ、Ⅲ 导联"伪 S 波"
非典型	少见	阵发性	P 波倒置,RP＞PR
旁路介导的室上性心动过速			
顺向型房室折返	常见	阵发性	P 波倒置＊,RP＜PR,QRS 波形态多正常
房颤(WPW)	常见	阵发性	极度不规则,QRS 波形态各异
逆向型房室折返	罕见	阵发性	P 波倒置,QRS 波宽,形态异常
持续性交界性折返性	罕见	持续性	P 波倒置＊,RP＞PR
窦房结折返	少见	阵发性	P 波直立,RP＞PR
局灶性房性			
折返性	少见	阵发性	直立、双向或倒置的 P 波,RP＞PR
自律性	罕见	持续性	直立、双向或倒置的 P 波,RP＞PR,心房律不齐
多灶性房性	常见	持续性	P 波形态不一,心律不齐,PR 间期不等

注:＊,心动过速时,与旁路部位相对应的导联 P 波倒置

(三)诊断和鉴别诊断

1.房室结折返性心动过速　除了房颤和房扑外,AVNRT 是最常见的 SVT,约占了 SVT 的 60％。AVNRT 的发病机制是,在房室结内存在着功能或解剖上各自独立的两条不同的通路,首尾相连成一个环,其中一条传导速度快,不应期长,称为快径;另一条传导速度慢,不应期短,称为慢径。在正常情况下,心房激动经房室结传导时,一般通过房室结径路中的快径完成,传导时间较短,体表心电图上的 PR 间期多小于 140 毫秒。当出现触发激动如房性期前收缩时,如恰好落在快径的不应期内,而慢径因不应期短已恢复应激,此时该激动的下传受阻于快径,而经慢径下传;在下传心室的同时,如快径已恢复应激,可再经快径逆传,激动心房,形成一个折返。如快径逆传的激动再继续经慢径前传,在折返环内沿着一个方向循环,继续激动心室和心房,就形成了房室结折返性心动过速。85％～95％的房室结折返性心动过速为慢/快型,即双径路中传导时间长的慢径路构成这个折返环的前传支,通常位于房室结致密区域的后部或其附近,而逆传则由传导时间短的快径路来完成,它位于房室结致密区前中部分,靠近希氏束起点。3％～20％的房室结折返性心动过速是快/慢型或不典型的类型,其激动在环路中折返的方向与前述相反。在这种情况下,双径路中的快径路前向传导激动,慢径路回传。考虑到有存在多条快径路导致多个不连续点的可能,产生这种不典型心律失常的环路可能与同一患者发生慢/快型房室结折返性心动过速时的环路并不相同。另外,约有 9％的患者出现一种

慢/慢型房室结折返性心动过速,其前传与逆传支都是上述的慢径路。慢径路和快径路在激动传出房室结前合并成一条最后通路,继续向希氏束传导。房室结折返性心动过速也可由室性期前收缩触发,室性期前收缩通过快径逆传至心房,再通过慢径下传后再次进入快径;但多数室性期前收缩之后的逆传激动通过房室结的慢径路传导,而通过在生理或解剖上与慢径路相分离的房室结双径路中的快径路回传激动心室,形成非典型或快/慢型房室结折返性心动过速。

窦性心律时体表心电图很少显示房室结双径现象。房室结折返性心动过速发作时心电图上通常表现为节律规则的窄 QRS 波心动过速,只是在少数情况下合并束支传导阻滞时呈宽 QRS 波心动过速。频率通常在 140～240 次/分,但也有频率慢至 100～120 次/分的病例。不同次发作,房室结折返性心动过速的频率是不同的;即使在一次较长的发作中,其频率前后也可有不同。

体表心电图上 P 波的形态(宽度)、位置和心动过速的触发机制有助于诊断和鉴别典型房室结折返性心动过速和非典型的房室结折返性心动过速。首先,两者的 P 波电轴是相似的,心房激动的方向都是自下而上,只是典型房室结折返性心动过速是经快径逆传而非典型性房室结折返性心动过速是经慢径逆传。因此,两者在下壁导联 II、III、aVF 上 P 波均呈负向。房室结的位置较靠后,由后向前激动心房,故在 V$_1$ 导联上 P 波呈正向。P 波的宽度在两者是不同的:典型房室结折返性心动过速 P 波通常较窄,非典型房室结折返性心动过速的 P 波通常较宽。这主要是由于激动心房的快径和慢径在解剖位置上的不同所致。其次,两者的 P 波和 QRS 波的间距不同。典型房室结折返性心动过速时,由于经慢径前向激动心室和经快径逆向激动心房几乎同时进行,因此 P 波多隐藏在 QRS 波群中,故在体表心电图上很少能看到 P 波;即使 P 波能看到,也距 QRS 波很近,RP 间期小于 PR 间期。此时在下壁导联 II、III、aVF 上可表现为"伪 S 波",而在 V$_1$ 导联上表现为"伪 R 波";如能与患者窦性心律心电图相对比通常可以更明确上述特征。因此,典型房室结折返性心动过速是短 RP 心动过速。相反,非典型房室结折返性心动过速 P 波常清晰可见,因为经过慢径路逆传,P 波的产生较 QRS 波晚,故 RP 间期常常长于 PR 间期,称为长 RP 心动过速。第三,折返环的触发模式也有助于典型房室结折返性心动过速和非典型房室结折返性心动过速的鉴别。由房性期前收缩触发的心动过速常为典型房室结折返性心动过速,而由室性期前收缩触发的心动过速则更可能为非典型房室结折返性心动过速。

2.房室折返性心动过速　房室折返性心动过速是房室旁路直接参与的折返性心动过速,折返环涉及心房、房室结-希氏-浦肯野系统、心室和房室旁路,约占室上速的 30%。与房室结折返性心动过速的机制相似,房室折返性心动过速的折返环中有两条不同的路径存在:正常的房室传导系统和房室旁路;两者有不同的传导速率和不同的不应期,在合适的房性或室性期前收缩的触发下可引起折返性心动过速。

房室旁路是房室折返性心动过速发生发展的病理基础,分布于除左右纤维三角之外的房室环区域,起源于邻近房室环的心房侧,以肌束的形式斜行穿过房室沟,末端像树根状抓附于心室肌。从房室环的水平面观察,大多数房室旁路分布于房室环的左右游离壁区域,少部分位于房室交界区而邻近正常房室传导束。房室旁路的分布特点决定了心室(前向传导时)和心房

(逆向传导时)的最早激动部位和传导顺序;其组织学结构和电生理特性有别于房室结,而类似于希-浦系统,其传导冲动的能力也不同于房室结,而显示特殊的房室和室房传导特点。

(1)典型传导:典型的房室旁路传导有三大特点,即双向(房室和室房)传导、传导速度快和传导时间相对恒定。大多数房室旁路传导能力较强,前向和逆向传导均表现为传导速度快、传导时间短而恒定,不显示频率或周期性递减传导,也不发生文氏传导阻滞。在窦性心律时,心房激动可经房室旁路前传,因为没有房室结的传导延搁机制,故经房室旁路传导的激动可先前抵达心室,使心室肌提前激动,称为"预激",在体表心电图上有特征性改变,表现为短 PR 间期和 △ 波。△ 波的产生是因为部分心室肌的提前激动,多数情况下 QRS 波的其余部分形态可以正常,由经房室结和希-浦系统下传的激动使心室肌去极化,称为部分心室预激。

(2)单向传导:单向传导虽然是房室旁路的非典型特征,但也是常见的电生理表现,多以前向传导阻滞的形式存在,临床上称为隐匿性房室旁路,窦性心律及心房程序刺激时均不显示旁路前向传导,心电图上没有短 PR 间期和 △ 波,表现为正常心电图。只是在心动过速时提示有隐匿性旁路的存在。其发生机制可能与房室旁路呈"树状"分布特点有关。

(3)隐匿性传导:较少见,是指房室旁路具有前向传导能力,但正常情况下仅能间歇显现或不显现,其产生的机制主要是由于自身房室结的传导速度较快或房室旁路距离窦房结较远,故经房室结传导的冲动较经房室旁路传导的冲动更早地到达心室,因而不显示心室预激,在体表心电图上没有 △ 波。当激动起源部位邻近房室旁路(如房性期前收缩)时,此时冲动可经房室旁路下传提前激动心室而显现其前向传导能力。隐匿性传导的房室旁路多位于房室环的左前外侧,食管左心房起搏或经冠状静脉窦刺激,因刺激部位接近房室旁路,易显示其前向传导。此外,房室结-希-浦系统的传导时间延长或阻滞(如静脉注射腺苷或 ATP 等时)也可显示房室旁路前向传导。

(4)慢传导:少数房室旁路表现为传导速度慢、时间长和频率依赖性递减传导,称为房室慢旁路。绝大多数房室慢旁路仅能逆向传导,少数旁路可能有前向传导能力但被房室结,希-浦系统传导所掩盖。

房室折返性心动过速根据其在折返过程中传导的方向不同分为两种亚型:顺向型房室折返性心动过速(OAVRT)和逆向型房室折返性心动过速(AAVRT)。顺向型房室折返性心动过速约占房室折返性心动过速的 90%～95%,其环路运行方向是以房室结为前向传导至心室,而后经房室旁路逆向传导至心房。此类患者窦性心律时,起源于窦房结的冲动激动心房后分别经房室旁路和房室结-希-浦系统传导至心室,由于房室旁路和房室结-希-浦系统传导速度的差别,其综合结果表现为心室预激。部分患者窦性心律时心房激动可间歇经旁路或房室结前传,其预激呈间歇性。当窦性心动过速的心动周期或房性期前收缩的配对间期短于房室旁路的前传有效不应期,而长于房室结-希-浦系统的前传有效不应期时,冲动阻滞于房室旁路而经房室结-希-浦系统传至心室,如恰逢房室旁路逆传不应期已过,冲动将随旁路逆传至心房而形成折返性心房回波。心房回波若再次经房室结-希-浦系统传导至心室并且连续发生,便形成顺向型房室折返性心动过速。异常增快的心室率或室性期前收缩诱发顺向型房室折返性心动过速的过程和机制与上相似,只是心动周期或期前收缩配对间期正好短于房室结的逆传有效不应期,而长于房室旁路的逆传不应期,此时冲动经房室旁路逆传至心房,继而循房室结,希-浦系统前传激动心室而完成折返。在少数情况下,房室旁路的逆传非常慢,于是房室结和房室旁路的缓慢传导可使得冲动在折返环内稳定、持续的循环,导致持续的心动过速称为持续性交界区折返性心动过速(PJRT)。其产生的 P 波较 QRS 波晚且 RP 间期长于 PR 间期,与非典型房室结折返性心动过速难于区别。因为此时心动过速多为持续性,可导致心动过速性心肌病。逆向型房室折返性心动过速较少见,其发生机制与顺向型房室折返性心动过速相似,只是其折返运行方向为房室旁路前向传导激动心室,而后经房室结逆向传导激动心房来完成折返。逆向型房室折返性心动过速的逆传支可以是房室结-希-浦系统,但更多见的是另一条房室旁路,因此多房室旁路折返是逆向型房室折返性心动过速的重要特征。

预激综合征中,约有 10%～30% 的患者合并房颤。心电图上 QRS 波呈预激图形,心室率快而极不规则。多种迹象提示房室旁路与房颤的发生有一定的关系。首先,并发房颤的预激综合征患者常常没有发生房颤的其他病理基础,如心脏瓣膜病、高血压性心脏病或心肌病。其次,显性房室旁路并发房颤的发生率明显高于隐匿性房室旁路,而且右侧显性房室旁路并发房颤更为常见。这一现象可能与房室旁路前向传导引起部分心室肌提前收缩,导致心房压力异常升高和电不稳定有关。再次,导管射频消融阻断房室旁路后大多数患者不再发生房颤。没有器质性心脏病的预激综合征患者发生房颤的可能机制有:①室性期前收缩经房室旁路逆向传导激动心房,恰好落入心房易损期诱发房颤。没有房室旁路时,室性期前收缩经房室结逆向传导,因房室结的生理性传导延迟作用使得冲动不能过早传入心房,故很难诱发房颤。②部分患者存在多条房室旁路,室性期前收缩经多条房室旁路逆向传导至心房,使心房多部位非均一除极而诱发房颤。③临床上动态心电记录多发性房颤的发生与房室折返性心动过速有关,由房室折返性心动过速退变为房颤较为常见,推测这可能与房室折返性心动过速时心率过快引起心房压力升高,心肌相对缺血,以致心房激动顺序异常而致心房"易损性"增加,导致房颤发生。

隐匿性预激综合征并发房颤时,因其房室旁路没有前向传导功能,故心室激动顺序和心室率与其他原因引起的心房颤动没有本质差别。房室旁路有前向传导能力的预激综合征患者发生房颤后的心室激动顺序和心室率主要取决于房室旁路和房室结的前向传导能力,根据其心电图的改变和对血流动力学的影响可分为 3 种类型:

1)房室旁路前向传导优势:这类患者房室旁路有较强的前向传导能力,最高前向传导频率＞200 次/分,有效不应期≤270 毫秒,房颤的冲动主要经房室旁路前向传导激动心室,心室率常在 200 次/分以上,心电图主要表现为宽大畸形的完全性心室预激波,常因心室率过快而难以分清 QRS-ST-T 的基本形态。此时,由于心室率快,而且心室激动顺序异常,对血流动力学的影响十分显著,若不及时有效的治疗,可恶化为心室颤动甚至猝死。

2)房室结前向传导优势:这类患者房室旁路前向传导功能差,不应期时间长,发生房颤后心房冲动主要经房室结前向传导,偶尔经房室旁路下传激动心室,心电图 QRS 波以室上性为主,偶有经房室旁路下传引起的部分性或完全性心室预激波。这类患者的心室率相对较慢,心室激动顺序多正常,对血流动力学的影响主要取决于原有的心功能状态和房颤持续时间。

3)中间型:房室旁路的前向传导能力介于上述两型之间,房颤的冲动可经房室结前传,也可经房室旁路前传激动心室,心电图上表现为室上性 QRS 波、部分心室预激性 QRS 波和完全心室预激性 QRS 波。房室旁路的不应期是决定预激伴房颤是否会进展为室颤的关键因素。不应期较长的房室旁路因前传能力相对较低,部分快速的心房率落在房室旁路的不应期内而不能下传,使心室率不致过快,故危险性相对较低。运动试验或静脉应用药物如普鲁卡因胺等可以使不应期长的房室旁路阻滞,而不应期短的则不被阻滞,据此可对患者进行危险分层。但运动试验的敏感性和特异性都较低,心内电生理检查可以明确房室旁路的不应期等特征,是进行危险分层的金标准。

窦性心律时房室旁路前向传导的心电图特征以及房性或室性期前收缩触发房室折返性心动过速发作的机制已如上所述。房室折返性心动过速的两种亚型:顺向型房室折返性心动过速和逆向型房室折返性心动过速有两种截然不同的心电图形态。

①顺向型房室折返性心动过速的心电图特点是窄 QRS 波后逆 P 性心动过速,心室率多为150～250 次/分。由于冲动经正常传导系统激动心室,故 QRS 波的形态和时限多正常,没有 Δ 波;也有 20%～30% 的患者在不同的发作时间可并发左或右束支传导阻滞而使 QRS 波宽大畸形,其中大多数为功能性阻滞。RP′间期的长短取决于房室旁路逆传的速度,多数情况下,由于房室旁路逆传的时间较短,P′常常紧随 QRS 波之后,RP′/RR＜0.5。少数情况下其逆传支为具有慢传导性能的房室旁路,可表现为较长的 RP′间期,RP′/RR＞0.5。同时,由于顺向型房室折返性心动过速的激动顺序为心室激动之后才经房室旁路逆传至心房,所以 P′波虽然紧随 QRS 波,但 P′波绝对不融合于 QRS 波之中,其 RP′间期常＞70 毫秒。另外,顺向型房室折返性心动过速时,下壁或前壁导联常有类似心肌缺血样的 ST 段压低和 T 波倒置。早年推测可能与心率的增加引起相对心肌缺血有关;目前认为是由于房室旁路逆向传导引起心房激动顺序异常所致,逆传 P 波重叠在 ST 段或 T 波上造成。

②逆向型房室折返性心动过速的心电图特点是完全预激性 QRS 波后逆 P 性心动过速,心室率较快而规则,可达 250 次/分。由于冲动经房室旁路激动心室,故 QRS 波宽大畸形,时相常达 0.14～0.16 秒,但 QRS 波的形态有如前所述的部分心室预激的特点,常有继发性 ST 段和 T 波改变,P′波常淹没在这种异常变化中,体表心电图多不能清楚辨认 P′波的形态和准确测量 RP′间期。食管心电图可明确有无 P′波和测量 RP′间期。由于经房室结逆传激动心房,故逆向型房室折返性心动过速的 RP′间期通常较长,该特征有助于与房室结折返性心动过速伴差异性传导相鉴别。

持续性交界区折返性心动过速(PJRT)通常心室率较其他房室折返性心动过速慢,约 120～150 次/分。由于冲动经房室结前向传导激动心室,故 QRS 波是窄的;同时作为逆传激动心房的房室旁路传导速度较慢,故常在下壁导联能看到清晰的倒置 P′波,RP′间期较长。

预激综合征伴房颤时,除具有房颤的基本心电图特征外,其复杂性表现在 QRS 波形态方面,后者又取决于房室旁路和房室结的前传功能(如前所述)。其中,房室旁路前向传导能力强的预激综合征患者,或者不适当应用房室结抑制剂(如洋地黄类制剂或钙拮抗剂等)使房室结前传功能被阻,心房冲动仅能或主要经房室旁路前向传导,在体表心电图上表现为心室率快而不规则,QRS 波呈完全预激图形。当心室率过快时,其心律的不规则性有时不易被辨认,难以与室性心动过速相鉴别;同时可恶化为室颤。发生室颤的机制除与心室率过快和心室激动顺序异常有关外,心室率不规则造成心室肌不应期和传导速度离散,是蜕变为室颤的主要原因。

3.**房性心动过速**　房性心动过速是指起源于心房的心动过速。最常见的两种房性心动过速是心房颤动和心房扑动;本部分仅讨论房性心动过速,约占室上性心动过速的 8%～10%。

单灶性房性心动过速可以起源于心房内不同的解剖部位。常见的起源部位包括右心房的界嵴、房间隔、二尖瓣环和肺静脉。房速多为阵发性,有时为持续性,心房率一般不超过 250 次/分。持续性房速可以导致心动过速性心肌病。

房性心动过速按照发生机制可分为自律性房速、折返性房速和触发活动所致的房速。心房肌自律性异常增高的原因包括:心房肌动作电位 4 相自动除极化加快,坡度变陡;心肌病使快反应纤维变为慢反应纤维;膜电位降低而异常自律性增高等。由于自主神经张力增加可以使心肌的自律性增高,自律性房速的心率因自主神经的张力不同而有较大的变化,在运动时心率可以超过 250 次/分。折返性房速的基础是心房内存在解剖或功能上相分离的双径或多径构成折返环路;并且:①折返环路中有单向阻滞;②传导缓慢;③折返环中激动传导方向的前方总是处于应激状态。最常见的折返性房性心动过速是房扑和房颤。与其他的折返性室上性心动过速不同,心房折返环的形成常常与潜在的结构性心脏病或既往心脏手术留下的瘢痕有关。触发活动是指各种因素,如局部儿茶酚胺浓度增高、低钾血症、高钙血症及洋地黄中毒等,引起心房肌细胞内钙离子大量堆积,导致后除极;当后除极的振幅增高达到阈电位水平,可引起一个新的动作电位。超速起搏不但可以诱发触发活动,还可以使其心率加速;这一特征有别于自律性增高和折返机制引起的房速。临床上的多源性房速多属这一类型。

房性心动过速发作时的心房率通常在 100～180 次/分。心动过速时 P′波形态与窦性心律时不同,其形态与异位起搏点的位置密切相关。起源于窦房结附近的房速,其 P′波形态与窦性 P 波相似;起源于右心房上部的房速,在下壁导联上 P′波直立;起源于心房下部的房速,下壁导联 P′波倒置。根据 P′波的形态和电轴判断房速起源位置,敏感性和特异性均不超过 80%,准确定位依赖于心内电生理标测。房速时 P′R 间期可正常或延长,取决于心动过速的心率;或出现二度房室传导阻滞,表现为文氏或不规则房室传导。房速时 P′波间的等电位线存在,据此可以与房扑相鉴别,同时后者心率多较快。P 波形态异常的快速性室上性心律失常,如果存在房室传导阻滞,可排除房室折返性心动过速和房室结折返性心动过速,因为后两者房室激动的比例为 1∶1。

多源性房性心动过速的心律不规则,容易与房颤相混淆。多源性房速的心电图诊断包括心律不规则,有 3 种或 3 种以上的 P′波形态,心率超过 100 次/分,P′R 间期和房室传导阻滞多是不固定的。P′波间的等电位线和相对慢得多的心房率有助于与房颤相鉴别。

(四)治疗和预后

1.**急性期治疗**　对于血流动力学稳定的窄 QRS 波心动过速,可首先采用一些兴奋迷走神经的手法操作,包括:①Valsalva 操作:嘱患者深吸气后屏气,再用力做呼气动作,或吸气后对密闭的容器用力吹气;②按摩一侧颈动脉窦;③压迫一侧眼球;④刺激咽后壁等。因为多数室上速的发病基础是包括房室结在内的折返环,这些操作通过增加副交感神经张力、减低交感神经张力来减慢房室结的传导,从而有助于减慢或中断心动过速。但由于终止心动过速的成功率较低,且按摩颈动脉窦和压迫眼球有一定的风险,现多不作为院内的首选治疗措施。

如兴奋迷走神经的操作未能终止心动过速,应予静脉注射房室结阻断药物。可以选择的药物包括腺苷、非二氢吡啶类钙拮抗剂(包括维拉帕米或地尔硫䓬)、β受体阻滞剂(包括美托洛尔或艾司洛尔)等。其中,腺苷通常为首选药物,可抑制窦房结和房室结传导,并有间接的抗肾上腺素能作用而终止心动过速。其常用剂量为每次 3~12mg,注射速度要快,可以终止约90%的房室结折返性心动过速和房室折返性心动过速;有时也可终止房速。腺苷的作用发挥快,同时半衰期短,所以作用消失也快,常在注射药物 30 秒内终止心动过速,持续约 1 分钟作用消失。用药时应持续进行心电图记录,可以根据用药后的反应和心动过速终止的方式来辅助诊断室上速的类型。心动过速终止时,在 QRS 波后紧跟着一个 P 波,往往提示心动过速为房室结折返性心动过速或房室折返性心动过速;如果没有 P 波而是以 QRS 波终止,则更倾向于为房速。快速心房率伴房室传导阻滞可诊断为房速。终止心动过速的过程中常并发多种短暂的心律失常,以房室传导阻滞、窦性停搏或窦房传导阻滞、室性期前收缩或短阵室速等较多见。腺苷对支气管高反应性、心脏移植后患者应慎用,因此类患者易对腺苷反应过度,有产生长时间停搏的风险。预激综合征合并房颤的患者,腺苷可通过抑制房室结传导,使心房冲动经房室旁路快速下传,导致心室率增快,甚至引起室颤和患者死亡。因此,对于宽 QRS 波心动过速,除非已明确是室上速伴差异性传导,否则不应用腺苷。

如果腺苷应用未能终止心动过速或腺苷的应用有禁忌证时,可以静脉注射维拉帕米、地尔硫䓬或 β 受体阻滞剂等。钙拮抗剂很少能终止房速,但可以降低患者的心室率,减轻患者的症状。其半衰期相对较长,有负性肌力和降低血压的作用,故对于心功能不全和血压明显下降者应慎用。由于此类药物都有抑制窦房结和房室结的作用,当合用时可引起心动过速终止后出现心动过缓。此外,和腺苷一样,预激综合征伴房颤时禁用钙拮抗剂。预激综合征伴房颤的治疗取决于血流动力学是否稳定。血流动力学不稳定者应及时予体外直流电复律治疗,以防病情进一步恶化。如果血流动力学稳定,可静脉应用延长房室旁路不应期的药物,如普鲁卡因胺、伊布利特或氟卡尼等。腺苷、钙拮抗剂、β 受体阻滞剂或洋地黄类药物等房室结抑制剂严禁用于此类心律失常。房室结的抑制将促使心房冲动经房室旁路前向传导,增加心室率。因为经房室结下传的冲动可隐匿性"穿入"房室旁路,干扰其前向传导功能;房室结受抑制后这一隐匿"穿入"性干扰减少或消失,房室旁路前向传导功能增强。

2.长期治疗   对于室上速是选择药物治疗还是导管消融主要取决于患者的症状、药物治疗的效果,以及室上速不治疗可能带来的风险。对于不伴有预激的房室结折返性心动过速或房室折返性心动过速,如果发作不频繁,发作时能够耐受,可考虑药物治疗。患者应随身带有可以快速抑制房室结传导的药物,如 120mg 的地尔硫䓬和 80mg 的普萘洛尔合用,在心动过速开始发作时服用,可以终止发作,且没有引起心动过缓或低血压的风险。在没有结构性心脏病、收缩功能不全或冠心病的患者,也可以选择抗心律失常药物,如普罗帕酮等。

对于心动过速经常发作的患者,应选择药物或经导管射频消融治疗。对于房室结折返性心动过速或有隐匿性旁路的房室折返性心动过速,房室结阻滞剂如维拉帕米、β 受体阻滞剂或地高辛可以预防其中约 30%~60%患者心动过速的发作。如果这些药物无效,可以选择 Ⅰc 类(氟卡尼或普罗帕酮)或 Ⅲ 类药物(胺碘酮或索他洛尔)等。尽管这些药物可以预防室上速的发作,但其不良反应,特别是致心律失常效应等也不容忽视,在选用时应权衡利弊。

预激综合征患者尽管可以选择经导管射频消融,但也可以选择药物治疗。在房颤合并预激时,除非已经证实旁路的不应期较长,否则维拉帕米和地高辛是禁忌的。Ⅰc 类药物可以有效减慢旁路的前向传导。

室上速患者如果不能耐受药物，或者药物治疗无效，或者患者不愿意服用药物的，应考虑行经导管射频消融。射频消融可以作为一线治疗，通过对与心动过速相关的其中一条路径的消融，可以使 95% 的此类心动过速患者得到治愈。对于预激综合征患者，如果有房颤经快旁路快速前传的风险，应优先选择射频消融治疗。对于其他类型的室上速患者，是否行射频消融治疗应取决于患者的意愿、生活方式或职业、药物治疗的效果、是否合并结构性心脏病以及有无熟练掌握射频消融术的医师等。

在射频消融前，一般应行电生理检查，对各种路径进行定位和明确其性质。房室结折返性心动过速常消融折返环的慢径，可以使约 95% 的患者得到治愈。导管消融房室结慢径的主要风险是房室传导阻滞（0.5%），极少数患者因此而需要植入永久起搏器。预激综合征旁路导管消融的成功率也在 95% 左右，但有约 5% 的患者旁路会再次恢复，需要第二次消融。相对于其他部位，左侧旁路的消融成功率最高。只有旁路靠近房室结时才有引起房室传导阻滞的风险；而旁路多不位于此。局灶性房速，可对房速的起源点进行消融，成功率约为 90%，复发率约为 8%。由于一些房速呈持续性，有引起心动过速性心肌病的风险，因此导管消融应考虑作为初始治疗。持续性交界区折返性心动过速（PJRT）也是同样的道理。

绝大多数室上速预后很好。大多数发病的风险很小，特别是经药物或消融治疗后。少数例外包括持续性交界区折返性心动过速（PJRT）、持续性房速、不适当窦性心动过速，可导致心动过速性心肌病的形成。心动过速消除后，心室功能常恢复很好。任何室上速在发作时间较长或存在低血容量时都可引起血流动力学改变或晕厥。但通常这种情况下死亡的风险是很小的。

需要提出的是，预激综合征是个例外，虽然 SCD 的风险很低，但在增加，在 3～10 年的随访中估计有 0.15%～0.4% 的患者发生了 SCD。因此，应仔细考虑对预激综合征的患者进行危险分层。如患有预激综合征的运动员发生 SCD 的风险更高。运动员房颤的发生率较高，同时体育运动时大量肾上腺素的释放可能导致这些患者房颤快速前传引起室颤和死亡。尽管没有某个特定的人群易于突然死亡，有预激综合征的飞行员或其他高风险职业的人群也应认真进行危险分层，以及决定是否行导管消融。

妊娠时发生室上速，因担心对胎儿的潜在作用，常规治疗的风险增加。因为妊娠会加剧约 20% 的室上速女性患者的室上速症状。可能的话，有症状的女性患者在妊娠前应考虑行导管消融。对于没有症状的患者建议不予治疗。如果房室结折返性心动过速需紧急转复，而迷走动作无效时，应用腺苷被认为对母婴是安全的，其次是直流电复律。对于合并预激的房颤，普鲁卡因胺是可以接受的治疗。地高辛、普鲁卡因胺、美托洛尔作为妊娠时的 B 类推荐用药，对胎儿没有已知副作用。特别是在中期和晚期妊娠时。其他抗心律失常药物，除了索他洛尔，常被认为是 D 类（禁忌），应避免使用。

（五）展望

室上速导管消融的适应证在增加，同时新的心内膜标测技术等消融技术在进步。未来，消融导管的设计和能量形式包括冷冻消融和高度聚集超声的进展，在理论上将提高导管消融治疗室上速的能力。

（杨　军）

第五节　心律失常导管消融治疗

最近 30 年心脏电生理学蓬勃发展的是导管消融术治疗心律失常。心脏导管术的临床应用、心脏程序刺激技术和心内电图的结合使临床心电生理学产生了质的发展和飞跃。心内膜标测技术可以确定旁路的位置和室上性心动过速的发生机制,使得先前需要应用潜在的致心律失常药物和(或)外科手术治疗的心律失常逐渐采用导管消融的方法治疗。目前该方法已经取代外科手术成为一线治疗方法来"根治"大多数室上性和室性心动过速,包括房室结折返性心动过速、经隐匿性或显性旁路的房室折返性心动过速、房性心动过速、峡部依赖的房扑、有/无器质性心脏病伴发的室性心动过速以及心房颤动。

一、导管消融的能源

最早应用直流电作为消融能源,在消融开始阶段产生蒸汽泡,随后膨胀并离子化最终产生弧光。弧光伴有极度的高温并爆裂,导致导管完整性破坏和局部心肌病理性损伤,其后直流电消融被射频消融所取代。

射频能量是一种频率为 300～750kHz(范围 100～2000kHz)的交流电流(在消融导管和皮肤电极板之间产生的),由于心肌组织对射频能量传导很差,射频能量转变为与导管顶端紧密接触的细胞加热,当局部组织温度超过 50℃ 并持续超过 10 秒可对细胞和组织产生不可逆的破坏和损伤。射频能量持续加热区域向外形成直径 3～5mm 的心肌凝固性坏死区域。当局部组织温度加热到 100℃ 时会产生蒸汽,可能导致心肌破裂并引发心包填塞。经过对导管进行改良,进行射频消融时可产生符合治疗需要的损伤灶,同时患者无明显的疼痛感。对固有的自律性组织,如希氏束、自律性心动过速的起源部位行射频消融治疗导致节律加速,而对折返性心律失常射频治疗时可减慢或终止心律失常。由于射频能量的安全性和有效性,其已成为首选的和应用最广泛的消融能源。

激光消融、超声消融、冷冻消融等消融能源尚处于开发阶段或临床早期试用阶段,在本文不做赘述。

二、房室结折返性心动过速导管消融术

房室结折返性心动过速(AVNRT)是最常见的阵发性室上性心动过速类型之一,占总数的一半以上,其确切的病理生理机制仍不明确,尚需进一步研究。通常的观点认为房室结内至少存在 2 条或 2 条以上的传导速度和不应期不同径路,一条为缓慢传导的 α 径路,不应期短,另一条为快速传导的 β 径路,不应期长。当一个适时的期前收缩发放时,因为 β 径路不应期长,激动在 β 径路上发生阻滞,激动则由 α 径路缓慢下传。如果通过 α 径路下传时间延长到足以使已处于不应期的 β 径路恢复兴奋性逆向激动 β 径路,同时产生一个回波。当前向传导时

间足够长使 α 径路有更长的时间恢复兴奋性即可产生持续的心动过速。也有人认为房室结的后部和 Koch 三角后部的移行组织平行与三尖瓣环形成纵向排列，这种解剖学特点具有不均一的各向异性特征，其对期前收缩的反应可产生功能性的纵向分离和持续的折返。

AVNRT 最常见的类型是慢快型 AVNRT，约占 80%～90%，其折返环可能为经房室结快径逆传后，经左侧房间隔或左心房传导至冠状窦近端，通过冠状窦与右心房结周心房组织相连接，再经慢径传至房室结。快慢型 AVNRT 约占所有 AVNRT 患者的 5%～10%，折返环为房室结快径前传而慢径逆传，而慢慢型 AVNRT 可能与存在多条功能上和解剖上各异的慢径有关。

由于 AVNRT 是一种一般耐受较好且通常无生命危险的良性心动过速，经导管消融有一定并发症，故消融治疗前应进行临床评估并取得患者的知情同意。对于发作时心率快伴有低血压、心绞痛或晕厥等严重症状的患者，对于发作频繁药物不能完全控制的患者，对于不愿长期服药或因药物副作用不能耐受的患者均应进行导管消融治疗。从消融房室结传导改为房室结改良、从快径改良转向慢径改良等消融技术的进步，使 AVNRT 行射频消融治疗已成为一线的治疗方案，通常慢径改良治疗的成功率超过 95%，发生不可逆性房室传导阻滞的风险较低，一旦出现这一并发症可能需进行永久起搏器治疗。最初快径消融由于邻近房室结和希氏束，出现房室传导阻滞几率高，通常 5% 左右，最高 22%。其后采用慢径消融，不但提高了成功率，而且由于其解剖位置远离房室结和希氏束，大大降低了发生房室传导阻滞的风险，使 AVNRT 的射频消融治疗变得安全而有效。标测慢径时可选择影像解剖法和（或）电解剖法确定消融靶点，必要时也可联合应用两种方法对消融靶点进行精确定位，通常采用右前斜位使 Koch 三角的轮廓充分展开，消融导管首先跨过三尖瓣，以后逐渐后撤直至记录到希氏束电位，再将顶端电极轻轻弯向下后方，同时带轻度顺钟向旋转后侧导管使导管顶端紧贴三尖瓣环，标测到心房电图起始部尖锐、高频的电位为消融靶点，进行消融，每次有效放电后诱发 AVNRT 以判断消融是否成功。消融多采用在窦性心律时放电，在成功消融慢径部位 90%～95% 以上出现交界区心律。如果在消融过程中持续 10～15 秒未出现交界区心律，应终止该部位的消融。在消融过程中若出现交界区心律频率过快，提示消融部位邻近快径或希氏束，易发生室房传导阻滞，应立即停止放电，并在较低部位标测和消融。在消融过程中若出现交界区心律时 VA 间期延长或 A 波脱落或窦性心律时 PR 间期延长说明消融慢径的同时阻断了快径，是发生房室传导阻滞的先兆，应立即停止放电以免造成不可逆性损伤。

三、房室旁路导管消融术

房室旁路是房室折返性心动过速的主要电生理基础。有房室旁路的患者激动可以通过房室旁路和房室结前传，导致不同程度的 QRS 融合波，或仅通过房室旁路（完全预激）。有的房室旁路不具有前传功能而只有逆传功能，心电图无预激图形，但可与房室结匹配形成心动过速而称为隐匿性旁路。旁路多数位于心内膜连接心房和心室，位于左侧或右侧的游离壁或间隔部，间隔部旁路又进一部分为前间隔、中间隔和后间隔。少数旁路位于心外膜或非常规部位，如 Mahaim 纤维、束室纤维。

　　房室折返性心动过速占阵发性室上性心动过速的 $60\%\sim70\%$，其中最常见的是顺向型房室折返性心动过速，即房室结作为环形折返的前传支而房室旁路则作为折返的逆传支，表现为窄 QRS 波心动过速。逆向型房室折返性心动过速房室旁路作为前传支，房室结作为逆传支，表现为宽 QRS 波心动过速。

　　预激综合征(旁路具有前向传导功能，WPW)合并心房扑动和(或)心房颤动会导致室性快速性心律失常、心室颤动和猝死，属潜在的威胁生命的心律失常，首选行射频消融治疗。伴有症状的房室折返性心动过速，药物治疗无效或不能耐受或患者不希望长期用药亦首选射频消融治疗。对于无症状性 WPW 患者则需进行风险评估。

　　WPW 患者猝死发生率约为 $0.15\%\sim0.39\%$，无症状的 WPW 患者据研究报道发生猝死的风险约为 4.5 例/1000 人·年，原因为房扑和房颤的快速传导，进而引起室颤。儿童无症状WPW 患者猝死风险可能较成年人更高。可通过体表心电图、动态心电图、运动试验、药物试验结合病史等无创方法，初步进行 WPW 患者的危险分层。年纪较轻(<30 岁)、男性、房颤病史、晕厥史、合并先天性或其他心脏疾病以及家族性 WPW、运动员和高风险职业者如飞行员等为可能发生猝死的高危人群，旁路前传功能不应期短、多旁路存在是发生猝死的高危因素。先天性心脏病(如 Ebstein 畸形)的 WPW 患者风险大，需要进行相对积极的消融治疗。对于成人无症状 WPW 患者，应进行危险分层和预防性消融；儿童患者存在特殊性，手术并发症风险相对较高，特别在体重<10kg 的儿童中发生率更高，需要谨慎地选择治疗策略。对于婴儿和较小儿童进行射频消融术的适应证更加保守，对无症状患儿通常不推荐进行危险分层及消融治疗。所有合并 WPW 的运动员均应接受包括电生理检查在内的全面风险评估，如果不存在前述危险因素可不进行预防性消融。

　　目前由于射频消融治疗成功率高，达到 95%以上，复发率约为 5%，并发症少(发生率 4%～5%)，其已成为根治旁路的首选方案。WPW 旁路定位可根据 12 导联体表心电图预激波(δ波)的形态来确定，隐匿性旁路根据心动过速发作的心电图逆行 P 波在各导联的极性进行定位，但旁路的精确定位则需在心内电生理检查时确定。电生理检查可以明确心动过速的机制、证实旁路参与心动过速构成折返环的一部分并且研究旁路的电生理特点，以此来决定是否行旁路消融治疗。

　　左侧旁路消融可经逆行跨主动脉或穿间隔途径，两者成功率相同。如果是显性房室旁路，可在窦性心律下标测到局部心室激动领先于体表心电图 δ 波 10～35 毫秒为消融靶点；如果是隐匿性房室旁路，可在心室起搏或心动过速发作时标测到经旁路逆传的最短室房间期的位置为消融靶点(通常<60 毫秒)。消融成功的标志是：①体表心电图 δ 波消失；②消融时心动过速终止；③消融时腔内图提示室房分离。

四、房性心动过速的射频消融治疗

　　房性心动过速(简称房速)是指起源于心房，QRS 波群前有可辨认的和(或)较一致的、规律的 P′ 波，节律规则的异位快速性心律失常，约占室上速的 10%～15%，多发生于有器质性心脏病的患者。其发生机制为局灶性快速放电和折返两种。任何类型的房性心动过速均可进行射频消融治疗,局灶性房速可以通过导管消融灶性起源点而得到根治,已成为持续性房速首选的治疗方法。折返性房速如果药物治疗无效或不能耐受或患者不希望接受长期药物治疗,可进行射频消融治疗。

局灶性房速消融成功率在 80%～95% 之间,折返性房速初次消融成功率较高,但约 20% 的患者复发需接受药物治疗或再次消融,并发症发生率较低,在 1%～2% 之间,如膈神经受损、急性心包填塞、心脏传导阻滞。

房速进行消融治疗前应首先根据体表心电图初步确定 P′ 波的形态,初步判断其起源部位。消融时采用激动标测和起搏标测结合的方法寻找理想的消融靶点,在心动过速时放电,出现心动过速周期增加、减少或出现窦性心律被认为是有效放电,放电 10 秒心动过速不终止需重新标测。

五、心房扑动的射频消融治疗

房扑分为典型房扑和不典型房扑,这两种类型的心律失常为下腔静脉—三尖瓣峡部依赖的房扑。典型房扑的体表心电图特点为 Ⅱ、Ⅲ、avF 导联可见负向锯齿波,频率约为 300 次/分,折返环位于右心房,激动沿右心房间隔部上行,再沿右心房游离壁下行,其中经过下腔静脉口和三尖瓣环之间的心房组织构成的峡部,为折返环上相对狭窄区,可作为消融靶区域。不典型房扑的体表心电图下壁导联 Ⅱ、Ⅲ、avF 可见正向扑动波,折返环沿右心房游离壁上行,再沿右心房间隔部下行,消融靶区域与前者相同。

房扑反复发作,药物治疗无效或不能耐受或患者不愿意接受长期药物治疗,需行射频消融治疗。如在房扑心律下消融则为房扑终止不能诱发,之后验证三尖瓣峡部形成双向阻滞。如在窦性心律下消融终点为峡部双向阻滞。消融成功率超过 90%,复发率较低,并发症少。

六、房颤的射频消融治疗

房颤的射频消融治疗需根据房颤的类型、左心房大小、症状严重程度、伴发心血管疾病的严重程度等因素综合考虑,进行导管消融的医疗中心和手术医师的经验对房颤导管消融成功率和并发症会有影响,同时患者的意愿也是应考虑的重要影响因素。目前根据房颤发作的时间和特点分为初发房颤、阵发性房颤、持续性房颤、永久性房颤和长期持续性房颤 5 类。对于症状严重、抗心律失常药物治疗失败,且不合并严重器质性心脏病的阵发性房颤,应首先考虑导管消融治疗;在有经验的电生理中心,导管消融治疗可以作为无器质性心脏病的症状性阵发性房颤患者的一线治疗手段,但需充分考虑患者的意愿和术者的经验;对于症状性阵发性房颤伴心房显著增大或严重左心室功能不全的患者以及症状性长期持续性房颤患者也可考虑导管消融治疗。

房颤的导管消融治疗得益于人类对房颤机制认识的进步,1998 年 Haissaguerre 等关于肺静脉内异常电活动在房颤触发中作用的研究成为了房颤导管消融治疗的重要里程碑,此后肺静脉在房颤触发机制中的作用日益得到重视,针对肺静脉内触发灶的消融方法,如局灶性消融、肺静脉开口部节段消融以及肺静脉前庭部电隔离。由于肺静脉开口部阶段性消融可能导致肺静脉狭窄的并发症,其后发展为三维标测系统指导下左心房环肺静脉线性消融,达到肺静脉完全电隔离,推动了房颤导管消融术的技术进步。目前环肺静脉消融已经成为导管消融治疗阵发性房颤的主流术式。对于持续性和慢性房颤,由于其发生和维持机制的多样性,环肺静脉消融电隔离应需要结合其他消融方法,如复杂碎裂电位消融、左心房附加线性消融(包括左心房顶线、二尖瓣峡部线)、三尖瓣峡部线性消融,此外,尚有迷走神经节消融等不同的消融策略,但是肺静脉电学隔离是基础和最重要的。

(一)环肺静脉消融电隔离

经股静脉途径进行房间隔穿刺后放置环状标测导管和消融电极导管,完成房间隔穿刺后要及时静脉注射肝素并根据 ACT 调整剂量。通过选择性肺静脉造影和非选择性左心房造影,可了解肺静脉的大小和开口部位,对环肺静脉消融时确定消融线很有帮助。造影后根据肺静脉开口部的直径,选择合适的环状标测电极导管。首先应用三维标测系统进行左心房解剖重建,然后结合造影、导管走向以及电位特征确定肺静脉开口位置,并在确定的开口部位心房侧 0.5～1.0cm 处行环同侧肺静脉的逐点消融和标记,积点成线,连线成环。消融过程中在完成预设消融环后可通过环形标测电极(可采用单根或两根)判断同侧上、下肺静脉的电位变化,以证实是否达到肺静脉与左心房的完全电隔离,即消融环内的肺静脉电位完全消失。如仍有肺静脉电位存在,需继续补充消融,直至达到肺静脉电位完全消失的消融终点。

(二)房颤导管消融的成功率和并发症

房颤的类型、相关伴随疾病的严重程度及术者经验等因素影响房颤导管消融治疗的成功率,阵发性房颤环肺静脉消融术后平均随访 6 个月时的成功率高达 95%,即使对于电复律无法转复的永久性房颤,中期随访的结果亦在 80% 以上,但其中约有 20% 的患者进行了 2 次消融。消融手术相关的主要并发症为房性心律失常,其原因多与左心房内消融线不完整有关。此外尚有房间隔穿刺所致心包压塞的风险。

七、室性心动过速的射频消融治疗

室速的射频消融治疗由于受心内膜标测困难、术中是否能诱发、患者是否耐受持续的室速发作及消融等因素的影响,成功率远低于房室结折返性心动过速和房室折返性心动过速的消融。

无器质性心脏病的特发性室速,反复发作、有症状的持续性室速,药物治疗无效或不能耐受药物治疗或患者不希望长期接受药物治疗,可行射频消融治疗;器质性心脏病的束支折返性室速、持续性单形性室速已行最佳药物和器械治疗仍不能控制发作者可考虑行射频消融治疗;非持续性室速、频发室性期前收缩伴有严重症状亦可考虑行射频消融治疗。发作频率非常快、多形性室速、发作较少的非持续性室速不考虑行射频消融治疗。

对于特发性室速,可采用激动标测和起搏标测两种方法定位室速的起源。激动标测时,在心动过速发作情况下标测导管记录到某一部位的激动早于体表心电图 QRS 波,提示此部位接近室速的起源。起搏标测是指在心室不同部位做电刺激,看诱发出的 QRS 波群形态是否与特发性室速的 QRS 波群形态相似,以此来确定心动过速的起源部位。记录到振幅很低的舒张中期电位,即浦肯野纤维电位,提示为最佳的消融靶点,消融成功率高。器质性心脏病患者室速由于解剖和电生理基础不同,其起源定位更为困难,起搏标测的敏感性和特异性低于特发性室速,患者对心律失常耐受力差或不能诱发持续性心动过速,不能进行激动标测和拖带,可进行基质标测,如通过电压标测找到低电压区或窦性心律时延迟电位区或起搏标测时可诱发和既往 12 导联心电图相似的室速均可作为消融靶区域进行消融治疗。

八、展望

近 20 年来射频消融治疗取得了巨大的进步,心血管影像设备的更新、标测软件的进步、导管的推陈出新甚至机器人操作系统的出现使心律失常的消融治疗出现了新的变革。复杂心律失常如房颤消融治疗时间明显缩短,器质性室速消融也取得了初步成效,未来需进一步提高消融成功率。

(尹洪飞)

第六节　心脏瓣膜病

一、二尖瓣疾病

(一)二尖瓣狭窄

【概述】

正常二尖瓣口面积为 $4\sim6cm^2$,各种原因造成的心脏瓣膜损害均可导致二尖瓣狭窄(MS),病因几乎都为风湿性,2/3 为女性,多见于 $20\sim30$ 岁的青中年,占风心病 40%,2/3 有风湿热史,为单纯二窄或以二窄为主,发生狭窄病变时间多在风湿热首发后 2 年以上,基本病变是瓣膜炎症粘连,开放受限,造成狭窄。少见病因有先天性畸形和老年性二尖瓣钙化累及环下和瓣叶,黏液瘤占原发性心脏肿瘤的 1/3~1/2。当黏液瘤脱入二尖瓣口,可造成相对性二尖瓣狭窄,临床酷似风湿性二窄,仅靠听诊,不做超声检查极易误诊。活动性感染性心内膜炎引起巨大的赘生物,也易堵塞二尖瓣孔而导致 MS。MS 典型病理形态是瓣叶里弥漫性纤维增厚或闭合缘有纤维增厚,常伴不同程度钙化和瓣叶交界处粘连,使瓣叶活动受限并常有腱索增粗、缩短和融合,使瓣口进一步狭窄,使左室流入道形成漏斗状梗阻,造成明显血流障碍。长期的 MS 可造成左房扩大伴附壁血栓,肺血管壁增厚,右室肥厚和扩张等病变。

【诊断步骤】

1.病史采集要点

(1)临床分期:根据狭窄程度及代偿状态分为 3 期。

①左房代偿期:瓣口面积减至 $1.5\sim2.0cm^2$(轻度狭窄)。左房发生代偿性扩张及肥厚以增

强收缩力,增加瓣口血流量,从而延缓左房平均压的升高,患者该期无症状。

②左房失代偿期:瓣口面积<1.5cm²(中度狭窄),或<1.0cm²(重度狭窄)左房平均压开始升高,肺静脉及肺毛细血管压相继升高,管径扩张,管腔淤血,安静时可无症状,活动时回心血量增加或心动过速使舒张期缩短,从而减少左房血液流过狭窄瓣口的时间及血量,均可加重肺郁血,发生呼吸困难,肺毛压升高过快,血浆及血细胞渗入肺泡,导致急性肺水肿。肺郁血及肺顺应性下降使通气/血流比值下降,肺静脉血氧分压下降,可致反射性肺小动脉收缩,产生肺动脉高压。

③右心受累期:长期肺高压进一步引起肺小动脉及肌肉型小肺动脉内膜及中层增厚,血管腔变窄,更加重肺动脉高压,增加右心室后负荷,产生右心室扩张,肥厚,终至右心衰竭。

(2)临床症状:MS最常见的症状是呼吸困难及咳嗽,劳力性呼吸困难发展至安静时也感觉呼吸困难,甚至需端坐呼吸,咳痰中带血丝或大量咯血是MS的另一常见症状。大量咯血只见于早期肺血管弹性功能尚好之时,系由于肺-支气管静脉吻合处破裂所致;晚期由于肺血管弹性减退阻力增高大量咯血则少见。因支气管内膜微血管或肺泡阔毛细血管破裂可致痰中带血丝或小咯血。急性左房衰竭肺水肿时可咯大量粉红色泡沫样血痰。MS晚期可因体静脉血栓或右房内血栓脱落引起肺梗死而咯血为稠胶样暗红色血痰。近年来,老年性二尖瓣环或环下钙化引起的MS屡见报道,其症状相对较轻。此外,还有心悸、胸痛等症状,常由快速心房颤动引起。

(3)体征:心尖部舒张期隆隆样杂音是MS最重要的体征。但应注意,该杂音范围仅相当于听诊器胸件大小,必须在心尖区多个部位听诊,以免遗漏,轻度活动后取左侧卧位杂音较明显。尚有少数MS的患者心尖部听不到舒张期杂音称之为"哑型"二尖瓣狭窄,是由于严重的狭窄使流经瓣口的血量明显减少,或同时因右室明显扩大出现极度顺钟向转位影响杂音向体表传导所致,但MS的其他体征却很明显。MS如合并快速房颤在心尖部可听不到典型舒张期杂音,与此时心房失去整体有效收缩尤其舒张期过短致通过二尖瓣血流量减少有关。

肺动脉瓣区可出现第2心音(P_2)亢进、分裂,当二窄发展累及到右心,因右室扩大可产生相对性三尖瓣关闭不全的杂音(Graham-Steel杂音)。

还可出现"二尖瓣面容",女性多见,右心衰时可出现体循环淤血的体征(颈静脉怒张、肝大、肝颈静脉回流征阳性、下肢水肿)。

2.门诊资料分析

(1)X线检查:轻度MSX线所见心外形可基本正常。最早的改变是心影左缘变直,肺动脉段隆起,左房扩大。食管后移。严重MS时左房、右室扩张明显,呈典型的"梨形心"。长期肺淤血者可于肺野下部外侧见到纤细致密而不透光的水平线Kerley B线。

(2)心电图检查:中度以上MS可见P波增宽并有切迹呈双峰,为"二尖瓣型P波"。合并肺动脉高压时,显示右心室增大,电轴右偏。病程晚期常合并心房颤动。

(3)超声心动图检查:本项检查是诊断MS的敏感的无创性方法。是最敏感和特异的无创性诊断方法,对确定瓣口面积和跨瓣压力阶差,判断病变的程度,决定手术方法以及评价手术的疗效均有很大价值。二维超声心动图上可见二尖瓣前后叶反射增强,变厚,活动幅度减小,舒张期前叶体部向前膨出呈气球状,瓣尖的前后叶距离明显缩短,开口面积减小。M型超声可见舒张期充盈速率下降,正常的双峰消失,E 峰后曲线下降缓慢,二尖瓣前叶,后叶于舒张期呈从属于前叶的同向运动,即所谓样改变。左心房扩大,右心室肥大及右心室流出道变宽。多普勒超声显示缓慢而渐减的血流通过二尖瓣。

(4)放射性核素检查:放射性核素血池显像示左心房扩大,显像剂浓聚和通过时间延长,左心室不大。肺动脉高压时,可见肺动脉主干和右心室扩大。

3.继续检查项目

(1)检查血沉、ASO、CRP、抗链球菌酶 B 抗体,询问患者有无咽痛、关节痛及发热,了解有无风湿活动。

(2)经食管超声心动图检查,判断左房内有无血栓形成,评估二尖瓣形态和血流动力学情况,以便决定手术方式。

(3)导管检查:对于拟行 MS 瓣膜球囊成形术或外科手术的患者,可选择性进行左或右心导管检查,对确定瓣膜狭窄的程度、过瓣血流量、肺动脉高压等情况均有帮助。左心室造影评估二尖瓣的反流程度。右心室,肺动脉及肺毛细血管压力增高,肺循环阻力增大,心排血量减低。穿刺心房间隔后可直接测定左心房和左心房的压力,二尖瓣狭窄早期舒张期跨瓣压力阶差正常,随着病情加重,压力阶差增大,左心房收缩时压力曲线呈高大的 a 波。

【诊断对策】

1.诊断要点

(1)症状逐渐加重的呼吸困难,从劳力性呼吸困难、端坐呼吸到阵发性夜间呼吸困难,甚至发生急性肺水肿,不同程度的咯血,从痰中带血到由于支气管静脉破裂所致的大咯血;咳嗽及声音嘶哑。另外,患者常因并发症如血栓栓塞、右心衰、急性肺水肿和感染性心内膜炎等就诊。

(2)体征表现为二尖瓣面容、心尖部舒张期震颤、心界正常、心尖部舒张中晚期隆隆样杂音、第 1 心音增强、开瓣音、肺动脉瓣第 2 心音亢进、肺动脉瓣区双期杂音。

(3)辅助检查

①心电图(ECG)"二尖瓣性 P 波",P 波增宽 $>0.12s$,伴切迹,V_1 导联 P 波终末电势 $\geq 0.04mV$;电轴右偏,右室大合并房颤等心律失常;

②超声心动图确诊和评价二尖瓣狭窄程度的可靠方法。二维超声心动图示左房扩大,二尖瓣前后叶瓣尖明显增厚,回声增强,开放受限;左房血栓等;

③X 线可见左房及右室扩大、支气管上抬、肺动脉干扩张、肺淤血等。

2.鉴别诊断要点　由于临床对心尖部检查比较注意,故 MS 一般不易漏诊而常误诊,应与下列疾病鉴别。

(1)急性风湿性心脏炎:心尖区有高调,柔和的舒张早期杂音,每日变化较大,风湿活动控制后,杂音可消失。这是因为心室扩大,二尖瓣相对狭窄所致,即 Carey-Coombs 杂音。

(2)"功能性"二尖瓣狭窄:见于各种原因所致的左心室扩大,二尖瓣口流量增大,或二尖瓣在心室舒张期受主动脉反流血液的冲击等,如大量左至右分流的动脉导管未闭和心室间隔缺损,主动脉瓣关闭不全等,此杂音历时较短,无开瓣音,性质较柔和,吸入亚硝酸异戊酯杂音减低,应用升压药后杂音加强。

(3)左房黏液瘤:为心脏原发性肿瘤中最常见者。临床症状和体征与二尖瓣狭窄相似,但呈间歇性,随体位而变更,一般无开瓣音而可听到肿瘤扑落音,心房颤动少见而易有反复的周围动脉栓塞现象。超声心动图表现为二尖瓣后而收缩期和舒张期均可见一团云雾状回声波。心导管检查显示左心房压力明显升高,选择性造影显示左心房内充盈缺损。后者目前已少用,因有促使瘤栓脱落的可能。

(4)三尖瓣狭窄:胸骨左缘下端闻及低调的隆隆样舒张期杂音,吸气时因回心血量增加可使杂音增强、呼气时减弱。窦性节律时颈静脉 a 波增大。二尖瓣狭窄舒张期杂音位于心尖区,吸气时无变化或减弱。超声心动图可明确诊断。

(5)原发性肺动脉高压:多发生于女性患者,无心尖区舒张期杂音和开瓣音,左心房不扩大,肺动脉术嵌压和左心房压力正常。

【治疗对策】

1.治疗原则

(1)尽早明确病因,及时治疗。

(2)了解疾病的严重程度,制订合理的治疗方案。

(3)治疗并发症。

(4)了解手术时机,确定手术方式。

2.治疗计划

(1)一般治疗

1)预防风湿热复发。

2)预防感染性心内膜炎。

3)无症状者避免剧烈体力活动,定期(6～12 个月)复查。

4)有症状者应减少体力活动,限制水钠摄入,口服利尿剂,避免和控制诱发急性肺水肿的因素。

(2)治疗并发症:并发症包括:心房颤动、急性肺水肿、肺部感染、心力衰竭(以利尿剂和扩血管药为主,慎用洋地黄制剂)及大咯血(以利尿剂和扩血管药为主),少见感染性心内膜炎。

1)心房颤动:房颤在二尖瓣狭窄患者中十分常见,并易致动脉栓塞、中风。对所有合并房颤或中风史者均应抗凝治疗,将国际标准化比率(INR)控制在 2～3 范围内。对高龄及左房增大明显者更应早期抗凝。预防血栓栓塞。地高辛、β 受体阻滞剂及钙拮抗剂能减慢休息及活动后的心率,但在预防房颤发作与控制心率方面,β 受体阻滞剂优于地高辛。为控制心率,常应考虑联合用药。间断发作的房颤可用碘胺酮或氟卡胺。对持续存在的房颤,除非纠正了慢性房颤,否则药物及电复律对之的作用都非常有限。

急性快速性房颤,可先静注毛花丙苷,以减慢心室率,如出现血流动力学不稳定,应立即电复律,如复律失败,尽快用药减慢心室率。

2)急性肺水肿:当二窄引起急性肺水肿时属左房衰竭,处理上与左室衰竭不尽相同。包括采用半卧位、吸氧、注射吗啡或哌替啶(度冷丁)、镇静、快速利尿、使用血管活性物质或四肢交替结扎止血带以减少回心血量,以及使用氨茶碱和去除诱因。由于二窄所致肺水肿时,洋地黄的强心作用使左、右心室收缩力均增加,二窄时左室舒张期左室充盈量本来就比正常人少,左室前、后负荷不大,甚至比正常人还少,无需用洋地黄来加强其收缩力;而应用洋地黄后右室收缩力加强,则有可能使右室射入肺动脉内血液增多,导致肺淤血和肺水肿加重,因此,需谨慎使用洋地黄。二窄合并肺水肿有时仍可适量应用洋地黄,不过剂量应控制在常规负荷量的 1/2～2/3,其目的是用来减慢心率而并非增加收缩力,以延长舒张期,改善左室充盈,提高左心搏出量,从而缓解症状。因此洋地黄仍适合用于二窄合并心房颤动、明显窦性心动过速和室上速患者。若应用洋地黄后,心率仍无明显降低,可在心电图监测下以 0.5～2mg 普萘洛尔或 2.5～5mg 维拉帕米用 5％葡萄糖液 20ml 稀释后缓慢静注,可收到较好的效果。对于病情较轻者或病情改善后,可用地高辛 0.125～0.25mg,1 次/d 口服,加用美托洛尔 1.25～12.5mg,1～3次/d 口服,也可收到较好效果。在血管扩张剂方面首选静脉扩张剂,如硝酸甘油 10～25mg加 5％葡萄糖液 500ml 内缓慢静滴,以减少回心血量,改善肺淤血;症状改善后可改用长效硝酸酯类制剂,如硝酸异山梨酯、长效硝酸甘油口服。至于主要扩张小动脉的药物如酚妥拉明、肼屈嗪(肼肽嗪)类等虽能降低全身血管阻力,但对机械性瓣口狭窄无效,且因血压下降致心率增快,反使左房、左室压力进一步增高,故不宜使用。

3)大咯血的处理:一般处理原则包括:密切观察病情,预防窒息,半卧位,呼吸困难和缺氧者给予吸氧,适当应用止血药等。可用止血药如:立止血 2kU 静注,必要时可再注,每日总量不宜超过 8kU(每支 2kU);卡巴克络(安络血,肾上腺色腙)10～20mg,1～3 次/d 肌注或静注;酚磺乙胺(止血敏)0.25～0.75g,2～3 次/d 肌注或静注;氨基己酸(EACA)4～6g 加于 5％葡萄糖液 500ml 以内静滴等。但必须指出,临床上经常用于肺源性咯血的垂体后叶素不宜应用,因它有强烈收缩血管作用,可使血压升高,增加肺动脉阻力,加重心脏负荷;相反,可应用血管扩张剂,以降低肺静脉压力。可选用硝酸甘油 0.3～0.1mg 舌下含服,每 0.5～1h1 次;或 10～20mg 加 5％葡萄糖液 500ml 内静滴。如系肺动脉高压所致咯血,可应用动脉扩张剂和钙拮抗剂,如肼屈嗪 25～50mg,卡托普利 12.5～25mg,硝苯地平 5～5mg,均 2 次/d。若动、静脉压力均增高,可联用动、静脉扩张剂,如硝酸酯类加肼屈嗪或卡托普利;病情较重者可用硝普钠 25mg 加 5％葡萄糖液 500ml 内缓慢静滴。对上述血管扩张剂疗效欠佳或有副反应者,也可用普鲁卡因 150～300mg 加 5％葡萄糖液 250ml 内静滴;必要时将普鲁卡因 50mg 加 50％葡萄糖液 40ml 内缓慢静注,同样具有扩张血管和降低肺循环压力的作用,从而达到止血之目的。内科治疗无效的大咯血可紧急施行经皮二尖瓣球囊成形术或闭式分离术。对于肺栓塞所致咯血,可应用肝素和链激酶、尿激酶,前者首剂 5000～12500U 溶于 5％葡萄糖液 100ml 中静滴,以后每小时持续静滴 1000U,并根据凝血酶原时间调整剂量,以保持凝血酶原时间不超过正常值 2 倍为宜,一般用药 4～7h 后两者首剂 25 万～50 万 U 加入 5％葡萄糖液 100ml,30min 内静滴完毕,以后每小时静滴 10 万 U,连用 18～24h。急性肺水肿所致咯血除上述处理外,应按肺水肿治疗。

4)二窄合并心律失常:心律失常若不引起血流动力学障碍或无明显症状者,可不作处理。但并发快速房颤或诱发心功能不全及危险性心律失常,应积极治疗。一般情况下可用胺碘酮、维拉帕米、索他洛尔、普罗帕酮等,视病情给予口服或静注。必要时可电复律治疗 β 受体阻滞剂及钙拮抗剂可以减慢心率,延长心脏舒张时间而改善左室心肌血供,从而减轻劳力性症状,尤其适用于快速性心律紊乱如窦性心动过速和房颤者。

5)抗凝治疗

①二尖瓣狭窄和心房颤动(阵发性、持续性或永久性)患者;

②二尖瓣狭窄患者,以前有过栓塞事件,即便是窦性心律;

③二尖瓣狭窄患者伴有左心房血栓。常规用华法林抗凝,将国际标准化比率(INR)控制在2～3范围内。

(3)外科治疗:症状重,出现房颤或中重度肺动脉高压,应予球囊扩张或手术纠正狭窄。包括外科分离术、换瓣术和介入性经皮二尖瓣球囊成形术。

1)经皮球囊二尖瓣成形术:是改善二尖瓣狭窄血流动力学的可靠方法。1984年,日本医生Inoue(井上宽治)最先报道了经皮球囊二尖瓣成形术(PBMV)治疗风湿性二尖瓣狭窄的成功经验。PBMV是通过股静脉向左心房插入二尖瓣导向探条,用球囊扩张二尖瓣口,使狭窄的瓣叶撕开,从而使瓣口增大,狭窄解除。目前,这项技术已比较成熟,基本上可代替外科二尖瓣分离术。其适应证为单纯的二尖瓣狭窄或仅合并轻度二尖瓣反流,瓣膜无明显增厚,超声积分<8分,瓣口面积0.6～1.5cm 主动脉瓣无病变或仅合并轻度反流或狭窄,无左心房血栓,无风湿活动,心功能Ⅱ、Ⅲ级为理想的适应证。

2)闭式二尖瓣分离术

①适应证与PBMV相似,包括:

a.中度以上二窄,瓣口面积<1.5cm²,心功能Ⅱ～Ⅲ级;

b.年龄最好在20～55岁,但无绝对界限,随着外科技术的进步,不少高龄者仍可施行分离术;

c.半年内无风湿活动或感染性心内膜炎;

d.妊娠者以怀孕1～5个月为宜;

e.瓣膜类型以隔膜增厚型为佳;

f.二窄合并大咯血或急性肺水肿,内科无法控制的,可施行紧急分离术。

②禁忌证:

a.二尖瓣严重钙化;

b.合并中、重度二尖瓣关闭不全;

c.左房内有血栓形成或近期内有体动脉栓塞史;

d.风湿活动期或合并感染性心内膜炎(风湿活动须先控制在半年以上)。

3)直视二尖瓣分离术:适应证和禁忌证与闭式二尖瓣分离术相似。

随着外科技术的进步,目前心功能Ⅳ级、重度二窄呈巨大心脏,心胸比例>10%～80%,已均非手术禁忌证,在内科积极配合下,仍可手术治疗。有房颤和栓塞病史、心房内有血栓不仅不是禁忌证,而且应尽早直视下手术。对于瓣膜有严重纤维化、钙化者或属于漏斗形者,先天性二窄或合并有中度以上二尖瓣关闭不全者,应考虑换瓣术。

【病程观察及处理】

二级预防:当前没有任何内科治疗能直接阻止风湿性二尖瓣病变本身的进展恶化,但口服青霉素、磺胺、红霉素或肌注长效青霉素,防治链球菌感染有延缓病程的作用。预防用药一般要求持续至40岁以后或距最末一次风湿热发作10年以上。

【预后评估】

二尖瓣狭窄预后取决于狭窄及心脏增大程度,是否多瓣膜损害,手术治疗的可能性。如是风心病还要看能否控制风湿活动复发,预防并发症。从风湿性二尖瓣狭窄自然病程看,代偿期患者一般可保持轻至中度劳动力达 20 年以上,如心脏显著增大,则只有 40％患者可生存 20 年;从出现明显症状到丧失工作能力平均为 7 年,从持续心房颤动到死亡一般为 5 年。及时手术治疗可维持中等体力劳动及正常生活。在医生监护下可维持常人寿命。

(二)二尖瓣关闭不全

【概述】

各种病因引起左室扩张使瓣环扩大或乳头肌移位,均可产生功能性二漏(MI)。因此,二漏的病因比二窄多和复杂。慢性风湿病在严重 MI 病因中约占 1/3,男性多见。风湿病过程可使瓣膜变硬变形,收缩、瓣膜交界处融合,及腱索的缩短、挛缩和融合,常伴 MS 和/或主动脉瓣损害。另外一个原因是瓣膜脱垂、腱索过长和/或二尖瓣后叶过大而脱垂到左心房,导致收缩中期喀喇音和收缩中期杂音,为 MI 的一个重要原因,二尖瓣脱垂可导致腱索断裂引起 MI。此外,先天性畸形如心内膜垫缺损、心内膜纤维弹性组织增生症、二尖瓣"降落伞样畸形",以及系统性红斑狼疮并发不典型的疣状心内膜炎,可使瓣叶和腱索活动受限引起 MI,此外马方综合征、类风湿性关节炎均可引起。任何原因所致左心室扩大,由于二尖瓣环扩大和乳头肌侧向移位而妨碍瓣膜闭合均可引起 MI。MI 的病程均呈进行性经过,左房扩大加重瓣膜功能不全,左心室扩大也加重瓣膜关闭不全,形成恶性循环。

【诊断步骤】

1.病史采集要点

(1)起病情况:轻度二漏可终生无症状,即使中、重度二漏也可几年甚至 10 多年无症状。直到出现左心衰后,则病情发展常较为迅速。除各种病因常有相应的临床表现外,由于关闭不全系缓慢发生,故收缩期左室反流左房的血液可使左房有时间发生代偿性扩张,因此肺淤血发生较晚,肺淤血的症状亦比 MS 为轻。急性肺水肿在 MI 时十分罕见。轻度 MI 可终生无症状。老年退行性心瓣膜病引起的 MI 其左室至左房的反流量也较少,故病情进展缓慢,心功能不全多在高龄时发生。

(2)主要临床表现

①劳累后气促和呼吸困难:呼吸困难程度不一,多逐渐加重,从事重体力劳动、剧烈运动时才出现,直到端坐呼吸并给予供氧仍难以缓解,系左心功能减退、心搏出量降低和肺淤血的结果。

②疲乏、无力:活动后疲劳可以是某些患者的主要症状,系活动增加收缩期二尖瓣反流,致主动脉射血进一步减少,四肢供血不足的结果。

③心悸:由于二漏使左室舒张期容量负荷过重,左室搏出量增加,心尖搏动增强,使患者常感到心悸;此外,二漏还可导致心律失常,如过早搏动和房颤(比二窄相对少见)等,也使患者有心悸感。

④少数左房显著增大者可有右胸痛和吞咽不适感。

⑤当累及右心和右心衰时,可出现有上腹胀痛、肝肿大和下垂性水肿。

⑥二漏尤其是轻度二漏易并发感染性心内膜炎,可产生相应临床表现和加重二漏。

（3）体征

①心尖区收缩期杂音:是二漏最主要体征,心尖区三级或更响的收缩期杂音是 MI 最有特征的听诊发现,风湿性 MI 其收缩期杂音为全收缩期吹风样杂音,从减弱的第 1 心音之后开始一直持续到掩盖第 2 心音,这是由于整个收缩期左室与左房之间的压差始终存在之故。需要指出的是,杂音的强度与关闭不全的程度不一定呈正比,同等程度的关闭不全,可由于左心室收缩力的强弱而使杂音强度不一,如左心室收缩力强时则反流回左心房的血流速度快,血流量增多而使杂音增强;反之,杂音则减弱。杂音的响亮度不仅取决于瓣膜损害的严重程度和反流量,也与左房、室压差有关。心排血量降低时或左心衰竭时杂音可减轻,偶尔可完全消失。二漏杂音常在呼气时减弱,吸气时增强。应用增加外周血管阻力的药物,如注射甲氧胺后杂音增强;反之,应用血管扩张剂如吸入亚硝酸异戊酯后杂音减轻,据此可与三尖瓣杂音相鉴别。

②第 1 心音（S_1）改变:二漏时 S_1 可以正常、减弱或被杂音掩盖。S_1 正常可见于轻度二漏,以及主要以房室环扩大和主要损害后瓣而前瓣活动良好的二漏。多数病例表现降低或被收缩期杂音掩盖。

③病理性第 3 心音（S_3）:中、重度二漏在心尖部可听到病理性 S_3,系左室舒张早期血流快速充盈左室和冲击瓣膜引起高振幅中频率的振动,多在第 2 心音（S_2）后 0.12～0.15s 出现。当左心功能不全时,则产生 S_3 奔马律。

④心尖部舒张期杂音:重度单纯二漏也可听到舒张期杂音,系左室扩大、舒张期血流增加产生二尖瓣相对性狭窄的结果,其特点是舒张中期出现,多在 S_2 之后,无舒张晚期增强。

⑤开瓣音:约 10％二漏可听到二尖瓣开放拍击音（开瓣音）,其产生机制不明。

⑥肺动脉瓣区的第 2 音（P_2）亢进:系因肺动脉高压、左房扩大,使心脏转位、肺动脉更靠近前胸壁所致。由于左室射血时间缩短,使主动脉瓣关闭更加提前,可出现 P_2 宽分裂。

⑦其他体征:包括心尖部搏动增强且向左下移位,心浊音界向左下扩大,心尖区可扪及抬举性搏动及全收缩期震颤,有时整个心前区都有弥漫性抬举性搏动而被误认为是右室肥大。若并发肺水肿或右心衰时,则可出现相应的体征。此外,二漏者脉搏可细而短促,呈轻度水冲脉。

2.门诊资料分析

（1）X 线检查:轻度二尖瓣关闭不全者,可无明显异常发现。严重者左心房和左心室明显增大,明显增大的左心房可推移和压迫食管。肺动脉高压或右心衰竭时,右心室增大。可见肺静脉郁血,肺间质水肿和 Kerley B 线。常有二尖瓣叶和瓣环的钙化。

（2）心电图检查:轻度二尖瓣关闭不全者心电图可正常。严重者可有左心室肥大和劳损;肺动脉高压时可出现左、右心室肥大的表现。慢性二尖瓣关闭不全伴左心房增大者多有心房颤动。窦性心律者 P 波增宽且呈双峰形,提示左心房增大。

（3）超声心动图检查:是检测和定量二尖瓣反流的最准确的无创性诊断方法,二维超声心动图上可见二尖瓣前后叶反射增强,变厚,瓣口在收缩期关闭对合不佳;腱索断裂时,二尖瓣可呈连枷样改变,在左心室长轴面上可见瓣叶在收缩期呈鹅颈样钩向左心房,舒张期呈挥鞭样漂向左心室。M 型超声可见舒张期二尖瓣前叶 EF 斜率增大,瓣叶活动幅度增大;左心房扩大,收缩期过度扩张;左心房扩大及室间隔活动过度。多普勒超声显示左心房收缩期反流。左心声学造影见造影剂在收缩期由左心室返回左心房。

（4）放射性核素检查:放射性核素血池显像示左心房和左心室扩大,左心室舒张末期容积增加。肺动脉高压时,可见肺动脉主干和右心室扩大。

3.继续检查项目

（1）经食管超声心动图:经胸超情况声心动图检查不能提供二尖瓣反流严重程度、二尖瓣反流的基本和(或)左心室功能状态时,行经食管超声心动图检查。

（2）右心导管检查:右心室,肺动脉及肺毛细血管压力增高,肺循环阻力增大,左心导管检查左心房压力增高,压力曲线 V 波显著,而心排血量减低。

（3）左心室造影可对二尖瓣反流进行定量。

（4）冠状动脉疾病高危患者,施行二尖瓣修复术或二尖瓣替换术前,应行冠状动脉造影检查。

【诊断对策】

1.诊断要点　临床诊断主要是根据心尖区典型的吹风样收缩期杂音并有左心房和左心室扩大,超声心动图检查可明确诊断。

2.鉴别诊断要点　二尖瓣关闭不全的杂音应与下列情况的心尖区收缩期杂音鉴别。

（1）相对性二尖瓣关闭不全:可发生于高血压性心脏病,各种原因引起的主动脉瓣关闭不全或心肌炎、扩张型心肌病、贫血性心脏病等。由于左心室或二尖瓣环明显扩大,造成二尖瓣相对关闭不全而出现心尖区收缩期杂音。

（2）功能性心尖区收缩期杂音:半数左右的正常儿童和青少年可听到心前区收缩期杂音,响度在 1～2/6 级,短促,性质柔和,不掩盖第 1 心音,无心房和心室的扩大。亦可见于发热、贫血、甲状腺功能亢进等高动力循环状态,原因消除后杂音即消失。

（3）室间隔缺损:可在胸骨左缘第 3～4 肋间闻及粗糙的全收缩期杂音,常伴有收缩期震颤,杂音向心尖区传导,心尖搏动呈抬举样。心电图及 X 线检查表现为左、右心室增大。超声心动图显示心室间隔连续中断,声学造影可证实心室水平左向右分流存在。

（4）三尖瓣关闭不全:胸骨左缘下端闻及局限性吹风样的全收缩杂音,吸气时因回心血量增加可使杂音增强,呼气时减弱。肺动脉高压时,肺动脉瓣第 2 心音亢进,颈静脉 V 波增大。可有肝脏搏动,肿大。心电图和 X 线检查可见右心室肥大。超声心动图可明确诊断。

（5）主动脉瓣狭窄:心底部主动脉瓣区或心尖区可听到响亮粗糙的收缩期杂音,向颈部传导,伴有收缩期震颤。可有收缩早期喀喇音,心尖搏动呈抬举样。心电图和 X 线检查可见左心室肥厚和扩大。超声心动图可明确诊断。

【治疗对策】

1.一般治疗　无症状者可不治疗。

2.内科治疗　适当避免过度的体力劳动及剧烈运动,限制钠盐摄入,保护心功能;对风心病积极预防链球菌感染与风湿活动以及感染性心内膜炎;适当使用利尿剂;血管扩张剂,特别是减轻后负荷的血管扩张剂,通过降低左心室射血阻力,可减少反流量,增加心排血量,从而产生有益的血流动力学作用。慢性患者可用血管紧张素转换酶抑制剂。急性者可用硝普钠,或硝酸甘油,或酚妥拉明静脉滴注。洋地黄类药物宜用于出现心力衰竭的患者,对伴有心房颤动者更有效。晚期的心力衰竭患者可用抗凝药物防止血栓栓塞。

3.手术治疗　长期随访研究表明,手术治疗后二尖瓣关闭不全患者心功能的改善明显优于药物治疗;即使在合并心力衰竭或心房颤动的患者中,手术治疗的疗效亦明显优于药物治疗。瓣膜修复术比人工瓣膜置换术的死亡率低,长期存活率较高,血栓栓塞发生率较小。

(1)术前准备:手术治疗前,应行左、右心导管检查和左心室造影。这些检查对确诊二尖瓣反流,明确原发性心肌病变或功能性二尖瓣关闭不全均有很大的帮助;血流动力学检查有助于估价受累瓣叶的病变严重程度;冠状动脉造影可确定患者是否需要同时行冠脉旁路移植术,因为合并冠心病者,手术的死亡率高,并发症多。

(2)手术指征

①急性二尖瓣关闭不全;

②心功能 3～4 级,经内科积极治疗后;

③无明显临床症状或心功能在 2 级或 2 级以下,辅助检查表明心脏进行性增大,左心室射血分数下降。超声心动图检查左心室收缩期末内径达 50mm 或舒张期末内径达 70mm,射血分数≤50%时即应尽早手术治疗。

4.手术种类

(1)瓣膜修复术:能最大限度地保存天然瓣膜。适用于二尖瓣松弛所致的脱垂;腱索过长或断裂;风湿性二尖瓣病变局限,前叶柔软无皱缩且腱索虽有纤维化或钙化但无挛缩;感染性心内膜炎二尖瓣赘生物或穿孔病变局限,前叶无或仅轻微损害者。

(2)人工瓣膜置换术:置换的瓣膜有机械瓣和生物瓣。机械瓣包括球瓣、浮动碟瓣和倾斜碟瓣,其优点为耐磨损性强,但血栓栓塞的发生率高,需终身抗凝治疗,术后 10 年因抗凝不足致血栓栓塞或抗凝过度发生出血所致的病死和病残率可高达 50%;其次,机械瓣的偏心性血流,对血流阻力较大,跨瓣压差较高。生物瓣包括猪主动脉瓣、牛心包瓣和同种硬脑膜瓣,其优点为发生血栓栓塞率低,不需终身抗凝和具有与天然瓣相仿的中心血流,但不如机械瓣牢固。3～5 年后可发生退行性钙化性变而破损,10 年后约 50%需再次换瓣。年轻患者和有心房颤动或血栓栓塞高危需抗凝治疗者,宜选用机械瓣;若瓣环小,则宜选用血流动力学效果较好的人工瓣;如有出血倾向或抗凝禁忌者,以及年轻女性,换瓣术后拟妊娠生育,宜用生物瓣。

5.经皮二尖瓣修补术　其适应证为二尖瓣腱索或乳头肌断裂所致的二尖瓣关闭不全,尤其是高龄患有多系统疾病或合并其他危险因素而不适合外科手术者。它通过～种主要部分为夹合器的修补器械经股静脉穿刺房间隔后将可控释放的夹合器释放,将二尖瓣前后瓣叶的游离缘夹合在起形成"双孔",从而减少分流,达到治疗目的。

经过动物实验显示夹合器在 6～10 周的时间内能实现充分的内皮化,与二尖瓣融合良好,并能减轻二尖瓣的反流。Condado 等报告了该器械在临床上初步应用结果亦显示出良好的效果。

6.经皮二尖瓣瓣环成形术　临床上二尖瓣关闭不全可继发于左心室扩张所产生的二尖瓣瓣环扩大,而二尖瓣本身无病变。这时经皮二尖瓣瓣环成形术通过减少二尖瓣瓣环直径有效减轻二尖瓣反流。经皮二尖瓣瓣环成形术适应证为继发性左心室扩张、二尖瓣瓣环扩大所致二尖瓣关闭不全,高龄伴随多系统疾病不宜外科手术者。二尖瓣瓣环的相当部分与冠状静脉窦相平行,经皮二尖瓣瓣环成形术正是利用这一解剖特点,经导管从冠状静脉窦送入环缩器,减少二尖瓣瓣环直径从而达到治疗目的。Bailey 等,在 7 只羊的冠状静脉窦应用"C"型环缩器后,二尖瓣瓣环直径明显缩小。Condado 等,在 8 只羊的冠状静脉窦应用"C"型环缩器后,二尖瓣瓣环直径平均缩小 28%,而且冠状动脉、冠状静脉血流通畅,无血栓形成,此后其在临床上初步应用结果亦证明了这种方法的有效性。

【预后评估】

慢性患者的并发症与二尖瓣狭窄相似,但出现较晚。感染性心内膜炎较多见,栓塞少见。急性患者和慢性患者发生腱索断裂时,短期内发生急性左心衰竭甚至急性肺水肿,预后较差。

二、主动脉瓣疾病

(一)主动脉瓣狭窄

【概述】

主动脉瓣狭窄为常见的先天性心脏病。其病因有先天性、老年退行性钙化和风湿性。按病理解剖学分型,主动脉瓣狭窄可分为瓣上狭窄、瓣膜狭窄和瓣下狭窄,其中以瓣膜狭窄最多见。正常主动脉瓣口面积超过 $3.0cm^2$。通常根据瓣膜开放间距、主动脉瓣面积和最大压差(PSG)将主动脉瓣狭窄分为:

1.轻度狭窄　指瓣膜开放幅度在 12～15mm,瓣口面积<1.5crri2 时,PSG<50mmHg($1mmHg=0.1333kPa$)。

2.中度狭窄　指瓣膜开放幅度在 8～12mm,瓣口面积 $1.0cm^2$ 时,PSG 在 50～80mmHg。

3.重度狭窄　指瓣膜开放幅度<8mm,瓣口面积<$1.0cm^2$ 时,PSG>80mmHg。

【诊断步骤】

1.病史采集要点

(1)起病情况:由于左心室代偿能力较大,即使存在较明显的主动脉瓣狭窄,相当长的时间内患者可无明显症状,直至瓣口面积<1cm² 才出现临床症状。

(2)临床表现

1)症状:主窄病情进展缓慢,即使是先天性主窄也往往 20 岁以后才出现症状;轻度主窄可终生无症状,但可突然猝死。临床上男性主窄比女性多见,两者之比为 3∶1。主窄的主要症状如下:

①心绞痛:约 60%主窄患者可有心绞痛,且随年龄和主窄严重程度增加而增多。主窄出现心绞痛时表明主窄已相当严重,其瓣口面积常<$0.8cm^2$,其性质与冠心病心绞痛无法鉴别。

②昏厥或眩晕:约 30%主窄可有此症状,昏厥时间可短至 1min 或长达 0.5h 以上,部分患者可伴阿-斯综合征或心律失常,常在劳动后或身体向前弯曲时发作,有的是在静息状态突然改变体位或舌下含服硝酸甘油治疗心绞痛时诱发。

③呼吸困难:劳力性呼吸困难往往是心功能不全的征象,常伴软弱无力和疲倦,与阵发性肺静脉压力升高有关。随心衰加重可出现夜间阵发性呼吸困难和急性肺水肿。长期肺淤血可

导致肺动脉高压,晚期可引起右心衰和全心衰。

④猝死:20%～30%患者可猝死。多数患者猝死前可有反复心绞痛或昏厥史,但也可作为首发症状。主窄猝死发生率较高,原因未明,可能与急性心肌缺血诱发致命性心律失常有关,可表现为心室颤动或心室停顿。

⑤多汗和心悸:主窄和主漏患者出汗特别多,多汗常在心衰后出现,可能与自主神经功能紊乱,交感神经张力增高有关。由于心肌收缩力增强或心律失常,患者常感心悸。

2)体征

①收缩期杂音:典型主窄收缩期杂音以胸骨右缘第 2 肋间和胸骨左缘第 3、第 4 肋间最明显,少数患者可在心尖区最清楚;尤其是老年患者可呈乐音样,有时需与二漏鉴别。一般主窄杂音多呈喷射性,而二漏为反流性高频率全收缩期杂音,可资鉴别。主窄杂音常有以下特点:

a.杂音粗糙,响亮度常在 3～4/6 级以上,多伴震颤;

b.杂音常向颈部传导,同时沿锁骨传导可直达尺骨鹰嘴,也可沿胸骨向下传导及向心尖部传导;

c.杂音性质属喷射性菱形杂音,即具有递增-递减特征,菱峰位于收缩中期。一般情况下,主窄越严重,杂音越响亮,持续时间越长,且菱峰靠后;反之,狭窄较轻。但当心功能不全、心输出量降低、心动过速和左心衰竭时,即使严重主窄,有时杂音也可变得短而柔和,甚至缺如,应予注意;

d.严重主窄杂音可越过 P_2 在 A_2 之前结束,产生 S 反常分裂。

②主动脉瓣喷射音:收缩期喷射音通常见于中度主窄,在胸骨左缘第 3 肋间易听到,可向心尖传导,为短促而响亮的单音,系主动脉瓣开放突然向前移动和左室高速血流冲击扩张的主动脉所致。

③心音:S_1 正常,轻度主窄时 S 亦正常;严重主窄时由于左室射血时间显著延长,可出现 S_2 反常分裂,即肺动脉瓣比主动脉瓣提前关闭。当瓣膜增厚、钙化严重时,S_2 的主动脉瓣成分(A_2)减弱甚至消失。30 岁以上主窄患者若闻及 S_3,常表明左心功能不全。S_4 可见于中、重度主窄,但 40 岁以上患者听到 S_4 不一定表示瓣膜有严重狭窄。

④其他:严重主窄合并主动脉狭窄后扩张可产生相对性主漏,在胸骨左缘第 3、第 4 肋间可闻及轻度舒张早期吹风样递减型杂音。当主窄后期引起左室扩大、左心衰时,可产生相对性二漏,该杂音常因心功能改善或左室缩小而减轻。此外,反复左心衰、肺动脉高压,也可导致右心衰而产生相应体征。中、重度主窄可有心界向左下扩大,心尖有抬举性搏动;当出现左房肥大,心房收缩力增强产生 S_4 时,在心尖区有双重搏动。心底部常有收缩期震颤,尤其在坐位、胸部前倾时,或在深呼气后暂停呼吸时更为明显,有时在胸骨上窝、颈动脉和锁骨下动脉处也可扪及收缩期震颤。脉搏细小,血压可表现为收缩压降低,舒张压正常,以致脉压差缩小。

2.门诊资料分析

(1)X 线检查:左心缘圆隆,心影不大。常见主动脉狭窄后扩张和主动脉钙化。在成年人主动脉瓣无钙化时,一般无严重主动脉瓣狭窄。心力衰竭时左心室明显扩大,还可见左心房增大,肺动脉主干突出,肺静脉增宽以及肺淤血的征象。主动脉瓣钙化者可见钙化影。

(2)心电图检查:轻度主动脉瓣狭窄者心电图可正常。严重者心电图左心室肥厚与劳损。

ST 段压低和 T 波倒置的加重提示心室肥厚在进展。左心房增大的表现多见。主动脉瓣钙化严重时,可见左前分支阻滞和其他各种程度的房室或束支传导阻滞。

(3)超声心动图检查:M 型超声可见主动脉瓣变厚,活动幅度减小,开放幅度<18mm,瓣叶反射光点增强提示瓣膜钙化。主动脉根部扩张,左心室后壁和室间隔对称性肥厚。二维超声心动图上可见主动脉瓣收缩期呈向心性弯形运动,并能明确先天性瓣膜畸形。多普勒超声显示缓慢而渐减的血流通过主动脉瓣,并可计算最大跨瓣压力阶差。估计狭窄严重程度。彩色多普勒血流显像特征性改变是主动脉瓣口血流束变窄,流速变快而呈现明显的频率混叠现象;在收缩期于主动脉根部和升主动脉有异常血流束。

3.继续检查项目　心导管检查左心导管检查不仅可确诊主窄,而且能对其严重程度做出判断,还可直接测定左心房,左心室和主动脉的压力。也可用以了解冠状动脉情况,对左室功能进行评估。通过左室至主动脉连续压力曲线描记,可鉴别主窄类型(即瓣下、瓣膜部或瓣上狭窄)。

在下列情况时应考虑施行心导管检查:

(1)年轻的先天性主动脉瓣狭窄患者,虽无症状但需了解左心室流出道梗阻程度。

(2)疑有左心室流出道梗阻而非瓣膜原因者;对于高龄患者应同时做冠脉造影,以排除冠心病。

(3)主动脉瓣狭窄考虑做肺动脉自体移植(Ross 手术)并且无创性检查不能发现冠状动脉起源时,主动脉瓣置换术前做冠状动脉造影术。

(4)采用滴注多巴酚丁胺方法测量血流动力学,有助于评估低血流/低压差主动脉瓣狭窄和左心室功能不全患者。

【诊断对策】

1.诊断要点　主窄根据病史、体征,结合超声心动图、X 线和心电图的检查,一般诊断不难,必要时可做左心导管检查予以确诊。

2.鉴别诊断要点　临床上主动脉瓣狭窄应与下列情况的主动脉瓣区收缩期杂音鉴别:

(1)肥厚梗阻型心肌病:亦称为特发性肥厚性主动脉瓣下狭窄(IHSS),胸骨左缘第 4 肋间可闻及收缩期杂音,收缩期喀喇音罕见,主动脉区第 2 心音正常。超声心动图显示左心室壁不对称性肥厚,室间隔明显增厚,与左心室后壁之比≥1.3,收缩期室间隔前移,左心室流出道变窄,可伴有二尖瓣前瓣叶向交移位而引起二尖瓣反流。

(2)主动脉扩张:见于各种原因如高血压、梅毒所致的主动脉扩张。可在胸骨右缘第 2 肋间闻及短促的收缩期杂音,主动脉区第 2 心音正常或亢进,无第 2 心音分裂。超声心动图可明确诊断。

(3)肺动脉瓣狭窄:可于胸骨左缘第 2 肋间隔及粗糙响亮的收缩期杂音,常伴收缩期喀喇音,肺动脉瓣区第 2 心音减弱并分裂,主动脉瓣区第 2 心音正常,右心室肥厚增大,肺动脉主干呈狭窄后扩张。

(4)三尖瓣关闭不全:胸骨左缘下端闻及高调的全收缩期杂音,吸气时回心血量增加可使杂音增强,呼气时减弱。颈静脉搏动,肝脏肿大。右心房和右心室明显扩大。超声心动图可证实诊断。

　　(5)二尖瓣关闭不全:心尖区全收缩期吹风样杂音,向左腋下传导;吸入亚硝酸异戊酯后杂音减弱。第1心音减弱,主动脉瓣第2心音正常,主动脉瓣无钙化。

【治疗对策】

无症状轻度主窄可不做特殊处理,但应定期随访。

　　1.内科治疗　主窄患者平时应适当限制体力活动,以防止晕厥和心绞痛发作。一旦心绞痛发作,可舌下含服硝酸甘油0.3～0.6mg,也可应用钙离子拮抗剂如硝苯地平5～10mg或尼群地平10mg,立即舌下含服,其他硝酸酯类制剂也可应用。左心衰时按心力衰竭处理。主窄常引起左室舒张功能不全性心衰,应避免使用强烈利尿剂及血管扩张剂,以免左室舒张末压过度下降,导致急性失代偿。有心律失常者,则按心律失常处理。平时应预防感染性心内膜炎,对体内感染应积极治疗。

　　外科换瓣和介入性经皮主动脉瓣球囊成形术治疗是改善瓣膜狭窄血流动力学的可靠方法。

　　2.外科治疗　适应证:①反复心绞痛或晕厥发作;②有过左心衰竭史,射血分数<0.50;③虽无症状,但左室明显肥大,跨瓣压力阶差≥50mmHg(6.67kPa);④主动脉口面积<0.8cm^2。对于瓣膜严重钙化或先天性二叶主动脉瓣患者常需做换瓣术;⑤严重主动脉瓣狭窄患者行外科冠状动脉搭桥术;⑥严重主动脉瓣狭窄患者行主动脉瓣等瓣叶外科手术。

　　3.经皮主动脉内球囊成形术　主动脉瓣狭窄介入治疗的适应证为瓣膜部狭窄和瓣上及瓣下隔膜型狭窄;心导管及超声心动图检查测得PSG>50mmHg者。对先天性或风湿性主动脉瓣狭窄,瓣叶无重度钙化,跨瓣压差≥50mmHg者为PBAV的适应证。

　　血流动力学不稳定的主动脉瓣狭窄患者,主动脉瓣置换术高危患者,可以施行主动脉瓣球囊瓣膜成形术,作为后继施行外科手术的桥梁。主动脉瓣狭窄成人患者由于合并严重疾病不能施行主动脉瓣置换术时,可以施行主动脉瓣球囊瓣膜成形术做姑息治疗。

　　老年退行性或风湿性主动脉瓣狭窄、瓣叶钙化严重,或合并中度以上主动脉瓣关闭不全者为PBAV的禁忌证。

　　PBAV方法是在局麻下穿刺右股动脉,插入导管至左心室,沿导管插入交换导丝,行常规左心导管检查,包括测量左心室及主动脉压力,左心室及主动脉根部造影,同时测量主动瓣环直径。然后选择大小合适的球囊(直径比瓣环<10%)。将选择好的球囊导管沿导引钢丝逆行推送至主动脉瓣口,手推造影剂充盈球囊约3s,再迅速回抽吸瘪,如此可反复扩张几次,至腰形切迹消失,提示瓣膜撕裂,狭窄的瓣口得以扩张。手术过程中应注意所选球囊不宜过大,以免引起主动脉瓣反流;导管插入主动脉先行肝素化以免发生血栓;球囊充盈扩张时由于左室流出道堵塞而发生血压下降和心律失常,故球囊充盈时间应严格限制在10s以内。扩张完毕应重测左室和升主动脉压,PSG<25mmHg,提示扩张效果满意。小儿及青少年先天性主动脉瓣狭窄的PBAV近期疗效满意。成人主动脉瓣狭窄多为退行性或风湿性,瓣叶钙化严重,术后瓣口面积增加有限或形成主动脉瓣关闭不全并发症,因此认为PBAV只能作为一种过渡性姑息治疗手段,多数患者最终可能还要接受瓣膜置换术。

　　4.治疗并发症　如心衰、感染性心内膜炎、栓塞等。

【病程观察及处理】

1.充血性心力衰竭 50%～70%的患者死于充血性心力衰竭。

2.栓塞 多见于钙化性主动脉瓣狭窄。以脑栓塞最常见,亦可发生于视网膜、四肢、肠、肾和脾等脏器。

3.亚急性感染性心内膜炎 可见于二叶式主动脉瓣狭窄。

【预后评估】

发生主动脉瓣狭窄者,其瓣膜狭窄缩小的速度大约为 0.1cm/年,而高龄、重度瓣膜钙化、高脂血症可使此进程加快。

（二）主动脉瓣关闭不全

【概述】

主动脉瓣关闭不全可因主动脉瓣和瓣环,以及升主动脉的病变造成。男性患者多见,约占75%;女性患者多同时伴有二尖瓣病变。慢性发病者中,由于风湿热造成的瓣叶损害所引起者最多见,占全部主动脉瓣关闭不全患者的 2/3。

【诊断步骤】

1.病史采集要点

(1)起病情况:通常情况下,主动脉瓣关闭不全患者在较长时间内无症状,即使明显主动脉瓣关闭不全者到出现明显的症状可长达 10～15 年;一旦发生心力衰竭,则进展迅速。

(2)临床表现:由于慢性主漏病因众多,其严重程度和发展速度不一,因此,其临床表现可有较大差别。除各种病因可产生相应临床症状外,主漏本身可产生以下症状和体征:

①心悸:心脏搏动的不适感可能是最早的主诉,由于左心室明显增大,心尖搏动增强所致,尤以左侧卧位或俯卧位时明显。情绪激动或体力活动引起心动过速,或室性早搏可使心悸感更为明显。由于脉压显著增大,常感身体各部有强烈的动脉搏动感,尤以头颈部为甚。

②呼吸困难:劳力性呼吸困难最早出现,表示心脏储备能力已经降低,随着病情的进展,可出现端坐呼吸和夜间阵发性呼吸困难。

③胸痛:心绞痛比主动脉瓣狭窄少见。胸痛的发生可能是由于左室射血时引起升主动脉过分牵张或心脏明显增大所致,亦有心肌缺血的因素。心绞痛可在活动时和静息时发生,持续时间较长,对硝酸甘油反应不佳;夜间心绞痛的发作,可

能是由于休息时心率减慢致舒张压进一步下降,使冠脉血流减小之故;若病变累及冠脉开口,可导致冠脉狭窄;高龄患者可同时合并冠心病。亦有诉腹痛者,推测可能与内脏缺血有关。

④晕厥:当快速改变体位时,可出现头晕或眩晕,晕厥较少见。

⑤其他症状:疲乏,活动耐力显著下降。过度出汗,且以上半身为主,可能与自主神经功能失调有关。尤其是在出现夜间阵发性呼吸困难或夜间心绞痛发作时。咯血和栓塞较少见。晚期右心衰竭时可出现肝脏淤血肿大,有触痛,踝部水肿,胸水或腹水。

⑥猝死:主漏约 10%患者可发生猝死,其原因可能与突发致命性心律失常有关。

(3)体征

1)舒张期杂音:舒张早期出现的哈气样或泼水样递减型杂音,是主漏最主要的体征。该杂音在胸骨左缘第 3、第 4 肋间,有时在胸骨右缘第 2 肋间最清楚,可向心尖部传导。此外,主漏

患者在心尖区可听到舒张早、中期隆隆样杂音,即 Austin-flint 杂音,系主动脉反流血液撞击二尖瓣前叶,妨碍二尖瓣开放,引起相对性二窄的结果。

2)收缩期杂音:单纯主漏有时在主动脉瓣听诊区可闻及收缩期杂音,系重度主漏使左室心输出量增加和血流速度增快,产生相对性主窄之故。中、重度主漏因左室明显扩大、乳头肌位置下移和二尖瓣环扩大,可产生相对性二漏,在心尖区可产生收缩期吹风样反流性杂音。

3)心音:第 1 心音减弱,系左室舒张期容量和压力短期内迅速增加,于舒张晚期二尖瓣位置已接近瓣环水平,因此,心室收缩时,二尖瓣关闭振幅减小,所以第 1 心音减弱。在严重主漏时第 2 心音的主动脉瓣成分常减弱或缺如,因此第 2 心音单一,且在心尖区常可闻及第 3 心音,后期可产生第 3 心音奔马律。

4)心脏其他体征:心尖搏动有力,呈抬举性,心尖向左下方移位,搏动范围较大,心浊音界向左下扩大,部分病例在主动脉瓣听诊区扪及舒张期震颤。

5)外周血管征

①脉压差增大:系主漏使左室收缩期射血量增加使动脉收缩压增高,同时外周血管阻力降低和舒张期血液反流入左室,使动脉舒张压下降,因而脉压增大;

②水冲脉:系收缩压升高或偏高、舒张压下降而使脉压增大所致,按脉时脉搏比正常弹起急速,但下降也快,呈骤起骤降;

③枪击声:将听诊器置于患者肱动脉或股动脉处,可听到"Ta—、Ta—"与心搏一致的声音,称为枪击声;

④Duroziez 征:用听诊器轻压股动脉时可听到收缩期和舒张期双重音;

⑤毛细血管搏动:轻压指甲床或用玻片轻压口唇黏膜,于收缩期和舒张期可见指甲床或口唇黏膜交替出现潮红和苍白现象;

⑥点头征:重度主漏可见头部出现与心动周期一致的规律性点头运动。

2.门诊资料分析

(1)X 线检查:左心室明显增大,升主动脉和主动脉结扩张,呈"主动脉型心脏"。透视下主动脉搏动明显增强,与左心室搏动配合呈"摇椅样"摆动。左心房可增大。肺动脉高压或右心衰竭时,右心室增大。可见肺静脉充血,肺间质水肿。常有主动脉瓣叶和升主动脉的钙化。

(2)心电图检查:轻度主动脉瓣关闭不全者心电图可正常。严重者可有左心室肥大和劳损,电轴左偏。Ⅰ,aVL,$V_{5\sim6}$ 导联 Q 波加深,ST 段压低和 T 波倒置;晚期左心房增大。亦可见束支传导阻滞。严重主漏患者有 P-R 间期延长,可能与主动脉瓣病变累及房室交界区,使后者钙化或纤维化有关。

(3)超声心动图检查:左心室腔及其流出道和升主动脉根部内径扩大,心肌收缩功能代偿时,左心室后壁收缩期移动幅度增加;室壁活动速率和幅度正常或增大。舒张期二尖瓣前叶快速高频的振动是主动脉瓣关闭不全的特征表现。二维超声心动图上可见主动脉瓣增厚,舒张期关闭对合不佳;多普勒超声显示主动脉瓣下方舒张期涡流,对检测主动脉瓣反流非常敏感,并可判定其严重程度。超声心动图对主动脉瓣关闭不全时左心室功能的评价亦很有价值;还有助于病因的判断,可显示二叶式主动脉瓣,瓣膜脱垂、破裂,或赘生物形成,升主动脉夹层分离等。

（4）放射性核素检查：放射性核素血池显像，显示左心室扩大，舒张末期容积增加。左心房亦可扩大。可测定左心室收缩功能，用于随访有一定价值。

3.继续检查项目

（1）心导管检查：遇下列情况才考虑做左心导管检查：

①主漏合并二尖瓣病变，有时难以评估主漏严重程度，对是否需要同时进行双瓣手术做出判断。

②术前了解主动脉根部大小，为换瓣术选择何种瓣膜及其大小、型号提供参数。

③高龄患者出现心绞痛需鉴别系主漏所致抑或冠心病的结果，必要时同时进行冠脉造影，以明确诊断。

④主漏病因未明，为了弄清主漏究竟系主动脉瓣本身病变还是升主动脉病变所致，这对了解二叶主动脉瓣、主动脉窦瘤破入左室、Mafan综合征、主动脉夹层分离等颇有帮助。

（2）主动脉根部造影：可估计主动脉瓣关闭不全的程度。如造影剂反流至左心室的密度较主动脉明显，则说明重度关闭不全；如造影剂反流仅限于瓣膜下或呈线状反流，则为轻度反流。

【诊断对策】

1.诊断要点　临床诊断主要是根据典型的舒张期杂音和左心室扩大，超声心动图检查可明确诊断。根据病史和其他发现可做出病因诊断。

2.鉴别诊断要点

（1）肺动脉瓣关闭不全：本病常为肺动脉高压所致。此时颈动脉搏动正常，肺动脉瓣区第2心音亢进，胸骨左缘舒张期杂音吸气时增强，用力握拳时无变化。心电图示右心房和右心室肥大，X线检查肺动脉主干突出。多见于二尖瓣狭窄，亦可见于房间隔缺损。

（2）主动脉窦瘤破裂：本病的破裂常破入右心，在胸骨左下缘有持续性杂音，但有时杂音呈来往性与主动脉瓣关闭不全同时有收缩期杂音者相似，但有突发性胸痛，进行性右心功能衰竭，主动脉造影及超声心动图检查可确诊。

（3）冠状动静脉瘘：多引起连续性杂音，但也可在主动脉瓣区听到舒张期杂音，或其杂音的舒张期成分较响。但心电图及X线检查多正常，主动脉造影可见主动脉与冠状静脉窦、右心房、室或肺动脉总干之间有交通。

3.主动脉瓣关闭不全的病因　大致可分为以下几类：

（1）引起主动脉瓣叶结构改变的病因

①风湿性：系风湿性主动脉瓣膜炎症反复发作，使瓣叶挛缩、变形所致。风湿性主漏是我国主漏最主要病因，占 $60\% \sim 80\%$，常伴不同程度主窄和二尖瓣病变。

②先天性瓣叶畸形或缺陷：不仅可引起主窄，也可产生主漏，其中以二叶和三叶主动脉瓣叶畸形或缺陷最多见，且多合并主窄。

③主动脉瓣脱垂：系主动脉瓣黏液样变性和退行性变所致。

④主动脉瓣下狭窄：可产生继发性主漏，系快速喷射性血流不断冲击瓣叶，引起瓣膜变形和功能障碍所致。

⑤少见病因：如系统性红斑狼疮、类风湿关节炎等。

（2）引起升主动脉壁全面或局部扩张的病因

①梅毒性主动脉炎：多见于男性，系梅毒性炎症破坏主动脉壁中层部扩张，瓣环扩大，舒张期瓣膜不能闭合，产生相对性主漏。

②马方综合征和马方样疾病：前者系结缔组织发育不良，主动脉壁常比正常人薄弱，使主动脉和 Valsalva 窦明显扩张，导致相对性主漏；后者包括 Ehler-Dan-los 综合征、成骨不全和主动脉窦动脉瘤等非炎症性主动脉疾病。

③非特异性主动脉炎：原因未明，可有动脉中层坏死和巨细胞浸润，可伴主动脉瘤。

④升主动脉粥样硬化、扩张：多见于高龄和长期高血压患者致升主动脉扩张，多为轻度主漏，可伴瓣膜钙化性狭窄。

（3）主动脉和瓣膜均有病变的病因：临床上以强直性脊椎炎多见，约 20% 病例可累及主动脉壁和瓣膜，但仅少数有临床症状。

【治疗对策】

1.内科治疗　避免过度的体力劳动及剧烈运动，限制钠盐摄入，使用洋地黄类药物，利尿剂以及血管扩张剂，特别是血管紧张素转换酶抑制剂，有助于防止心功能的恶化。有指征长期应用。洋地黄类药物亦可用于虽无心力衰竭症状，但主动脉瓣反流严重且左心室扩大明显的患者。应积极预防和治疗心律失常及感染。梅毒性主动脉炎应给予全疗程的青霉素治疗，风心病应积极预防链球菌感染与风湿活动以及感染性心内膜炎。

2.手术治疗　人工瓣膜置换术是治疗主动脉瓣关闭不全的主要手段，应在心力衰竭症状出现前施行。但因患者在心肌收缩功能失代偿前通常无明显症状，故在患者无明显症状，左心室功能正常期间不必急于手术；可密切随访，至少每 6 个月复查超声心动图 1 次。一旦出现症状或左心室功能不全或心脏明显增大时即应手术治疗。

下列情况应考虑换瓣手术：

（1）临床上有心绞痛或心衰症状者，心功能Ⅲ级；若心功能Ⅳ级应积极内科治疗，待心功能改善后再考虑手术。

（2）虽无心衰，但 X 线心胸比例＞0.6。

（3）心功能虽属Ⅱ级，若瓣膜病变较重，射血分数＜0.45。

（4）合并感染性心内膜炎者，待炎症控制后尽早手术。

（5）主动脉瓣二瓣畸形患者如果主动脉瓣根部或升主动脉直径＞5.0cm 或直径增加速度≥0.5cm/年，有指征施行修复主动脉根部或置换升主动脉。

（6）主动脉瓣二瓣畸形患者由于严重主动脉瓣狭窄或主动脉瓣关闭不全导致反流，如果主动脉瓣根部或升主动脉直径＞4.5cm，则有指征施行修复主动脉根部或置换升主动脉。

3.手术方式

（1）瓣膜修复术：较少用，通常不能完全消除主动脉瓣反流。仅适用于感染性心内膜炎主动脉瓣赘生物或穿孔；主动脉瓣与其瓣环撕裂。由于升主动脉动脉瘤使瓣环扩张所致的主动脉瓣关闭不全，可行瓣环紧缩成形术。

（2）人工瓣膜置换术：风湿性和绝大多数其他病因引起的主动脉瓣关闭不全均宜施行瓣膜

置换术。机械瓣和生物瓣均可使用。手术危险性和后期死亡率取决于主动脉瓣关闭不全的发展阶段以及手术时的心功能状态。心脏明显扩大,长期左心功能不全的患者,手术死亡率约10%,后期死亡率约达每年5%。尽管如此,由于药物治疗的预后较差,即使有左心功能衰竭亦应考虑手术治疗。

(3)经皮人工主动脉瓣支架置入术:其适应证为高龄主动脉瓣狭窄和(或)关闭不全合并多系统疾病或其他高危因素不适宜手术治疗者。经皮人工主动脉瓣支架置入术的进展有赖于器械改进,经导管置入的人工瓣膜经历了圆锥系统、球笼瓣系统、碟形瓣系统和瓣膜支架系统,人工瓣膜支架系统是目前用于临床的唯一一种可经导管置入的人工瓣膜。经静脉途径操作复杂,需要穿刺房间隔,建立股静脉右心房-左心房左心室-主动脉-股动脉钢丝轨道,时间长。目前,有学者"采用股动脉逆行插管置入人工主动脉瓣支架,在14只猪上取得成功"。最近有非正式的文献报告CoreValve公司生产的与此类似一种自膨胀型主动脉瓣支架有望开始1临床实验。近年来,体内、体外实验和研究均证实了经皮人工主动脉瓣支架置入术的有效性。

【预后评估】

充血性心力衰竭多见,并为主动脉瓣关闭不全的主要死亡原因,一旦出现心功能不全的症状,往往在2～3年内死亡。感染性心内膜炎亦可见,栓塞少见。

(三)急性主动脉瓣关闭不全

【概述】

急性主动脉瓣关闭不全时,左心室突然增加大量反流的血液,而心搏量不能相应增加,左心室舒张末期压力迅速而显著上升,可引起急性左心功能不全;左心室舒张末期压力升高,使冠脉灌注压与左室腔内压之间的压力阶差降低,引起心内膜下心肌缺血,心肌收缩力减弱。上述因素可使心搏量急骤下降,左心房和肺静脉压力急剧上升,引起急性肺水肿。此时交感神经活性明显增加,使心率加快,外周血管阻力增加,舒张压降低可不显著,脉压差不大。

常见病因包括:

1.感染性心内膜炎:不仅因炎症损毁瓣膜可造成急性主漏,甚至治愈后由于瓣膜瘢痕形成挛缩,也可引起严重主漏。

2.在异常或病变的主动脉瓣基础上,发生自发性瓣膜破裂或急性瓣膜脱垂。

3.主动脉根部隔层分离。

4.胸部或上腹部钝性创伤所致主动脉瓣破裂或急性脱垂。

5.因为主窄施行经皮球囊成形术、狭窄分离术后产生此并发症,或换瓣术后并发瓣周漏等。

【诊断步骤】

1.病史采集要点

(1)起病情况:急性主漏对左室血流动力学影响取决于反流量大小和反流速度,其次是左室心肌功能的基本状况。急性主动脉瓣关闭不全时,由于突然的左心室容量负荷加大,室壁张力增加,左心室扩张,可很快发生急性左心衰竭或出现肺水肿。

(2)临床表现:急性主漏临床表现主要取决于主漏严重程度和速率。

1)症状

①胸痛:重症主漏常有胸痛,系心肌做功增加,对氧需求增多而冠脉流量反而减少,产生氧供需失衡,导致非冠心病性心肌缺血。每次胸痛发作历时较久,硝酸甘油效果欠佳。

②心功能不全征象:左心衰常于短期内(几日至数周)发生,且迅速恶化,若不及时治疗可短期内死亡。

2)体征

①心尖搏动增强,但心界无增大:听诊表现为第 1 心音降低或消失,主动脉区可出现舒张早期递减型哈气样杂音,杂音往往于舒张中期终止。当心功能不全时杂音明显减轻,甚至消失,有别于慢性主漏。若瓣膜撕裂可产生乐音样杂音。重度主漏第 2 心音主动脉瓣成分(A_2)消失。有时在心尖区可闻及 Austin-Flint 杂音。左心衰时可闻及病理性第 3、第 4 心音,甚至奔马律;

②外周血管征:如水冲脉、毛细血管搏动和枪击音常不明显,有别于慢性主漏。

2.门诊资料分析

(1)X 线检查:心胸比例可正常,心脏可不增大,主动脉根部不增宽(除非主动脉夹层分离),但有两肺纹理增多或肺淤血、肺水肿改变。

(2)心电图检查:主要表现为窦性心动过速,多无左室肥厚或左室高电压之改变,有别于慢性主漏。

(3)超声心动图检查:二维超声心动图显示心前区长轴切面可发现舒张期主动脉瓣不能闭合,可见连枷状瓣叶脱垂入左室流出道,收缩期返回主动脉腔内,易发现感染性心内膜炎赘生物。主动脉根部、左室可无明显扩大,有别于慢性主漏。彩色多普勒显示源于主动脉口的舒张期五彩镶嵌反流束向左室流出道喷射,且可初步估计反流量。

超声心动图检查不仅易确诊急性主漏,且对病因诊断也颇有帮助。

3.继续检查项目 必要时可行逆行主动脉根部和左室造影。血流动力学检查常有肺毛细血管压和左室舒张末压明显升高。

【诊断对策】

根据病史、症状以及超声心动图检查,可以确诊。

【治疗对策】

急性主漏除针对病因做相应治疗外,特别是有明显血流动力学障碍者应尽早换瓣,否则可能在几日或几周内因急性左心衰致死,失去手术时机。若主漏由于感染性心内膜炎所致者,视病情而定:若主漏不太严重,可先积极进行抗生素治疗,待感染控制后 3~6 个月施行换瓣术;若病情急重,应在积极内科配合治疗下尽早施行换瓣术,不应为完成一疗程抗生素治疗而延误手术时机,但术前、术中和术后均需足量有效抗生素治疗,以控制感染和避免炎症扩散。

【预后】

急性主动脉瓣关闭不全时左室的耐受能力十分有限,患者常突然出现左室功能不全的临床表现,如乏力、严重呼吸困难和低血压。此种患者如不及时手术,常可发生严重后果。

(杨 军)

第七节 经皮导管治疗瓣膜性心脏病

Charles Dotter 发现当诊断性导管经过严重狭窄的髂动脉时,其狭窄改善。早期狭窄血管即使用较大号的导管钝性扩张,后来被头端有弹性球囊的导管所代替,首先在外周血管疾病中使用,随后用于冠状动脉成形术。据国家心肺和血液协会注册研究、曼斯菲尔德球囊导管注册研究及一些大型机构研究等报道,经皮球囊扩张术渐渐用于瓣膜狭窄疾病。目前经皮瓣膜成形术(或瓣膜切开术)已为某些先天性肺动脉狭窄、主动脉瓣狭窄及部分风湿性二尖瓣狭窄的标准治疗方法。近年来认为经皮瓣膜置换或修补在经皮治疗瓣膜狭窄和关闭不全中均可行。

在不久的将来,此方法有望治疗某些瓣膜病变患者。本文将概述瓣膜性心脏病经皮治疗的所有方法。

一、肺动脉瓣狭窄

(一)经皮肺动脉瓣球囊成形术

1.适应证 通常瓣膜反流可分为四级,即 1 级(轻度)到 4 级(重度)。当患者肺动脉瓣反流<2 级,且为穹隆形时,ACC/AHA 指南示经多普勒超声明确肺动脉瓣压力峰值>60mmHg 或平均压>40mmHg 时,即使无症状,也适合行瓣膜球囊成形术;有右心室功能不全的任何表现,或右心衰竭及三尖瓣反流时,即使平均压>30mmHg,也建议行介入术。对先天发育不良的肺动脉瓣,该手术的成功率明显低,肺动脉瓣内有类癌斑块时,该手术的获益也有限。当患者肺动脉人工瓣膜功能障碍而堵塞右心室流出道时,尽管这些患者大部分伴有肺动脉瓣反流,该手术也能有效降低右心室流出道压力。

2.技术

(1)手术方法:术前于右前斜+头位及正侧位行右心室造影,再行肺动脉造影以评估术前肺动脉瓣反流情况。严重的肺动脉瓣反流(≥3 级)是瓣膜成形术的禁忌证,瓣膜反流为手术的副作用。基础瓣环的大小可由超声心动图、MRI 及造影明确。在心导管室,导管(其上有分开的已知距离的标记)在瓣膜水平造影来决定合适的球囊直径。

球囊经皮插入股静脉,不使用鞘,球囊的最大膨胀度为 1.2~1.4 倍的估计的瓣环大小。和主动脉瓣相比,肺动脉瓣弹性大,常需更大尺寸的球囊才能获得满意的结果。手术的目标是用心导管测量的瓣膜压力梯度最后的峰间值<30mmHg,如果达到此值复发率明显降低。在成人通常使用一个直径 23mm 的球囊,但很大瓣环的患者则需同时并列使用双球囊。在某些导管室首选三叶形或二叶形的球囊导管。INOUE 二尖瓣瓣膜成形导管因其在扩张过程中保持稳定而渐渐用于肺动脉瓣成形术。

术后仔细测量压力梯度可自残余的瓣膜狭窄中甄别出漏斗部狭窄。术后肺动脉造影以评价手术相关的肺动脉反流情况,同时明确有无漏斗部狭窄及其严重程度。

(2)短期疗效及并发症:许多中心报道在儿童及成年人中该手术短期效果均极佳。有一中心入组了 66 位婴幼儿和儿童,跨肺动脉压峰值自(92±43)mmHg 降至(29±20)mmHg,但心排血量无改变。美国国家心肺和血液协会成人注册研究入组 37 位成人患者,97%手术成功,其平均峰值压自 46mmHg 降至 18mmHg,其中使用较大球囊者,即较瓣环大 30%～50%,跨瓣膜压降低幅度更大,且未增加并发症。

急性期并发症很少见,包括迷走反射及导管入右心室后诱发室性期前收缩,其他还包括肺水肿(考虑可能为肺血流量明显增加,而术前肺血流灌注不足所致)、心腔穿孔、高度房室结阻滞及前述的短暂的右心室流出障碍。术后约 2/3 的患者发生肺动脉反流,但几乎无明显的临床症状。

(3)长期疗效:长期的随访资料显示,经皮肺动脉瓣成形术后十余年仍保持相当好的疗效。一项有代表性的研究入组 62 位儿童,术中球囊大小与肺动脉环之比为 1.4,平均随访(6.4±3.4)年,结果示 39%的患者伴有持续性的肺动脉瓣反流,并有漏斗部肥厚进行性加重,但再狭窄率(跨瓣膜压＞35mmHg)仅为 4.8%。发育不良的瓣膜易发生再狭窄,如发生再狭窄,则再次行瓣膜成形术的疗效在非瓣膜发育不良的患者更好。

与外科瓣膜切开术相比,经皮瓣膜成形术的疗效更佳。一项大型的儿童行外科瓣膜切开术的研究显示,死亡率为 3%,手术失败(残余压差＞50mmHg)占 4%,术后随访 34 个月再狭窄率为 14%～33%。因此,非发育不良的肺动脉瓣狭窄可选择经皮球囊扩张成形术,因为短期、长期疗效均很好。

3.展望　经皮肺动脉瓣球囊成形术为简便、有效、安全、经济的治疗肺动脉瓣狭窄的首选方法,对于大部分病例,经皮球囊肺动脉瓣成形术可替代外科开胸手术。

(二)经皮肺动脉瓣置换术

1992 年在动物模型上完成第一例经皮导管植入肺动脉瓣术,其使用带支架的猪人工合成瓣,2000 年 Bonhoeffer 和他的同事首次在人身上完成经皮肺动脉瓣植入术,他们将带支架的牛颈静脉瓣植入至一 12 岁儿童的右心室至肺动脉导管。在这个病例成功的基础上,又另外进行了 8 例手术,其中 5 例不论是肺动脉瓣狭窄,还是肺动脉瓣反流,其血流动力学都明显改善。目前该手术推广至许多患者,平均随访 3 年,疗效满意。故此手术整体结果令人鼓舞。

1.适应证　尽管先天性肺动脉瓣狭窄患者行经皮球囊扩张成形术取得满意的疗效,但如上所述,肺动脉瓣置换或修复术后常出现肺动脉流出道狭窄和(或)反流,特别是法洛四联症晚期修补或行 ROSS 术者(即主动脉瓣狭窄的患者,先将肺动脉瓣移植至主动脉瓣,再自身移植肺动脉瓣)。事实上,任何一个外科植入右心室流出道瓣膜导管术后一段时间后常发生再狭窄、反流,或两者兼有,这需要行瓣膜置换术,因为解剖上不允许行经皮球囊瓣膜成形术。通常大部分外科行瓣膜置换术,然而一些患者选择行经皮肺动脉瓣置换术。

2.技术

(1)手术方法:目前经皮瓣膜置换的瓣膜有两种:①Melody 肺动脉瓣,它是带支架的牛颈静脉瓣制作而成,已用于人;②最初用于羊模型的 Edwards SAPIEN 经皮支架主动脉瓣,其使用牛心包制成。一种自膨胀支架瓣膜正在研中,它的基本技术与经皮球囊瓣膜成形术相似,不同的是输送导管的球囊上带有波纹的支架。在全麻下,经股静脉或右颈内静脉(很少用)送入一硬的指引导丝至肺动脉,然后通过导丝送入带瓣膜的装置,此装置由一长鞘及其内瓣膜支架组成,一旦到位,鞘撤出,随后在阻塞的导管内球囊扩张,同时右心室流出道处也使用相同大小的球囊扩张,再植入直径比流出道大22mm的装置。这个尺寸不能用于先天性肺动脉瓣狭窄的患者,因支架可并列于扩张的肺动脉壁上。

(2)短期疗效及并发症:近期已发布的资料显示,最早行该手术的155名患者中,存在一陡直的学习曲线,只要克服,则并发症明显减少。在最早行该手术的50名患者中,有7名出现并发症,包括移植物穿孔、压迫右冠状动脉、装置移位及有肺动脉栓塞,其中5名需外科将装置取出。在前50名患者中6%发生并发症,而后105名患者中仅2.9%发生并发症。

(3)中期疗效:平均随访28.5个月显示良好的疗效。在155名患者中4名死亡,随访至83个月时存活率为96.6%。不需要再次导管介入的患者随访10个月时为95%,70个月时为73%,再次介入包括在第一次植入的带支架的瓣膜内再植入一带支架的瓣膜和(或)再送入球囊扩张。再次介入的原因包括支架断裂、残余压力梯度和再狭窄,肺动脉反流考虑较少。

支架断裂尚未解决,据报道发生率约为21%。假如支架植入在收缩的右心室流出道,或当带支架瓣膜释放后马上弹性回缩时则常易发生支架断裂。

目前尚无使用牛心包人工瓣膜长期疗效的报道,但很可能与所有外科植入的瓣膜相似,会渐渐退化。

3.展望 目前经皮肺动脉瓣置换术已初步取得满意的临床疗效,并在不断发展中,但其远期疗效有待循证医学证实。

二、主动脉瓣狭窄

(一)经皮主动脉瓣成形术

1.适应证 主动脉瓣狭窄时是否行介入治疗主要取决于有无充血性心力衰竭、心绞痛和活动后晕厥的症状和评估能否改善主动脉瓣瓣口面积。多普勒超声可很好地评价跨瓣压差,当超声示最大流速超过4m/s(即相当于压差64mmHg)时,很快会出现症状;如1年内流速增加超过0.3m/s,也预示很快会出现症状。因此最近的指南指出,严重的主动脉瓣狭窄为多普勒超声示跨瓣膜压差峰值>64mmHg,平均压差>40mmHg,或主动脉瓣瓣口面积<1.0cm^2。但是还不能仅凭主动脉瓣瓣口面积决定是否手术,因为测量方法较多,且跨瓣压差主要由主动脉瓣血流及有效瓣口面积来决定。有时患者心排血量低、跨瓣压差低,但主动脉瓣却严重狭窄。基于此情况,使用增强心肌收缩的药物或硝酸酯类药物以增加主动脉血流来判断低心排血量(和随之产生的低跨瓣压)是主动脉瓣狭窄所致还是左心室功能减弱所致。此类患者即使已行主动脉瓣置换术,如果血脑钠肽水平很高,也提示预后不良。

在新生儿及低龄儿童,经皮主动脉瓣成形术成功率比较低,但较大的儿童和年轻的成人能从该手术中获益;年纪大的成人首选手术治疗,其疗效优于经皮主动脉瓣成形术,故对于成人,不论是二叶式还是钙化性主动脉瓣狭窄,经皮主动脉瓣成形术仅适用于外科手术风险很大者,如妊娠、心源性休克的老年患者,因为其疗效有限。因此经皮主动脉瓣成形术仅为最终行主动脉瓣置换术的过渡,在极少的严重主动脉瓣狭窄的患者,其左心室功能良好,但伴有外科手术禁忌证时,瓣膜成形术能短期改善症状,同时也是主动脉瓣置换术的过渡。

2.技术

（1）手术方法：与肺动脉瓣成形术不同的是，主动脉瓣成形术时球囊最大扩张直径需略小于主动脉瓣环。在成人中常选用直径 20mm 的球囊，只有患者体型特别高大才选用直径 23mm 的球囊。在主动脉球囊通过狭窄的主动脉瓣部位和扩张时会出现短暂的快速性室性心律失常，这可短暂的降低心排血量，但有助于精确定位。球囊导管置于瓣膜的中间水平后，人工扩张球囊，球囊内注入生理盐水稀释的造影剂（浓度为 25％）显影，扩张的压力对扩张结果影响不大，通常扩张 1～3 次，每次 15～20 秒。

行主动脉瓣成形术的途径较多，如经皮（经股动脉，带鞘或不带鞘）、切开（切开肱动脉），或穿刺房间隔（经股静脉顺行至主动脉瓣），但结果无差异。穿刺房间隔的方法适用于主动脉—髂动脉明显粥样硬化的老年患者，穿刺房间隔后送入 0.013 英寸（0.033cm）导丝至左心房、左心室，穿过主动脉瓣，到达降主动脉后固定，送入直径为 8mm 的球囊预扩房间隔，再插入主动脉瓣成形球囊，接下来的手术过程同逆行技术相似。

（2）即刻疗效及并发症：预计平均跨瓣压差可快速自 55mmHg 降至 29mmHg，同时主动脉瓣瓣口面积从 0.5cm^2 升至 0.8cm^2，而不影响心排血量。

从患者术前和术后即刻的压力—容积资料来看，收缩功能无大的变化，射血分数仅轻微升高，正向峰值 dP/dt 轻微下降，每搏输出量、峰值和收缩期末心室壁压力均中度降低。即刻不良反应为心室舒张功能受影响，包括负向峰值 dP/dt 明显降低和剪切力延长（为心室主动舒张的测量指标）。术中短暂的轻度缺血考虑为急性变化所致。

儿童和婴幼儿的手术结果很不相同，主要取决于患者的临床情况和与之相关的心脏异常。许多严重的主动脉瓣狭窄的婴幼儿还常伴有严重的左心室发育不良或心内膜纤维弹性组织增生，故不论行经皮主动脉瓣成形术还是外科手术，疗效均很差。婴幼儿期过后瓣膜成形术的疗效有所好转，从 232 位平均年龄约 9 岁的患者行经皮球囊成形术后的数据示跨瓣压差约下降 60％，约从 75mmHg 降至 30mmHg。在青少年组该手术疗效相当满意，这提供了很重要的时间来延期到瓣膜长到成人的尺寸后再行外科手术。值得一提的是，即使即刻手术结果极佳，但一段时间后再狭窄将不可避免地发生。行瓣膜成形术的老年患者发生危及生命的严重并发症的概率很低。主动脉瓣钙化性狭窄的患者行瓣膜成形术前需签署不愿意外科手术的协议。回顾分析该类患者 791 名，院内死亡率为 5.4％，严重的并发症（脑血管意外、心脏穿孔、心肌梗死或严重的主动脉瓣反流）发生率达 1.5％，血管并发症发生率高达 10.6％，目前术后常规使用血管封堵器已大幅减少了该并发症的发生。

美国国家心肺和血液协会一项注册研究入组 671 名患者，发现并发症相当多，术后 24 小时内 25％的患者出现至少一个并发症，住院期间 31％的患者出现若干并发症。最常见的并发症为需输血（23％）、需行血管外科手术（7％）、脑血管意外（3％）、体循环栓塞（2％）或心肌梗死（2％）。全因死亡率为 3％，常见的死亡原因为多器官功能衰竭和术前左心功能不全。存活至 30 天者，75％NYHA 心功能至少改善 1 级。

（3）远期疗效对二叶式主动脉瓣狭窄的青少年患者来说，满意的治疗效果至少可维持 5～10 年，期间常见的问题是主动脉瓣反流。对于钙化性主动脉瓣狭窄的患者，一项短期的研究示术后 2 天内即出现跨瓣压差增加，毋庸置疑与主动脉弹性回缩有关。术后早期跨瓣压差增加可能是早期心排血量增加所致。术后 6 个月,大部分患者出现不同程度的再狭窄,尽管症状更多地与舒张功能障碍有关,而与跨瓣压差关系不大,一旦左心室重构,则症状可能和瓣口面积无直接关系。

在一项研究中发现,术前基线 EF 也可预测术后 1 年时症状复发的概率,基线 EF<45% 的患者术后可获益,这意味着伴左心功能不全的患者不考虑首选经皮球囊主动脉瓣膜成形术。大部分左心功能正常的患者首选外科主动脉瓣置换术,故很难评估瓣膜成形术在老年患者中的价值。

(二)经皮主动脉瓣置换术

目前医师对经皮主动脉瓣置换术(TAVI)很感兴趣,手术是将带支架的主动脉瓣通过导管送入至有病变的主动脉瓣内。介绍了目前在研的常用的两种带支架的主动脉瓣和其释放方法。Edwards SAPIEN 装置由牛心包制成,同经皮肺动脉瓣置换术一样,球囊扩张后再将装置植入病变主动脉瓣内。该装置也可通过穿刺左心室后在左心室内送入,这样可避免在主动脉瓣严重钙化时交叉钳夹主动脉瓣。第二种装置是 Corevavle 瓣膜置换系统装置,它是由自膨胀的钛镍合金框架和载有猪心包制成人工瓣膜组成,该框架因其外向力和内向力不同而形成 3 个不同的功能水平。它将主动脉瓣装置自降主动脉悬至病变主动脉瓣水平,瓣膜的外架固定在主动脉瓣水平之上,这样可避免影响冠状动脉开口,早期的资料显示它也不影响以后行冠状动脉造影及介入手术。其他的带支架瓣膜装置也在研究中,目前 4 种装置已首先用于人体。这些新颖的装置可使动脉切口更小、在瓣膜释放时可重复定位及进一步减少术后主动脉瓣反流。目前带支架的瓣膜常使用于因人工生物瓣退化而致狭窄或反流的一些特殊的患者。

1.适应证　目前经皮主动脉瓣置换术的适应证相当局限,同经皮主动脉瓣球囊成形术一样,适用于严重主动脉瓣狭窄的老年患者,有外科手术禁忌证或手术风险高,且有望临床症状改善者。解剖上主要的禁忌证为尺寸、弯曲度和主动脉、髂动脉及股动脉的钙化程度。目前 Edwards SAPIEN 瓣膜常使用 22F 或 24F 的导管,Corevavle 瓣膜使用 18F 的导管。基础的房间隔肥厚程度也影响瓣膜定位。二叶式主动脉瓣狭窄者因瓣口呈椭圆形而不适合行瓣膜置换术。对低跨瓣压差和低心排血量的主动脉瓣狭窄的患者行经导管主动脉瓣置换术仍然在研究中。一项对比外科及经皮主动脉瓣置换术或药物治疗的随机研究正在进行中(PARTNER 试验)。

2.技术

(1)手术方法:全麻下先行经皮球囊成形术,然后送入比主动脉瓣瓣环稍大的瓣膜,以确保瓣膜贴壁良好,且术后反流最少。但 Edwards SAPIEN 瓣膜的尺寸仅 23mm 和 26mm 两种,那么患者瓣环的直径在 18~21mm 者选用 23mm 的瓣膜,而瓣环直径在 21~24mm 者则选用 26mm 的瓣膜。26mm 的 Corevavle 瓣膜适用于瓣环直径 20~23mm 的患者,29mm 的 Corevavle 瓣膜适用于瓣环直径 24~27mm 的患者。两种瓣膜在定位时均会出现快速室性心律失常,导致一过性的心排血量减少。Edwards SAPIEN 装置可经房间隔或经心尖途径,逆向或正向穿过主动脉瓣植入,正向方法的优点在于使用静脉代替动脉入路,这有助于使用更大的装置,也适用于髂动脉和股动脉有病变的患者。Corevavle 装置为自膨胀支架,其于降主动脉内自行定位,故只能采用逆向方法,也不能在局部重复定位。

（2）早期疗效及并发症：因为行该手术的患者本身为高危患者，所以即使跨瓣压差和主动脉瓣瓣口面积改善，并发症仍常见。近期的研究显示，主动脉瓣瓣口面积约从 $0.6cm^2$ 升至 $1.5cm^2$，平均跨瓣压差约从 40mmHg 降至 8mmHg，心排血量无改变或轻微改善，研究的患者平均年龄在 81～83 岁。主动脉瓣反流较常见，但无大量反流。在早期，30 天死亡率高达 13.6%～17.5%，卒中发生率为 3%～5%，其他常见的并发症还包括主动脉瓣反流（2.5%～7.1%）、心肌梗死（1.2%～17%）、出血（5%）、需安装心脏起搏器（6%）和主动脉夹层（0.8%）。使用 Corevavle 装置的手术并发症略少于使用 Edwards SAPIEN 装置。新的带鞘的系统在研制中，以减少在释放时损伤主动脉弓。最初报道手术成功率使用 Edwards SAPIEN 装置者为 75%、使用 Corevavle 装置者为 88%，最近的研究显示两种装置的围术期死亡率稳步下降，低至 1.5%，手术成功率总体提高，高达 97%。但目前尚无中长期的研究来明确这些装置的长期疗效。

3.展望　TAVI 可以作为外科手术患者的替代治疗方案。随着新一代产品越来越优化，价格越来越便宜，它将成为主动脉瓣疾病首选的治疗方法，且对于不能进行外科手术的患者更是一个好的选择，可以延长患者生命，改善生活质量，降低心力衰竭的发生。

三、二尖瓣狭窄

（一）经皮球囊二尖瓣成形术

1984 年 Inoue 完成了首例经皮球囊二尖瓣成形术（PBMV）。Inoue 球囊因能进行快速、安全和有效的扩张而成为技术标准。大量研究结果显示，PBMV 使严重二尖瓣狭窄的病例血流动力学异常立即改善，瓣口面积增加 1 倍或 $1cm^2$ 以上，心功能改善；同时 PBMV 长期效果也比较满意，瓣膜条件好、无钙化的患者（尤其是年轻患者）并发症很少发生。

1.适应证　二尖瓣狭窄导致左心室血流流入受阻，左心房压随之升高。任何增加血流（如运动）或缩短舒张时间（如发生快速性心律失常，如心房扑动或心房颤动）的活动均可增加二尖瓣跨瓣压差，当跨瓣压差增加时，会出现呼吸困难和肺淤血的症状。决定是否行介入手术主要依据是劳累后出现症状及肺动脉高压的证据。

实际的肺动脉高压比单从左心房测得的高（肺毛细血管水平的继发性狭窄）。虽然肺血管阻力过度升高的触发因素不明确，但内皮素和肾上腺髓质素均为强烈的肺血管收缩剂，它们可能参与。当行瓣膜球囊成形术或瓣膜置换术后肺动脉高压好转，所以存在肺动脉高压或右心功能衰竭，即使无淤血，也是二尖瓣狭窄行介入术的指征。

行二尖瓣置换术还是行瓣膜成形术取决于狭窄的二尖瓣的形态。有几个心动超声评分系统已被提出，但用得最多的是马萨诸塞州总医院评分系统，其中有 4 个特征，每一特征分为1～4 级，1 级较低（表3-4）。积分越高，行经皮球囊扩张术的疗效越差，越倾向于行瓣膜置换术。在许多研究中，该积分系统能很好地预测即刻的手术结果，积分超过 8 分，结果很可能不佳。

表 3-4　二尖瓣狭窄解剖分型

测量	瓣膜积分
A.瓣叶活动度	1.瓣叶活动度好,仅瓣尖受累
	2.瓣叶基底部和中部活动减弱
	3.舒张期瓣叶前向运动,但主要是基底部的瓣叶
	4.舒张期瓣叶无或很少前向运动
B.瓣膜增厚程度	1.瓣叶轻度增厚(4～5mm)
	2.瓣叶中度增厚,已达边缘
	3.瓣叶全部增厚(5～6mm)
	4.瓣叶广泛显著增厚(>8mm)
C.瓣下增厚程度	1.紧贴瓣膜下方的腱索轻度增厚
	2.瓣膜下方 1/3 腱索增厚
	3.腱索远端 1/3 增厚
	4.腱索弥漫增厚、缩短,并向下累及乳头肌
D.瓣膜钙化程度	1.单一处回声增强
	2.瓣叶边缘散在回声增强
	3.腱索远端 1/3 增厚
	4.大部分瓣叶弥漫回声增强

注:0 分代表瓣膜形态正常;总分≤8 分意味着瓣膜活动度适合行经皮瓣膜成形术;积分越高,即刻和长期疗效越不良

术前患者需行经食管超声心动图以排除左心房血栓,并评价瓣膜形态,患者年龄和行外科瓣膜粘连切开术史对瓣膜成形术后的即刻疗效影响不大,仍可得到满意的瓣膜形态。总的来说,瓣膜形态评分低、二尖瓣反流低于++级的有症状的患者适合行经皮二尖瓣瓣膜成形术。所有有症状的二尖瓣狭窄患者其二尖瓣瓣口面积常<1.5cm²。

2.技术

(1)手术方法:早期的经验和单球囊技术的疗效的局限性促进了双球囊术的发展,它可将二尖瓣瓣口扩张充分。从那时起,Inoue 单球囊术使用广泛。大多数中心采用穿房间隔的顺行方法。右心导管和左心室造影主要是明确二尖瓣反流程度、心排血量、肺动脉压、跨瓣压差和二尖瓣开口面积。有些介入专家经左心房正向造影指引穿刺房间隔来行右心房造影。

经房间隔导管术是使用 8F Millins 鞘,空芯的 Brockenbrough 针插入其中,持续压力监测来提醒术者穿刺针是否穿入主动脉或进入心包腔。一旦鞘管进入左心房,即撤去针,复测跨瓣压差,计算二尖瓣开口面积。

双球囊术较 Inoue 术复杂,有些术者喜欢送入两根导丝,两球囊并排置于二尖瓣内。其他一些装置也可采用,如两球囊在同一导管上(bifoil 系统)或两球囊在同一指引导丝上(Multi-Track 系统)。不管哪一种方法,两球囊需并排穿过二尖瓣,同时用稀释的造影剂扩张 1～4 次。手术结束时复测跨二尖瓣压差,重复左心室造影以评估残余二尖瓣反流。

Inoue 球囊术较简单,送入 12F 球囊导管,球囊远端先于近端扩张。穿过二尖瓣后,球囊先定位,扩张球囊远端后,拉回剩余的球囊至二尖瓣瓣口,然后充分扩张整个球囊。对双球囊

来讲,最大直径术前已明确,取决于球囊扩张的最大直径。对 Inoue 球囊来讲,直径取决于扩张球囊时使用的造影剂量,此特点可允许术中渐渐增大球囊直径,而不需要再送入球囊导管,最常用的尺寸为最大直径是 26mm 和 28mm。

一旦进入左心室,在二尖瓣瓣口球囊将继续扩张,增加 1～2mm,每个球囊扩张后再次评估左心房压力和二尖瓣跨瓣压差,在每两次增加扩张量之间,经胸超声心动图观察二尖瓣的变化和反流情况,假如出现二尖瓣反流或跨瓣压差降低满意,则结束手术。

(2)即刻疗效及并发症:几乎所有研究都显示血流动力学和临床结果即刻改善,跨瓣压差减少 50%～70%,二尖瓣瓣口面积增加 50%～100%。二尖瓣瓣口平均面积从术前 0.9cm^2 升至术后 1.9cm^2,同样二尖瓣跨瓣压差普遍从术前约 14mmHg 降至术后约 6mmHg,心排血量无明显变化。Inoue 球囊术和双球囊术术后二尖瓣瓣口面积相似,均约增加 8%～10%,增加瓣口面积超过 1cm^2。

肺动脉压即刻下降,与左心房压力变化一致,严重肺动脉高压的患者术后 24 小时内以及以后的数月中肺动脉压进一步下降。

瓣口面积和瓣口血流量之间的关系在主动脉瓣成形术中是评价其疗效,也适用于二尖瓣成形术。手术成功通常被定义为二尖瓣瓣口面积增加 50%,超过 1.5cm^2,二尖瓣反流不超过＋＋。即刻成功率可达 90%左右,主要取决于瓣膜形态。手术成功的预测因素主要为瓣膜评分低和术前无严重的二尖瓣反流。

经皮二尖瓣成形术的并发症随着学习曲线的改善而减少,且很大程度上与该中心的该手术量有直接关系。表 3-5 总结了即刻并发症。术前常规行经食管超声,栓塞不良事件几乎消失。主要的并发症与穿房间隔技术和损伤二尖瓣装置而致二尖瓣反流的程度有关。每次球囊扩张后行超声心动图检查提高了二尖瓣反流检出率,若二尖瓣反流严重,则终止手术。术中严密观察左心房 V 波的变化很重要,一旦增加意味着二尖瓣反流加重。

表 3-5　经皮二尖瓣成形术手术当时的并发症

并发症	发生率(%)
紧急心外科手术	1～4
心脏穿孔、心包填塞	0.5～4
严重的二尖瓣反流	2～3
脑血管意外-栓塞不良事件	0.5～1.5
死亡	0～1

(3)长期疗效:据报道十年生存率为 85%～97%,无事件生存率为 61%～72%。无事件生存和术后理想的瓣膜形态、维持窦性心律、较低的左心房压及反流不超过(＋＋)有关。超声心动图评分≤8 分者生存率及无事件生存率均优于>8 分者,分别是 82%vs57%,38%vs22%。心房颤动和瓣膜钙化也降低无事件生存率。

基本上所有的研究均强调经皮球囊瓣膜成形术后患者临床症状的改善情况,一系列血流动力学研究示临床上再狭窄表现可能和解剖上再狭窄关系不是很大。另一报道有 310 名心动超声评分高的患者观察再狭窄情况,再狭窄定义为二尖瓣瓣口面积<1.5cm^2,和(或)二尖瓣瓣

口面积较术后初期下降至少 50％。手术即刻成功率为 66％（最后瓣口面积＞1.5cm²），成功术后 6 年再狭窄累计发生率约为 40％，再狭窄独立预测因子为心动超声评分（术后 5 年再狭窄发生率评分＜8 分者为 20％，≥8 分者为 61％）。随访发现二尖瓣瓣口面积下降和再狭窄的发生进行性加重。

临床再狭窄的资料是很重要的。二尖瓣解剖结构常能预测临床症状。瓣膜成形术后 7 年临床再狭窄发生率报道为 20％～39％，10 年再狭窄率心动超声评分≤8 分者为 23％，9～11 分者为 55％，≥12 分者为 50％。

（4）和外科手术的比较数据：对比外科手术和球囊瓣膜成形术的研究显示最初结果两者相似。60 名解剖既适合行瓣膜成形术也适合行外科手术的患者随机分成两组，即瓣膜成形术组（采用双球囊术）和外科手术切开粘连组，随访 3 年，二尖瓣瓣口面积瓣膜成形术组竟然优于外科手术切开粘连组（2.4cm² vs1.8cm²），纽约心功能分级 I 级者瓣膜成形术组为 72％，而手术组为 57％。

另外一项研究将 90 名患者随机分成 3 组，分别为瓣膜成形术组、已知粘连切开术组及未知粘连切开术组，随访 7 年。研究结束时瓣膜成形术组和已知粘连切开术组几乎无差异，临床再狭窄率瓣膜成形术组和已知粘连切开术组较未知粘连切开术组低，为 0％ vs27％；纽约心功能分级 I 级者瓣膜成形术组为 87％，已知粘连切开术组为 90％，未知粘连切开术组为 33％。

从术后第一个 7 年随访来看，有症状的二尖瓣狭窄患者只要术前瓣膜评分在可接受的范围内，瓣膜成形术等同或优于外科粘连切开。所以，有合适的瓣膜形态的患者首选经皮瓣膜成形术。

3. 展望　将来 PBMV 可能联合其他技术（如左心耳或肺静脉射频消融术）治疗二尖瓣狭窄及心房颤动。

四、二尖瓣关闭不全

经皮途径缓解二尖瓣反流的基本方法主要有 4 类。第一种方法是利用二尖瓣环靠近冠状窦，在冠状窦内植入装置将二尖瓣卷起塑形，有 3 种装置可用：①经皮穿刺经静脉二尖瓣环成形术（PTMA）（Viacor PTMA 装置）；②Carillon：二尖瓣系统装置（Cardiac 装置）；③Monarch 系统装置。第二种方法是利用跨瓣膜的夹子（eValve 二尖瓣夹）或针（Mobius 装置）制成双孔的二尖瓣。第三种方法在研究中，为经左心室缝合的基本方法重构二尖瓣复合体及瓣环（经皮缝合瓣环成形术装置和 AccuCinch 装置），甚至使用射频方法（Quantum-Cor 血管内系统装置）。最后一种方法是将二尖瓣自房间隔牵拉至侧壁以减少二尖瓣环的尺寸（经皮房间隔、窦房结缩短系统装置或 PS3 系统装置），或在心外膜表面减少其尺寸（iCoap 系统装置）。目前也提出了经皮二尖瓣环扎术，它是用线将整个二尖瓣环缩小。

1. 适应证　最近的指南建议，慢性二尖瓣反流的患者介入治疗的指征为有症状、肺动脉高压和慢性容量负荷过重明显影响左心功能，依照指南，当超声心动图示严重的二尖瓣反流，EF ＜60％或左心室收缩末期直径＞4cm 时，才考虑行二尖瓣置换或修补术。还有一些侵入或非侵入性的血流动力学参数也可用于评估二尖瓣反流的严重程度。二尖瓣反流较常见，75 岁以上人群中约9％～10％伴有不同程度的二尖瓣反流,其中15％～20％的患者出现心力衰竭。

2.技术

(1)经皮二尖瓣缘对缘修补术

①二尖瓣夹:二尖瓣夹合器通过24F指引导管穿过房间隔置于二尖瓣瓣口内,指引导管的头端逐渐变细为22F,该装置有两个聚酯夹,分别夹住二尖瓣的两侧8mm,释放后就形成二尖瓣双口,该二尖瓣夹合器一直附着于二尖瓣瓣叶上。

该手术方法有大量的临床资料证明能有效地经皮减少二尖瓣反流。EVEREST Ⅰ研究证实其临床安全性,EVEREST Ⅱ研究正在进行中。Ⅱ期临床研究为二尖瓣钳夹术,与外科手术2:1入选患者,在两试验入组的前102位患者中,79％为二尖瓣退行性病变,其余为功能性二尖瓣反流,手术即刻成功率(二尖瓣夹合器放置完毕,且二尖瓣反流≤＋＋)为84％。30天时,91％的患者无重大不良事件,9％的患者二尖瓣夹脱落。1年时,约70％的患者病情改善,同样约70％的患者无须再行外科手术。2年时这些患者仍病情稳定。共约400名患者行二尖瓣修补术,最初的结果显示经皮二尖瓣修补术疗效次于外科手术,但该手术耐受性好,且不影响将来最终行外科修补术,故其疗效还是明确的。

②Mobius缝合术:Mobius瓣叶修补装置同二尖瓣夹合器相似,差别在于该装置是用线缝合。使用10F导管穿刺房间隔,抽空导管、捕获并释放4.0缝合线至二尖瓣游离缘,再经7F导管送入一镍钛合金缝合线夹,剪去多余的线,在释放缝合线夹前不能退出线,最早的15名患者早期结果不满意,故该装置在不断改进,期待更多的临床研究。

(2)经导管冠状窦术:经导管冠状窦术是通过改变二尖瓣环的形状来减少室间隔和左心室侧壁的距离。在大部分患者中,冠状静脉窦常高于二尖瓣瓣环,且两者直接接触,冠状静脉窦近端与二尖瓣瓣环接近,远端与它相距甚远;左回旋支也在此平面,约75％的患者回旋支跨越冠状静脉窦。冠状静脉窦变异也较大,常改变与二尖瓣环之间的位置关系,所以在用冠状静脉窦导管减少室间隔和左心室侧壁的距离时,这些解剖变异常需考虑。

①Viacor PTMA冠状静脉窦装置:Viacor PTMA冠状静脉窦装置是一7F多腔导管,在导管内至少可插入三种不同硬度和长度的杆以改变其硬度。目的是应用导管近端和远端的向外的作用力来取代二尖瓣P_2段前面的位置,以减少二尖瓣环的室间隔和左心室侧壁之间的距离。

初期的动物实验示很有希望后,在欧洲和加拿大行PTOLEMY研究Ⅰ期临床试验,最先入组的27名患者中,8名患者解剖条件不符,剩余的19名患者中13名患者成功植入装置,减少二尖瓣反流,但4名患者早期就取出装置(1名装置断裂,3名装置移位)。经改良后的装置目前在行PTOLEMY Ⅱ期研究,评价该装置能否改善患者的症状和左心功能。

②Corillon二尖瓣轮廓系统装置:Corillon二尖瓣轮廓系统装置是由一弯曲的镍钛合金桥和两端螺旋形的镍钛合金锚组成。它在9F鞘内,从颈内静脉送入,先在心大静脉内释放远端锚,然后拉装置产生张力,再释放近端锚,如需要,该装置可重复放置。

动物研究显示其能减少二尖瓣反流4倍,欧洲行AMADEUSI研究,入组43名患者,其中30名(70％)患者成功放置该装置,80％的患者二尖瓣反流至少降低一级,但有6名(14％)患者冠状动脉受累。随访30天时主要不良事件包括1名患者死亡、2名心肌梗死、1名夹层、

2 名冠状静脉窦穿孔和 1 名锚移位。所有没成功植入的均取出，无并发症。

③另一治疗二尖瓣反流的冠状静脉窦装置：另一个通过冠状静脉窦来缩小二尖瓣环的新方法是 Edwards MONARC 装置。先将导管插入冠状静脉窦，两端用支架锚定，两支架间是镍钛合金的弹簧圈桥，其内含有生物可降解物质。首先将装置植入，过一段时间后可降解物质吸收，弹簧圈重塑成原来其弯曲的形状，那么近端和远端靠得更近，这就取代了原来二尖瓣后叶的位置，减少了室间隔，侧壁瓣环的距离。装置的变形常需几天或几周，所以装置植入后何时起效并不明确。

第一个用于人体的是 Viking 系统装置，显示能改善二尖瓣反流，随后镍钛合金桥分开仍是普遍存在的问题。EVOLUTION Ⅰ期临床试验入组 72 名功能性二尖瓣反流患者，其中 59 名（82%）患者成功植入该装置，30 天时无事件生存率为 91%，90 天时为 86%，但 50 名患者中有 15 名（30%）造影显示冠状动脉受压。Ⅱ期非随机试验正在进行中。

（3）直接和间接的瓣环成形方法：对于严重的二尖瓣反流的患者，直接在室间隔。侧壁位置缩小二尖瓣环仅 20% 有效。除了通过冠状静脉窦卷紧二尖瓣环的方法外，还有几个直接和间接经皮瓣环成形的技术方法正在研究中，这些第一批入组的患者远期疗效如何不得而知，所以下面只能简单地介绍。

①Mitralign 系统装置：Mitralign 系统装置试图重复外科瓣环缝合术。从股动脉送入 14F 导管，穿过主动脉瓣，使用导向头端将导管指向二尖瓣环，将小垫片从左心室到左心房沿着二尖瓣环放于几个不同的位置并固定，随后这些固定小垫子的绳栓紧，那么这张力就将室间隔，侧壁瓣环缩小了。Ⅰ期临床研究正在欧洲进行。

②AccuCinch 系统装置：AccuCinch 系统装置也是一导管系统，它可逆行至二尖瓣瓣环下，小垫子锚跨二尖瓣释放，再卷紧线以减少室间隔水平的面积，该装置的Ⅰ期试验已开始。

③Coapsys 和 iCoapsys 系统装置：目前正在研究一种将锚安装在心脏外面、可卷紧的线穿过左心室的方法。这种外科植入（Coapsys）的方法可缩小室间隔水平二尖瓣环面积，并在此之上取代乳头肌，对功能性二尖瓣反流有效。两个临床试验已完成，后一个临床试验（RESTOR-MV）随机入组 138 名患者，早期结果较满意，大部分患者二尖瓣反流从（+++）降至（+）。

iCoapsys 方法是剑突下心包穿刺的方法，在此处用针穿入左心室，然后用线穿过左心室并外置，再拉紧线，这样左心室就缩小了。该装置可行性的前瞻性、非随机研究（VIVID 研究）已启动。

（4）经皮房间隔、冠状静脉窦二尖瓣瓣环缩小术（P_3 系统）：沿着冠状静脉窦穿刺房间隔，送入头端带磁性的导管，经导管自左心房送入 T 字架至冠状静脉窦，系于 T 字架的线也穿过左心房，并经房间隔穿刺点拉回线，此处连接房间隔的咬合器，张力使 T 字架向房间隔拉紧。动物实验已完成，最初的患者研究显示二尖瓣反流减少，31% 的患者在房间隔水平二尖瓣环有改变。Ⅰ期临床试验正在进行中。

（5）QuantumCor 法射频消融：使用末端有环的导管，环的直径为 40mm，沿着环的中间 1/3 有 7 个电极、14 个热电偶将其隔开，导管植入后，导管的环位于二尖瓣瓣环上，射频消融的能量在电极间释放，热量使二尖瓣环收缩，动物模型显示在房间隔水平瓣环缩小约 20%。患者的试验研究在计划中。

3.展望 总之,经皮减少二尖瓣反流的方法很多,但是没有一个方法可使广大患者获益,所有的方法仍处于技术持续性发展阶段。

五、三尖瓣狭窄

(一)经皮三尖瓣球囊成形术

1.适应证 三尖瓣狭窄的患者常表现为心排血量低、疲乏、全身水肿、肝大及腹腔积液导致的腹部肿胀,颈部可见巨大的波,甚至有时患者也能感觉到。三尖瓣狭窄患者出现症状时才考虑行介入治疗,限制因素为三尖瓣反流,当患者不愿行外科手术,或已伴三尖瓣反流,或即使从三尖瓣狭窄变为三尖瓣反流,也能临床获益,则可考虑行球囊瓣膜成形术。

2.技术 经皮三尖瓣球囊成形术的资料极少,操作技术同经皮二尖瓣球囊成形术,但不需要穿刺室间隔。在 NHLBI 瓣膜球囊成形术的注册研究中,仅 3 名患者在自身的瓣膜上行该手术。

大部分三尖瓣瓣膜成形术是在行二尖瓣瓣膜成形术时同时完成的,有关手术结果的数据也包括了由类癌综合征引起的三尖瓣狭窄,无三尖瓣瓣膜成形术长期疗效的报道。

(二)经皮三尖瓣置换术

在动物模型上已完成了经皮三尖瓣瓣膜置换术。该装置为一标准的镍钛合金支架和两个大的圆盘组成,两圆盘被一薄的圆筒分开,圆筒上安装有 18mm 的牛颈静脉。尚无人体试验的研究报道。

六、生物瓣狭窄

牛和猪的心包人工瓣膜适合于各个瓣膜移植,但这些瓣膜的使用期限有限,因为瓣膜矿化和胶原变性,几年后常出现瓣尖撕裂、纤维素沉积、纤维胶原结构破坏、穿孔、纤维变性、钙质浸润等,10 年时,约 30% 的患者人工瓣膜失效,15 年时,50% 以上的患者瓣膜失效。瓣膜结构的退化二尖瓣早于主动脉瓣,因为二尖瓣血流动力学压力高,透析的患者也较早出现瓣膜失效,其他相关的因素还包括年纪轻、妊娠和高钙血症。

生物瓣的瓣叶融合少见,主要的问题是瓣叶活动度差,有时手术时患者和人工瓣膜不匹配而致人工瓣膜相对较小时,术后即出现相对性瓣膜狭窄,故基于此解剖特点,行经皮瓣膜球囊成形术是不合适的。

(一)经皮人工瓣膜成形术和置换术

人工瓣膜狭窄而行瓣膜成形术的资料有限,有 2 名猪人工瓣膜移植三尖瓣后狭窄行瓣膜成形术成功的报道,但随访的资料也有限,且其中一名患者很快出现再狭窄。NHLBI 瓣膜球囊成形术的注册研究中有 4 个成功案例,但无随访资料。学者调查的猪人工瓣膜的患者中,相当多的是由于外伤而需植入人工瓣膜,球囊技术并不是一可行的方案。没有前瞻性的研究证实该手术的安全性和有效性,即使有一些有效的证据,也未被推荐。

（二）展望

将来人工生物瓣膜退变的治疗方法很有可能是之前讨论过的经皮瓣膜置换术，已有个案报道示该方案的可行性。

（尹洪飞）

第八节 高血压

一、概述

高血压病是指在未使用降压药物的情况下，收缩压（SBP）≥18.7kPa（140mmHg）和（或）舒张压（DBP）≥12.0kPa（90mmHg）。高血压病是一个由许多病因引起的处于不断进展状态的心血管综合征，可导致心脏和血管功能与结构的改变，是心血管病的重要危险因素。原发性高血压是环境和遗传因素通过复杂的相互作用，导致一个或多个调节血压的生理系统激活或抑制的结果。

目前，我国人群高血压患病率呈增长态势，发病率约18.8％，每5个成人中就有1人患高血压病。流行病学研究显示，人群血压水平自14.7/10.0kPa（110/75mmHg）起，与心血管病危险呈连续正相关，即随着血压水平不断升高，心血管病发病的危险性也逐渐升高。高钠、低钾膳食是我国大多数高血压病患者发病的主要危险因素之一。超重和肥胖将成为我国高血压病患病率增长的又一重要危险因素。

长期高血压，引起左心结构或功能异常，排除其他疾病所致的左心结构和功能异常时，临床诊断为高血压性心脏病。

当患者出现一系列需要进行快速降低血压治疗的临床紧急情况时称为高血压危象，包括高血压急症和高血压亚急症。

二、高血压病诊断

（一）高血压病诊断流程

经3次非同日标准测量血压 SBP≥18.7kPa（140mmHg）和（或）DBP≥12.0kPa（90mmHg）即可诊断高血压。在排除继发性高血压后诊断为原发性高血压即高血压病。临床需经过详细的病史、体征及相关临床检查而确诊。

1.病史 高血压患者病史询问应包括如下内容。

（1）家族史：有无高血压病、冠心病、糖尿病、血脂异常、脑卒中和肾脏疾病等家族史。

（2）病程：高血压患病时间、血压最高水平、用药情况及效果、不良反应。

（3）症状及既往史：有无冠心病、糖尿病、脑血管病、外周血管病、痛风、血脂异常、睡眠呼吸暂停综合征、肾脏疾病等症状及治疗情况。

(4)有无继发性高血压症状:水肿、夜尿增多、尿量减少、贫血等提示肾实质性高血压;阵发性头痛、面色苍白、心悸、出汗等提示嗜铬细胞瘤;间断性无力,发作性软瘫等低血钾表现,提示原发性醛固酮增多症(简称原醛);消瘦、多汗、性情改变等,提示甲状腺功能亢进症等。

(5)生活方式:膳食脂肪、盐、酒的摄入情况,吸烟情况及体重变化等。

(6)药物引起高血压:是否服用使血压升高的药物,如口服避孕药、可卡因、类固醇、非类固醇类抗炎药、促红细胞生长素、环孢素 A 及甘草等。

(7)心理社会因素:家庭、工作环境和有无精神创伤等。

2.体征　体格检查有助于发现继发性高血压线索和靶器官损害情况。正确测量血压,必要时测量立卧位血压和四肢血压;观察有无口唇、睑结膜、甲床苍白,眼睑、下肢水肿;有无库欣面容,突眼等;注意四肢脉搏搏动情况;听诊颈动脉、胸主动脉、腹部动脉和股动脉有无血管杂音;甲状腺大小,有无震颤等;全面心脏检查等。

3.辅助检查

(1)常规检查:血、尿常规,肾功能,电解质,血糖,肝功能,血脂,心电图。

(2)推荐项目:超声心电图,颈动脉超声,餐后血糖,糖化血红蛋白,C 反应蛋白,尿微量清蛋白,尿蛋白定量,眼底检查,胸片,24h 动态血压监测。

(3)选择项目:双肾、肾上腺 B 超或 CT 检查,血肾素活性、醛固酮、皮质醇、儿茶酚胺水平,甲状腺功能测定,肾动脉造影,睡眠呼吸监测等。

(二)继发性高血压的鉴别诊断

1.肾实质性高血压　肾实质性高血压常有慢性肾脏病史(以慢性肾小球肾炎最为常见,其他包括结构性肾病和梗阻性肾病等),发病年龄较轻,高血压、水肿、蛋白尿及尿检异常,肾功能不全等相关症状,多伴贫血,血肌酐水平升高等。肾实质性高血压的形成与容量负荷和高肾素水平有关。

2.肾血管性高血压

(1)临床特征:①患者 30 岁以前或 50 岁以后突然发生中、重度高血压;②有动脉粥样硬化合并难治性高血压;③有腹部外伤史或肾外伤后出现高血压;④部分病例可于脐周或背部闻及血管杂音;⑤大动脉炎、肾动脉肌纤维结构不良(病变多于肾动脉远端 2/3 及其分支,以青中年女性多见)、肾动脉粥样硬化(病变多于肾动脉开口或近端 1/3 内,老年人多见);⑥血压升高的同时,常伴高肾素活性及继发性醛固酮增高的表现。

(2)辅助检查:①肾素活性及激发试验:呋塞米(速尿)40mg 并站立 2h 血浆肾素活性明显升高,达 $10\mu g/(L \cdot h)$;②卡托普利肾素激发试验:使用血管紧张素转化酶抑制剂(ACEI)后肾素水平明显升高,达 $12\mu g/(L \cdot h)$ 或升高 $10\mu g/(L \cdot h)$ 或 150% 以上;③肾脏 ECT、SCT 或 MRA;④肾动脉造影:是诊断肾动脉狭窄的金标准;⑤血标本检查:单侧肾动脉狭窄有丢失钠的倾向。低钠、低钾、高血浆肾素及血管紧张素 Ⅱ 及继发性醛固酮增多。

3.内分泌性高血压

(1)原发性醛固酮增多症:临床以高血压、低血钾、低血浆肾素(PRA,ng/ml·h)、高醛固酮(PAC,ng/dl)为主要特征的临床综合征。本病是继发性高血压中最常见的原因。

1)常见病因:分泌醛固酮的肾上腺腺瘤(70%~80%)、糖皮质激素可抑制性醛固酮增多症、肾上腺增生和肾上腺癌。

2)机制:肾上腺皮质肿瘤或增生,醛固酮分泌增多。醛固酮是体内主要的盐皮质激素,生理作用是潴钠排钾。醛固酮增多导致水、钠潴留,体液容量扩张而抑制了肾素-血管紧张素系统;醛固酮过多也是导致心肌肥厚、心力衰竭和肾功能受损的重要危险因素。与原发性高血压患者相比,原发性醛固酮增多症患者的心、肾等高血压靶器官的损害更为严重,因而早期诊断此类患者至关重要。

3)临床表现:由于大量醛固酮潴钠、排钾,引起低钾、高钠血症、碱血症、高尿钾＞30mmol/24h。

4)辅助检查

①血浆醛固酮,早空腹卧位取血,之后立位 2h 取血。PAC(卧位)＞10ng/dl 和(或)＞15ng/dl(立卧);血肾素、血管紧张素Ⅱ(AngⅡ)基础值降低。

②螺内酯试验:320～400mg/d,历时 1～2 周,可使本症患者电解质紊乱得到纠正,血压不同程度下降。

③超声对直径＞1cm 的醛固酮瘤可显示出来,CT 可检出直径 7～8mm 的肿瘤。

5)原发性醛固酮增多症诊断流程。

①筛选试验:对于中、重度高血压病患者;顽固性高血压病患者;小剂量利尿剂诱导低血钾的高血压病患者;有原醛家族史的年轻患者进行筛查。

立位血浆醛固酮(ng/dl)与肾素活性(ng/ml·h)比值(ARR)＞25 为可疑;ARR＞50 高度提示原醛。

②证实试验:包括盐负荷试验、ACEI 试验、血浆醛固酮氟氢可的松抑制试验(FST)。生理盐水负荷试验:2L 盐水静滴 4h,不能将醛固酮水平抑制到 10ng/dl 以下为阳性。

③定位和分型试验:

A.肾上腺静脉造影,测定双侧肾上腺静脉醛固酮/皮质醇比值,如为单测升高,则为腺瘤;双侧增高则为增生。

B.测定醛固酮的前体物质 18-OH-皮质酮:腺瘤者常含量＞650ng/L;增生者常含量＜650ng/L。

C.腺瘤分泌醛固酮不太受体位影响,直立位醛固酮升高常＜30％;肾上腺皮质增生时直立位醛固酮升高常＞30％。

D.诊断原醛的 3 项标准,诊断符合率达 94％;高醛固酮(且不被高钠负荷产生的高血容量所抑制);低肾素(不因立位及低钠刺激而增高);正常皮质醇。

6)治疗腺瘤首选手术切除。特发性醛固酮增多症也可选择肾上腺次全切除术。药物治疗适用于术前准备、特发性肾上腺皮质增生、糖皮质激素可控制的原醛以及拒绝或不能接受手术的患者。

①醛固酮受体拮抗剂:螺内酯 40～480mg/d,可长期应用,该药起效较慢,服药 2～4 周后血压和血钾可恢复正常。依普利酮 50～200mg/d,该药为选择性醛固酮受体阻滞剂。因此性欲降低、月经紊乱、男性女性化等副作用较少。

②醛固酮合成阻滞剂:氨鲁米特 0.5～1.5g/d,分 3 次服用。可与螺内酯交替使用。

③保钾利尿剂:盐酸阿米洛利药效最强,但不能与吲哚美辛等合用。

(2)嗜铬细胞瘤

1)病因:来源于交感-肾上腺系统嗜铬细胞,其中90%位于肾上腺髓质,90%为良性肿瘤。嗜铬细胞瘤因能分泌儿茶酚胺而导致高血压。

2)临床特点:在嗜铬细胞瘤患者中,持续性高血压占50%左右,阵发性高血压占30%,10%血压正常。以分泌去甲肾上腺素为主的肿瘤常表现为持续性高血压;分泌去甲肾上腺素及肾上腺素的肿瘤,则表现为阵发性血压升高;仅分泌肾上腺素的肿瘤则可能表现为低血压而非高血压。临床表现常有头痛、心悸、多汗三联征,伴体位性低血压。

临床线索:高血压(间歇性、持续、阵发加重)可伴有以下特征:①血压明显波动或高血压伴体位性低血压;②异常交感活性表现:如剧烈头痛、全身大汗、心动过速、面色苍白、焦虑、震颤等;③高代谢症状(排除甲状腺功能亢进症);④物理方法可诱发的高血压:运动、体位改变、按摩腹部;⑤下列情况出现明显加压反应:麻醉诱导、插管、手术等;⑥不明原因的循环衰竭:麻醉、手术、分娩等;⑦不明原因的3级或4级眼底改变;⑧常规降压治疗疗效不佳。

3)诊断:确诊有赖于发现高儿茶酚胺的证据。

①血或尿儿茶酚胺(CA)或其代谢产物(血浆3-甲氧基肾上腺素(MN)或2-甲氧基去甲肾上腺素(NMN))升高,发作性高血压患者发作日4h尿CA或其代谢产物较对照日4h尿CA或其代谢产物高3倍以上。

②可乐定抑制试验:可乐定为中枢α受体激动剂,正常人用可乐定后儿茶酚胺可被抑制50%以上,而嗜铬细胞瘤患者抑制不明显。

③酚妥拉明抑制试验:嗜铬细胞瘤者用酚妥拉明后血压明显下降。

④肾上腺CT及MRI:发现肿瘤病灶。

⑤^{131}I或^{125}I MIBG放射性核素功能显像阳性。

⑥治疗:控制血压及对症治疗;手术切除肿瘤;放射性核素治疗。

(3)库欣综合征

1)病因:肾上腺糖皮质激素增多导致血压升高。多数由垂体分泌ACTH的腺瘤(库欣病),少数由肾上腺皮质腺瘤或增生引起库欣综合征(Cushing综合征)。

2)临床特征:具有典型的向心性肥胖、满月脸、水牛背、多血质外貌等特征。

3)诊断:皮质醇正常分泌有明显昼夜节律,早8～9点分泌最多,下午减少,午夜最低。

①库欣综合征,皮质醇水平升高且昼夜节律消失。

②24h尿游离皮质醇、尿17酮类固醇测定能更可靠、更敏感地反映体内皮质醇水平。

③地塞米松抑制试验:早8点测定血浆皮质醇,午夜12点服地塞米松1mg,次晨再次测定皮质醇。服药后测定值降至基础值50%以下为正常或单纯肥胖。否则皮质醇异常分泌。

④小剂量地塞米松抑制试验:0.5mg,6小时1次,2d后测24h尿17-羟类固醇,>3mg,则可诊断库欣综合征。

(4)甲状腺功能亢进症

1)临床特征:具有高代谢综合征,如心悸、多汗、烦躁、焦虑、体重减轻等。常伴有甲状腺肿大或结节,甲状腺听诊区血管杂音,双手平举可见细震颤;血压增高,以收缩压增高为主,脉压差大,周围血管征阳性。

2)诊断:典型临床表现,在甲状腺 B 超常提示甲状腺肿大或结节,FT_3、FT_4、TSH 等异常。

4.主动脉缩窄

(1)部位:胸主动脉分为升主动脉、主动脉弓和降主动脉;主动脉弓和降主动脉交汇处为主动脉峡。峡部是主动脉缩窄发生的最常见的部位,为左锁骨下动脉远端的主动脉部位,但主动脉缩窄也可累及左锁骨下动脉开口处。

(2)临床特征

1)如有腿部动脉搏动消失、上肢血压升高,同时下肢血压降低,是诊断主动脉缩窄的有力诊断依据。

2)脉压增宽,在缩窄部位前产生强烈的搏动。胸骨上窝可及震颤,触及明显搏动以及闻及肋间动脉杂音。

3)胸部 X 线:表现为"三联征"(主动脉缩窄近端、缩窄部凹陷,狭窄后扩张及肋骨下缘压痕)。

5.阻塞性睡眠呼吸暂停低通气综合征　成人睡眠呼吸暂停综合征包括阻塞型睡眠呼吸暂停低通气综合征(OSAHS)和中枢性睡眠呼吸暂停综合征、睡眠低通气综合征等。临床上以 OSAHS 最为常见,是顽固性高血压的重要原因之一。OSAHS 是指由于睡眠期间咽部肌肉塌陷堵塞气道,反复出现呼吸暂停或口鼻气流量明显降低。临床上主要表现为睡眠打鼾,频繁发生呼吸暂停和呼吸表浅的现象,夜间发生低氧血症、高碳酸血症和睡眠结构紊乱,导致白天嗜睡或心脑肺血管并发症乃至多脏器损害,严重影响患者生活质量和寿命。诊断依据如下。

(1)症状:睡眠时打鼾、反复呼吸暂停,可伴有白天嗜睡、注意力不集中等。

(2)体征:口咽腔部黏膜组织肥厚致咽腔狭小、腭垂肥大或过长,软腭过低过长,扁桃体肥大和(或)腭部狭窄为主。

(3)纤维内镜检查:阻塞平面主要位于口咽部。

(4)多道睡眠图(PSG)监测:每晚 7h 睡眠中,呼吸暂停及低通气反复发作在 30 次以上和(或)呼吸暂停低通气指数(AHI,即平均每小时睡眠中的呼吸暂停加上低通气次数)≥ 5 次/小时;呼吸暂停是指口鼻气流停止 10s 以上;低通气是指呼吸气流降低到基础值的 50% 以下并伴有血氧饱和度(SaO_2)较基础水平下降$\geq 4\%$。

PSG 监测是诊断 OSAHS 的"金标准";呼吸暂停低通气指数(AHD 是指平均每小时呼吸暂停低通气次数,依据 AHI 和夜间 SaO_2 值,分为轻、中、重度。轻度:AHI $5 \sim 20$,最低 SaO_2 $\geq 86\%$;中度:AHI $21 \sim 60$,最低 SaO_2 $80\% \sim 85\%$;重度:AHI>60,最低 $SaO_2 < 79\%$。

6.药物性高血压　药物性高血压是常规剂量的药物本身或该药物与其他药物间发生相互作用而引起的血压升高。主要包括激素类药物;中枢神经类药物;非类固醇类抗炎药物;中草药等。

(三)高血压病患者的诊断性评估

主要包括:①判断血压水平及并存的心血管病危险因素;②寻找靶器官损害及相关临床疾患。

1.高血压病分级　见中国高血压防治指南 2010 年修订版,表 3-6。

表 3-6　高血压水平分类及定义

类别	收缩压(mmHg)	舒张压(mmHg)
正常血压	≤120	≤80
高血压	≥140	≥90
1 级高血压(轻度)	140～159	90～99
2 级高血压(中度)	160～179	100～109
3 级高血压(重度)	≥180	≥110
单纯收缩期高血压	≥140	≤90

注:1mmHg≈0.133kPa。

2.高血压危险分层　见表 3-7。

表 3-7　高血压患者心血管风险水平分层

其他危险因素和病史	血压(mmHg)		
	1 级高血压 SBP 140～159 或 DBP90～99	2 级高血压 SBP 160～179 或 DBP 100～109	3 级高血压 SBP≥180 或 DBP≥110
无	低危	中危	高危
1～2 个其他危险因素	中危	中危	很高危
≥3 个其他危险因素,或靶器官损害	高危	高危	很高危
临床并发症合并糖尿病	很高危	很高危	很高危

注:1mmHg≈0.133kPa。

高血压危险分层是预估患者 10 年内发生主要心血管事件(心血管死亡、非致死性卒中和非致死性心肌梗死)的危险概率。低危者 10 年内发生主要心血管事件概率<15%;中危者概率为 15%～20%;高危者概率为 20%～30%;很高危患者概率>30%。

三、高血压病治疗

(一)治疗目标

最大限度地降低心血管并发症发生与死亡的总体危险。

为达到这一目标就需要在治疗高血压病的同时,治疗所有可逆性心血管危险因素、亚临床靶器官损害以及各种并存的临床疾患。

降压目标:一般高血压病患者,应将血压降至 18.7/12.0kPa(140/90mmHg)以下;高危患者(冠心病、糖尿病、肾病)血压降至 17.3/10.7kPa(130/80mmHg)以下;老年人的收缩压应控制在 20.0kPa(150mmHg)以下,如能耐受还可进一步降低。

（二）治疗方法

1.非药物治疗——生活方式改善　戒烟限酒；低盐、低脂饮食；适当运动；减轻体重；保持心态平衡。

2.药物治疗

(1)药物治疗原则：小剂量开始，优先选择长效制剂，联合应用及个体化。

(2)常用药物

五类主要的降压药物：利尿药、β受体阻滞剂、ACEI、血管紧张素Ⅱ受体拮抗剂（ARB）和钙拮抗剂。

(3)联合用药：联合应用的药物选择如下。

1)优选的联用：①RAAS抑制剂和CCB；②RAAS抑制剂和利尿剂。

2)可接受的联用：①β受体阻滞剂和利尿剂；②CCB和利尿剂；③CCB和β受体阻滞剂；④双联CCB。

3)不可接受或无效的联用：①双联RAAS抑制剂；②RAAS抑制剂和β受体阻滞剂：在已有心肌梗死或心力衰竭的患者，常联用RAAS抑制剂和β受体阻滞剂，可减少再梗死率和改善生存率。然而，这种联用与单药治疗高血压比较，不能进一步降低血压。因此，如就降低血压本身而言，不必联用这两种药物；③其他联合用药：α受体阻滞剂和螺内酯。

新型固定配比复方制剂，由不同作用机制的两种药物组成，多数1天1次，1次1片，使用方便。主要有ACEI/ARBJ-噻嗪类利尿剂，CCB＋ACEI/ARB，CCB＋β受体阻滞剂等。我国传统的固定配比的复方制剂包括复方降压片，降压0号，珍菊降压片等，以利血平、氢氯噻嗪、盐酸双屈嗪或可乐定为主要成分。

3.综合干预多种危险因素　包括调脂治疗，抗血小板治疗，血糖控制及高血压并发心房颤动的抗凝治疗等。

（杨　军）

第九节　肾动脉狭窄的介入治疗

肾动脉血运重建的目的是通过解除肾动脉狭窄，恢复肾脏血流量。多年来，肾动脉移植是获得血管重建的唯一手段，但外科手术创伤大、移植血管血栓形成、肾切除的发生率和术后病死率相对较高。1978年Gruentzig等首次应用经皮肾动脉血管扩张成形术（PTRA），通过球囊扩张使肾血管血流再通。1987年Palmaz等又成功地将经皮肾动脉支架置入术（PTRAS）应用于临床，与外科手术取得相同的血管再通效果，且并发症少。此后接受PTRA和PTRAS治疗的患者越来越多，均显示较高的再通率和满意的效果。肾动脉介入治疗逐步替代外科治疗，已经成为目前肾动脉狭窄血运重建的主要手段。

一、不同病因肾动脉狭窄的介入治疗应用

(一)纤维肌性结构不良(FMD)及大动脉炎所致的肾动脉狭窄

纤维肌性结构不良(FMD)及大动脉炎所致的肾动脉狭窄,20世纪80年代以前,主要通过外科手段进行血运重建。随着介入技术的发展,外科治疗因创伤大,而PTRA创伤小且表现出同样的疗效,使肾动脉介入治疗肾动脉狭窄快速发展。患者血压如果持续升高甚至轻度升高,尤其年轻患者,依赖降压药,则应该接受治疗,以免高血压的长期不良影响。近期发表的一项历时十年的关于纤维肌性结构不良所致肾动脉狭窄的研究再次显示,位于肾动脉主干及主要分支的病变,介入治疗是安全、可行的,短期(<30天)及长期(平均5年)随访,介入治疗对于血压、肾功能改善有明显获益,PTRA应作为有症状的FMD所致肾动脉狭窄患者首选治疗,对于PTRA失败、病变位置不适合介入、合并较大动脉瘤患者,还是应该选择外科手术治疗。大动脉炎所致肾动脉狭窄,若评估病情在炎症活动期则不宜手术,可予糖皮质激素治疗,复查血沉降至正常范围后3~6个月方可考虑行PTRA。单纯PTRA治疗FMD及大动脉炎的效果较好,复发率低于动脉粥样硬化性疾病,且这两类病变放置支架的远期结果尚不清楚,因此一般不提倡FMD及大动脉炎患者使用血管内支架。不过,国内外已有对单纯PTRA后疗效不佳的FMD及大动脉炎病变放人支架后的经验性报告,但仍需大规模临床试验验证。

(二)动脉粥样硬化所致的肾动脉狭窄

动脉粥样硬化是肾动脉狭窄最主要的病因,在我国占所有肾动脉狭窄病因的80%左右,在欧美国家约占90%。动脉粥样硬化性肾动脉狭窄(ARAS)是一种进展性疾病,会导致肾脏萎缩及不同程度肾功能的下降,若狭窄超过60%,则进展为完全闭塞的风险极大。ARAS最佳治疗方法即药物保守治疗还是血运重建,虽然已经摸索了十几年,仍无定论。近年来,接受经皮介入治疗的ARAS患者迅速增加,不少临床研究也支持肾动脉介入治疗有益,但也有一些临床试验却未能揭示肾动脉介入治疗的益处(表3-8)。特别是近期完成的ASTRAL研究,历时9年,入选样本量迄今最大,共有58个医学中心参与,平均随访34个月,支架加药物组与单纯药物组比较,主要终点肾功能变化无显著差异,次要终点血压、肾脏事件和主要心血管事件、死亡也无显著差别,有23例接受肾动脉介入治疗的患者出现与介入治疗相关的严重并发症。这项研究结果又一次对ARAS患者是否应接受肾动脉介入治疗提出挑战。但国际上认为该试验设计及实施存在诸多问题:①入选标准为≥1支肾动脉有显著狭窄,并适合腔内血运重建者,该入选标准过于宽泛;②入选患者肾动脉狭窄程度及肾功能不全相对较轻,约40%患者肾动脉狭窄<70%,25%患者肾功能正常,15%接近正常;③平均每个中心每年入选肾动脉支架术患者仅0.8例,且缺乏核心实验室进行质控;④支架成功率仅为88%,并发症远远高于其他研究中心的报道,提示术者资质不足。鉴于此,ASTRAL研究不能否定肾动脉介入治疗的意义。CORAL研究是一项大规模、前瞻性、多中心、随机、对照的临床试验,实验设计更加严密,旨在观察在强化药物治疗基础上联合肾动脉介入治疗是否可以减少不良心血管事件。在该试验结果揭晓之前,我们仍面临着选择何种治疗方式的困境。

表 3-8 肾动脉介入治疗的临床研究

研究者	发表时间	试验特点	样本	入选病例特点	介入方法	结论
HardedPN,et al	1997 年	前瞻性	32	不同程度的肾功能不全患者	PTRAS	肾动脉介入治疗可以延缓肾功能不全进展
Plouin,et al	1998 年	年前瞻性、随机、对照	49	合并高血压的单侧肾动脉狭窄患者	PTRA	肾动脉介入治疗高血压水平无显著变化,但可以减少降压药物
Webster,et al	1998 年	前瞻性,随机、对照	55	合并高血压的肾动脉狭窄患者	PTRA	肾动脉介入治疗对肾功能无显著益处,但在双侧肾动脉狭窄患者有利于降低血压
van Jaarsveld,et al	2000 年	前瞻性、随机、对照	106	高血压、肾功能正常或轻度异常患者	PTRA	肾动脉介入治疗对患者血压和肾功能均无显著影响
Watson PS.et al	2000 年	前瞻性	33	双侧肾动脉或孤立肾动脉狭窄伴轻中度肾功能异常	PTRAS	肾动脉介入治疗可以延缓肾功能不全进展
Zeller T,et al	2003 年	前瞻性	215	伴有高血压和(或)肾功能不全的患者	PTRAS	肾动脉介入治疗有助于降低血压水平,保护肾功能
Bax L,et al	2009 年	前瞻性、随机、对照	140	伴有肾功能不全的患者	PTRAS	肾动脉介入治疗不能改善肾功能,有一定并发症风险
Wheatley,etal. ASTRAL 研究	2009 年	前瞻性、随机、对照	806	≥1 支肾动脉有显著狭窄患者	PTRAS	肾动脉介入治疗对患者血压和肾功能、心血管事件及死亡率均无显著影响,并发症多

二、肾动脉狭窄介入治疗的适应证及禁忌证

(一)适应证

在肾动脉介入治疗方面有无指南可循?2002 年 11 月由美国介入放射学会组织修订了《成人肾动脉狭窄诊断和治疗中血管造影术、血管成形术和支架置入术质量提高指南》。该指南指出,经皮介入治疗可能在高血压病史<10 年、介入治疗之前动脉收缩压>180mmHg 和男性患者中对于改善血压获益最大,而继发于肾动脉狭窄的肾脏损害患者从血管重建术中可能获益的临床表现为:

1.肾动脉狭窄的远端动脉显示正常;

2.双侧肾动脉病变可以做重建治疗;

3.肾体积接近正常,能够进行血管重建术;

4.检查证明患侧肾有功能;

5.肾组织活检证明肾小球和肾小管功能良好,小动脉硬化程度很轻;

6.严重和难以控制的高血压;

7.突发的肾功能不全。该指南同时指出,肾血管重建使肾素产生正常化,从而减少醛固酮和血管紧张素引起的钠水潴留和血管收缩,并改善肾小球滤过,增加尿钠排泄,最终缓解心脏紊乱综合征——继发于左心室功能受损的反复突发性肺水肿及不稳定型心绞痛。

肾动脉支架置入术的适应证为:①以下情况肾动脉成形术无法获得满意结果:球囊血管成形术后从内膜撕裂的外缘测量,管腔直径狭窄＞30％,无法解除有血流动力学意义的压力梯度,存在肾动脉血流受限的夹层;②肾动脉开口处狭窄,其正常直径≥5mm;③既往经球囊血管成形术治疗成功的病变发生再狭窄。

支架置入的相对禁忌证为:①非弹性狭窄,球囊血管成形术后狭窄不能减少至50％以下;②有脓毒血症;③如果发生再狭窄,支架会妨碍外科手术;④正常直径≤4mm 的动脉发生狭窄。

2005 年《ACC/AHA 新版外周血管疾病诊疗指南》对肾动脉狭窄介入治疗的适应证有了进一步基于循证医学的阐述:①无症状的有显著血流动力学意义单侧肾动脉狭窄、双侧肾动脉狭窄或孤立肾动脉狭窄(Ⅱb,C);②有显著血流动力学意义的肾动脉狭窄合并以下情况:急进性高血压、顽固性高血压、恶性高血压、合并不明原因单侧肾脏缩小的高血压及不能耐受药物治疗的高血压(Ⅱa,B);③合并进展性慢性肾脏疾病的双侧肾动脉狭窄或孤立肾动脉狭窄(Ⅱa,B),单侧肾动脉狭窄合并慢性肾功能不全(Ⅱb,C);④有显著血流动力学意义的肾动脉狭窄合并不明原因的反复充血性心力衰竭或突发性的不明原因的肺水肿(Ⅰ,B),合并不稳定性心绞痛的有显著血流动力学意义的肾动脉狭窄(Ⅱa,B)。

参考国内外多个临床试验提供的循证医学证据,在肾动脉狭窄介入治疗方面我国也有相应指南。《动脉粥样硬化性肾动脉狭窄诊治中国专家建议(2010)》中明确指出肾动脉介入治疗的适应证:一般认为,当血管直径狭窄≥70％,跨狭窄收缩压差＞20mmHg 时有血运重建指征,尤其是双侧或单侧功能肾肾动脉血管直径狭窄≥70％为血运重建的强力指征。但是,在作经皮肾动脉介入重建血运之前,最重要的步骤是评估肾动脉狭窄与临床症状之间是否存在因果关系,即除了有血流动力学异常的肾动脉狭窄外,还需要伴有以下 1 项以上的临床情况,才考虑行介入治疗:①高血压 3 级;②突发或进行性的肾功能恶化,无法用其他原因解释;③短期内患侧肾脏出现萎缩;④使用降压药,尤其是应用 ACEI 或 ARB 类药物后肾功能出现恶化;⑤伴有不稳定心绞痛;⑥反复发作的急性肺水肿与左心室收缩功能不匹配。

综上所述,随着降压药物的快速发展,目前已逐渐形成共识,多数伴有肾动脉狭窄的高血压患者仅用降压药物血压即可控制,而保护肾功能、治疗严重肾动脉狭窄的病理生理效应,包括充血性心力衰竭、反复发作的急性肺水肿或心绞痛成为肾动脉血运重建的主要目标,控制血压、减少降压药物使用、保障慢性心力衰竭或心肌病患者安全使用 ACEI 类药物为次要目标,而最终目标是降低心血管事件和死亡。在目前缺乏强有力临床试验证据支持的情况下,对于指南推荐的适应证可以进行介入治疗,同时应积极探索哪些患者可以由肾动脉介入治疗获益。因此术前对患者肾动脉及肾功能进行充分评估至关重要。首先要确定是否存在显著的解剖狭窄,无创检查手段包括多普勒超声、CT 和 MRI,有创检查方法肾动脉造影仍为诊断的金标准。临床上对于已明确诊断冠心病并伴有下列特征的患者,在冠状动脉造影后可考虑行肾动脉造影检查,以便早期发现 ARAS:

1.伴有周围血管粥样硬化性疾病及脑血管病并存高血压者;

2.冠状动脉多支血管病变者;

3.冠状动脉单支血管病变合并有严重高血压者;

4.年龄＞60 岁、有顽固性高血压及轻度肾功能不全,临床高度怀疑有 ARAS 者。但含碘对比剂有肾毒性,检查操作有诱发胆固醇结晶栓塞的可能,因此,只有在考虑患者需要行介入治疗的情况下,才推荐肾动脉血管造影术作为诊断 ARAS 的检查方法。如果评估发现肾动脉直径狭窄≥70%,跨狭窄收缩压差＞20mmHg,系严重狭窄,一般认为有血运重建指征,其中双侧或单功能肾肾动脉狭窄达到这种程度为强适应证。如果直径狭窄 50%～70%,即所谓的临界狭窄,需要做进一步严格的功能评估,例如测量跨狭窄的压差、患肾血流储备分数、分肾血流量和肾小球滤过率等,如果功能评估表明患肾较对照侧肾功能或血流量下降＞25%,提示狭窄有功能意义,要考虑行肾动脉血运重建。如果直径狭窄≤50%,一般认为没有血运重建指征。总之,有功能意义的狭窄才适合做血运重建。

（二）禁忌证

患者的肾动脉狭窄虽然有经皮介入重建血运的适应证,但有以下情况时,患者一般很难从血管介入治疗中获益,考虑为禁忌证:

1.患侧肾脏已明显萎缩,长径＜7.0cm 和(或)肾内段动脉阻力指数＞0.8;

2.患者已有明确的对比剂严重过敏或胆固醇栓塞病史;

3.伴随的严重疾病预期寿命有限或无法耐受经皮介入治疗;

4.病变肾动脉的解剖不适合经皮介入治疗;

5.病变肾动脉的解剖虽然适合经皮介入治疗,但支架置入后可能严重影响其他后续治疗。

三、肾动脉狭窄介入治疗方法选择

介入治疗的方法,经皮肾动脉成形术(PTRA)和支架置入术(PTRAS)是哪种更佳。单纯肾动脉球囊成形术易发生再狭窄,原因在于 PTRA 后粥样斑块易发生夹层、弹性回缩和有残余狭窄。随机临床试验和荟萃分析显示,ARAS 要获得满意的血运重建和减少再狭窄率应常规使用支架,但仍保留 PTRA 用于不适合支架的病变。目前我国临床医师达成的共识:

1.肾动脉开口部病变,具体指肾动脉在其主动脉起始近端 5mm 以内的狭窄,单纯 PTRA 效果不理想,直接行血管内支架;

2.对于参考管腔直径≥5.0mm 的病变选用金属裸支架,对于管腔直径＜5.0mm 者可考虑选用药物洗脱支架,可能有助于降低术后再狭窄的发生率。

四、肾动脉狭窄介入治疗风险及防治措施

(一)肾动脉远端栓塞预防

多项荟萃分析显示,粥样硬化性肾动脉狭窄介入治疗术后患者肾功能恶化、稳定、改善的比例约各占 1/3,与栓塞有很大关系。介入治疗操作引起近端粥样硬化斑块碎片或富含血小板的血栓释放在血流中,导致下游中、小动脉闭塞。目前尚无专为肾动脉设计使用的远端栓塞防护装置(DPD),主要为冠状动脉和颈动脉设计,通过滤网或球囊阻断原理实现远端栓塞防护。向前推送 DPD 越过狭窄病变到达远端后打开,滤网装置允许血流顺利通过,但拦截介入过程中产生的碎片,球囊阻断装置则阻断血流通过。介入完成后,DPD 装置被收回。目前在肾动脉介入治疗中使用 DPD 的临床证据均来源于非随即对列研究和一些小规模临床试验,结果表明在解剖情况适合的肾动脉狭窄患者介入治疗中使用 DPD,对于肾功能改善是有益的,尤其联合应用糖蛋白 $IIb/IIIa$ 抑制剂可能获益更大。但肾动脉主干较短、目前的 DPD 不够适合肾动脉解剖特点、局部缺血及封堵不完全、使用 DPD 延长介入操作时间、前瞻性随机研究的缺乏,仍导致使用 DPD 是否获益的争论。专家共识建议在肾动脉介入治疗中不常规使用 DPD,DPD 应选择性用于粥样硬化斑块负荷大而且肾动脉解剖条件适合的肾功能不全的高危患者。

(二)造影剂肾病

造影剂肾病是介入手术后肾功能损害加重的常见原因,在肾功能正常者发生率只有 0～5%,而在已有肾功能不全的高危患者中发生率可高达 12%～27%,虽然多数患者在 2 周内肾功能能恢复,但少数患者可能发生永久性肾功能损害。因此,预防造影剂肾病的发生至关重要,尤其对于肾动脉狭窄患者,大部分已合并轻重程度不一的肾功能不全。术前应充分评估肾功能,了解患者有无发生造影剂肾病的危险因素。目前认为主要危险因素有肾功能不全、糖尿病肾病、慢性心力衰竭、有效血容量不足、应用大剂量对比剂等,而高血压、高龄、蛋白尿被视为次要危险因素,其中原有肾功能不全合并糖尿病是最主要的危险因素。对有危险因素的患者,应严格掌握使用造影剂的适应证,并在造影前积极纠正诱因。目前比较公认的能预防对比剂肾病发生的措施是水化治疗和应用低渗或等渗非离子型造影剂,并尽量减少造影剂的用量,其他药物(如 N-乙酰半胱氨酸、碳酸氢钠、非诺多泮、前列腺素 E_1 等)或血液净化方法的有效性仍需更大规模的随机对照试验来验证。

(三)肾动脉介入术后再狭窄

肾动脉介入术后再狭窄是影响介入疗效的重要问题,肾动脉介入术后再狭窄判定标准为:

1.术后血压显著下降,但又逐步回升,舒张压上升>15mmHg,或升至术前水平;

2.肾动脉彩色多普勒或 CT 血管造影提示介入部位管腔直径狭窄>50%;

3.肾动脉造影证实介入部位管腔直径狭窄程度>50%。

达到 1 和 2 标准可临床判定,达到 1 和 3 标准可确诊。两个综合分析表明,肾动脉支架后

1年平均再狭窄率为16%和17%,在一些有经验的中心,再狭窄率<15%。支架术后再狭窄主要与置入部位所能获得最大直径及晚期管腔丢失有关,支架后最小腔径越大,则再狭窄可能性越小,短支架的再狭窄率明显低于长支架。支架的结构与材质对再狭窄率也可能有一定影响。药物涂层肾动脉支架目前的研究未能证明有助于预防再狭窄。对于支架内再狭窄的优化治疗,目前尚无统一的意见,临床上多采用再次球囊成形或再置入支架处理,也有报道用切割球囊或放射治疗,但未见明显益处。

五、抗凝抗血小板治疗的应用

抗血小板治疗及抗凝治疗对经皮肾动脉介入治疗的影响目前尚无对照研究或可比较的资料,主要来自经皮冠状动脉介入的经验,临床上常规服用阿司匹林100mg/d和氯吡格雷75mg/d,术前2~3天开始,术后维持1~3个月,术中经动脉用普通肝素50~75mg。接受肾动脉介入术的患者是否获益于抗血小板治疗及抗凝治疗尚无定论,故需进一步开展随机临床试验客观判断这些药物用于肾动脉介入是否有益。

综上所述,严格选择肾动脉介入治疗的适应人群,提高手术成功率,预防介入操作对肾脏的损害,减少并发症,是保证肾动脉介入治疗获益的关键。动脉粥样硬化性肾动脉狭窄是全身动脉粥样硬化的表现,积极控制危险因素,如降脂治疗、降糖治疗、降压治疗及戒烟等亦有重大意义。

(尹洪飞)

第十节　周围动脉疾病的介入治疗

周围动脉疾病(PAD)广义上包括累及颈动脉、椎动脉、上肢动脉、肠系膜动脉、肾动脉和下肢动脉的疾患,狭义上一般指上肢动脉和下肢动脉疾病。主要的病因是动脉粥样硬化,也包括局部血栓形成、栓塞、血管炎以及纤维肌性发育不良等。周围动脉疾病与冠心病相互联系和影响,其危险因素与冠心病相似,REACH注册研究显示,多数冠心病患者合并脑血管疾病和下肢动脉疾病,其影响患者的预后和治疗策略,同时患有周围血管疾病者很可能死于冠心病。

一、颈动脉和椎动脉疾病

(一)颈动脉狭窄

颈动脉狭窄的患者不一定有临床症状,但可导致缺血性卒中或TIA。

1.流行病学研究和循证医学证据　缺血性卒中是我国主要的公共健康问题,是长期致残的最主要病因,致死的第三病因。在美国,每年发生脑卒中的患者达60多万,由脑卒中导致残疾超过100万。卒中相关的死亡率达10%~30%,存活者仍有再发脑卒中或心脏缺血事件的风险。大血管疾病和颈动脉粥样硬化是导致可预防性脑卒中的重要原因。ACAS 研究显示，虽然使用了阿司匹林，≥60%狭窄的无症状的颈动脉狭窄 5 年发生同侧卒中约为 11%；NASCT 研究显示如果之前患者有过脑梗死或者 TIA，2 年卒中风险达 26%。两项研究都提示颈动脉内膜切除术（CEA）可降低脑卒中的发生。CEA 围术期死亡和脑卒中的发生率在无症状和有症状的患者中分别为 2%和 6%，这是应用经皮介入治疗的理论基础。

颈动脉支架术（CAS）和 CEA 相比创伤小，只需要局部麻醉，临床效果不差于 CEA。对于心肺风险大、颈部解剖不适合、CEA 术后再狭窄、既往有颈部清扫术或放射治疗，以及颈动脉狭窄位置过高或过低，建议 CAS。

CAVATAS 研究是第一个确立了介入治疗和 CEA 治疗颈动脉狭窄具有等效性的随机临床试验（24%的患者被植入支架），30 天卒中或死亡无统计学差异。介入治疗组再狭窄率高，随访 8 年同侧脑卒中发生无差异。CAVATAS 研究之后，介入技术的进步减少了操作性风险，改善了临床结果，尤其介入器械的发展和改善，如栓塞保护装置的使用。虽然栓塞保护装置（EPD）的使用目前存在争议，仅有的 2 项小型随机研究没有证实其获益。但一项大型的前瞻性注册研究显示，使用 EPD 组院内卒中和死亡率为 2.1%，明显低于无 EPD 组（4.9%），且并发症较低（<1%）。SAPPHIRE 研究阐述了高危患者颈动脉支架术联合栓塞保护装置和 CEA 效果相当（使用"非劣性"作为研究终点）。实际上 30 天的主要复合终点包括死亡、卒中、心肌梗死，在 CEA 组明显高于支架组（12.6%vs5.8%，P<0.05），CEA 组有更多心肌梗死发生。3 年随访示严重脑梗死 CAS 组较少（1.3%vs3.3%），轻度脑梗死 CAS 组略多（6.1%vs3.0%），再次血运重建率 CAS 组较低（3.0%vs7.1%）。CREST 研究入选了 2500 例患者，是目前最大规模比较支架与 CEA 的随机对照研究，显示主要终点事件两组无差异。CAS 组存在更多的围术期卒中，但有更少的心肌梗死发生。大的围术期卒中两组都较低且无差异（0.9%vs0.6%），术后 4 年同侧脑卒中亦无差异。脑神经麻痹 CEA 组显著升高（0.3%vs4.7%）。包括 13 项研究的 Meta 分析显示，CAS 增加围术期卒中，减少围术期心肌梗死，死亡率无差异。

需要注意，操作经验是决定患者治疗结果的关键性因素，手术<10 例的术者并发症发生率增加。

2.介入治疗指征和建议　一般而言，颈动脉支架术适用于那些外科手术风险较大、临床合并症多或解剖学复杂的患者。包括有症状的颈动脉狭窄>50%，至少有以下一项高危因素：充血性心力衰竭、严重冠状动脉疾病、严重慢性阻塞性肺疾病、既往 CEA 手术后再狭窄、接受过颈部根治手术或放射治疗，或颈动脉病变位于下颌后或胸腔内。

根据 ESC2011 年的指南建议：

（1）无症状的具有血运重建指征的患者，CAS 可作为 CEA 的备选方案，且要求医疗中心介入手术量大，死亡或卒中率<3%（Ⅱb）。

（2）有症状的具有血运重建指征的患者建议尽早进行，症状发生 2 周内（Ⅰb 推荐）。

（3）具有高的外科风险患者，CAS 可考虑（Ⅱa）。

（4）如果所在医疗中心介入手术量大，死亡或卒中率<6%，CAS 可作为 CEA 的替代方案（Ⅱb）。

(二)椎动脉疾病

椎-基底动脉构成的后循环因为有双侧椎动脉供血,患者很少有症状。大约20％缺血性卒中涉及椎.基底动脉,主要病理机制为栓塞。

一般的处理原则:无症状的,即使狭窄非常严重,不建议血运重建。有症状的患者,如果使用了良好的药物治疗仍反复出现缺血事件或者顽固的椎一基底动脉低灌注,狭窄≥50％可考虑行血管腔内治疗(Ⅱb)。外科手术大部分已被介入治疗替代。

二、肠系膜动脉疾病

(一)流行病学和临床表现

慢性症状性肠系膜动脉疾病在临床中较少见,但却常常被误诊。在所有肠缺血病例中,仅5％病情严重甚至致命。伴有下肢动脉疾病(LEAD)和肾动脉疾病的患者,肠系膜动脉狭窄(≥50％)约占27％。肠系膜动脉疾病95％为动脉粥样硬化导致,其发病率约为每年1/10万。无症状的肠系膜动脉疾病5年死亡率为40％,如果三支内脏动脉均累及,死亡率可达86％,提示可作为心血管死亡增加的预测因素。

因为肠系膜动脉发生缺血时将形成多个侧支连接腹主动脉的三个大分支(腹腔动脉、肠系膜上动脉和肠系膜下动脉),有症状的较少见。典型临床表现是进餐后30~60分钟后腹痛以及因为减少进食导致体重下降,或"恐食"。需要与以下疾病鉴别:正中弓状韧带压迫腹腔动脉、伴心排血量下降的心力衰竭以及可卡因、麦角碱、血管升压素等药物引起的内脏动脉痉挛。

(二)介入治疗的优势和建议

回顾性研究显示,血管腔内治疗优于开放的外科手术,死亡率低(3.7％vs13％),较少需要肠切除(3％vs7％)。虽然再狭窄率较高(29％~40％),100％的患者术后症状缓解。介入治疗的短期成功率为75％~95％,应用支架可达92％~100％。少数手术失败的病例是因为存在恶性病变或弓状韧带压迫动脉。术后一般双重抗血小板4周,之后长期应用阿司匹林。

外科治疗肠系膜动脉缺血非常有效,短期成功率几乎100％,6年时血管通畅率为89％,围术期死亡率为4％~12％。一项治疗慢性肠系膜缺血的观察性研究显示,和外科手术相比,接受介入治疗的患者年龄较高(68岁 vs62岁),冠心病较多(68％vs33％),两组患者死亡率没有显著差别,外科手术组发生全身并发症是介入组的2倍(40％vs19％,P＝0.034)。急性肠系膜缺血的预后较差,主要病因为心源性栓塞或急性主动脉夹层,导致肠梗死和坏死,剖腹探查是主要的策略。

目前建议血运重建应用于有症状的患者(Ⅱa);血管腔内治疗可作为首选策略(Ⅱa)。

三、上肢和下肢动脉疾病

(一)流行病学现状和危险因素

基于踝臂指数(ABI)诊断为周围血管疾病在≥40岁的人群中占约4％,≥65岁人群中达

15%～20%，男性多于女性。基于问卷调查发现，仅10%～30%的患者有间歇性跛行症状，估计每年每百万人群中有400～450例患者存在危重肢体缺血（CLI），截肢的患者每年约112～250/1000000。

【危险因素】

冠状动脉粥样硬化相关的危险因素都参与了肢体血管粥样硬化的发生，比如吸烟、糖尿病、血脂异常和高血压等。吸烟者发展至PAD的风险是非吸烟者的2～3倍，84%～90%的跛行患者有吸烟史或仍在吸烟。吸烟对PAD的影响比冠状动脉影响更大。合并糖尿病的患者常存在广泛和严重的PAD以及更严重的血管钙化，累及下肢远端血管更甚，比如胫动脉、腓动脉。糖尿病患者发展至PAD的风险是非糖尿病患者的2～4倍，而且病情严重需要截肢的患者更多。脂质代谢异常也与PAD发病相关，大多数研究显示，总胆固醇或低密度胆固醇升高与PAD进展和间歇性跛行相关，高甘油三酯血症是PAD的独立预测因素。一些流行病学研究也发现了高血压、胰岛素抵抗、慢性肾脏疾病与PAD发展相关。

现代对于动脉粥样硬化的病理生理学机制一个重要观念是炎症，有非常多的证据证实炎性因子，如IL-6、CRP、纤维蛋白原水平与PAD相关，详见表3-9。

表 3-9　各种危险因素的 OR

危险因素	OR（95%可信区间）
吸烟	4.46(2.25～8.84)
糖尿病	2.71(1.03～7.12)
高血压	1.75(0.97～3.13)
高胆固醇血症	1.68(1.09～2.57)
高同型半胱氨酸血症	1.92(0.95～3.88)
慢性肾脏疾病	2.00(1.08～3.70)
胰岛素抵抗	2.06(1.10～4.00)
C-反应蛋白	2.20(1.30～3.60)

（二）临床表现

肢体动脉疾病的主要症状包括间歇性跛行和静息痛，间歇性跛行表现为运动后，尤其是行走时疼痛、疲乏感或其他的不适，休息后症状可缓解。症状发生的部位经常与近段血管狭窄相关。臀部或大腿的跛行一般由于大动脉和髂动脉的闭塞所致。小腿跛行提示股动脉或腘动脉狭窄。腓肠肌因为在行走时比其他肌群需要消耗更多的氧，因此为最常见的主诉症状。踝部和足部的跛行多由于胫、腓动脉狭窄。与此相似，发生在锁骨下动脉、腋动脉和肱动脉的狭窄可导致肩部、肱二头肌和前臂的乏力或疼痛，停止活动后几分钟症状可缓解。对跛行病史的采集应注意行走的距离、速度和坡度。PAD患者行走的更慢或行走耐受更差。

危重肢体缺血的患者会出现静息痛，典型的症状为患肢足部或脚趾疼痛或感觉异常，当肢体抬高时症状会加重，反之肢体下垂时症状可好转，这是因为重力的作用可增加肢体的灌注压。这种疼痛在皮肤出现裂口、溃疡或坏死时尤其严重。皮肤经常非常敏感,即使被褥或床单的重量也可导致疼痛。患者经常坐在床边,下垂肢体以减轻疼痛。合并缺血性或糖尿病性神经病变者,虽然存在严重的肢体缺血,也可以没有疼痛。

体格检查通过脉搏的触诊可发现脉搏减弱或消失,提示局部动脉狭窄。使用听诊器在锁骨上窝或下窝听诊可诊断锁骨下动脉狭窄。主髂动脉疾病可表现为肌肉萎缩,慢性肢体缺血的体征包括脱发、指甲变厚和易脆、皮肤光滑有光泽、趾垫皮下脂肪萎缩。严重肢体缺血的患者常皮温变冷,有瘀斑、持续性发绀或苍白。

(三)鉴别诊断

非动脉粥样硬化病因导致的动脉闭塞也可出现与肢体跛行相似的症状,包括动脉栓塞、血栓闭塞性脉管炎、大动脉炎和巨细胞动脉炎,以及主动脉缩窄、纤维肌性发育不良、髂外动脉纤维化、血管外的压迫。还有非血管性病因导致相似的临床症状,如腰骶神经根病、椎管狭窄等,这些症状可称为神经源性假跛行。

腰骶部疾病和PAD都多见于老年人,因此可能在同一个体上共同存在。髋关节或膝关节炎症也可以表现为行走后腿部疼痛,典型的情况是疼痛局限在相应的关节,通过体格检查,如触诊、对抗试验可以引出。劳累性骨筋膜间室综合征常见于具有发达腓肠肌的运动员,运动时因为组织压力的增加限制了微血管血流,导致小腿疼痛和僵硬,停止运动症状可减轻;较少见的还有骨骼肌疾病,如肌炎,也可导致劳累性下肢疼痛,肌肉压痛、异常的神经肌肉检查、肌酶升高以及正常的脉搏可与PAD鉴别。McArdle综合征,主要病因是骨骼肌磷酸化酶的缺乏,出现的症状与PAD导致的跛行相似。

危重的肢体缺血(CLI)是由于动脉闭塞而不是动脉粥样硬化,这些情况包括闭塞性血栓性脉管炎、系统性红斑狼疮或硬皮病导致的血管炎、血管痉挛、动脉硬化性栓塞以及由于血栓形成或栓塞导致的急性动脉闭塞。急性痛风性关节炎、糖尿病导致的感觉性神经病变、腰骶部神经病变、复杂性局部疼痛综合征都可以导致相似的足部疼痛。腿部溃疡也可发生在静脉功能不全、感觉神经病变,尤其与糖尿病相关。这些溃疡很容易与动脉疾病相鉴别。静脉功能不全导致的溃疡多局限在内踝附近,边界不规则,基底部为

粉红色肉芽组织,且静脉疾病导致的溃疡疼痛比动脉疾病轻。神经病变导致的溃疡多位于被压迫的或者外伤位置,经常在脚底部,溃疡较深,多合并感染,经常无疼痛。

(四)上肢动脉疾病

上肢动脉疾病较下肢动脉疾病少见,锁骨下动脉和头臂干是动脉粥样硬化最容易累及的部位。美国的一个队列研究提示锁骨下动脉狭窄发生率为1.9%,无性别差异(双侧血压差异≥15mmHg)。锁骨下动脉闭塞的临床表现是双侧上肢的血压不一致,相差≥15mmHg应高度怀疑锁骨下动脉狭窄。锁骨下动脉窃血综合征可导致椎动脉血流倒转,如累及内乳动脉旁路可致心肌缺血,头臂干病变影响颈动脉和椎动脉供血可致脑梗死。因此无名动脉和锁骨下动脉有病变的患者除了诉上肢皮温下降、乏力或手指栓塞外,还会表现为心绞痛、大脑半球缺血以及椎.基底动脉供血不足的症状,与动脉闭塞的位置有关。

1.介入治疗的现状　最近的多项研究显示,头臂干和锁骨下动脉狭窄经过介入治疗后症状可缓解,左右上肢的血压差异消失。在技术上打开完全闭塞的动脉有时比较困难,因为需要更多的操作和努力,导致手术并发症较高和临床效果不确定。

迄今还没有比较外科手术和经皮介入术治疗累及主动脉弓的闭塞动脉疾病的随机试验。但是这两种方法短期内技术成功率都接近97%,介入治疗平均随访20个月,血管通畅率达97%,而外科手术51个月随访示通畅率为84%~88%。介入治疗最常见的并发症包括穿刺点出血和支架栓塞,需要外科干预。其他并发症还有颅内动脉、内乳动脉和上肢动脉撕裂、血栓形成和栓塞。

2.目前建议

(1)任何有症状的上肢动脉疾病都应干预,血管腔内治疗多替代了外科手术,可作为首选(I c)。

(2)对于无症状的但需要内乳动脉作为心脏搭桥旁路或者双侧动脉闭塞,以及需要监测血压的患者可进行血运重建(II b)。

(五)下肢动脉疾病

多数下肢动脉疾病(LEAD)患者无症状,通过临床检查或者踝臂指数(ABI)而诊断。重要的是无症状的患者也具有发生心血管事件的高度危险。ABI<0.9可诊断为LEAD,当ABI<0.5有截肢的高危险。ABI>1.4常提示动脉僵硬(钙化),多发生于糖尿病、终末期肾病和很高龄患者。趾臂指数(TBI)<0.7也可诊断LEAD。ABI的测量方法:受试者采用标准仰卧位休息10分钟后,测量上臂和踝部胫后动脉或足背动脉的收缩压,计算两侧足背动脉或胫后动脉收缩压与上臂收缩压之比。

下肢动脉疾病根据症状分为4期(Fontaine分期或Rutherford分期),见表3-10。

表3-10　Fontaine 分期或 Rutherford 分期

Fontaine 分期		Rutherford 分期		
分期	症状	分级	分类	症状
I	无症状	0	0	无症状
II	间歇性跛行	I	1	轻度跛行
IIa	>200m	I	2	中度跛行
IIb	<200m	I	3	重度跛行
III	缺血性静息痛	II	4	缺血性静息痛
		III	5	较少组织缺失:未愈合的溃疡,局部坏疽
IV	溃疡或坏疽	IV	6	较多组织缺失:扩展至足背以上,足部功能无法挽救

1.治疗策略　所有的LEVD患者发生心血管事件的危险增加,二级预防的意义在于改善预后。无症状的LEAD不是预防性血运重建的指征。以下主要针对症状性LEAD。

(1)保守治疗:目的在于减轻患者症状,包括运动和药物治疗。

1)运动治疗:Meta 分析显示和一般治疗相比,运动可显著改善最长步行时间,总体改善步行能力 50%～200%,步行距离也显著改善。而且运动疗法的疗效 2 年时仍见改善。一般而言,锻炼计划要持续 3 个月,每周 3 次,每次 30～60 分钟,运动强度随时间而增加。

2)药物治疗:西洛他唑、萘呋胺、己酮可可碱、卡尼丁;降压药(β 受体阻滞剂不是禁忌证);降脂药;抗血小板药。

(2)介入治疗

1)介入治疗的现状和临床适应证:在过去的 10 年介入治疗快速发展,和外科手术相比,可降低死亡率和发病率,越来越多的中心将介入治疗作为首选的治疗方法。但是由于随机研究的资料较少,血管腔内治疗与外科手术的选择常有争论。主要考虑的重点是解剖学上的适合性、并存疾病以及患者意愿。下肢动脉解剖病变的 TASC 分级是迄今比较全面论述下肢动脉硬化闭塞症诊治的指南性文件,对临床有重要指导意义。为了在外科手术或腔内介入治疗两者间作出合理选择,TASC 将主髂动脉硬化闭塞与股腘动脉硬化闭塞按病变形态分为 4 级。A 级病变局限,有较好的预期结果,应该通过腔内技术治疗;B 级病变稍有延长,但权衡手术与腔内治疗的危险性和预期通畅情况,仍然以腔内治疗为主;C 级病变通过外科手术重建有较好的效果,但对于伴有高危因素的患者可以尝试选择创伤小的腔内技术;D 级病变则应当选择手术治疗。

支架植入的主要目标:①减轻残余狭窄、控制血管弹性回缩和血流限制性夹层;②改善长期通畅率。

2)介入治疗的禁忌和缺点:支架一般应避免植入到关节屈曲位置,如髋和膝关节。支架还应避免植入到适合做搭桥平台的血管段;介入治疗的主要缺点是和外科手术相比长期血管通畅率低。血管成形术后髂总动脉的通畅率是最高的,越远端通畅率越低。目前除了支架植入没有更好的方法可以改善血管成形术中远期的通畅率,药物洗脱支架似乎有望进一步改善预后。

一般而言,血管腔内治疗不适合无症状患者预防性治疗。跛行或 CLI 患者进行介入治疗后应进行定期临床随访。

(3)不同血管段的介入治疗

1)主髂动脉段:主动脉远端和髂动脉动脉粥样硬化性狭窄优先考虑行血管腔内治疗。死亡率和发病率低,手术成功率>90%。建议用于所有的 TASCA-C 型病变(Ⅰ,C 类证据)。有经验的中心 D 型病变伴严重合并症也可行经皮介入治疗(Ⅱb,C 类证据)。但目前仍缺乏随机研究的资料。

选择球囊扩张型支架还是自扩张支架主要由术者决定。球囊扩张型支架的优势是有更高的径向刚度,可以更精确的定位,对于分叉病变尤其重要。在髂外动脉,使用自扩张支架与必要时支架技术相比,前者更优,出现夹层和弹性回缩的风险低。故建议髂动脉介入治疗策略为直接支架术而不是必要时支架术(Ⅱb,C 类证据)。

表 3-11　TASC 分级——主髂动脉

分　型	病变示意图
A 型 　单侧或双侧髂总动脉狭窄 　单侧或双侧髂外动脉的单个短段狭窄(≤3cm)	
B 型 　肾下腹主动脉的短段狭窄(≤3cm) 　单侧髂总动脉闭塞 　未累及股总动脉的单处或多处髂外动脉狭窄病变(总长度 3～10cm) 　未累及髂内动脉起始处或股总动脉的单侧髂外动脉闭塞	
C 型 　双侧髂总动脉闭塞 　未累及股总动脉的双侧髂外动脉狭窄(总长度 3～10cm) 　累及股总动脉的单侧髂外动脉狭窄 　累及髂内动脉起始处或股总动脉的单侧髂外动脉闭塞 　单侧髂外动脉闭塞伴重度钙化,累及或未累及髂内动脉起始处和(或)股总动脉	
D 型 　肾下腹主动脉闭塞 　需要治疗的腹主动脉及双侧髂动脉的广泛病变 　累及单侧髂总、髂外及股动脉的多处广泛狭窄 　累及单侧髂总及髂外动脉的闭塞 　双侧髂外动脉闭塞 　髂动脉狭窄合并需要治疗但不适合行腔内治疗的腹主动脉瘤 　髂动脉狭窄合并其他需要腹主动脉或髂动脉开放手术治疗的病变	

表 3-12　TASC 分级——股腘动脉

分型	病变示意图
A 型 　　单处狭窄,长度≤10cm 　　单处闭塞,长度≤5cm	
B 型 　　多处狭窄或闭塞病变,每处≤5cm 　　单处狭窄或闭塞(长度＜15cm),不累及膝下腘动脉 　　单处或多处病变,胫动脉不受累并可用作旁路手术时的 　　远端流出道 　　钙化严重的闭塞(＜5cm) 　　单处腘动脉狭窄	
C 型 　　多处的狭窄或闭塞,总长度＞15cm,有或没有严重的 　　钙化 　　两次腔内治疗后复发,仍需要治疗的狭窄和闭塞	
D 型 　　股总动脉和股浅动脉的慢性完全闭塞,＞20cm 且累及 　　腘动脉 　　腘动脉和膝下三分支的慢性完全闭塞	

　　2)股动脉腘动脉段:这段血管介入治疗的主要问题之一是存在非常多的弥漫性病变,而且这段血管由于腿部运动会有反复形态学改变。但是由于技术发展、术者经验增加以及低的手术风险,长的复杂股腘动脉病变可优先考虑血管腔内治疗。

　　随着自扩张型镍钛支架的发展,股腘动脉介入治疗的情况已彻底发生了改变。股浅动脉容易受压,故不主张应用球囊扩张支架,应选择镍钛合金自扩张支架。既往支架术仅用于PTA 失败或者延迟复发的病例。然而根据最近的随机研究,至少中期血管再通率改善,直接镍钛支架术推荐用于中等长度的股浅动脉病变的一线治疗。和血管成形术相比,1～2 年后再狭窄率降低 20%～30%。

　　支架植入的主要缺点是支架内再狭窄。迄今无任何证据提示支架设计影响再狭窄。再狭窄病变行单独的球囊扩张术失败率很高。有一些研究使用药物洗脱支架治疗股浅动脉病变,但到目前还没有发现其优于镍钛金属裸支架。药物洗脱球囊的早期研究显示与普通的球囊成形术相比可改善短期的血管通畅率。

和膝上的股腘动脉人工旁路手术相比，带膜支架似乎是治疗复杂股浅动脉病变的可行选择。内膜下血管成形术，如腔内斑块旋切术，目前没有与腔内成形术的对比资料，长期疗效不确定。

目前建议：

TASCA-C 型病变，血管腔内治疗可作为首选策略（Ⅰ,C 类证据）。

TASCB 型病变，可考虑直接支架术（Ⅱa,A 类证据）。

TASCD 型病变，对于伴严重合并症，有经验的介入医师可进行血管腔内治疗（Ⅱb,C 类证据）。

3）腘下动脉：大多数 CLI 患者为多节段病变，可累及腘下动脉。间歇性跛行一般不是血管成形术的适应证，挽救肢体是介入治疗的主要目的。越来越多的证据支持血管成形术用于 CLI 患者。直接 PTA 具有可接受的临床效果，费用偏低，成为标准的治疗方法。腘下动脉行支架植入术一般可用于 PTA 失败后的再选择，使用药物洗脱支架再狭窄率低。

目前建议：当腘下动脉具备血运重建适应证，首选血管腔内治疗（Ⅱa,C 类证据）；血管成形术是优先考虑的技术，当 PTA 不充分时应当植入支架（Ⅱa,C 类证据）。

（六）展望

动脉粥样硬化是累及全身多处动脉的系统性疾病。患有此疾病患者死亡风险增加，大多源于心脏、脑血管事件和主动脉瘤。有弥漫性动脉粥样硬化的患者常伴有多种疾病，需要专业学科间的沟通与协作，包括社区医师、老年病专家、心血管病专家、介入医师、内分泌科医师、神经科医师以及外科医师的共同努力，最大限度地预防和维护健康，优化治疗策略。相信随着周围动脉领域技术和器械的持续进步、辅助药物的研发，以及更多专业的血管中心的建立，可使更多的患者获益，提高生活质量。

（尹洪飞）

第十一节　先天性心脏病的介入治疗

心导管技术在先天性心脏病中的应用已取得了飞速发展，介入诊疗已日趋常态化。然而随着非侵入性影像诊断技术的改进，这些技术较侵入性心导管检查更为常用。有时介入技术是外科手术的重要辅助手段，既可避免成长期儿童对早期手术的需求，又可评估外科矫正手术后患儿对再次手术的需求。心导管介入治疗已逐渐取代外科开胸手术，从而减少住院时间和费用，减轻患者的痛苦。

一、球囊房间隔造口术

尽管在影像和导管设计上有许多进步，由 Rashkind 描述的手法至今仍是球囊房间隔造口术的基础。经静脉穿刺，用一个大球囊穿过卵圆孔，用力回拉通过房间隔，造成卵圆孔附着处薄壁组织的撕裂,产生巨大的房间隔缺损(ASD),进而改善心脏内的血液混合以及全身的氧气运输。尽管前列腺素的应用和早期手术治疗已减少了许多婴幼儿对球囊房间隔造口术的需求,但对一部分患者而言,球囊房间隔造口术仍然是一种可以挽救生命的姑息性治疗手段。实际上现在在心脏超声引导下,已可在床旁安全而有效的常规进行此项操作。

二、球囊瓣膜成形术

(一)肺动脉瓣狭窄

球囊肺动脉瓣成形术已经成为治疗肺动脉瓣狭窄的标准方案。该技术适用于有症状的婴幼儿和收缩期压差超过 30mmHg 的年长儿童。在完成血流动力学监测和血管造影术后,经静脉置入末端有孔导管和导丝,穿过狭窄瓣膜,置入直径大于瓣环 20%～40% 的球囊导管,将球囊充气直到"腰部"消失。与外科手术相比,球囊肺动脉瓣成形术同样能减轻右室流出道梗阻,较少引起肺动脉瓣关闭不全,且并发症较少,对患儿来说是一种更舒适、接受度更高的门诊治疗方法。对于肺动脉瓣严重狭窄的新生儿来说,球囊瓣膜成形术面临更多技术上的挑战,并发症比例较高,但在大多数患儿中其疗效确切。除外少数肺动脉发育不良的患者或有瓣环发育不全的新生儿,该手术的远期预后非常好。该手术也可应用于肺动脉闭锁伴闭锁瓣膜首次穿孔后室间隔完整的婴幼儿。

(二)主动脉瓣狭窄

球囊主动脉瓣成形术是先天性主动脉瓣狭窄的初期治疗方法,患儿稍大时通常不得不接受后续的治疗,因此这是一种姑息性手术。适应证包括有明显症状的严重主动脉瓣狭窄的婴幼儿、收缩期压力阶差峰值超过 60mmHg 的年长患儿。逆行通过瓣膜,交换导丝在左室心尖部形成环状。应用直径占瓣环直径 90%～100% 的球囊导管,扩张数次,直至球囊完全充盈,腰部消失。初始压力阶差可减小 50%～70%。大多数患者在术后 5～10 年内需要再次治疗。不到一半患者在随访 10 年后需行外科主动脉瓣置换术。介入治疗和外科手术均可有效减轻左室流出道梗阻,术后严重主动脉瓣关闭不全、再次手术、瓣膜置换以及死亡率均相似。

三、球囊血管成形术和血管内支架置入术

(一)肺动脉狭窄

周围性肺动脉狭窄是常见的外科重建术后并发症,外科处理困难。尽管效果尚不理想,血管成形术(非支架术)已经成为此种情况的首选治疗方法,尤其在低龄、成长期的患者。选用四倍于狭窄部位直径并较相邻正常血管直径大 50% 的球囊导管。通常球囊的腰部会消失,但狭窄并没有完全解除。应用高压球囊取代低压球囊可使手术成功率大为提高,但再狭窄仍无法避免。切割球囊在较小血管中应用的早期预后令人鼓舞。

在血管成形术的基础上,球囊扩张支架代表了介入治疗肺动脉狭窄的巨大进步。支架的应用提高了手术的即刻成功率,并使动脉管腔直径比单独应用球囊扩张后更大。安装支架并用手卷至高压球囊扩张导管上,球囊支架复合体沿导丝通过一个较长的大口径鞘管向前推送,

穿过狭窄部位,经造影证实支架准确定位后,充盈球囊即可扩张支架。患儿体型大小限制了支架的应用,最近支架的应用越来越广,但在小儿中仍具有技术上的挑战性,而且术后该患儿常需要进一步的外科手术。支架设计的改良使其远端输送更加容易,但若支架处的最终直径小于 6~8mm 的往往容易发生再狭窄或局部的血栓形成。

(二)主动脉缩窄

原发性主动脉缩窄是先天性管旁主动脉不连续的狭窄,在重症新生患儿,常伴有近端主动脉发育不良。主动脉缩窄在外科术后易复发,新生儿修复术后尤为常见。由于再次手术的并发症发生率较高,主动脉缩窄球囊扩张血管成形术常用于复发性主动脉缩窄患儿。但血管成形术不常规用于原发性血管缩窄,主要因为在扩张局部易发生再狭窄和动脉瘤。

选择直径是缩窄动脉 2~4 倍但不超过近端主动脉直径 2mm 的高压球囊扩张导管,沿导丝通过病变,扩张数次,直到球囊的腰部消失。给予后续的压力并进行血管造影以确保充分解除狭窄的同时没有出现夹层或血管瘤。球囊扩张血管成形术用于复发性主动脉缩窄,可使 80%~90% 病例残余缩窄处压力阶差小于 20mmHg,且并发症的危险较低。原发性主动脉缩窄的低龄患儿行球囊扩张血管成形术的成功率较高。再狭窄的预测因素包括低龄、主动脉弓发育不良、缩窄直径小于 3.5mm 以及扩张后压力阶差大于 20mmHg。

与早期报道相比,新近报道的动脉瘤发生率有所降低,与外科修复术相似。球囊扩张血管成形术越来越多的作为外科手术之外的另一种治疗方法,适用于 6 个月以上或体重超过 8kg 的患儿。

血管内支架设计和输送性能的改良使其逐渐用于年长的复发或原发性主动脉缩窄患儿,特别是长节段性缩窄的治疗。支架在扩张主动脉管壁时更易控制,同时治疗结果较球囊扩张成形术更好预测。但对于成长期儿童的其他病变,支架植入后再狭窄的风险较高。另外,术中需要应用较大管径的鞘管可能会造成股动脉的损伤。因此支架主要用于接近成年的患者,而这些患者中许多人已经接受了一些外科手术,尽管如此,该治疗方案的临床结果仍是令人鼓舞的。

四、先天分流性疾病的经导管封堵术

(一)动脉导管未闭

尽管动脉导管是胎儿必需的血管通路,但出生后动脉导管的持续开放将引起充血性心力衰竭、肺动脉高压或动脉内膜炎。若婴儿期以后动脉导管仍未闭锁,其临床意义重大,应及早使其闭合以防相关并发症的发生。外科手术结扎是极为安全、有效的治疗方法,但是需要住院,患儿痛苦,遗留手术瘢痕,少数患儿还会引起脊柱侧凸。近年来,采用 Gianturco 弹簧圈的经皮血管内封堵术已成为常规治疗方案。这些不同管腔、不同直径和长度的预制不锈钢圈上缠绕着多股涤纶线以增强其致栓能力。动脉导管通常呈圆锥形或者管状,其形态允许选择至少两倍于导管最小内径的 Gianturco 弹簧圈,放置以后可使大多数弹簧圈的环部和体部留在主动脉端的壶腹。此项技术经过数次改进后允许弹簧圈向前或逆向推送,可"徒手操作"或通过 4F 输送导管利用圈套器或活检钳进行操作。该弹簧圈封堵法可使较小的动脉导管达到完全封堵的效果,并发症发生率较低,可在门诊完成而无需全身麻醉。

另一种封堵器,Amplatzer 导管封堵器(MN)用于较大的未闭导管疗效优于弹簧圈。

Amplatzer导管封堵器是一种镍金属丝制成的蘑菇形塞子,缝有多聚酯补片。该封堵器通过输送缆线,以可控的形式经 5F～7F 导管进行输送。释放封堵器后,塞子可展开,其外壁可支撑住血管腔,确保封堵器到位后固定,并实现完全封堵。

(二)房间隔缺损

房间隔缺损可发生于房间隔的任何部位。除继发缺损外,都需要手术矫治。未修补的房间隔缺损可引起肺动脉高压、房性心律失常或右心衰竭。当缺损足够大,引起右心容量负荷过重时,应该尽早手术以防相关并发症的出现。房间隔缺损经导管封堵术应用广泛,可替代心肺分流术,因此成为认可度最高、最有效的心导管介入治疗术之一。

Amplatzer 封堵器是首个被批准专用于儿童的植入性心脏器械,20 年来得到了广泛的应用。该封堵器由一个自膨胀、双面盘状的镍金属结构组成,中间带有腰部,以支撑房间隔缺损的边缘,框架上缝有聚酯补片有助于内皮化和封堵。在完成经食道或心腔内超声检查后,送入球囊测量导管得到缺损直径。选择中间腰部等于缺损直径的装置,连接输送缆线并安装。安置 7F～12F 的股静脉鞘管达左心房,送入封堵器。该装置展开以后,需超声检查仔细评价其位置,如位置不理想,可捕获、重新定位或全部取出此封堵器;一旦证实定位合适,即可拧松输送缆线,释放该装置。在适宜的患者中,Amplatzer 封堵器完全封堵率高,并发症极少。如尺寸选择合适,严重并发症罕见,心房游离壁或主动脉根部的晚期侵蚀的发生率小于 0.1％。

近期,Helex 封堵器(AZ)研制成功并被批准用于房间隔缺损经导管介入治疗。该封堵器为预装的环形装置,由一根镍金属丝构成框架,其上连着很薄的聚四氟乙烯补片。

该装置通过序贯展开补片折叠的方式进行输送,可在房间隔两侧各形成一个圆盘。这种封堵器理论上更为柔软,顺应性更好,但仅适用于直径小于 18mm 的缺损,且不能自定中心,术后早期残余分流的发生率较高。

虽然外科治疗效果很好,但经导管治疗技术可免去心肺分流术,缩短住院及术后恢复时间,兼顾美容需要,并能减轻患者的不适感。

(三)室间隔缺损

明确的室间隔(VSD)解剖学特点决定了导管封堵术的可行性。膜周型室间隔缺损与主动脉瓣和房室结邻近,使得器械封堵具有很大的挑战。动脉瘤样病变封堵不全形成的残余缺损远离重要解剖部位,可在经选择的患者中进行封堵器置入术。室间隔肌部缺损的患者,其缺损位置较远,外科手术较困难,因此常选择介入治疗。CardioSeal 双面伞状封堵器(NMTMedical,Inc.,Boston,MA)已经被批准用于该类缺损的封堵,但在输送方面尚面临较大挑战。最近,Amplatzer 室间隔肌部封堵器已获批准,其设计类似房间隔封堵器,可经皮输送或行杂交手术经心室置入。

五、展望

由于许多先天性心脏病处于"孤儿"状态,对器械厂商来说技术创新和取得监管许可的难度都较大,但先天性心脏病的介入治疗技术处于不断完善和发展之中。预装支架的肺动脉瓣置入术以及用聚四氟乙烯覆膜支架治疗主动脉缩窄和动脉瘤的初步研究显示出了良好的前景。所谓杂交手术结合了外科和介入技术,来治疗左心发育不良综合征和复杂性室间隔缺损。介入技术用于治疗胎儿的重症右心和左心梗阻性疾病刚刚起步。支架设计的微型化和改良将使其适用人群扩大至年龄更小的患儿。尽管基于导管的治疗技术取得了一定进展,外科手术仍是许多复杂先天性心脏病的首选治疗方式。

（尹洪飞）

第十二节　抗高血压药物

（一）利血平（血安平,蛇根碱）

【药理作用】

耗竭交感神经末梢囊泡内去甲肾上腺素,并妨碍它的储存,从而阻滞交感神经冲动的传导,使血压降低、心率减慢、心肌收缩力减弱。此外有中枢及其他作用,表现为镇静和安定。

【临床应用】

用于轻、中度早期高血压,特别是精神紧张患者效果尤好。对重度高血压和晚期患者,单用本品效果较差,故常与硝普钠、利尿药等合用。

【用法用量】

口服:每日 0.25～0.5mg,1 次顿服或分次服用。长期应用须酌情减量维持。作为安定药,剂量为每日 0.5～5mg。也可肌内注射或静脉注射。

【不良反应】

有鼻塞、乏力、嗜睡、腹泻、胃酸分泌量过多、诱发溃疡病、震颤麻痹及忧郁等。妊娠期使用可增加胎儿呼吸并发症。

【注意事项】

有溃疡病和精神症状患者禁用。

【制剂规格】

片剂:0.25mg。注射液:1mg(1ml)。

（二）乌拉地尔

【药理作用】

阻断突触后 α_1 受体和外周 α_2 受体,以前者作用为主,激活中枢 5-羟色胺 1A 受体(5-HT$_{1A}$)受体,降低延髓心血管调节中枢的交感反馈而降低血压。同时,降低心脏前后负荷和平均肺动脉压,改善心搏出量和输出量,降低肾血管阻力,但不引起心动过速和颅内压下降。

【临床应用】

用于各种高血压。

【用法用量】

1.口服给药　开始每次 60mg,早晚各 1 次,维持量为 30～180mg/d。

2.静脉注射　一般剂量为 25～50mg,50mg 应分 2 次给药,其间隔为 5 分钟。

3.静脉滴注　将 250mg 稀释后静脉滴注,开始滴速为 6mg/min,维持量为 120mg/h。

【不良反应】

偶见头晕、头痛、恶心、疲乏、心悸、心律失常、瘙痒、失眠和直立性低血压等。直立性低血压较哌唑嗪少,没有首剂效应。

【注意事项】

孕妇及哺乳期妇女禁用。主动脉峡部狭窄或动静脉分流患者禁止使用静脉注射。

【制剂规格】

缓释胶囊剂:30mg,60mg。注射液:25mg(5ml),50mg(10ml)。

(三)米诺地尔

【药理作用】

作用于血管平滑肌,使敏感性 ATP 钾通道开放而降低血压,起效快且效果持久。

【临床应用】

用于高血压及利尿药、洋地黄治疗无效的心力衰竭患者。

【用法用量】

口服:每次 25～30mg,每日 3 次,饭前服用,剂量由小到大逐渐递增,最大量为每日 0.45g。儿童开始剂量每日 1mg/kg,每日最大剂量 6mg/kg,分 3 次服。

【不良反应】

有恶心、眩晕、味觉减退及皮疹等,个别有粒细胞和中性白细胞减少、蛋白尿及血清谷丙转氨酶、谷草转氨酶升高等现象,停药可恢复。可使肾功能损害者血肌酐升高和少尿者发生高钾血症,对肾功能减退者,最大剂量不宜超过 150mg/d。老年人对本品的降压作用敏感。

【注意事项】

对本品过敏及嗜铬细胞瘤患者禁用。肾功能不全者、孕妇及哺乳期妇女慎用。

【制剂规格】

片剂:12.5mg,25mg,50mg,100mg。

(四)氯沙坦(洛沙坦)

【药理作用】

是一种新型的非肽类血管紧张素Ⅱ(AngⅡ)受体 AT_1 的阻断药。在体内吸收后,经羧化反应生成代谢产物 EXP-3174 而发挥药理作用,其可以降低血压和改善心力衰竭,预防高血压并发的血管壁增厚和心肌肥厚;并具有肾脏保护作用,使肾血流量和肾小球滤过率增加,尿液、尿酸及尿钠的排出增多。

【临床应用】

用于治疗高血压及充血性心力衰竭。

【用法用量】

口服:每次 10～100mg,饭前服用,常用的每日维持剂量为 50mg,部分患者增加到每日 100mg 时可以产生进一步的降压效果。

【不良反应】

有头晕或眩晕、腹泻、背痛和呼吸道感染等。

【注意事项】

对本品过敏患者、孕妇及哺乳期妇女禁用。本品用于高危肾病并发症患者时,需仔细关注其血药浓度。

【制剂规格】

片剂:50mg,100mg。

(五)缬沙坦(伐沙坦)

【药理作用】

是非肽类血管紧张素Ⅱ(AngⅡ)受体 AT_1 的阻断药,选择性作用于 AT_1 受体,抑制血管收缩和醛固酮的释放,从而产生降压效果。降血压的同时对心率无影响。因其对血管紧张素转换酶无抑制作用,不影响缓激肽水平,故引起咳嗽的不良反应要小于血管紧张素转换酶抑制剂。

【临床应用】

用于治疗高血压,尤其是肾损伤所引发的继发性高血压。

【用法用量】

口服:每次80mg,每日1次,治疗心力衰竭时应采取逐渐增加剂量的服用方法。可与其他降压药合用。

【不良反应】

有头晕、头痛、眩晕、腹泻、恶心、乏力等,偶发红细胞或中性粒细胞减少。

【注意事项】

对本品过敏患者和妊娠及哺乳期妇女禁用。

【制剂规格】

胶囊剂:80mg。分散片:40mg。

(六)厄贝沙坦(依贝沙坦)

【药理作用】

为一种强选择性 AngⅡ 受体拮抗药,对 AT_1 受体产生不可逆或非竞争性的抑制,故可减轻 AngⅡ 收缩血管和促进血管增生的作用,产生降压的同时对心率影响较小。降压作用强,降压效果可维持24小时。

【临床应用】

原发性高血压、左心室心肌肥厚、充血性心力衰竭。

【用法用量】

口服:每次150～300mg,每日1次,食物对药物无影响。

【不良反应】

头痛、眩晕、乏力、腹泻、恶心、呕吐、焦虑。服用本晶后,应密切监测血钾浓度。

【注意事项】

孕妇、哺乳期妇女禁用。

【制剂规格】

片剂:75mg,150mg。

（七）坎地沙坦（坎地沙坦酯）

【药理作用】

选择性阻断组织中 AT_1 受体,服药后降压效果可维持 24 小时以上。降压的同时,对肾脏可产生保护作用,也可逆转左心室肥厚。

【临床应用】

用于原发性高血压。

【用法用量】

口服:每次 8～16mg,每日 1 次。初始剂量要小,每日最高剂量不超过 32mg。必要时,可与氢氯噻嗪同用。

【不良反应】

常见有头晕、头痛、水肿、高血钾。

【注意事项】

严重肝、肾功能不全,胆汁淤积、妊娠期及哺乳期妇女禁用。

【制剂规格】

片剂:4mg。

（八）替米沙坦

【药理作用】

为一种强效而高选择性的 AT_1 受体拮抗剂,抑制 Ang Ⅱ 引起的血压升高且呈剂量依赖性。与 Ang Ⅱ AT_1 受体高亲和力结合,作用持久,且对其他受体位点无任何激动效果。

【临床应用】

用于原发性高血压,也可用于改善代谢综合征患者的代谢。

【用法用量】

口服给药:每次 40～80mg,每日 1 次。

【不良反应】

常见有头晕、头痛、水肿、高血钾。

【注意事项】

孕妇、哺乳期妇女、胆汁淤积患者禁用。

【制剂规格】

片剂:40mg,80mg。

（九）酮色林（凯坦色林,酮舍林）

【药理作用】

5-HT 受体拮抗剂,选择性阻断 5-HT$_2$ 受体,对 α_1 和 H_1 受体也有微弱的阻断作用。降低外周血管阻力和肾血管阻力,后者降低程度较强,对正常人血压无影响。对血管阻塞性病变患者,可改善下肢血流供应状况。还可改善雷诺病患者组织的血流灌注程度,增加皮肤血流量。静脉注射可降低右心房压力、肺动脉压力和肺毛细管楔压。

【临床应用】

用于治疗各种类型高血压、充血性心力衰竭、雷诺病和间歇性跛行。

【用法用量】

口服:初始剂量每次 20mg,每日 1 次。1 个月后若效果不佳,可增加剂量至每次 40mg,每日 2 次,给药剂量大于 40mg 后,降压效果不再加强。肝功能不全患者,每次剂量不可超过 20mg。静脉注射:初始剂量 10mg,极量 30mg,注射速度为 3mg/min。静脉滴注速度为 2～6mg/h。

【不良反应】

有眩晕、乏力、水肿、口干、Q-T 间期延长及体重增加等。

【注意事项】

不可与排钾利尿药合用。

【制剂规格】

片剂:20mg,40mg。注射液:5mg(1ml),10mg(2ml),25mg(5ml)。

(十)卡托普利[基](刻甫定,甲巯丙脯酸,开富林)

【药理作用】

可竞争性抑制血管紧张素转换酶抑制剂活性,使血管紧张素Ⅱ(AngⅡ)活性降低,此外尚可抑制缓激肽水解,增加前列腺素类的释放而降低血压。降低心脏前后负荷,治疗充血性心力衰竭。

【临床应用】

用于各种高血压、充血性心力衰竭及急性,心肌梗死。

【用法用量】

口服:每次 25～50mg,每日 75～150mg。开始剂量每次 25mg,每日 3 次,饭前服用;逐渐增量至每次 50mg,每日 3 次。每日极量为 450mg。儿童开始剂量为每日 1mg/kg,最大剂量不超过 6mg/kg,每日 3 次。

【不良反应】

有干咳、皮疹、发热和味觉障碍。偶有白细胞减少、蛋白尿,剂量减少或停药后症状可消失。

【注意事项】

肾功能不全患者慎用,应适当减少给药次数。

【制剂规格】

片剂:12.5mg,25mg,50mg,100mg。

(十一)依那普利(恩纳普利,苯丁酯脯酸,苯酯丙脯酸)

【药理作用】

为不含巯基的强效血管紧张素转化酶抑制剂。口服后水解为依那普利拉(苯丁羟脯酸)而发挥疗效,作用强而持久。

【临床应用】

治疗高血压及充血性心力衰竭。

【用法用量】

口服:每次 5～10mg,每日 1 次,剂量可增至每口 40mg。

【不良反应】

偶见胃肠道反应、肝功能异常、口渴、咳嗽、倦怠、皮疹、心悸、低血压、直立性低血压、胸痛、血细胞比容下降、白细胞减少和血清尿素氮、肌酐及血钾升高。与保钾利尿药合用时,应注意血清钾的升高。

【注意事项】

严重肾功能障碍者、高空作业和汽车驾驶者慎用。双侧肾动脉狭窄、妊娠期妇女及手术前24小时患者禁用。

【制剂规格】

片剂:5mg,10mg,20mg。

(十二)贝那普利(苯那普利)

【药理作用】

为不含巯基的强效、长效血管紧张素转化酶抑制剂。在体内水解成有活性的贝那普利拉而起作用。降压作用与卡托普利相似。

【临床应用】

治疗各期高血压和充血性心力衰竭。

【用法用量】

口服。①高血压:初始剂量为每次10mg,每日1次,以后可增至40mg/d,1或2次服用。②充血性心力衰竭:每日2.5~20mg。严重肾功能不全、心力衰竭或服用利尿药患者,初始剂量为每日5mg。

【不良反应】

偶见胃肠道反应、肝功能异常、口渴、咳嗽、倦怠、皮疹、心悸、低血压、直立性低血压、胸痛、血细胞比容下降、白细胞减少和血清尿素氮、肌酐及血钾升高。与保钾利尿药合用时,应注意血清钾的升高,与依那普利相似,但少而轻。

【注意事项】

肾动脉狭窄、心力衰竭、脑动脉硬化及冠状动脉硬化患者慎用。

【制剂规格】

片剂:5mg,10mg,20mg。

(十三)培哚普利(哌林多普利,普吲哚酸)

【药理作用】

为不含巯基的强效、长效血管紧张素转化酶抑制剂,在体内代谢为有活性的培哚普利拉而起作用。

【临床应用】

用于高血压。

【用法用量】

口服:每次4mg,每日1次,必要时增至每日8mg。老年人和肾功能低下患者酌情减量。

【不良反应】

偶见胃肠道反应、肝功能异常、口渴、咳嗽、倦怠、皮疹、心悸、低血压、直立性低血压、胸痛、血细胞比容下降、白细胞减少和血清尿素氮、肌酐及血钾升高。与保钾利尿药合用时,应注意血清钾的升高。

【注意事项】

食物对吸收影响明显,其他同"依那普利"。

【制剂规格】

片剂:2mg,4mg。

(十四)西拉普利

【药理作用】

为含巯基的血管紧张素转化酶抑制剂(ACEI),在体内代谢为活性产物而起作用。口服后4～6小时呈最大降压作用,可维持24小时。

【临床应用】

用于治疗高血压。

【用法用量】

口服:每次2.5～5mg,每日1次。

【不良反应】

会出现胃肠道反应、肝功能异常、口渴、咳嗽、倦怠、皮疹、心悸、低血压、直立性低血压、胸痛、血细胞比容下降、白细胞减少和血清尿素氮、肌酐及血钾升高。与保钾利尿药合用时,应注意血清钾的升高。同"依那普利"。

【注意事项】

严重肾功能障碍者、高空作业和汽车驾驶者慎用。双侧肾动脉狭窄、妊娠期妇女及手术前24小时患者禁用。肾功能低下时宜减量。

【制剂规格】

片剂:2.5mg,5mg。

(十五)赖诺普利(苯丁赖脯酸)

【药理作用】

衣那普利的赖氨酸衍生物。具有缓慢而长效的降压作用。

【临床应用】

用于高血压和充血性心力衰竭。

【用法用量】

口服,每次5～20mg,每日1次,每日最多不超过80mg。

【不良反应】

偶见胃肠道反应、肝功能异常、口渴、咳嗽、倦怠、皮疹、心悸、低血压、直立性低血压、胸痛、血细胞比容下降、白细胞减少和血清尿素氮、肌酐及血钾升高。与保钾利尿药合用时,应注意血清钾的升高。

【注意事项】

严重肾功能障碍者、高空作业和汽车驾驶者慎用。双侧肾动脉狭窄、妊娠期妇女及手术前

24 小时患者禁用。

【制剂规格】

片剂:5mg,10mg,20mg。

(十六)福辛普利(磷诺普利)

【药理作用】

为长效、强效血管紧张素转化酶抑制剂(ACEI),作用较卡托普利强 3 倍。肝、肾功能不全者对清除本药无影响。

【临床应用】

用于高血压治疗。

【用法用量】

口服:每次 5～40mg,每日 1 次,每日最大剂量为 80mg。

【不良反应】

同"依那普利"。

【注意事项】

同"依那普利"。肝、肾功能不全及老年患者不需减量。

【制剂规格】

片剂:10mg,20mg。

(十七)吲达帕胺[基](吲满胺,吲满速尿)

【药理作用】

为一种强效、长效降压药,同时具有利尿和钙拮抗作用。对血管平滑肌有较高选择性,可降低外周血管阻力。降压时,不引起直立性低血压、潮红和心动过速。

【临床应用】

用于轻、中度高血压,尤适于伴有水肿倾向者。

【用法用量】

口服:每次 2.5mg,每日 1 次,维持量为隔日 1 次 2.5mg,早餐后服用。可长期应用。

【不良反应】

个别有上腹不适、恶心、头晕、头痛、失眠、皮疹等不良反应。高剂量时利尿作用增强,出现低血钾和血尿酸略高,但很少促发痛风。

【注意事项】

对本药过敏者及活动性肝脏疾病患者禁用。严重肝、肾功能不全者慎用。

【制剂规格】

片剂:2.5mg。

(十八)甲基多巴(甲多巴)

【药理作用】

在中枢神经系统中转化为 α 甲基去甲肾上腺素,激动血管运动中枢的 α 受体,从而抑制外周交感神经,降低血压,作用中等偏强;同时减慢心率,减少输出量。

【临床应用】

用于中、重度或恶性高血压,尤适用于肾性高血压。

【用法用量】

口服:每次 0.25g,每日 3 次。

【不良反应】

有口干、嗜睡、眩晕、腹胀等;过敏反应为药物热(1%),伴肝功能异常及肝细胞损害。偶有粒细胞减少、溶血性贫血,长期应用突然停药时,可引起"停药症状"。不宜与利血平、帕吉林合用。

【制剂规格】

片剂:0.25g。

(十九)酚妥拉明[基](甲苄胺唑啉)

【药理作用】

为 α 受体阻断药。舒张血管,降低血压和肺动脉压;对心脏有兴奋作用,增加心排出量;有拟胆碱作用,使胃肠道平滑肌兴奋、胃酸分泌增加、皮肤潮红。

【临床应用】

用于外周血管痉挛性疾病、心力衰竭、呼吸窘迫综合征、高血压危象。还可缓解去甲肾上腺素注射时外漏引发的局部组织坏死状况。

【用法用量】

1.肌内注射或静脉注射　每次 5mg,每日 1～2 次,必要时 20～30 分钟后可重复给药。

2.诊断嗜铬细胞瘤　静脉注射 5mg,如 2～4 分钟内血压下降 4.67/3.33kPa(35/25mmHg)以上时为阳性结果;还可用于此病骤发高血压危象以及手术前治疗。

3.抗休克　以 0.3mg/min 静脉滴注。

4.治疗室性期前收缩　口服,每日 4 次,开始两日 1 次 50mg;如无效,则后两日 1 次 75mg,同理可增至每次 100mg,如仍无效,应停用;不论何种剂量,一旦有效,应连续服用 7 日。

5.治疗阳痿　阴茎海绵体内注射,每次 1mg。

【不良反应】

常见的有直立性低血压、腹痛、腹泻、恶心、诱发溃疡病。注射时可引起严重心动过速、心律失常和心绞痛。忌与铁剂配伍。

【注意事项】

低血压、严重动脉硬化、器质性损害和肾功能减退者禁用。胃、十二指肠病及冠心病患者慎用。

【制剂规格】

片剂:25mg。注射液:5mg(1ml),10mg(1ml)。

(二十)酚苄明(氧苯苄胺,氧苄胺,酚苄胺)

【药理作用】

为 α 受体阻断药,舒张血管,降低外周阻力。在交感神经活性高的情况下,扩血管作用更明显,作用强而持久,但起效慢,伴有心率加快、收缩力加强及心排血量增加,对纠正休克有利。

【临床应用】

用于外周血管痉挛性疾病、休克、早泄和嗜铬细胞瘤的治疗。

【用法用量】

口服:治疗血管痉挛性疾患,初始剂量每次 10mg,每日 2 次,隔日增加 10mg,最大量 240mg/d,分 2~4 次服用。维持量每次 20mg,每日 2 次。

静脉滴注:抗休克,每日 0.5~1mg/kg,最高剂量不超过 2mg/kg,稀释后在 2 小时内滴完。

【不良反应】

有直立性低血压、心悸、鼻塞、胃肠刺激症状、中枢神经抑制症状。静脉注射须缓慢,并密切监护。心功能不全及肾、冠状动脉功能不全患者慎用。

【制剂规格】

片剂:5mg,10mg。注射液:10mg(1mL)。

(二十一)阿利吉仑

【药理作用】

为非肽类、口服有效、高选择性的肾素阻滞剂,作用于肾素-血管紧张素系统,降低肾素活性,抑制血管紧张素转化为 Ang I,进而减少 Ang II 和醛固酮的生成。对缓激肽和前列腺素的代谢无影响,从而起到降血压的效果。

【临床应用】

治疗原发性高血压。

【用法用量】

口服:每日服用 1 次,服用剂量为 150mg,必要时可增加剂量至 300mg。

【不良反应】

有头痛、头晕、乏力、皮疹、腹痛、消化不良、腹泻、血管性水肿、痛风、高血钾等。

【注意事项】

孕妇及哺乳期妇女禁用,18 岁以下儿童不建议使用。出现连续性腹泻时应停止服药。对糖尿病、肾病患者要密切监测其电解质和肾功能。

【制剂规格】

片剂:150mg。

(二十二)环轮宁(溴化二甲基轮环藤宁)

【药理作用】

神经节拮抗剂,降压作用显著,降压的同时可减慢心率。降压效果持续时间短,便于控制,一般用作控制性降压药。此外,尚具有轻度非去极化型肌松作用,作用为右旋筒箭毒碱的 25%。

【临床应用】

用于控制脑外科、心血管、外科手术及手术麻醉间的血压,效果良好。

【用法用量】

单次静脉注射:成人 0.4~1.2mg/kg,儿童 0.8~1.2mg/kg,注射在 2~3 分钟完成。若注射后降压效果不理想,可重复注射,用药剂量为首次的 1/2～2/3。

【不良反应】

静脉注射易诱发呼吸抑制。新斯的明可拮抗呼吸抑制。患者心率减慢或加快,瞳孔扩大,但此反应在停药 4～6 小时后可自行恢复,不影响患者视力。偶有面部潮红现象出现。

【注意事项】

重症肌无力患者禁用。

【制剂规格】

注射液:50mg(2mL)。

(二十三)普萘洛尔[基](心得安,萘心安)

【药理作用】

为 β 受体阻断药。阻断心肌的 β 受体,减慢心率,降低心脏自律性,抑制心脏收缩力与房室传导,减少循环血流量,降低心肌耗氧量。

【临床应用】

用于各种原因所引起的心律失常,如房性期前收缩、窦性和室上性心动过速、心房颤动等,锑剂中毒导致的心律失常。还可用于心绞痛、高血压及嗜铬细胞瘤手术前准备。作用于心绞痛时,与硝酸酯类合用,可增高疗效,抵消相互的不良反应。

【用法用量】

口服:①治疗高血压,每次 5mg,每日 4 次,以后可增至每日 100mg。②治疗各种心律失常,每日 10～30mg,分 3 次服,可根据患者情况调整剂量。③用于嗜铬细胞瘤,手术前 3 日服药,每日 60mg,分 3 次服。④治疗心绞痛,每日 40～80mg,分 3～4 次服,剂量应由小到大逐渐增加。

静脉滴注:应慎用,在麻醉过程中出现的心律失常,以 1mg/min 静脉滴注,每次 2.5～5mg。

【不良反应】

包括乏力、嗜睡、头晕、恶心、皮疹、低血压、心动过缓、晕厥等。

【注意事项】

哮喘、过敏性鼻炎、窦性心动过缓、低血压、重度房室传导阻滞、心源性休克、已洋地黄化且心脏高度扩大以及心率不平稳患者,均禁用。滴注过程中要密切监测血压、心率的变化,随时调整滴注速度。若发现心率变慢,应立即停药。

【制剂规格】

片剂:10mg。注射液:5mg(5ml)。

(二十四)索他洛尔(甲磺胺心定)

【药理作用】

为 β 受体阻断药,作用强度为普萘洛尔的 1/3。

【临床应用】

用于室性和室上性心律失常(特别是危及生命的室性心律失常)、高血压、心肌梗死及心绞痛。

【用法用量】

口服。①高血压:初始剂量为 80mg/d,分 2 次服;必要时增至 160～600mg/d。②心律失常和心绞痛:每日 160mg,清晨 1 次服下。

【不良反应】

乏力、嗜睡、头晕、恶心、皮疹、低血压、心动过缓、晕厥等。

【注意事项】

哮喘、过敏性鼻炎、窦性心动过缓、低血压、重度房室传导阻滞、心源性休克、已洋地黄化且心脏高度扩大以及心率不平稳患者,均禁用。滴注过程中要密切监测血压、心率的变化,随时调整滴注速度。若发现心率变慢,应立即停药,与"普萘洛尔"相似。

【制剂规格】

片剂:20mg,40mg,80mg,160mg,200mg。

(二十五)美托洛尔[基](美多洛尔,美多心安,美他新)

【药理作用】

为 β_1 受体阻断药。选择性作用于心脏,减慢心率,减少心排出量,降低收缩压,减慢房室传导,使窦性心律减少。较大剂量时对血管及支气管平滑肌也有作用。有较弱的膜稳定作用,无内在拟交感活性。

【临床应用】

用于各型高血压、心绞痛、室性和室上性心动过速,因个体差异大,需个体化给药。

【用法用量】

口服:①高血压,初期每日 1 次 0.1g,维持量为每日 1 次 0.1～0.2g,必要时增至每天 0.4g,早晚分服。②快速型心律失常,每日 0.1g,分 2 次服。③心绞痛,每日 0.1～0.3g,早晚两次服。

静脉滴注:心律失常,初期 5mg,速度为 1～2mg/min,隔 5min 重复注射,直至生效,一般总量为 10～15mg。

【不良反应】

偶见胃部不适、眩晕、头痛、噩梦、失眠、肢端发冷和非特异性皮肤反应。因过量引起的低血压和心动过缓,可用阿托品、麻黄碱、去甲肾上腺素解救。停药应在 7～10 日逐渐撤除。

【注意事项】

低血压、Ⅱ及Ⅲ度房室传导阻滞、严重窦性心动过缓、孕妇及对洋地黄无效的心力衰竭患者禁用。糖尿病、甲亢、严重支气管哮喘者和肝、肾功能不良者慎用。

【制剂规格】

片剂:25mg,50mg,100mg。缓释片:0.1g,0.2g。胶囊剂:50mg。注射液:2mg(2ml),5mg(5ml)。

(二十六)比索洛尔

【药理作用】

为 β_1 受体阻断药。对心脏的选择性作用强,为普萘洛尔的 4 倍,为美托洛尔的 5～10 倍。无内在拟交感活性及膜稳定性。

【临床应用】

用于高血压、心绞痛及冠心病。

【用法用量】

口服：每日 5～20mg，于早餐前或早餐时 1 次服用。

【不良反应】

有乏力、眩晕、头痛、失眠、多梦、抑郁及出汗，可能使心功能不全加剧、间歇性跛行及雷诺病加重。较少见肠胃不适、皮肤反应、泪液减少和肌肉痉挛等。偶见心动过缓、血压意外下降、房室传导阻滞。

【注意事项】

代偿失调的心功能不全、刚治疗心肌梗死后出现的心动过缓、低血压、支气管哮喘、晚期周围血流障碍等患者及妊娠期和哺乳期妇女禁用。长期禁食和代谢性酸中毒而使血糖值波动较大的糖尿病患者慎用。硝苯地平等降压药、胰岛素和口服降糖药会增加本品的作用。合用甲基多巴、利血平、可乐定和胍法辛可使心率减慢。合用维拉帕类钙拮抗药、其他抗心律失常药须谨慎。

【制剂规格】

片剂，胶囊剂：2.5mg，5mg，10mg。

（二十七）阿替洛尔[基]（氨酰心安）

【药理作用】

选择性阻断 β_1 受体，对心脏有较大选择性，而对血管及支气管的影响较小。没有膜稳定作用、内在拟交感活性和心肌抑制作用。

【临床作用】

用于高血压、心绞痛和心律失常。也可用于青光眼患者。

【用法用量】

口服：①高血压，每次 50～100mg，每日 1～2 次。②心绞痛，每次 100mg，每日 1 次；或每次 25～50mg，每日 2 次。③心律失常，每次 100mg，每日 1 次。

滴眼：青光眼，用 4% 溶液滴眼。

【不良反应】

个别患者出现心动过缓。

【注意事项】

严重窦性心动过缓、心力衰竭患者、房室传导阻滞及孕妇禁用。

【制剂规格】

片剂：12.5mg，25mg，50mg，100mg。

（二十八）噻吗洛尔[基]（噻吗心安）

【药理作用】

为非选择性 β 受体阻断药，作用强度为普萘洛尔的 8 倍。无选择性和膜稳定性，无内在拟交感活性和局麻作用,不直接抑制心脏。本品可因减少房水生成而明显降低眼压。

【临床应用】

用于高血压、心绞痛、心动过速、心肌梗死及青光眼。

【用法用量】

口服:每次 5～10mg,每日 2～3 次。

滴眼:用于青光眼,尤其是原发性开角型青光眼,每次 1 滴(0.25％眼药水),每日 2 次,如疗效不佳,可改用 0.5％眼药水。

【不良反应】

有心动过缓、支气管痉挛。

【注意事项】

心功能不全、窦性动过缓、房室传导阻滞和哮喘患者禁用。滴眼时,因可被吸收而产生全身作用,故不宜与其他 β 受体阻断药合用。哮喘和心力衰竭者慎用,对过敏者及心动过缓者禁用。

【制剂规格】

片剂:2.5mg,5mg。滴眼剂:12.5mg(5ml),25mg(5ml)。

(二十九)倍他洛尔(倍他索洛尔,倍他心安)

【药理作用】

为选择性 β_1 受体阻断药,作用强而较持久。无内在拟交感活性。具有一定的膜稳定作用。

【临床应用】

用于高血压及开角型青光眼的治疗。

【用法用量】

高血压:口服,每次 20mg,每日 1 次,必要时增至每日 40mg,一般在 7～14 日达到良效。老年患者起始剂量以每日 10mg 为宜。

开角型青光眼:以 0.5％溶液滴眼,每日 2 次。

【不良反应】

偶有患者出现心动过缓"。

【注意事项】

严重窦性心动过缓、心力衰竭患者、房室传导阻滞及孕妇禁用。

【制剂规格】

片剂:20mg;滴眼剂:0.25％,0.5％,1％。

(杨　军)

第十三节　循环系统疾病常用药物

一、钙拮抗药

钙拮抗药又称钙通道阻滞药,是一类能选择性地减少 Ca^{2+} 内流,干扰细胞内 Ca^{2+} 浓度而影响细胞功能的药物。现已知 Ca^{2+} 通道有两类:①受体调控的 Ca^{2+} 通道(简称 ROC);②电压调控的 Ca^{2+} 通道(简称 VOC 或 PDC),其中钙拮抗药对 VOC(或 PDC)的阻滞作用较强。

1987 年,世界卫生组织专家委员会建议将钙通道阻滞药分为两大类、六小类:①选择性 Ca^{2+} 通道阻滞药,如维拉帕米(苯烷基胺)类,硝苯地平(二氢吡啶)类,地尔硫草(苯噻氮草)类。②非选择性 Ca^{2+} 通道阻滞药,如哌嗪类,普尼拉明类,其他类。

钙拮抗药在临床上多用于治疗心脏和血管系统疾病,如心律失常、高血压、心肌缺血性疾病(冠心病、心绞痛)、脑血管性疾病、慢性心功能不全等。由于各种药物的选择性作用不同而被用于不同的疾病。

(一)维拉帕米[基](凡拉帕米,戊脉安,异搏定)

【药理作用】

钙通道阻滞剂,可降低心脏舒张期自动去极化速率,使窦房结的发放冲动减慢,并减慢传导,消除房室结折返。扩张外周血管,使血压下降。对冠状动脉有舒张作用,增加冠状动脉流量。另外还可抑制血小板聚集。

【临床应用】

用于治疗心绞痛、心律失常、高血压和肥厚型心肌病。

【用法用量】

口服:1 次 40～120mg,1 日 3～4 次;维持剂量为 1 次 40mg,1 日 3 次;缓释片 1 次 240mg,1 日 1 次。

静脉给药:0.075～0.15mg/kg,控制症状后改用口服片剂维持。

【不良反应】

有眩晕、恶心、心悸、呕吐、便秘、面色潮红及乏力等。偶有过敏反应而出现皮疹或转氨酶升高,并可见牙龈增生。

【注意事项】

与 β 受体阻断药合用易引起低血压、心动过缓、传导阻滞和停搏。与地高辛合用可增加后者的血药浓度,故合用时应调整地高辛剂量。与其他抗心律失常药、吸入性麻醉剂、肌松剂、锂盐、卡马西平、利福平合用应慎重。低血压、传导阻滞及心源性休克患者禁用,心力衰竭者慎用或禁用,支气管哮喘者慎用。本品应遮光、密闭保存。

【制剂规格】

片剂:40mg,80mg,120mg。缓释片剂:240mg。注射剂:5mg(2ml)。

(二)硝苯地平[基](硝苯吡啶,心痛定)

【药理作用】

具有抑制 Ca^{2+} 内流作用,松弛血管平滑肌,扩张冠状动脉,增加冠状动脉血流量,提高心肌对缺血的耐受性,同时能扩张周围小动脉,降低外周血管阻力,从而降低血压。本品没有一般血管扩张剂常有的水钠潴留和水肿等不良反应。小剂量扩张冠状动脉时并不影响血压,为较好的抗心绞痛药。

【临床应用】

用于预防和治疗冠心病心绞痛,特别是变异型心绞痛、冠状动脉痉挛所致心绞痛和患有呼吸道阻塞性疾病的心绞痛患者。也适用于各种类型的高血压,对顽固性、重度高血压也有较好疗效。对充血性心力衰竭亦有良好疗效,宜于长期服用。

【用法用量】

口服 1 次 5～10mg,1 日 3 次。急用时可舌下含服。对慢性心力衰竭,每 6 小时 20mg。咽部喷药:每次 1.5～2mg。

【不良反应】

一般较轻,初服者常见面部潮红、心悸、窦性心动过速等。

【注意事项】

妊娠期妇女禁用。低血压患者慎用。

【制剂规格】

片剂,胶囊剂:5mg,10mg。控释片剂:20mg。胶丸剂:5mg。

(三)尼卡地平(硝苯苄胺啶)

【药理作用】

为钙通道阻滞剂,松弛血管平滑肌,扩张血管。其降压作用迅速,对脑血管也有扩张作用。

【临床应用】

治疗高血压、脑血管疾病、脑血栓形成、脑出血后遗症及脑动脉硬化症等。

【用法用量】

口服 1 次 20mg,1 日 3 次。

【不良反应】

症状较轻,初次服用者常面部潮红、心悸、窦性心动过速等。

【注意事项】

颅内出血、颅内压增高患者及孕妇、哺乳期妇女禁用。低血压、青光眼及肝、肾功能不全患者慎用。本品应遮光、密封保存。

【制剂规格】

片剂:10mg,20mg,40mg。

（四）尼群地平^[基]（硝苯甲乙吡啶）

【药理作用】

为选择作用于血管平滑肌的钙拮抗剂,它对血管的亲和力比对心肌大。对冠状动脉的选择作用更佳。

【临床应用】

用于冠心病及高血压,尤其是患有这两种疾病的患者。

【用法用量】

口服 1 次 10mg,1 日 3 次。

【不良反应】

少数患者可产生头痛、眩晕和心悸,停药后即可消失。

【注意事项】

严重主动脉瓣狭窄者禁用。本品与其他降压药如 β 受体阻断药、血管紧张素转换酶抑制剂合用可加强降压作用。

【制剂规格】

片剂:10mg。

（五）尼莫地平^[基]（硝苯甲氧乙基异丙啶）

【药理作用】

为选择性脑血管平滑肌钙拮抗剂,对缺血性脑损伤有保护作用,特别对缺血性脑血管痉挛的作用更明显。

【临床应用】

用于脑血管疾患,如脑血管痉挛、脑卒中和偏头痛等。对突发性耳聋也有一定疗效。

【用法用量】

口服 1 日 40～60mg,分 2～3 次服。

【不良反应】

与硝苯地平相似。

【制剂规格】

胶囊:20mg。

（六）非洛地平（二氯苯吡啶）

【药理作用】

同"硝苯地平",对冠状动脉及外周血管均有扩张作用。

【临床应用】

用于高血压、缺血性心脏病和心力衰竭患者。

【用法用量】

口服 1 日 20mg,分次服用。

【不良反应】

常用量不良反应较轻,大剂量时可出现头晕、头痛、心悸、疲乏等。

【注意事项】

老年或有肝功能受损患者须调整剂量。

【制剂规格】

片剂:5mg,10mg。

(七)氨氯地平(阿莫洛地平,安洛地平)

【药理作用】

为二氢吡啶类钙拮抗剂,对血管的选择性强于硝苯地平,作用缓慢但持久。

【临床应用】

用于单独和合并治疗高血压,也可用于稳定型心绞痛患者,尤其是对硝酸盐和β受体阻断药无效者。

【用法用量】

口服起始剂量为1次5mg,每日1次,以后可根据情况增至最大剂量每日10mg。

【不良反应】

一般较轻,初服者常见面部潮红、心悸、窦性心动过速等,但发生率较低。

【注意事项】

低血压、重度主动脉瓣狭窄、肝功能不全者禁用。

【制剂规格】

片剂:2.5mg,5mg,10mg。

(八)西尼地平

【药理作用】

为亲脂性二氢吡啶类钙拮抗剂,通过抑制钙离子内流来松弛、扩张血管平滑肌,起到降压作用。

【临床应用】

用于单独和合并治疗高血压。

【用法用量】

口服:1次5~10mg,每日1次。必要时可增至20mg,每日1次。早餐后服用。

【不良反应】

有尿频、头痛、头晕、发困、胸痛、心悸、心电图异常、低血压、性功能障碍、便秘、腹胀、肝功能异常等。

【注意事项】

妊娠期妇女,高空作业、驾驶机动车及操作机器工作时应禁用。肝功能不全、慢性肾功能不全、充血性心力衰竭患者慎用。本品不能与药酶抑制剂或诱导剂合用。

【制剂规格】

片剂:5mg。

(九)乐卡地平

【药理作用】

为二氢吡啶类钙拮抗剂。

【临床应用】

用于中度及轻度高血压和老年收缩期高血压。不引起反射性心率加快。

【用法用量】

口服 1 次 10～20mg,每日 1 次,餐前服用。

【不良反应】

一般较轻,初服者常见面部潮红、心悸、窦性心动过速等,其症状与硝苯地平相似。

【制剂规格】

片剂:10mg。

(十)拉西地平

【药理作用】

为二氢吡啶类钙拮抗剂,对血管舒张作用选择性强,降压作用强而持久。

【临床应用】

治疗高血压。

【用法用量】

口服 1 次 4～6mg,每日 1 次。

【不良反应】

症状较轻,初服者常见面部潮红、心悸、窦性心动过速,这与硝苯地平相似。

【注意事项】

肝功能不全患者开始给药剂量需减半量。

【制剂规格】

片剂:2mg,4mg。

(十一)贝尼地平

【药理作用】

为二氢吡啶类钙拮抗剂,可舒张血管,降低血压和增加冠状动脉流量,作用比硝苯地平强。

【临床应用】

用于治疗高血压和心绞痛。

【用法用量】

口服 1 次 2～4mg,每日 1 次,早餐后服用。必要时可增至每日 1 次 8mg。

【不良反应】

与硝苯地平不良反应相似,同属地平类药物不良反应。

【注意事项】

严重肝功能不全者慎用,心源性休克者和妊娠期妇女禁用。

【制剂规格】

片剂:2mg,4mg,8mg。

(十二)地尔硫䓬(硫氮䓬酮,哈氮䓬)

【药理作用】

为苯噻氮䓬类钙拮抗剂。其直接减慢心率的作用较强。可扩张冠状动脉及外周血管,使冠状动脉流量增加和血压下降。也可减轻心脏工作负荷及减少心肌耗氧量,解除冠状脉痉挛。其对心脏的电生理效应与维拉帕米类似。

【临床应用】

用于室上性心律失常、典型心绞痛、变异型心绞痛、老年人高血压等。

【用法用量】

口服:常用量1次30～60mg,每日3次。用于心律失常:口服,一次30～60mg,一日4次;用于心绞痛:每6～8小时服用30～60mg。用于高血压:一日剂量120～240mg,分3～4次服。

静脉给药:起始剂量为250μg/kg于2分钟静脉注射,必要时15分钟后再给予350μg/kg,以后可根据患者情况,个体化制订剂量。

【不良反应】

会出现胃部不适、食欲缺乏、便秘或腹泻等。

【注意事项】

如出现头痛、头晕、疲劳感、心动过缓等症状时应减少剂量或停用。有Ⅱ度以上房室传导阻滞或窦房阻滞患者以及妊娠期妇女禁用。

【制剂规格】

片剂:30mg,60mg,90mg。胶囊剂:90mg。注射剂:10mg(2ml),50mg(2ml)。

(十三)桂利嗪(肉桂苯哌嗪,桂益嗪,脑益嗪)

【药理作用】

为哌嗪类钙拮抗剂。能扩张血管平滑肌,显著改善脑循环及冠状动脉循环。

【临床应用】

用于脑血栓形成、脑栓塞、脑动脉硬化、脑出血恢复期、蛛网膜下腔出血恢复期、脑外伤后遗症、内耳眩晕症、冠状动脉粥样硬化、由于末梢循环不良引起的疾患等。

【用法用量】

口服,1次25～50mg,1日3次,餐后服。静脉注射,1次20～40mg,缓慢注入。

【不良反应】

偶见嗜睡、皮疹、胃肠道反应等。

【注意事项】

静脉注射可使血压短暂下降。

【制剂规格】

片剂,胶囊剂:25mg。注射剂:20mg(20ml)。

(十四)氟桂利嗪(氟脑嗪,氟桂嗪)

【药理作用】

为哌嗪类钙拮抗剂。其药理及应用与桂利嗪相似,有扩张血管作用。

【临床应用】

用于偏头痛、眩晕和间歇性跛行。对注意力减弱、记忆力障碍和易激动也有一定疗效,可用于老年患者。

【用法用量】

口服:1次5～10mg,1日10mg,于晚上顿服。

【不良反应】

偶见嗜睡、皮疹、胃肠道反应等。

【注意事项】

静脉注射可使血压短暂下降。

【制剂规格】

胶囊剂:5mg。

二、治疗慢性心功能不全的药物

目前,治疗慢性心功能不全的药物有 4 大类。①强心苷:以洋地黄为代表,能增加心肌收缩力,增加心搏出量。各种强心苷的作用基本相似,但有强弱、快慢、久暂的不同,包括有洋地黄毒苷、地高辛、去乙酰毛花苷、毒毛花苷等。强心苷在患者的个体差异较大,故用量要注意因人而异,且需在用药期间严密观察病情变化,灵活调整剂量。必要时尚需检测血药浓度。②非苷类强心药:主要为磷酸二酯酶抑制剂,它们兼有正性肌力作用和血管扩张作用,能降低心脏前、后负荷,改善心功能,包括氨力农、米力农、匹莫苯、维司力农、依诺昔酮等。③血管扩张剂:它们通过舒张容量血管和阻力血管,降低心脏前、后负荷,使心搏出量增加。包括有血管紧张素转换酶抑制药(如卡托普利、依那普利等)、钙拮抗药(如硝苯地平等)、α 受体拮抗药(如酚妥拉明、哌唑嗪等)和直接松弛血管平滑肌的药物(如硝普钠、硝酸盐类、肼屈嗪等)。④利尿药:可以通过利尿而减少血容量,从而降低心脏前负荷,改善心功能。

(一)洋地黄毒苷(狄吉妥辛)

【药理作用】

为洋地黄的提纯制剂,能选择地直接作用于心脏,可增强心肌收缩力、减慢心率、抑制心脏传导系统,使心搏出量和心排血量增加,改善肺循环及体循环,从而使慢性心功能不全时的各种临床表现得以减轻或消失。

【临床应用】

用于维持治疗慢性心功能不全。

【用法用量】

口服或肌内注射,必要时静脉注射。全效量:成人 0.7～1.2mg,于 48～72 小时分次服用;小儿 2 岁以下 0.03～0.04mg/kg,2 岁以上 0.02～0.03mg/kg。维持量:成人每日 0.05～0.1mg;小儿为全效量的 1/10,每日 1 次。

【不良反应】

常见有心律失常、胃纳不佳或恶心、呕吐、下腹痛、异常的无力软弱。少见的有视物模糊或"黄视"、腹泻、中枢神经系统反应如精神抑郁或错乱。

【注意事项】

治疗量和中毒量相差很小,每个患者对其耐受性和消除速度又有很大差异,故需要摸索不同患者的最佳剂量。有强心苷制剂中毒者、室性心动过速及心室颤动患者、梗阻性肥厚型心肌病患者、预激综合征伴心房颤动或扑动者禁用。避光、密闭保存。

【制剂规格】

片剂:0.1mg。注射剂:0.2mg(1ml)。

(二)地高辛[基](狄戈辛)

【药理作用】

为毛花洋地黄中提纯制得的中效强心苷,作用与洋地黄毒苷相似,特点是排泄较快而蓄积较小,临床较安全。

【临床应用】

用于各种急性和慢性心功能不全以及室上性心动过速、心房颤动和扑动等。

【用法用量】

口服全效量:成人 1～1.5mg,24 小时分次服用。小儿 2 岁以下 0.06～0.08mg/kg,2 岁以上 0.04～0.06mg/kg。不宜口服者亦可静脉注射,常用量:静脉注射一次 0.25～0.5mg;极量,一次 1mg。维持量:成人每日 0.125～0.5mg,分 1～2 次服用;小儿为全效量的 1/4。

【不良反应】

有心律失常、胃纳不佳或恶心、呕吐、下腹痛、异常的无力软弱。少见的有视物模糊或"黄视"、腹泻、中枢神经系统反应如精神抑郁或错乱等症状与洋地黄毒苷不良反应相似。

【注意事项】

治疗量和中毒量相差很小,每个患者对其耐受性和消除速度又有很大差异,故需要摸索不同患者的最佳剂量。有强心苷制剂中毒者、室性心动过速及心室颤动患者、梗阻性肥厚型心肌病患者、预激综合征伴心房颤动或扑动者禁用。避光、密闭保存。

【制剂规格】

片剂:0.25mg。注射剂:0.5mg(2ml)。

(三)毛花苷丙(毛花洋地黄苷,西地兰)

【药理作用】

由毛花洋地黄中提取的一种速效强心苷,作用同地高辛,但较地高辛快,比毒毛花苷 K 稍慢。

【临床应用】

用于急性和慢性心力衰竭。

【用法用量】

口服,全效量:1 次 0.5mg,1 日 4 次。维持量:1 日 1mg,2 次分服。静脉注射,全效量:1～1.2mg,首次剂量 0.4～0.6mg;2～4 小时后再给予 0.2～0.4mg,用葡萄糖注射液稀释后缓慢注射。

【不良反应】

有心律失常、胃纳不佳或恶心、呕吐、下腹痛、异常的无力软弱。少见的有视物模糊或"黄视"、腹泻、中枢神经系统反应如精神抑郁或错乱等症状,同"洋地黄毒苷"。

【注意事项】

治疗量和中毒量相差很小,每个患者对其耐受性和消除速度又有很大差异,故需要摸索不同患者的最佳剂量,与"洋地黄毒苷"注意事项有相似之处。

【制剂规格】

片剂:0.5mg。注射剂:0.4mg(2ml)。

(四)去乙酰毛花苷^[基](毛花强心丙,西地兰 D)

【药理作用】

为毛花苷丙的脱乙酰基衍生物,其药理性质与毛花苷丙相同,但比较稳定,作用迅速。

【临床应用】

用于急性心力衰竭及心房颤动、扑动等。

【用法用量】

常以注射给药快速饱和,继用其他慢速、中速类强心苷作维持治疗。缓慢静脉注射 1 次 0.4~0.8mg。全效量 1~1.6mg,于 24 小时内分次注射。儿童每日 20~40μg/kg,分 1~2 次给药。

【不良反应】

可有恶心、呕吐、食欲缺乏、头痛、心动过缓等。

【注意事项】

禁止与钙注射剂合用。严重心肌损害及肾功能不全者慎用。

【制剂规格】

注射剂:0.2mg(1ml),0.4mg(2ml)。

(五)毒毛花苷 K(毒毛旋花子苷 K)

【药理作用】

为常用的速效强心苷。静脉注射作用较毛花苷丙、地高辛快,排泄亦快,蓄积作用小。

【临床应用】

用于急性心力衰竭。

【用法用量】

静脉注射:首剂 0.125~0.25mg,缓慢注入(时间不少于 5 分钟),1~2 小时后重复 1 次,总量每天 0.25、0.5mg。病情转好后,可改用全效量的洋地黄苷口服制剂。

【不良反应】

有心律失常、胃纳不佳或恶心、呕吐、下腹痛、异常的无力软弱。少见的有视物模糊或"黄视"、腹泻、中枢神经系统反应如精神抑郁或错乱。

【注意事项】

近 1~2 周用过洋地黄制剂者慎用,避免中毒。不宜与碱性溶液配伍。

【制剂规格】

注射剂:0.25mg(1ml),50mg(2ml)。

（六）氨力农（氨双吡酮，氨吡酮，氨利酮）

【药理作用】

是一种新型的非苷、非儿茶酚胺类强心药，兼有正性肌力作用和血管扩张作用，但对平均动脉压和心率无明显影响，一般不引起心律失常。

【临床应用】

用于对洋地黄、利尿药、血管舒张药治疗无效或效果欠佳的各种原因引起的急性、慢性顽固性充血性心力衰竭的短期治疗。

【用法用量】

静脉注射负荷量 0.75mg/kg，2～3 分钟缓慢静脉注射，继之以 5～10μg/(kg·min)维持静脉滴注，单次剂量不超过 2.5mg/kg。每日最大量＜10mg/kg。疗程不超过 2 周。

【不良反应】

少数有轻微胃肠道和心血管反应。大剂量长期应用副作用大，可有血小板减少和肝损伤，但减量或停药后即好转。

【注意事项】

严重低血压、室性心律失常及室上性心动过速、严重肾功能不全者禁用。用药期间应监测血压、心率、心律、血小板计数和肝、肾功能，注意保持水、电解质平衡。本品不能用含右旋糖酐或葡萄糖的溶液稀释，且不能与呋塞米合并输注。

【制剂规格】

注射剂：50mg(2ml)，100mg(2ml)。

（七）米力农（甲氰吡酮，米利酮）

【药理作用】

为氨力农的同系物，兼有正性肌力作用和血管扩张作用，但其作用较强，为氨力农的 10～30 倍，且无减少血小板的不良反应。

【临床应用】

用于对洋地黄、利尿药、血管舒张药治疗无效或效果欠佳的各种原因引起的急性、慢性顽固性充血性心力衰竭的短期治疗。

【不良反应】

大剂量长期应用副作用大，可有血小板减少和肝损伤，但减量或停药后即好转。

【注意事项】

严重低血压、室性心律失常及室上性心动过速、严重肾功能不全者禁用。用药期间注意保持水、电解质平衡。本品不能用含右旋糖酐或葡萄糖的溶液稀释，且不能与呋塞米合并输注。

【用法用量】

静脉滴注：一般开始 10 分钟速率为每分钟 50μg/kg，然后以每分钟 0.375～0.75μg/kg 维持。日最大剂量不超过 1.13mg/kg。

【制剂规格】

注射剂：10mg(10ml)。

三、抗心律失常药

目前,抗心律失常药物众多,一般可分为两大类:治疗快速型心律失常和缓慢型心律失常药物。前者又可分为下列 4 类。

Ⅰ类:钠通道拮抗药(膜稳定药)。能拮抗钠通道,抑制 0 相去极化速率,并延缓复极过程。本类又可根据其作用特点分为 3 组。

1.Ⅰa组:对 0 相去极化与复极过程抑制均强的药物,包括奎尼丁、普鲁卡因胺、乙酰卡尼、吡丙胺等。

2.Ⅰb组:对 0 相去极化及复极的抑制作用均弱的药物,包括利多卡因、苯妥英钠、美西律、阿普林定、妥卡尼、莫雷西嗪等。

3.Ⅰc组:明显抑制 0 相去极化,对复极的抑制作用较弱的药物,包括恩卡尼、芬卡尼、氟卡尼、普罗帕酮等。

Ⅱ类:β肾上腺素受体拮抗药,包括普萘洛尔、阿替洛尔、美托洛尔等。

Ⅲ类:延长动作电位时程的药物,包括胺碘酮、溴苄铵等。

Ⅳ类:钙通道拮抗药,包括维拉帕米,地尔硫䓬等。

一般情况下,在心动过速时需应用抑制心脏自律性的药物(如奎尼丁、普鲁卡因胺等);心房颤动时需应用抑制房室间传导的药物(如奎尼丁、普萘洛尔等);房室传导拮抗时则需应用能改善传导的药物(如苯妥英钠、阿托品等);对于自律性过低所引起的心动过缓型心律失常,则应采用肾上腺素或阿托品类药物。

(一)奎尼丁

【药理作用】

属Ⅰa类抗心律失常药。可延长心肌的不应期,降低自律性、传导性和心肌收缩力,减少异位节律点冲动的形成。

【临床应用】

用于阵发性心动过速、心房颤动和期前收缩等。

【用法用量】

口服,第 1 天,每次 0.2g,2 小时 1 次,连续 5 次;如无效而又无明显毒性反应,第 2 天增至每次 0.3g,第 3 天每次 0.4g,2 小时 1 次,连续 5 次。每日总量一般不宜超过 2g。恢复正常心律后,改给维持量,每日 0.2~0.4g。若连服 3~4 日无效或有毒性反应者,应停药。在十分必要时可静脉注射,须在心电图观察下进行,每次 0.25g 稀释后,缓慢静脉注射。

【不良反应】

服后有恶心、呕吐、腹泻、头痛、耳鸣、视觉障碍等,特异体质者服药后可有呼吸困难、发绀、心室颤动和心室停搏。

【注意事项】

严重心肌损害的患者和妊娠期妇女禁用。每次给药前应仔细观察心律和血压改变,并避免夜间给药。用于纠正心房颤动、心房扑动时,应先给洋地黄苷饱和量,以免心律转变后心跳加快,导致心力衰竭。

【制剂规格】

片剂:0.2g,注射剂:0.5g(100ml)。

(二)普鲁卡因胺[基](普鲁卡因酰胺)

【药理作用】

属Ⅰa类抗心律失常药。能延长心房的不应期,降低房室的传导性及心肌的自律性。但对心肌收缩力的抑制较奎尼丁弱。

【临床应用】

用于阵发性心动过速、频发期前收缩、心房颤动和心房扑动,常与奎尼丁交替使用。

【用法用量】

口服,每次 0.5~0.75g,一日 3~4 次,心律正常后逐渐减至每次 0.25g,一日 2~6 次。静脉滴注,仅限于病情紧急情况,应经常注意血压、心率改变,心律恢复后,即可停止点滴,每次 0.5~1g,稀释后 1 小时内快速滴完,无效者,1 小时后再给 1 次,24 小时内总量不超过 2g。静脉注射,每次 0.1~0.2g。肌内注射,每次 0.25~0.5g。

【不良反应】

有厌食、呕吐、恶心及腹泻等。

【注意事项】

严重心力衰竭、完全性房室传导阻滞、束支传导阻滞或肝、肾功能严重损害者禁用。静脉滴注可使血压下降,发生虚脱,应严密观察血压、心率和心律变化。

【制剂规格】

片剂:0.125g、0.25g。注射剂:0.1g(1ml),0.2g(2ml),0.5g(5ml),1g(10ml)。

(三)丙吡胺(双异丙吡胺,吡二丙胺)

【药理作用】

属Ⅰa类抗心律失常药。可延长不应期、抑制心脏兴奋的传导,作用比奎尼丁强。

【临床应用】

用于房性期前收缩、阵发性房性心动过速、房颤、室性期前收缩等,对室上性心律失常的疗效似较好。

【用法用量】

口服,每次 0.1~0.15g,一日 0.4~0.8g,最大剂量不超过 800mg/d。静脉注射,每次 1~2mg/kg,最大剂量每次不超过 150mg,稀释后在 5~10 分钟注完,必要可在 20 分钟后重复 1 次。静脉滴注,每次 100~200mg,稀释后以每小时 20~30mg 速度滴注。

【不良反应】

有口干、恶心、胃部不适等。

【注意事项】

病态窦房结综合征、重度房室传导阻滞及青光眼患者禁用。前列腺肥大和轻度心力衰竭患者慎用。

【制剂规格】

片剂：100mg。注射剂：50mg(2ml)，100mg(2ml)。

（四）利多卡因[基]

【药理作用】

属Ⅰb类抗心律失常药。主要作用于浦肯野纤维和心室肌，抑制 Na^+ 内流，促进 K^+ 外流，降低4相除极坡度，降低自律性；明显缩短动作电位时程，相对延长有效不应期及相对不应期；降低心肌兴奋性，减慢传导速度。

【临床应用】

用于心肌梗死、洋地黄中毒、锑剂中毒、外科手术等所致的室性期前收缩、室性心动过速和心室颤动。

【用法用量】

静脉注射，1～2mg/kg，用量不超过100mg/h。

肌内注射，4～5mg/kg，60～90分钟重复1次。

【不良反应】

有头晕、嗜睡、欣快、恶心、呕吐、吞咽困难、烦躁不安等。剂量过大可引起惊厥及心搏骤停。

【注意事项】

严重心脏传导阻滞及严重窦房结功能障碍者禁用。

【制剂规格】

注射剂：0.1g(5ml)，0.4g(20ml)。

（五）苯妥英[基]

【药理作用】

属Ⅰb类抗心律失常药。作用与利多卡因相似，但膜效应与细胞外 K^+ 浓度心肌状态及血药浓度有关。

【临床应用】

用于洋地黄苷中毒引起的室上性和室性心律失常及利多卡因无效的心律失常。

【用法用量】

口服，每次0.1～0.2g，一日2～3次；极量：每次0.3g，一日0.5g。静脉注射，每次0.125～0.25g，缓慢注入，一日总量不超过0.5g。

【不良反应】

有恶心、呕吐、嗜睡等。静脉注射过快可出现低血压、心动过缓、房室传导阻滞，甚至心搏骤停、呼吸抑制。

【注意事项】

严重心力衰竭、心动过缓、低血压、严重房室传导阻滞患者禁用。

【制剂规格】

片剂:0.05g,0.1g。注射剂:0.125g,0.25g。

(六)阿普林定(茚满丙二胺,茚丙胺)

【药理作用】

属Ⅰb类抗心律失常药,并有局部麻醉作用。

【临床应用】

用于室性及房性期前收缩、阵发性室上性心动过速、房颤等,对各种快速型心律失常有较好疗效。

【用法用量】

口服:首次剂量100mg,必要时200mg,其后每6小时剂量50～100mg,24小时总量不超过300mg;第2～3天各100～150mg,分2～3次服。维持量每日50～100mg,分2次服。

静脉滴注:首次剂量100～200mg,24小时总量不超过300mg。

【不良反应】

治疗量与中毒量相当接近,常见眩晕、感觉异常、手颤,严重时可出现癫痫样抽搐等中枢神经系统不良反应。

【注意事项】

窦性心动过缓、中至重度房室传导阻滞及癫痫患者禁用。老年患者、帕金森病及肝、肾功能不全者慎用。

【制剂规格】

片剂:25mg,50mg。注射剂:100mg(10ml)。

(七)美西律[基](慢心律,脉律定,脉舒律)

【药理作用】

属Ⅰb类抗心律失常药。具有抗心律失常、抗惊厥及局部麻醉作用。

【临床应用】

用于急、慢性室性心律失常,如室性期前收缩、室性心动过速、心室颤动及洋地黄苷中毒引起的心律失常。

【用法用量】

口服,一次50～200mg,每日3次,以后可酌情减量维持。静脉注射和滴注,初始剂量100mg,稀释后缓慢注射(3～5分钟),如无效,可在5～10分钟后再给50～100mg一次,再以1.5～2mg/min的速度静脉滴注,3～4小时后滴速减至0.75～1mg/min,维持24～48小时。

【不良反应】

有恶心、呕吐、嗜睡、心动过缓、低血压、震颤、头痛、眩晕等。大剂量可引起低血压、心动过缓、传导阻滞等。

【注意事项】

Ⅱ或Ⅲ度房室传导阻滞和心源性休克患者禁用。室内传导阻滞,严重窦性心动过缓,严重肝或肾功能障碍,严重心力衰竭或低血压,癫痫患者慎用。

【制剂规格】

片剂:50mg,100mg,250mg。胶囊剂:50mg,100mg,400mg。注射剂:100mg(2ml)。

(八)莫雷西嗪(吗拉西嗪,乙吗噻嗪)

【药理作用】

属Ⅰ类抗心律失常药。作用与奎尼丁相似,具有显著的抗心律失常作用。但其毒性小,不良反应轻微,耐受性好。

【临床应用】

用于治疗房性和室性期前收缩、阵发性心动过速、心房颤动或扑动。对冠心病、心绞痛、高血压等患者的心律失常疗效较好。

【用法用量】

口服,首次剂量300mg,维持量每次200~300mg,一日3次。肌内注射或静脉注射,以2.5%溶液2ml,加于0.5%普鲁卡因1~2ml中肌内注射,或加于10ml氯化钠注射液或5%葡萄糖液中,于2~5分钟缓慢静脉注射,每日2次。

【不良反应】

偶有恶心、瘙痒、头晕、头痛等。肌内注射有局部疼痛,静脉注射有短暂眩晕和血压下降。

【注意事项】

Ⅱ或Ⅲ度房室传导阻滞及双束支传导阻滞且未安装起搏器者,心源性休克患者禁用。Ⅰ度房室阻滞和室内阻滞、肝或肾功能不全、严重心力衰竭患者慎用。

【制剂规格】

片剂:200mg。注射剂:50mg(2ml)。

(九)普罗帕酮[基](丙胺苯丙酮,心律平)

【药理作用】

为一类新型结构、Ⅰ类抗心律失常药。其可延长传导,动作电位的持续时间及有效不应期,并可提高心肌细胞阈电位,明显减少心肌的自发兴奋性。且具有与普鲁卡因相似的局部麻醉作用。

【临床应用】

用于预防或治疗室性或室上性异位搏动,室性或室上性心动过速,预激综合征,电转复律后室颤发作等。

【用法用量】

口服,每次100~200mg,一日3~4次。治疗量:一日300~900mg,分4~6次服用;维持量:一日300~600mg,分2~4次服用。必要时可在严密监护下缓慢静脉注射或静脉滴注,1次70mg,每8小时1次。一日总量不超过350mg。

【不良反应】

较少,早期有头痛、头晕、闪耀,其后出现胃肠道障碍,如恶心、呕吐、便秘等。

【注意事项】

窦房结功能障碍、Ⅱ或Ⅲ度房室传导阻滞、双束支传导阻滞、肝或肾功能障碍、心源性休克患者禁用。由于其具有局部麻醉作用,宜在餐后与饮料或食物同时吞服,不得嚼碎。

【制剂规格】

片剂:50mg,100mg,150mg。注射剂:17.5mg(5ml),35mg(10ml)。

(十)胺碘酮^[基](乙胺碘呋酮,安律酮)

【药理作用】

具有选择性冠状动脉扩张作用,能增加冠状动脉血流量,降低心肌耗氧量,可作为抗心绞痛药物;同时,具有抗心律失常作用,属Ⅲ类药物,能延长房室结、心房和心室肌纤维的动作电位时程和有效不应期,并减慢传导。

【临床应用】

用于室性和室上性心动过速和期前收缩、阵发性心房扑动和颤动、预激综合征等。也可用于伴有充血性心力衰竭和急性心肌梗死的心律失常患者。且其对其他抗心律失常药无效的顽固性阵发性心动过速常能奏效。

【用法用量】

口服,一次 0.1～0.2g,每日 1～4 次;或开始每次 0.2g,一日 3 次,3 天后改维持量,每次 0.2g,一日 1～2 次,餐后服。

【不良反应】

有食欲缺乏、恶心、腹胀、便秘等胃肠道反应及角膜色素沉着,停药后可自行消失。

【注意事项】

房室传导阻滞、心动过缓、甲状腺功能障碍及对碘过敏者禁用。

【制剂规格】

片剂:200mg。胶囊剂:100mg,200mg。注射剂:150mg(3ml)。

(十一)溴苄铵(甲苯磺酸溴苄乙铵)

【药理作用】

属Ⅲ类抗心律失常药物。为抗肾上腺素药,能提高心室致颤阈,能直接加强心肌收缩力,改善房室传导。

【临床应用】

用于各种病因所致的室性心律失常,如频发性期前收缩、阵发性室性心动过速、心室扑动和颤动,尤其适用于锑剂所致的阿-斯综合征。

【用法用量】

静脉注射,剂量为 3～5mg/kg,稀释后缓慢推注,在 10～20 分钟内注完;必要时,4～6 小时后再用,也可在静脉注射出现疗效后,以肌内注射维持。治疗锑剂所引起的阿-斯综合征:口服,每日 3 次,每次 0.1g,以后递增至有效量后,即以该剂量维持,但每天最高剂量不超过 1.5g。

【不良反应】

有胸闷、心慌、恶心、呕吐、腹部不适等。

【注意事项】

不宜合用含钙离子制剂。本品血药浓度达峰值速度较慢,宜尽早用药。

【制剂规格】

片剂:0.1g。注射剂:0.25g(2ml)。

（十二）门冬氨酸钾镁

【药理作用】

能改善心肌收缩功能,并能减低氧消耗,改善心肌细胞的能量代谢,对洋地黄类中毒引起的心律失常有效。

【临床应用】

用于期前收缩、阵发性心动过速、心绞痛、心力衰竭等。

【用法用量】

静脉滴注,一日量 10～20ml,用时以 10 倍量的输液稀释后缓慢滴注。

【不良反应】

高钾血症、严重肾功能障碍、严重房室传导阻滞患者禁用。

【注意事项】

滴注过快会引起恶心、呕吐、面部潮红、血管痛、血压下降。

【制剂规格】

注射剂:500mg(10ml)。

四、抗心绞痛药

心绞痛是冠状动脉粥样硬化性心脏病(冠心病)的一个重要临床症状。抗心绞痛药物的作用机制是减轻心脏的工作负荷,以降低心肌的需氧量;或是扩张冠状动脉,促进侧支循环的形成,以增加心肌的供氧量,从而缓解心绞痛。目前防治心绞痛药包括如下几类。

1.硝酸酯、亚硝酸酯类　以硝酸甘油为代表。

2.β受体阻断药　普萘洛尔等。

3.钙通道拮抗药　普尼拉明、硝苯地平、维拉帕米、哌克昔林等。

4.其他抗心绞痛药　吗多明、双嘧达莫(潘生丁)、卡波罗孟等。

5.中草药及其制剂　丹参、川芎、毛冬青的有效成分等。

（一）硝酸甘油[基]

【药理作用】

可直接松弛血管平滑肌特别是小血管平滑肌,使周围血管舒张,外周阻力减小,回心血量减少,心排血量降低,心脏负荷减轻,心肌氧耗量减少,因而心绞痛得到缓解。也能促进侧支循环的形成。

【临床应用】

用于防治心绞痛。

【用法用量】

可通过舌下含服给药、黏膜给药、口服给药、透皮给药或静脉途径给药。①治疗急性心绞痛:给予硝酸甘油片舌下含服,舌下喷雾给药,或黏膜给药。片剂(每片 0.3～0.6mg)置于舌下,必要时可重复含服。黏膜片应置于上唇和牙龈之间,一次 1～2mg。喷雾给药,每次将

0.4～0.8mg 喷至舌下后闭嘴,必要时可喷 3 次。②稳定型心绞痛的长期治疗:通常透皮剂的形式给予,将膜敷贴于皮肤上,作用时间长,可达 24 小时。③控制性降压或治疗心力衰竭:静脉滴注,开始剂量按 5μg/min,可每 3～5 分钟增加 5μg/min,以达到满意效果。

【不良反应】

常见的有:由直立性低血压引起的眩晕、头晕、昏厥、面颊和颈部潮红;严重时可出现持续的头痛、恶心、9 区吐、心动过速、烦躁。过量时可依次出现:口唇指甲青紫、眩晕欲倒、头胀、气短、高度乏力、心跳快而弱、发热,甚至抽搐。

【注意事项】

低血压、青光眼、梗阻性心肌病患者禁用。初次用药时通常可先含半片,以避免和减轻不良反应。本药不可吞服。

【制剂规格】

片剂:0.3g,0.5g,0.6g。注射液:1mg(1ml),2mg(1ml),5mg(1ml),10mg(1ml)。膜剂:0.5mg。

(二)戊四硝酯(硝酸戊四醇酯,长效硝酸甘油,硝酸季戊醇,四硝基季戊醇)

【药理作用】

作用与硝酸甘油相似,但缓慢而持久。

【临床应用】

用于预防心绞痛的发作。

【用法用量】

口服,一日 3～4 次,每次 10～30mg。

【不良反应】

有头痛、视力紊乱、昏睡、恶心等。

【注意事项】

青光眼患者禁用。其他同硝酸甘油。

【制剂规格】

片剂:10mg,20mg。

(三)硝酸异山梨酯[基](硝异梨醇,硝酸脱水山梨醇酯,消心痛)

【药理作用】

作用与硝酸甘油相似,但较持久(能维持 4 小时以上)。

【临床应用】

急性心绞痛发作的防治。

【用法用量】

1.片剂 急性心绞痛发作时缓解心绞痛,舌下给药,一次 5mg;预防心绞痛发作,口服,一日 2～3 次,1 次 5～10mg,1 日 10～30mg;治疗心力衰竭,口服一次 5～20mg,6～8 小时一次。

2.缓释片 每日 2 次,每次 1 片。

3.外用乳膏　一次 0.6g,均匀涂布在心前区约 5cm×5cm,一日 1 次。

4.静脉滴注　每小时 2mg,剂量须根据患者反应而调节,且必须密切监测患者脉搏、心率及血压。

5.喷雾吸入　每次 1.25～3.75mg。

【不良反应】

有头痛、面部潮红、灼热感、恶心、眩晕、出汗甚至虚脱等反应,应由小剂量开始,以后逐渐增量。

【注意事项】

青光眼患者禁用。其他同硝酸甘油。

【制剂规格】

片剂:2.5mg,5mg,10mg。缓释片:20mg,40mg。注射液:10mg(10ml)。喷雾剂:250mg/200 次。乳膏:1.5g(10g)。

(四)单硝酸异山梨酯(异乐定,安心脉,长效心痛治-20)

【药理作用】

作用与硝酸甘油相似,但较持久,与硝酸异山梨酯相似。

【临床应用】

用于冠心病的长期治疗和预防心绞痛发作,也用于心肌梗死后的治疗。

【用法用量】

口服,一日 20mg,每日 2 次,必要时可增至每日 3 次,饭后服。缓释片:一次 1 片,一日 2 次,不宜嚼碎。

【不良反应】

有头痛、面部潮红、灼热感、恶心、眩晕、出汗甚至虚脱等反应,应由小剂量开始,以后逐渐增量。

【注意事项】

低血压、青光眼、梗阻性心肌病患者禁用。初次用药时通常可先含半片,以避免和减轻不良反应。

【制剂规格】

片剂:20mg,40mg,60mg。缓释片:40mg。注射剂:0.25g(2ml)。

(五)曲美他嗪(三甲氧苄嗪)

【药理作用】

抗心绞痛药,作用较强,其起效较硝酸甘油慢,但作用持续时间较长。具有对抗肾上腺素、去甲肾上腺素及加压素的作用,能降低血管阻力,增加冠状动脉血流量及周围循环血流量,促进心肌代谢及心肌能量的产生。同时能降低心脏工作负荷,降低心肌耗氧量及心肌能量的消耗,从而改善心肌氧的供需平衡。尚能增加对强心苷的耐受性。

【临床应用】

用于冠状动脉功能不全、心绞痛、陈旧性心肌梗死等。对伴有严重心功能不全者可与洋地黄苷并用。

【用法用量】

口服：一次 2～6mg，一日 3 次，饭后服，总剂量每日不超过 18mg。常用维持量为一次 1mg，一日 3 次。

静脉给药：一次 8～20mg，缓慢注射或静脉滴注。

【不良反应】

个别可有头晕、食欲缺乏、皮疹等。

【注意事项】

新近心肌梗死患者禁用。

【制剂规格】

片剂：2mg，3mg。注射剂：4mg(2ml)。

(六)双嘧达莫[基](潘生丁,双嘧哌胺醇,哌醇定)

【药理作用】

对冠状血管有较强的扩张作用，可显著增加冠状动脉流量，增加心肌供氧量。本品不仅不能扩张缺血区的血管，改善其供血情况，反而会使缺血区的血液流向非缺血区，对心肌梗死患者不利。对心绞痛患者短期亦难见效，只有在长期使用后，可能由于促进侧支循环形成而逐渐发挥疗效，能抑制血小板聚集，防止血栓形成。

【临床应用】

弥散性血管内凝血症，血栓栓塞性疾病。防止冠心病发展。

【用法用量】

口服。每次 25～100mg，一日 3 次，饭前 1 小时服。在症状改善后，可改为每日 50～100mg，分 2 次服。

【不良反应】

可有头痛、眩晕、恶心、呕吐、腹泻等。

【注意事项】

不宜与葡萄糖注射液以外的其他药物混合注射。有出血倾向患者慎用。

【制剂规格】

片剂：25mg。

(七)丹参酮ⅡA

【药理作用】

能增加冠状动脉血流量，改善缺氧后引起的心肌代谢紊乱，从而提高心肌耐缺氧的能力。还有显著保护红细胞膜的作用。

【临床应用】

用于冠心病心绞痛、胸闷及心肌梗死，对室性期前收缩也可使用。

【用法用量】

肌内注射、静脉注射或静脉滴注：每日 1 次 40～80mg。注射用 25％葡萄糖注射液 20ml 稀释，静脉滴注用 5％葡萄糖注射液 250～500ml 稀释。

【不良反应】

部分患者肌内注射时可有局部疼痛。个别有皮疹反应,停药后即可消失。

【制剂规格】

注射剂:10mg(2ml)。

(八)川芎嗪

【药理作用】

具有抗血小板聚集的作用,并对已聚集的血小板有解聚作用,尚能扩张小动脉,改善微循环和脑血流,产生抗血栓形成和溶血栓的作用。

【临床应用】

适用于闭塞性血管疾病、脑血栓形成、脉管炎、冠心病、心绞痛等。

【用法用量】

口服,每次 100mg,一日 3 次,1 个月为 1 疗程。

肌内注射,盐酸盐注射液每次 40mg,或磷酸盐注射液每次 50～100mg,一日 1～2 次,15 日为一疗程,宜缓慢注射。

静脉滴注,盐酸盐注射液每日 1 次,每次 40～80mg,或磷酸盐注射液每日 1 次,每次100～150mg,缓慢滴注,10～15 日为一疗程。

【不良反应】

偶有胃部不适、口干、嗜睡等,饭后服用可避免或减少。注射一般无明显毒副作用。

【注意事项】

脑出血及有出血倾向的患者禁用。

【制剂规格】

片剂:50mg。注射液:盐酸盐 40mg(2ml);磷酸盐 50mg(2ml)。

(九)葛根素

【药理作用】

有舒张冠状动脉和脑血管作用,可使正常和痉挛的冠状动脉舒张、降低心肌耗氧量,改善微循环,抑制凝血酶诱导的血小板中 5-HT 释放而具有抗血小板聚集的作用。

【临床应用】

用于辅助治疗冠心病、心绞痛、心肌梗死,视网膜动、静脉阻塞,突发性耳聋,血性脑血管病,小儿病毒性心肌炎,糖尿病等。

【用法用量】

1.静脉滴注   每次 200～600mg 稀释后滴注,每日 1 次,10～20 日为一疗程,可连续使用 2～3 个疗程。

2.滴眼液   一次 1～2 滴,滴入眼睑内,闭目 3～5 分钟,首日 3 次,以后一日 2 次,早晚各一次。

【不良反应】

用药开始时出现暂时性腹胀、恶心等消化道反应,继续用药自行消失。偶见急性血管内溶血、寒战、发热、黄疸、腰痛、尿色加深等,需立即停药,及时治疗。

【注意事项】

严重肝、肾功能不全,心力衰竭和其他严重器质性疾病,出血、贫血、头部创伤、脑出血,严重低血压或血容量不足的患者以及对硝酸盐类药物过敏或过敏体质者禁用。应用本品应定期监测胆红素、网织红细胞、血红蛋白及尿常规。

【制剂规格】

注射液:100mg(2ml),250mg(5ml),0.2g(100ml),0.5g(250ml)。滴眼液:1%。

(十)地奥心血康

【药理作用】

为中药提取物复方制剂,主要含 8 种甾体皂苷。具有活斑化瘀,行气止痛功能,能扩张冠状动脉、增加冠状动脉流量、降低心肌耗氧量、改善心肌缺血、降低血黏滞度、减少血小板聚集、降低三酰甘油等。

【临床应用】

用于改善冠心病、心绞痛的症状。

【用法用量】

口服,一次 0.2g,一日 3 次,有效后可改为 1 次 0.1g,一日 3 次。

【不良反应】

服药初期可有口干、胃肠道不适、头晕等。

【制剂规格】

胶囊剂、片剂、颗粒剂和软胶囊:0.1g。口服液:0.1g(10ml)。

(宋军超)

内科常见病
诊疗与合理用药

（下）

杨　军等◎编著

吉林科学技术出版社

第四章 泌尿系统疾病与合理用药

第四章　泌尿系统疾病与合理用药

第一节　急性肾小球肾炎

急性肾小球肾炎,简称急性肾炎,是常见的肾小球疾病。临床主要表现为急性起病、病程短、血尿、蛋白尿、少尿、水肿、高血压和短暂肾功能损害等。急性肾炎的发病,大多数由链球菌感染后引起的变态反应所致,故在临床上多称为链球菌感染后肾小球肾炎。

【病因与发病机制】

1.病因　链球菌感染是最常见的病因,但并非所有链球菌感染都能引起肾炎,只有致肾炎菌株甲族乙型溶血性链球菌(β溶血性链球菌)才能引起本病。呼吸道感染(1、4、12、29、49型等),皮肤感染(49、55、57、60型)。非链球菌的其他细菌(如葡萄球菌、肺炎双球菌、伤寒杆菌等)、病毒(各型肝炎病毒、麻疹等)、寄生虫(如疟原虫、血吸虫等)和梅毒螺旋体等也可患本病。

2.发病机制　根据流行病学、临床表现、免疫病理及动物实验的研究已知本病的发病机制是与链球菌感染有关的免疫反应。通常在链球菌感染后1～3周,其发病时间与体内免疫反应过程所需时间一致。致病的肾炎菌株的某些成分作为抗原,它在体内产生抗体,以抗原抗体复合物的形式经血液循环沉积在肾小球;这些特异性抗原亦可直接沉积在肾小球基底膜上皮侧,再与机体内产生的相应抗体相结合(原位型);少数可为抗基底膜抗体型。以上三种免疫反应均可引起一系列炎症反应导致急性肾炎的产生。此外,在导致肾组织的损伤中,局部炎症介质及补体的激活起了重要作用,它具有白细胞趋化作用,通过肥大细胞释放血管活性物质改变毛细血管通透性及具有细胞毒直接作用,均可在局部炎症中起重要作用。

【病理】

肾脏体积可较正常增大、病变主要累及肾小球。病变类型为毛细血管内增生性肾小球肾炎。光镜下通常为弥漫性肾小球病变,以内皮细胞及系膜细胞增生为主要表现,急性期可伴有中性粒细胞和单核细胞浸润。病变严重时,增生和浸润的细胞可压迫毛细血管袢使管腔狭窄或闭塞。肾小管病变多不明显,但肾间质可有水肿及灶状炎性细胞浸润。免疫病理检查可见IgG及C_3呈粗颗粒状沿毛细血管壁和(或)系膜区沉积。电镜检查可见肾小球上皮细胞下有驼峰状大块电子致密物沉积。

【临床表现】

急性肾炎临床表现轻重悬殊,轻者全无临床症状而检查时发现无症状镜下血尿;重者可呈急进性过程,其典型临床表现如下述。

1.潜伏期　急性肾炎与原发链球菌感染之间有1～3周的潜伏期,皮肤感染后潜伏期较长,平均18～21d,不马上发病的主要原因是急性肾炎并不是链球菌感染直接感染肾脏而是变态反应的结果,而抗体的产生需要大约1～3周的时间,这段时间就形成了链球菌感染与急性肾炎之间的潜伏期。

2.血尿　约一半病人出现肉眼血尿,它常是起病的首发症状,病人尿的颜色从黄色转为混浊的棕色,呈洗肉水样或酱油样。肉眼血尿一般在发病后2周转为显微镜下血尿,镜下血尿持续时间较长,约3～6个月,甚至1～2年。

3.水肿　约80%的病人出现水肿,也常常是发病第一症状,轻者为晨起眼睑浮肿,严重时波及全身,多为不可凹性浮肿,指压无凹痕,但若病人蛋白尿严重,也可出现低蛋白浮肿,即为可凹性浮肿。

4.高血压　见于80%左右的病人,血压多轻、中度升高(130～150/90～110mmHg)。急性肾炎引起高血压主要是容量依赖性高血压,也就是少尿引起水、钠在体内潴留,血容量过多引起的高血压。因此高血压多数随水肿消退降至正常。

5.少尿　急性肾炎时,由于肾小球滤过率减少导致少尿。大部分病人起病时每日尿量少于400ml。少尿可以引起一系列症状,如水肿、高血压、氮质血症。病人只要能及时地治疗及充分休息,2周后尿量可逐渐增多,氮质血症及高血压也可因利尿而逐渐恢复正常。

6.其他　儿童患者常有疲乏、厌食、恶心、呕吐、头痛、腰部钝痛等全身非特异性症状,若感染未控制,患者可表现发热。成人全身症状相对较少。

【辅助检查】

1.尿液检查　血尿是急性肾炎的重要表现,几乎每例都有,利用显微镜检查证明本病尿检中80%以上的红细胞是变形的多形性红细胞。尿沉渣中如见到红细胞管型具有诊断意义,此外也可见到透明或颗粒管型。

尿蛋白定性多在＋～＋＋。24h尿蛋白定量通常在1～2g。少数病人尿蛋白大量,甚至出现肾病综合征。若病情好转,则尿蛋白减少,通常在3～6个月内消退。如尿蛋白持续在1年以上或尿蛋白阴转一段时间又持续出现阳性,提示可能演变成慢性肾炎。

2.血常规检查　常见轻度贫血,贫血与血容量增大、血液稀释有关,待利尿消肿后即可恢复。白细胞计数大多正常,但感染灶未愈时,白细胞总数及中性粒细胞常增高。

3.肾功能检查　约半数病人可有暂时性肾小球滤过率减退,一般只表现血尿素氮升高及内生肌酐清除率降低,而血肌酐一般正常。急性肾炎恢复期肾功能逐渐恢复正常。

4.补体测定　急性肾炎时绝大多数病人血中总补体及C₃都明显降低,在6～8周恢复正常。如血清补体持续降低,可作为病情仍在进展的指标。

5.抗链球菌溶血素"O"　急性肾炎的50%～80%抗"O"增高,通常在感染后2～3周开始增高,3～5周滴度最高,以后逐渐降低。抗"O"滴度升高只表明近期有链球菌感染,提示急性肾炎的病因可能与链球菌感染有关,但滴度高低与肾炎的严重程度及预后无关。

【诊断与鉴别诊断】

急性肾炎的诊断并不困难,典型的病例,尤其是少年儿童患者上呼吸道感染或皮肤化脓性炎症后 7～20d 出现少尿、浮肿、高血压及茶色尿,尿液检查尿蛋白阳性,有红细胞和管型,血清补体下降,即可诊断为急性肾炎。如血清抗"O"滴度在 1:400 以上,咽拭子培养或皮肤脓液培养找到 β 溶血型链球菌,有助于判断链球菌感染后肾炎。症状不典型时需多次查尿常规,根据尿的典型改变及补体下降也可作出诊断,但如果病情的发展不像急性肾炎那样经过休息治疗逐渐好转,血清补体 C,持续下降超过 8 周,则应考虑有其他类型肾小球肾炎的可能性,必须作肾穿刺明确诊断。

本病尚应与下列疾病鉴别:

1.发热性蛋白尿　在某些急性感染发热期间(如扁桃体炎,丹毒、肺炎、骨髓炎等),部分病人往往出现蛋白尿及管型尿,有时镜下血尿,易与不典型急性肾炎相混淆,此可能与肾血流量增加、肾小球通透性增加及肾小管上皮细胞肿胀有关。急性感染期蛋白尿时出现尿的改变发生于感染、高热的极期,不伴高血压及水肿等肾脏疾病的临床表现,热退后尿异常迅速消失。

2.全身系统性疾病引起急性肾炎综合征　见于系统性红斑狼疮,过敏性紫癜,结节性多动脉炎或其他弥漫性血管炎等。其中部分病人肾脏受损方面的临床表现与急性肾炎相似,但具有其他系统病变的临床表现及特殊检查所见。

3.急进性肾炎　少数病例临床起病和典型急性肾炎相似,但病情急剧恶化,出现进行性肾功能衰竭。凡病程 1 个月以上,肾功能不好转,反而恶化者,应考虑本病,需及时肾穿刺活检以利早期诊断和治疗。

4.慢性肾炎急性发作　既往病史不明确的慢性肾炎患者,若有急性发作时,易与急性肾炎相混淆。除认真询问既往史外,潜伏期短于 3～5d,较显著的贫血,血浆蛋白浓度降低,肾功能持续性减退,长期高血压引起心脏和眼底改变,X 线平片及 B 超检查发现双肾已缩小,均有利于慢性肾炎的诊断。

【治疗】

本病治疗以休息及对症治疗为主。急性肾衰竭病例应予透析,待其自然恢复。本病为自限性疾病,不宜应用糖皮质激素及细胞毒药物。

1.一般治疗　急性期应卧床休息,待肉眼血尿消失、水肿消退及血压恢复正常后逐步增加活动量。急性期应予低盐(每日 3g 以下)饮食。肾功能正常者不需限制蛋白质入量,但氮质血症时应限制蛋白质摄入,并以优质动物蛋白为主。明显少尿者应限制液体入量。

2.治疗感染灶　以往主张病初注射青霉素 10～14 天(过敏者可用大环内酯类抗生素),但其必要性现有争议。反复发作的慢性扁桃体炎,待病情稳定后(尿蛋白少于 1+,尿沉渣红细胞少于 10 个/HP)可考虑做扁桃体摘除,术前、术后两周需注射青霉素。

3.对症治疗　包括利尿消肿、降血压,预防心脑合并症的发生。休息、低盐和利尿后高血压控制仍不满意时,可加用降压药物。

4.透析治疗　少数发生急性肾衰竭而有透析指征时,应及时给予透析治疗以帮助患者渡过急性期。由于本病具有自愈倾向,肾功能多可逐渐恢复,一般不需要长期维持透析。

5.中医药治疗　急性肾小球肾炎属中医"风水",多由于感受风寒、风热及湿邪所致。病变发展期有外感表证及水肿、尿少、血尿等症状,此期中医治疗往往采用祛风利水、清热解毒、凉血止血等治疗法则,常用方剂有越婢加术汤,麻黄连翘赤小豆汤等。

【预后】

急性肾炎是一个自限性疾病,一般预后良好,只要及时去除病因,辅以适当的治疗,在儿童约85％～90％,在成人约60％～75％可完全恢复。老年人患急性肾炎的机会不多,但其预后在急性肾炎患者中最差。多数病例尿常规改变在3～6个月内恢复,少数患者急性期后临床表现消失,肾功能良好,但尿液中红细胞和少量蛋白可迁延1～2年才逐渐消失。少数病例病程迁延或转为慢性肾炎,个别病例急性期可发生严重合并症而死亡。近年来由于防治工作的改进,死亡率已降至1％～2％,甚或无死亡。

(王立华)

第二节 急进性肾小球肾炎

急进性肾小球肾炎又称急性快速进展性肾小球肾炎(RPGN),简称急进性肾炎,是指一组病情发展急骤,由蛋白尿、血尿迅速发展为少尿或无尿的进行性肾功能损害,预后恶劣的肾小球肾炎的总称。多数病人在数周或数月内发生尿毒症,其病理改变以肾小球包曼氏囊广泛的新月体形成为特征,故又称为新月体肾炎或毛细血管外增殖性肾小球肾炎。

【病因和发病机制】

由多种原因所致的一组疾病,包括:①原发性急进性肾小球肾炎;②继发于全身性疾病(如系统性红斑狼疮肾炎)的急进性肾小球肾炎;③在原发性肾小球病(如系膜毛细血管性肾小球肾炎)的基础上形成广泛新月体,即病理类型转化而来的新月体性肾小球肾炎。本文着重讨论原发性急进性肾小球肾炎(以下简称急进性肾炎)。

RPGN根据免疫病理可分为三型,其病因及发病机制各不相同:①Ⅰ型又称抗肾小球基底膜型肾小球肾炎,由于抗肾小球基底膜抗体与肾小球基底膜(GBM)抗原相结合激活补体而致病。②Ⅱ型又称免疫复合物型,因肾小球内循环免疫复合物的沉积或原位免疫复合物形成,激活补体而致病。③Ⅲ型为少免疫复合物型,肾小球内无或仅微量免疫球蛋白沉积。现已证实50％～80％该型患者为原发性小血管炎肾损害,肾脏可为首发、甚至唯一受累器官或与其他系统损害并存。原发性小血管炎患者血清抗中性粒细胞胞浆抗体(ANCA)常呈阳性。

RPGN患者约半数以上有上呼吸道感染的前驱病史,其中少数为典型的链球菌感染,其它多为病毒感染,但感染与RPGN发病的关系尚未明确。接触某些有机化学溶剂、碳氢化合物如汽油,与RPGNⅠ型发病有较密切的关系。某些药物如丙硫氧嘧啶(PTU)、肼苯达嗪等可引起RPGNⅢ型。RPGN的诱发因素包括吸烟、吸毒、接触碳氢化合物等。此外,遗传的易感性在RPGN发病中作用也已引起重视。

【病理】

肾脏体积常较正常增大。病理类型为新月体性肾小球肾炎。光镜下通常以广泛(50％以上)的肾小球囊腔内有大新月体形成(占肾小球囊腔 50% 以上)为主要特征,病变早期为细胞新月体,后期为纤维新月体。另外,Ⅱ型常伴有肾小球内皮细胞和系膜细胞增生,Ⅲ型常可见肾小球节段性纤维素样坏死。免疫病理学检查是分型的主要依据,Ⅰ型 IgG 及 C_3 呈光滑线条状沿肾小球毛细血管壁分布;Ⅱ型 IgG 及 C_3 呈颗粒状沉积于系膜区及毛细血管壁;Ⅲ型肾小球内无或仅有微量免疫沉积物。电镜下可见Ⅱ型电子致密物在系膜区和内皮下沉积,Ⅰ型和Ⅲ型无电子致密物。

【临床表现】

本病以男性发病率较高,男女比例为 2∶1。除Ⅰ型好发于青、中年外,Ⅱ型及Ⅲ型均以中、老年病人为主。部分病例有前驱呼吸道感染,起病较急,但多数隐袭起病。病情进展迅速。临床上除具有血尿(全部病例有血尿)、蛋白尿、浮肿及高血压等急性肾炎综合征表现外,部分病人(尤其是Ⅱ型)可因大量蛋白尿导致肾病综合征。病人常呈重度顽固性贫血,少数患者可发生上消化道出血。肾功能迅速进行性减退,常在数周至数月内发展成尿毒症。随着肾功能恶化,尿量减少,可发展至少尿或无尿。恶心、呕吐是常见的消化道症状。水、钠潴留严重者可发生肺水肿、心包炎、酸中毒、高血钾及其他电解质紊乱,甚至心律失常、脑水肿等严重并发症。

【辅助检查】

1.尿液检查　尿蛋白通常阳性,但含量不一,从微量到肾病综合征范围的大量尿蛋白,多为非选择性蛋白尿,变形的多形性红细胞、红细胞管型和白细胞是尿沉渣中常见的有形成分。

2.肾功能测定　发病数日或数周后即可发现肾小球滤过率呈进行性下降,内生肌酐清除率下降,血肌酐及尿素氮明显增加,尿比重低且固定。

3.血清抗体检查　Ⅰ型急进性肾炎早期常可发现循环抗 GBM 抗体存在。应用较敏感的放免技术,早期患者阳性率可达 95%。

4.循环免疫复合物测定　一般循环免疫复合物阳性无特殊诊断意义,只提示免疫复合物病存在的可能,但如发现免疫复合物抗体,则有助于诊断Ⅱ型急进性肾炎。

5.补体测定　由于补体活化途径等发病机制的差异,血清 C_3 及 CH_{50} 的减低可见于Ⅱ型原发性急进性肾炎、系统性红斑狼疮、膜增殖性肾炎、急性感染后肾炎、冷球蛋白血症伴广泛新月体形成。

6.抗中性粒细胞胞浆抗体(ANCA)的测定　ANCA 是一种以酒精固定的中性粒细胞为底物的免疫病理(如间接荧光)或免疫酶(或放免)测定方法。此类抗体存在于系统性血管炎的患者血清中。Ⅲ型急进性肾炎 ANCA 阳性率>80%,故认为此型实际上是一种缺乏肾外表现的血管炎。近年来根据荧光染色图像,ANCA 又分 P 和 C 两型;P 型(核周型)常见于Ⅲ型急进性肾炎;C 型多见于韦格纳肉芽肿。

7.肾脏影像学检查　应用 B 超及腹部 X 线平片检查半数以上早期急进性肾炎患者肾影明显增大,且无一例有肾脏缩小表现。此项检查有助于区别慢性肾功能不全。

8.肾活检　本病确诊需靠肾活检,肾活检光镜检查示>50%肾小球有新月体病变诊断可成立。

【诊断与鉴别诊断】

凡临床上表现为急性肾炎综合征而以严重的血尿、突出的少尿、无尿及进行性肾功能损害，既往无肾脏疾病时应高度怀疑此病。B超或X线平片显示二侧肾脏均匀增大则更支持本病。肾活检光镜检查示＞50％肾小球有新月体病变诊断可成立。原发性急进性肾炎需与以下疾病鉴别：

1.链球菌感染后肾炎　起病和临床表现与急进性肾炎相似，但前者见于儿童及少年，病初有链球菌感染史，血清抗"O"滴度增高，疾病早期补体 C_3 多下降，少尿持续时间短，肾功能不全多较轻且短暂，病理变化多以肾小球系膜细胞及内皮细胞弥漫性增殖为主，为自限趋势的疾病，预后大多良好。

2.Goodpasture综合征　本病多见于青年人，临床特点是咯血、呼吸困难、血尿及蛋白尿，有时可出现水肿及高血压，迅速出现肾功能衰竭，部分病人在发病前有汽油接触史。多数病人在6个月内死于大咯血所致的窒息或尿毒症。胸部X线摄片可见散在性斑片状或粟粒状阴影。肺及肾组织活检免疫荧光检查均可证实基底膜上有线条状沉积物。

3.溶血性尿毒症综合征　多见于婴幼儿，主要临床表现为急性进行性肾功能衰竭、溶血性贫血和血小板减少症三个特点，伴有尿少、无尿、血尿和（或）血红蛋白尿，急性肾功能不全，严重贫血，网织细胞升高，可见到红细胞碎片及芒刺细胞，白细胞总数及中性粒细胞增多，血小板减少及出血倾向。

4.继发于全身性疾病的急进性肾炎　如系统性红斑狼疮、过敏性紫癜、结节性多动脉炎、韦格纳肉芽肿、进行性系统性硬化症等均可引起继发性急进性肾炎，出现少尿、无尿及肾功能衰竭，如以肾脏起病者，全身症状可不明显或被掩盖，易被误诊。鉴别主要在于提高对原发病的认识，注意全身症状，及早进行有关化验检查以明确诊断。

5.慢性肾炎急性发作　慢性肾炎由于某些诱因导致肾功能迅速恶化，由于既往病史不明确，直至感染、劳累、水电解质平衡紊乱等诱因导致肾功能迅速恶化，有时很难与急进性肾炎区别。应用X线平片及B超检查发现双肾已缩小，有利于慢性肾炎的诊断。指甲肌酐数值有助于了解3个月前血肌酐水平。此类患者在诱因纠正后肾功能有部分恢复。

【治疗】

包括针对急性免疫介导性炎症病变的强化治疗以及针对肾脏病变后果（如钠水潴留、高血压、尿毒症及感染等）的对症治疗两方面。尤其强调在早期作出病因诊断和免疫病理分型的基础上尽快进行强化治疗。

1.强化疗法

（1）强化血浆置换疗法：应用血浆置换机分离患者的血浆和血细胞，弃去血浆以等量正常人的血浆（或血浆白蛋白）和患者血细胞重新输入体内。通常每日或隔日1次，每次置换血浆2～4L，直到血清抗体（如抗GBM抗体、ANCA）或免疫复合物转阴、病情好转，一般需置换约6～10次左右。该疗法需配合糖皮质激素[口服泼尼松 $1mg/(kg \cdot d)$，2～3个月后渐减]及细胞毒药物[环磷酰胺 $2～3mg/(kg \cdot d)$ 口服，累积量一般不超过8g]，以防止在机体大量丢失免疫球蛋白后有害抗体大量合成而造成"反跳"。该疗法适用于各型急进性肾炎，但主要适用于Ⅰ型；对于Goodpasture综合征和原发性小血管炎所致急进性肾炎（Ⅲ型）伴有威胁生命的肺出血作用较为肯定、迅速,应首选。

(2)甲泼尼龙冲击伴环磷酰胺治疗:为强化治疗之一。甲泼尼龙 0.5～1.0g 溶于 5% 葡萄糖中静脉点滴,每日或隔日 1 次,3 次为一疗程。必要时间隔 3～5 天可进行下一疗程,一般不超过 3 个疗程。甲泼尼龙冲击疗法也需辅以泼尼松及环磷酰胺常规口服治疗,方法同前。近年有人用环磷酰胺冲击疗法(0.8～1g 溶于 5% 葡萄糖静脉点滴,每月 1 次),替代常规口服,可减少环磷酰胺的毒副作用,其确切优缺点和疗效尚待进一步总结。该疗法主要适用 II、III 型,I 型疗效较差。用甲泼尼龙冲击治疗时,应注意继发感染和钠、水潴留等不良反应。

2.替代治疗　凡急性肾衰竭已达透析指征者,应及时透析。对强化治疗无效的晚期病例或肾功能已无法逆转者,则有赖于长期维持透析。肾移植应在病情静止半年(I 型、III 型患者血中抗 GBM 抗体、ANCA 需转阴)后进行。对钠水潴留、高血压及感染等需积极采取相应的治疗措施。

【预后】

本病预后严重,如无有效的治疗,大多数病人在半年内发展至严重肾功能衰竭而死亡。自从有了有效的治疗方法,本病预后已大为改观,有救的病例可获尿量迅速增加,肾功能逐渐改善,病理组织学活动性病变常可消退,病情明显缓解,不需透析而存活。影响预后的因素有:①疾病的类型:I 型最差,II 型次之,III 型预后较 I、II 型好。②临床表现:有前驱感染者疗效较好。病程短,在出现少尿、无尿以前或在肌酐清除率降至 10ml/min 以前开始治疗疗效较好。③病理指征:组织学已显示出慢性病者(如纤维性新月体、肾小球硬化、间质纤维化及肾小球萎缩)疗效差,但疗效与新月体多少及新月体大小无肯定关系。

(刘玉东)

第三节　慢性肾小球肾炎

慢性肾小球肾炎(简称慢性肾炎)是由多种病因引起、呈现多种病理类型的一组慢性进行性肾小球疾病。患者常呈现不同程度的水肿、高血压、蛋白尿及血尿,肾功能常逐渐坏转直至终末期肾衰竭。

【诊断标准】

1.多数患者起病缓慢,少数感染后发病者起病急(甚至可呈急性肾炎综合征),病情迁延,逐渐进展。

2.呈现不同程度的水肿、高血压、蛋白尿(尿蛋白定量常>1g/d,但是<3.5g/d)、血尿(为肾小球源血尿)及管型尿。

3.逐渐出现肾功能减退(最初肾小球滤过率下降,而后血清肌酐升高),直至进入终末期肾衰竭。随肾功能坏转,常伴随出现肾性贫血。

4.B 超检查双肾大小正常或缩小。

有条件时可做肾穿刺活检以明确病理类型。慢性肾炎可呈现多种病理类型,如系膜增生性肾小球肾炎、膜增生性肾小球肾炎、局灶性节段性肾小球硬化及包括上述各个病理类型的

IgA肾病等,另外,也包括少数膜性肾病。不同病理类型疾病的进展速度不同,但是后期均可进展为硬化性肾小球肾炎。

【治疗原则】

本病的治疗重点,应放在保护残存肾功能,延缓肾损害进展上。

1.一般治疗

(1)饮食:低盐(每日食盐<3g);出现肾功能不全时应限制蛋白质入量。

(2)休息:肾功能正常的轻症患者可适当参加轻工作,重症及肾功能不全患者应休息。

2.对症治疗

(1)利尿:轻者并用噻嗪类利尿剂及保钾利尿剂,重者用袢利尿剂。

(2)降血压:应将血压严格控制至130/80mmHg,能耐受者还能更低,这对尿蛋白>1g/d者尤为重要。但是,对于老年患者或合并慢性脑卒中的患者,应该个体化地制定降压目标,常只宜降至140/90mmHg。

治疗慢性肾炎高血压,于治疗之初就常用降压药物联合治疗,往往选用血管紧张素转换酶抑制剂或血管紧张素AT_1受体阻滞剂,与双氢吡啶钙通道阻滞剂或(和)利尿药联合治疗,无效时再联合其他降压药物。

血清肌酐>$265\mu mol/L$(3mg/dl)不是禁用血管紧张素转换酶抑制剂或血管紧张素AT_1受体阻滞剂的指征,但是必须注意警惕高钾血症发生。

3.延缓肾损害进展措施　严格控制高血压就是延缓肾损害进展的重要措施,除此而外,还可采用如下治疗。

(1)血管紧张素转换酶抑制剂(ACEI)或血管紧张素AT_1受体阻滞剂(ARB)无高血压时亦可服用,能减少尿蛋白及延缓肾损害进展,宜长期服药。

(2)调血脂药物:以血浆胆固醇增高为主者,应服用羟甲基戊二酰辅酶A还原酶抑制剂(他汀类药);以血清甘油三酯增高为主者,应服用纤维酸类衍生物(贝特类药)治疗。

(3)抗血小板药物:常口服双嘧达莫300mg/d,或服阿司匹林100mg/d。若无副作用此两类药可长期服用,但是肾功能不全血小板功能受损时要慎用。

(4)降低血尿酸药物:肾功能不全致肾小球滤过率<30ml/min时,增加尿酸排泄的药物已不宜使用,只能应用抑制尿酸合成药物(如别嘌呤醇及非布司他),并需根据肾功能情况酌情调节用药剂量。

除上述药物治疗外,避免一切可能加重肾损害的因素也极为重要,例如不用肾毒性药物(包括西药及中药),预防感染(一旦发生,应及时选用无肾毒性的抗感染药物治疗),避免劳累及妊娠等。

4.糖皮质激素及细胞毒药物　一般不用。至于尿蛋白较多、肾脏病理显示活动病变(如肾小球细胞增生,小细胞新月体形成,及肾间质炎症细胞浸润等)的患者,是否可以酌情考虑应用?需要个体化地慎重决定。

慢性肾炎如已进展至慢性肾功能不全,则应按慢性肾功能不全非透析疗法处理;如已进入终末期肾衰竭,则应进行肾脏替代治疗(透析或肾移植)。

(刘玉东)

第四节　原发性肾病综合征

肾病综合征是肾小球疾病引起的一个临床综合征,包括:①大量蛋白尿;②低蛋白血症;③水肿;④高脂血症。除外系统性疾病导致的继发性肾病综合征后,原发性肾病综合征才能成立。肾病综合征的主要并发症有感染、血栓及肾功能损害(包括肾前性氮质血症及特发性急性肾衰竭)等。

【诊断标准】

1.大量蛋白尿(尿蛋白定量≥3.5g/d)。

2.低蛋白血症(血浆白蛋白<30g/L)。

3.水肿(常为明显水肿,并可伴腹水、胸水)。

4.高脂血症(血清胆固醇和甘油三酯增高)。

上述4条中,前2条为必备条件。因此,具备前2条,再加后2条中1或2条均可确诊肾病综合征。在除外继发性肾病综合征(如狼疮性肾炎、乙肝病毒相关性肾炎及糖尿病肾病等导致的肾病综合征)后原发性肾病综合征才能诊断。

原发性肾病综合征的主要病理类型为微小病变肾病、膜性肾病、非IgA系膜增生性肾小球肾炎、膜增生性肾小球肾炎、局灶节段性肾小球硬化及IgA肾病。由于不同病理类型肾小球疾病所致肾病综合征的疗效十分不同,故常需进行肾穿刺病理检查,以指导临床进行有区别地个体化治疗。

原发性肾病综合征的主要并发症有感染、血栓及肾功能损害(包括肾前性氮质血症及特发性急性肾衰竭)。

【治疗原则】

应参考病理类型等因素个体化地制定治疗目标。某些病理类型的肾病综合征应力争治疗后消除尿蛋白,使肾病综合征缓解;但是另一些病理类型的肾病综合征很难获得上述疗效,则应以减轻症状,减少尿蛋白排泄,延缓肾损害进展及防治并发症为治疗重点。

1.一般治疗

(1)休息:重症肾病综合征患者应卧床,但应注意床上活动肢体,以防血栓形成。

(2)饮食:低盐(食盐每日<3g),蛋白质入量以每日0.8～1.0g/kg为妥,不宜采用高蛋白饮食,要保证热卡(每日126～147kJ/kg,即每日30～35kcal/kg),并注意维生素及微量元素补充。

2.对症治疗

(1)利尿消肿:有效血容量不足时,可先静脉输注胶体液(如低分子右旋糖酐等血浆代用品,用含糖、不含氯化钠制剂)扩张血容量,然后再予袢利尿剂;无有效血容量不足时,可以直接应用袢利尿剂。袢利尿剂宜静脉给药,首剂给以负荷量,然后持续泵注(如呋塞米首剂40mg从输液小壶给入,然后以每小时5～10mg速度持续泵注,全日量不超过200mg)。袢利尿剂若与作用于远端肾小管或集合管的口服利尿药(如氢氯噻嗪、美托拉宗、螺内酯及阿米洛利)联用,利尿效果可能更好。利尿消肿以每天减少体重 0.5～1.0kg 为当。注意不应滥输血浆或白蛋白制剂利尿,因为人血制剂来之不易,不应轻意使用,另外,滥用还可能加重肾脏负担,损伤肾功能。

对于严重浮肿(甚至皮肤渗液)或(和)大量胸、腹水利尿无效的患者,可以考虑用血液净化技术超滤脱水。

(2)减少尿蛋白排泄:可服用血管紧张素转换酶抑制剂或血管紧张素 AT₁ 受体阻滞剂。服药期间应密切监测血清肌酐变化,如果血清肌酐上升超过基线的 30%,则提示肾缺血(肾病综合征所致有效血容量不足,或过度利尿脱水),应暂时停药。为此,在肾病综合征的利尿期最好不服用这类药物,以免上述情况发生。

(3)调血脂治疗:对具有明显高脂血症的难治性肾病综合征病例应服用调脂药治疗。以血浆胆固醇增高为主者,应服用羟甲基戊二酰辅酶 A 还原酶抑制剂(他汀类药);以血清甘油三酯增高为主者,应服用纤维酸类衍生物(贝特类药)治疗。

3.糖皮质激素及免疫抑制剂治疗

(1)糖皮质激素:是治疗肾病综合征的主要药物。治疗原则:①"足量":起始量要足,常用泼尼松或泼尼松龙每日 1mg/kg 口服,但是最大量一般不超过每日 60mg,服用 1～2 个月(完全缓解病例)至 3～4 个月(未缓解病例)后减量;②"慢减":减撤激素要慢,一般每 2～3 周左右减去前用量的 1/10;③"长期维持":以隔日服 20mg 作维持量,服半年或更长时间。

在激素足量治疗 12 周内病情完全缓解,称为激素敏感;激素足量治疗 12 周(原发性局灶节段硬化症无效例外,为 16 周)无效,称为激素抵抗;激素治疗有效,但减撤药物过程中 2 周之内复发者,称为激素依赖。

(2)细胞毒药物:常与激素配伍应用。现多用环磷酰胺,每日 0.1g 口服,或隔日 0.2g 静脉注射,累积量达 6～12g 停药。其他细胞毒药物还有苯丁酸氮芥等。

(3)钙调神经磷酸酶抑制剂:包括环孢素 A 及他克莫司。

①环孢素 A:常与糖皮质激素(泼尼松或泼尼松龙起始剂量可减为每日 0.5mg/kg)配伍应用。用法:每日 3～4mg/kg,最多不超过每日 5mg/kg,分早晚 2 次空腹口服,维持血药浓度谷值于 125～175ng/ml,服用 3～6 个月后逐渐减量,共服药 6～12 个月。对于肾病综合征部分缓解病例,也可在减量至每日 1～1.5mg/kg 后,维持服药达 1～2 年。

②他克莫司:常与激素(泼尼松或泼尼松龙起始剂量可减为每日 0.5mg/kg)配伍应用。用法:每日 0.05～0.1mg/kg,分早晚 2 次空腹口服,持续 6 个月,维持血药浓度谷值于 5～10ng/ml,然后逐渐减量,将血药浓度谷值维持于 3～6ng/ml,再服 6～12 个月。

(4)吗替麦考酚酯:是一种新型免疫抑制剂,主要用于难治性肾病综合征治疗。也常与激素配伍应用,用量 1.5～2g/d,分 2 次空腹服用,半年后渐减量至 0.5～0.75g/d,然后维持服药 0.5～1 年。

(5)雷公藤多苷:与激素配合应用。用法:每次 10～20mg,每日 3 次口服。

(6)其他:应用雷帕霉素及利妥昔单抗治疗原发性肾病综合征,仅有个例或小样本报道,作为推荐用药目前尚缺证据。

上述各种药物均有不同程度的副作用,临床医师应熟知,并密切检测以防发生。

4.并发症防治

(1)感染:包括细菌(包括结核菌)、真菌(包括卡氏肺孢子菌)及病毒感染,尤易发生在足量激素及免疫抑制剂初始治疗的头3月内,对感染一定要认真防治。在进行上述免疫抑制治疗前及治疗中应定期给患者检验外周血淋巴细胞总数及CD。细胞数,前者低于600/mm³或(和)后者低于200/mm³时发生感染的几率显著增加,同时还应定期检验血清IgG。感染一旦发生,即应选用敏感、强效、无肾毒性的抗病原微生物药物及时治疗。反复感染者可试用免疫增强剂(如胸腺肽、丙种球蛋白等)预防感染。

(2)血栓:防治血栓栓塞并发症的药物如下:①抗血小板药物:肾病综合征未缓解前均应应用。②抗凝药物:当血清白蛋白<20g/L时即应应用。临床常用肝素钙5000U,每12小时皮下注射一次,维持活化部分凝血活酶时间(APTT)达正常值高限的1.5～2.0倍;或用低分子肝素如伊诺肝素钠、那屈肝素钙及达肝素钠等,每日150～200IUAXa/kg(IUAXa为抗活化凝血因子X国际单位),分成1～2次皮下注射,必要时监测Xa因子活性变化;或者口服华法令,将凝血酶原时间国际标准化比值(PT-INR)控制达2～3。③溶栓药物:一旦血栓形成即应尽早应用溶栓药物(如尿激酶)治疗。

(3)特发性急性肾衰竭:此并发症常见于老年、微小病变肾病的肾病综合征复发患者。发病机制不清,部分患者恐与大量血浆蛋白滤过形成管型堵塞肾小管及肾间质高度水肿压迫肾小管,导致"肾内梗阻"相关。因此主要治疗如下:①血液透析:除维持生命赢得治疗时间外,并可在补充血浆制品后脱水(应脱水至干体重),以减轻肾间质水肿。②甲泼龙冲击治疗:促进肾病综合征缓解。③袢利尿剂:促使尿量增加,冲刷掉阻塞肾小管的管型。

(刘玉东)

第五节　微小病变肾病和局灶节段性肾小球硬化

一、微小病变肾病

微小病变肾病是原发性肾小球疾病的一个病理类型,其病理特点是:光学显微镜检查肾小球基本正常,肾小管上皮细胞颗粒空泡变性及脂肪变性。免疫荧光检查阴性。电子显微镜检查肾小球足突广泛融合消失。微小病变肾病多次复发后可以转型为局灶节段性肾小球硬化。

【临床表现】

1.本病好发于少年儿童,以2～6岁幼儿发病率最高,但是老年人又有一发病高峰。

2.发病前多有上呼吸道感染或过敏,起病急。

3.几乎100%病例呈现肾病综合征。

4.镜下血尿少见(仅15%～20%病例可见,为变形红细胞血尿),不出现肉眼血尿。

5.一般不出现持续性高血压及肾功能损害(严重水钠潴留时可有一过性高血压及氮质血症,利尿后消失)。

6.绝大多数患者对糖皮质激素治疗敏感,治疗后肾病综合征可完全缓解;部分病例肾病综合征还可能自发缓解。

7.疾病易于复发。减撤激素过快、感染及劳累为常见复发诱因。

【治疗原则】

应力争将肾病综合征治疗缓解。

1.糖皮质激素与免疫抑制治疗

(1)初治病例推荐单用糖皮质激素(常用泼尼松或泼尼松龙)治疗。

(2)对多次复发或激素依赖的病例,可选用激素与环磷酰胺联合治疗。担心服用环磷酰胺影响生育者,或用激素与环磷酰胺联合治疗后仍然复发者,可选用较小剂量激素(如泼尼松或泼尼松龙每日 0.5mg/kg)与环孢素 A 或他克莫司联合治疗。对环磷酰胺、环孢素 A 和他克莫司不耐受的病例,可改用吗替麦考酚酯进行替代。

(3)对激素抵抗病例,应仔细寻找有无影响疗效的原因(如感染、肾静脉血栓等),必要时重复肾穿刺活检,看有无局灶节段性肾小球硬化存在。

(4)激素相对禁忌或不能耐受者,可以单用环孢素 A 或他克莫司治疗。

2.对症治疗　由于本病多数患者对激素治疗敏感,用激素(或配合免疫抑制剂)治疗后肾病综合征能较快缓解,因此治疗初无必要合用血管紧张素转换酶抑制剂或血管紧张素 AT_1 受体阻滞剂去减少尿蛋白排泄,也无必要合用调脂药物去治疗高脂血症。

二、局灶节段性肾小球硬化

局灶节段性肾小球硬化是原发性肾小球疾病的一个病理类型,其病理特点是:光学显微镜检查病变肾小球呈局灶分布,出现节段性硬化,并可见玻璃样变及足细胞增生。免疫荧光显微镜检查可见 IgM 及 C_3 呈团块样于病变肾小球的受累节段上沉积。电子显微镜检查可见肾小球足细胞从基底膜上剥脱,及足突广泛融合。本病可以分为以下 5 型:非特殊型,门周型,细胞型,顶端型和塌陷型。

【临床表现】

1.本病好发于青中年。

2.隐袭发病。

3.约 1/2 病例出现肾病综合征。

4.镜下血尿较常见(约 1/2 病例,为变形红细胞血尿),并可见肉眼血尿。

5.常见肾功能不全、高血压及肾性贫血。

6.本病呈肾病综合征者,糖皮质激素或(和)免疫抑制剂的治疗疗效常较差,仅部分患者能获得缓解或部分缓解。但是,仍然有少数病例(约为 5%～20%)可能自发缓解。

局灶节段性肾小球硬化呈现肾病综合征者,足量糖皮质激素治疗 16 周无效,才能判为激素抵抗。

【治疗原则】

下述治疗措施仅适用于本病呈现肾病综合征者。

应首先争取将肾病综合征治疗缓解或部分缓解,但是对无法获得上述疗效时,则应改变目标将减轻症状、减少尿蛋白排泄、延缓肾损害进展及防治并发症作为治疗重点。

1.免疫抑制治疗

(1)推荐用足量糖皮质激素(泼尼松或泼尼松龙每日 1mg/kg 口服,最大剂量每日 60mg)治疗,如果肾病综合征未缓解,可持续足量服用 4 个月,当其完全缓解后才逐渐减量至维持量,再服用 0.5～1 年。

(2)激素抵抗病例,可以选用较小剂量糖皮质激素(如泼尼松或泼尼松龙每日 0.5mg/kg)与环孢素 A 或他克莫司进行联合治疗。环孢素 A 可在最后减量至每日 1～1.5mg/kg 后,维持服用 1～2 年。

(3)缓解后复发病例,可以参考上述激素抵抗方案进行治疗。一般而言,环孢素 A 或他克莫司用药时间长、减药速度慢能有利于减少复发。

(4)激素相对禁忌或不能耐受者,可以单独应用环孢素 A 或他克莫司治疗。

(5)应用细胞毒药物、吗替麦考酚酯、雷帕霉素及利妥昔单抗治疗本病,日前均缺乏足够循证医学证据。

(6)由于应用上述免疫抑制剂治疗本病时,剂量常较大,时间常较长,故需格外注意避免出现严重药物副作用。

2.对症治疗　对于已出现高血压的患者,应该积极降压达 130/80mmHg,能耐受者还能更低。治疗之初就常用降压药物联合治疗,往往选用血管紧张素转换酶抑制剂或血管紧张素 AT_1 受体阻滞剂,与双氢吡啶钙通道阻滞剂或(和)利尿药联合治疗,无效时再联合其他降压药物。

对于肾病综合征持续不缓解的患者,应给予血管紧张素转换酶抑制剂或血管紧张素 AT_1 受体阻滞剂减少尿蛋白排泄,并予调脂药物改善高脂血症。

(贾江伟)

第六节　ANCA 相关性小血管炎肾损害

系统性血管炎是指以血管壁炎症和纤维素样坏死为主要病理特征的一组系统性疾病。在系统性小血管炎中,部分疾病与抗中性白细胞胞浆抗体(ANCA)相关,因而被称为 ANCA 相关性小血管炎(AAV),包括显微镜下型多血管炎(MPA)、肉芽肿伴多血管炎(GPA,曾被称为韦格内肉芽肿病)、变应性肉芽肿性血管炎(CSS)。ANCA 相关性小血管炎常累及肾脏引起肾损害,其中 MPA 及 GPA 的肾损害常很严重,易出现新月体肾炎。

【诊断标准】

1.本病好发于中、老年。

2.全身非特异性表现　常有发热(低热或高热)、皮肤紫癜、肌肉痛、关节痛、周围神经病变

(麻木或疼痛敏感)及体重减轻等。

3.肾脏受累表现　出现血尿(变形红细胞血尿)、蛋白尿(可轻可重,重者出现肾病综合征)及管型尿,并常出现水肿及高血压。重症患者肾功能进行性坏转,临床呈现急进性肾炎综合征。

4.其他器官受累表现　体内各器官系统均可能受累,其中最常见肺脏病变,表现为咳嗽、咯血痰及咯血,乃至致命性大咯血。而 GPA 还常累及上呼吸道,导致鼻窦炎,鼻中隔穿孔和"鞍鼻"。

5.实验室检查　血清 ANCA 阳性,包括胞浆型 ANCA(cANCA)合并抗蛋白酶 3 抗体阳性,或环核型 ANCA(pANCA)合并抗髓过氧化物酶抗体阳性等,对诊断本病意义极大。除此而外,还常见贫血、白细胞增多(有时嗜酸细胞也增多)、血沉增快、血清 γ 球蛋白增高、C 反应蛋白阳性及类风湿因子阳性等非特异表现。

6.X 线检查　肺出血的患者,胸部 X 线平片或 CT 检查可见广泛肺泡出血影像(从肺门向两侧中肺野分布的阴影,形似蝶翼)。GPA 患者还能见到肺空洞(1 个或数个)。

7.病理检查　肾组织免疫荧光检查常阴性;光镜检查可见局灶节段性肾小球纤维素样坏死和新月体(新旧新月体同时存在),常形成新月体肾炎;电镜检查常无电子致密物。GPA 还能在受累组织中见到特征性肉芽肿;CSS 在肾间质中常可见大量嗜酸性白细胞浸润。

【治疗原则】

1.糖皮质激素及免疫抑制剂治疗

(1)诱导缓解治疗:常用糖皮质激素联合环磷酰胺治疗。

①糖皮质激素:可口服泼尼松或泼尼松龙,剂量 1mg/(kg·d),共服用 4～6 周,病情控制后逐步减量。

②环磷酰胺:可以口服,剂量 2mg/(kg·d),持续服用 3～6 月;或者静脉点滴,剂量 0.75g/m^2,每月 1 次,连续应用 6 个月。

③甲泼尼龙冲击治疗:对肾功能急剧坏转或(和)肺出血的重症患者,在应用激素及环磷酰胺治疗的基础上,还应予甲泼尼龙冲击治疗。

(2)维持缓解治疗:治疗目的是维持疾病缓解及减少疾病复发。可采用如下药物:硫唑嘌呤[1～2mg/(kg·d)]、或吗替麦考酚酯 1g/d、或甲氨蝶呤(从每周 0.3mg/kg 开始治疗,最大剂量为每周 20～25mg。肾小球滤过率<60ml/min 时禁用)。维持治疗至少需持续进行 12～18 个月。

2.大剂量免疫球蛋白治疗　上述糖皮质激素联合免疫抑制剂治疗无效时,或存在感染不宜使用糖皮质激素及免疫抑制剂时,可考虑应用大剂量免疫球蛋白进行诱导缓解治疗,剂量 400mg/(kg·d)静脉点滴,每日 1 次,5 次为一疗程,必要时可重复治疗。

3.血浆置换或免疫吸附治疗　对严重肺出血、急性肾衰竭或合并抗肾小球基底膜抗体的患者,在应用上述激素及免疫抑制剂治疗的基础上,于诱导缓解初期还应给予强化血浆置换治疗或双重血浆置换治疗,有条件时也可应用免疫吸附治疗。

4.透析治疗　在患者出现急性肾衰竭并达到透析指征时,应及时进行透析,以维持生命,赢得诱导缓解治疗的时间。当患者已进入慢性肾衰竭且已到达透析指征时,也应给予长期维持性透析治疗维持生命。选用血液透析或腹膜透析皆可。

5.预防复发治疗　GPA 患者鼻部携带金黄色葡萄球菌是致疾病复发的一个重要原因,口服复方新诺明(剂量为磺胺甲噁唑 800mg 和甲氧苄氨嘧啶 160mg,每周 3 次)或(和)鼻腔局部应用莫匹罗星都能较好地清除金黄色葡萄球菌,预防 GPA 复发。

(贾江伟)

第七节　膜性肾病和膜增生性肾小球肾炎

一、膜性肾病

膜性肾病也是原发性肾小球疾病的一个病理类型,其病理特点是:光学显微镜检查肾小球呈弥漫性病变,毛细血管壁增厚,上皮侧嗜复红蛋白沉积,并常出现"钉突"(Ⅱ期)或"链环"(Ⅲ期)样改变。免疫荧光显微镜检查可见 IgG 及补体 C_3 沿肾小球毛细血管壁呈细颗粒样沉积。电子显微镜检查于上皮下可见电子致密物沉积,足突广泛融合。本病可以分为Ⅰ～Ⅴ期(Ⅰ～Ⅳ期病变逐渐加重,Ⅴ期病变自发缓解)。

【临床表现】

1.本病好发于中老年。

2.起病隐袭。

3.约 80% 病例出现肾病综合征。

4.镜下血尿少见(仅约 40% 病例,为变形红细胞血尿),不出现肉眼血尿。

5.疾病早期很少出现高血压。

6.约 1/3 病例肾功能可逐渐坏转,但是进展速度慢。

7.患者容易发生血栓及栓塞并发症。

8.部分病例的肾病综合征可能自发缓解。

【治疗原则】

下述治疗措施仅适用于本病呈现肾病综合征者。

应首先争取将肾病综合征治疗缓解或部分缓解;但是对无法达到时,则应以减轻症状、减少尿蛋白排泄及延缓肾损害进展作为治疗重点。防治血栓栓塞并发症很重要。

1.免疫抑制治疗

(1)本病不单独用糖皮质激素进行治疗。

(2)可选用足量糖皮质激素(如泼尼松或泼尼松龙每日 1mg/kg 口服,最大剂量不超过每日 60mg)联合细胞毒药物(常用环磷酰胺,苯丁酸氮芥也可用,但副作用较大)治疗;也可选用较小量糖皮质激素(如泼尼松或泼尼松龙每日 0.5mg/kg)联合环孢素 A 或他克莫司进行治疗,尤其适用于不愿接受细胞毒药物或用细胞毒药物相对禁忌者。

(3)应用上述两方案之一治疗无效时,可更换为另一方案进行治疗。

（4）治疗缓解后复发病例，可以再次采用原来导致肾病综合征缓解的相同方案治疗。

（5）激素相对禁忌或不能耐受者，可以单用环孢素 A 或他克莫司治疗。

2.对症治疗　对于上述治疗疗效不佳肾病综合征持续存在的患者，应予血管紧张素转换酶抑制剂或血管紧张素 AT_1 受体阻滞剂减少尿蛋白排泄，并予调脂药物改善高脂血症。

3.并发症防治

（1）膜性肾病容易发生血栓及栓塞并发症，因此在其肾病综合征未缓解时一定要认真预防血栓发生，除常规给予抗血小板药物外，在血清白蛋白＜20g/L（有国外指南将此放宽为＜25g/L）时还应予抗凝药物预防血栓。此外，防止利尿过度及治疗高脂血症在预防血栓形成上也很重要。

（2）膜性肾病多为中老年患者，进行免疫抑制治疗时，需要十分注意预防感染，一旦发生应积极治疗。

（3）中老年膜性肾病患者，尤其应用激素治疗时间较久时，还需要注意激素导致骨质稀疏，可以配合服用维生素 D（或活性维生素 D）及钙片预防。

二、膜增生性肾小球肾炎

膜增生性肾小球肾炎，又称为系膜毛细血管性肾小球肾炎，也是原发性肾小球疾病的一个病理类型。

其病理特点是：光学显微镜检查肾小球呈弥漫性病变，系膜细胞明显增生伴系膜基质增加，并广泛插入至内皮及基底膜间形成双轨或多轨征，肾小球毛细血管祥成分叶状、乃至结节状。此病可以分为如下两型：Ⅰ型系膜区及内皮下可见嗜复红蛋白呈颗粒样沉积；Ⅲ型除在系膜区及内皮下见嗜复红蛋白沉积外，上皮下也有沉积，并伴随基底膜钉突形成。免疫荧光显微镜检查可见 IgG 及补体 C_3 呈颗粒样沉积于系膜及毛细血管壁，成花瓣状。电子显微镜检查Ⅰ型于系膜区及内皮下可见电子致密物沉积；Ⅲ型于系膜区、内皮下及上皮下均可见电子致密物沉积。曾将致密物沉积病划作膜增生性肾小球肾炎Ⅱ型，现在此病已为独立疾病。

【临床表现】

1.本病好发于青中年。

2.有前驱上呼吸道感染者，起病急，可呈现为急性肾炎综合征；无前驱感染者，也能隐袭起病。

3.几乎全部患者具有镜下血尿（为变形红细胞血尿），20％～30％患者出现肉眼血尿。

4.约 50％病例出现肾病综合征。

5.肾功能不全出现较早，进展较快，常伴随高血压及肾性贫血。

6.约 50％～75％患者血清补体 C_3 持续下降。

7.糖皮质激素及免疫抑制剂治疗，疗效差。

近代，原发性肾小球疾病中，膜增生性肾小球肾炎的发病率已很低。因此病理诊断膜增生性肾小球肾炎后，一定要从临床小心除外系统性疾病（如系统性红斑狼疮、混合性冷球蛋白血症、乙型或丙型传染性肝炎）继发的膜增生性肾小球肾炎。

【治疗原则】

治疗措施仅适用于本病呈现肾病综合征或（和）肾功能进行性坏转者。目前并无循证医学证据基础上的有效治疗方案可被推荐，临床上可以试用糖皮质激素加环磷酰胺治疗，无效者可改用较小量糖皮质激素加吗替麦考酚酯治疗。

对激素及免疫抑制剂治疗无效的病例，仅能将减轻症状、减少尿蛋白排泄及延缓肾损害进展作为治疗重点。

（王立华）

第八节　IgA 肾病和狼疮性肾炎

一、IgA 肾病

IgA 肾病是我国最常见的原发性肾小球疾病。其特征为 IgA 为主的免疫球蛋白伴补体 C_3 于肾小球系膜区沉积，具备上述免疫病理特征，并能从临床除外继发性肾小球疾病时，IgA 肾病诊断即能成立。

【诊断标准】

IgA 肾病是一组具有共同免疫病理特征而临床及病理表现多样化的疾病。临床上该病可呈现为无症状性血尿及蛋白尿、急进性肾炎综合征、慢性肾炎综合征或肾病综合征；病理检查除微小病变病及膜性肾病外的各种原发性肾小球疾病病理类型都可见到。

如下临床及免疫病理表现对诊断 IgA 肾病具有重要意义。

1.常在黏膜感染（呼吸道或肠道感染）后 3 天内出现肉眼血尿。

2.血清 IgA 水平升高（可为一过性升高）。

3.肾组织免疫病理检查显示肾小球系膜区（或系膜区及毛细血管壁）有 IgA 或 IgA 为主的免疫球蛋白伴补体 C_3 沉积。

4.能从临床上排除具有相同免疫病理表现的继发性肾小球疾病，尤其需要排除紫癜性肾炎、肝硬化性肾小球疾病及狼疮性肾炎。

上述头两条对提示本病具有重要意义，而后两条是诊断本病的必备条件。

【治疗原则】

对于 IgA 肾病目前仍然缺乏特异性治疗，在决定治疗方案前应首先评估此病的危险因素，包括高血压、蛋白尿、肾功能下降以及病理损害程度等。如下方案可供临床参考。

1.呈现无症状性血尿及蛋白尿者　尿蛋白量<0.5g/d,病理检查为局灶增生性肾炎或轻度系膜增生性肾炎的患者，一般不需要特殊治疗，患者应避免感冒、劳累及使用肾毒性药物（包括西药及中药），并定期到门诊复查（化验尿常规及肾功能等）。

患者若有反复发作的慢性扁桃体炎，可考虑行扁桃体摘除术。若尿蛋白量>0.5g/d,可以选用血管紧张素转换酶抑制剂（ACEI）或血管紧张素 AT_1 受体阻滞剂（ARB）长期治疗。

2.呈现急进性肾炎综合征者　在常规量糖皮质激素及环磷酰胺联合治疗的基础上,应尽早给予甲泼尼龙冲击治疗。

3.呈现慢性肾炎综合征者　主要特别强调以下几点。

(1)控制高血压:应将血压严格控制至 130/80mmHg,能耐受者还能更低,但是对于老年患者或合并慢性脑卒中的患者,应个体化地制定降压目标,常只宜降至 140/90mmHg。从治疗之初就应采用 ACEI 或 ARB 配合双氢吡啶钙通道阻滞剂或(和)利尿药进行联合治疗。

(2)降低尿蛋白:应选用 ACEI 或 ARB 进行治疗,在患者能够耐受的情况下可逐渐增加剂量,尽量将尿蛋白减低至 0.5g/d 以下。

经上述规则治疗 6 个月病情无明显好转,尿蛋白量仍持续＞1.0g/d,而肾功能相对良好(肾小球滤过率＞50ml/min)的患者,可以考虑给予糖皮质激素治疗(始量泼尼松或泼尼松龙每日 0.8～1.0mg/kg 口服,两月后逐渐减量,共服用 6 个月)或糖皮质激素(始量泼尼松或泼尼松龙每日 0.5mg/kg 口服)及环磷酰胺联合治疗。

已发生明显慢性肾功能不全时,应按慢性肾功能不全的非透析疗法进行处理;如已进入终末期肾衰竭,则应进行肾脏替代治疗(透析或肾移植)。

4.呈现肾病综合征者　尤其病理显示为 IgA 肾病与微小病变病重叠时,此肾病综合征治疗应按"微小病变肾病"的方案进行。初始治疗可单用糖皮质激素,病情多次复发或激素依赖时,可用糖皮质激素联合环磷酰胺治疗,或用较小剂量激素(如泼尼松或泼尼松龙每日 0.5mg/kg)与环孢素 A 或他克莫司联合治疗。

二、狼疮性肾炎

狼疮肾炎(LN)是系统性红斑狼疮(SLE)最常见的脏器并发症,临床上可表现为血尿和(或)蛋白尿、肾病综合征、急性或慢性肾衰竭等,多数患者用糖皮质激素联合免疫抑制剂治疗效果较好,但是部分患者长期预后不良。严重的 LN 是影响 SLE 患者预后的主要原因之一。

【诊断标准】

1.好发于青、中年女性。

2.符合 SLE 诊断标准。而血清补体 C_3 下降、抗核抗体(ANA)及抗双链脱氧核糖核酸抗体(抗 ds-DNA 抗体)滴度升高提示 SLE 病情活动。

3.肾脏损害可呈多种表现,包括无症状性蛋白尿或(和)血尿、急性肾炎综合征、急进性肾炎综合征、慢性肾炎综合征或肾病综合征等。少数患者还能引起血栓性微血管病。血尿、无菌性白细胞尿、肾功能进行性损害提示 LN 活动。

4.及时治疗能使多数患者病情缓解,但是易于复发,病情反复是 SLE 及 LN 的特点。

【疾病分型】

目前依据国际肾脏病学会(ISN)和肾脏病理学会(RPS)制订的狼疮性肾炎病理分型标准进行分型。

Ⅰ型:即轻微系膜性 LN。光镜下肾小球正常;免疫荧光检查显示系膜区免疫沉积物存在。

Ⅱ型：即系膜增生性LN。光镜下可见不同程度的系膜细胞增生或伴系膜基质增宽，并可见系膜区免疫沉积物；免疫荧光和电镜检查可见系膜区免疫沉积物，或伴少量上皮下或(和)内皮下免疫沉积物。

Ⅲ型：即局灶性LN。可见活动性(增生、坏死)或非活动性(硬化)病变。表现为局灶分布(受累肾小球少于全部肾小球的50%)的、节段性或球性毛细血管内或毛细血管外肾小球肾炎，局灶性内皮下免疫沉积物，伴或不伴系膜病变(系膜增生及系膜区免疫沉积物)。Ⅲ型LN又能根据病变活动性进一步分为如下3个亚型：Ⅲ(A)活动型；Ⅲ(A/C)活动及慢性型；Ⅲ(C)慢性型。

Ⅳ型：即弥漫性LN。可见活动性(增生、坏死)或非活动性(硬化)病变。表现为弥漫分布(受累肾小球超过全部肾小球的50%)的、节段性或球性的肾小球毛细血管内或毛细血管外肾小球肾炎，弥漫性内皮下免疫沉积物，伴或不伴系膜病变(系膜增生及系膜区免疫沉积物)。Ⅳ型LN又能根据肾小球内病变的分布及活动性进一步分为如下6个亚型：Ⅳ-S(A)弥漫节段分布活动型；Ⅳ-S(A/C)弥漫节段分布活动及慢性型；Ⅳ-S(C)弥漫节段分布慢性型；Ⅳ-G(A)弥漫球性分布活动型；Ⅳ-G(A/C)弥漫球性分布活动及慢性型；Ⅳ-G(C)弥漫球性分布慢性型。

Ⅴ型：即膜性LN。肾小球基底膜弥漫增厚，可见球性或节段性上皮下免疫沉积物，伴或不伴系膜病变(系膜增生及系膜区免疫沉积物)。Ⅴ型膜性LN可以合并Ⅲ型或Ⅳ型病变，此时则应作出复合性诊断，如Ⅲ＋Ⅴ，Ⅳ＋Ⅴ等。

Ⅵ型：即严重硬化型LN。超过90%的肾小球呈现球性硬化，不再有活动性病变。

临床上出现肾病综合征者，病理类型主要是Ⅳ型及Ⅴ型，也包括少数Ⅲ型；肾功能急剧坏转者常为Ⅳ型；呈现慢性肾衰竭表现者为Ⅵ型。

【治疗原则】

1.糖皮质激素及免疫抑制剂治疗

(1)Ⅰ型及Ⅱ型LN：Ⅰ型及Ⅱ型蛋白尿轻者，仅根据肾外SLE的活动性来决定是否应用糖皮质激素及免疫抑制剂治疗。

(2)Ⅲ型及Ⅳ型LN：呈现活动性病变者均应积极治疗。

①诱导治疗：用糖皮质激素(常用泼尼松或泼尼松龙)联合免疫抑制剂进行治疗，后者可选用环磷酰胺、钙调神经磷酸酶抑制剂(环孢素A或他克莫司)或吗替麦考酚酯。

重症SLE，包括肾功能急剧坏转的Ⅳ型LN患者，在上述药物治疗的基础上，还应予甲泼尼龙冲击治疗。

Ⅳ型LN肾间质炎症重患者，还可以采用大剂量环磷酰胺冲击治疗。

②维持治疗：可以选用泼尼松或泼尼松龙≤10mg/d、或硫唑嘌呤2mg/(kg·d)、或吗替麦考酚酯1g/d作维持治疗。在LN完全缓解情况下，此维持治疗至少要进行1年以上。

(3)Ⅴ型LN：非大量蛋白尿的患者，可仅用血管紧张素转换酶抑制剂(ACEI)或血管紧张素AT₁受体拮抗剂(ARB)进行抗蛋白尿治疗。并根据肾外SLE的活动性来决定是否应用糖皮质激素及免疫抑制剂治疗。

呈现大量蛋白尿的患者，应采用糖皮质激素(常用泼尼松或泼尼松龙)联合免疫抑制剂(环磷酰胺、吗替麦考酚酯或钙调神经磷酸酶抑制剂)进行治疗。

(4)Ⅵ型 LN:进入终末期肾衰竭时,即应进行肾脏替代治疗,包括血液透析、腹膜透析或肾移植。仅根据肾外 SLE 的活动性来决定是否应用糖皮质激素及免疫抑制剂治疗。

2.大剂量免疫球蛋白治疗　上述糖皮质激素联合免疫抑制剂治疗无效时,或存在感染不宜使用糖皮质激素及免疫抑制剂时,可考虑应用大剂量免疫球蛋白进行诱导缓解治疗,剂量400mg/(kg·d)静脉点滴,每日 1 次,5 次为一疗程,必要时可以重复应用。

3.透析治疗　Ⅳ型活动性 LN 导致急性肾衰竭时,应及时进行透析治疗,以维持生命,赢得时间进行诱导缓解治疗。Ⅵ型 LN 患者已进入慢性终末肾衰竭时,也应给予长期维持透析治疗,维持生命。选用血液透析或腹膜透析皆可。

(王立华)

第九节　过敏性紫癜和混合性结缔组织病的肾损害

一、过敏性紫癜的肾损害

过敏性紫癜(HSP)是系统性血管炎的一种,以皮肤淤斑或紫癜以及含 IgA 的免疫复合物在组织沉积为特征,多见于小儿,男女比例为 2∶1,肾脏累及在 HSP 中十分常见,其严重程度与肾外表现并不一致。20%～50%的 HSP 患儿有不同程度的肾脏累及,成人的肾脏累及更常见且更为严重。

【病因和发病机制】

HSP 病因不明,许多患者有近期感染史,但未能证明本病与链球菌感染有肯定的关系。约 1/4 患者与鱼、虾类过敏或预防注射、药物等相关。现有资料显示,HSP 是一种系统性免疫复合物疾病,为 IgA 循环免疫复合物相关的小血管炎。HSP 与 IgA 肾病的肾脏组织学病变相似,在双胞胎腺病毒感染后同时发生 HSP 及 IgA 肾病则进一步支持两者具有相同的致病机制。HSP 和 IgA 肾病患者肾脏内都有以 IgA 为主的免疫球蛋白沉积,但肾脏损害至少部分是由 IgG 所介导。肾脏病变的病程和循环抗体的滴度大致平行,这些抗体在 HSP 无肾累及的患者中并不出现。也有人认为 T 细胞激活功能受损亦参与 HSP 的发病。

【病理】

HSP 典型的肾小球病变为系膜增生型肾小球肾炎,可伴有不同程度的新月体形成。系膜细胞增生和基质扩张可以是局灶性的,亦可为弥漫性。在严重病例,单核及多核细胞可浸润肾小球毛细血管丛并引起血管袢坏死。通过单克隆抗体染色,发现浸润的细胞为单核细胞、巨噬细胞及 CD4、CD8 T 细胞等。有些病例呈膜增生型,出现肾小球基底膜双轨现象,脏层、壁层上皮细胞增生,新月体形成。小管间质萎缩及间质纤维化与肾小球损伤程度相一致。电镜下可见系膜细胞增生,基质增加,有广泛的系膜区、内皮细胞下不规则电子致密物沉积,偶见上皮细胞下电子致密物沉积,伴基底膜断裂,管腔内有中性粒细胞、血小板及纤维素等。免疫荧光镜可见 IgA 呈颗粒样在系膜区广泛沉积,也可有 IgG、IgM、C₃、备解素和纤维蛋白相关抗原的沉积,大部分分布在系膜区,亦可在内皮细胞下。国际儿童肾脏病理研究会将过敏性紫癜肾炎病理变化分为以下 6 级。

Ⅰ级:轻微肾小球异常。光镜下肾小球正常,免疫荧光可在系膜区见到免疫球蛋白沉积,电镜下系膜区有电子致密物沉积。

Ⅱ级:单纯系膜增生。①局灶性;②弥漫性。

Ⅲ级:系膜增生。①局灶性/节段性;②弥漫性,伴有<50％肾小球新月体形成/节段性病变(硬化、粘连、血栓、坏死)。

Ⅳ级:病变同Ⅲ级,伴 50％～75％肾小球新月体形成/节段性病变。

Ⅴ级:病变同Ⅲ级,伴有>75％的肾小球新月体形成/节段性病变。

Ⅵ级:假性系膜毛细血管性肾炎(假性膜增殖性肾炎)。

【临床表现】

(一)肾外表现

1.皮疹　HSP 的特征性皮疹发生在四肢远端、臀部及下腹部,多呈对称性分布,为出血性斑点,稍高于皮肤表面,可有痒感,1～2 周后逐渐消退,常可分批出现,几乎所有患者均有此损害。

2.关节症状　约 2/3 患者有关节表现,表现为多发性、非游走性关节肿痛,多发生在踝关节,少数发生在腕和手指关节。

3.胃肠道症状　腹痛最为常见,以脐周和下腹部为主,为阵发性绞痛。腹痛可相当严重,有时可误诊为急腹症而予剖腹探查。腹痛可伴恶心、呕吐及血便,儿童有时可并发肠梗阻、肠套叠和肠出血。

4.其他　淋巴结肿大、肝脾肿大及神经系统受累如头疼、抽搐和行为异常等。

(二)肾脏表现

HSP 肾炎在 HSP 患者中很常见,但其发生与肾外病变的严重程度并不平行。对儿童患者的研究表明,20％～50％的患者在起病时有不同程度的肾脏累及,而成人的肾脏累及更常见且更为严重。尿检可发现轻度蛋白尿伴活跃的尿沉淀物,如镜下或肉眼血尿伴红细胞或其他细胞管型。大多数患者病情较轻,以无症状性血尿、蛋白尿为主伴正常肾功能或仅血肌酐轻度升高,但亦有患者出现严重症状包括肾病综合征、高血压和急性肾衰竭。肾脏病理病变严重程度通常与临床症状的严重性密切相关,但并非绝对。当病理为局灶系膜增生型时,一般仅表现为无症状性血尿。明显的蛋白尿则往往见于有显著的细胞增生者,而当蛋白尿达肾病综合征范围时,通常伴新月体形成。肾小球新月体发生的比率是判断预后的一个最重要指标。有研究表明,当新月体数目达 50％或以上时,其发展成终末期肾衰竭的可能性较仅少量或无新月体形成的患者明显增加。一般认为儿童较成年患者预后好,表现为肾炎或肾病综合征者预后差,病理Ⅰ、Ⅱ、Ⅲa 预后较Ⅲb、Ⅳ、Ⅴ好。

【诊断】

本病诊断依靠典型的皮肤、关节、胃肠道及肾脏受累的临床表现和免疫荧光镜下发现 IgA

在皮肤或肾脏组织沉着的病理改变。

【鉴别诊断】

本病肾脏病理改变与IgA肾病难以区分,但本病的肾小球毛细血管袢坏死及纤维沉着程度较重。以皮疹及肾炎综合征为表现的临床综合征除本病外应与原发性及其他继发性小血管炎相鉴别。本病的皮肤小血管及肾小球免疫球蛋白以IgA为主,而原发性小血管炎则常无免疫球蛋白沉着。其他继发性小血管炎(SLE、冷球蛋白血症等)则为IgG及IgM沉着为主。当皮疹等肾外表现不明显时,应注意与急性链球菌感染后肾炎相鉴别,本病血清C_3及抗"O"滴度正常,而IgA及含IgA成分的循环免疫复合物、IgA-FN等常可升高。注意检查肾外表现,必要肾活检以明确诊断。在儿童,本病还应与其他凝血功能异常如抗磷脂抗体综合征及败血症相鉴别,在成人则应与其他自身免疫性疾病如过敏性血管炎及SLE相鉴别。

【治疗】

肾外表现主要为对症治疗。急性期去除诱因(如感染、药物或食物等)、休息、水化、镇痛及抗过敏等。有证据显示激素可改善关节炎及腹痛症状,但它不能预防疾病复发。

对于出现活动性肾脏病变表现,如蛋白尿显著增加和(或)肾功能损害者,需考虑予以特殊治疗。一般建议先行肾活检,因为组织学病变的严重程度,特别是新月体形成的比率,是估计预后的最好指标。无对照研究证据显示传统剂量的激素或环磷酰胺对肾脏病变有效。相比较而言,甲泼尼松龙冲击治疗(250~1000mg/d,3天)随后予口服泼尼松[1mg/(kg·d),持续3个月]可能对严重的肾脏病变有效。早期治疗对预防肾脏不可逆损伤甚为重要。也有报道在儿童患者中,激素和硫唑嘌呤;或激素、环磷酰胺和双嘧达莫;或激素、环磷酰胺、肝素/华法林和双嘧达莫联合应用治疗此病新月体肾炎使肾功能得到改善。但很难据此评估上述方案的真正疗效,因为不少新月体常可自行缓解。

静脉注射免疫球蛋白及血浆置换均曾被试用于重症HSP肾炎患者,疗效尚不肯定,而且还存在潜在的副作用。但有资料显示,单独血浆置换治疗在某些患者有效。IVIG亦曾被用于少数大量蛋白尿及肾小球滤过率急剧下降的患者。

终末期肾衰竭患者可行透析及移植治疗。有报道紫癜性肾炎移植肾5年复发率为35%,约10%患者因复发而最终导致移植肾功能丧失。起病急剧、并在3年内发展成终末期肾衰竭的HSP患者,移植后HSP较容易复发,故一般建议应在紫癜消失后12~24个月后再行肾移植。另有报道认为,采用活体供肾肾移植者HSP肾炎复发率较采用尸体肾者明显增加。

【预后】

大多数HSP有肾脏累及的患者短期预后良好,在平均18个月的随访期中,儿童和成人的HSP肾炎的完全恢复率分别可达94%和89%。在儿童,HSP活动通常能自行缓解;大多数患者仅为局灶性肾小球累及,表现为一过性血尿、蛋白尿,肾脏预后良好,症状多在几个月内消失。HSP的复发十分常见,大约发生在1/3的患者,尤其是有肾脏累及的患者。表现为急性肾衰竭或肾病综合征者,或肾穿刺发现新月体形成者,也能自行缓解。重症患者的长期预后不佳,不少最终发展成肾衰竭。下列病变及活检结果通常提示预后不良:肾病综合征、肾功能不全、高血压、新月体肾小球肾炎(>50%)以及小管间质性肾炎。

二、混合性结缔组织病的肾损害

混合性结缔组织病（MCTD）是一种全身性结缔组织病，是几种结缔组织疾病如系统性红斑狼疮、系统性硬化、多发性皮肌炎的特征在同一患者中重叠出现所组成的临床综合征，血清中出现高滴度抗 Ul 核糖核蛋白（RNP）自身抗体为其特征。早期最常见的与 UlRNP 抗体相关的临床表现为手肿、关节炎、雷诺现象、炎性肌肉病变及指（趾）硬皮病。女性较男性多见（16∶1），大多数患者在 20～30 岁起病，氯乙烯及二氧化硅为与环境相关的致病因素。

【肾脏受累的特点】

MCTD 患者一般无严重的肾脏受累表现，但也有报道该病有一定程度的肾脏累及，以膜性肾病最常见。类似系统性硬化肾病的高血压危象亦有报道。仅很少部分 MCTD 患者会发展成终末期肾衰竭。有人认为出现下列情况常提示 MCTD 易合并肾损害：①抗核糖蛋白抗体升高；②血清补体下降和（或）抗双链 DNA 抗体的滴度升高；③抗核抗体阳性。

【病理】

受累肾脏的病理变化亦具有混合病变的特点：肾小球、肾血管及间质均可出现病变。肾脏的中、小动脉病变可有进行性系统性硬化和多动脉炎的特点，肾间质常见淋巴细胞、单核细胞和浆细胞大片浸润。肾小球则可出现狼疮性肾炎时的多样化表现。Kitridon 等对 76 例 MCTD 肾脏病理结果分析表明，34％为膜型肾病，30％为系膜病变，17％为局灶或弥漫增殖型病变，5％为混合性病变，7％为正常，表明 MCTD 肾脏受累时病理变化以膜型及系膜增生型为主，但缺乏规律性。免疫荧光检查可见系膜和（或）毛细血管壁 IgG、C_3、C_4 沉积。

【临床表现】

MCTD 早期临床表现为非特异性，包括全身不适、乏力，关节痛、肌痛、低热等。一些患者表现为急性三叉神经病变、严重的多肌炎、急性关节炎、无菌性脑膜炎、急性腹痛或高热等。本病很少出现严重的肾脏病变，抗 U1-RNP 自身抗体阳性的患者，很少会发展为弥漫增殖型肾小球肾炎。

MCTD 几乎累及所有器官系统，包括皮肤、关节、肌肉、心、肺、胃肠道、肾、中枢神经及血液系统。下列四种临床征象的存在则提示其为 MCTD 而非其他结缔组织病如系统性红斑狼疮或系统性硬化：①雷诺现象、手肿及手指水肿；②缺乏严重的肾脏及中枢神经系统（CNS）病变；③较严重的关节炎及隐匿起病的肺动脉高压（同肺纤维化无关）；④特异性自身抗体抗U1-RNP 的出现，特别是当此抗体为 68kD 的蛋白时。

本病的临床表现极不规律，因其特征性表现很少同时出现，早期较难诊断。血清中存在高滴度 U1-RNP 是诊断 MCTD 的最有力的证据。有些患者开始诊断为 MCTD，最后发现更符合 SLE，而另一些患者开始诊断为 SLE 最后却发展成 MCTD。

【诊断】

MCTD 因其临床表现的重叠性及其病程不断演变，故诊断较为困难。目前有四种诊断标准，其中 Alacor-Segovia 所提出的诊断标准诊断本病的敏感性和特异性分别为 63％和 86％，较多被采用,主要内容如下。

1.血清学指标 抗 U1-RNP 抗体在血凝法滴度>1:1600。

2.临床指标 手指肿胀、滑膜炎、生物学或组织学证实的肌炎、雷诺征及肢端硬化病伴或不伴近端系统性硬化。

如符合血清学指标及五项临床指标中的至少三项,则 MCTD 可以诊断。但当患者符合血清学指标伴手肿、雷诺征及肢端硬化征伴或不伴系统性硬化时,还必需要有滑膜炎或肌炎才能符合诊断标准。

【治疗】

本病轻症患者予非甾体类抗炎药或小剂量激素即可。病变严重者可用泼尼松 1mg/(kg·d),持续数周至数月,撤药需缓慢,否则病情容易反复。对某些需要长期激素治疗的患者,为避免激素的副作用,可予羟氯喹或甲氨蝶呤以帮助撤药。

激素对以 SLE 为主要表现(胸膜炎,心包炎)的患者效果较好,而对以系统性硬化为主要表现的(如雷诺现象,肺高压)患者及肾病综合征患者效果差。肺动脉高压是引起 MCTD 患者死亡的主要原因,早期治疗效果较好,治疗措施包括长效钙离子结抗剂、抗凝、静脉用前列环素、延长免疫抑制剂应用时间和应用血管紧张素转换酶抑制剂等,但尚无大规模的临床试验结果报道。对激素抵抗的血小板减少、溶血性贫血、皮疹及皮肌炎,可予 IVIG 治疗。高血压危象时应尽早积极地控制好血压以防不可逆的肾功能损伤,降压药以转换酶抑制剂为首选。

(刘玉东)

第十节 缺血性肾病

缺血性肾病(IRD)是由于肾动脉主干或其主要分支狭窄导致肾脏血流动力学改变,进而造成肾小球滤过率(GFR)下降、肾功能减退的慢性肾脏疾病。病因包括动脉粥样硬化、纤维肌性发育不良、大动脉炎、高血压所致小动脉肾硬化、胆固醇栓塞、肾动脉血栓、肾脏血管炎、微血管病变以及移植后肾动脉狭窄等等。IRD 好发于中老年人,老年 IRD 最常见的原因为动脉粥样硬化性肾动脉狭窄 ARAS)。美国肾脏病数据库(USRDS)的资料表明,1996 年 67 岁以上透析患者中 ARAS 占 7.1%,而 2001 年这一比例已增至 11.2%。近期研究资料显示,国外终末期肾脏病(ESRD)患者中 3%~11%是由 IRD 所引起,60 岁以上的 ESRD 患者 IRD 的比例高达 15%~20%。近年来,随着人口的老龄化以及生活方式的不断提高,我国 ARAS 的发病率有逐年上升的趋势,由此所致的 IRD 也引起密切关注。

【发病机制】

肾脏组织局部的慢性缺血缺氧,以及肾脏对缺氧调节性功能受损可能是 IRD 发生的根本原因。

1.肾脏自主调节功能失调 肾脏的自主调节主要是通过人球小动脉对血管内压的变化而发生相应的收缩或舒张反应,使肾脏血流量和肾小球滤过率(GFR)维持在稳定的水平。当肾动脉轻度狭窄时,肾脏自主调节曲线右移,从而对肾脏起到保护性代偿作用,双侧肾脏血流和GFR保持正常。随着肾动脉狭窄程度的增加(一般超过70%),肾脏自主调节功能受到损害,肾小球毛细血管压急剧升高,引起肾小球损伤和肾功能丧失。

2.肾素-血管紧张素系统　肾血管疾病导致肾脏血流量减少,刺激肾小球球旁细胞分泌肾素增加,以及肾脏局部分泌的血管紧张素Ⅱ(AngⅡ)增多。正常情况下,AngⅡ对肾脏出球小动脉和入球小动脉均有收缩作用,但对出球小动脉作用更强,因此能够有效地维持肾小球内毛细血管压力和GFR。AngⅡ产生增多不仅收缩血管,增加入球小动脉和出球小动脉的阻力,使GFR下降,还能够刺激系膜细胞收缩,改变肾小球内循环和肾小球基底膜的通透性,并使肾小球系膜基质产生增加,加速肾脏损伤。

3.氧化应激反应与血管活性物质　正常情况下体内氧自由基的产生及清除保持着一种平衡状态。一旦由于某种原因导致此平衡失调,如氧自由基的产生超过了清除及防御系统能力,大量的氧自由基将直接攻击细胞,造成细胞及组织损伤。当肾动脉狭窄致肾脏局部反复缺血时,细胞内ATP产生下降约10%~15%,从而引起细胞代谢抑制或缺氧,细胞内钙离子增加,激活磷脂酶产生氧自由基,导致细胞骨架破坏和细胞凋亡,肾小管间质损伤以及微血管损伤,最终致肾间质纤维化。随着慢性肾缺血的进一步发展以及肾动脉分支的累及,可逐渐出现各级肾血管和肾组织的损伤,又可加重局部缺血。此外,多种血管活性物质、细胞因子、生长因子等也参与了IRD的发病,如内皮素、一氧化氮、血栓素A_2、前列腺素、心房肽、转化生长因子-β_1(TGF-β_1)等。肾缺血会刺激内皮素产生和释放增加,内皮素对肾微血管床的作用很强,引起肾血管和肾组织的损伤。肾小球内高压可刺激TGF-β_1的生成。TGF-β_1是致肾小球硬化及肾间质纤维化的主要细胞因子,它不仅可以直接促使细胞外基质合成增加,而且能抑制细胞外基质降解,使细胞外基质蓄积,加速肾脏硬化。

【肾脏病理】

肾脏组织学病理改变以缺血性改变为特征,可累及肾小球、肾小管以及肾血管。其中肾小管的病变为最主要的病理变化,主要表现有肾小管上皮细胞剥脱、凋亡或斑点状坏死,小管萎缩或闭锁,基底膜增厚分层,部分存在上皮细胞的新生,肾间质局灶性炎症细胞浸润和纤维化。研究认为,肾小管上皮细胞再生的活跃程度可作为判断IRD临床预后的指标之一。肾小球病变出现较晚,多继发于肾小管及血管的改变,表现为缺血性毛细血管袢开放不良、皱缩、闭锁及局灶性节段性硬化,最后导致肾小球废弃。有些肾小球与近曲小管脱离形成"无肾小管的肾小球"。肾血管病变表现多样,可存在血管平滑肌细胞增生和活化、胶原沉积、弹力层断裂,血管腔狭窄终至玻璃样变。长期高血压的患者可见肾内小动脉中层增厚及玻璃样变,弓形动脉纤维弹性组织变性,动脉栓塞(胆固醇碎片、局灶梗死)。其中入球小动脉硬化提示肾脏慢性病变的严重性。

免疫荧光一般无免疫复合物在肾组织沉积,偶见肾小球系膜区和血管袢有IgM的非特异性沉积。

电镜下可见肾小管刷状缘微绒毛化,大部分线粒体和胞质消失,以近端小管萎缩最为突出。肾小球基底膜皱缩。肾间质纤维化。

【临床表现】

IRD 的临床表现包括肾脏表现和全身表现两个方面。

1.肾脏表现　典型病例表现为肾血管性高血压和慢性肾功能不全。部分病例可不伴有肾血管性高血压。动脉硬化是目前发达国家肾动脉狭窄的主要原因,而高血压是 ARAS 最常见的临床表现,见于 45%～93% 的患者,且常为顽固性高血压。Harding 等研究提示 ARAS 患者中 47% 表现为血压正常;而血压正常的动脉粥样硬化患者中约有 32% 存在 ARAS。肾损伤早期表现为肾小管功能的损害,如尿浓缩功能减退、夜尿增多、尿钠排出增多、尿比重降低等;后期出现肾小球损伤,可有少量尿蛋白,但也有患者达中等度,甚至是肾病范围内的蛋白尿,部分患者有少量红细胞尿,血清肌酐可逐渐升高。蛋白尿的产生可能与肾内高水平 AngⅡ 有关,是评定动脉粥样硬化性肾实质病变严重程度的指标之一,是患者进展至 ESRD 更为可靠的独立危险因素。晚期肾脏体积进行性缩小,两侧缩小常不一致。大约 10% 的患者在腹部听诊可以闻及局部血管杂音。

2.全身表现　主要为全身(心、脑、外周血管)动脉粥样硬化的表现,以及高血压所引起的症状或并发症的表现。Harding 等对 1035 例临床疑诊为冠心病的患者同时进行冠状动脉和肾动脉造影,结果提示在确诊的冠心病患者中有 30% 合并肾血管病变,其中肾动脉狭窄程度达到或超过 50% 的为 15%。对于大于 65 岁的人群中 ARAS 发生率达 7%,而大于 50 岁的冠心病人群中 ARAS 可高达 20%～45%。临床可表现为左心室肥大、反复发作的急性肺水肿、应用 ACEI 后肾功能急剧恶化、需要联合应用多种降压药控制的急进性或恶性高血压(血压迅速增高,舒张压>130mmHg,并伴Ⅲ级或Ⅳ级高血压视网膜病变)。

【辅助检查】

检查方法主要包括肾功能检查和影像学检查。不同的影像学检查方法各有其优点和局限性,但诊断肾动脉狭窄的金标准仍然是肾动脉造影。

1.腹部平片和静脉肾盂造影(IVP)　可明确肾脏解剖位置、大小,了解有无梗阻,初步推测肾脏功能。但不能直接显示肾脏血管,难以明确有无肾血管病变。肾功能不全时显影效果差,且可能加重肾损害。

2.肾脏血管彩色多普勒超声　能观察肾脏的大小形态和结构,以及肾血管主干和肾内血管血流的变化。通过对某段动脉内的信号测定可以计算出肾动脉血流阻力指数(RI),从而判断肾血管疾病患者是否存在肾脏纤维化,同时指导治疗方式的选择。它具有无创、简单易行、不使用造影剂或示踪剂等优点,对于诊断 ARAS 的敏感性和特异性可达到 80%～95%,是进行 ARAS 人群普查和筛选的主要依靠。主要缺点是对于副肾动脉和肾动脉分支病变、肾动脉狭窄程度在 50% 左右的病变不敏感,同时难以区分是严重狭窄抑或血管完全阻塞。有时胀气、肥胖等因素会影响观察结果。如果结合卡托普利试验能够进一步提高检查的敏感性和特异性。一般情况下,如果双侧肾脏长相差 1.5cm 以上提示可能存在肾血管疾病,但敏感性较低。

3.螺旋 CT 血管造影(SCTA)　通过从静脉端注射造影剂后连续快速进行容积扫描,获得清晰准确的肾动脉及肾实质影像,经过三维成像处理,可以明确肾内血流灌注和肾脏局部的功能状况,对于治疗方法的选择具有重要的指导意义。SCTA 对于判断 RAS 狭窄程度的敏感性和特异性分别为100%和98.6%。与传统造影相比,螺旋 CT 的优点在于可以同时观察和测量肾动脉管腔和动脉管壁,尤其对于血管壁的钙化和血栓显示最佳。但由于检查过程中需用大量造影剂,所以对于有肾功能不全的患者应慎用。

4.磁共振血管造影(MRA)　MRA 能清晰显示肾动脉、管腔及肾实质,它的效果与肾动脉造影相似,对于 ARAS 诊断的敏感性和特异性可达90%～100%,而且不存在引起造影剂肾病的可能,是一种很好的安全、无创的方法,主要用于肾功能减退和对碘造影剂过敏者的肾动脉狭窄筛选检查,钆的应用增强了 MRA 对肾动脉主干和侧支血管狭窄检出的敏感性。但由于MRA 价格昂贵,限制了它的广泛使用。血流涡流可能在某种程度上夸大血管狭窄的程度,甚至出现假阳性结果。此外,MRA 对肾动脉分支的狭窄不敏感。对伴有金属内置物的患者不能进行该检查。

5.计算机数字减影肾血管造影(DSA)　DSA 是目前确诊 ARAS 的"金标准"。通过股动脉插管直接注入造影剂,能够清楚地显示肾脏的血管系统,明确 ARAS 的解剖情况和侧支循环,同时了解手术治疗成功与否。但由于 DSA 是一种有创检查,并且有引起造影剂肾病和胆固醇栓塞的可能,因此,不作为 ARAS 常规筛查性检查,尤其对于老年患者。目前有应用二氧化碳代替传统造影剂进行肾血管造影的研究,虽然在一定程度上减少了造影剂肾病的发生,但获得的图像不如传统造影剂的清晰。根据 RAS 前后的压力差可判断 RAS 的程度,压力差越大表明狭窄程度越大,对肾脏的损害越明显。如果 RAS 前后收缩压差>30mmHg 或平均压差>20mmHg,可引起显著的肾脏血流动力学改变。应用 DSA 检查在发现肾动脉异常的同时即可以有效地进行血管成形术或肾动脉入口支架术等治疗。

6.周围血浆肾素活性测定(PRA)　对 IRD 的诊断帮助不大。IRD 时 PRA 显著升高,但肾功能不全时 PRA 水平可有不同程度降低。

7.卡托普利肾图　普通肾图诊断 RAS 的准确性较差,而卡托普利肾图是诊断有无 RAS存在的有效手段。有文献报道对于肾功能轻中度受损(GFR>50%)的患者,卡托普利肾图敏感性可高达87%。卡托普利肾图检查的原理是由于 Ang Ⅱ 具有维持出球小动脉张力、肾小球压力和肾小球滤过压的功能,因此 ACEI 制剂可以降低出球小动脉的血管张力。当肾动脉主干存在病变时,肾小球压力和 GFR 下降。口服卡托普利(25～50mg)1 小时后注射标记的放射性核素,对于单侧 RAS 患者,由于 Ang Ⅱ 介导血管收缩,患侧肾脏放射性核素放射活性滞留时间明显延长,即出现 GFR 异常或异常加重,而对侧肾脏 GFR 增加,提示卡托普利试验阳性。该方法无创伤性,可评估分肾功能。其局限性是检查前需撤减 ACEI 和 ARB。

【诊断】

IRD 早期临床症状隐匿,加之对 IRD 的诊断尚无统一的标准,故容易导致对此类疾病的漏诊或误诊。目前临床主要根据肾动脉狭窄和慢性肾功能不全的同时存在作出 IRD 的诊断。对于有下述临床线索的患者,应进一步进行相关的检查以及时明确诊断:①高血压的发病年龄>50 岁或<30 岁,且无高血压家族史。②程度严重或原因不明、难以控制的高血压,表现为高血压患者合并有Ⅳ级以上视网膜病变,或应用 3 种或 3 种以上的抗高血压药物仍难以控制血压,或伴反复发作的急性肺水肿(<10%)。③迅速恶化的高血压:既往控制稳定的高血压突然恶化难以控制、迅速进展的恶性高血压、应用 ACEI(特别是在脱水状态下)后血肌酐浓度突然

上升者。ACEI 导致的 GFR 下降通常在停用 ACEI 后能够很快恢复,如果为单侧肾血管病变,由于对侧肾脏的代偿,总 GFR 变化不大。双侧肾动脉狭窄时在应用 ACEI 后很容易出现急性肾衰竭。④高血压患者出现不能解释的氮质血症,而尿检又无明显异常(尿蛋白量不多,尿沉渣大致正常)。⑤腹部或腰部可闻及血管杂音。⑥双肾大小不对称,两肾长径相差 >1.5cm。

IRD 的诊断步骤包括:①根据临床线索发现可疑患者。②应用肾功能检查和影像学检查手段进行筛查,不同的影像学检查方法各有其优点和局限性,检查方法依据各中心的设备与经验等具体情况而定。一般来说,对于 GFR>50ml/min 的患者,可首选彩色多普勒、卡托普利肾图等功能性检查方法;对于 GFR<50ml/min 的患者,可首选 CTA、MRA 等方法。③对疑诊的患者通过 DSA 或 MRA 给予确诊,并指导临床治疗,判断预后。④明确是单侧还是双侧肾动脉狭窄。⑤肾功能状况,双肾大小、血管解剖学改变的情况。⑥明确动脉粥样硬化性肾血管疾病是否就是患者临床表现与 GFR 下降的原因。

【治疗】

1.治疗原则 由于 IRD 发展速度快,故应采取积极有效的干预措施,以挽救残存的肾功能。IRD 治疗的主要目标是控制高血压以防止高血压的各种并发症;纠正严重的肾动脉狭窄以防止肾功能减退或使已受损的肾功能得到恢复或改善。治疗方法包括介入治疗、血管重建手术和药物治疗。

治疗方法的选择主要取决于肾实质的损害程度,以及是否具有可逆性。肾动脉严重狭窄或完全阻塞并不表明肾实质损害已不可逆转。根据以下线索可以初步判断肾功能仍具有一定的可恢复性,其中包括:①肾脏长径>9cm。②应用 ACEI 或 ARB 后肾小球滤过率急剧下降。③近期内血清肌酐升高明显。④血管造影提示已有侧支循环形成,远端肾动脉供应区有逆显影。一般来说,对于一侧或双侧肾脏已有侧支循环建立的患者,即使术前肾功能已严重受损,当肾脏血液供应恢复后肾功能也可以得到明显的改善。⑤肾活检提示肾小球病变轻,肾小管上皮细胞增生活跃,无肾小球或肾间质纤维化。⑥放射性核素肾图等检查显示肾功能尚可。相反,如果出现严重的肾功能异常[如血清肌酐>354μmol/L(4mg/dl)],或肾单位已严重硬化,则提示各种干预性治疗措施效果不大,肾实质多已发生不可逆损伤。

近年来单纯外科手术治疗相对已很少应用,而药物治疗和介入治疗是治疗 ARAS 的两种主要方式。对于肾动脉狭窄在 50%～75% 的患者,选择药物治疗还是介入治疗目前还存在争议。药物治疗虽然能够很好地控制血压、血脂等动脉粥样硬化的危险因素,但无法从根本上解除肾动脉的解剖异常。介入治疗尽管从解剖上改善了肾动脉狭窄,但并不是所有患者都可获得血压与肾功能的改善或稳定。一般认为,当肾动脉狭窄<50%,或肾动脉狭窄在 50%～80% 且卡托普利肾图检查为阴性的患者,可给予药物治疗;当肾动脉狭窄在 50%～80% 且卡托普利肾图检查为阳性的患者,给予介入治疗。

2.治疗方法

(1)介入治疗:由于介入治疗手术创伤小,并发症少,死亡率低,而治疗效果与手术效果相似,因此迅速发展成为目前治疗 RAS 的首选方法。介入治疗包括经皮肾动脉腔内成形术(PTA)和肾动脉支架植入术(PTAS)。

PTA 和 PTAS 两者均能不同程度地使患者血压下降、肾功能获得改善。Leertouwer 等进行的荟萃分析结果表明，678 例患者行 PTAS 治疗，644 例患者行 PTA 治疗，PTAS 手术成功率为 98%，20% 患者高血压得到治愈，49% 患者高血压好转；30% 患者肾功能得到改善，38% 患者肾功能稳定，没有继续恶化；随访 6~29 个月，再狭窄率为 17%。而 PTA 手术成功率为 77%，再狭窄率平均为 26%，仅 10% 患者高血压得到治愈。因此可以认为 PTAS 是目前治疗 ARAS 的最佳方法。一般来说，治疗常首选 PTAS，如果存在 PTAS 禁忌证或 PTAS 失败才考虑外科手术进行血管重建。如果病情过晚，上述治疗已无意义时，应进行药物治疗以改善症状。有研究发现，介入治疗对非肾门区的狭窄病例有非常满意的治疗效果，而这部分病例仅占全部的 15%~20%，因而限制了介入治疗的应用。此外，由于扩张后的动脉弹性回缩、动脉粥样硬化再发以及新生内膜增殖等原因导致介入治疗后血管发生再狭窄的比例增高，可达 10%~30%。但随着介入治疗经验的逐步积累和技术水平的不断提高，该治疗手段的效果也会有所改善。

(2) 药物治疗：药物治疗对于 IRD 患者有着非常重要的意义，其主要目的是控制血压、改善肾小球灌注、保护残余肾功能。对已明确诊断 IRD 的患者，应用降压药物的主要适应证包括单纯肾动脉狭窄，而且对降压药物治疗效果满意并肾功能稳定的患者；有介入治疗和血管重建手术绝对禁忌证的患者。在治疗 IRD 所致肾血管性高血压时多种降压药物均可应用，其中钙离子拮抗剂和 β 受体阻滞剂由于副作用少，而降压效果肯定，成为治疗的常用药物。ACEI 和 ARB 也是治疗的最有效药物。过去提出对肾动脉狭窄的患者慎用或禁用 ACEI 和 ARB，主要是认为它们能够扩张肾脏的出球小动脉，加速肾脏缺血、坏死导致肾功能恶化，缩短 IRD 患者的生存期；此外，ACEI 药物可加速患肾纤维化和肾萎缩，达到"药物性患肾切除"的目的。晚近动物实验和临床研究表明，对于单侧肾动脉狭窄应用 ACEI 和 ARB 治疗后，患肾侧 GFR 下降，但对侧正常肾脏的 GFR 却升高，双肾总 GFR 保持较稳定的水平。因此，目前对于单侧肾动脉狭窄的患者倾向于应用 ACEI 和 ARB，它有利于改善健肾血灌流及肾功能，并达到控制血压的目的，在应用的过程中应定期监测肾功能；但在孤立肾伴肾动脉狭窄或双侧肾动脉狭窄者一般不用，因为可能会导致肾功能的急剧恶化。

对于 ARAS 高危人群，应戒烟、抗血小板聚集、控制血压、高脂血症、糖尿病和高尿酸血症。由 ARAS 导致的 IRD 是可治的，而且不论是 Ⅰ 期还是 Ⅱ 期预防都是有效的。但必须指出，即使给予上述多种药物治疗，肾功能恶化及患者生存期缩短的发生率仍然很高。

(3) 血管重建手术：主要有主-肾动脉搭桥术（自身或人工血管）、肾动脉内膜切除术、肾动脉狭窄自身移植术等。多项临床研究显示，经手术血管重建后，80%~100% 的病例肾功能可得到改善或稳定。对于中度肾功能不全或近期肾功能明显下降者，手术效果更好。但由于血管重建创伤性较大，对于 ARAS 疗效并不比介入疗法更好，故目前已不作为治疗肾动脉狭窄的首选方式。只有在以下情况下才建议行外科血管重建术：①肾动脉狭窄合并腹主动脉瘤或肾动脉瘤；②急性肾动脉闭塞；③孤立肾伴严重的 ARAS；④肾功能急剧恶化；⑤对降压药抵抗的高血压患者，即应用四种或四种以上的降压药治疗无效，尤其伴充血性心衰或急性肺水肿的患者。血管重建术治疗的成功率主要取决于肾实质的损伤程度,而不是血管的狭窄程度。当RI>0.8时手术效果差。有学者对35例RI>0.8和96例RI<0.8的两组患者行血管成形术治疗,结果观察到RI>0.8的患者在手术后平均动脉压下降<10mmHg的占97%,80%的患者肾功能减退;而RI<0.8的患者中,90%的患者术后平均动脉压明显下降(>10%),仅3例患者肾功能出现恶化。

（贾江伟）

第十一节　间质性肾炎

一、急性间质性肾炎

急性间质性肾炎是由多种病因引起、急骤起病、以肾间质水肿和炎症细胞浸润为主要病理改变,以肾小管功能障碍和伴滤过功能下降为主要临床特点的一组临床病理综合征。原发性急性间质性肾炎并不罕见,实属常见肾脏疾病之一。

【病因】

迄今为止,药物仍是最主要的病因,其次是感染(尤其是儿童),再次是自身免疫性特发性损害。

(一)药物

1.抗生素　包括青霉素、头孢菌素类、利福平、氯霉素、红霉素、乙胺丁醇、异烟肼、对氨基水杨酸、喹诺酮类、多黏菌素B、四环素、米诺环素、万古霉素、阿昔洛韦等。

2.磺胺类和甲氧苄啶。

3.非甾体类抗炎药　包括选择性COX2抑制剂和美沙拉嗪(5-氨基水杨酸)等。

4.利尿剂　包括噻嗪类、呋塞米、氨苯蝶啶等。

5.其他　包括苯巴比妥、苯妥英钠、西咪替丁、雷尼替丁、奥美拉唑、卡马西平、呋喃妥因、硫唑嘌呤、别嘌醇、铋制剂、巯甲基丙脯酸、氯贝丁酯、金制剂、甲基多巴、苯茚二酮、去甲基麻黄碱、丙磺舒、磺吡酮、干扰素、白介素-2、抗CD_4抗体等。

(二)感染

1.侵入肾实质的感染　包括肾盂肾炎、肾结核和肾真菌感染等。

2.对全身感染的反应　包括葡萄球菌、链球菌、白喉杆菌、布氏杆菌、军团菌、沙门菌、大肠埃希菌、结核杆菌、落基山热、支原体、衣原体、乙型肝炎病毒、巨细胞病毒、EB病毒、多瘤病毒、人类免疫缺陷病毒、单纯疱疹病毒、立克次体、钩端螺旋体、梅毒螺旋体、血吸虫和弓形体虫感染等。

(三)系统性疾病

1.免疫介导的疾病　包括系统性红斑狼疮、移植肾急性排异、抗肾小管基底膜间质性肾炎、继发于肾小球肾炎的间质性肾炎、冷球蛋白血症等。

2.代谢性疾病　包括尿酸性、草酸性间质性肾炎等。

3.新生物性疾病　包括淋巴增生性疾病等。

（四）特发性

包括抗肾小管基底膜间质性肾炎、肾小管间质性肾炎-眼色素膜炎（TINU）综合征、Kawasaki病等。

【病理改变】

本病的病理改变极具诊断意义。在形态学上可分为急性、慢性和肉芽肿形成三种类型。

急性原发性间质性肾炎以间质区有明显的炎症细胞浸润、很少累及肾小球为标志。炎症的弥漫程度与肾功能下降密切相关。药物所致急性间质性肾炎的损害以斑片状为多见,常起始于肾皮质深部;NSAID引起的则几乎不影响肾小球。所浸润的炎症细胞主要是T淋巴细胞和单核细胞,但也可见浆细胞和嗜酸性粒细胞。T淋巴细胞可由各种表型的淋巴细胞所组成,然而以 CD_4^+ 为主。间质水肿常见,可压迫肾小管,严重病例可见 TBM 断裂。免疫荧光检查偶见线形或颗粒状 IgG、IgM 和补体沿 TBM 着染,绝大多数并无免疫沉积物。几乎所有患者在炎症过程中受损的肾小管上皮细胞都有 MHCⅡ类抗原和黏附分子(如 ICAM-1)的异常表达,此对 T 淋巴细胞聚集有重要意义;在一些患者中这种聚集将加剧炎症过程,而在另一些患者中则可缓和炎症过程。

在慢性损害中,广泛的细胞浸润被纤维化过程逐步取代,表现为肾外形不规则和肾固缩。小管上皮细胞萎缩和肾小管腔扩张。所谓"慢性"仅是一个相对的术语,因为在炎症起始后7～10天内就可见到这种纤维化改变,以肾硬化症和肾小球硬化症为特征的肾血管性和肾小球性改变则常在病程晚期呈现。因此,病理检查不能确定间质性肾炎的病因。

第三种病理改变被称为"肉芽肿形成",分为急性或慢性两型。在急性肉芽肿性间质性肾炎中,肉芽肿较为稀疏,是非坏死性的,巨细胞罕见,常伴间质浸润。在慢性肉芽肿性间质性肾炎中,则有较多巨细胞;如因结核病所致,可为坏死性。药物是急性肉芽肿性间质性肾炎的常见原因,大部分可引起急性间质性肾炎的药物都被报告可引起肉芽肿形成。在慢性型中要注意识别结核病和结节病。Wegener 肉芽肿的肾肉芽肿则常伴肾小球和肾血管改变。

【临床表现】

临床表现轻重不一,不同病因的急性间质性肾炎的表现也有一些区别。本病的典型表现是突然发生的肾功能下降,常发生于原有疾病过程中或接受一种新疗法的无症状患者中。但严重肾衰竭少见。由于药物引起的急性间质性肾炎占极大比重,故临床上以急性过敏性间质性肾炎最为常见。这类间质性肾炎常有感染发热和用药病史,肾功能急剧下降且伴过敏症状。使用青霉素类药物引起的间质性肾炎的药物接触史,通常仅为一个剂量或很短疗程,可在用药后2～44 天发生,起病急骤,60%～100%(75%)病例有发热,30%～50%病例有各类皮疹,80%外周血象嗜酸性粒细胞增多,而同时具有此三症状者不足 1/3;血清 IgE 偶有增高。这些临床特征与急性肾小管坏死和急性肾小球肾炎有所不同,应可资鉴别。由 NSAID 引起本病者中上述表现常不明显。不少患者可有双侧(偶为单侧)腰背痛和肾区疼痛、压痛或叩击痛,但此也可见于急性肾小管坏死,与肾肿胀有关。

病程常为数天至数周,似与原发性免疫应答过程平行,高峰通常为 2 周。偶然呈肾功能骤降,多见于再次接触肾毒性药物者;亦可在数月间缓慢下降,多见于利尿剂引起者。用药至起病历时可为几天至几周,通常并无既往过敏史。因感染发热而接受抗菌治疗,好转后数日病情复燃者要警惕本病。

综合各家报道,约75%以上患者有轻至中度蛋白尿和血尿,44%有肉眼血尿;75%患者尿沉渣示有白细胞和或红细胞增多,偶见白细胞管型;红细胞管型不常见,当与原发性急性肾小球肾炎等相鉴别;尿液涂片染色见嗜酸性粒细胞超过5%,则支持药物引起急性过敏性间质性肾炎,反之并不能排除本病。蛋白尿常在2g/d以下,罕见超过3g/d,肾病综合征可见于原有肾小球损害而同时因服用NSAID引起的急性间质性肾炎者。血清肌酐水平常升高,许多患者的钠排泄分数(FENa)>1,常为少尿性急性肾衰竭;亦有呈非少尿性急性肾衰竭者。少尿性急性肾衰竭者常提示间质炎症严重到足以引起小管梗阻和阻断尿流。严重的急性间质性肾炎还可因有输尿管黏膜下和肌层明显水肿和细胞浸润造成输尿管梗阻。肾小管诸项功能缺陷和各种肾小管性综合征,如Fanconi综合征和肾小管酸中毒,罕见于急性间质性肾炎而多见于慢性间质性肾炎。偶有电解质失衡,多因施用抗菌药物所致。

超声、X线平片、静脉肾盂造影和核素扫描等影像学检查常示肾稍肿大,但因缺乏特异性而诊断价值不高。

【诊断】

依据病史、上述临床表现及实验室检查,一般不难作出临床诊断,但确诊需依靠肾组织形态学检查。对严重的病例、停药后进行性加重的病例和鉴别困难的病例,应施行肾活检。

【病程和治疗】

急性肾衰竭持续时间越长,肾功能完全恢复的可能性越小。间质单核细胞浸润的严重程度亦与预后有关。不能确定或不能去除病因者,可能会进展至ESRD;特发性急性间质性肾炎虽可自发缓解,但50%以上患者残留永久肾功能不全。自发发病且伴有抗TBM抗体者肾损害往往严重。

去除病因或针对病因进行治疗非常重要,许多患者可在数日内改善肾功能。对不伴感染的急性间质性肾炎,一般认为皮质激素治疗有一定价值,常用泼尼松1mg/(kg·d),疗程2~6周。初2周无效可加用环磷酰胺2mg/(kg·d);有效者可逐渐减量,疗程通常不应超过2~4个月,个别可达1年;6周无效则应停药。严重病例可用甲泼尼龙。对NSAID所致者,通常认为皮质激素类药物无益。对于病理显示伴有间质纤维化的急性间质性肾炎者或疑有慢性间质性肾炎偏向者,因疗效差用药更应谨慎。激素对利福平引起的急性间质性肾炎亦非总是有效。约1/3药物(以利福平居多)所致的急性间质性肾炎需要透析,血浆置换对抗TBM抗体阳性或狼疮性急性间质性肾炎有益。通常在适当治疗后能部分或完全恢复。应予指出,目前尚无严格的前瞻随机对照资料可证实疗效。致病病因、诊前病程长短和肾功能受损程度、间质浸润和纤维化情况以及治疗及时适宜与否均影响疗效、恢复时程和程度。

【几种常见的急性间质性肾炎】

(一)药物引起的急性间质性肾炎

1.β-内酰胺类(青霉素类和头孢菌素类)抗生素　尸检发现接受过青霉素治疗且伴有青霉

素相关抗体的患者在其 TBM 上有沉积物,但并无间质性肾炎证据,说明免疫应答基因对发病是必需的,这可以解释为什么几乎各种青霉素都有引起本病的报道,但发生本病的却为数不多。对甲氧西林的研究颇深入,但此药现已很少使用。近年氨苄西林引起本病的报告增多,奈夫西林钠等亦偶有报告。曾用本类药物中的一种而罹患本病且康复者,再次使用本类药物中任何一种都有引起本病复发的危险。潜伏期为 2 天至数周,通常为 2 周。儿童多见,用药剂量与发病无关。临床表现除前述急性间质性肾炎(包括急性肾衰竭)表现外,部分病例呈现肾性失钠、高氯性酸中毒和高钾血症;肾外表现可有发热、皮疹、关节痛和外周血嗜酸性粒细胞增多等;部分患者可有无菌性脓尿和(或)嗜酸性粒细胞尿。停药后数周,大多能恢复,少数病例需透析治疗。有人认为使用泼尼松 1mg/(kg·d),1～2 周,可加速恢复,但有争议。单独使用头孢类药物肾毒性并不很高,但合并使用氨基糖苷类抗生素时可引起急性肾小管坏死和急性间质性肾炎。

2.抗结核药　常用抗结核药物均可引起急性间质性肾炎,但以利福平为最。间断使用,或停药后再次使用,甚至仅再用一个剂量的利福平,便可引起急性间质性肾炎。临床上常表现为发热、寒战、腰痛、无尿或少尿型急性肾衰竭,较为特殊的是常伴暂时性高钙血症,原因未明。停药后肾功能可恢复,但有时相当缓慢。皮质激素类药物对恢复无助。

3.磺胺类　抗菌性磺胺药和利尿性磺胺药均可引起急性间质性肾炎。联合用药,如使用复方磺胺甲噁唑或氢氯噻嗪和氨苯蝶啶与本病发生有密切关系。典型表现者常在用药后几天内发生,但已有磺胺类药物引起急性间质性肾炎者可在数小时内使症状重现。临床表现与青霉素类引起者类似,但皮疹较少见,严重者亦需透析。停药后常可恢复,皮质激素类药物有益于恢复。对已有肾脏病者,应高度警惕。本品可引起血管炎。

4.其他抗生素　如万古霉素和喹诺酮类也较易引起本病。其他可引起本病的抗感染类药物颇多,其中较重要和较常见的药物(不包括以急性肾小管坏死为主要特征的)。

5.非皮质激素类抗炎药(NSAID)　本类药物亦可引起慢性间质性肾炎,为方便叙述,暂列于此。本品可引起急性肾缺血性肾功能不全(缺血性肾病)、镇痛剂肾病、胁痛肾衰综合征和急性间质性肾炎四种表现。急性间质性肾炎又可分为两型,一型为偶见的伴或不伴肾乳头坏死的、不伴任何肾小球损伤的急性间质性肾炎,另一型为常见的(约占 86%)伴肾小球肾炎(微小病变,个别可为膜性肾病)的急性间质性肾炎,认为与选择性环氧化酶-2 抑制剂有关,此型可呈大量蛋白尿、肾病综合征和肾衰竭,非诺洛芬是本类药物中最易引起本型急性间质性肾炎者。

本病以老年人为多见。肾外的过敏反应表现相对较轻甚至缺如。起病可早在用药后1 周,但常见于数月到 1 年后。对于以进行性肾衰竭伴大量蛋白尿为特点的,应与糖尿病肾病和肾淀粉样变等鉴别。及时停药后可恢复,但较缓慢,常达数月或 1 年以上,因此常需透析治疗;部分呈永久性肾功能不全和不能缓解的肾病综合征。皮质激素类药物常无效,仅试用于治疗困难的病例。本类药物还可引起全身性血管炎和肾乳头坏死等肾损害。

6.别嘌醇　本品引起急性间质性肾炎常在用药 3 周左右发病。除急性间质性肾炎表现外,绝大多数有皮肤和肝功能损伤,死亡率高达 20%。绝大多数病例发生在常规治疗剂量时,故认为与过敏反应有关。治疗包括停药和必要的支持治疗,需要时予以透析。皮质激素类药物的疗效不肯定。

7.组胺 H_2 受体拮抗剂和质子泵抑制剂 本类药品中最早报道的是西咪替丁,现几乎涉及所有的组胺 H_2 受体拮抗剂,奥美拉唑等质子泵抑制剂也都有引起急性间质性肾炎的报道。临床上可伴有多发性肌炎,血清肌酐增高则还与本品抑制肾小管分泌肌酐有关。由于 T 淋巴细胞具有组胺 H_2 受体,病肾及血中细胞毒性和抑制性 T 淋巴细胞增高,故认为细胞介导的免疫反应参与了本病发病机制。停药后本病常迅速恢复。

8.血管紧张素转换酶抑制剂 本品引起的肾毒性主要是影响肾血管舒缩,改变血流动力学,引起急性肾小管坏死,尤其是双肾或孤立肾肾动脉狭窄时。部分药物证明可引起膜性肾病,引起急性间质性肾炎者也不少见。及时停药常可好转或恢复,再用药则常可再发。

9.中草药肾病 中草药,尤其是马兜铃酸及其相关的中药,引起本病已屡有报道。有些为快速进展性或亚急性间质性肾炎,偶为急性肾衰竭。

(二)感染引起的急性间质性肾炎

1.原发于肾脏的感染引起的急性间质性肾炎 最主要的是急性肾盂肾炎(包括各种致病微生物所引起的)和结核。本组疾病罕见引发急性肾衰竭,唯治疗后常可残留瘢痕。

2.全身感染引起的急性间质性肾炎 其病原体如前述,细菌、真菌、立克次体、病毒、螺旋体、支原体、弓形虫等病原体引起的全身感染,均可引起急性间质性肾炎。儿童急性间质性肾炎的主要病因是感染,特别是链球菌感染,此与成人急性间质性肾炎的病因主要是药物有明显不同。确切发病机制不清,明显的间质单核细胞浸润和难以从病肾中查获病原体的事实,提示可能是对感染播散的反应,而非单纯的血源性病原体播散。原发病的临床表现、合并使用药物的毒副反应和所引起的间质性肾炎,常使本病及病程中的临床表现呈现多样性,且错综复杂。病原学、血清学、组织学和分子生物学技术的应用对确定诊断和探索因果关系有益。积极处理原发感染,常可使肾功能恢复,通常不需使用皮质激素,预后一般较好。

3.免疫抑制时的病毒性急性小管间质性肾炎 免疫抑制条件下各类感染均增加,病毒感染亦然。典型的例子是器官移植后应用免疫抑制剂和 HIV 感染后的免疫低下状态。病毒可直接侵犯肾脏,亦可通过免疫反应间接影响肾脏,引起急性间质性肾炎。某些类型的病毒性间质性肾炎有其专门的特点。例如多瘤病毒(如 BK 病毒和 JC 病毒)可引起急性小管间质性肾炎,肾活检可见细胞内包涵体。病毒性间质性肾炎与移植肾排异反应的临床表现很相似,如认识不足盲目增加免疫抑制剂抗排异,将使肾功能更趋恶化,减少免疫抑制药物和给予抗病毒治疗则常可奏效。虽然经典的 HIV 肾病是以肾小球塌陷型局灶硬化症为特征,但也有以小管间质性肾炎为主要表现者,病理检查可见小管呈微囊状扩张。由于鉴别诊断困难,肾活组织检查甚有必要。

(三)系统性疾病引起的急性间质性肾炎

本组疾病中最常见的是免疫性疾病伴有急性间质性肾炎,或以急性间质性肾炎为表现的免疫性疾病,如系统性红斑狼疮可有间质性肾炎为特征的类型;坏死性血管炎中,尤其是韦格纳肉芽肿,也可有以急性间质性肾炎为表现者。移植肾排异反应,尤其是急性排异,亦以急性间质性肾炎为特征。大部分肾小球肾炎也可有间质炎症,但常相对较轻微。

代谢性疾病中尿酸性肾病和草酸代谢异常者也常有以急性间质性为表现者。一些淋巴增生性疾患中也可有急性间质性肾炎。

(四)特发性急性间质性肾炎

本组疾病并不常见(个别系列可达 30%),是指肾组织学特征为典型的急性间质性肾炎,而未能证实为何病因者。组织学上的淋巴细胞浸润、自发性起病方式和体质性过敏反应的临床特点,以及部分患者有抗 TBM 抗体存在,均提示其发病可能有免疫学基础。临床上常无皮疹、发热和嗜酸性粒细胞增多等表现,多表现为非少尿型急性肾衰竭。确诊依赖肾活检。部分病例有眼色素膜炎,称为肾小管间质性肾炎-眼色素膜炎综合征(TINU)。病理中可见 T_4 辅助细胞/诱导细胞等 T 淋巴细胞浸润,偶尔在肾小管基底膜上有 IgG 线状沉积,部分病例血中可查到免疫复合物,提示细胞免疫和体液免疫都可能参与发病过程。部分患者的肾病理中发现有肉芽肿形成,骨髓和淋巴结中也可有肉芽肿存在。临床上以年轻女性或女童多见,多数有非特异性前驱症状。除间质性肾炎表现外,通常表现为非少尿型急性肾功能不全和 Fanconi 综合征。约 1/3 病例有眼色素膜炎,多于肾受累发病后数周至 4 个月发生,亦可与间质性肾炎同时出现。本病肾损害可自然恢复,对皮质激素治疗效果明显,可使肾功能在 1~2 个月内恢复正常,眼色素膜炎对皮质激素治疗反应亦良好,但易复发。部分患者需肾替代治疗,需永久性透析者不足 5%。年龄偏大、肾间质纤维化较多者,病程常较迁延,每需加用皮质激素治疗。有些患者肾炎发生迅速,有报道伴衣原体感染。

二、慢性间质性肾炎

慢性间质性肾炎是一组以小管萎缩、间质纤维化和细胞浸润改变为特征的疾病或临床综合征。

【病因】

病因众多,常见病因如下。

1.药物 如镇痛剂、非皮质激素类抗炎药、硝基脲类抗肿瘤药、锗制剂、顺铂、环孢素、锂盐、某些中药等。

2.重金属 如铅、镉等。

3.血管疾病 如高血压、栓塞性疾病、放射性肾炎等。

4.尿路梗阻 如机械梗阻(如肿瘤、结石、流出道梗阻)引起的梗阻性肾病和膀胱输尿管反流引起的反流性肾病等。

5.代谢疾病 如高钙血症/肾钙质沉积症、高尿酸血症/高尿酸尿症、低钾血症、高草酸尿症、胱氨酸尿病等。

6.免疫疾病 如系统性红斑狼疮、移植肾排异、干燥综合征、血管炎等。

7.肉芽肿病 如结节病、韦格纳肉芽肿等。

8.感染 如直接感染(细菌、分枝杆菌、病毒和真菌等)、软化斑、黄色肉芽肿性肾盂肾炎等。

9.血液病 如多发性骨髓瘤、轻链沉积病、浆细胞病、镰状血红蛋白病、阵发性夜间血红蛋白尿症、淋巴瘤等。

10.地方病　如 Balkan 肾病。

11.遗传性　如常染色体显性遗传性多囊肾病、髓质囊肿病、线粒体突变等。

12.其他　如进行性肾小球肾炎、缺血性肾病、老年肾、体外冲击波碎石等。

13.特发性。

【病理和发病机制】

病理改变以肾小管上皮细胞扁平、萎缩，小管腔扩张和间质纤维化，以及在小管间和间质内有灶性单核细胞浸润为特征，TBM 常增厚。也可见到急性间质性肾炎时常有的细胞管型。浸润的细胞以淋巴细胞为主，偶见中性粒细胞、浆细胞和嗜酸性粒细胞。罕见间质水肿和出血。偶见 C_3 和 Ig 沿 TBM 呈线形着染。即使已有明显的肾小球功能损害，光镜下肾小球仍属正常；随病情进展，可出现球周纤维化、节段性硬化和全小球硬化。除偶见微弱的 C_3、IgM 在系膜区节段性着染外，免疫荧光检查常为阴性。小动脉和细小动脉可见程度不等的纤维内膜增厚，而血管炎表现并非特征性的。

【临床表现】

常隐匿起病，多因原发病或肾功能不全的非特异症状就诊，进行筛选检查时发现尿检异常和（或）氮质血症而提示本病。有报道 75% 患者就诊时肌酐清除率已低于 50ml/min，33% 低于 15ml/min。尿蛋白很少超过 2g/d，早期多为小管性，可有镜下血尿和脓尿，25% 有糖尿，28% 尿病原体培养可获阳性结果；近端或远端小管酸化和浓缩功能障碍很常见，分别反映近端小管、远端小管和髓质功能受损；与肾功能水平不相一致的低尿酸血症（肾小管重吸收尿酸功能障碍）和贫血程度（可能因间质细胞生成红细胞生成素情况受损）也是一个重要的临床特征。50% 患者有高血压，此似乎与肾功能不全程度和肾小球滤过率持续低于 15ml/min 无关。后期多进入慢性肾功能不全。

【诊断和治疗】

根据病史、体征、实验室检查，特别是肾小管功能检查常可提示诊断；仅对需要确诊或鉴别困难的病例进行肾组织学检查，因为病理检查结果通常对治疗帮助不大。漏误诊颇常见，如误诊为非活动性慢性肾盂肾炎、慢性肾盂肾炎或慢性肾小球肾炎等。

大多数患者呈缓慢进展病程。早期诊断，尽早控制及去除病因，控制血压，纠正存在的水、电解质和酸碱平衡紊乱，适合的症状治疗、替代治疗等可使病情稳定或部分恢复。除结节病外无使用皮质激素和（或）免疫抑制剂的强烈指征。

几种常见的慢性间质性肾炎。

1.结节病　结节病常通过其异常的 Ca^{2+} 代谢影响肾。10%～15% 的结节病患者有高钙血症和（或）高钙尿症，可导致尿浓缩能力和 GFR 下降，引起肾钙质沉积症或肾石症。典型的病理改变是弥漫性间质性肾炎伴非干酪性肉芽肿形成，后者由巨细胞、组织细胞和淋巴细胞组成，可挤占肾实质和扭曲肾小管结构。局灶性间质淋巴细胞浸润和球周纤维化常见，免疫荧光和电镜检查常无免疫沉积物证据。虽然尸检证实 15%～30% 的结节病患者有非干酪性肉芽肿性间质性肾炎，然其中大多数生前并无症状。有明显肾功能减退者，常有弥漫性和活动性结节病。其肾功能下降的原因除少数可归之于肉芽肿性间质性肾炎外，更多的是因为并存的高钙血症，因其中相当一部分患者的肾功能可由扩容或治疗高钙血症而得到改善或纠正。常有轻度蛋白尿和无菌性白细胞尿；可有肾小管功能缺陷，如肾性糖尿、尿浓缩能力下降和肾小管酸中毒等。有肾功能下降而无肾外器官受累者少见。结节病偶可伴有原发性肾小球病，如局灶性肾小球硬化症和膜性肾病等，此与其他可有间质肉芽肿形成、高钙血症和肾功能减退的疾病，如结核、矽结节和弓形虫病等应进行鉴别。本病对皮质激素治疗反应佳，包括肾功能改善和高钙血症好转，重复肾活检证实肉芽肿消退和淋巴细胞浸润减少。对无反应或难治者可加用环磷酰胺。

2.铅肾病　主要原因系接触含铅颜料或油漆、接触铅污染的食物（常在自制和储存啤酒或威士忌酒时污染）、接触铅污染环境（如含铅汽油、工业废气）等。慢性铅中毒时可发生铅肾病，急性铅中毒则少有铅肾病。这种隐匿的慢性的铅积聚过程，使起病方式呈多样性，可表现为以高尿酸血症、高血压和进行性肾功能不全为特征的症候群。病理上可见铅沉积于近端小管 S3 节段，在近曲小管上皮细胞内见核包涵体和间质内有少量细胞浸润等铅肾病特征，此可以解释临床常见近端小管功能损害，后者可表现为某方面的肾小管功能缺陷或 Fanconi 综合征，多见于儿童。成人铅肾病常以慢性间质性肾炎为特征，可有间质纤维化、小管萎缩和肾硬化症等表现。临床上常有高血压，高血压性血管改变相当突出。半数以上病例有复发性铅痛风发作史。血铅常可正常，用乙二胺四乙酸二钠（1g/次，共 2 次）驱铅后尿铅增高（＞0.6mg/d），便可诊断铅中毒。治疗可用 EDTA 二钠降低体内铅负荷，然其改善肾功能的作用有限。

3.镉肾病　本病由长期低水平接触过量的镉致病。常因环境污染或职业接触且防护不当等使镉进入体内，迅速沉积于肝和肾，后者主要在近曲小管上皮细胞，故血浓度不高而排出缓慢，生物学半衰期可达 10 年以上。这种局部的积聚是引起慢性间质性肾炎的原因，而临床上以近端小管功能障碍（如 Fanconi 综合征）、高钙尿症、代谢性骨病（常有骨痛）和肾石症为特征，可进展至慢性肾衰竭。诊断依赖尿镉测定和肾活检。无特效治疗。

4.锂盐　本药可引起肾性尿崩、远端小管酸中毒和肾性失钠。长期使用或反复使用锂盐者可发生慢性间质性肾炎，部分患者有 GFR 下降。血肌酐高于 $200\mu mol/L$（2.5mg/dl）时应停用锂盐。

5.抗肿瘤药　①顺铂：本品可引起患者 GFR 下降、急性肾衰竭和慢性间质性肾炎。有慢性间质性肾炎者约半数有肾性失镁、肾性失钾和浓缩功能下降。有人称用药前适度水化和形成钠利尿状态、用微量泵延长给药时间（数小时至数日）等方法可降低发病率。卡铂等新药则较为安全。②异环磷酰胺：其代谢产物有肾小管毒性，可引起急性和慢性肾功能不全、小管功能障碍和间质损害。③亚硝脲类：本组药物有剂量相关肾毒性。引起肾小球硬化、慢性间质性肾炎（肾小管萎缩和间质纤维化），以近端小管功能障碍为突出。最早的表现为蛋白尿，一经发现，便应停药；出现氮质血症便应永久停药。重复用药，即便间隔数周，导致慢性肾衰竭的可能性极高。本组药物亦可引起急性肾小管坏死。

6.环孢素和他克莫司（FK506）　两者均可引起急性肾损害和慢性间质纤维化，表现相似。均以引起肾微血管收缩、闭塞性小动脉病变、肾小管上皮损伤和间质条纹状纤维化为特征，停药或减量后临床表现可有改善；长期大量使用本品可引起 ESRD，但也有使用低剂量引发本病的报道。

（贾江伟）

第十二节　急性下尿路感染

　　尿路感染是指各种微生物侵犯尿路并在其中生长、繁殖引起的尿路炎症。尿路感染分为上尿路感染(即肾盂肾炎)及下尿路感染。急性下尿路感染通常是指急性膀胱炎,95%以上的致病微生物是革兰阴性杆菌,其中大肠埃希菌最常见。及时正确的治疗常能使急性下尿路感染治愈。

【诊断标准】

　　1.易感者　好发于生育年龄女性、老年人及糖尿病患者。性生活及尿器械操作(如导尿、尤其是留置导尿及膀胱镜检查)为常见诱因。

　　2.临床表现　呈现泌尿系刺激症,即尿频、尿急及尿痛(从下腹不适、排尿烧灼感至明显排尿疼痛),少数患者因炎症致膀胱黏膜出血而出现血尿,乃至肉眼血尿,并伴随血丝及小血块。患者体温正常或仅有轻度发热($38.0℃\sim38.5℃$以下),并无寒战、高热和腰痛等症状。体格检查脊肋角无叩痛。

　　3.实验室检查

　　(1)血常规检查:外周血白血胞一般正常,无总数增多及核左移。

　　(2)尿常规检查:常见明显白细胞尿(离心尿沉渣镜检白细胞>5个/HP,乃至满视野),可伴随不同程度的镜下血尿(红细胞>3个/HP,为均一红细胞血尿)及轻度蛋白尿(尿蛋白定性$\pm\sim+$)。不出现管型尿。女性患者留取尿标本前必须认真冲洗会阴,然后即刻留中段尿标本,以免白带污染致成假阳性结果。

　　(3)尿培养:真性细菌尿(即考虑尿中细菌为致病菌)的诊断标准如下:清晨清洁后中段尿细菌培养菌落数$\geqslant10^5$/ml;或膀胱穿刺尿细菌培养有细菌生长(不管菌落多少)。如果临床考虑有真菌感染(如留置导尿所致感染)可能时,还需要做真菌培养。

【治疗原则】

　　1.抗感染治疗

　　(1)抗微生物药物选择:最好能依据细菌培养药物敏感试验结果指导用药,在获得药敏试验结果前,可先选用抗革兰阴性杆菌为主的抗微生物药物治疗。

　　常用药物如下。

　　①磺胺类:最常用复方磺胺甲基异噁唑(每片含磺胺甲基异噁唑400mg及甲氧苄胺嘧啶80mg),每次2片,每日2次口服。

　　②喹诺酮类:包括氧氟沙星,每次0.2g,每日2次口服;环丙沙星,每次0.25g,每日2次口服;左氧氟沙星,每次0.1$\sim$0.2g,每日2次口服。近年来国内大肠埃希菌对磺胺类药及氟喹诺酮类药的耐药率均明显增加,一半以上患者均耐药,此必须注意。

　　③硝基呋喃类:呋喃妥因,每次0.1g,每日2次口服。由于临床上已长期不用或少用此药,因此现在大肠埃希菌却经常对其敏感。

　　④头孢类抗生素或半合成青霉素:头孢类抗生素如头孢氨苄、头孢拉定及头孢克洛,半合

成青霉素如氨苄西林或阿莫西林,可以根据致病菌药物敏感试验结果选用。

若为真菌感染,则需要用敏感的抗真菌药物治疗。

(2)抗微生物治疗疗程:推荐 3 日疗程。既往曾采用单剂疗法,因为疾病复发率高现已不再提倡;而 7 日疗程的疗效并不优于 3 日疗程,不良反应却可能增加,因此现在仅使用于 3 日疗程治疗后的复发病例。

停用抗微生物药物治疗后 1 周,应该再做尿细菌培养,如果阴性表示此次急性下尿路感染已治愈;如果仍有真性细菌尿,则应继续抗微生物治疗 2 周。

2.对症治疗　患者应该多饮水,多排尿;泌尿系刺激症明显时可服碳酸氢钠 1g,每日 3 次,碱化尿液,减轻症状。

(贾江伟)

第十三节　肾盂肾炎

一、急性肾盂肾炎

急性肾盂肾炎是各种病原微生物侵犯肾盂及肾实质引起的急性炎症。病原体常为革兰阴性杆菌,其中大肠埃希菌最常见。通常感染途径是上行感染,仅少部分是血液感染或直接感染。

【诊断标准】

1.易感者　好发于生育年龄妇女、老年人、糖尿病患者、免疫力低下者及尿路畸形者。

2.临床表现　患者常有尿频、尿急及尿痛等泌尿系刺激症,并出现寒战、高热(体温常超过 38.5℃)及腰痛等全身症状。体格检查患侧脊肋角叩击痛阳性。反复寒战、高热的患者(尤其是老年女性、抵抗力低下的患者)要考虑继发败血症可能。

3.实验室检查

(1)血常规:外周血白细胞总数升高,分类核左移。

(2)尿常规:尿白细胞增多,常伴少量红细胞(均一红细胞血尿)及蛋白,并偶见小圆上皮细胞、白细胞管型及颗粒管型。

(3)尿培养:清晨清洁后中段尿细菌培养菌落数$\geq 10^5$/ml;或膀胱穿刺尿细菌培养有细菌生长(不管菌落多少)。

(4)血培养:当疑有败血症时,要及时进行血培养检验(尽可能在应用抗生素前抽血),败血症时血培养常呈阳性结果,且细菌与尿培养所获细菌一致。

(5)肾功能检查:一般均正常。

【治疗原则】

通过积极正确的抗感染治疗,本病可以痊愈,多数情况下不遗留后遗症。

（一）抗感染治疗

1.抗微生物药物选择　应该先留尿标本送培养，以便依据细菌培养的药物敏感试验结果指导用药。在获得尿培养药敏试验结果前，可先选用广谱并偏重于革兰阴性杆菌的抗微生物药物治疗。治疗 3 天后若病情明显好转，可以继续沿用原有药物治疗；治疗 3 天未见好转，即应参考尿培养药敏试验结果，改用高敏药物。

2.抗微生物药物给药途径　临床症状重时均采用静脉给药，体温正常 3 天后改为口服；而临床症状轻者可以一直口服抗微生物药治疗。

3.抗微生物药治疗疗程　应该至少用药 2 周。少数患者 2 周后尿培养仍阳性，则应根据药物敏感试验结果，再选用其他高敏药物继续治疗 2～4 周。

（1）常用静脉药物

①头孢类抗生素如头孢曲松及头孢噻肟等。

②青霉素类抗生素如氧哌嗪青霉素及他唑巴坦。

③喹诺酮类药物如环丙沙星及左氧氟沙星等。

④β-内酰胺类抗生素如美洛培南等。氨基糖苷类抗生素由于具有肾毒性要慎用。

（2）常用口服药物

①磺胺类：最常用复方磺胺甲基异噁唑。

②喹诺酮类药物如环丙沙星及左氧氟沙星等。

③青霉素类抗生素如复方阿莫西林克拉维酸。

④头孢类抗生素如头孢氨苄及头孢克肟等。近年来国内大肠埃希菌对磺胺类药及氟喹诺酮类药的耐药率很高，用药时需要注意。

（二）对症治疗

患者应该多饮水及休息；泌尿系统刺激症明显时可服碳酸氢钠 1g，每日 3 次，碱化尿液；高热患者可物理降温，必要时服用退热药。

急性肾盂肾炎的临床治愈标准是：症状消失，尿常规化验正常及尿细菌培养阴性。

附：再发性尿路感染的诊断与治疗

再发性尿路感染可以区分为复发及重新感染两种情况：①复发：仍由原先的致病菌引起感染，通常在停药后 1 月内发生；②重新感染：系由新的致病菌引起感染，常在停药 1 月后发生。

复发较少见（约占再发性尿路感染的 20%），提示存在复杂性尿路感染可能，应进一步做相应检查。治疗应根据尿细菌培养药物敏感试验结果选用高敏药物，并延长用药时间至 6 周。

重新感染较多见（约占再发性尿路感染的 80%），提示尿路防御感染的能力差。因此对于频繁（≥3 次/年）重新感染者，在使用敏感抗感染药物将其临床治愈后，应续用敏感药物作低剂量长疗程抑菌治疗，例如复方磺胺甲基异噁唑半片或呋喃妥因 50mg 或氧氟沙星 0.1g，于晚间睡觉前或性生活后排尿后服用 1 次，共服用 0.5～1 年或更长。

二、慢性肾盂肾炎

慢性肾盂肾炎是病原微生物感染引起的肾盂、肾盏和肾间质的慢性炎症及纤维化，可导致肾功能损害，并最终进入终末期肾脏病。慢性肾盂肾炎一般只见于复杂尿路感染。

【诊断标准】

慢性肾盂肾炎尚缺乏统一诊断标准,曾经认为急性肾盂肾炎多次发作或持续不愈1年以上,即可诊断慢性肾盂肾炎。近年来认为慢性肾盂肾炎与发病时间并无直接关系,而取决于有无肾盏、肾盂及肾间质的纤维化及相应的肾功能变化。下列标准可供参考。

1.具备复杂尿路感染特点

(1)尿路解剖异常,如尿道狭窄、前列腺肥大、输尿管受压、尿路结石等病导致的尿路梗阻。

(2)尿路功能异常,如神经性膀胱、膀胱输尿管反流等病导致的排尿功能异常。

(3)尿路留置导管或支架,如留置导尿管,膀胱造瘘,输尿管支架,以及留置肾盂引流管等。

(4)全身易感因素,如糖尿病,免疫功能低下(艾滋病、应用免疫抑制治疗)等。现在认为,无上述复杂尿路感染因素的患者极少出现慢性肾盂肾炎。

2.具有慢性间质性肾炎表现　常见远端肾小管浓缩功能障碍(夜尿增多,尿比重及渗透压降低等),甚至出现肾小管酸中毒,后期血清肌酐增高。此病的肾小管功能损害比肾小球功能损害出现早,且相对重。伴随慢性肾功能不全常出现高血压及贫血。

3.影像学检查(如螺旋CT增强扫描)　可见肾皮质瘢痕及肾盏牵拉、扩张、变形等改变,对诊断意义大。

仅少数患者具有典型的急性肾盂肾炎病史,而多数患者表现不典型,或呈现间歇性无症状菌尿,或呈现间歇性尿频、尿急等下尿路感染症状,或仅呈现间歇性低热和(或)腰腹部不适。

【治疗原则】

1.病因治疗　应尽量去除导致复杂尿路感染的因素,如去除尿路解剖及功能异常、控制糖尿病、纠正免疫功能低下等。

2.抗感染治疗　有再发性尿路感染发生时,应及时进行抗感染治疗。

3.针对慢性间质性肾炎治疗　出现慢性肾功能不全时应给予非透析保守治疗,包括纠正贫血及高血压。进入终末期肾脏病时,应及时进行肾脏替代治疗,包括血液透析、腹膜透析及肾移植。

若出现肾小管酸中毒也应相应处理。

(刘玉东)

第十四节　尿路结石和 Alport 综合征

一、尿路结石

泌尿系统内的结石统称为尿路结石,肾脏和输尿管结石是临床常见疾病。我国受地域、自然环境影响,尿路结石的发病南北差异较大,南方明显高于北方。典型的症状是肾绞痛和血尿,而且结石可能继发上尿路感染及损害肾功能,因此多数尿路结石需要治疗。

【诊断标准】

1.临床表现　尿路结石的临床表现个体差异很大,最常见的症状是肾绞痛和血尿,部分患者可能没有任何症状,而是体检时做影像学检查发现结石。

(1)肾绞痛:是上尿路结石的最常见症状,小结石嵌顿于肾盂输尿管连接处或输尿管时,则引起输尿管剧烈的蠕动,而出现疼痛。疼痛常位于脊肋角、腰部或腹部,90%病例是单侧疼痛,多数呈阵发性。疼痛程度轻重不等,轻者,可能仅表现为腰部不适,重者需要注射镇痛剂治疗。疼痛可放射至下腹部、腹股沟、大腿内侧和会阴部。肾绞痛严重时,可出现全身出冷汗、血压下降以及尿量减少。疼痛缓解后,尿可增多。

(2)血尿:血尿是肾和输尿管结石的另一个常见症状。典型表现是肾绞痛同时出现肉眼血尿或镜下血尿,尿相差显微镜检查为均一红细胞血尿,疼痛消失后血尿逐渐缓解甚至消失。无症状的尿路结石患者也常有血尿。

(3)排石:肾结石患者可能有从尿中排出"砂石"的病史,特别是在疼痛和血尿发作时易出现。结石经尿道排出时,患者有排出异物感或刺痛感。

(4)无尿及急性肾衰竭:双侧上尿路结石梗阻或一侧上尿路结石梗阻另一侧反射性尿闭时,患者即可能突然出现无尿及肾后性急性肾衰竭。若及时处理,肾功能仍可能恢复,否则可以造成永久性肾功能损伤。

(5)其他症状:继发上尿路感染时可出现寒战、高热、腰痛及脊肋角叩痛,尿中白细胞增多。结石到达远端输尿管时易出现排尿困难和尿急。肾绞痛严重时可伴随出现恶心、呕吐等症状。

2.影响学检查

(1)超声检查:出现点状或团块状强回声,其后伴声影为结石典型表现。超声检查能发现X平片不能发现的阴性结石,并能敏感地发现尿路梗阻,常作为首选检查及不宜接触X线患者(如孕妇)的检查。但是超声检查可能漏诊小结石和输尿管结石。

(2)X平片检查:也为常用检查。但是该检查不能发现阴性结石(如尿酸结石),需要注意。

(3)静脉尿路造影:对尿路结石(包括阴性结石)及梗阻均有很高诊断价值。

(4)螺旋CT平扫:是最常用的检查手段。该检查能清楚显示结石(包括阴性结石及小结石)和尿路梗阻情况,是尿路结石影像学诊断的"金标准"。

【治疗原则】

1.肾绞痛的治疗　肾绞痛发作治疗主要是解除患者痛苦,首先注射解痉止痛药物,常用的有山莨菪碱或阿托品加哌替啶或吗啡,必要可重复使用。

2.排石治疗　通过大量饮水,适当活动,并辅助一些解痉药物将结石排出。饮水的量要求能够使每日尿量达到 2000~2500ml 以上,每日饮水要均匀。适当的活动,如跑步和跳绳等,能够促进结石的排出。辅助排石药物包括解痉药物、钙拮抗剂、α受体阻滞剂等。结石能否自行排出与结石大小和位置有关。多数直径<0.5cm 的结石有可能自行排出体外,直径>1cm 的结石不能自行排出。输尿管近端的结石自行排出的可能性较小。

3.溶石治疗　仅适用于治疗尿酸结石和胱氨酸结石。尿酸和胱氨酸在碱性尿液中溶解度明显增加,因此碱化尿液是溶石治疗的关键,尿酸结石患者尿液 pH 需维持在 6.2~6.8,胱氨酸结石患者尿液 pH 需维持在 7.5～8.0。常用药物有枸橼酸钾和碳酸氢钠,后者可口服或静脉点滴给药。

4.手术治疗　以下情况需要进行手术治疗:①无尿及肾后性急性肾衰竭患者;②结石直径>1cm 者;③排石治疗无效者,尤其仍有肾绞痛发作时。

现在多主张使用微创手术治疗,具体方法包括:①体外震波碎石术;②输尿管肾镜取石或碎石术;③经皮肾镜取石或碎石术;④后腹腔镜肾盂输尿管切开取石术。现在已很少应用开放式外科手术取石。

无论用哪种方法(排石、碎石、取石)获得的结石标本,都要认真收集,并进行结石成分分析,这对指导患者的饮食治疗,防止结石复发很有意义。

5.预防复发　全身代谢紊乱是尿路结石形成的重要原因之一,因此尿路结石被清除后,仍有复发可能(文献报道,10 年内结石复发率高达 50%)。所以,不能认为清除掉了尿路结石疾病就已"彻底治愈",患者仍需注意预防结石复发。可采用如下措施:①多饮水:尤其注意睡前饮水。要保证每日尿量达 2000～2500ml。尽量避免饮茶和咖啡。②调整饮食:需根据结石成分分析结果进行饮食成分调整,例如草酸盐结石应少吃含草酸多的蔬菜;尿酸盐结石应少吃含嘌呤高的食物。③消除病因:治疗全身代谢异常(如高钙血症、高尿酸血症、胱氨酸尿症及高草酸尿症等)及尿路异常(感染、梗阻等)。

二、Alport 综合征

Alport 综合征(AS)又称遗传性进行性肾炎,是最常见的遗传性肾小球病,发病与Ⅳ型胶原 α 链的某些基因突变相关。此病以血尿及肾功能进行性减退为主要特征,而且还常伴发感音神经性耳聋和眼睛病变。

【诊断标准】

1.临床表现

(1)肾脏病变:最初表现常为无症状性镜下血尿(变形红细胞血尿),多于儿童期(甚至婴儿期)出现,也可出现肉眼血尿。蛋白尿一般不重,但少数病例可出现大量蛋白尿(≥3.5g/d)及肾病综合征。肾功能呈慢性进行性损害,多数患者最终进入终末期肾衰竭。患者进入终末期肾衰竭的速度与遗传方式相关:X 性连锁显性遗传的男性患者进入肾衰竭早(多在 30 岁前),而女性晚或者不发生;常染色体隐性遗传的患者男女皆进入肾衰竭早(几乎全部在 30 岁前发生);而常染色体显性遗传的男女患者病情均相对较轻,肾损害进展相对慢。

(2)耳病变:双侧感音性听力下降是 Alport 综合征的另一特征。大约 30%～50% 的患者在病程中会出现高频感音神经性耳聋,早期要做电测听才能发现,而后逐渐进展,最后甚至影响日常对话。

(3)眼病变:Alport 综合征可出现多种眼部病变,但认为只有如下病变对诊断有意义。

①球形晶体,一般为前球形晶体,偶尔前、后球形晶体并存。

②视网膜黄斑中心凹周围白色或黄色点状视网膜病变,此病变常出现于肾功能不全患者。

(4)其他表现：现在认为与 Alport 综合征基因突变相关的其他表现有：弥漫性平滑肌瘤（常累及食道、气管及女性生殖道平滑肌）；AMME 综合征（面中部发育不良、精神发育落后及椭圆形红细胞增多症）。

2.肾脏病理表现　Alport 综合征肾脏病理的特征性变化在肾小球基底膜，电镜检查可见基底膜增厚或厚薄相间，增厚基底膜的厚度可达正常 2～5 倍，以致密带增厚为主，并纵向劈裂，交错成网，网眼中含类脂颗粒。

3.遗传学检查

(1)遗传方式的家系调查：Alport 综合征的遗传方式主要有如下 3 种。

①X 性连锁显性遗传（XD）：系 X 染色体 COL4A5 基因突变引起。其特点是：遗传与性别相关，父病不传子，却传全部女儿；母病传子又传女，子女得病机会各半。而且，病情也与性别有关，男性（半合子）病情重于女性（杂合子）。此遗传方式占 Alport 综合征家系中的绝大多数（80%～85%）。

②常染色体隐性遗传（AR）：系 COL4A3 或者 COL4A4 基因突变所致。该家系中的杂合子表型正常，惟纯合子才显现疾病，故具有临床表现的患者常为近亲婚配子女。其特点为：父母皆为致病基因携带者（杂合子），子女 1/4 显现疾病（纯合子），子及女得病机会均等，1/2 成为新一代致病基因携带者（杂合子）。此遗传方式的家系约占 15%。

③常染色体显性遗传（AD）：也由 COIAA3 或者 COL4A4 基因突变引起。其特点是：遗传与性别无关，父或母病均可传子及女，子女得病机会各半。病情轻重也与性别无关。在 Alport 综合征患者中此遗传方式很少。

另外，少数 Alport 综合征患者无阳性家族史，疾病可能由基因突变引起。

(2)致病基因的表型检查：用荧光标记的抗 IV 型胶原 α_5 链抗体对皮肤、以及荧光标记的抗 IV 型胶原 α_3、α_4 及 α_5 链抗体对肾脏切片进行免疫荧光检查，发现以下结果。

①正常人 α_5 链于皮肤、肾小球、肾小管及肾小囊基底膜均呈连续着色；α_3 及 α_4 链于肾小球及肾小管基底膜呈连续着色，而肾小囊基底膜无表达。

②XD 家系男患者（半合子）α_3、α_4 及 α_5 链于上述应着色的基底膜上全不着色；而女性患者（杂合子）仅呈间断着色。

③AR 家系患者 α_3 及 α_4 链于肾小球及肾小管基底膜不着色，而 α_5 链于肾小球及肾小管基底膜不着色，于皮肤及肾小囊基底膜仍着色正常。

所以，现在临床已经应用这一免疫荧光检查，来协助对 Alport 综合征患者进行疾病诊断及遗传方式分析。

我国由于长期实行独生子女政策，目前大家系已很少，靠家系调查去准确地获得遗传方式信息已几无可能。所以，用上述抗 IV 型胶原 α 链抗体做免疫荧光检查，对帮助判断遗传方式很有意义。

【治疗原则】

Alport 综合征为基因突变所致疾病，目前尚无特效治疗方法。

1.一般治疗　应避免劳累及感染，禁用肾毒性药物。

2.对症治疗 出现高血压的患者应予降血压治疗;少数出现肾病综合征的患者应予利尿消肿治疗。

3.肾脏替代治疗 患者进入终末期肾衰竭达到透析指征时,应及时给予透析治疗。患者如果进行肾移植治疗,移植后大约5%的患者可能产生抗基底膜抗体及移植肾抗基底膜性肾小球肾炎,所以 Alport 综合征患者肾移植后应定期检测血清中抗基底膜抗体。

（王立华）

第十五节　Ⅰ型心肾综合征和肝肾综合征

一、Ⅰ型心肾综合征

心肾综合征系指原发于心脏或肾脏的疾病导致的或同一病因导致的心肾共病。它被分为如下5型:①急性心肾综合征(Ⅰ型):急性心功能恶化导致的急性肾损害;②慢性心肾综合征(Ⅱ型):慢性心功能异常导致的慢性肾脏病;③急性肾心综合征(Ⅲ型):急性肾功能恶化导致的急性心脏损害;④慢性肾心综合征(Ⅳ型):慢性肾脏病导致的心脏损害;⑤继发性心肾综合征(Ⅴ型):系统性疾病同时导致的心肾损害。

此处仅讨论急性失代偿心力衰竭所致急性肾损害(ADHF-AKI)的诊断与治疗,此急性肾损害(AKI)主要由肾脏有效血容量不足引起,常为肾前性急性肾损害。

【诊断标准】

1.出现失代偿性心力衰竭(ADHF),包括慢性心力衰竭基础上发生的 ADHF。

2.在 ADHF 后(常在其发生后头1周内)患者出现 AKI。

3.呈现利尿剂抵抗(呋塞米单次静脉注射80mg或持续泵注200mg/d,或多种利尿剂联合应用,患者的高容量负荷及淤血仍持久存在即可考虑为利尿剂抵抗)。

具有如下危险因素的患者易发生 ADHF-AKI:高龄,血肌酐升高,心功能Ⅳ级,具有反复心力衰竭史,具有高血压或糖尿病,呈现低血压,应用大量静脉袢利尿剂、术前应用血管紧张素转换酶抑制剂(ACEI)或血管紧张素 AT_1 受体阻滞剂(ARB)等。

【治疗原则】

本病需要心、肾内科两科医师协同防治。对 ADHF 的治疗措施,应该对肾脏无害,或对改善肾功能有利。

1.药物治疗

(1)吗啡:适用于严重急性左心衰竭烦躁不安及呼吸困难的患者。休克或合并慢性阻塞性肺病的患者禁用。

(2)血管扩张药:适用于血压正常的充血性心力衰竭伴低灌注患者,当收缩压于90～110mmHg 时宜慎用,而<90mmHg 时应禁用。常选用硝酸甘油、硝普钠、基因重组 B 型利钠

肽等药。用硝酸甘油或硝普钠时要密切监测血压,防止低血压发生诱发 AKI。

(3)正性肌力药:适用于低搏出量心力衰竭伴低血压及低灌注的患者,血压正常且无器官组织灌注不足者不宜使用。常选用多巴胺、多巴酚丁胺、米力农或左西孟旦等药。

(4)利尿剂:祥利尿剂宜静脉给药,首剂给以负荷量,然后持续泵注(如呋塞米首剂 20～40mg 从输液小壶给入,然后以每小时 10～40mg 速度持续泵注,初始 6 小时总量不超过 80mg,全日总量不超过 200mg)。祥利尿剂若与作用于远端肾小管或集合管的口服利尿剂(如氢氯噻嗪、螺内酯)合用,利尿效果可能更好。盲目过大剂量地应用祥利尿剂,可能损害肾脏诱发 AKI,应该避免。

2.机械辅助治疗

(1)主动脉内球囊反搏:适用于严重心肌缺血(包括心肌梗死)伴心源性休克或顽固性肺水肿、且药物治疗无效的患者。该治疗需要请心内科医师会诊实施。假若主动脉内球囊反搏的球囊位置过低,则可能影响肾动脉血流灌注诱发 AKI,需予注意。

(2)血液净化治疗:若 ADHF 患者已出现利尿剂抵抗,为解除容量高负荷应给予连续血液净化治疗(或称连续性肾脏替代治疗),可选择应用连续性静-静脉血液滤过(CVVH)超滤脱水;如果患者已经出现 AKI,需要超滤脱水又需要清除体内蓄积的尿毒素时,则可选用连续性静-静脉血液透析滤过(CVVHDF)。

二、肝肾综合征

肝肾综合征(HRS)是晚期肝硬化的一个严重并发症,主要发生在失代偿性肝硬化、腹水及肝衰竭患者,它是内源性血管活性物质失衡及系统性循环功能异常(外周及内脏血管扩张及肾脏血管收缩)而导致的功能性肾衰竭(即肾前性肾衰竭)。HRS 也能发生于急性肝衰竭患者。HRS 治疗困难,预后差,常导致患者死亡。

【诊断标准与分型】

1.诊断标准

(1)肝硬化伴腹水。

(2)血清肌酐＞133μmol/L(1.5mg/dl)。

(3)停用利尿剂并应用白蛋白扩容治疗 2 天以上,血清肌酐值没有改善(未能下降至 133μmol/L 或更低)。

(4)无休克。

(5)目前或近期没有应用肾毒性药物。

(6)能除外器质性肾脏疾病(例如尿蛋白＞500mg/d,尿红细胞＞5 个/HP、或超声提示肾实质性改变)。

总之,HRS 缺乏特异性表现,因此需要除外其他病因的肾衰竭才能诊断。

2.疾病分型 HRS 分为Ⅰ型和Ⅱ型。Ⅰ型 HRS 肾功能损害进展迅速,2 周内血清肌酐倍增,且＞221μmol/L(2.5mg/dl),预后极差。Ⅱ型 HRS 肾功能损害进展缓慢(数周至数月),血

清肌酐仅升高至 $133\sim221\mu mol/L(1.5\sim2.5mg/dl)$ 范围,常伴难治性腹水。若存在促发因素(如感染、大出血、放大量腹水),Ⅱ型 HRS 即可能转化成Ⅰ型 HRS。

【防治原则】

1.预防措施

(1)防治 HRS 的促发因素

①防治感染,尤其是自发性细菌性腹膜炎。

②避免大量放腹水(放腹水量较大时,要同时输注血浆白蛋白)和过度利尿。

③防治消化道大出血,食管静脉曲张患者应禁食坚硬食物,药片应磨碎服用。

④防治低血压、低血容量及电解质紊乱等。

(2)肝病治疗:应用保肝药物,并避免使用肝毒性药物,以防止肝病恶化。患者出现肝昏迷时应严格限制饮食蛋白质,并可予泻剂、清洁灌肠以清除肠道内含氮废物。

2.放腹水及利尿治疗

(1)放腹水治疗:适当地反复放腹水有助于改善肾脏血流动力学,但不宜一次放过多腹水。一般首次仅放腹水 1L,而后逐渐增加至每次放腹水 3L,并同时静脉输注血浆白蛋白,每放腹水 1L 应补充白蛋白 $6\sim8g$。

(2)利尿治疗:应根据个体情况摸索出达到稳定利尿效果的最小利尿剂药量。在放腹水之后使用静脉袢利尿剂常能增进利尿效果。

3.缩血管药物与输注白蛋白联合治疗 缩血管药物与输注白蛋白联合治疗能够减轻内脏血管扩张,改善血管活性物质平衡,而达到增加肾脏血流量及减轻肾前性肾衰竭的目的。缩血管药物包括以下几种。

(1)血管加压素类似物,如特利加压素和鸟氨酸加压素。

(2)α肾上腺素受体激动剂,如去甲肾上腺素和米多君。

(3)生长抑素类似物,如奥曲肽。应用缩血管药物时要注意防止缺血及心律紊乱不良事件发生。

应用上述缩血管药物时,必须同时静脉输注白蛋白扩容。推荐剂量是首日 $1g/(kg \cdot d)$,最大剂量 $100g/d$,而后 $20\sim40g/(kg \cdot d)$,血清白蛋白达到 $45g/L$ 时或出现肺水肿时均应停用。

4.血液净化治疗

(1)肾脏替代治疗:常用连续性肾脏替代治疗(CRRT),包括静-静脉血液滤过(CVVH)及静-静脉血液透析滤过(CVVHDF),能解除循环高血容量、肺水肿、高钾血症及代谢性酸中毒等,但是单用此 CRRT 治疗很难提高患者存活率,常将其作为肝移植前的过渡治疗。

(2)分子吸附再循环系统(MARS)治疗:是一种新型的体外血液透析及肝脏支持治疗方法,又称为体外白蛋白透析(ECAD)。它应用富含白蛋白的透析液作为分子物质吸附剂,吸附清除血中与白蛋白结合的致病物质(包括血管活性物质、炎症细胞因子和氧化应激产物等),从而改善 HRS,而此透析液中的白蛋白可以经过活性炭及离子交换柱处理,然后再循环使用。MARS 尤其适于Ⅰ型 HRS 重症患者的治疗。

5.介入治疗 做经颈静脉肝内门体支架分流(TIPS)能够直接降低门脉高压,减少腹水,增加肾脏有效血容量,从而改善肾功能。对其他治疗措施无效的 HRS 患者,TIPS 可能是一种有效治疗方法,已证实它能增进 I 型 HRS 患者存活。分流后若出现肝性脑病,可以应用药物防治。

6.手术治疗 肝移植目前仍是治疗终末期肝病,尤其是伴有 HRS 等严重并发症的最佳手段,成功的肝移植可使 HRS 患者的肝、肾功能均有效恢复。

(刘玉东)

第十六节 急性肾损伤

急性肾损伤(AKI)是指各种致病因素导致的肾功能迅速减退,它包含了急性肾衰竭(ARF)。AKI 常在肾脏病基础上发生(如急性肾小管坏死,急性间质性肾炎,某些肾小球疾病及肾血管疾病),但也能发生于肾外疾病(如肾前性氮质血症,急性肾后梗阻性肾病)。即使 AKI 不重,也要充分重视,因为它对疾病结局具有重要影响,乃至增加死亡风险。

【诊断标准】

KDIGO 修订了 AKI 的 RIFLE 标准(2004 年发表)及 AKIN 标准(2007 年发表),于 2012年发表了新的《AKI 临床实践指导》。根据此新标准,下列 3 条标准中有 1 条具备 AKI 即成立:①在 48 小时内血清肌酐(SCr)上升$\geqslant$0.3mg/dl($\geqslant$26.4μmol/L);②在 7 天内 SCr 上升达基础值的$\geqslant$1.5 倍(即较基线升高$\geqslant$50%);③尿量减少至<0.5ml/(kg·h),持续 6 小时。

【疾病分期】

2012 年 KDIGO 标准依据 SCr 上升程度或尿量减少程度将 AKI 分为以下 3 期。

第 1 期:SCr 上升达基础值的 1.5~1.9 倍或上升$\geqslant$0.3mg/dl($\geqslant$26.4mmol/L);尿量减少至<0.5ml/(kg·h),持续 6~12 小时。

第 2 期:SCr 上升达基础值的 2.0~2.9 倍;尿量减少至<0.5ml/(kg·h),持续$\geqslant$12 小时。

第 3 期:SCr 上升达基础值的 3.0 倍,或上升达$\geqslant$4.0mg/dl($\geqslant$353.6μmol/L),或开始肾脏替代治疗,或 18 岁以下患者估算肾小球滤过率(eGFR)下降至<30ml/(min·1.73m^2);尿量减少至<0.3ml/(kg·h),持续$\geqslant$24 小时,或无尿$\geqslant$12 小时。

REPLE 标准将上述 1~3 期分别称为危险期、损伤期及衰竭期,可供参考。

【疾病分类】

根据致病原因及患病部位可以将 AKI 分为以下 3 大类。

1.肾前性急性肾损伤 又称肾前性氮质血症。系肾脏供血不足,肾实质有效灌注减少导致的 AKI,但是此时肾组织并未发生器质性损害。肾前性 AKI 具有如下特点。

(1)有导致肾脏缺血的明确病因(如脱水、失血、休克、严重心力衰竭、严重肝衰竭或严重肾病综合征等)。

(2)患者尿量减少,但不一定达到少尿水平(每日尿量少于 400ml 为少尿),尿钠排泄减少(<20mmol/L),尿比重增高(>1.020),尿渗透压增高(>500mOsm/L)。

(3)SCr 及血清尿素氮(BUN)增高,且二者增高不成比例,BUN 增高更明显(当二者均以 mg/dl 做单位时,正常人 SCr:BUN 比率约为 1:10,而肾前性 AKI 常>1:10)。

(4)患者尿常规化验正常。

长时间的肾脏缺血可使肾前性 AKI 发展成急性肾小管坏死,即从功能性 AKI 发展成器质性 AKI,需要鉴别。

2.肾后性急性肾损伤 肾后性 AKI 是由尿路梗阻引起的急性肾功能损害。它具有如下特点。

(1)有尿路梗阻的因素存在,如尿路内、外肿瘤,尿路结石或血块,肾乳头坏死,前列腺肥大等。

(2)临床上常突然出现无尿(每日尿量少于 100ml 即为无尿),部分患者早期可呈现无尿与多尿交替,然后才完全无尿,SCr 迅速上升。

(3)影像学检查常见双侧肾盂积水,伴双输尿管上段扩张。若为下尿路梗阻,还可见膀胱尿潴留。但是如果尿路梗阻发生非常迅速时(如双肾出血血块梗阻输尿管,或双肾结石碎石后碎块堵塞输尿管等),因肾小囊压迅速增高,滤过压迅速减少,患者立即无尿,此时即可能见不到肾盂积水及输尿管上段扩张。

3.肾性急性肾损伤 肾性 AKI 又能进一步分为以下几种。

(1)肾小管性 AKI,如急性肾小管坏死。

(2)肾间质性 AKI,如急性间质性肾炎。

(3)肾小球性 AKI,如急进性肾小球肾炎及重症急性肾炎。

(4)肾血管性 AKI,包括大血管疾病如肾动脉栓塞血栓,及小血管疾病如血栓性微血管病肾损害等。除此而外,还有急性肾皮质坏死,很少见。

【治疗原则】

此处仅强调病因治疗与透析治疗。

1.病因治疗 AKI 的治疗效果在很大程度上取决于病因治疗效果。能及时去除病因者(如肾前性 AKI 改善肾脏有效血流量,肾后性 AKI 及时解除尿路梗阻),疗效常很好,AKI 随之恢复;而病因治疗困难者(如急进性肾小球肾炎、血栓性微血管病等),则 AKI 无法恢复,而将转入慢性肾脏病,遗留慢性肾功能损害。

2.透析治疗 透析治疗(包括血液透析及腹膜透析)能有效地纠正机体内环境紊乱(机体水、电解质及酸碱平衡紊乱及尿毒素蓄积),维持患者生命,赢得治疗时间。ARF 患者进行透析治疗的指征如下:高分解型应立即透析;非高分解型达到如下任何一个指征时也应透析:①少尿或无尿超过 1~2 天;②SCr>442μmol/L(5mg/dl);③BUN>21.4mmol/L(60mg/dl);④血碳酸氢根(HCO$_3^-$)<15mmol/L 或血 pH<7.25;⑤血清钾>6.5mmol/L 或心电图有高血钾表现;⑥有肺水肿先兆;⑦尿毒症症状重。

(刘玉东)

第十七节　慢性肾功能衰竭

慢性肾衰竭(CRF)是各种慢性肾脏病(CKD)进展的最后结局,此时肾脏结构已不可逆地被毁坏(肾小球硬化、肾间质纤维化、肾小管萎缩等),肾脏排泄功能(排泄代谢废物及水分)及内分泌功能(生成促红细胞生成素及1,25-二羟维生素 D_3 等)已严重受损,从而导致机体尿毒症毒素潴留、内环境平衡紊乱和多器官系统障碍,严重时可危及生命。

在导致 CRF 的基础 CKD 中,西方发达国家统计糖尿病肾病占第一位,高血压肾硬化症占第二位,慢性肾小球肾炎占第三位,多囊肾占第四位。我国统计慢性肾小球肾炎仍为第一位,不过糖尿病肾病及高血压肾硬化症所占比例在逐年增加,现已分列第二及第三位。

【诊断标准】

1.我国制定的慢性肾功能损害分期标准　我国肾病学界根据肾小球滤过率(GFR)及血清肌酐(SCr)水平,将慢性肾功能损害分为如下 4 期。

慢性肾功能不全代偿期:GFR 50～80ml/min,SCr 133～177μmol/L(1.5～2.0mg/dl)。

慢性肾功能不全失代偿期(或称为慢性肾功能不全氮质血症期):GFR 20～50ml/min,SCr 186～442μmol/L(2.1～5.0mg/dl)。

慢性肾衰竭期:GFR 10～20ml/min,SCr 451～707μmol/L(5.1～8.0mg/dl)。

终末肾衰竭期(或称尿毒症期):GFR<10ml/min,SCr>707μmol/L(>8.0mg/dl)。

2.国际应用的慢性肾脏病分期标准　2002 美国国家肾脏基金会(NKF)下属组织 KDOQI制定了 CKD 分期标准,2005 年国际肾脏病学术组织 KDIGO 对其略微作了修改,而后建议于国际推广。此标准如下。

第 1 期:GFR 正常/增加,即≥90ml/(min · 1.73m^2)。

第 2 期:GFR 轻度下降,即 60～89ml/(min · 1.73m^2)。

第 3 期:GFR 中度下降,即 30～59ml/(min · 1.73m^2)。

第 4 期:GFR 重度下降,即 15～29ml/(min · 1.73m^2)。

第 5 期:肾衰竭,即 GFR<15ml/(min · 1.73m^2)。

近年已酝酿将 CKD 3 期进一步分为 3a 及 3b 两个亚期,前者 GFR 45～59ml/(min · 1.73m^2),后者 GFR 30～44ml/(min · 1.73m^2),标准正在修订中。依据 CKD 的这一分期标准,从第 2 期起患者即已出现慢性肾功能损害,而第 5 期为终末期肾衰竭。

现在提倡应用 SCr 值计算 GFR(即 eGFR)值,我国改良的简化 MDRD 计算公式如下:
eGFR[ml/(min · 1.73m^2)]=175×Scr(mg/dl)$^{-1.234}$×年龄$^{-0179}$(女性×0.79)。

3.慢性肾功能不全基础上的急性肾损害　原有 CKD 慢性肾功能不全的患者,可以在某些致病因素作用下出现急性肾损害(AKI),导致肾功能急剧恶化。这些因素包括:感染,血容量不足,肾毒性药物或毒物,严重高血压(包括恶性高血压),急性失代偿心力衰竭,组织创伤,尿路梗阻等。若能及时治疗将上述致病因素去除或控制,急剧恶化的肾功能往往可以不同程度地恢复。因此对慢性肾功能不全基础上的急性肾损害,都要积极寻找及治疗 AKI 致病因素。

【治疗原则】

慢性肾衰竭(含慢性肾功能不全)的治疗应包括早期的非透析保守治疗及疾病晚期的肾脏替代治疗。

1.非透析保守治疗　包括如下 3 方面治疗措施。

(1)延缓肾损害进展

①治疗原发病:某些 CKD(如狼疮性肾炎及 ANCA 相关性小血管炎等)在经过积极治疗后,肾功能损害进展能明显延缓,甚至在一定程度上好转。

②实施营养治疗:应依据患者肾功能状态,减少饮食蛋白入量或实施低蛋白饮食是营养治疗的关键,具体如下:

(a)非糖尿病肾病的 CKD 第 1、2 期患者宜减少饮食蛋白量,推荐蛋白入量 0.8g/(kg·d);从第 3 期起开始实施低蛋白饮食,推荐蛋白入量 0.6g/(kg·d),并可补充复方 α-酮酸制剂0.12g/(kg·d)。

(b)糖尿病肾病患者从出现蛋白尿起即应减少饮食蛋白量,推荐蛋白质入量 0.8g/(kg·d);从 GFR 下降起,即应实施低蛋白饮食,推荐蛋白入量 0.6g/(kg·d),并可补充复方 α-酮酸制剂 0.12g/(kg·d)。至少 50% 的上述饮食蛋白应为高生物价的动物蛋白。

实施低蛋白饮食治疗时,患者摄入的热量应该维持在 125.5～146.3kJ/(kg·d),即 30～35kcal/(kg·d)。但是,肥胖的 2 型糖尿病患者需要适当限制热量(总热量摄入可比上述推荐量减少 1046～2092kJ/d,即 250～500kcal/d),直至达到标准体重。热量摄入不足同蛋白入量过低一样均会导致营养不良。在实施上述低蛋白饮食治疗过程中,一定要对患者的治疗顺从性及营养状况进行密切监测,确保营养不良不发生。

另外,尚需根据患者情况补充维生素、叶酸及铁剂。

③控制加速肾病进展因素

高血压:慢性肾功能不全常出现高血压,而高血压又加速肾损害进展,一定要积极治疗。

蛋白尿:蛋白尿、尤其大量蛋白尿本身即能加速肾损害进展,因此应尽量减少尿蛋白排泄。除针对 CKD 疾病进行"治本"外,尚可用血管紧张素转换酶抑制剂(ACEI)或血管紧张素 AT$_1$ 受体阻滞剂(ARB)来"对症性"减少尿蛋白。

高脂血症:慢性肾功能不全常诱发脂代谢紊乱出现高脂血症,而高脂血症又能加重肾脏损害,因此进行调脂治疗很必要。

高尿酸血症:慢性肾功能不全时肾脏排泄尿酸障碍,常出现高尿酸血症,而高尿酸同样加重肾损害,故亦需进行治疗。

上述各因素除能加速肾损害进展外,还能诱发 CRF 患者的心血管疾病,因此控制上述危险因素,不但对肾病有利,而且对防治心血管并发症也非常重要。

除上述各因素外,预防感染、禁用肾毒性药物(包括中药及西药),避免劳累和妊娠也非常重要。

(2)排除体内代谢废物:慢性肾功能不全失代偿后,体内代谢废物即开始蓄积,它能导致代谢性酸中毒及各器官系统的损害,故应尽力促其排除。

主要途径是肠道排泄,包括:①服用含大黄制剂、活性炭吸附剂及氧化淀粉等。②中药保留灌肠(内含大黄等成分),即"结肠透析"治疗。但是上述措施排除代谢废物的能力皆十分有限,它们需与低蛋白饮食治疗(该治疗能减少代谢废物产生)相配合,效果才较好。

(3)维持机体内环境平衡

①水、电解质及酸碱平衡紊乱的治疗:应特别注意高钾血症及代谢性酸中毒的防治。

高钾血症的防治:肾功能不全患者应慎服蓄钾药物(如 ACEI、ARB 等降压药物,及螺内酯、氨苯蝶啶等利尿剂)及含钾药物(如中药汤剂),并应少食含钾量较高的水果及绿叶蔬菜,以防止高钾血症发生。高钾血症一旦发生,即应采取下列措施及时治疗:(a)纠正代谢性酸中毒,常需要静脉点滴或注射碳酸氢钠。(b)10％葡萄糖溶液加胰岛素(葡萄糖 4～6g 加普通胰岛素 1U)静脉点滴。(c)袢利尿剂肌内或静脉注射,每次用量为呋塞米 40～80mg,或托拉塞米 20～40mg,或布美他尼 1～2mg。必要时可重复使用。(d)口服降钾树脂类药物,如聚苯乙烯苯磺酸钙或聚苯乙烯磺酸钠。总之应设法将血清钾转入胞内或从肾及肠排出。另外,还可用 10％葡萄糖酸钙 10～20ml 缓慢静脉注射来对抗高钾对心肌的影响。如果上述治疗效差且血钾 $\geqslant$ 6.5mmol/L 时,即应给患者实施紧急透析。

代谢性酸中毒的治疗:轻症患者可口服碳酸氢钠治疗;重症患者(血清二氧化碳结合力 <13mmol/L)则需静脉点滴 5％碳酸氢钠治疗。一般而言,一次滴入 5ml/kg 时,血清二氧化碳结合力可大约提高 5mmol/L。

②继发性甲状旁腺功能亢进的治疗。

③肾性贫血的治疗。

2.肾替代治疗　包括血液透析(HD)、腹膜透析(PD)及肾移植。此处仅讨论透析治疗的相关问题。

(1)开始透析的指征:应对患者的肾功能及临床指标进行综合分析评价,而后适时开始透析治疗。但是,如何具体掌握开始透析的时机？各国指南并不统一。

目前我国不少单位对非糖尿病肾病的 CRF 患者进行透析治疗的指征为:①SCr> 707μmol/L(8mg/dl),GFR < 10ml/min,尿素氮 > 28.6mmol/L(80mg/dl);②血钾 $\geqslant$ 6.5mmol/L;③血碳酸氢根(HCO_3^-)<15mmol/L;④明显水潴留,可能发生急性左心衰竭肺水肿;⑤出现尿毒症心包炎、尿毒症脑病或消化道出血等严重并发症;⑥尿毒症症状严重。

糖尿病肾病患者开始透析治疗的时间应该较非糖尿病肾病患者早,血清肌酐>530μmol/L (6mg/dl)或(和)GFR 15～20ml/min,即应开始透析。这是因为糖尿病患者易并发心、脑血管疾病及神经系统病变,透析过晚上述并发症重,会影响患者生活质量及存活率

(2)透析方式的选择:临床上应根据患者的具体病情及意愿、患者所在地医疗条件及卫生经济学评估来合理选择治疗方式。目前多数比较性研究显示 PD 与 HD 治疗的远期存活率相似,但在治疗之初的头几年内,PD 患者的生活质量一般比 HD 患者好。而且 PD 与 HD 两种治疗方式可以互补,当一种透析方式不能继续进行时可以更换成另一透析方式。

一般而言,如下情况宜首选 PD:严重心脏病不能耐受 HD 者;无法建立血管通路者;有严重出血倾向,尤其是颅内出血伴颅压增高者。而下列情况宜首选 HD:有腹部大手术病史;广泛肠粘连;腹腔感染;腹腔内巨大肿瘤或多囊肾;哮喘、肺气肿导致明显肺功能不全。

（3）透析患者的营养治疗

①蛋白入量：维持性 HD 患者推荐蛋白入量 1.2g/(kg·d)，当患者合并高分解状态时，蛋白入量应增加至 1.3g/(kg·d)；维持性 PD 患者推荐蛋白入量 1.2～1.3g/(kg·d)。50％的饮食蛋白应为高生物效价的动物蛋白。可以同时补充复方 α-酮酸制剂 0.075～0.12g/(kg·d)。

②热量摄入：推荐 146.3kJ/(kg·d)，即 35kcal/(kg·d)，60 岁以上、活动量较小、营养状态良好者，可减少至 30kcal/(kg·d)，即 125.5kJ/(kg·d)。

③其他营养素：应补给各种维生素、叶酸及铁。

（4）透析患者的并发症治疗：透析患者的高血压、肾性贫血、继发性甲状旁腺功能亢进症及高脂血症等并发症均需积极治疗，治疗措施参见前述。此处仅对高血压强调几句：透析患者的高血压有的是容量依赖性高血压（血容量增多引起，超滤脱水能使血压下降），有的是肾素依赖性高血压（肾素分泌增多引起，超滤脱水反而使血压上升），需要区分。另外，高血压的降压目标值是：透析前血压应＜140/90mmHg，而透析后血压应＜130/80mmHg。

（刘玉东）

第十八节　急性肾功能衰竭

急性肾功能衰竭（ARF）是一组由多种原因造成肾功能在短时间内（数小时或数周）迅速减退，导致水潴留、氮质血症、电解质及酸碱平衡紊乱等急性尿毒症综合征。ARF 可发生在原来无肾功能不全的患者，也可发生在原已稳定的慢性肾脏病（CKD）者突然有急性恶化。临床常见少尿（尿量＜400ml/d），偶见无尿（尿量＜50ml/d），亦可见非少尿（尿量＞400ml/d，甚至可超过 1000ml/d）者。依据尿量多少分别称之为少尿型和非少尿型 ARF。少数 ARF 患者可无症状，仅在常规生化检查中才发现血尿素氮（BUN）和血清肌酐（Scr）升高，非少尿型病例早期易漏诊。现代观点认为，与日俱增的进行性 Scr 和 BUN 升高[通常每日 Scr 可增加 44.2～176.8mmol/L(0.5～2mg/dl)，BUN 升高 3.6～10.7mmol/L(10～30mg/d)]是诊断 ARF 的可靠依据，而尿量多寡不能列为 ARF 的必备诊断条件。

ARF 可分为肾前性、肾性和肾后性三类。肾前性 ARF 又称肾前性氮质血症，主要由各种原因引起的有效循环血容量不足导致肾血流量急剧降低而致肾功能损害，肾脏本身无器质性病变。若及时地纠正有效血容量的不足使肾血流灌注改善，则可使肾功能得以改善；但若休克严重或持续时间较长，则可以导致肾脏的器质性损害——急性肾小管坏死（ATN）。故肾前性 ARF 的处理应着眼于迅速改善循环衰竭而不是肾脏。肾后性 ARF 是指各种原因引起的急性尿路梗阻所致的肾功能损害，若及时解除梗阻，则肾功能便有可能很快恢复。肾性 ARF 是肾实质病变所致的肾功能损害，如急进性肾小球肾炎、急性肾小球肾炎、肾血管性疾病、重症肾盂肾炎、严重的急性间质性肾炎、慢性肾脏疾病的急性发作和 ATN 等，其中以 ATN 最常见（约占全部 ARF 的 75％～80％），也最具特征性。

【病因与发病机制】

（一）病因

ATN 是由各种原因引起的肾小管上皮细胞坏死,而不伴有肾小球器质性损害。其特征是肾小球滤过率(GRF)降低和肾小管结构与功能损害。其病因颇多,可概括为两大类:肾血流灌注不足(肾缺血)和肾毒性物质(肾中毒)。二者常共同致病。分述如下:

1.肾血流灌注不足(肾缺血)　肾血流灌注不足是引起 ATN 的最常见原因。各种肾前性因素持续发展均可导致 ATN.如严重创伤(战伤、意外创伤、挤压伤和严重骨折等)、烧伤、外科大手术后、产科并发症、各种严重的感染(如严重的急性消化道感染、休克型肺炎、重症急性胰腺炎、败血症和严重的钩端螺旋体病、流行性出血热等)、各种原因所致的严重细胞外液不足、血循环功能不全、血管内溶血、肌红蛋白尿等,均可造成肾血流量减少,尤其是肾皮质的血流量减少,导致 CRF 明显下降。

2.肾毒性物质(肾中毒)　肾脏具有排泄代谢废物、高血流量和浓缩尿液的特性,因而常与大量和高浓度的血内物质接触。因此,肾小管细胞成了各种药物、有机溶剂、重金属及其它外源性与内源性毒物的靶器官。肾毒性物质引起的 ATN 通常为可预防和可逆转的。因此,面对每位 ARF 患者,一开始就应寻找有无肾毒性物质接触史。可分为外源性毒物和内源性毒物两大类:

(1)外源性肾毒性物质包括以下物质:

①肾毒性药物:如氨基糖苷类、四环素族和两性霉素 B 等。氨基糖苷类抗生素是药物所致 ATN 的主要病因,常见的有卡那霉素、庆大霉素、阿米卡星(丁胺卡那霉素)、妥布霉素、新霉素和链霉素。目前各种 X 线造影剂引起的 ATN 已普遍引起人们的注意,如主动脉造影、静脉肾盂造影、胆管造影和口服胆囊造影等均可发生。此外,含氟的麻醉药(如甲氧氟烷)、西咪替丁、化疗药物(如大剂量的甲氨蝶呤等)和非类固醇类抗炎药物均可致 ATN。

②有机溶剂:如四氯化碳、甲醇、甲苯、氯仿等。

③重金属类:可引起 ATN 的主要有汞、铋、砷、金、银、锑和铜等,常因误服而引起。

④其他:某些生物毒素如蛇毒、蜂毒、青鱼胆、斑蝥、毒蜘蛛、毒蕈等中毒。

上述外源性毒物经肾小球滤过,首先到达近曲小管,经浓缩,浓度明显增加,它们或成为原浆毒(如四氯化碳)直接引起肾小管上皮细胞(TEC)损伤,或进入细胞内与细胞成分(主要是酶系统)结合而损伤细胞(如氨基糖苷类抗生素及汞等)。

(2)内源性肾毒性物质包括肌红蛋白、血红蛋白、尿酸和钙等。

①肌红蛋白尿:各种原因引起的横纹肌溶解,如严重创伤、烧伤等所致的肌肉损伤,均可致 ATN。此外,剧烈运动、肌肉的血灌注不足(如动脉血供不足、药物过量和酗酒所致的昏迷)、肌炎、低钾低磷血症、蛇咬伤等亦可引起所谓"非创伤性横纹肌溶解症"而致 ATN。

②血管内溶血:如血型不合输血,自身免疫性溶血性贫血危象,药物如伯氨奎宁、奎宁及磺胺药,感染如黑尿热,毒素如蛇毒、蜂毒,物理化学因素如烧伤等诱发的急性溶血,产生大量的血红蛋白及红细胞破坏产物,后者使肾血管收缩,血红蛋白在肾小管腔中形成管型,阻塞管腔,引起 ATN。

③急性尿酸性肾病:常见于新近治疗的淋巴细胞增殖性疾病,细胞毒药物导致大量细胞溶解,血尿酸水平突然显著升高,尿酸在集合管内沉积导致内源性阻塞性肾病。

④其他:由恶性肿瘤或原发性甲状旁腺功能亢进等所致的高钙血症患者亦可引起 ATN;高草酸血症和磺胺药亦可在肾内结晶引起 ARF;肿瘤的产物如多发性骨髓瘤、肿瘤溶解综合征等亦可导致 ATN。

（二）发病机制

ATN 的发病机制仍未完全阐明,涉及肾血流动力学改变、肾毒素或肾缺血—再灌注所致肾小管上皮细胞损伤及上皮细胞脱落、管型形成和肾小管腔阻塞等。

1.小管因素　低氧/缺血、肾毒性物质可引起近端肾小管损伤,包括亚致死性可逆性功能紊乱、小管上皮细胞凋亡或坏死,并导致小管对钠重吸收减少,管—球反馈增强,小管管型形成导致小管梗阻,管内压增加,GFR 下降。小管严重受损可导致肾小球滤过液的反漏,通过受损的上皮或小管基底膜漏出,致肾间质水肿和肾实质进一步损伤。

2.血管因素　肾缺血既可通过血管作用使入球小动脉细胞内 Ca^{2+} 离子增加,从而对血管收缩刺激和肾自主神经刺激敏感性增加,导致肾自主调节功能损害、血管舒缩功能紊乱和内皮损伤,也可产生炎症反应。血管内皮损伤和炎症反应均可引起血管收缩因子(如内皮素、肾内肾素-血管紧张素系统、血栓素 A_2 等)产生过多,而血管舒张因子,主要为一氧化氮(NO)、前列腺素(PGI_2、PGE_2)合成减少。这些变化可进一步引起血流动力学异常,包括肾血浆流量下降,肾内血流重新分布表现为肾皮质血流量减少,肾髓质充血等,这些均可引起 GFR 下降。

3.炎症因子的参与　缺血性 ARF 也被称之为一种炎症性疾病,肾缺血可通过炎症反应直接使血管内皮细胞受损,也可通过小管细胞产生炎症介质(IL-6、IL-18、TNF-α、TGF-β、MCP-1.RANTES)等使内皮细胞受损,并通过 ICAM-1 增加和 P 选择素增加,使白细胞黏附及移行增加,炎症反应导致肾组织的进一步损伤,GFR 下降。

【病理】

由于病因及病变的严重程度不同,病理改变可有显著差异。人类 ATN,组织学检查显示肾小球正常,小管腔内存在一些管型,中度间质水肿。严重、持续的缺血性 ARF 光镜检查见肾小管上皮细胞片状和灶状坏死,从基底膜上脱落,肾小管管腔管型堵塞。管型由未受损或变性的上皮细胞、细胞碎片、Tamm-Horsfall 粘蛋白和色素组成。肾缺血严重者,肾小管基底膜常遭破坏。如基底膜完整性存在,则肾小管上皮细胞可迅速再生,否则上皮细胞不能再生。

肾毒性 ARF 形态学变化最明显的部位在近端肾小管的曲部和直部。肾小管上皮细胞坏死不如缺血性 ARF 明显。

【临床表现】

（一）起始期

即为肾前性氮质血症,临床表现以原发病的表现为主,也可开始出现容量过多、电解质和酸碱平衡紊乱及尿毒症的症状和体征。

（二）持续期

在少尿型 ARF,此期又称少尿期。当尿量<400ml/d 或 17m/h,为少尿,<100ml/d 者为无尿,但完全无尿者罕见。持续无尿者预后较差,并应除外肾外梗阻、双翻肾皮质坏死、肾血管闭塞和严重急性增生性肾小球肾炎。少尿与多尿交替提示尿路梗阻。由于致病原因和病情轻重不一,少尿持续时间不一致,一般持续 1～3 周(短者 2d,个别长者可达 3 个月以上),少尿期越长并发症越多,预后越差。肾毒性物质所致者较短,挤压伤或严重创伤所致者较长。若少尿

持续 6 周以上应重新考虑 ATN 的诊断,有可能存在肾皮质坏死、原有肾疾患或肾乳头坏死等。对少尿期延长者应注意体液潴留、充血性心力衰竭、高钾血症、高血压以及各种并发症的发生。

1.尿的变化　①尿色深而混浊,尿蛋白＋～＋＋,可有数量不等的红细胞、白细胞、上皮细胞和颗粒管型,偶可见到粗大的上皮细胞管型,称肾衰管型。严重挤压伤或大量肌肉损伤者可有肌红蛋白尿及肌红蛋白管型。②尿比重低且较固定,多在 1.015 以下。③尿钠增高。ATN 时尿钠＞30mmol/L(多数为 40～60mmol/L 或更高)。③尿中尿素氮和肌酐浓度降低。⑤尿渗透压降低,常＜350mmol/L。⑥肾衰指数(RFI)＝尿钠÷(尿肌酐÷血肌酐)＞2。

2.水平衡失调　①水肿:主要是排尿减少而摄入水量过多所致,产生稀释性低钠血症和高血容量,重者致水中毒,可因心力衰竭、肺水肿、脑水肿等而死亡。②高血压和心力衰竭是少尿期较常见的并发症,血压可达 140～200/90～110mmHg。病程中组织分解代谢增加,内生水代谢生成增多亦为引起水平衡失调的原因之一。

3.电解质紊乱

(1)高钾血症:是 ARF 最严重的并发症,是起病第 1 周最常见的死亡原因。因感染、创伤、溶血、肌肉损伤、高分解代谢状态、酸中毒及热量供应不足均使钾从细胞内逸出;富含钾的食物、药物等,也会增加钾的入量,而 GRF 极度降低,钾的排泄障碍。故少尿数日后,即可出现高钾血症。一般血钾每日升高约 0.3～0.5mmol/L,但高分解代谢者,其血钾升高更为快速和严重。当血钾＞6mmol/L 时,可阻止神经肌肉的去极化过程而导致冲动传导障碍。临床主要表现为:①心脏症状:心率缓慢,心律失常(包括传导阻滞),严重者可导致心脏骤停;②肌肉神经症状:四肢乏力,感觉异常,肌腱反射消失,弛缓性瘫痪等。

(2)高镁血症:因镁的排泄障碍所致,其表现与高钾血症相似。

(3)低钠血症:可分为两型:①稀释性低钠血症:体内钠总量正常,是体内水过多或钠分布异常(如代谢性酸中毒,钠从细胞外移入细胞内)所致。其特点为体重增加,皮肤不皱缩,血压正常,血液稀释,重者可发生惊厥和昏迷。②缺钠性低钠血症:体内总钠量减少,常因呕吐、腹泻等丢失钠。其特点是恶心、呕吐、厌食、体重减轻、血压下降、脱水貌、痛性肌痉挛与血液浓缩等。

(4)低氯血症:降低的原因为随尿排出,进入水肿液,呕吐时随胃酸丧失,长期限盐亦是原因之一。

(5)高磷血症与低钙血症:由于肾排磷功能受损,常有高磷血症,尤其是广泛组织创伤、横纹肌溶解等高分解代谢病人,血磷可高达 1.9～2.6mmol/L(6～8mg/dl)。由于高磷血症,肾生成 1-25-$(OH)_2D_3$ 及骨骼对 PTH 的钙动员作用减弱,因而,低钙血症也较常见。

4.代谢性酸中毒　主要原因是酸性代谢产物排不出去及肾小管产氨、排泄 H^+ 功能丧失。一般少尿期第 3～4d 便可出现代谢性酸中毒。病人发生疲倦,嗜睡,深而快的呼吸,食欲不振,恶心、呕吐、腹痛,甚至昏迷。

5.进行性氮质血症　少尿期血肌酐和血尿素氮持续升高,病人少尿 3～5d 便可出现尿毒症。而在高分解代谢的病人,如严重感染、败血症和严重创伤或烧伤时,其血肌酐和尿素氮的升高更快,病情更为严重。导致机体高分解代谢的原因包括:病人血中高浓度儿茶酚胺、高血糖素、甲状旁腺素及胰岛素;促进组织蛋白质分解的活性循环肽类物质等。热量供给不足、肌肉坏死、血肿、出血、感染性高热、应用肾上腺皮质激素等也是促进蛋白质高分解的因素。高分解型 ATN 常出现严重的代谢性酸中毒,血 HCO_3^- 迅速下降(每日>2mmol/L)。血钾迅速升高。因此,高分解型 ATN 的主要死因是高钾血症和严重的代谢性酸中毒,合并严重感染的病人常伴有 MOF。在横纹肌溶解所致的 ARF 病人,其血肌酐每日升高的速度更快,且与血尿素氮的升高不呈比例,因为横纹肌溶解所释放的大量肌酸经非酶水解成为肌酐。尿毒症可引起各个器官系统的症状,但最常见或较早出现的是食欲减退、恶心、呕吐、嗜睡或烦躁不安、抽搐、昏迷等,并可有皮肤瘙痒、呼吸带尿臭味、贫血与出血倾向等。

6.并发感染感染 是 ARF 最常见的并发症,约 30%～70%的患者有明显的感染出现。其原因可能与机体抵抗力降低,细胞免疫功能受损及单核-吞噬细胞系统功能低下,正常解剖屏障的破坏和不恰当地使用抗生素有关。常见部位是呼吸道、泌尿道或伤口的感染,常导致败血症而死亡。自早期开展预防性透析以来,病人死于急性肺水肿和高钾血症者已明显减少,而感染已成为 ARF 的主要死亡原因,30%～70%的 ATN 死亡病人源于感染。

(三)恢复期

肾小管细胞再生、修复,肾小管完整性恢复,CFR 逐渐恢复正常或接近正常范围。一旦临床上出现尿量增加,少尿或无尿病人尿量>500ml/d,即进入临床上的恢复期。部分病人有"多尿期",尤其是少尿型患者,在尿量达到 500ml/d 后,尿量增加的速度更快,经 5～7d 左右达到多尿高峰,甚至每日尿量可达 3000～5000ml。通常持续 1～3 周,继而再恢复正常。多尿的原因:①持续期积蓄的尿素等引起渗透性利尿;②肾小管重吸收功能不全;③持续期积蓄的水肿液;④不适当的补液。恢复期的显著特点是随尿量增加(非少尿型者可无明显尿量改变),病人血肌酐及尿素排出增加,内生肌酐清除率逐渐恢复至正常水平。与 GFR 相比,肾小管上皮细胞功能的恢复相对延迟。CFR 功能多在 3～6 个月内恢复正常,部分病人肾小管功能不全可持续 1 年以上。极少数病人遗留不同程度的肾功能损害,呈慢性肾衰的临床过程。

随着尿量的增加,患者的水肿消退,血压、BUN、肌酐及血钾逐渐趋于正常,尿毒症及酸中毒症状随之消除。多尿 4～5d 后,由于大量水分、钾、钠的丢失,患者可发生脱水、低钾血症、低钠血症。患者出现四肢麻木、恶心、肌无力,甚至瘫痪;腹胀、肠鸣音及肌腱反射减弱;心电图出现典型的低钾血症表现。应注意加强监测。

【诊断】

ARF 是常见的内科急症,需按正确的诊断思路迅速作出诊断,以利治疗。首先要确定是不是 ARF,其次是需鉴别是哪种 ARF(肾前性、肾后性或肾性?),最后要明确导致 ARF 的具体病因是什么。

临床上部分病人病史不清,无法判断既往有无肾脏病,就诊时已有肾衰竭,此时是 ARF 或慢性肾功能衰竭(CRF)需依下述方法来鉴别:

1.临床资料 ①有无夜尿多病史:夜尿多是指夜间尿量超过全日尿量 1/2,提示远端肾小管浓缩功能障碍,有此病史者多为 CRF;②是否早期出现少尿:CRF 病例到终末期(肌酐清除率<10ml/min)才呈现少尿,因此,若肾功能衰竭早期即出现少尿多提示为 ARF;③是否出现贫血:CRF 几乎均有贫血,肾小球性及肾血管性 ARF 也多出现贫血,而肾小管性 ARF 则多无贫血或仅轻度贫血。

2.影像学检查 包括 B 超、X 线平片、CT、MRI 或血管造影等,而以 B 超为首选。ARF 时肾脏常明显充血、水肿,故双肾体积常增大;而 CRF 时肾小球硬化、小管萎缩及间质纤维化,故双肾体积常缩小。因此,双肾体积增大者多为 ARF(肾淀粉样变性或糖尿病肾病所致 CRF 早期,有时双肾体积亦大,应予鉴别),而双肾体积缩小者均为 CRF。

3.实验室检查　用于鉴别 ARF 与 CRF 的实验室检查主要是指甲(头发)肌酐检查,仅在肾脏影像学检查对鉴别 ARF 与 CRF 无帮助时(即肾脏大小正常时)才应用。指甲(头发)肌酐正常而血清 SCr 明显增高者,提示 ARF;指甲(头发)肌酐及 SCr 均增高者,提示 CRF。

上述检查仍不能准确鉴别 ARF 与 CRF 时,可考虑进行肾活检病理检查。

ARF 确诊后,则应鉴别是哪种 ARF,肾前性、肾后性或肾性,因该三种 ARF 的治疗与预后均不相同。

1.肾前性 ARF　常继发于各种严重疾病引起的周围循环衰竭(休克),引起肾血流灌注不足,导致 GRF 减少,因而发生氮质血症。肾脏本身无器质性病变,故本病实质上是处于一种应激状态的反应,即肾尽最大的能力以保存体内钠,而维持循环血容量。但如肾血流灌注不足的情况很严重或时间较长(>2h),则可能发展至 ATN,即从功能性 ARF 发展成器质性 ARF。确定其是否已发展至 ATN 十分重要,因与病人的生命攸关,且在治疗上截然不同。前者要迅速补充血容量而需大量补液,以改善肾的血流灌注,避免其进一步恶化发生 ATN;后者大量补液会导致病人死于急性心力衰竭。二者的鉴别见表 4-1。偶有个别休克病人收集不到尿标本,鉴别诊断会有困难,此时可作中心静脉压(CVP)测定,以协助诊断与治疗。对难以鉴别的病例,可小心地试予补液和利尿试验。①补液试验:1h 内静滴 5%葡萄糖液 500~1000ml,观察 2h,若尿量增加至 40ml/h 则提示为肾前性 ARF;若无明显增加则提示为 ATN。②呋塞米(速尿)试验:补液试验后尿量无明显增加者,可静注呋塞米 200mg,观察 2h,同补液试验标准判断结果。若病人血容量不足已纠正,血压恢复正常,而尿量仍少,氮质血症无改善,则支持 ATN 的诊断。

表 4-1　**肾前性** ARF **与** ATN **的鉴别**

	肾前性 ARF	急性肾小管坏死(ATN)
尿比重	>1.020	<1.015
尿蛋白	±~+	+~+++
尿沉渣	常无异常	有颗粒管型,上皮细胞管型,红、白细胞
尿渗透压	≥500mmol/L	≤350mmol/L
尿钠	<20mmol/L	>40mmol/L
血尿素氮/血肌酐	>20	<10
尿尿素氮/血尿素氮	>20	<10
尿肌酐/血肌酐	>40	<20
肾衰指数	<1	>1
滤过钠排泄分数	<1	>1
中心静脉压(CVP)	降低(<5cmH$_2$O)	正常或增高
补液试验和利尿反应	尿量增加	尿量不增

2.肾后性 ARF　是由尿路梗阻引起的肾衰竭。尿路梗阻后梗阻上方压力增高,导致肾小囊压增高,滤过压减少,从而 GFR 显著下降,体内代谢产物潴留。及时发现和解除梗阻可使肾功能迅速得到改善,长期梗阻则可造成不可逆性肾损害。肾后性 ARF 的临床特点:①有导致尿路梗阻的因素存在。尿路梗阻多由尿路器质性疾病引起(如尿路内、外肿瘤,尿路结石,血块或坏死肾组织梗阻,前列腺肥大等),也可由尿路功能性疾病导致(如神经源性膀胱)。②临床上常突然出现无尿,部分病人早期可先无尿与多尿交替,然后完全无尿,SCr 及 BUN 迅速上升。③影像学检查常见双侧肾盂积水、双输尿管上段扩张等。若为下尿路梗阻,还可见膀胱尿潴留。尿路梗阻多数是膀胱出口梗阻,膀胱出口梗阻可用单次膀胱导尿排除之,而不需肾影像学检查;若导尿通畅,则需作肾影像学检查以明确诊断。膀胱以上的梗阻引起的 ARF 常为双侧性,偶亦可为单侧性梗阻,对侧肾原已有严重疾病,基本上没有肾功能,一般可用 B 超显像排除之。若尿路梗阻发生非常迅速(如双肾出血血块梗阻输尿管,或双肾结石碎石后碎块堵塞输尿管等),因肾小囊内压迅速增高,滤过压迅速减小,患者立即无尿,此时见不到肾盂积水及输尿管上段扩张。梗阻偶亦可发生于肾实质内,常由于某些难以溶解的物质沉积于肾小管腔内而引起肾内梗阻,如尿酸结晶(多见于肿瘤化疗后)、草酸盐结晶(某些麻醉药物引起)、钙盐结晶(甲状旁腺功能亢进、恶性肿瘤)等。

3.肾性 ARF　在肾前性及肾后性 ARF 均被排除后,肾性 ARF 即成立。此时需进一步鉴别是哪种肾性 ARF。肾性 ARF 按主要病变部位可分为:肾小管性 ARF(如 ATN)、肾间质性 ARF(如急性间质性肾炎)、肾小球性 ARF(如急进性肾炎或重症急性肾炎)、肾血管性 ARF(包括肾脏小血管炎,如显微镜下多血管炎及韦格纳肉芽肿,以及肾脏微血管病如溶血性尿毒症综合征等)、急性肾皮质坏死和急性肾乳头坏死引起的 ARF,以前 4 种多见(最后 2 种少见)。在临床表现上,肾小管性及肾间质性 ARF 有很多相似处,而肾小球性与肾血管性 ARF 也十分相似,可将其分为两组作鉴别。两组 ARF 的鉴别要点:①基础肾脏病病因:ATN 及急性间质性肾炎(AIN)常有明确病因,ATN 常在肾缺血(如腹水、失血、休克等)或肾中毒(药物、生物毒素、重金属等中毒)后发生,AIN 也常由药物过敏或感染引起,寻获这些病因,再结合临床表现,能帮助诊断;而肾小球性或肾血管性 ARF 多难以找到明确病因。②肾衰竭发生速度:ATN 及 AIN 在致病因素作用后,常迅速(数小时至数日)发生肾衰竭;而肾小球性和肾血管性 ARF 肾衰竭发生相对较慢,常需数周时间。③肾小管功能损害:AIN 常出现明显肾小管功能损害,其中肾性糖尿对提示诊断很有意义,而其他各种肾性 ARF 常无肾性糖尿出现。多尿蛋白排泄量:除了非类固醇抗炎药导致的 AIN 外(该类药物在导致 ATN 的同时,也能诱发肾小球微小病变病,故可出现大量蛋白尿,常>3.5g/d),其他 AIN 及 ATN 病人尿蛋白排泄量均不多,仅轻至中度蛋白尿,罕见出现大量蛋白尿;而肾小球性和肾血管性 ARF 病人,尿蛋白量常较多,其中不少患者可呈现大量蛋白尿及肾病综合征。④急性肾炎综合征表现:ATN 和 AIN 病人并不呈现急性肾炎综合征,而肾小球性和肾血管性 ARF 患者几乎均有典型急性肾炎综合征表现。⑤确切的鉴别诊断需依赖肾穿刺病理检查。

在明确 ARF 的性质(肾前性、肾后性或肾性)后,还应力求明确其致病病因或基础疾病,这有利于制定治疗措施及判断疾病预后。如肾前性和肾后性 ARF,若能明确病因并尽早去

除,ARF常可自行恢复。常见的肾性 ARF 基础疾病的特点如下:

1.肾小球疾病　无论是原发性肾小球疾病(如急性肾小球肾炎、急进性肾炎、慢性肾炎急性发作),还是继发性肾小球疾病(如狼疮性肾炎、全身性坏死性血管炎、过敏性紫癜等),均可发生 ARF。这些患者常在少尿的同时具有全身浮肿、高血压,尿蛋白常在＋＋~＋＋＋以上,尿检红细胞甚多,或出现红细胞管型,无严重创伤、低血压休克或中毒病史。

2.急性间质性肾炎　其引起的 ARF,常与 ATN 不易鉴别,易误诊。可由药物过敏(如青霉素类、磺胺类、止痛药类等)、感染(如败血症、流行性出血热等)、白血病浸润肾间质及特发性等原因引起,但最常见的是药物过敏。病人可有发热、皮疹、全身淋巴结肿大、血嗜酸性粒细胞增多、血 IgE 增高等全身过敏表现。尿蛋白＋~＋＋,尿沉渣可仅有少量白细胞,瑞特染色可见嗜酸性粒细胞。本病的尿指标与 ATN 相似,不能靠此鉴别。由于激素治疗有效,若怀疑本病,可考虑肾活检以明确诊断。

3.急性肾血管病变　双侧急性肾静脉血栓形成和双侧肾动脉血栓形成或栓塞均可引起 ARF 综合征。急性肾静脉血栓形成常发生于成人肾病综合征、肾细胞癌、肾区外伤或严重失水的肾病患儿,每同时有下腔静脉血栓形成,故常伴有下腔静脉阻塞综合征、严重腰痛和血尿。静脉肾盂造影、CT 扫描和 MRI 有助于诊断,肾静脉造影可确诊。肾动脉栓塞可由细菌性心内膜炎等心瓣膜疾病引起,主动脉手术或造影亦可引起动脉粥样硬化斑块脱落栓塞肾动脉,肾区钝伤后也可发生。病人可完全无尿,有腰痛和腰部压痛,每同时有肺、脑等脏器栓塞,常有发热和白细胞增高,可有蛋白尿和血尿,肾动脉造影可确诊。

若确实排除了上述各种可能性,表现为 ARF 的病人才能诊断为 ATN。对诊断为 ATN,但又有怀疑的病人应考虑作肾活检以明确诊断。弄清楚引起 ARF 的基础疾病对于患者的治疗措施选择至关重要,如确是 ATN,就宜尽早透析以防止尿毒症的并发症(如感染、消化道出血等),等待肾功能自然恢复;若为药物过敏所致的急性间质性肾炎,则应永远避免使用此类致敏药物;如为狼疮性肾炎,则宜应用大剂量激素和细胞毒性药物治疗等。

【治疗】

ARF 的治疗包括非透析治疗和透析治疗:

1.纠正可逆的病因　早期干预治疗 ARF 首先要纠正可逆的病因。对于各种严重外伤、心力衰竭、急性失血等都应进行相关治疗,包括输血,等渗盐水扩容,处理血容量不足、休克和感染等。停用影响肾灌注或肾毒性的药物。

2.维持体液平衡　每日补液量应为显性失液量加上非显性失液量减去内生水量。由于非显性失液量和内生水量估计常有困难,因此每日大致的进液量,可按前一日尿量加 500ml 计算。发热患者只要体重不增加可增加进液量。

在容量控制治疗中应用袢利尿药可能会增加尿量,从而有助于清除体内过多的液体。但在一项大剂量呋塞米的随机、双盲、安慰剂对照的多中心试验中证实它对已发生的、需透析的 ARF 患者生存率和肾功能恢复无效。因此当使用后尿量并不增加时,应停止使用以防止不良反应发生。

3.饮食和营养　补充营养以维持机体的营养状况和正常代谢,这有助于损伤细胞的修复和再生,提高存活率。ARF 患者每日所需能量应为每公斤体重 147kJ(35kcal),主要由碳水化合物和脂肪供应;蛋白质的摄入量应限制为 0.8g/(kg·d),对于有高分解代谢或营养不良以及接受透析的患者蛋白质摄入量可放宽。尽可能地减少钠、钾、氯的摄入量。不能口服的患者需静脉营养补充必需氨基酸及葡萄糖。

4.高钾血症 血钾超过 6.5mmol/L,心电图表现为 QRS 波增宽等明显的变化时,应予以紧急处理,包括:①钙剂(10％葡萄糖酸钙 10～20ml)稀释后静脉缓慢(5 分钟)注射;②11.2％乳酸钠或 5％碳酸氢钠 100～200ml 静滴,以纠正酸中毒并同时促进钾离子向细胞内流动;③50％葡萄糖溶液 50～100ml 加普通胰岛素 6～12U 缓慢地静脉注射,可促进糖原合成,使钾离子向细胞内移动;④口服离子交换(降钾)树脂(15～30g,每日 3 次)。以上措施无效、或为高分解代谢型 ATN 的高钾血症患者,透析是最有效的治疗。

5.代谢性酸中毒 应及时治疗,如 HCO_3^- 低于 15mmol/L,可选用 5％碳酸氢钠 100～250ml 静滴。对于严重酸中毒患者,应立即开始透析。

6.感染 是常见并发症,也是死亡主要原因之一。应尽早使用抗生素。根据细菌培养和药物敏感试验选用对肾无毒性或毒性低的药物,并按肌酐清除率调整用药剂量。

7.对脓毒血症合并急性肾衰竭患者的一些干预性治疗 包括针对存在的血管内皮细胞损伤,肾小球内微血栓的抗凝;维持平均动脉血压≥65mmHg;维持血细胞比容≥30％;严格控制血糖;在脓毒血症难治性休克患者适度应用糖皮质激素及尽可能缩短机械通气时间,均为降低脓毒血症 ARF 死亡率的治疗措施。

8.透析疗法 明显的尿毒症综合征,包括心包炎和严重脑病、高钾血症、严重代谢性酸中毒、容量负荷过重对利尿药治疗无效者都是透析治疗指征。对非高分解型、尿量不少的患者,可试行内科综合治疗。但在少数回顾性研究中提示早期进行透析者存活率似较高,故重症患者倾向于早期进行透析,其优点是:①对容量负荷过重者可清除体内过多的水分;②清除尿毒症毒素;③纠正高钾血症和代谢性酸中毒以稳定机体的内环境;④有助于液体、热量、蛋白质及其他营养物质的摄入;⑤有利于肾损伤细胞的修复和再生。

ARF 的透析治疗可选择腹膜透析(PD)、间歇性血液透析(IHD)或连续性肾脏替代治疗(CRRT)。腹膜透析无需抗凝和很少发生心血管并发症,适合于血流动力学不稳定的患者,但其透析效率较低,且有发生腹膜炎的危险,在重症 ARF 已少采用。血液透析的优点是代谢废物的清除率高、治疗时间短,但易有心血管功能不稳定和症状性低血压,且需要应用抗凝药,对有出血倾向的患者增加治疗的风险。CRRT 包括连续性动静脉血液滤过(CAVH)和连续性静静脉血液滤过(CVVH)等一系列方法,适用于多器官功能衰竭患者,具有血流动力学稳定,每日可清除水 10～14L 或更多,保证了静脉内高营养。但要注意监护,注意肝素用量。有关 ARF 的肾脏替代治疗方法,至今尚无足够资料提示 IHD 更好还是 CRRT 更好,但在血流动力学不稳定的患者使用 CRRT 较为安全。

9.多尿的治疗 多尿开始时,由于肾小球滤过率尚未恢复,肾小管的浓缩功能仍较差,治疗仍应维持水、电解质和酸碱平衡,控制氮质血症和防止各种并发症。已施行透析的患者,仍应继续透析。多尿期 1 周左右后可见血肌酐和尿素氮水平逐渐降至正常范围,饮食中蛋白质摄入量可逐渐增加,并逐渐减少透析频率直至停止透析。

10.恢复期的治疗　一般无需特殊处理,定期随访肾功能,避免使用对肾有损害的药物。

【预后】

近年调查显示无论是需透析的或不需透析的 ARF 死亡率有下降趋势。ATN 的结局与合并症的严重程度密切相关,例如无并发症的 ATN 死亡率为 7%～23%,而手术后或危重病合并多器官功能衰竭的 ATN 死亡率高达 50%～80%,死亡率随衰竭器官数的增加而增加。ARF 如能存活出院,长期存活率好。

(王立华)

第十九节　泌尿系统疾病常用药物

一、利尿药

利尿药是一类能促进体内电解质和水分排出而增加尿量的药物,通过影响肾小球的滤过、肾小管的重吸收和分泌等实现其利尿作用。临床用于治疗各种原因所致水肿、高血压,加速药物或毒物从肾中排泄。

常用利尿药根据主要作用部位、化学结构及作用机制可分为 4 类。①主要作用于髓袢升支髓质部(袢利尿药):呋塞米、布美他尼、托拉塞米等,利尿作用强烈,属高效能利尿药。②主要作用于髓袢升支皮质部(噻嗪类利尿药):噻嗪类、氯噻酮、美托拉宗等,利尿作用中等,属中效能利尿药。③主要作用于远曲小管(留钾利尿药):螺内酯、氨苯蝶啶、阿米洛利等,利尿作用弱,属低效能利尿药。④主要作用于近曲小管(碳酸酐酶抑制剂):乙酰唑胺、醋甲唑胺等,利尿作用弱,目前主要用于治疗青光眼。

利尿药的选择上,肾功能正常以噻嗪类为主,并酌情补充钾盐或配伍使用留钾利尿药;肾功能不全选择适量袢利尿药;

对于顽固性水肿,可联合使用袢利尿药、噻嗪类、留钾利尿药,应避免过度利尿和长期用药,最好采用间歇疗法。

利尿药主要不良反应为水、电解质紊乱和酸碱平衡失调,也可直接损害肾脏。临床治疗时应根据患者病情,选择合适利尿药及适当的剂量和用法,个体化给药,尽量减少不良反应。

(一)高效能利尿药

Ⅰ.呋塞米[基](呋喃苯胺酸,速尿)

【药理作用】

通过抑制肾小管髓袢厚壁段对 NaCl 的主动重吸收,加强对水和电解质排泄的作用。同时能抑制前列腺素分解酶的活性,具有扩张血管作用。

【临床应用】

治疗充血性心力衰竭、肝硬化和肾疾病等引起的各类水肿。单用或与其他药物合用治疗高血压;配合补液,加速经肾消除的毒物排泄。

【用法用量】

口服给药:①水肿性疾病,起始剂量 20～40mg,一日 1 次,6～8 小时后追加 20～40mg,日最大剂量可达 600mg,但一般应控制在 100mg 以内,分 2～3 次服用。②高血压,起始剂量 20～40mg,一日 2 次。③高钙血症,一日 80～120mg,分 1～3 次服用。

静脉给药:①水肿性疾病,常规情况:开始剂量 20～40mg,必要时每 2 小时追加一次。伴急性左侧心力衰竭:起始剂量 40mg,必要时每 1 小时追加 80mg。伴慢性肾功能不全:口剂量一般为 40～120mg。②高血压危象,起始剂量 40～80mg,伴急性左侧心力衰竭或急性肾衰竭时,酌情增加。③高钙血症,一次 20～80mg。

【不良反应】

常见者与水、电解质紊乱有关,尤其是大剂量或长期应用时,如直立性低血压、休克、低钾血症、低氯血症、低氯性碱中毒、低钠血症、低钙血症以及与此有关的口渴、乏力、肌肉酸痛、心律失常等。少见者有过敏反应(皮疹、间质性肾炎)、视物模糊、光敏感、头晕、恶心、呕吐、腹痛、腹泻等,骨髓抑制,肝功能损害,高血糖症,高尿酸血症。耳鸣、听力障碍多见于大剂量静脉快速注射时,尤其当与其他耳毒性药物合用时。

【注意事项】

孕妇、低钾血症、超量服用洋地黄、肝性昏迷患者,均禁用。严重肝功能不全、糖尿病、痛风病患者及儿童慎用。如每日用药 1 次,应早晨服药;少尿或无尿患者应用最大剂量后 24 小时仍无效时应停药。饮酒及含酒精制剂和可引起血压下降的药物能增强本药的利尿和降压作用;与巴比妥类药物、麻醉药合用,易引起直立性低血压。不宜与两性霉素 B、头孢菌素、氨基糖苷类抗生素配伍应用,因易导致听力损害。

【制剂规格】

片剂:20mg。注射液:20mg(2ml)。

Ⅱ.布美他尼(丁苯氧酸,丁尿胺)

【药理作用】

为髓袢利尿药,其作用机制与呋塞米、依他尼酸相似,具高效、速效、短效和低毒的特点。

【临床应用】

各种顽固性水肿及急性肺水肿,对急慢性肾衰竭者尤为适宜。

【用法用量】

口服:每次 0.5～1mg,1 日 1～3 次。静脉注射:每次 0.5～1mg。

【不良反应】

可引起低盐综合征、低氯血症、低钾血症、高尿酸血症和高血糖等。但低钾血症的发生率较噻嗪类利尿药、呋塞米低。

【注意事项】

孕妇禁用。严重肝功能不全、糖尿病、痛风患者及小儿慎用。肾功能不全患者大剂量使用时可能发生皮肤、黏膜及肌肉疼痛。治疗高血压患者水肿时,宜减少降压药的用量。不宜将本品加于酸性输液中静脉滴注,以免发生沉淀。

【制剂规格】

片剂:1mg。注射液:0.5mg(2ml)。

Ⅲ.吡咯他尼(苯氧吡酸,吡咯速尿)

【药理作用】

作用于髓袢的高效利尿药,其强度介于呋塞米和布美他尼之间。对钾的排出较少。其降压作用与氢氯噻嗪相当。另外,本品尚有松弛血压平滑肌、溶解纤维蛋白及抗血小板作用。

【临床应用】

各种水肿和高血压。

【用法用量】

口服给药:①水肿,一次 6mg,4 小时后根据利尿情况增加 3～6mg。②高血压,9mg,于早晨一次服用或分次给药。

【不良反应】

常见者与水、电解质紊乱有关,尤其是大剂量或长期应用时,如直立性低血压、休克、低钾血症、低氯血症、低氯性碱中毒、低钠血症、低钙血症以及与此有关的口渴、乏力、肌肉酸痛、心律失常等。少见者有过敏反应(皮疹、间质性肾炎)、视物模糊、光敏感、头晕、恶心、呕吐、腹痛、腹泻等,骨髓抑制,肝功能损害,高血糖症,高尿酸血症。耳鸣、听力障碍多见于大剂量静脉快速注射时,尤其当与其他耳毒性药物合用时。

【注意事项】

孕妇、低钾血症、超量服用洋地黄、肝性昏迷患者,均禁用。严重肝功能不全、糖尿病、痛风病患者及儿童慎用。如每日用药 1 次,应早晨服药;少尿或无尿患者应用最大剂量后 24 小时仍无效时应停药。饮酒及含酒精制剂和可引起血压下降的药物能增强本药的利尿和降压作用;与巴比妥类药物、麻醉药合用,易引起直立性低血压。不宜与两性霉素 B、头孢菌素、氨基糖苷类抗生素配伍应用,因易导致听力损害。

【制剂规格】

片剂:3mg,6mg。缓释胶囊剂:6mg。

Ⅳ.阿佐塞米(阿佐酰胺,氮唑速尿)

【药理作用】

一种髓袢利尿药,其降压作用弱而抗利尿激素作用强。

【临床应用】

治疗心脏、肝脏和肾脏病引起的水肿。

【用法用量】

口服,40～80mg,早餐时顿服。

【不良反应】

大剂量长期使用可发生水和电解质平衡紊乱,出现血凝,血中尿酸和血糖水平升高。胃肠道不适、便秘、皮肤过敏反应、胰腺炎、血常规变化和血脂升高。

【注意事项】

对本品及磺脲类、磺胺类过敏者,中毒、肝性昏迷、低血钠、低血钾、低血容量以及哺乳期妇女,均禁用。避免与强心苷、氨基糖苷类、头孢菌素类、锂盐、箭毒类肌肉松弛药、抗高血压药、非甾体消炎药等合用。

【制剂规格】

片剂:80mg。

Ⅴ.托拉塞米(托拉沙得,伊迈格)

【药理作用】

新一代高效髓袢利尿药,利尿作用迅速强大且持久,但不显著改变肾小球滤过率、肾血浆流量和酸碱平衡。

【临床应用】

适用于治疗多种组织、多种原因所致的中至重度水肿、急慢性心力衰竭,防治急慢性肾衰竭,治疗肝硬化腹水、脑水肿以及急性毒物或药物中毒,以及抢救原发性高血压危象和多器官功能衰竭等急重症。

【用法用量】

口服给药:①充血性心力衰竭所致水肿,起始剂量10mg,一日1次,必要时调整至20mg,一日1次。②肝硬化所致水肿,起始剂量5～10mg,一日1次,后逐渐增量,日剂量不超过40mg。③肾衰竭所致水肿,起始剂量5mg,一日1次,逐渐增量至20mg,一日1次。④原发性高血压,起始剂量5mg,一日1次,4～6周可增量至10mg,一日1次。考虑合用其他降压药。

静脉给药:①充血性心力衰竭、肝硬化所致水肿,起始剂量5～10mg,一日1次,缓慢静脉滴注。必要时调整至20mg,一日1次。日剂量不超过40mg,疗程不超过7日。②肾衰竭所致水肿,起始剂量20mg,一日1次,逐渐增量,口剂量不超过100mg,疗程不超过7日。

【不良反应】

头痛、眩晕、疲乏、食欲减退、肌肉痉挛、恶心呕吐、高血糖、高尿酸血症、便秘和腹泻;长期大量使用可能发生水和电解质平衡失调。其余见"呋塞米"。

【注意事项】

对本品及磺酰胺类过敏患者,肾衰竭无尿、肝性脑病患者,低血压、低血容量、低钾或低钠血症患者,严重排尿困难及尿路梗阻患者,均禁用。

【制剂规格】

片剂:2.5mg,5mg,10mg,20mg。注射液:10mg(1ml),20mg(2ml)。注射用托拉塞米:10mg,20mg。

Ⅵ.依他尼酸(利尿酸,EDECRIN)

【药理作用】

短效髓袢利尿药,对碳酸酐酶无影响。

【临床应用】

用于充血性心力衰竭、急性肺水肿、肾性水肿、肝硬化腹水、肝癌腹水、血吸虫病腹水、脑水肿及其他水肿。

【用法用量】

口服给药:每次 25mg,每日 1～3 次,必要时逐渐增量,日剂量不超过 100mg,疗程 3～5 日。静脉给药:每次 25～50mg,疗程 3～5 天。

【不良反应】

严重者可致永久性耳聋。

【注意事项】

对本品过敏,妊娠期妇女,尿路梗阻和儿童禁用。再次注射应更换部位,以免发生血栓性静脉炎。本品可引起暂时性或永久性耳聋,不应与氨基糖苷类抗生素合用。其余见"呋塞米"。

【制剂规格】

片剂:25mg。注射用依他尼酸钠:25mg。

(二)中效能利尿药

Ⅰ.氢氯噻嗪[基](双氢氯噻嗪,双氢克尿塞)

【药理作用】

抑制髓袢升支皮质段和远曲小管前段对氯化钠的重吸收。除排钠利尿外,增加胃肠道对钠的排泄,发挥降压作用。

【临床应用】

心源性水肿、肝源性水肿和各类肾性水肿;高血压;尿崩症;肾石症。

【用法用量】

口服给药:①水肿性疾病,每次 25～50mg,每日 1～2 次,或隔日治疗,或每周连服 3～5 日。②高血压,起始剂量 50～100mg,分 1～2 次服用,并按降压效果调整。维持剂量 25～50mg。③尿崩症,每次 25mg,每日 3 次,或每次 50mg,每日 2 次。

【不良反应】

水、电解质紊乱较为常见,尤其是低钾血症。易导致高血糖症、高尿酸血症。长期用药可致血胆固醇、甘油三酯、低密度脂蛋白和极低密度脂蛋白水平升高,高密度脂蛋白水平降低。少见者有皮疹、瘙痒、光敏性皮炎等。

【注意事项】

对本品或其他磺酰胺类药物过敏,哺乳期妇女禁用。为预防低钾血症,宜采取间歇疗法,或合用保钾利尿药,并酌情补钾。禁止与洋地黄苷类合用。肾上腺皮质激素、促肾上腺皮质激素、雌激素、两性霉素 B(静脉用药),降低本品利尿作用,增加发生电解质紊乱的机会,不宜合用。非甾体类消炎镇痛药尤其是吲哚美辛,能降低本品的利尿作用。与多巴胺合用,利尿作用加强。与降压药合用时,利尿降压作用均加强。糖尿病、痛风患者慎用。

【制剂规格】

片剂:10mg,25mg,50mg。

Ⅱ.苄氟噻嗪(氟克尿噻,氟利尿,利钠素)

【药理作用】

与氢氯噻嗪相似,但利尿作用更为强大而持久,具良好降压作用。

【临床应用】

同"氢氯噻嗪"。

【用法用量】

口服给药:①水肿性疾病或尿崩症,起始剂馈每次2.5～10mg,每日1～2次,或隔日治疗,或每周连服3～5日。维持剂量每次2.5～5mg,每日1次,或隔日治疗,或每周连服3～5日。②高血压,起始剂量2.5～20mg,分1～2次服用,并酌情调整剂量。

【不良反应】

水、电解质紊乱较为常见,尤其是低钾血症。易导致高血糖症、高尿酸血症。长期用药可致血胆固醇、甘油三酯、低密度脂蛋白和极低密度脂蛋白水平升高,高密度脂蛋白水平降低。少见者有皮疹、瘙痒、光敏性皮炎,长期使用及易感患者极易导致低钾血症。

【注意事项】

对本品或其他磺酰胺类药物过敏,肝性脑病患者,高血压合并痛风患者,哺乳期妇女禁用。其余同"氢氯噻嗪"。

【制剂规格】

片剂:2.5mg,5mg,10mg。

Ⅲ.氯噻酮

【药理作用】

与氢氯噻嗪相似,主要与红细胞碳酸酐酶结合,代谢和排泄均较慢。

【临床应用】

各类水肿及高血压。

【用法用量】

口服给药:①水肿,起始剂量每次25～50mg,每日1次,或隔日100mg。严重者每日或隔日150～200mg,每周连服3日。②高血压,起始剂量12.5～25mg,每日1次,并酌情调整剂量,日剂量不超过100mg。

【不良反应】

水、电解质紊乱较为常见,尤其是低钾血症。易导致高血糖症、高尿酸血症。长期用药可致血胆固醇、甘油三酯、低密度脂蛋白和极低密度脂蛋白水平升高,高密度脂蛋白水平降低。少见者有皮疹、瘙痒、光敏性皮炎,长期使用极易导致低钾血症。

【注意事项】

对本品或其他磺酰胺类药物过敏,严重肝、肾功能不全患者,冠状动脉或脑动脉严重硬化者禁用。其余同"氢氯噻嗪"。

【制剂规格】

片剂:25mg,50mg,100mg。

Ⅳ.吲达帕胺[基](寿比山,钠催离)

【药理作用】

磺胺类利尿药,具有利尿(较氢氯噻嗪强 10 倍)和钙拮抗作用。

【临床应用】

轻、中度原发性高血压,治疗充血性心力衰竭时水钠潴留。

【用法用量】

口服给药:①水肿,每次 2.5~5mg,每日 1 次。②高血压,起始剂量 2.5mg,每日 1 次,维持剂量隔日 2.5~5mg。

【不良反应】

同"氢氯噻嗪",但程度相对较轻。

【注意事项】

对本品或其他磺酰胺类药物过敏,肝性脑病或严重肝、胆功能不全患者,低钾血症患者禁用。不宜与奎尼丁、丙吡胺、胺碘酮、溴苄铵、索他洛尔等抗心律失常药合用。其余同"氢氯噻嗪"。

【制剂规格】

片剂:2.5mg。

(三)低效能利尿药

Ⅰ.螺内酯[基](安体舒通,螺旋内酯固醇)

【药理作用】

醛固酮的竞争性抑制剂,作用于远曲小管和集合管,致 Na$^+$、Cl$^-$ 排出增加,K$^+$ 排出减少,故为留钾利尿药。仅作用于远曲小管和集合管,对肾小管其他各段无作用,利尿作用较弱。对肾小管以外的醛固酮靶器官也有作用。

【临床应用】

治疗与醛固酮升高有关的顽固性水肿,如肝硬化和肾病综合征患者。与其他利尿药合用,治疗充血性水肿、肝硬化腹水、肾性水肿等水肿性疾病。原发性醛固酮增多症的诊断和治疗。也用于特发性水肿,高血压的辅助治疗。与噻嗪类利尿药合用预防低钾血症。

【用法用量】

口服给药:①水肿,每次 20~40mg,每日 3 次,5 日后根据情况调整。②高血压,起始剂量每日 40~80mg,分 2~4 次服用,2 周后按降压效果调整。③治疗原发性醛固酮增多症,手术前患者每日用量 100~400mg,分 2~4 次服用。不宜手术的患者,则选用较小剂量维持。④诊断原发性醛固酮增多症,长期试验,每日 400mg,分 2~4 次服用,连续 3~4 周。短期试验,每日 400mg,分 2~4 次服用,连续 4 日。老年人酌减。

【不良反应】

高钾血症最为常见,尤其是单独用药、高钾饮食、与含钾药物以及存在肾功能损害、少尿、无尿时。其次为恶心、呕吐、胃痉挛和腹泻等胃肠道反应。长期服用男性可致男性乳房发育、阳痿、性功能低下;女性可致乳房胀痛、声音变粗、毛发增多、月经失调、性功能下降。

【注意事项】

对本品或其他磺酰胺类药物过敏,高钾血症,肾衰竭患者,均禁用。用药期间必须密切随访血钾和心电图,与含钾药物、库存血、血管紧张素转换酶抑制剂、环孢素、葡萄糖胰岛素液、碱剂等合用时,高钾血症发生概率增加,应予以避免。非甾体类消炎镇痛药(尤其是吲哚美辛)降低其利尿作用,肾毒性增加。

【制剂规格】

片剂,胶囊剂:20mg。

Ⅱ.氨苯蝶啶[基](三氨蝶啶)

【药理作用】

直接抑制远曲小管和集合管皮质段 Na^+ 重吸收,K^+ 排出减少,留钾作用弱于螺内酯。利尿作用较弱,但迅速。

【临床应用】

治疗心力衰竭、肝硬化和慢性肾炎引起的顽固性水肿或腹水,糖皮质激素治疗过程水钠潴留不良反应,亦用于对氢氯噻嗪或螺内酯无效的病例。

【用法用量】

口服给药:起始剂量餐后 25～50mg,每日 2 次,日剂量不超过 300mg,维持剂量可改为隔日 1 次。

【不良反应】

大剂量长期使用或与螺内酯合用,可出现血钾过高,血糖升高。偶出现恶心、呕吐、轻度腹泻、头痛、嗜睡、软弱、口干及皮疹等。

【注意事项】

对本品过敏,高钾血症,严重肝、肾功能不全患者禁用。尽量餐后服用,与其他利尿药合用,两者均应减量。与氯磺丙脲合用易导致严重低钠血症,其余同"螺内酯"。

【制剂规格】

片剂:50mg。

Ⅲ.阿米洛利(氨氯吡咪,脒氯嗪)

【药理作用】

强效保钾利尿药,作用于远曲小管和集皮质段,阻断 Na^+-K^+ 交换,促使 Na^+、Cl^- 排泄而减少 K^+、H^+ 分泌。

【临床应用】

治疗水肿性疾病(尤其适用于合并肝功能严重损害者),难治性低钾血症的辅助治疗。

【用法用量】

口服给药:起始剂量每次 2.5～5mg,每日 1 次,必要时酌情增加,但日剂量不超过 20mg。

【不良反应】

单独使用时高钾血症较常见。偶可引起低钠血症、高钙血症、轻度代谢性酸中毒,胃肠道反应,头痛,头晕,性功能下降,过敏反应(皮疹甚至呼吸困难)。

【注意事项】

对本品过敏,高钾血症,严重肾功能不全患者禁用。

【制剂规格】

片剂:2.5mg,5mg。

Ⅳ.乙酰唑胺[基](醋唑磺胺,醋氮酰胺)

【药理作用】

碳酸酐酶抑制剂,致 Na^+-H^+ 交换减少,Na^+ 重吸收减少而产生利尿作用,排出碱性尿。抑制眼睫状体中碳酸酐酶,使房水生成减少,降低眼压。

【临床应用】

治疗青光眼,心源性水肿、脑水肿,亦用于癫痫小发作。

【用法用量】

口服给药:①青光眼,如开角型青光眼,初始剂量 0.25g,每日 1～3 次。维持剂量每次 0.25g,每日 2 次,亦可根据情况酌减。继发性青光眼和术前降低眼压,每次 0.25g,每日 2～3 次。闭角型青光眼急性发作,初始剂量 0.5g,维持剂量每次 0.125～0.25g,每日 2～3 次。②心源性水肿,每口 1 次,早餐后服用 0.25～0.5g。③脑水肿,每次 0.25g,每日 2～3 次。④癫痫小发作,每次 0.5～1g,每日 1 次,合用不超过 0.25g。

静脉给药:青光眼急性发作时,静脉注射或肌内注射,每次 500mg。

【不良反应】

长期使用可致高氯血症性酸中毒、低钾血症,四肢及面部麻木、嗜睡等;偶见口渴、头痛、运动失调、耳鸣及胃肠道反应。

【注意事项】

对本品或其他碳酸酐酶抑制剂、磺酰胺类、噻嗪类药物过敏,肾上腺功能衰竭及肾上腺皮质功能减退患者,酸中毒、肝肾功能不全、肝性脑病,尿道结石、膀胱手术,严重糖尿病患者禁用。长期应用需加服钾盐,易引起肾脏并发症(肾绞痛、肾结石等)。与枸橼酸钾合用,协同控制眼压及防治尿结石。不宜与排钾利尿药合用,可致弱酸性药物排泄增加,降低其疗效。

【制剂规格】

片剂:0.25g,注射用乙酰唑胺:500mg。

Ⅴ.双氯非那胺(双氯磺酰胺)

【药理作用】

碳酸酐酶抑制作用较强,较乙酰唑胺缓慢而持久。

【临床应用】

治疗各型青光眼,尤其适用于对乙酰唑胺耐药的患者;肺功能不全并发的呼吸性酸中毒。

【用法用量】

口服给药:①青光眼,初始剂量 100～200mg,每隔 12 小时服用 100mg,直至效果明显后改用维持剂量,每次 25～50mg,每日 2～3 次,疗程 2 个月。②呼吸性酸中毒,每次 50～

100mg,每日 2 次。

【不良反应】

长期使用可致高氯血症性酸中毒、低钾血症,四肢及面部麻木、嗜睡等。

【注意事项】

对本品过敏,肝、肾功能不全致低钠血症、低钾血症、高氯性酸中毒患者,肝性脑病,肾上腺功能衰竭及肾上腺皮质功能减退患者禁用。

【制剂规格】

片剂:25mg,50mg。

二、脱水药

脱水药又称渗透性利尿药,多属在体内不易被代谢和利用的非电解质类物质,能迅速提高血浆渗透压,很难被肾小管重吸收,以原型经肾排泄,从而产生利尿脱水作用。临床上主要用于脑水肿、青光眼、肾衰竭或与其他利尿药合用治疗顽固性水肿。

(一)甘露醇[基]

【药理作用】

单糖,在体内不被代谢,经肾小球滤过后在肾小管内甚少被重吸收,起到渗透利尿作用。

【临床应用】

治疗各种原因引起的脑水肿,降低颅内压,防止脑疝。应用于其他降眼压药无效时或眼内术前准备。预防各种原因引起的急性肾小管坏死。辅助性利尿,促进某些药物逾量或毒物的排泄,防止肾毒性。术前肠道准备及经尿道内前列腺切除术术前清洗。

【用法用量】

静脉给药:①利尿,1~2g/kg,一般用 20% 溶液 250~500ml,并调整剂量,使尿量维持在每小时 30~50ml。②脑水肿、颅内高压和青光眼,1.5~2g/kg,以 15%~20% 浓度于 30~60 分钟滴完(患者衰弱时,剂量减至 0.5g/kg)。③预防急性肾小管坏死,首次给予 12.5~25g,10 分钟静脉滴注,若无特殊情况再给 50g,1 小时静脉滴注,若尿量能维持在每小时 50ml 以上,则可继续应用 5% 溶液静脉滴注;若无效则立即停药。④药物、毒物中毒,50g 以 20% 溶液静脉滴注,调整剂量使尿量维持在 100~500ml/h。

口服给药:术前肠道准备,术前 4~8 小时以 10% 溶液 1000ml 于 30 分钟内口服。

【不良反应】

水和电解质紊乱最为常见,可导致心力衰竭(尤其有心功能损害时),稀释性低钠血症;大剂量久用可致肾小管损害及血尿;偶见过敏引起皮疹、荨麻疹、呼吸困难等。外渗可致组织水肿、皮肤坏死。

【注意事项】

确诊为急性肾小管坏死的无尿患者;严重失水者及孕妇;颅内活动性出血者(颅内手术过程除外);急性肺水肿或严重肺瘀血;充血性心力衰竭及进行性肾衰竭患者;对本品过敏患者,

均禁用。应根据病情选择合适浓度,气温降低易析出结晶,可用热水加温促进溶解。可增加碳酸酐酶抑制剂及利尿药的疗效。不可与血液、无机盐类配伍。

【制剂规格】

注射液:10g(50ml),20g(100ml),50g(250ml),100g(500ml),150g(3000ml)。

(二)异山梨醇

【药理作用】

山梨醇的脱水衍生物,口服渗透性脱水利尿药,作用类似于静脉注射甘露醇,降低眼压和颅内压。

【临床应用】

治疗各种原因引起的脑水肿及青光眼。

【用法用量】

口服给药:一次 40～50ml(50%溶液),一日 3 次。

【不良反应】

恶心、腹泻、食欲缺乏,偶有腹痛。与甘露醇注射剂比较,无显著电解质紊乱和输液反应,心、肝、肾毒性较小。

【注意事项】

颅内活动性出血及颅内血肿急性期者,对本品过敏患者禁用。多次用药时应保持足够的体液和电解质平衡。

【制剂规格】

口服溶液:50g(100ml)。

(三)尿素[基](碳酰二胺,碳酰胺,脲)

【药理作用】

渗透性利尿药,静脉滴注高渗尿素溶液后产生高渗压而利尿。

【临床应用】

脑水肿,降低颅内压,青光眼,亦可用于烧伤、术后、创伤后少尿症。外用其软膏或乳膏防止手足皲裂。

【用法用量】

静脉给药:每次 0.5～1g/kg,临用时以 5%～10% 葡萄糖注射液稀释成 30% 浓度,于 20～30 分钟滴注完毕。12 小时后可重复给药,可连用 1～3 日。

皮肤给药:5%～20% 尿素软膏或乳膏,局部外用。

【不良反应】

药物贮存太久、药液温度过低、注射过快,可引起面部潮红、精神兴奋、烦躁不安等。注射局部易引起静脉痉挛性疼痛、静脉炎或血栓、局部红肿起泡甚至组织坏死。

【注意事项】

严重肝、肾功能不全,严重休克和明显脱水,活动性颅内出血和血尿素氮水平高患者,妊娠期妇女,对本品过敏患者,均禁用。水溶液性质不稳定,临用前以葡萄糖注射液溶解,并须在 24 小时内用完,防止分解释出氨产生毒性,不得加入全血或血液制剂,以避免其溶血作用。

【制剂规格】

注射用尿素:30g,60g。软膏(乳膏):5%～20%。

(四)葡萄糖[基](玉米葡糖,玉蜀黍糖)

【药理作用】

静脉滴注高渗葡萄糖注射液可迅速提高血浆渗透压,具利尿、脱水作用。

【临床应用】

脑水肿,降低颅内压,青光眼。

【用法用量】

静脉给药:25%～50%葡萄糖注射液,一次50～100mL,4～6小时可重复给药。

【不良反应】

轻度组织刺激性。反复于固定处注射,易引起静脉炎。

【注意事项】

糖尿病患者禁用。冬季使用应临用前加热至体温。

【制剂规格】

注射液:5g(20mL),10g(20mL)。

(五)甘油(丙三醇)

【药理作用】

迅速提高血浆渗透压,具脱水作用。

【临床应用】

脑水肿,降低颅内压,青光眼。

【用法用量】

口服给药:50%甘油溶液(含0.9%氯化钠)一次200mL,每日1次,必要时间隔6～8小时重复1次。

【不良反应】

头痛、咽部不适、口渴、恶心、呕吐、腹泻等。

【注意事项】

糖尿病、颅内活动性出血、无尿、严重脱水、严重心力衰竭、急性肺水肿患者,均禁用。

【制剂规格】

50%甘油盐水溶液。

(六)甘油果糖(甘果糖,甘瑞宁)

【药理作用】

为含有甘油、果糖和氯化钠的复方注射液,是安全有效的渗透性脱水药。起效缓慢而持久,利尿作用小,且可提供一定能量。

【临床应用】

治疗各种原因引起的脑水肿,颅内压增高;改善意识障碍、神经障碍和自觉症状;青光眼。

【用法用量】

静脉给药:①脑水肿,每次250～500mL,每日1～2次。②脑外科手术缩小脑容积,每次

500mL,30 分钟静脉滴注。③降低眼压或眼科手术,每次 250～500mL,45～90 分钟静脉滴注。

【不良反应】

大量快速输入易导致乳酸性酸中毒,偶见皮疹、瘙痒、溶血、血尿、高钠血症、低钾血症等。

【注意事项】

遗传性果糖不耐症,低渗性脱水,高钠血症,心功能不全及对本品过敏患者禁用。用药时须注意患者食盐摄入量。

【制剂规格】

注射液:250mL,500mL(每毫升含甘油 100mg、果糖 50mg、氯化钠 9mg)。

(宋军超)

第五章　内分泌代谢性疾病与合理用药

第一节　下丘脑、垂体疾病

一、下丘脑综合征

下丘脑疾病由多种致病因素累及下丘脑使其结构、代谢及功能受损所致,主要临床表现为下丘脑功能异常及轻微的神经、精神症状。

【病因与发病机制】

1.先天性损害及遗传性因素　与性发育不全有关的疾病可引起下丘脑综合征,如家族性嗅神经-性发育不全综合征、性幼稚-色素性网膜炎-多指畸形综合征、主动脉瓣上狭窄综合征。此外,下丘脑激素缺乏性疾病,如下丘脑性甲状腺功能减退、下丘脑性性腺功能低下等均可导致下丘脑综合征。

2.肿瘤　引起下丘脑综合征的肿瘤很多,主要有颅咽管瘤、星形细胞瘤、漏斗瘤、垂体瘤(向鞍上生长)、异位松果体瘤、脑室膜瘤、神经节细胞瘤、浆细胞瘤、神经纤维瘤、髓母细胞瘤、白血病、转移性癌肿、外皮细胞瘤、血管瘤、恶性血管内皮细胞瘤、脉络丛囊肿、第三脑室囊肿、脂肪瘤、错构瘤、畸胎瘤、脑膜瘤等。

3.肉芽肿　见于结核瘤、结节病、网状内皮细胞增生症、慢性多发性黄色瘤、嗜酸性肉芽肿等。

4.感染和炎症　常见的有结核性或化脓性脑膜炎、脑脓肿、病毒性脑炎、流行性脑炎、脑脊髓膜炎、麻疹、水痘、狂犬疫苗接种、组织胞浆菌病。坏死性漏斗-垂体炎也可引起下丘脑综合征。

5.退行性变　下丘脑综合征可由各种退行性病变引起,如结节性硬化、脑软化、神经胶质增生等。

6.血管损害　主要见于脑动脉硬化、脑动脉瘤、脑出血、脑栓塞、系统性红斑狼疮和其他原因引起的血管炎等。

7.物理因素　见于颅脑外伤、脑外科手术、脑或脑垂体区放射治疗。

8.脑代谢性疾病　可见于急性间歇发作性血卟啉病、二氧化碳麻醉等。另外,也见于原发性脑脊液压力过低或脑脊液压力增高症。

9.药物　主要见于长期服用氯丙嗪、利舍平及避孕药的患者。

10.功能性障碍　病因未明,神经因素引起精神性闭经、阳萎及厌食时可伴有下丘脑综合征。

【临床表现】

1.内分泌功能障碍　①生长激素释放激素(GHRH)分泌亢进者引起肢端肥大症或巨人症;减退者导致身材矮小。②促甲状腺激素释放激素(TRH)分泌失常引起下丘脑性甲状腺功能亢进或下丘脑性甲状腺功能减退症。③PRL 释放因子分泌过多发生溢乳症或溢乳-闭经综合征及性功能减退;PRL 释放因子减少则引起 PRL 缺乏症,但极为罕见。④促肾上腺皮质激素释放激素(CRH)分泌失常引起肾上腺皮质增生型皮质醇增多症。⑤促性腺激素释放激素(GnRH)分泌过多引起性早熟,减退者引起神经源性闭经、性欲减退、月经失调;闭经不育。男性亢进者性早熟,减退者出现肥胖、生殖无能、营养不良症、性功能减退、性发育不全和嗅觉丧失。⑥精氨酸加压素(AVP)分泌过多者引起抗利尿激素分泌不适当综合征;减退者表现为尿崩症。

2.神经系统表现　①嗜睡和失眠。②多食肥胖或顽固性厌食消瘦。③发热和体温过低。④精神障碍。⑤其他如头痛较为常见,另外可有多汗或汗闭、手足发绀;括约肌功能障碍及下丘脑性癫痫。

【诊断】

临床上遇有下列线索有助于下丘脑疾病的诊断:①内分泌症状及体征不能用单一的靶腺或单纯垂体损害加以解释。②内分泌紊乱症状伴有肥胖、多食、消瘦、厌食、嗜睡、精神失常及体温异常等,不能用其他疾病解释者。③颅内压增高伴视力减退或视野缩小,以及合并尿崩症、性功能低下、乳溢者。④少数患者可以表现为生长发育不良、嗅觉丧失、畸形、性腺发育不全。

1.功能诊断　①视前区受损出现自主神经功能障碍。②下丘脑前部视前区受损导致高热。③下丘脑前部受损可出现摄食障碍。④下丘脑前部、视上核、室旁核受损可致中枢性特发性高钠血症、尿崩症、AVP 分泌不适当综合征。⑤下丘脑腹内侧正中隆起受损出现性功能低下,ACTH、GH 和 PRL 分泌异常,尿崩症等。⑥下丘脑中部外侧区受损可致厌食、体重下降。⑦下丘脑腹内侧区受损常与贪食、肥胖、性格改变有关。⑧下丘脑后部受损可导致意识障碍、嗜睡、运动功能减退、低体温。⑨乳头体、第三脑室壁受损表现为精神错乱、严重记忆障碍。

2.病因诊断　病因诊断往往要结合病史、症状、体征、实验室检查及其他辅助检查等综合分析,不同的病因诊断难易程度不一。形态学及其他检查包括头颅 X 线平片可示蝶鞍扩大,鞍背、后床突骨吸收或破坏,鞍区病理性钙化等表现,必要时进一步做蝶鞍薄层片、脑血管造影、头颅 CT 或 MRI,以显示颅内病变部位和性质。脑脊液检查除颅内占位病变有颅压增高和炎症时有白细胞升高外,一般均属正常。脑电图检查一般正常。

【鉴别诊断】

要注意与原发性甲状腺、性腺、肾上腺、神经垂体受损、腺垂体功能低下、神经衰弱、精神分裂症等相鉴别。

【治疗】

对肿瘤占位引起的下丘脑疾病可采取手术切除或放射治疗。对感染则选用适当的抗生素治疗。由药物引起者则立即停用有关药物;精神因素引起者需进行精神治疗;有垂体功能减退者,则应根据靶腺受累的程度,予以激素替代疗法(HRT);有溢乳者可用溴隐亭 2.5～7.5mg/d 或左旋多巴(L-多巴)1～2mg/d;发热者可用氯丙嗪或苯巴比妥钠、中药以及药物降温;不能根治的肿瘤而伴有显著的颅内压增高者,可行减压术,以减轻症状。

二、神经性厌食症

神经性厌食症是一种慢性神经内分泌疾病,主要影响青年女性,其临床特征为患者因存在体像评价及其他认知障碍而自行节食减肥,导致体重减轻、严重的营养不良及下丘脑-垂体-性腺轴功能紊乱,该症是生理、心理、社会综合因素影响的结果。

【病因】

1.社会文化因素　许多青年女性追求身材"苗条"并视为时尚,这种审美观念的改变对女性形成了压力,过度节食变得流行,因此本病的发病率逐年提高。

2.心理因素　神经性厌食患者存在以肥胖恐惧和体像评价障碍为主要表现的心理障碍,因为害怕肥胖而主动节制饮食,部分患者甚至对食物产生厌烦,于是出现体重下降及多种并发症。

3.生物学因素　神经性厌食患者的饱腹感以及体温调节紊乱提示存在下丘脑功能异常,易感个体在青春期前后遭遇的生物、心理方面的事件可通过下丘脑神经递质、内分泌或免疫方面的变化,导致神经性厌食心理和行为上的特征性表现。

4.其他因素　影响下丘脑食欲和摄食中枢的因素很多,如脂多糖、白细胞介素-1(IL-1)、白细胞介素-6(IL-6)、肿瘤坏死因子(TNF)、白细胞抑制因子(LIF)、雌二醇、胆囊收缩素(CCK)、肾上腺素、去氢异雄酮、胃泌素释放肽(GRP)、胰高血糖素及生长抑素等。

【临床表现】

1.症状、体征　大多数患者恐惧肥胖,厌食和消瘦,甚至有心理与行为异常。

2.并发症　神经性厌食症病人中内分泌功能障碍很常见,例如闭经,在体内脂肪含量达体重的 22% 左右时,90% 的人月经周期又可恢复正常;虽然病人甲状腺功能正常,但基础代谢率降低。此外,神经性厌食发展至某一阶段时,可有如心动过缓、心动过速、低血压、窦性心律失常、心力衰竭和各种心电图异常等;胃肠道可见食管糜烂或溃疡、胃炎、恶心、呕吐等;还可出现血尿素氮增高,顽固性低血钙、低血钾、低血镁等。

【辅助检查】

1.内分泌异常　雌激素及黄体酮水平均低,CRH 水平升高,皮质醇升高,瘦素水平明显降低,血小板单胺氧化酶活性下降,提示存在 5-羟色胺能系统功能障碍。

2.代谢异常　神经性厌食患者体内血浆天冬酰胺、谷氨酸、甘氨酸、蛋氨酸、苯丙氨酸和组氨酸水平明显升高,而精氨酸和半胱氨酸水平下降。

3.免疫因子异常　血浆中肿瘤坏死因子 α(TNF-α)与可溶性 TNF 受体Ⅱ(sTNFRⅡ)水平明显升高。

4.影像学检查　神经性厌食患者头部 MRI 检查发现脑容积减少,尤以灰质为甚,这种灰质容积的减少被认为是不可逆的。

【诊断】

1.国内诊断标准　①发病年龄＜25 岁(最常见于 14～19 岁),女性占 95％以上;②厌食,日进食量＜150g,体重丧失 25％以上;③对进食及体重持无情的不关心态度,不顾饥饿,也不理睬别人的规劝或安慰,病人不承认自己有病,对体重丢失及拒食认为是享受,对极端消瘦认为是美观,病人常有低血钾及心律失常;④所有女性都出现闭经,25％发生在大量体重丧失之前;⑤缺少其他身体上或精神上的疾病是诊断本病的先决条件。

2.美国诊断标准　①体重低于理想体重的 85％或体重指数≤17.5;②肥胖恐惧;③对自己体形、体重的认知障碍;④继发性闭经。

【鉴别诊断】

神经性厌食的诊断可以认为是一种排除性诊断,需与原发性内分泌疾病(如腺垂体功能减退症和 Addison 病),肠道疾病(如克罗恩病、口炎性腹泻),慢性感染,肿瘤性疾病如淋巴瘤及人类获得性免疫缺陷综合征、下丘脑肿瘤等相鉴别。

【治疗】

本病的治疗原则是不仅要恢复患者的营养状况,治疗各种临床并发症,还应注意纠正导致神经性厌食的心理和环境因素,包括一般治疗、营养治疗、药物治疗、心理治疗、并发症治疗以及其他治疗等。

1.一般治疗　治疗开始前需要对患者进行临床评估,以选择营养、药物治疗方案,并提供心理支持。医师在整个治疗过程中应鼓励患者主动配合治疗;采取客观、诚实的态度,得到患者的信任;安排亲属参与治疗计划。

2.营养治疗　根据病人营养不良具体分级提供个性化营养方案。无论是经胃肠还是胃肠外营养补充都要避免并发症的发生,纠正过快常产生水潴留、水肿、继发性代谢紊乱甚至心力衰竭等。体重达到标准体重 80％以上后不主张继续鼻饲或胃肠外营养支持,以免造成心理压力和心理创伤,也不利于患者主动参与治疗,影响食欲,妨碍恢复正常饮食习惯。

3.药物治疗　目前尚未发现十分有效的药物,但氯丙嗪、阿米替林、碳酸、5-羟色胺回收抑制药氟西汀等药物对住院病人有一定效果,可用于长期营养和行为治疗计划的辅助治疗。

4.心理治疗　心理治疗可用来纠正患者异常的饮食行为,增进其心理社会功能;认知行为治疗可有效地恢复体重;家庭治疗因可改善家庭成员之间的关系,长期坚持效果明显。

5.并发症治疗　多数并发症常可随体重的增加而改善,辅用小量性激素周期治疗有利于建立其治疗信心。

三、青春期发育延迟

青春期发育延迟可定义为至青春期发育平均年龄加 2 个标准差年龄以后尚未出现青春期发育者,由于青春期发育的年龄在地区和民族之间存在一定差异,具体年龄界限难以确定,一般男孩到 14 岁的睾丸容积<4ml,女孩到 13 岁时仍无月经初潮可认为是青春期发育延迟。

【病因】

青春期发育延迟较常见,虽然导致本症的病因很多,但绝大部分青春期发育延迟患者的病因未明。临床上较常见的是:①中枢神经系统肿瘤,如颅咽管瘤和生殖细胞瘤等;②下丘脑-腺垂体功能减退,如特发性低促性腺激素性性腺功能减退和垂体性矮小症等;③原发性睾丸(卵巢)功能减退,如 Klinefelter 综合征和性腺发育不全等;④严重的慢性全身性疾病,如营养不良、吸收不良综合征、支气管哮喘、肾病和先天性心脏病等。

女性的青春期发育并非生殖系统的独立事件,受全身健康状况的影响,如营养不良、过瘦、过胖等。

【分类】

青春期发育延迟按病因分为以下 3 类。

1.体质性(特发性)青春期延迟　下丘脑黄体激素释放激素(LHRH)脉冲发生器活动延迟。

2.低促性腺激素性青春期延迟　①中枢系统(CNS)疾病。肿瘤性病变(颅咽管瘤、生殖细胞瘤、垂体瘤),非肿瘤性病变(Langerhan 组织细胞增生症),CNS 的感染性病变,CNS 的血管病变(放射治疗后、先天性畸形、头颅创伤后)。②单一性促性腺激素缺乏。Kallman 综合征,先天性肾上腺发育不良(DAX1 突变),单一性 LH、FSH 缺乏。③特发性垂体多激素缺乏。④先天性垂体多激素缺乏。⑤其他疾病如 PraderWilli 综合征,Laurence-Moon-Biedl 综合征,慢性全身性疾病(镰状细胞性贫血、HIV 感染、慢性肾衰竭、慢性血吸虫病、慢性胃肠疾病、高PRL 血症、Gaucher 病)。

3.高促性腺激素性青春期延迟

(1)男性:克兰费尔特 Klinefelter 综合征及其变异型,其他类型的原发性睾丸功能减退症(化学抗癌药物治疗、放射治疗、睾丸激素的生物合成酶缺陷、LH 抵抗综合征、隐睾症和无睾症)。

(2)女性:Turner 综合征及其变异型,XX 和 XY 性腺发育不全症(家族性、散发性),其他类型的原发性卵巢功能减退症(卵巢早衰和过早绝经、自身免疫性卵巢炎、卵巢抵抗综合征、FSH 受体基因突变、多囊卵巢综合征、Noonan 综合征)。

【临床表现】

1.体质性(特发性)青春期延迟　体质性青春期延迟是儿童青春期发育延迟的主要原因之一,患者常有阳性家族史,母亲多有月经初潮推迟或其父亲和同胞兄弟姐妹有青春期延迟(14～18 岁)病史。在整个儿童期身材矮小,波动在相应年龄的第 3 个百分位点上下,但其身高增长速度接近正常,每年约为 5cm。在正常儿童出现生长发育骤长的年龄阶段,体质性青春期发育延迟儿童的生长发育仍缓慢,与其同伴间的差异逐步扩大。患者于 13-16 岁仍缺乏任何第二性征的发育,其表型特征为身材矮小、幼稚,从外观上估计其年龄较实际年龄要小,但患儿身体健康,智力正常。骨龄超过 18 岁仍无青春期启动者,以后绝大部分患者不能出现青春期发育。

2.低促性腺激素性性腺功能减退症　低促性腺激素性性功能减退症(HH),表现为青春期延迟、不孕、血清促性腺激素水平低下。HH 大部分病例的分子机制尚不清楚,但已报道了某些下丘脑垂体基因的单个基因突变。Kallma 综合征是由于 KAL 基因(位于 Xp22.3)突变;先天性肾上腺皮质发育不全合并 HH 是由于 DAX_1 基因突变所致的、极少见的 X-连锁隐性遗传病;90% 的 HH 原因不明。本症的临床表现根据患者发病年龄早晚、激素缺乏程度以及是否合并其他垂体激素缺乏而不同。

3.高促性腺激素性性腺功能减退症　大多数患者系遗传因素导致的性腺分化和发育异常,如①Turner 综合征:核型 45,XO 或其变异型,呈女性外表,身材矮小,性幼稚、乳腺不发育,原发性闭经,常伴有身体的畸形;②Klinefelter 综合征:核型 47,XXY 或其变异型,呈男性性幼稚,多数为小睾丸和不育;其他病因导致高促性腺激素型青春期延迟者较少见。

4.其他

(1)Prader-Willi 综合征:Prader-Willi 综合征即 Prader-Lab-hart-Willi-Fanconi 综合征、Prader-Labhart-Willi 综合征或肌张力减退-智力低下-性腺功能减退-肥胖综合征。本征的主要临床表现有以下几点。①肌张力和智力低下,学习成绩差,智商水平约 60;②性腺功能减退伴外生殖器无发育或发育不全,阴茎小,可伴隐睾;③肥胖的主要原因可能与进食过多及活动减少有关;④部分病人伴糖尿病,其发病机制未明,但至少与肥胖有一定关系;⑤患者身材矮小、肢端短、面容不均、额小、眼裂小、斜视或伴面部、头部及四肢的其他畸形。

(2)组织细胞增生症(Hand-Schuler-Christium 综合征):①性功能减退,青春期不启动,常有尿崩症及其他垂体功能减退;②本病可表现为单一性局部病变,也可累及多脏器,如骨、肺、肝等;③中枢神经肿瘤尚有下丘脑或视神经胶质瘤、星形细胞瘤和嫌色细胞瘤;④该病变既可引起下丘脑-垂体激素的缺乏,也可引起下丘脑-垂体-性腺轴激活而导致性早熟。

(3)囊性纤维化(CF):影响西北欧高加索人的常见疾病,可出现营养不良和生长发育延迟,而后者是由于营养不良致下丘脑-垂体-性腺轴成熟延迟的结果。

【诊断与鉴别诊断】

1.诊断　要结合病人的临床表现、体格检查及病史做出初步判断,然后再行实验室及影像学检查。

(1)男孩 14 岁仍无第二性征发育的征象,睾丸容积低于 5ml 或长径<2.5cm,阴毛分布范围小,生长迟缓,身材低于正常同龄儿童平均值的 2.5 个标准差,要考虑青春期发育延迟。

(2)女孩 13 岁尚未出现乳腺发育,15 岁无阴毛生长,18 岁未见月经初潮者,可诊断为青春期发育延迟。

2.实验室检查　患者的性激素水平低于正常,LH 和 FSH 水平高低可用来评估低或高促性腺激素性性腺功能减退症,进而有助于病因诊断。TSH对促甲状腺释放激素(TRH)兴奋的反应以及促肾上腺皮质激素(ACTH)皮质醇轴功能正常,GH分泌也无异常,如年龄尚小,可继续观察,每半年随诊一次,观察第二性征、外生殖器发育状况和LH、FSH、性激素水平、骨龄、身高、第二性征等。

3.影像学检查

(1)X线检查:手腕X线平片测定骨龄应列为常规检查,因青春期起始与骨龄的相关性明显于其与实际年龄的相关性。头颅X线检查,颅咽管瘤大多有鞍区异常,且70%呈现钙化,因此侧位X线平片检查可协助诊断。

(2)B超检查:可了解卵巢(或睾丸)大小、形态发育情况,也有助于其他病变的诊断。

(3)CT和MRI检查:CT和MRI对于中枢神经的肿瘤具有重要的诊断价值。

(4)其他:①染色体检查,对于性腺发育不全或某些特殊面容体征者常提示需进行染色体核型分析;②腹腔镜检及性腺活检:对疑有卵巢病变(如卵巢发育不良或肿瘤)者,必要时可行腹腔镜检查及性腺的活检。

4.鉴别诊断　主要是高促性腺激素性性腺功能减退和低促性腺激素性性腺功能减退两大类的鉴别,前者病变在性腺,包括各种原因引起的睾丸或卵巢发育不全或功能衰竭,它们的共同特点是血浆LH和FSH水平显著增高,因而不难鉴别。后者的病变在下丘脑(如Kallman综合征)或垂体(如垂体或鞍上区肿瘤等),这些病变虽然都引起LH和FSH水平降低,但是降低的程度和对GnRH的反应程度存在不均一性,即垂体受破坏的程度是有差别的。此外,还有原发病(如肿瘤)的表现,鉴别也不困难。Kallman综合征有嗅觉减退或缺失者容易鉴别,无嗅觉缺失不易鉴别,目前临床上尚无一种有效的试验能将特发性青春期延迟与无嗅觉缺失的Kallman综合征鉴别开来,一般的办法是以18岁为分界线,即到了18岁仍无青春期启动的患者,可诊断为Kallman综合征或特发性低促性腺激素性性腺功能减退症。

【治疗】

青春期延迟的治疗主要根据引起本症的病因和疾病的性质而定。

1.体质性青春期延迟　因该症患儿最终会出现青春期启动,一般不需治疗,但要提供必要的咨询和有关激素的检查。若某些患儿因发育落后于同龄人而产生精神压力,甚至出现精神、心理和行为方面的异常,必要时可适当给予药物治疗,选用短程激素疗法以刺激性征的出现。

2.病理性青春期延迟

(1)去除病因:病因能够祛除者以病因治疗为主,如手术切除肿瘤、积极治疗全身性疾病,改善营养状况等。病因一旦去除即可缓解,对病因无法去除者则需应用性激素替代疗法。

(2)激素替代治疗:对原发性性腺功能减退患者需长期进行性激素替代治疗,初始小剂量,类似于体质性青春期延迟的治疗方法,2~3年后逐渐增加到成年人替代量,以模拟正常青春期启动后的激素水平。

四、性早熟

性早熟指青春期发育过早出现,即男孩在9岁前、女性于8岁前出现青春期发育者。性早熟可分为真性(又称为中枢性完全性)性早熟和假性(又称为周围性不完全性)性早熟两类。真性性早熟指下丘脑-垂体-性腺轴不适当地过早活跃,导致青春期发育提前出现,其表现与正常的发育期相同,第二性征与遗传性别一致,能产生精子或卵子,有生育能力。假性性早熟为由性腺中枢以外的因素而产生的性激素增多,有第二性征发育,但生殖细胞并无同步成熟,无生育能力。临床上真性性早熟比假性性早熟多见。

【病因分类】

性早熟的病因很多,在临床上以女性 GnRH 依赖性性早熟较常见。

1.真性性早熟(GnRH 依赖性性早熟)或特发性真性性早熟

(1)原因不明:不能发现任何明确的器质性病变,也不能找到明确的致病因素,属于特发性性早熟。一般为散发性,散发病例以女性多见(女:男约为 4:1)。少数可呈家族性(可能属常染色体隐性遗传),家族性性早熟多见于男孩。可能的原因是下丘脑对性腺发育的抑制失去控制(如下丘脑后部对下丘脑前部的阻遏作用失去),使 GnRH 及垂体促性腺激素过早分泌,而导致下丘脑-垂体-性腺轴的超前启动而引起性早熟。

(2)CNS 肿瘤:视交叉胶质瘤、下丘脑星形细胞瘤、畸胎瘤。

(3)CNS 非肿瘤性病变:发育异常如灰结节、Williams 综合征、脑炎和脑病、脑脓肿、结节病性或结核性肉芽肿、头部创伤、脑水肿、蛛网膜囊肿、血管病变、头颅放射治疗后。

2.假性性早熟(非 GnRH 依赖性性早熟)

(1)男性:①CNS 的人绒毛膜促性腺激素(HCG)瘤,如绒毛膜上皮瘤、生殖细胞瘤、畸胎瘤等;②CNS 外的 HCG 瘤:如肝癌、畸胎瘤、肾癌、绒毛膜上皮瘤等;③肾上腺或睾丸分泌雄激素过多;④医源性或外源性雄激素制剂;⑤青春期发育异常,青春期乳腺发育、巨睾症。

(2)女性:①卵巢囊肿;②卵巢或肾上腺分泌雌激素肿瘤;③Peutz-Jeghers 综合征;④甲状腺功能减退症;⑤医源性或外源性雌激素制剂;⑥青春期发育异常,包括乳腺发育提前、单纯性月经来潮提前;⑦肾上腺发育提前。

【发病机制与临床表现】

1.真性性早熟

(1)特发性性早熟:①本病女性患者占多数,常在 8 岁前出现性发育,阴唇发育有色素沉着,阴道分泌物增多。②男孩表现为睾丸、阴茎长大,阴囊皮肤皱褶增加伴色素加深、阴茎勃起增加,甚至有精子生成、肌肉增加、皮下脂肪减少。两性都表现为身材骤长、骨龄提前,最终可使骨骺过早融合,使其到成年时身材反而矮于正常人。③患儿性心理成熟也早,有些可有性交史甚至妊娠史。

(2)中枢神经系统疾病所致性早熟:①本型性早熟的发育经过与特发性性早熟相似。②两型区别在于特发性者不能查出相应病因,而本型能找出器质性颅内病变,可通过头部 X 线、CT、MRI 等检查予以鉴别。

(3)原发性甲状腺功能减退症伴性早熟:①甲状腺激素分泌降低,对下丘脑的负反馈作用减弱,使下丘脑 TRH 分泌增多。而 TRH 不仅刺激垂体分泌 TSH,还可刺激垂体的 PRL、LH

和 FSH 分泌增多。这些激素作用于性腺、乳腺导致性早熟现象。②本症在用甲状腺激素治疗后可好转。

（4）多发性骨纤维异样增殖症伴性早熟：①病因不明，有认为与颅骨肥厚压迫到颅底致下丘脑功能紊乱有关。②患者有骨骼发育不良、躯干皮肤有棕色色素斑，好发于女孩，男孩极少。③女孩表现为月经来潮、生殖器官发育成熟、乳腺发育，其性发育不按正常次序（正常为先乳房发育→阴毛生长→月经来潮），因而认为它与真性性早熟有区别。

（5）Silver 综合征：①机制未明，推测与机体细胞对 GH 敏感性低有关。②本病伴有矮小症、先天性半身肥大、性早熟。③患者尿中促性腺激素增高，性发育早，而骨龄与性发育相比则明显延迟。

（6）Williams 综合征：①为一种遗传性疾病，伴有许多器官的发育畸形，尤其是动脉狭窄，其遗传缺陷为 7 号染色体的 7q11.23 微缺失。②有精神迟钝和学习障碍，认识和个性特殊。③常有性早熟，骨龄正常或提前。

（7）睾酮中毒症：①又称家族性男性非促性腺激素依赖性性早熟伴 Leydig 细胞和生殖细胞发育提前症。②本征的病因已基本查明，LH/HCG 受体为 80～90kD 大小的糖蛋白。受体基因位于 2p21。LH/HCG 受体为 G 蛋白耦联受体家族中的成员，目前已有至少 10 多种错义的活化性突变类型，主要发生于 542～581 区段，由于活化性突变而使 Leydig 细胞和生殖细胞受到过分而长期的刺激，因而发生性早熟。③患儿出生后即有肥大的阴茎。④患儿的纵向生长和骨龄提前、肌肉发达、血浆睾酮升高达到成年人水平。

2.男性假性性早熟

（1）产生促性腺激素的肿瘤：①可见于绒毛膜上皮癌或畸胎瘤产生 HCG、肝肿瘤产生 LH 样物质，促使性激素分泌增多。②由于只产生一种促性腺激素，不能造成真性性早熟。③患者几乎都是男性，外生殖器发育增大，但无生育能力。

（2）雄激素产生过早过多：①可由于睾丸 Leydig 细胞瘤（致睾丸单侧增大、血浆睾酮明显升高）或肾上腺病变（如 21 羟化酶缺乏或 11 羟化酶缺乏引起先天性肾上腺皮质增生、皮质醇合成受阻、ACTH 分泌增加，刺激肾上腺分泌雄激素增加）引起血中雄激素水平增加。②也有少数为医源性或误用过多雄激素所致。

（3）雌激素产生过多：①如卵巢颗粒细胞瘤、卵巢囊肿或分泌雌激素的肿瘤，使女性外生殖器及第二性征过早发育，但无生殖细胞成熟。②使用过多外源性雌激素或含外源性雌激素食物可导致女性假性性早熟，停服后自行恢复正常。

【诊断与鉴别诊断】

1.必须根据详细的临床资料和必要的实验室检查排除下丘脑、垂体、性腺和肾上腺器质性病变。

2.实验室检查应首先确定性早熟是否为促性腺激素依赖性，LH/FSH 脉冲性分泌有助于两者的鉴别。

3.影像学检查主要用于寻找垂体和性腺的肿瘤。

4.如无器质性病变可查，可继续追踪观察，但应排除 LH 受体基因突变可能。

5.非促性腺激素依赖性性早熟的病因主要在性腺和肾上腺,因分泌过量性腺激素所致。但必须注意,有些性腺肿瘤也和下丘脑错构瘤一样,可自主合成和分泌促性腺激素。

【治疗】

1.真性性早熟的治疗

(1)甲羟孕酮或氯地孕酮:①可直接抑制下丘脑 GnRH 脉冲发生器和垂体促性腺激素的释放。②剂量为 4～8mg/d,对性器官发育有抑制作用。③缺点为对骨龄发育加速无影响,长期应用可导致性腺萎缩,停药后月经恢复慢。④由于此药有类皮质激素作用,可引起体重增加、高血压和类 Cushing 综合征。

(2)环丙孕酮:①孕激素的衍生物,抑制促性腺激素的合成与释放。②口服每日剂量为 70～100mg/m² 或肌内注射 100～200mg/m²,每 2～4 周 1 次。③对性器官成熟有明显抑制作用,对骨龄加速的抑制作用不肯定。④不良反应除可有头痛、疲乏、失眠、恶心外,对 ACTH 分泌也有抑制作用,因而长期用药要观察肾上腺皮质功能的变化。

(3)GnRH 激动药:①生理作用有剂量的双重性,小剂量脉冲式注射时对垂体促性腺激素起兴奋作用,连续大剂量注射起抑制作用,利用此原理临床上用于治疗性早熟。②目前临床应用较多的有布舍瑞林,每日 10～20μg/kg,皮下注射或 600μg 鼻吸,每 6 小时 1 次。德舍瑞林,每日 4～10μg/kg,皮下注射。③长期应用未发现明显的不良反应,但到青春期年龄就应停止使用。

(4)酮康唑:①可用于男性特发性性早熟用 GnRH 激动药治疗无效者。②该药主要影响类固醇 17～20 裂解酶,从而干扰睾酮生成。③每日 200～600mg,分 2～3 次口服。

(5)达那唑:①人工合成的一种甾体杂环化合物,系 17α-炔孕酮衍生物。②具有抑制卵巢雌激素合成和卵巢滤泡发育作用,还有抗促性腺激素作用及轻度雄激素作用。

2.假性性早熟的治疗

(1)GnRH 激动药治疗无效,可依据病情选用甲羟孕酮、睾酮内酯、螺内酯(安体舒通)、酮康唑等。

(2)在原发病的治疗方面,先天性肾上腺皮质增生者可用糖皮质激素辅以必要的矫形治疗(如切除肥大的阴蒂等)。

(3)对颅内、睾丸、卵巢、肾上腺及其他部位肿瘤应行手术或放射治疗。

(孔　青)

第二节　甲状腺疾病

一、甲状腺肿

甲状腺肿是指良性甲状腺上皮细胞增生形成的甲状腺肿大,其分类大体如下:①根据甲状腺肿的发生是否有区域聚集性,可分为地方性甲状腺肿和散发性甲状腺肿;②根据甲状腺肿是否存在多结节,可分为结节性甲状腺肿和弥漫性甲状腺肿;③根据甲状腺肿是否伴有甲状腺功能亢进,可分为毒性甲状腺肿和非毒性甲状腺肿。

单纯性甲状腺肿,也称为非毒性甲状腺肿,是指非炎症和非肿瘤原因的不伴有临床甲状腺功能异常的甲状腺肿。单纯性甲状腺肿患者约占人群的 5%,女性发病率是男性的 3~5 倍。如果一个地区儿童中单纯性甲状腺肿的患病率超过 10% 时,称之为地方性甲状腺肿。

【病因和发病机制】

1.地方性甲状腺肿　碘缺乏病(IDD)的主要表现之一,多见于山区和远离海洋的地区。碘是甲状腺合成甲状腺激素的重要原料之一,碘缺乏时合成甲状腺激素不足,反馈引起垂体分泌过量的 TSH,刺激甲状腺增生肥大。甲状腺在长期 TSH 刺激下出现增生或萎缩的区域、出血、纤维化和钙化,也可出现自主性功能增高,长期的非毒性甲状腺肿可以发展为毒性甲状腺肿。

WHO 推荐的成年人每日碘摄入量为 $150\mu g$,尿碘是监测碘营养水平的公认指标,尿碘中位数(MUI)$100\sim200\mu g/L$ 是最适当的碘营养状态。一般用学龄儿童的尿碘值反映地区的碘营养状态:①轻度碘缺乏,MUI$<100\sim80g/L$;②中度碘缺乏,MUI$<80\sim50\mu g/L$;③重度碘缺乏,MUI$<50\mu g/L$。

甲状腺肿的患病率和甲状腺体积随着碘缺乏程度的加重而增加,补充碘剂后,甲状腺肿的患病率显著下降。部分轻度碘缺乏地区的人群在机体碘需要增加的情况下可出现甲状腺肿,如妊娠期、哺乳期、青春期等。碘与甲状腺肿的患病率呈现一条"U"字形曲线,即碘缺乏时甲状腺肿的患病率增加,称之为"低碘性甲状腺肿",随着摄碘量的增加,甲状腺肿的患病率逐渐下降,达到 5% 以下(即"U"的底端),如果碘摄入量再继续增加,甲状腺肿的患病率则回升,部分学者称这类甲状腺肿为"高碘性甲状腺肿"。

2.散发性甲状腺肿　散发性甲状腺肿原因复杂。外源性因素包括食物中的致甲状腺肿物质、致甲状腺肿药物和碘过量等。一种新的观点认为甲状腺生长免疫球蛋白(TGI)仅能刺激甲状腺细胞生长,不能刺激甲状腺细胞的腺苷酸环化酶的活性,所以仅有甲状腺肿而无甲状腺功能亢进。内源性因素还包括儿童先天性甲状腺激素合成障碍,包括甲状腺内的碘转运障碍、过氧化物酶活性缺乏、碘化酪氨酸偶联障碍、异常甲状腺球蛋白形成、甲状腺球蛋白水解障碍、脱碘酶缺乏等,导致甲状腺激素合成减少,TSH 分泌反馈性增加而引起甲状腺肿,严重者可以出现甲状腺功能减退症。

【病理】

甲状腺呈弥漫性或结节性肿大,重量 60~1000g 不等,切面可见结节、纤维化、出血和钙化。病变初期,整个腺体滤泡增生,血管丰富;随着病变进展,滤泡的面积发生变化,一部分滤泡退化,另外一部分滤泡增大并且富含胶质,这些滤泡之间被纤维组织间隔。

【临床表现】

临床上一般无明显症状。甲状腺常呈现轻、中度肿大,表面平滑,质地较软。重度肿大的甲状腺可引起压迫症状,出现咳嗽、气促、吞咽困难或声音嘶哑等。胸骨后甲状腺肿可使头部、颈部和上肢静脉回流受阻。

【辅助检查】

1.实验室检查　血清 TT_4、TT_3 正常,TT_4/TT_3 的比值常增高;血清甲状腺球蛋白(Tg)水平增高,增高的程度与甲状腺肿的体积呈正相关;血清 TSH 水平一般正常。

2.影像学检查　B 超能明确甲状腺的形态、大小和结构,对鉴别病灶的良、恶性有一定价值。核素扫描能探明甲状腺组织是否有自主功能("热"结节),"热"结节的存在是排除甲状腺癌的强烈指标。地方性甲状腺肿患者甲状腺摄[131]I率升高,但一般无高峰前移。

【诊断】

根据临床表现和实验室检查及影像学检查可做出诊断。甲状腺肿大的程度可以分为:Ⅰ度,外观没有肿大,但是触诊能及者;Ⅱ度,既能看到,又能触及,但是肿大没有超过胸锁乳突肌外缘;Ⅲ度,肿大超过胸锁乳突肌外缘。

【鉴别诊断】

1.不伴甲状腺结节　单纯性甲状腺肿的弥漫性肿大阶段须与 GD 未处于活动的甲状腺毒性阶段鉴别,主要借助血清 TSH 受体抗体(TRAb)的检测。有时也需与桥本甲状腺炎区别,后者的甲状腺常更坚硬,更不规则,且血清存在高滴度的抗甲状腺抗体。

2.伴甲状腺结节　单纯性甲状腺肿处于多结节肿阶段时,应注意与甲状腺癌区别。

【防治】

1.地方性甲状腺肿的预防　1996 年起,我国立法推行普遍食盐碘化(USI)防治碘缺乏病,2002 年我国修改国家标准,将食盐加碘浓度从原来的不低于 40mg/kg 修改为(35±15)mg/kg。食盐加碘应当根据地区的自然碘环境有区别地推行,并要定期监测居民的尿碘水平,碘充足和碘过量地区应当使用无碘食盐,具有甲状腺疾病遗传背景或潜在甲状腺疾病的个体不宜食用碘盐。2001 年世界卫生组织(WHO)等国际权威组织提出碘摄入量应当使 MUI 控制在100～200$\mu g/L$,甲状腺肿患病率控制在 5% 以下,同时也提出 MUI>300μg 为碘过量,可以导致自身免疫性甲状腺炎和甲状腺功能亢进症的患病率增加。

2.甲状腺肿的治疗　一般不需要治疗。对甲状腺肿大明显者可以试用左甲状腺素(L-T_4),但是治疗效果不显著。L-T_4 治疗中必须监测血清 TSH 水平,血清 TSH 降低或者处于正常下限时不能应用;甲状腺核素扫描证实有自主功能区域存在者,也不能应用 L-T_4 治疗;给予 L-T_4 时应当从小剂量开始,以避免诱发和加重冠心病。对甲状腺肿明显、有压迫症状者应采取手术治疗。

二、甲状腺功能亢进症

甲状腺功能亢进症,系多种病因导致体内甲状腺激素分泌过多,引起以神经、循环、消化等系统兴奋性增高和代谢亢进为主要表现的一组临床综合征,其病因复杂,临床常见原因如下:①弥漫性毒性甲状腺肿(GD);②多结节性甲状腺肿伴甲状腺功能亢进症;③甲状腺自主高功能腺瘤;④碘致甲状腺功能亢进症(IIH);⑤桥本甲状腺毒症;⑥新生儿甲状腺功能亢进症;⑦滤泡状甲状腺癌;⑧HCG 相关性甲状腺功能亢进症(绒毛膜癌、葡萄胎等);⑨垂体 TSH 瘤或增生致甲状腺功能亢进症,其中 Graves 病是甲状腺功能亢进症的最常见病因,占全部甲状腺功能亢进症的 80%～85%,女性显著高发[女:男=(4～6):1],以 20～50 岁多见。

【病因与发病机制】

1.自身免疫　目前公认本病的发生与自身免疫有关,属于器官特异性自身免疫病,其特征之一是 GD 患者的血清中存在针对甲状腺细胞 TSHR 的特异性自身抗体,称为 TSH 受体抗体。TRAb 有 2 种类型,即 TSH 受体刺激性抗体(TSAb)和 TSH 受体刺激阻断性抗体(TSBAb)。TSAb 与 TSH 受体结合,激活腺苷酸环化酶信号系统,导致甲状腺细胞增生和甲状腺激素合成、分泌增加,所以 TSAb 是 GD 的致病性抗体。TSBAb 与 TSHR 结合使 TSH 无法与TSHR 结合,从而产生抑制效应,使甲状腺细胞萎缩,甲状腺激素产生减少,因此 TSBAb 是自身免疫甲状腺炎导致甲状腺功能减退症的原因之一。

2.遗传　本病有显著的遗传倾向,目前发现它与组织相容性复合体(MHC)基因相关。

3.环境因素　环境因素可能参与了 GD 的发生,如细菌感染、性激素、应激等都对本病的发生和发展有影响。

总之,GD 病是以遗传易感为背景,在感染、精神创伤等应激因素诱发机体抑制性 T 淋巴细胞(Ts 细胞)功能缺陷,减弱了对辅助性 T 淋巴细胞(Th 细胞)的抑制,特异 B 淋巴细胞在特异 Th 细胞辅助下,产生异质性免疫球蛋白(自身抗体),导致发病。

【临床表现】

1.甲状腺毒症表现

(1)高代谢症候群:疲乏无力、怕热多汗、皮肤温暖潮湿、多食善饥、体重锐减和低热,危象时可有高热。

(2)精神神经系统:神经过敏、多言好动、紧张忧虑、焦躁易怒、失眠不安,思想不集中,记忆力减退。偶表现为寡言抑郁,神情淡漠。

(3)心血管系统:心悸、胸闷、气短等症状;体征可有①心动过速,常为窦性,休息和睡眠时心率仍快;②心尖区第一心音亢进,常有Ⅰ～Ⅱ级收缩期杂音;③心律失常,以心房颤动等房性心律失常多见;④心脏增大;⑤心力衰竭;⑥收缩压上升,舒张压下降,脉压增大,可有周围血管征。

(4)消化系统:常有食欲亢进、多食消瘦、排便次数增多,可有肝大及肝功能异常。但少数老年患者可出现厌食、顽固性恶心、呕吐。

(5)运动系统:主要是甲状腺毒症性周期性瘫痪,病变主要累及下肢,有低钾血症。少数患者发生甲状腺功能亢进性肌病、重症肌无力;甲状腺功能亢进症患者可伴骨密度降低。

(6)生殖系统:女性常有月经减少或闭经。男性有阳萎,偶有乳腺增生。

(7)内分泌系统:本病早期肾上腺皮质功能常较活跃,而重症患者其功能相对减退。还可出现葡萄糖耐量受损。

(8)造血系统:周围血淋巴细胞绝对值和百分比及单核细胞增多,但白细胞总数偏低。可伴发血小板减少性紫癜。

2.甲状腺肿　有程度不等的弥漫性、对称性甲状腺肿大,质软,上、下极可有震颤,可听到血管杂音。震颤和血管杂音为本病较特异性的体征,对诊断具有重要意义。甲状腺肿大程度与甲状腺功能亢进症轻重无明显关系,极少数无甲状腺肿或位于胸骨后纵隔内。

3.眼征

(1)单纯性突眼。①眼球向前突出,突眼度一般不超过18mm;②Stellwag征:瞬目减少、炯炯发亮;③上眼睑挛缩、睑裂宽,向前平视时,角膜上缘外露;④Von Graefe征:双眼向下看时,上眼睑不能随眼球下落或下落滞后于眼球;⑤Joffroy征:向上看时,前额皮肤不能皱起;⑥Mobius征:两眼看近物时,眼球辐辏不良。

(2)浸润性突眼:①眼睑肿胀肥厚,结膜充血水肿;②眶内软组织肿胀、增生和眼肌的明显病变使眼球明显突出(可达30mm),活动受限;③异物感、眼部胀痛、畏光、流泪、复视、斜视、视野缩小、视力下降、角膜外露可形成溃疡或全眼球炎,甚至失明。

4.特殊的临床表现和类型

(1)甲状腺危象:系GD严重表现,可危及生命,主要诱因为感染、精神刺激、甲状腺手术前准备不充分等。临床表现为原有甲状腺功能亢进症状加重,继而有高热(39℃以上),心率快(140~240次/min),可伴心房纤颤或心房扑动、体重锐减、烦躁不安、呼吸急促、大汗淋漓、厌食、恶心、呕吐、腹痛、腹泻等,终至虚脱、休克、嗜睡、谵妄或昏迷。

(2)甲状腺毒症性心脏病:甲状腺功能亢进症伴有明显心律失常、心脏扩大和心力衰竭者,其引起的心力衰竭分两种类型,一是心动过速和心排血量增加后失代偿引起的"高排出量型心力衰竭",甲状腺功能亢进症控制后,心脏病变可恢复。二是诱发和加重已有的或潜在的缺血性心脏病发生的心力衰竭,属于心脏泵衰竭,多见于老年患者。

(3)淡漠型甲状腺功能亢进症:老年人多发,起病隐匿,临床表现不典型,可有消瘦、心悸、乏力、头晕、神经质或淡漠、腹泻、厌食。

(4)T_3型甲状腺毒症:在碘缺乏地区和老年人群中多发,占甲状腺功能亢进症病例的5%。原因是甲状腺功能亢进时,产生T_3和T_4的比例失调,T_3显著多于T_4,发生机制尚不明。GD、毒性结节性甲状腺肿和高功能性腺瘤都可发生。实验室检查$TT_3\uparrow$、$FT_3\uparrow$、$TSH\downarrow$,^{131}I摄取率增加。

(5)T_4型甲状腺毒症:主要发生在碘甲状腺功能亢进症和全身性严重疾病的甲状腺功能亢进症患者中。TT_4、$FT_4\uparrow$,$TSH\downarrow$。

(6)亚临床甲状腺功能亢进症:指血清TSH水平低于正常值下限,而TT_3、TT_4在正常范围,不伴或伴有轻微的甲状腺功能亢进症症状。持续性亚临床甲状腺功能亢进症的原因包括外源性甲状腺激素替代、甲状腺自主功能腺瘤、多结节性甲状腺肿、Graves病等。本病可能的不良结果是①发展为临床甲状腺功能亢进症;②对心血管系统的影响是全身血管张力下降、心率加快、心排血量增加、心房颤动等;③骨质疏松。

(7)妊娠期甲状腺功能亢进症:过量的HCG或变异HCG能够刺激TSH受体产生妊娠期甲状腺功能亢进症,需注意以下几个问题。①妊娠期甲状腺激素结合球蛋白(TBG)增高,引起血清TT_4和TT_3增高,所以妊娠期甲状腺功能亢进症的诊断应依赖血清FT_4、FT_3和TSH。②妊娠一过性甲状腺毒症(GTT):绒毛膜促性腺激素在妊娠3个月时达到高峰,它与TSH有相同的α亚单位、相似的β亚单位和受体亚单位,过量的HCG能够刺激TSH受体,产生 GTT。③新生儿甲状腺功能亢进症。母体的 TSAb 可以透过胎盘刺激胎儿的甲状腺引起胎儿或新生儿甲状腺功能亢进症。④产后由于免疫抑制的解除,GD 易于发生,称为产后 GD。⑤如果患者甲状腺功能亢进症未控制,建议不要怀孕;如果患者正在接受抗甲状腺药物(ATD)治疗,血清 TT_4、TT_3 达到正常范围,停 ATD 或者应用 ATD 的最小剂量,可以怀孕。如果患者于妊娠期间发现甲状腺功能亢进症,选择继续妊娠,则选择合适剂量的 ATD 治疗和妊娠中期甲状腺手术治疗,有效地控制甲状腺功能亢进症可以明显改善妊娠的不良结果。

(8)胫前黏液性水肿:属自身免疫性病变,可单独出现而无甲状腺功能亢症进表现。多见于双侧胫骨前下 1/3 部位,皮肤增厚变粗,下肢粗大似象皮腿。

(9)Graves 眼病:Graves 眼病(GO)也称为浸润性突眼。患者自诉眼内异物感、胀痛、畏光、流泪、复视、斜视、视力下降;检查见突眼(眼球突出度超过正常值上限 4mm),眼睑肿胀、结膜充血水肿,眼球活动受限,严重者眼球固定、眼睑闭合不全、角膜外露而形成角膜溃疡、全眼炎,甚至失明。国际 4 个甲状腺学会联合提出了判断 GO 活动的评分方法(CAS),即以下 7 项表现各为 1 分:①自发性球后疼痛;②眼球运动时疼痛;③结膜充血;④结膜水肿;⑤肉阜肿胀;⑥眼睑水肿;⑦眼睑红斑。CAS 积分达到 3 分判断为疾病活动。积分越多,活动度越高。

【辅助检查】

主要包括三大类:甲状腺激素测定、甲状腺自身抗体测定和甲状腺的影像学检查。

1.血清总甲状腺素　T_4 全部由甲状腺产生,血清中 99.96% 的 T_4 以与蛋白结合的形式存在,其中 80%～90% 与 TBG 结合。妊娠、雌激素、急性病毒性肝炎等可引起 TBG 升高,导致 TT_4 增高;雄激素、糖皮质激素、低蛋白血症等可以引起 TBG 降低,导致 TT_4 降低。如果排除上述因素,TT_4 稳定、重复性好,仍然是诊断甲状腺功能亢进症的主要指标。

2.血清总三碘甲腺原氨酸　20% 的 T_3 由甲状腺产生,80% 的 T_3 在外周组织由 T_4 转换而来。血清中 99.6% 的 T_3 以与蛋白结合的形式存在,所以本值同样受到 TBG 含量的影响。

3.血清游离甲状腺素(FT_4)、游离三碘甲腺原氨酸(FT_3)　诊断临床甲状腺功能亢进症的首选指标,但因血中 FT_4、FT_3 含量甚微,测定方法学上许多问题尚待解决,测定的稳定性不如 TT_4、TT_3。此外,目前临床应用的检测方法都不能直接测定真正的游离激素水平。

4.促甲状腺激素　血清 TSH 浓度的变化是反映甲状腺功能最敏感的指标,也是诊断亚临床型甲状腺功能亢进症和甲状腺功能减退症的主要指标。

5.^{131}I 摄取率　^{131}I 摄取率是诊断甲状腺功能亢进症的传统方法,目前已经被激素测定技术所代替。本方法现在主要用于甲状腺毒症病因的鉴别:甲状腺功能亢进类型的甲状腺毒症^{131}I 摄取率增高;非甲状腺功能亢进类型的甲状腺毒症^{131}I 摄取率降低。

6.TSH 受体抗体　鉴别甲状腺功能亢进症病因、诊断 GD 的指标之一,需要注意的是 TRAb 中包括刺激抗体(TSAb)和抑制抗体(TSBAb),而检测到的 TRAb 仅能反映有针对 TSH 受体的自身抗体存在,不能反映这种抗体的功能,但是当临床表现符合 Graves 病时,一般都将 TRAb 视为 TSH 受体刺激抗体。

7.CT 和 MRI　眼部 CT 和 MRI 可以排除其他原因所致的突眼,评估眼外肌受累的情况。

8.甲状腺放射性核素扫描　对于诊断甲状腺自主高功能腺瘤有意义。肿瘤区浓聚大量核素,肿瘤区外甲状腺组织和对侧甲状腺无核素吸收。

【诊断与鉴别诊断】

1.诊断

(1)甲状腺功能亢进症的诊断:①高代谢症状和体征;②甲状腺肿伴或不伴血管杂音;③血清 TT_4、FT_4 增高,TSH 减少。具备以上 3 项诊断成立,但要注意淡漠型甲状腺功能亢进症,老年患者症状不典型。

(2)Graves 病的诊断:①甲状腺功能亢进症诊断成立;②甲状腺增大呈弥漫性,伴或不伴血管杂音;③浸润性突眼;④TRAb 和 TSAb 阳性;⑤其他甲状腺自身抗体阳性;⑥可有胫前黏液性水肿。具备①、②项者诊断即可成立,其他 4 项进一步支持诊断确立。

2.鉴别诊断

(1)甲状腺毒症原因的鉴别:甲状腺功能亢进所致的甲状腺毒症与多种原因甲状腺炎导致甲状腺激素漏出所致的甲状腺毒症的鉴别,两者均有高代谢表现、甲状腺肿和血清甲状腺激素水平升高,而病史、甲状腺体征、^{131}I 摄取率和甲状腺扫描是主要的鉴别手段。

(2)与非甲状腺功能亢进症的鉴别:①单纯性甲状腺肿。无甲状腺功能亢进症症状和体征,^{131}I 摄取率可增高,但高峰不前移,T_4、T_3 正常或偏低,TSH 正常或偏高。②神经官能症。可有心悸、出汗、失明等类似于甲状腺功能亢进症的表现,但神经官能症患者一般无食欲亢进,心率在静息状态下无增快。甲状腺功能均正常。③更年期综合征。更年期妇女有情绪不稳定、烦躁失眠、出汗等症状,但为阵发潮热、出汗。甲状腺不肿大,甲状腺功能检查正常。④单侧突眼需注意与眶内肿瘤、炎性假瘤等鉴别,眼球后超声或 CT 可明确诊断。⑤抑郁症。老年人甲状腺功能亢进症常表现为精神忧郁、表情淡漠、食欲缺乏,与抑郁症类似,测定甲状腺功能正常可资鉴别。⑥糖尿病。糖尿病的"三多一少"症状与甲状腺功能亢进症的多食善饥相似,但糖尿病患者无心悸、怕热等症状,甲状腺一般不肿大,功能检查正常有助于鉴别。⑦心血管系统疾病。老年人甲状腺功能亢进症症状不典型,常以心脏症状为主。甲状腺功能亢进症引起的心力衰竭、心房颤动对地高辛治疗不敏感。甲状腺功能检查可资鉴别。⑧消化系统疾病。甲状腺功能亢进症可致肠蠕动加快,消化吸收不良,大便次数增多,临床常被误诊为慢性结肠炎,但甲状腺功能亢进症极少有腹痛、里急后重等肠炎表现,镜检无红细胞和白细胞。

【治疗】

目前尚不能对 GD 进行病因治疗。针对甲状腺功能亢进症有 3 种疗法,即抗甲状腺药物(ATD)、^{131}I 和手术治疗。

1.抗甲状腺药物治疗(ATD)　药物分为硫脲类(如丙硫氧嘧啶,PTU)和咪唑类(如他巴唑,MMI)两类。作用机制是抑制甲状腺激素合成、抑制免疫球蛋白生成。

(1)适应证:①病情轻、中度患者;②甲状腺轻、中度增大者;③年龄＜20 岁;④孕妇、高龄或由于其他严重疾病不适宜手术者;⑤手术或放射碘(RAI)治疗前的准备;⑥手术后复发不适宜放射碘治疗者。

(2)剂量和疗程:①初治期:PTU 300～450mg/d 或 MMI 30～45mg/d,持续 6～8 周;②减

量期：PTU，每 2～4 周减 50～100mg/d，MMI 减 5～10mg/d；③维持期：PTU 50～100mg/d 或 MMI 5～10mg/d，维持 1.5～2 年。

治疗中如症状缓解而甲状腺肿或突眼反而恶化时，抗甲状腺药物可酌情减量，并可加用甲状腺片 20～40mg/d 或 L-T$_4$ 25～50μg/d。

（3）不良反应：①粒细胞减少。ATD 可以引起白细胞减少，发生率约为 5%，严重者可发生粒细胞缺乏症，发生率为 0.37%，主要出现在治疗开始后的 2～3 个月，当 WBC$<3.0\times10^9$/L 或中性粒细胞$<1.5\times10^9$/L 时应当停药。②皮疹发生率为 2%～3%，可先试用抗组胺药，皮疹严重时应及时停药，以免发生剥脱性皮炎。③中毒性肝病发生率为 0.1%～0.2%，多在用药后 3 周发生，表现为变态反应性肝炎，转氨酶显著上升，所以在用药前需要检查基础的肝功能以区别是否是药物的不良反应。

（4）停药指标：主要依据临床症状和体征，目前认为 ATD 维持治疗 18～24 个月可以停药。下述指标预示甲状腺功能亢进症可能治愈：①甲状腺肿明显缩小；②TSAb（或 TRAb）转为阴性。

2.放射碘治疗　利用甲状腺高度摄取和浓集碘的能力，^{131}I 释放出 β 射线（2mm）对甲状腺的毁损效应，破坏滤泡上皮细胞而减少甲状腺激素分泌。

（1）适应证：①中度甲状腺功能亢进症；②患者年龄在 25 岁以上；③经 ATD 治疗无效或对 ATD 过敏者；④不宜手术或不愿接受手术者。

（2）禁忌证：①妊娠、哺乳期妇女；②患者年龄在 25 岁以下；③严重心、肝、肾衰竭或活动性肺结核者；④外周血白细胞$<3\times10^9$/L 中性粒细胞$<1.5\times10^9$/L；⑤重症浸润性突眼；⑥甲状腺功能亢进症危象。

（3）剂量：根据甲状腺组织重量及甲状腺摄取率计算。

（4）并发症：①甲状腺功能亢进症；②放射性甲状腺炎，一般发生在治疗后的 7～10d；③个别诱发甲状腺功能亢进症危象；④有时加重浸润性突眼。

3.手术治疗

（1）适应证：①中重度甲状腺功能亢进症、长期服药无效或复发，不能坚持服用者；②甲状腺增大显著，有压迫症状者；③胸骨后甲状腺肿；④结节性甲状腺肿伴甲状腺功能亢进症。

（2）禁忌证：①严重浸润性突眼者；②合并较重心、肝、肾疾病不能接受手术者；③妊娠前 3 个月和第 6 个月以后。

（3）手术方式：甲状腺次全切除术。

4.其他治疗

（1）碘剂：减少碘摄入量是甲状腺功能亢进症的基础治疗方法之一，作为碘剂的复方碘化钠溶液仅在手术前和甲状腺危象时使用。

（2）β 受体阻滞药：①阻断甲状腺激素对心脏的兴奋作用；②阻断外周组织 T$_4$ 向 T$_3$ 的转化，主要在 ATD 初治期使用，可较快控制甲状腺功能亢症的临床症状。通常应用普萘洛尔，每次 10～40mg，每日 3～4 次。对于有支气管疾病者，可选用 β$_1$ 受体阻滞药，如阿替洛尔、美托洛尔等。

5.甲状腺危象的治疗

(1)针对诱因治疗。

(2)抑制甲状腺激素合成：首选 PTU 600mg，口服或经胃管注入，以后给予 250mg 口服，每 6 小时 1 次，待症状缓解后减至一般治疗剂量。

(3)抑制甲状腺激素释放：服 PTU 1h 后再加用复方碘口服液 5 滴、每 8 小时 1 次；或碘化液 1.0g 加入 10%葡萄糖盐水溶液中静滴 24h，以后视病情逐渐减量，一般使用 3～7d。

(4)普萘洛尔：20～40mg 每 6～8 小时口服 1 次，或 1mg 稀释，后静脉缓慢注射。

(5)氢化可的松：50～100mg，加入 5%～10%葡萄糖溶液中静脉滴注，每 6～8 小时 1 次。

(6)腹膜或血液透析：在上述常规治疗效果不满意时，可选用腹膜透析、血液透析或血浆置换等措施迅速降低血浆甲状腺激素浓度。

(7)降温：高热者给予物理降温，避免加用水杨酸类药物。

(8)其他支持治疗。

6.浸润性突眼的治疗

(1)一般治疗：①夜间高枕卧位，限制食盐，给予利尿药；②保护角膜，预防感染和损伤。

(2)药物治疗：①抑制甲状腺功能亢进症首选 ATD 治疗；②免疫抑制药：泼尼松 60～100mg/d，分 3 次口服，疗程 2～4 周，也可用环磷酰胺等；③可合用 L-T$_4$，50～100μg/d。

(3)眼眶减压手术或球后放射治疗。

7.妊娠期甲状腺功能亢进症的治疗

(1)ATD 治疗：首选 PTU，因该药不易通过胎盘；PTU 初始剂量为 300mg/d，维持剂量为 50～150mg/d，对胎儿是安全的。

(2)手术治疗：发生在妊娠初期的甲状腺功能亢进症，经 PTU 治疗控制甲状腺功能亢进症症状后，可选择在妊娠中期手术。

(3)妊娠期禁忌 RAI 治疗。

8.甲状腺功能亢进症性心脏病的治疗

(1)放射碘治疗：首选放射碘治疗，不适合者使用 ATD 治疗。

(2)β受体阻制药：普萘洛尔剂量相对增大，可每次 40～60mg/每 6～8 小时 1 次。

(3)抗心力衰竭治疗。

三、甲状腺功能减退症

甲状腺功能减退症，是由于甲状腺激素合成和分泌减少或组织利用不足导致的全身代谢降低综合征，其病理特征是黏多糖在组织和皮肤堆积，表现为黏液性水肿。临床甲状腺功能减退症的患病率为 1%，发病率为 3.5‰，女性较男性多见，且随年龄增长患病率上升。

【病因与发病机制】

1.原发性甲状腺功能减退症　此类甲状腺功能减退症是由于甲状腺本身的疾病导致，目前原发性甲状腺功能减退症的原因中自身免疫、甲状腺手术和甲状腺功能亢进症[131]I 治疗三大原因占 90%以上，而缺碘导致的甲状腺功能减退症现已少见。碘过量可引起具有潜在性甲状腺疾病者发生甲状腺功能减退症,也可诱发和加重自身免疫性甲状腺炎。含碘药物胺碘酮诱发甲状腺功能减退症的发生率是 5%~22%。锂盐、硫脲类、咪唑类等抗甲状腺药物也可引起药物性甲状腺功能减退症。

2.继发性甲状腺功能减退症　又称中枢性甲状腺功能减退症,是由于垂体或下丘脑疾病导致 TRH、TSH 产生和分泌减少所致,多见于垂体瘤、颅咽管瘤、手术、垂体外照射及产后大出血(席汉综合征)等,其中由于下丘脑病变引起的甲状腺功能减退症称为三发性甲状腺功能减退症。

3. TSH 或 TH 不敏感综合征　又称甲状腺激素抵抗综合征,是由于 TH 受体减少或受体后缺陷导致甲状腺激素在外周组织生物效应下降引起的综合征。

【分类与分型】

1.分类　根据病变发生的部位分为原发性甲状腺功能减退症、继发性甲状腺功能减退症及甲状腺激素抵抗综合征;根据病变的原因分为药物性甲状腺功能减退症、手术后甲状腺功能减退症、^{131}I 治疗后甲状腺功能减退症、特发性甲状腺功能减退症、垂体或下丘脑肿瘤手术后甲状腺功能减退症等;根据甲状腺功能减退的程度分为临床甲状腺功能减退症和亚临床甲状腺功能减退症。

2.分型　甲状腺功能减退症可分为 3 型,即呆小症、幼年型甲状腺功能减退症、成年型甲状腺功能减退症。呆小症只见于原发性甲状腺功能减退症,幼年型甲状腺功能减退症和成年型甲状腺功能减退症既可原发也可继发;病情严重时都可发生黏液性水肿。

【临床表现】

主要与年龄有关,成年型甲状腺功能减退症主要影响代谢和器官功能,是可逆性的;婴幼儿甲状腺功能减退症导致矮小和智低,为不可逆的;亚临床甲状腺功能减退症可无症状,T_3、T_4 正常,TSH 轻度升高,多见于桥本病或甲状腺功能亢进症治疗后。

1.成年型甲状腺功能减退症

(1)一般表现:易疲劳、怕冷、少汗、表情淡漠、面色苍白、颜面水肿、唇厚舌大、毛发稀疏、动作缓慢、体温低、体重增加。

(2)皮肤黏膜:苍白、发凉、干燥、脱屑、眉毛外 1/3 脱落;由于高胡萝卜素血症,手脚皮肤呈姜黄色。

(3)肌肉和关节:肌肉乏力,暂时性肌强直、痉挛、疼痛,口爵肌、胸锁乳突肌、股四头肌和手部肌肉可有进行性肌萎缩。腱反射的弛缓期特征性延长,超过 350ms(正常为 240~320ms),跟腱反射的半弛缓时间明显延长对诊断有特殊价值。

(4)心血管系统:心肌黏液性水肿导致心肌收缩力损伤、窦性心动过缓、心音减弱、心排血量下降。ECG 显示低电压。由于心肌间质水肿、非特异性心肌纤维肿胀、左心室扩张和心包积液导致心脏增大,冠心病可发生但无症状,补 TH 时应从小剂量开始,防止心绞痛发生。

(5)呼吸系统:可出现睡眠呼吸暂停。

(6)消化系统:食欲缺乏、腹胀、便秘,可能导致营养性贫血;严重者出现麻痹性肠梗阻或黏液水肿性巨结肠。

(7)神经系统:记忆力减退、智力低下、反应迟钝、嗜睡、抑郁。

（8）血液系统：由于甲状腺激素缺乏引起血红蛋白合成障碍以及肠道吸收铁和叶酸障碍引起铁、叶酸缺乏可导致贫血；自身免疫性甲状腺炎可伴发恶性贫血。

（9）内分泌系统：男性常有性欲降低、阳萎；女性常有月经过多或闭经。长期严重的病例可导致垂体增生、蝶鞍增大。部分患者血清催乳素水平增高，发生溢乳。

（10）黏液性水肿昏迷：见于病情严重的患者，多在冬季寒冷时发病。诱因为严重的全身性疾病、甲状腺激素替代治疗中断、寒冷、手术、麻醉和使用镇静药等。临床表现为嗜睡、低温（$<35℃$）、呼吸徐缓、心动过缓、血压下降、四肢肌肉松弛、反射减弱或消失；甚至昏迷、休克、肾功能不全危及生命。

2.呆小症　患儿表现为智力低下、表情迟钝、异常安静、不活泼、矮小、面部及手非凹陷性肿胀，常有聋哑症及锥体束征。

3.幼年型甲状腺功能减退症　介于成年型甲状腺功能减退症和呆小症的表现之间，倾向于哪一面取决于发病时的年龄。

【辅助检查】

1.甲状腺功检查　血清 TSH 和 TT_4 和 FT_4 是甲状腺功能减退症的第一线指标。原发性甲状腺功能减退症血清 TSH 增高，TT_4 和 FT_4 均降低，TSH 增高与 TT_4 和 FT_4 降低的水平与病情程度相关。由于 T_3 活性比 T_4 强，甲状腺功能减退症时更多 T_4 在外周转换为 T_3，所以 T_4 下降更早，血清 TT_3、FT_3 早期正常，晚期 TT_3、FT_3 才降低；rT_3 明显减少；因为 T_3 主要来源于外周组织 T_4 的转换，所以不作为诊断原发性甲状腺功能减退症的必备指标。亚临床甲状腺功能减退症仅有 TSH 增高，TT_4 和 FT_4 正常，此外甲状腺功能减退症患者摄碘率降低。

2.病变部位的确定　原发性甲状腺功能减退症 TSH 升高，继发性甲状腺功能减退症 TSH 降低；TRH 兴奋试验中 TSH 不升高（垂体性甲状腺功能减退症）、延迟升高（下丘脑性甲状腺功能减退症）、TSH 本来就高刺激后更高（原发性甲状腺功能减退症）；虽 T_3、T_4 高，TSH 正常或高，但无甲状腺功能减退症表现或甲状腺功能减退症经大量 TH 治疗后无效，考虑为 TH 不敏感综合征。

3.相关抗体检查　甲状腺过氧化物酶抗体（TPOAb）、甲状腺球蛋白抗体是确定原发性甲状腺功能减退症病因和诊断自身免疫甲状腺炎（包括桥本甲状腺炎、萎缩性甲状腺炎）的主要指标，一般认为 TPOAb 的意义较为肯定。日本学者经甲状腺细针穿刺细胞学检查证实，TPOAb 阳性者的甲状腺均有淋巴细胞浸润，如果 TPOAb 阳性伴血清 TSH 水平增高，说明甲状腺细胞已经发生损伤。我国学者经过对甲状腺抗体阳性而甲状腺功能正常的个体随访 5 年，发现当初随访时 $TPOAb>50U/ml$ 和 $TgAb>40U/ml$，临床甲状腺功能减退症和亚临床甲状腺功能减退症的发生率显著增加。

4.其他检查　轻、中度贫血，血清总胆固醇、心肌酶谱升高、部分病例血清催乳素升高、蝶鞍增大，需要与垂体催乳素瘤鉴别。

【诊断与鉴别诊断】

1.诊断　具有甲状腺功能减退症的症状和体征，血清 TSH 增高，FT_4 降低，原发性甲状腺功能减退症即可以成立。进一步寻找甲状腺功能减退症的病因，如 TPOAb 阳性，可考虑自身免疫甲状腺炎;血清 TSH 降低或者正常,TT_4、FT_4 降低,考虑继发性甲状腺功能减退症,可做 TRH 刺激试验证实进一步寻找垂体和下丘脑的病变。

2.鉴别诊断　贫血应与其他原因所致的贫血鉴别;蝶鞍增大应与垂体瘤鉴别,原发性甲状腺功能减退症时 TRH 分泌增加可以导致高 PRL 血症、溢乳及蝶鞍增大,酷似垂体催乳素瘤,MRI 可鉴别;心包积液需与其他原因所致的心包积液鉴别;水肿主要与特发性水肿鉴别。

【治疗】

1.治疗目标　左甲状腺素($L-T_4$)是本病的主要替代治疗药物,一般需要终身替代,但是也有桥本甲状腺炎所致甲状腺功能减退症自发缓解的报道。治疗的目标是临床甲状腺功能减退症症状和体征消失,TSH、TT_4、FT_4 值维持在正常范围内,近年来一些学者提出应当将血清 TSH 的上限控制在<3.0mU/L。继发于下丘脑和垂体的甲状腺功能减退症,不能把 TSH 作为治疗指标,而是把血清 TT_4、FT_4 达到正常范围作为治疗的目标。

2.剂量　治疗的剂量取决于患者的病情、年龄、体重和个体差异,成年患者 $L-T_4$ 替代剂量 $50\sim200\mu g/d$,平均 $125\mu g/d$,按照体重计算的剂量是 $1.6\sim1.8\mu g/(kg\cdot d)$;儿童需要较高的剂量,约 $2.0\mu g/(kg\cdot d)$;老年患者则需要较低的剂量,约 $1.0\mu g/(kg\cdot d)$;妊娠时的替代剂量需要增加 30%～50%;甲状腺癌术后的患者需要大剂量替代,约 $2.2\mu g/(kg\cdot d)$,控制 TSH 在防止肿瘤复发需要的水平。T_4 的半衰期是 7d,所以可以每天早晨服药一次。甲状腺片是动物甲状腺的干制剂,因其甲状腺激素含量不稳定和 T_3 含量过高已很少使用。

3.服药方法　起始的剂量和达到完全替代剂量的需要时间要根据患者的年龄、体重和心脏状态确定。<50 岁、既往无心脏病史的患者可以尽快达到完全替代剂量。>50 岁的患者服用 $L-T_4$ 前要常规检查心脏状态。一般从 $25\sim50\mu g/d$ 开始,每 1～2 周增加 $25\mu g$,直到达到治疗目标。患缺血性心脏病患者起始剂量宜小,调整剂量宜慢,防止诱发和加重心脏病。理想的 $L-T_4$ 的服药方法是在饭前服用,与一些药物的服用间隔应当在 4h 以上,因为有些药物和食物会影响到 $L-T_4$ 的吸收和代谢,如肠道吸收不良、氢氧化铝、碳酸钙、考来烯胺、硫糖铝、硫酸亚铁、食物纤维添加剂等均可影响小肠对 $L-T_4$ 的吸收;苯巴比妥、苯妥英钠、卡马西平、利福平、异烟肼、洛伐他汀、胺碘酮、舍曲林、氯喹等药物可以加速 $L-T_4$ 的清除。甲状腺功能减退症病人同时服用这些药物时,需要增加 $L-T_4$ 用量。

4.监测指标　补充甲状腺激素,重新建立下丘脑-垂体-甲状腺轴的平衡一般需要 4～6 周的时间,所以治疗初期每间隔 4～6 周测定激素指标,然后根据检查结果调整 $L-T_4$ 剂量,直到达到治疗的目标。治疗达标后需要每 6～12 个月复查一次激素指标。

【预防】

碘摄入量与甲状腺功能减退症的发生和发展显著相关,我国学者发现碘超足量(MUI $201\sim300\mu g/L$)和碘过量(MUI>$300\mu g/L$)可以导致自身免疫甲状腺炎和甲状腺功能减退症的患病率和发病率显著增加,促进甲状腺自身抗体阳性人群发生甲状腺功能减退;碘缺乏地区补碘至碘超足量可以促进亚临床甲状腺功能减退症发展为临床甲状腺功能减退症。所以,维持碘摄入量在 MUI $100\sim200\mu g/L$ 安全范围是防治甲状腺功能减退症的基础措施,特别是对于具有遗传背景、甲状腺自身抗体阳性和亚临床甲状腺功能减退症等易感人群尤其重要。

【甲状腺功能减退症的特殊问题】

1.亚临床甲状腺功能减退症　文献报道各国普通人群中的亚临床甲状腺功能减退症的患病率为 4%～10%，美国为 4%～8.5%，在我国为 0.91%～6.05%。患病率随年龄增长而增高，女性多见。超过 60 岁的妇女中患病率可以达到 20% 左右。本病一般不具有特异的临床症状和体征。因为本病主要依赖实验室诊断，所以首先要排除其他原因引起的血清 TSH 增高如①TSH 测定干扰：被检者存在抗 TSH 自身抗体，可以引起血清 TSH 测定值假性增高；②低 T_3 综合征的恢复期，血清 TSH 可以增高至 5～20mU/L，机制可能是机体对应激的一种调整；③中枢性甲状腺功能减退症的 25% 病例表现为轻度 TSH 增高（5～10mU/L）；④肾功能不全：10.5% 的终末期肾病患者有 TSH 增高，可能与 TSH 清除减慢、过量碘摄入、结合于蛋白的甲状腺激素的丢失有关；⑤糖皮质激素缺乏可以导致轻度 TSH 增高；⑥生理适应：暴露于寒冷 9 个月，血清 TSH 升高 30%～50%。

本病的主要危害是：①血脂代谢异常及其导致的动脉粥样硬化。部分学者认为亚临床甲状腺功能减退症是缺血性心脏病发生的危险因素，本病可以引起脂类代谢紊乱和心脏功能异常。②发展为临床甲状腺功能减退症。单纯甲状腺自身抗体阳性、单纯亚临床甲状腺功能减退症、甲状腺自身抗体阳性合并亚临床甲状腺功能减退症每年发展为临床甲状腺功能减退症的发生率分别为 2%、3% 和 5%；编者随访 100 例未接受甲状腺激素治疗的亚临床甲状腺功能减退症患者 5 年，29% 的患者仍维持亚临床甲状腺功能减退症；5% 发展为临床甲减；其余 66% 患者甲状腺功能恢复正常。③妊娠期亚临床甲状腺功能减退症对后代智力的影响。

对亚临床甲状腺功能减退症的治疗问题一直存在争论。目前共识为当 TSH>10mU/L，主张给予左甲状腺素替代治疗，治疗的目标和方法与临床甲状腺功能减退症一致。替代治疗中要定期监测血清 TSH 的浓度，因为左甲状腺素过量可以导致心房颤动和骨质疏松；当 TSH 处于 4.0～10mU/L，不主张给予左甲状腺素治疗，定期监测 TSH 的变化。对 TSH4～10mU/L 伴 TPOAb 阳性的患者，要密切观察 TSH 的变化，因为这些患者容易发展为临床甲状腺功能减退症。

2.妊娠与甲状腺功能减退症　临床甲状腺功能减退症患者生育能力降低，此外妊娠期母体甲状腺功能减退症与妊娠高血压综合征、胎盘剥离、自发性流产、胎儿窘迫、早产以及低出生体重儿的发生有关。近年来，妊娠早期母体亚临床甲状腺功能减退症对胎儿脑发育第一阶段的影响备受关注，在胎儿甲状腺功能完全建立之前（即妊娠 20 周以前），胎儿脑发育所需的甲状腺激素全部来源于母体，母体的甲状腺激素缺乏可以导致后代的神经智力发育障碍。

妊娠期间由于受多种因素的影响，TSH 和甲状腺激素的参考范围与普通人群不同。目前尚没有孕期特异性的 TSH 参考范围，一般认为在妊娠早期 TSH 参考范围应该低于非妊娠人群 30%～50%。目前国际上部分学者提出 2.5mU/L 作为妊娠早期 TSH 正常范围的上限，超过这个上限可以诊断为妊娠期亚临床甲状腺功能减退症。由于 FT_4 波动较大，国际上推荐应用 TT_4 评估孕妇的甲状腺功能。妊娠期间 TT_4 浓度增加，约为非妊娠时的 1.5 倍，如妊娠期间 TSH 正常（0.3～2.5mU/L），仅 TT_4 低于 100nmol/L，可以诊断为低 T_4 血症。胎儿的初期脑发育直接依赖于母体循环的 T_4 水平，而不依赖 T_3 水平。

妊娠前已经确诊的甲状腺功能减退症需要调整左甲状腺素剂量，使血清 TSH 达到正常值范围内,再考虑怀孕。妊娠期间,左甲状腺素替代剂量通常较非妊娠状态时增加 30%～50%。既往无甲状腺功能减退症病史,妊娠期间诊断为甲状腺功能减退症,应立即进行 L-T$_4$ 治疗,目的是使血清 TSH 尽快达到妊娠时特异性正常值范围即 0.3～2.5mU/L,达标的时间越早越好(最好在妊娠 8 周之内),此后每 2～4 周测定一次 TSH、FT$_4$、TT$_4$,根据监测结果调整左甲状腺素剂量。TSH 达标以后,每 6～8 周监测一次 TSH、FT$_4$ 和 TT$_4$。对于低 T$_4$ 血症和 TPOAb 阳性孕妇的干预目前尚无一致的治疗意见。

3.黏液性水肿昏迷　黏液性水肿昏迷是一种罕见的危及生命的重症,多见于老年患者,通常由并发症所诱发。临床表现为嗜睡、精神异常、木僵,甚至昏迷,皮肤苍白、体温过低、心动过缓、呼吸衰竭和心力衰竭等。本病预后差,病死率达到 20%。治疗:①去除或治疗诱因,感染诱因占 35%。②补充甲状腺激素,左甲状腺素 300～400μg 立即静脉注射,继之左甲状腺素 50～100μg/d 静脉注射,直到患者可以口服后换用片剂。如果没有左甲状腺素注射剂,可将左甲状腺素片剂磨碎后由胃管鼻饲。如果症状没有改善,可用碘塞罗宁静脉注射,每次 10μg,每 4 小时 1 次;或者每次 25μg,每 8 小时 1 次。本病的甲状腺素代谢的特点是 T$_4$ 向 T$_3$ 转换受到严重抑制;口服制剂肠道吸收差;补充过急、过快可以诱发和加重心力衰竭。③保温,避免使用电热毯,否则可以导致血管扩张,血容量不足。④伴发呼吸衰竭者使用呼吸机辅助呼吸。⑤低血压和贫血严重者输注全血。⑥静脉滴注氢化可的松 200～400mg/d。⑦其他支持疗法。

4.中枢性甲状腺功能减退症　本病是由于垂体 TSH 或者下丘脑 TRH 合成和分泌不足而导致的甲状腺激素合成减少,典型病例表现为 TSH 降低,TT$_4$ 降低,但是约 20% 的病例基础血清 TSH 浓度也可以正常或者轻度升高(10mU/L)。本病的患病率是 0.005%,高发年龄在儿童和 30～60 岁成年人。先天性原因多由于垂体、下丘脑发育不全等;儿童的病因多源于颅咽管瘤;成年人的病因大多是垂体的大腺瘤、垂体接受手术和照射、头部损伤、席汉综合征、淋巴细胞性垂体炎等。接受多巴胺治疗时,由于多巴胺抑制垂体产生 TSH,TSH 和 T$_4$ 的产生量可以减少 60% 和 56%;在长期左甲状腺素替代治疗的患者,撤除左甲状腺素后垂体 TSH 抑制的状态可以持续 6 周。

5.甲状腺激素抵抗综合征(RTH)　本征有 3 个亚型:①全身型甲状腺激素抵抗综合征(GRTH);②垂体选择型甲状腺激素抵抗综合征(PRTH);③外周组织选择型甲状腺激素抵抗综合征(perRTH)。

GRTH 的临床表现有甲状腺肿、生长缓慢、发育延迟、注意力不集中、好动和静息时心动过速。本病缺乏甲状腺功能减退症的临床表现,主要是被增高的甲状腺激素所代偿。75% 的患者具有家族史,遗传方式为常染色体显性遗传。实验室检查血清 TT$_4$、TT$_3$、FT$_4$ 增高(从轻度增高到 2～3 倍的增高),TSH 增高或者正常。

本病依据以下 4 点与垂体 TSH 肿瘤鉴别。①TRH 刺激试验:前者 TSH 增高,后者无反应;②T$_3$ 抑制试验:前者血清 TSH 浓度下降,后者不被抑制;③前者血清 α 亚单位与 TSH 的摩尔浓度比例<1;④垂体 MRI 检查:前者无异常,后者存在垂体腺瘤。

PRTH 临床表现有轻度甲状腺功能减退症症状,这是因为本病的外周 T$_3$ 受体是正常的,仅有垂体的 T$_3$ 受体选择性缺陷而导致 T$_3$ 浓度升高不能抑制垂体的 TSH 分泌,垂体不适当地分泌 TSH 引起甲状腺功能减退症和甲状腺肿。实验室检查血清 T$_3$、T$_4$ 增高,TSH 增高或者正常。本病主要与垂体 TSH 肿瘤鉴别,依靠 TRH 刺激试验和垂体 MRI 鉴别。

perRTH 实验室检查结果取决于垂体和外周组织对甲状腺激素不敏感的程度和代偿的程度,GRTH 和 PRTH 的实验室结果都可以出现。有的患者基础 TSH 水平正常,但是相对于升高的循环 T_3、T_4 水平而言 TSH 水平是不适当的。TRH 刺激试验反应正常、T_3 抑制试验可以抑制,临床有甲状腺功能减退症的表现。

6.甲状腺功能正常的病态综合征(ESS)　本征也称为低 T_3 综合征、非甲状腺疾病综合征。本征非甲状腺本身病变,它是由于严重疾病、饥饿状态导致的血液循环中甲状腺激素水平的减降,是机体的一种保护性反应,包括营养不良、饥饿,精神性厌食症、糖尿病、肝病等全身疾病。某些药物也可以引起本征,例如胺碘酮、糖皮质激素、丙硫氧嘧啶、普萘洛尔、含碘造影剂等。本征 T_4 向 rT_3 转换增加,临床没有甲状腺功能减退症的表现。实验室检查的特征是血清 TT_3 降低,rT_3 增高,TT_4 正常或者轻度增高,FT_4 正常或者轻度增高,TSH 正常。疾病的严重程度一般与 TT_3 降低的程度相关。严重病例可以出现 TT_4 和 FT_4 降低,TSH 仍然正常,称为低 T_3-T_4 综合征。患者的基础疾病经治疗恢复以后,甲状腺激素水平可以逐渐恢复正常,但是在恢复期可以出现一过性 TSH 增高,也需要与原发性甲状腺功能减退相鉴别。本征不需要给予甲状腺激素替代治疗。

7.新生儿甲状腺功能减退症　本病的发生率是 0.025%,原因有甲状腺发育不良(75%)、甲状腺激素合成异常(10%)、下丘脑-垂体性 TSH 缺乏(5%)、一过性甲状腺功能减退症(10%)。一过性甲状腺功能减退症发生的原因是由于药物性、高碘和母体甲状腺刺激阻断性抗体通过胎盘,抑制胎儿的甲状腺的功能,大多数的病例是散发的。发达国家和我国都实行对新生儿甲状腺功能减退症的常规筛查制度,目前认为测定足跟血 TSH(试纸法)是最可靠的筛查方法,可疑病例的标准是 TSH 20~25mU/L,进一步测定血清 TSH 和 T_4。本病的诊断标准是:新生儿(1~4 周),TSH>7mU/L,TT_4<84nmol/L。采集标本时间应当在产后 3~5d。采血过早,受到新生儿 TSH 脉冲分泌的影响,出现假阳性;筛查过晚则要延误启动治疗的时间,影响治疗效果。

治疗原则是早期诊断,足量治疗。甲状腺激素治疗启动得越早越好,必须在产后 4~6 周开始。随访研究发现,如果在 45d 内启动治疗,患儿 5-7 岁时的智商(IQ)与正常儿童相同,延迟治疗将会影响患儿的神经智力发育。治疗药物选择左甲状腺素(L-T_4),起始剂量为 10~15μg/(kg·d)。治疗目标是使血清 TT_4 水平尽快达到正常范围,并且维持在新生儿正常值的上 1/3 范围,即 10~16μg/dl。为保证治疗的确切性,达到目标后要再测定 FT_4,使 FT_4 维持在正常值的上 1/3 范围,血清 TSH 值一般不作为治疗目标值,因为增高的 TSH 要持续很长时间,源于下丘脑-垂体-甲状腺轴的调整需要时间。一过性新生儿甲状腺功能减退症治疗一般要维持 2~3 年,根据甲状腺功能的情况停药,发育异常者则需要长期服药。

四、亚急性甲状腺炎

亚急性甲状腺炎又称亚急性肉芽肿性甲状腺炎、(假)巨细胞甲状腺炎、非感染型甲状腺炎、移行性甲状腺炎、De Quervain 甲状腺炎等。本病是非常常见的甲状腺疼痛疾病,呈自限性。多由病毒感染引起,如柯萨奇病毒、腮腺炎病毒、流感病毒、腺病毒感染与本病有关,也可发生于非病毒感染(如 Q 热或疟疾等)之后,以短暂破坏性甲状腺组织损伤伴全身炎症为特征,持续甲状腺功能减退症发生率一般报道<10%。国外文献报道本病占甲状腺疾病的0.5%～6.2%,年发病率为 4.9/10 万,男女发病比例为 1∶4.3,30～50 岁女性为发病高峰。遗传因素可能参与发病,有与 HLA-B35 相关的报道。各种抗甲状腺自身抗体在疾病活动期可以出现,可能继发于甲状腺滤泡破坏后的抗原释放。

【临床表现】

常在病毒感染后 1～3 周发病,有研究发现该病有季节发病趋势(夏、秋季节,与肠道病毒发病高峰一致),不同地理区域有发病聚集倾向,起病形式及病情程度不一。

1.上呼吸道感染前驱症状　肌肉疼痛、疲劳、倦怠、咽痛等,体温不同程度升高,起病 3～4d 达高峰。可伴有颈部淋巴结肿大。

2.甲状腺区特征性疼痛　逐渐或突然发生,程度不等,转颈、吞咽动作可加重,常放射至同侧耳、咽喉、下颌角、颏、枕、胸背部等处。少数患者声音嘶哑、吞咽困难。

3.甲状腺肿大　弥漫或不对称轻、中度增大,多数伴结节,质地较硬,触痛明显,无震颤及杂音,甲状腺肿痛常先累及一叶后扩展到另一叶。

4.与甲状腺功能变化相关的临床表现

(1)甲状腺毒症阶段:发病初期 50%～75% 的患者体重减轻、怕热、心动过速等,历时 3～8 周。

(2)甲状腺功能减退阶段:约 25% 的患者在甲状腺激素合成功能尚未恢复之前进入功能减退阶段,出现水肿、怕冷、便秘等症状。

(3)甲状腺功能恢复阶段:多数患者短时间(数周至数月)恢复正常功能,仅少数成为永久性甲状腺功能减退症,整个病程 6～12 个月。有些病例反复加重,持续数月至 2 年不等,2%～4% 的患者复发,极少数患者反复发作。

【实验室检查】

1.红细胞沉降率(ESR)　病程早期增快,>50mm/h 时对本病是有力的支持,ESR 不增快也不能除外本病。

2.双向分离现象　甲状腺毒症期呈现血清 T_4、T_3 浓度升高,甲状腺 ^{131}I 摄取率降低(常低于 2%)的双向分离现象。血清 T_3/T_4 比值<20。随着甲状腺滤泡上皮细胞破坏加重,储存激素殆尽,出现一过性甲状腺功能减退症,T_4、T_3 浓度降低,TSH 水平升高,而当炎症消退,甲状腺滤泡上皮细胞恢复,甲状腺激素水平和甲状腺 ^{131}I 摄取率恢复正常。

3.甲状腺细针穿刺(FNAC)和细胞学检查　早期典型细胞学涂片可见多核巨细胞,片状上皮样细胞,不同程度炎性细胞;晚期往往见不到典型表现。FNAC 检查不作为诊断本病的常规检查。

4.甲状腺核素扫描　甲状腺核素扫描(^{99m}Tc 或 ^{123}I)早期无摄取或摄取低下对诊断有帮助。

5.其他　早期白细胞可增高;甲状腺过氧化物酶抗体、甲状腺球蛋白抗体阴性或水平很低;血清甲状腺球蛋白水平明显增高,与甲状腺破坏程度相一致,但均不作为本病的诊断指标。

【诊断】

根据急性起病、发热等全身症状及甲状腺疼痛、肿大且质硬,结合 ESR 显著增快,血清甲状腺激素浓度升高与甲状腺[131]I 摄取率降低的双向分离现象可诊断本病。

【鉴别诊断】

1.急性化脓性甲状腺炎　甲状腺局部或邻近组织红、肿、热、痛及全身显著炎症反应,有时可找到邻近或远处感染灶;白细胞明显增高,核左移;甲状腺功能及[131]I 摄取率多数正常。

2.结节性甲状腺肿出血　突然出血可伴甲状腺疼痛,出血部位伴波动感,但是无全身症状,ESR 不高;甲状腺超声检查对诊断有帮助。

3.桥本甲状腺炎　少数病例可以有甲状腺疼痛、触痛,活动期 ESR 可轻度升高,并可出现短暂甲状腺毒症和[131]I 摄取率降低,且是无全身症状,血清 TgAb、TPOAb 滴度增高。

4.无痛性甲状腺炎　本病是桥本甲状腺炎的变异型,有甲状腺肿,临床表现经历甲状腺毒症、甲状腺功能减退症和甲状腺功能恢复几个阶段,与亚急性甲状腺炎相似,但本病无全身症状、无甲状腺疼痛,ESR 不增快,FNAC 检查可见局灶性淋巴细胞浸润。

5.甲状腺功能亢进症　碘致甲状腺功能亢进症或者甲状腺功能亢进症时[131]I 摄取率被外源性碘化物抑制,出现血清 T_4、T_3 升高,但是[131]I 摄取率降低,需要与亚急性甲状腺炎鉴别。根据病程、全身症状、甲状腺疼痛,甲状腺功能亢进症时 T_3/T_4 比值及 ESR 等方面可以鉴别。

【治疗】

早期治疗以减轻炎症反应及缓解疼痛为目的,轻症可用阿司匹林(1～3g/d,分次口服)、非甾体消炎药(如吲哚美辛 75～150mg/d,分次口服)或环氧酶-2 抑制药。糖皮质激素试用于疼痛剧烈、体温持续显著身高、水杨酸或其他非甾体消炎药物治疗无效者,可迅速缓解疼痛,减轻甲状腺毒症症状。初始泼尼松 20～40mg/d,持续 1～2 周,根据症状、体征及 ESR 的变化缓慢减少剂量,总疗程 6 周以上。过快减量、过早停药可使病情反复,应注意避免。停药或减量过程中出现反复者,仍可使用糖皮质激素,同样可获得较好效果。

甲状腺毒症明显者,可以使用 β 受体阻滞药。由于本病并无甲状腺激素过量生成,故不使用抗甲状腺药物治疗。甲状腺激素用于甲状腺功能减退症明显、持续时间久者;但由于 TSH 降低不利于甲状腺细胞恢复,故宜短期、小量使用;永久性甲状腺功能减退症需长期替代治疗。

五、慢性淋巴细胞性甲状腺炎

慢性淋巴细胞性甲状腺炎又称桥本甲状腺炎(HT),由日本学者 Hashimoto 于 1912 年首次报道,是自身免疫性甲状腺炎(AIT)的一个类型。除 HT 以外,AIT 还包括萎缩性甲状腺炎(AT)、无痛性甲状腺炎以及产后甲状腺炎(PPT)。

【流行病学】

按照 AIT 出现甲状腺功能减退症的病例计算,国外报道 AIT 患病率占人群的 1%～2%,发病率男性 0.08%,女性 0.35%,也有报道女性发病率是男性的 15～20 倍,高发年龄在 30～

50 岁,若将亚临床患者包括在内,女性人群的患病率高达 3.3%～10%,且随年龄增长患病率增高。

【病因与发病机制】

HT 的发生是遗传和环境因素共同作用的结果。目前公认的病因是自身免疫,主要为 1 型辅助性 T 淋巴细胞(Th_1)免疫功能异常,可与其他自身免疫性疾病如恶性贫血、干燥综合征、慢性活动性肝炎、系统性红斑狼疮(SLE)等并存。患者血清中出现针对甲状腺组织的特异性抗体(TgAb 或 TPOAb)和甲状刺激阻断抗体(TSBAb)等,甲状腺组织中有大量淋巴细胞与浆细胞浸润。促使本病发生的机制迄今尚未明确,可能源于 T 淋巴细胞亚群的功能失平衡,尤其是抑制性 T 淋巴细胞的遗传性缺陷,使其对 B 淋巴细胞形成自身抗体不能发挥正常抑制作用,由此导致甲状腺自身抗体的形成。抗体依赖性细胞毒作用(ADCC)、抗原-抗体复合物激活自然杀伤(NK)细胞作用、补体损伤作用以及 Th_1 型细胞因子的作用均参与甲状腺细胞损伤的过程。

【病理】

甲状腺多呈弥漫性肿大,质地坚韧或橡皮样,剖面呈结节状。镜检可见病变甲状腺组织中淋巴细胞和浆细胞呈弥漫性浸润。腺体破坏后,一方面代偿地形成新的滤泡,另一方面破坏的腺体又释放抗原,进一步刺激免疫反应,促进淋巴细胞的增殖,因而在甲状腺内形成具有发生中心的淋巴滤泡。甲状腺上皮细胞出现不同阶段的形态学变化,早期有部分滤泡增生,滤泡腔内胶质多;随着病变的进展,滤泡变小和萎缩,腔内胶质减少,进而细胞失去正常形态,滤泡结构破坏,间质有纤维组织增生,并形成间隔,但包膜常无累及。

【临床表现】

1.甲状腺肿大　HT 起病隐匿,进展缓慢,早期的临床表现常不典型。甲状腺肿达成弥漫性、分叶状或结节性肿大,质地大多韧硬,与周围组织无法粘连。常有咽部不适或轻度咽下困难,有时有颈部压迫感。偶有局部疼痛与触痛。随病症延长,甲状腺组织破坏出现甲状腺功能减退症。患者表现为怕冷、心率过缓、便秘甚至黏液性水肿等典型症状及体征。少数患者可以出现甲状腺相关眼病。AT 则常以甲状腺功能减退症为首发症状就诊,患者除甲状腺无肿大以外,其他表现类似 HT。

2.桥本甲状腺毒症　HT 与 Graves 病可以并存,成为桥本甲状腺毒症。血清中存在 TSAb 和 TPOAb,组织学兼有 HT 和 Graves 病两种表现。临床上表现为甲状腺功能亢进症和甲状腺功能减退症交替出现,可能与刺激性抗体或阻断性抗体占主导作用有关。甲状腺功能亢进症症状与 Graves 病类似,自觉症状可较单纯 Graves 病时轻,需正规抗甲状腺治疗,但治疗中易发生甲状腺功能减退症;也有部分患者的一过性甲状腺毒症缘于甲状腺滤泡破坏甲状腺激素释放入血所致。

3.伴有其他自身免疫性疾病　HT 与 AT 患者也可以同时伴有其他自身免疫性疾病,HT 与 AT 可为内分泌多腺体自身免疫综合征Ⅱ型的一个组成成分,即甲状腺功能减退症、胰岛素依赖型糖尿病、甲状旁腺功能减退症、肾上腺皮质功能减退症。近年来还发现与本病相关的自身免疫性甲状腺炎相关性脑炎(桥本脑病)、甲状腺淀粉样变和淋巴细胞性间质性肺炎。

【辅助检查】

1.血清甲状腺激素和 TSH　根据甲状腺破坏的程度可以分为 3 期，I 期仅有甲状腺自身抗体阳性，甲状腺功能正常；Ⅱ期发展为亚临床甲状腺功能减退症（FT_4 正常，TSH 升高）；Ⅲ期表现为临床甲状腺功能减退症（FT_4 降低，TSH 升高），部分患者可出现甲状腺功能亢进症与甲状腺功能减退症交替的病程。

2.甲状腺自身抗体　TgAb 和 TPOAb 滴度明显升高是本病的特征之一，尤其在出现甲状腺功能减退症以前抗体阳性是诊断本病的唯一依据。日本学者发现 TPOAb 的滴度与甲状腺淋巴细胞浸润的程度密切相关，TgAb 具有与 TPOAb 相同的意义，文献报道本病 TgAb 阳性率为 80％，TPOAb 阳性率为 97％，但年轻患者抗体阳性率较低。

3.甲状腺超声检查　HT 显示甲状腺肿，回声不均，多发性低回声区域或甲状腺结节；AT 则呈现甲状腺萎缩的特征。

4.细针穿刺（FNAC）检查　诊断本病很少采用，但具有确诊价值，主要用于 HT 与结节性甲状腺肿等疾病相鉴别。

5.甲状腺 ^{131}I 摄取率　早期可以正常，甲状腺滤泡细胞破坏后降低，伴发 Graves 病可以增高。本项检查对诊断并没有实际意义。

6.甲状腺核素显像　可显示不规则浓聚与稀疏，或呈"冷结节"改变。本项目亦非 HT 或 AT 患者的常规检查。

【诊断】

1.HT　凡是弥漫性甲状腺肿大，质地较韧，特别是伴峡部锥体叶肿大，不论甲状腺功能有否改变，均应怀疑 HT。如血清 TPOAb 和 TgAb 阳性，诊断即可成立。FNAC 检查有确诊价值。伴临床甲状腺功能减退症或亚临床甲状腺功能减退症进一步支持诊断。

2.AT　临床一般以临床甲状腺功能减退症首诊，触诊和超声检查甲状腺无肿大或萎缩，血清 TPOAb 和 TgAb 阳性即可诊断。

【鉴别诊断】

1.结节型甲状腺肿　有地区流行病史，甲状腺功能正常，甲状腺自身抗体阴性或低滴度。FNAC 检查有助鉴别。结节型甲状腺肿则为增生的滤泡上皮细胞，没有淋巴细胞浸润。

2.甲状腺癌　甲状腺明显肿大，质硬伴结节者需要与甲状腺癌鉴别，但是分化型甲状腺癌多以结节首发，不伴甲状腺肿，抗体阴性，FNAC 检查结果为恶性病变；HT 与甲状腺淋巴瘤的鉴别较为困难。

【治疗】

1.随访　如果甲状腺功能正常，随访则是 HT 与 AT 处理的主要措施。一般主张 6 个月到 1 年随访一次，只要检查甲状腺功能，必要时可行甲状腺超声检查。

2.病因治疗　目前尚无针对病因的治疗方法，提倡低碘饮食。文献报道 L-T_4 可以使甲状腺抗体水平降低，但尚无证据说明其可以阻止本病病情的进展。

3.甲状腺功能减退症和亚临床甲状腺功能减退症的治疗　L-T_4 替代治疗。

4.甲状腺肿的治疗　对于没有甲状腺功能减退症患者，L-T_4 可能具有减小甲状腺肿的作用,对年轻患者效果明显。甲状腺肿显著、疼痛或有气管压迫,经内科治疗无效者,可以考虑手术切除。术后往往发生甲状腺功能减退症,需要甲状腺激素长期替代治疗。

5. TPOAb 阳性孕妇的处理　对于妊娠前已知 TPOAb 阳性的女性,必须检查甲状腺功能,确认甲状腺功能正常后可以妊娠;对于妊娠前 TPOAb 阳性伴临床甲状腺功能减退症或者亚临床甲状腺功能减退症的妇女,必须纠正甲状腺功能至正常才能妊娠;对于 TPOAb 阳性、甲状腺功能正常的孕妇,妊娠期间需定期复查甲状腺功能,一旦发生甲状腺功能减退症或低 T_4 血症,应该立即给予 L-T_4 治疗,否则会导致对胎儿甲状腺激素供应不足,影响其神经发育。应当强调由于妊娠的生理变化,妊娠期的甲状腺功能指标需要采用妊娠期特异性的参考值范围。一般认为妊娠的血清 TSH 参考值范围示:妊娠 1~3 个月,0.3~2.5U/L;妊娠 4~10 个月,0.3~3.0mU/L。

(王展华)

第三节　甲状旁腺疾病

甲状旁腺功能亢进症可分为原发性、继发性、三发性和假性 4 类。原发性甲状旁腺功能亢进症(PHPT)是由于甲状旁腺本身病变(肿瘤或增生)使甲状旁腺(PTH)过度合成和分泌引起的钙、磷和骨代谢紊乱的一种全身性疾病,主要临床表现为骨吸收增加的骨骼病变、反复发作的肾结石、消化性溃疡、精神改变等高钙血症和低磷血症。目前我国报道的主要是症状型 PHPT,而无症状型 PHPT 并不多见,通常 PHPT 呈散发性,偶尔可呈家族性并成为多发性内分泌肿瘤(MEN)的一种表现。

【病因及病理】

1.病因

(1)家族性甲状旁腺功能亢进:①MEN 为常染色体显性遗传,有明显的家族发病倾向,分为 MEN1 型和 MEN2 型;②基因突变;③伴下腭肿瘤者 11p 杂合性遗失(LOH);④不伴其他内分泌疾病。

(2)钙受体(CaR)缺陷:①新生儿 PHPT;②家族性良性低尿钙性高钙血症。

(3)细胞外液离子钙升高:①迁移性钙化;②胃泌素和胃酸分泌增加;③胰蛋白酶原被激活;④PTH 升高血 FGF-23,导致磷利尿。

2.病理

(1)甲状旁腺腺瘤:大多单个腺体受累,少数有 2 个或 2 个以上腺瘤。瘤体一般较小,病变腺体中会存在部分正常组织或第 2 枚腺体正常者,可诊断为腺瘤。腺瘤常呈椭圆形、球形或卵圆形。色泽特点似鲜牛肉色,切除时呈棕黄色。

(2)甲状旁腺增生:原发性增生占 7%~11%。所有腺体都受累(不论数目多少),但可以某腺体增大为主,可为正常大小的 10~1000 倍。原发性增生有两种类型,即透明主细胞和主细胞增生。

(3)甲状旁腺腺癌:少见,为 0.5%~3%,比腺瘤大,颈部检查时可扪及,切除后可再生长,生长速度较一般癌症缓慢。甲状旁腺腺癌呈典型的灰白色,坚硬,可有包膜和血管的浸润或局部淋巴结和远处转移(以肺部最常见,其次为肝和骨骼)。

(4)骨骼:早期仅有骨量减少,以后骨吸收日渐加重,可出现畸形、骨囊性变和多发性病理性骨折,易累及颅骨、四肢长骨和锁骨等部位病程长和(或)病情重者,在破坏的旧骨与膨大的新骨处形成囊肿状改变,囊腔中充满纤维细胞、钙化不良的新骨及大量毛细血管,巨大多核的破骨细胞衬于囊壁,形成纤维性囊性骨炎,较大的囊肿常有陈旧性出血而呈棕黄(棕色瘤)色,故又名棕色瘤,此种纤维性囊性骨炎一般需 3~5 年或更久才能形成。

【临床表现】

4S(悲叹、呻吟、结石、骨病)是本病的典型症状。以往的 PHPT 主要是骨骼和泌尿系病变,患者可有多种症状和体征,包括复发性肾石病、消化性溃疡、精神改变以及广泛的骨吸收。近年来随着血钙筛选的应用,约 50% 的甲状旁腺功能亢进症患者无症状或诉说的症状含糊,只表现血清钙、磷生化改变和血 PTH 升高。精神神经症状较前多见(尤其在老年病例)。具有显著高钙血症的患者可表现出前述高钙血症的症状和体征。临床症状可分为高血钙、骨骼病变和泌尿系等 3 组,可单独出现或合并存在。一般进展缓慢,常数月或数年才引起患者的注意。在极少数情况下,该病可以突然发病,患者可有严重的并发症,如明显的脱水和昏迷(高钙血症性甲状旁腺危象)。

1.高钙血症

(1)中枢神经系统方面:淡漠、消沉、性格改变、反应迟钝、记忆力减退、烦躁、过敏、多疑多虑、失眠、情绪不稳定、衰老加速、幻觉、狂躁、甚至昏迷。

(2)消化系统表现:食欲缺乏、腹胀、便秘、恶心呕吐、反酸、上腹痛、消化性溃疡、急性或慢性胰腺炎。

(3)心血管症状:心悸、气短、心律失常、心力衰竭。

(4)眼部病变:结合膜钙化颗粒、角膜钙化及带状角膜炎。

2.骨骼系统表现

(1)骨质软化:呈广泛性骨密度降低,同时可合并长骨弯曲变形、三叶骨盆,双凹脊椎,胸部肋骨变形致胸廓呈钟状,可有假骨折线形成。

(2)骨膜下骨质吸收:骨膜下骨质吸收是甲状旁腺功能亢进症的可靠征象,常发生于双手短管状骨,亦可见于关节软骨下、锁骨近端或远端的软骨下骨、后肋上下缘骨膜下及指(趾)末节丛状部等处。

(3)骨囊性病变:包括破骨细胞瘤(或棕色瘤)和皮质囊肿。棕色瘤为甲状旁腺功能亢进症的特异表现,具有较高的诊断价值,但常被误诊为骨巨细胞瘤、骨囊肿或骨纤维异常增殖症。皮质囊肿为骨皮质膨起的多发小囊性改变。

(4)颅骨颗粒状改变:在骨密度降低的背景上,颅骨出现大小不等、界限不清的颗粒状高密度影。

(5)病理性骨折:骨折往往发生在骨棕色瘤部位,有时表现为明显弯曲变形,有如小儿的青枝骨折,常见为四肢长骨、肋骨、脊椎骨、锁骨、骨盆骨。常为反复多发骨折。骨折处有骨痂生成。

(6)牙周硬板膜消失:此一征象并非本病的特征性表现。

3.泌尿系统表现

(1)尿钙和磷排泄量增多,因此病人常有烦渴、多饮和多尿。

(2)可反复发生肾或输尿管结石,表现为肾绞痛或输尿管痉挛的症状、血尿或砂石尿等,也可有肾钙盐沉着症。

(3)结石反复发生或大结石形成可以引起尿路阻塞和感染。

(4)肾钙质沉着及肾功能不全。

4.其他　软组织钙化(肌腱,软骨等处)可引起非特异性关节痛,常先累及手指关节,有时主要在近端指间关节,皮肤钙盐沉积可引起皮肤瘙痒。新生儿出现低钙性手足抽搐要追查其母有无甲状旁腺功能亢进症的可能。软骨钙质沉着病和假痛风在原发性甲状旁腺功能亢进症中较常见。重症病人可出现贫血,系骨髓组织为纤维组织充填所致。

【辅助检查】

1.实验室检查

(1)血清钙:多数原发性甲状旁腺功能亢进症患者有高钙血症(正常值 2.1～2.55mmol/L),少数呈间断性高钙血症与正常血钙。甲状旁腺功能亢进症危象时,血钙可达3.75～4.25mmol/L。

(2)血清磷:甲状旁腺功能亢进症病人的血清磷降低,为原发性甲状旁腺功能亢进症的特点之一,低血磷(0.87mmol/L)常与高血钙共存。约 50% 的患者血磷可正常,但在肾功能不全、肾小球滤过率降低时,血清磷可正常或升高。血清磷应在空腹状态下测定,因餐后血清磷值低。

(3)血清碱性磷酸酶(ALP):原发性甲状旁腺功能亢进时,排除了肝胆系统的疾病存在,则ALP 增高反映骨病变的存在,骨病变愈严重,ALP 值愈高。

(4)血 PTH:测定血 PTH 水平可直接了解甲状旁腺功能,原发性甲状旁腺功能亢进症患者中 80%～90% 血 PTH 水平增高,可高于正常人 5～10 倍,腺瘤比增生升高更明显,无昼夜变化节律。血 PTH 升高的程度与血钙浓度、肿瘤大小和病情严重程度相平行。因肿瘤或维生素 D 过量等非甲状旁腺功能亢进引起的高钙血症,由于 PTH 分泌受抑制,血 PTH 低于正常或测不到;因此 PTH 与血钙同时测定具有较高的诊断与鉴别的价值。

(5)血氯及氯/磷比值:甲状旁腺功能亢进症时血氯可升高,常＞106mmol/L,并可有轻度的代谢性酸中毒。氯/磷比值可＞30。高血钙病人,血浆氯＞102mmol/L 者提示为原发性甲状旁腺功能亢进症。原发性甲状旁腺功能亢进症时磷平均为 0.84mmol/L,氯为 107mmol/L,氯/磷比值为 31.8～80(其中 96% 在 33 以上);相反,其他原因高血钙病人氯/磷比值为 17～32.3(92% 病人的比值＜33)。

(6)尿钙排泄量:甲状旁腺功能亢进症时因血钙增高,肾小球滤过钙增多致尿钙排泄量增加,但血清钙＜2.87mmol/L 时,尿钙增加可不明显。做低钙试验时若最后 24h 尿钙排泄量＞5mmol(200mg)应高度怀疑原发性甲状旁腺功能亢进症的可能,若＞3.75mm01(150mg),则支持本病的诊断,阳性率 80% 左右。

(7)尿磷排泄量:甲状旁腺功能亢进症时,尿磷排出量常增高,24h 尿磷＞193.7mmol/L,

由于尿钙、磷值受饮食中摄入量的影响较大,因此,尿钙、磷测定仅作为代谢性骨病的初筛试验。

(8)尿羟脯氨酸排泄量:甲状旁腺功能亢进症时尿羟脯氨酸增高,常$>330\mu mol/24h$。

2.动态试验

(1)肾小管磷重吸收率(TRP)试验:正常人 TRP 为 84%～96%,甲状旁腺功能亢进症患者 TRP 为 60%～83%。此试验可用于肾小球滤过率$>50ml/min$的病人,严重肾小球功能损害时无诊断价值。PTH 抑制肾小管对磷的重吸收,促进尿磷的排泄。正常人用固定钙磷饮食(钙 700mg/d,磷 1200mg/d)5d,肾小管磷重吸收率可降至 83%以下(正常值为 84%～96%);甲状旁腺功能亢进症时,可降至 60%～83%,一般$<78\%$。

(2)皮质醇抑制试验:皮质醇 50～100mg/d 或泼尼松 30mg/d(分次服),连续 10d。甲状旁腺功能亢进症患者血清钙不下降,而其他原因引起的高钙血症如类癌、结节病、多发性骨髓瘤和维生素 D 中毒等患者可见血钙降低,但部分假性甲状旁腺亢进症患者,血清钙也可不下降。

【诊断】

1. PHPT 诊断标准一　具备以下第①～⑧项即可诊断。①血清钙经常$>2.5mmol/L$,且血清蛋白无显著变化,伴有口渴、多饮、多尿、尿浓缩功能减退、食欲缺乏、恶心、呕吐等症状。②血清无机磷低下或正常下限($<1.13mmol/L$)。③血氯上升或正常上限($>106mmol/L$)。④血 ALP 升高或正常上限。⑤尿钙排泄增加或正常上限($>200mg/d$)。⑥复发性两侧尿路结石,骨吸收加速(广泛的纤维囊性骨炎、骨膜下骨吸收、齿槽硬线消失、病理骨折、弥漫性骨量减少)。⑦血 PTH 增高($>0.6ng/ml$)或正常上限。⑧无恶性肿瘤。若偶然合并恶性肿瘤,则手术切除后上述症状依然存在。

2. PHPT 诊断标准二　具备以下第①～③项及第④项中的 a 即可诊断,兼有第④项 b 及第⑤项可确诊,第⑥项可作为辅助诊断。①周身性骨质稀疏,以脊椎骨及扁平骨为最明显。②颅骨内外板模糊不清,板障增厚呈毛玻璃状或颗粒状改变。③纤维囊性骨炎样改变,可成网格状及囊状改变。④骨膜下骨吸收:a.皮质的外缘密度降低或不规则缺失,呈花边状或毛糙不整,失去原有清晰的边缘。b.指骨骨膜下骨吸收最为典型,尤常见中指中节骨皮质外面吸收,出现微细骨缺损区。⑤软骨下骨吸收:锁骨外端、耻骨联合等处。⑥常伴有异位钙化及泌尿系结石。

3.定位诊断　PHPT 的定位诊断对于 PHPT 的手术治疗非常重要,方法包括 B 超、CT、MRI、数字减影血管造影和核素扫描等。第 1 次颈部探查前的定位诊断主要是仔细的颈部扪诊,符合率约 30%。高分辨 B 超可显示甲状旁腺腺瘤,其阳性率也较高。如第 1 次手术失败,则再次手术前的定位诊断尤其重要。

(1)颈部超声:B 超(10Hz)可显示较大的病变腺体,定位的敏感性达 89%,阳性正确率达 94%。

(2)放射性核素检查:^{123}I 和^{99m}Tc 减影技术可发现 82%的病变;^{99m}Tc 和$^{201}T_1$ 双重核素减影扫描(与手术符合率可达 92%),可检出直径 1cm 以上的病变,对于甲状腺外病变也特别敏感,阳性率 83%,敏感性 75%。

(3)颈部和纵隔 CT:能发现纵隔内病变,对位于前上纵隔腺瘤的诊断符合率 67%。可检出直径 1cm 以上的病变。对手术失败的病例,可利用高分辨 CT 检查以除外纵隔病变。

(4)选择性甲状腺静脉取血测 iPTH:血 iPTH 的峰值点反映病变甲状旁腺的位置,增生和位于纵隔的病变则双侧甲状腺上、中、下静脉血的 iPTH 值常无明显差异。虽为创伤性检查,但特异性强、操作较易,定位诊断率70%～90%。国内用此方法定位正确率为83.3%。

(5)选择性甲状腺动脉造影其肿瘤染色的定位诊断率50%～70%。手术探查前 1h 静脉滴注亚甲蓝 5mg/kg,可使腺体呈蓝色,有助于定位。再次探查的病例,亦可选择有创性检查方法如静脉插管可在两侧不同水平抽血查 PTH;动脉造影可显示增大的腺体,70%～85%的患者可定位。

【鉴别诊断】

1.多发性骨髓瘤　可有局部和全身性骨痛、骨质破坏及高钙血症。通常球蛋白、特异性免疫球蛋白增高、血沉增快、尿本-周蛋白阳性,骨髓可见瘤细胞。血 ALP 正常或轻度增高,血 PTH 正常或降低。

2.恶性肿瘤　恶性肿瘤性高钙血症可见于假性甲状旁腺功能亢进症(包括异位性 PTH 综合征),病人不存在溶骨性的骨转移癌,但肿瘤(非甲状旁腺)能分泌体液因素引起高血钙。假性甲状旁腺功能亢进症的病情进展快、症状严重、常有贫血。

3.结节病　有高血钙、高尿钙、低血磷和 ALP 增高,与甲状旁腺功能亢进症颇相似,但无普遍性骨骼脱钙,血浆球蛋白升高,血 PTH 正常或降低,类固醇抑制试验有鉴别意义。

4.维生素 A 或维生素 D 过量　有明确的病史可供鉴别,此症有轻度碱中毒,而甲状旁腺功能亢进症有轻度酸中毒,皮质醇抑制试验有助鉴别。

5.假性甲状旁腺功能亢进症　系由全身各器官,特别是肺、肾、肝等恶性肿瘤引起血钙升高,并非甲状旁腺本身病变,常有原发恶性肿瘤的临床表现,短期内体重明显下降、血清 iPTH 不增高。

6.良性家族性高钙血症　在年轻的无症状患者或血 PTH 仅轻度升高者,高钙血症很可能是家族性低尿钙性高钙血症而不是原发性甲状旁腺功能亢进症,但该病较少见,为常染色体显性遗传,无症状,高血钙,低尿钙<2.5mmol/24h(100mg/24h),血 PTH 正常或降低。

7.骨质疏松症　血清钙、磷和 ALP 都正常,骨骼普遍性脱钙。牙硬板、头颅、手等 X 线片显示无甲状旁腺功能亢进症的特征性骨吸收增加的改变。

8.骨质软化症　血钙、磷正常或降低,血 ALP 和 PTH 均可增高,尿钙和磷排泄量减少。骨 X 线片显示有椎体双凹变形、假骨折等特征性表现。

【治疗】

治疗目标是控制病情,使症状缓解,血清钙纠正至正常低限或接近正常,尿钙排泄量<8.75mmol/24h(350mg/24h)。

1.一般治疗

(1)多饮水:限制食物中钙的摄入量如忌饮牛奶,注意补充钠、钾和镁盐等,并忌用噻嗪类利尿药、碱性药物和抗惊厥药物。慢性高血钙者,可口服 H_2 受体拮抗药,如西咪替丁(甲氰咪胍),0.2g,每日 3 次;或肾上腺能阻滞药,如普萘洛尔(心得安)10mg,每日 3 次;必要时加用雌激素、孕激素或结合雌激素治疗。

(2)降钙素:密钙息为人工合成之鲑鱼降钙素 4～8U/kg,肌内注射,每 6～12 小时 1 次或酌情增减剂量。益钙宁为合成的鳗鱼降钙素,每支 20U,与二磷酸盐共用时还可急速降低血清钙。

(3)磷酸盐:磷酸钠或磷酸钾,每日 1~2g。如血钙升高较明显,宜用中性磷酸盐溶液治疗。二膦酸酯与内生焦磷酸盐的代谢关系密切,二磷酸酯与骨组织的亲和力大,并能抑制破骨细胞的功能,可望成为治疗本病的较佳磷酸盐类,其中应用得较多的有羟乙二磷酸盐(EHDP)和双氯甲基二磷酸盐(Cl_2MDP)。

2.高血钙危象的治疗

(1)输液:需输注大量 5% 葡萄糖溶液生理盐水,输液量控制在每 4 小时 1000ml。第 1 天需输给生理盐水 4~8L,最初 6h 输入总量的 1/3~1/2,小儿、老年人及心、肾、肺衰竭者应慎用,并将部分生理盐水用 5% 葡萄糖溶液代替。

(2)利尿:血钙过高,每日尿量过少者在补充血容量后予以利尿药,使尿量保持在 100ml/h以上。可选用呋塞米(速尿)20~40mg,每日 3~4 次,或 40~100mg 静脉注射。如依地尼酸(利尿酸钠)50~200mg 静脉推注等,血清钙过高的患者每 1~2 小时可以重复注射,但应避免使用噻嗪类利尿药。利尿仅能暂时降低血钙,故应与其他治疗措施结合使用。治疗期间应每4~6 小时测定血钙、镁、钠、钾,注意维持电解质平衡。一般情况下,每排尿 1000ml 须补充20mmol 氯化钾和 500mmol 氯化钠。

(3)磷酸盐:如依地酸二钠(EDTA 钠盐)50mg/kg,加入 5% 葡萄糖溶液 500ml 中静脉滴注,4~6h 滴完,亦可用硫代硫酸钠 1.0g 加入生理盐水 100ml 中静脉滴注,紧急情况下可直接以 5% 浓度静脉注射,输液过程中要监测血清钙。

(4)二磷酸酯:可口服或静脉注射,每日 1600mg 或 1~5mg/kg。

(5)西咪替丁(甲氰咪胍):西咪替丁 200mg,每 6 小时 1 次,可阻止 PTH 的合成和(或)释放,降低血钙,也可作为甲状旁腺功能亢进症患者手术前的准备或不宜手术治疗的甲状旁腺增生患者,或甲状旁腺癌已转移或复发的患者。服用西咪替丁后血浆肌酐上升,故肾功能不全或肾病继发甲状旁腺功能亢进症高血钙患者要慎用。

(6)透析:首选血液透析,无条件时亦可采用腹膜透析,但必须采用无钙透析液。

(7)普卡霉素(光辉霉素):常用量 10~25μg/kg,用适量生理盐水稀释后静脉滴注,若 36h后血钙下降不明显,可再次应用。每周 1~2 次,用药后 2~5d 血钙可降到正常水平。拟较长期使用时,每周不得超过 2 次,必要时可与其他降血钙药同用。

(8)糖皮质激素:病情容许时可口服,紧急情况下可用氢化可的松或地塞米松静脉滴注或静脉注射。

(9)降钙素:适用于静脉滴注二磷酸盐无效者,剂量根据反应而定(最大可达鲑鱼降钙素400U/6h,大剂量无效时改用综合治疗),作用强度不如二磷酸盐类药物,维持时间短,停药后易反弹,久用后因逸脱现象而疗效降低。

3.手术治疗

(1)术前准备:血钙明显升高者,应先行内科治疗,将高血钙控制在安全范围内,并加强支持治疗,改善营养,纠正酸中毒。注意中性磷酸盐的补充,缩短术后骨病和血生化的恢复时间。根据病情和心律失常的性质给予相应治疗。进行相应甲状腺、甲状旁腺和声带功能检查。

(2)术中注意事项:术中应做好高血钙危象的抢救准备,包括各种降血钙药物,进行血钙、磷和心电图监测。术中仔细检查甲状旁腺,如属腺瘤,不论单发或多发,应全部切除,仅保留1枚正常腺体;如系增生,常为多枚腺体同时累及,故宜切除其中之3枚,第4枚切除50%左右;如属异位腺瘤,多数位于纵隔,可沿甲状腺下动脉分支追踪搜寻。有时异位甲状旁腺包埋在甲状腺中,应避免遗漏。

(3)术后处理:由于术后钙、磷大量沉积于脱钙的骨组织,故术后数日内可发生手足搐搦症,故必须定期检查血生化指标。每日需缓慢静脉注射10%葡萄糖酸钙10~20ml数日到数周,并口服补充钙剂和维生素D数月到1年以上,较重者应给予活性维生素D制剂如1α-(OH)D$_3$或1,25-(OH)$_2$D$_3$。

(孔　青)

第四节　肾上腺疾病

一、库欣综合征

库欣综合征又称皮质醇增多症。本征是由多种病因引起的以高皮质醇血症为特征的临床综合征,主要表现为满月脸、多血质外貌、向心性肥胖、痤疮、紫纹、高血压、继发性糖尿病和骨质疏松等。

【病因与分类】

库欣综合征的病因可分为ACTH依赖性和ACTH非依赖性两类。ACTH依赖性库欣综合征是指下丘脑-垂体病变(包括肿瘤)或垂体以外的某些肿瘤组织分泌过量ACTH和(或)CRH,导致双侧肾上腺皮质增生并分泌过量的皮质醇;ACTH非依赖性库欣综合征是指肾上腺皮质肿瘤(或增生)自主分泌过量皮质醇,血中ACTH水平降低或检测不出。

【发病机制】

1. ACTH依赖性库欣综合征

(1)垂体性库欣综合征:又名库欣病,因垂体分泌过量ACTH引起。现亦将下丘脑-垂体病变所致(ACTH依赖性)库欣综合征笼统地称为库欣病。库欣病约占库欣综合征患者总数的65%~75%,男、女之比为1∶(3~8),男女差别显著,原因未明。①垂体ACTH腺瘤。具有自主分泌ACTH的能力,导致肾上腺合成和分泌皮质醇增加并引起临床症状。垂体ACTH瘤和其他细胞类型的垂体瘤不同,微腺瘤的比例高达80%以上,大腺瘤仅占10%~20%,垂体大腺瘤罕见;垂体ACTH瘤的局部浸润倾向明显,可向邻近的海绵窦、蝶窦及鞍上池浸润。②垂体ACTH细胞癌。个别的垂体ACTH瘤为恶性腺癌,可向颅内其他部位及远处(如肝、肺等处)转移,恶性程度高,易侵犯周围组织,预后差。③垂体ACTH细胞增生。可能由于下丘脑本身或更高级神经中枢的病变或功能障碍致下丘脑CRH分泌过多,刺激垂体ACTH细胞增生,ACTH分泌增多。另外,有些垂体ACTH细胞增生是因为下丘脑以外的肿瘤异源分泌过量的CRH或CRH类似物所致。在库欣病中的比例报道不一(0~14%)。增生可为弥散性、局灶性或形成多个结节,有时可在增生的基础上形成腺瘤。

（2）异源性 ACTH 综合征：该综合征是指垂体以外的肿瘤分泌大量 ACTH 或 ACTH 类似物，刺激肾上腺皮质增生，使之分泌过量皮质醇、盐皮质激素及性激素所引起的一系列症状，约占全部库欣综合征的 15％。引起异源性 ACTH 综合征的最常见原因为肺癌（尤其是小细胞型肺癌），其次为胸腺瘤或胸腺类癌、胰岛肿瘤、支气管类癌、甲状腺髓样癌、嗜铬细胞瘤、神经节瘤、神经母细胞瘤、胃肠道肿瘤、性腺肿瘤、前列腺癌等。异源分泌 ACTH 的肿瘤一般都具有自主性，不受 CRH 兴奋，也不被糖皮质激素抑制，故可用大剂量地塞米松抑制试验联合尿游离皮质醇测定来鉴别垂体抑或异源性 ACTH 增加，但支气管类癌所致异源性 ACTH 综合征，可被大剂量地塞米松抑制。

（3）异源性 CRH 综合征：肿瘤异源分泌 CRH 刺激垂体 ACTH 细胞增生，ACTH 分泌增加，患者肾上腺皮质长期受 ACTH 刺激，呈弥漫性增生。

2. ACTH 非依赖性库欣综合征　　ACTH 非依赖性库欣综合征是指肾上腺皮质肿瘤（腺瘤或腺癌）自主分泌过量的皮质醇，通常下丘脑的细胞 CRH 和垂体的 ACTH 细胞处于抑制状态，血 ACTH 水平降低或检测不到。

（1）肾上腺皮质腺瘤：由于腺瘤自主分泌皮质醇引起血皮质醇升高，反馈抑制下丘脑-垂体，故腺瘤以外同侧的肾上腺及对侧肾上腺皮质萎缩。腺瘤分泌皮质醇不受外源性糖皮质激素（GC）抑制，对外源性 CRH、ACTH 一般无反应。

（2）肾上腺皮质癌：库欣综合征的表现可不典型，但女性病人男性化明显，因癌分泌大量的（弱）雄激素如去氢异雄酮及雄烯二酮所致，低血钾性碱中毒常见。

（3）肾上腺皮质结节样增生：根据发病机制及病理变化特点可分为原发性色素性结节性肾上腺皮质病或增生不良型、肾上腺大结节性增生症中的 ACTH 非依赖性双侧性肾上腺大结节性增生、胃抑肽（GIP）依赖性库欣综合征。

①原发性色素性结节性肾上腺病或皮质增生不良症是皮质醇增多症的罕见类型之一，本征有如下特点：a.常发于青少年（10～20 岁）；b.通常为大结节性增生；c.血 ACTH 低或检测不到；d.大剂量地塞米松抑制试验不能抑制皮质醇的分泌；e.肾上腺兴奋性免疫球蛋白阳性；f.发病与 Carney 复合征的基因突变有关，可伴有间叶细胞瘤（尤其是心房黏液瘤）、皮肤色素沉着和外周神经损害等。

②大结节性肾上腺皮质增生程度介于 ACTH 依赖与非依赖性库欣综合征之间。20％～40％的垂体性库欣综合征患者双侧肾上腺小结节样或大结节样增生。本征具有以下特点是：a.肾上腺组织增生明显；b.可能代表了 ACTH 依赖和 ACTH 非依赖性间的过渡；c.有些病人血 ACTH 低甚至测不到；d.CRH 兴奋试验呈过渡型的皮质醇反应；e.一般大剂量地塞米松抑制试验抑制少于 50％，血和 24h 尿皮质醇水平增高，ACTH 降低甚至不能测到。

③抑胃肽依赖性库欣综合征：可能是肾上腺皮质细胞异源表达抑胃肽受体所致，一般特点是：a.肾上腺呈结节性增生；b.临床上有皮质醇增多症表现；c.基础皮质醇水平低或正常，傍晚升高，不能被地塞米松抑制；d.基础 ACTH 水平低，对 CRH 刺激无反应，ACTH 无法测出；e.进食引起皮质醇水平升高，静脉滴注葡萄糖等供能物质不引起此种变化；f.静脉滴注抑胃肽，血皮质醇水平升高的程度较静脉滴注 ACTH 时升高程度明显。

3.其他特殊类型的库欣综合征

（1）医源性库欣综合征（类库欣综合征）：库欣综合征的产生与外源性糖皮质激素使用时间

和剂量有关,糖皮质激素治疗达到足以抑制炎症反应的剂量即可引起库欣综合征的症状。

（2）周期性皮质醇增多症：周期性库欣综合征的发病机制尚不清楚,皮质醇呈周期性分泌,每一病例大致有各自的固定分泌周期。另一种类型为间歇性皮质醇增多症,无固定周期,缓解期临床症状消退,激素水平恢复正常,此时对小剂量地塞米松有正常抑制反应,但发作期不受地塞米松、美替拉酮、左旋多巴(L-多巴)等的影响,大剂量地塞米松抑制试验呈反常升高。发作期血、尿皮质醇较一般库欣综合征高,往往同时伴有醛固酮增高。临床上一般要出现两个以上发作周期才可诊断,周期性变化是原发灶周期性分泌 ACTH 所致,病因可以是下丘脑病变、垂体微腺瘤、空蝶鞍、支气管小细胞型未分化癌或肾上腺癌、原发性色素性结节性肾上腺病等。

（3）异位肾上腺组织来源的肿瘤所致库欣综合征：肾上腺皮质在胚胎发育时有少数肾上腺皮质细胞会散落在各组织中,这些散落的肾上腺皮质细胞有可能发展为肿瘤。

（4）儿童库欣综合征：较为少见,男、女发病率相当,7 岁以上发病者多为双侧肾上腺增生,7 岁以内发病者以肿瘤多见。儿童垂体腺瘤常较大,除库欣综合征临床表现外,常伴身材矮小。

（5）糖皮质激素受体增多性库欣综合征：患者于青春期出现库欣综合征样表现,但血皮质醇水平正常,淋巴细胞的糖皮质激素受体亲和力正常而数目增加。

（6）糖皮质激素过敏感综合征：病因是由于糖皮质激素敏感性升高所致,但具体发病机制尚不清楚。

【病理生理与临床表现】

库欣综合征的临床表现主要是由于长期血皮质醇浓度升高所引起的蛋白质、脂肪、糖、电解质代谢严重紊乱,同时干扰了多种其他内分泌激素分泌,而且机体对感染抵抗力降低所引起。此外,ACTH 分泌过多及其他肾上腺皮质激素的过量分泌也会引起相应的临床表现。

1.脂代谢紊乱与向心性肥胖　库欣综合征患者多数为轻到中度肥胖,极少有重度肥胖。典型的向心性肥胖是指面部和躯干部脂肪沉积增多,由于面部和颈部脂肪堆积显得颈部变粗缩短,但四肢(包括臀部)正常或消瘦。满月脸、水牛背、悬垂腹和锁骨上窝脂肪垫是库欣综合征的较特征性临床表现。另有少数患者呈均匀性肥胖,需与单纯性肥胖鉴别。

2.蛋白质代谢障碍　库欣综合征患者蛋白质分解加速,合成减少,导致肌肉萎缩无力,以近端肌受累更为明显。皮肤变薄,皮下毛细血管清晰可见,皮肤弹性纤维断裂,形成宽大紫纹,加之皮肤毛细血管脆性增加,容易出现皮下青紫瘀斑,伤口不易愈合。患者多合并有骨质疏松,可致腰背疼痛,脊椎畸形,身材变矮。

3.糖代谢异常　约 50% 的库欣综合征患者有糖耐量降低,约 20% 的患者伴有糖尿病。

4.高血压、低血钾与碱中毒　库欣综合征时高水平的血皮质醇是高血压、低血钾的主要原因,加上去氧皮质酮及皮质酮等弱盐皮质激素的分泌增多,使机体总钠量明显增加,血容量扩张,血压上升并有轻度水肿。对缩血管物质(如去甲肾上腺素等)的反应过强也可能是库欣综合征患者发生高血压的原因之一；尿钾排泄量增加,导致低血钾和高尿钾,同时伴有氢离子的排泄增多而致代谢性碱中毒。库欣综合征的高血压一般为轻到中度,低血钾性碱中毒程度也较轻,但异源性 ACTH 综合征及肾上腺皮质癌患者由于皮质醇分泌显著增多,同时弱盐皮质激素分泌也增加,因而低血钾性碱中毒的程度常较严重。

5.生长发育障碍　少儿时期发病的库欣综合征患者,生长停滞,青春期延迟,与同龄儿童比身材肥胖矮小;如伴有脊椎压缩性骨折,身材更矮。库欣综合征生长发育障碍的原因可能与下列因素有关:①过量皮质醇抑制腺垂体分泌 GH;②直接影响性腺以及抑制促性腺激素分泌而抑制性腺发育。

6.骨质疏松 继发性骨质疏松是库欣综合征常见的并发症,主要表现为腰背痛,易发生病理性骨折,骨折的好发部位是肋骨和胸、腰椎,可以引起脊柱后凸畸形和身材变矮。

7.性腺功能紊乱 库欣综合征患者性腺功能均明显减退,女性表现为月经紊乱,继发闭经,极少有正常排卵,男性患者睾酮生成减少,故主要表现为性功能减退、阳萎、阴茎萎缩、睾丸变软缩小。由肾上腺增生所引起的库欣综合征均有不同程度的肾上腺去氢异雄酮及雄烯二酮分泌增加,这些激素本身雄性激素作用不强,但可在外周组织转化为睾酮,导致痤疮、多毛,甚至女性男性化表现,而这些弱雄激素可抑制下丘脑-垂体-性腺轴,也是引起性功能减退的另一原因。

8.造血与血液系统改变 皮质醇刺激骨髓造血,红细胞计数和血红蛋白含量升高,加之病人皮肤变薄,故呈多血质外貌。大量皮质醇可使白细胞总数及中性粒细胞增多,也可促进淋巴细胞凋亡、淋巴细胞和嗜酸性粒细胞的再分布,这两种细胞在外周血中绝对值和白细胞分类中的百分率均减少。

9.感染 大量的皮质醇抑制机体的免疫功能,使机体的中性粒细胞向血管外炎症区域的移行能力减弱,自然杀伤细胞数目减少,功能受抑制,患者容易合并各种感染如皮肤毛囊炎、牙周炎、结核活动播散、泌尿系感染、甲癣、体癣等;感染不易局限,可发展为丹毒、丘疹样皮肤改变和败血症等。免疫功能受抑制,一旦合并感染,机体对感染难以产生相应反应,如严重感染时体温不一定升高,白细胞计数可正常,故不能用体温和白细胞计数等作为衡量感染严重程度的指标。

10.精神障碍 约有 50% 的库欣综合征患者伴有精神状态改变。轻者可表现为欣快感,失眠、注意力不集中,情绪不稳定,少数患者可以表现为抑郁与躁狂交替发生;另还有少数患者出现类似躁狂抑郁或精神分裂症样表现或认知障碍。

11.高尿钙与肾石病 高皮质醇血症影响小肠对钙的吸收,且骨钙动员,大量钙离子进入血液后从尿中排出。血钙虽在正常低限或低于正常,但尿钙排泄量增加,易并发肾石病。

12.眼部病变 患者常有结合膜水肿,约6%的库欣综合征患者有轻度突眼,可能由于眶后脂肪沉积引起。高皮质醇血症还可加速青光眼和白内障的发展。

13.皮肤色素沉着 异源性 ACTH 综合征,因肿瘤产生大量 ACTH、β-促脂素(β-LPH)和阿黑皮质原(N-POMC)等,故皮肤色素明显加深,具有鉴别意义。

【诊断】

库欣综合征的诊断包括:①功能诊断,即确定是否为皮质醇增多症;②病因诊断,即明确属于 ACTH 依赖性还是 ACTH 非依赖性库欣综合征;③定位诊断,即明确病变部位是在垂体、垂体以外其他组织起源肿瘤还是肾上腺本身。遇有下述表现者,应想到库欣综合征的可能:①外貌及体型的改变,如肥胖尤其是向心性肥胖;②高血压,尤其是伴有低血钾者;③IGT 或糖尿病;④不明原因的精神失常等表现;⑤多尿,尤其是伴尿钾排泄增多者;⑥血红蛋白升高,血细胞比容增加者;⑦高皮质醇血症者。

1.高皮质醇血症的确定

(1)尿17-羟类固醇测定:测定尿中17-羟类固醇排泄量,可以估计肾上腺皮质功能状态。当排泄量>55.2μmol/24h(20mg/24h)提示肾上腺皮质分泌功能升高,尤其是超过69μmol/24h(25mg/24h)更具有诊断意义。由于影响其测定结果因素很多,现一般用敏感性和特异性均较高的24h尿游离皮质醇(UFC)替代。

(2)尿17-成酮类固醇测定:尿17-成酮类固醇的主要成分包括17-羟类固醇、可妥尔(皮五醇)和可妥龙(皮酮四醇)。测定尿中17-成酮类固醇排泄量,可以估计肾上腺皮质功能状态。正常人尿17-成酮类固醇排泄量波动于21~69μmol/24h,男、女相同。过度肥胖者排泄量增多。

(3)尿游离皮质醇测定:24h尿游离皮质醇测定被广泛用于库欣综合征的筛查,可反映机体的皮质醇分泌状态,其升高程度与库欣综合征病情平行。正常上限波动范围为220~330nmol/24h(80~120μg/24h)。当排泄量>304nmol/24h(110μg/24h)即可判断为升高。一般留2~3次24h测尿游离皮质醇以增加诊断敏感性。

(4)血、唾液皮质醇的测定及其昼夜节律变化:采血测定皮质醇浓度是确诊库欣综合征的较简便方法。由于皮质醇呈脉冲式分泌,而且皮质醇水平极易受情绪、静脉穿刺是否顺利等因素影响,所以单次血皮质醇的测定对库欣综合征诊断价值有限,血皮质醇昼夜节律消失的诊断价值较单次皮质醇测定价值大。皮质醇节律紊乱还可见于抑郁症,危重病人的皮质醇节律可能完全消失,要注意鉴别。临床上要注意避免下述容易引起假阳性结果的几种情况:①住院患者应在入院后48h或以后再采血;②采血前不要通知患者,以防患者等待采血而未入睡;如午夜采血时患者未入睡,则此结果不具说服力;③必须在患者醒后5~10min完成采血;④心力衰竭、感染等应激状态也会引起皮质醇浓度升高。

唾液中皮质醇的浓度与血游离皮质醇平行,且不受唾液分泌量的影响,而收集唾液为无创性方法,故测定午夜0:00(谷)和早上8:00(峰)唾液中皮质醇浓度也可以用于库欣综合征的诊断。由于其诊断敏感性高及收集标本的无创性,在儿童和青少年库欣综合征的诊断中应用较广。唾液皮质醇浓度诊断儿童库欣综合征的标准为:午夜时,唾液皮质醇浓度>7.5nmol/L(0.27μg/dl);清晨睡醒时,唾液皮质醇浓度>27.6nmol/L(1.0μg/dl)。

2.确定高血皮质醇血症对ACTH的依赖性

(1)小剂量地塞米松抑制试验(LDDST):包括标准小剂量地塞米松抑制试验和午夜小剂量地塞米松抑制试验。正常人在行标准小剂量地塞米松抑制试验后,尿17-羟皮质类固醇明显降低,一般低于对照值的50%。单纯性肥胖者尿17-羟皮质类固醇可偏高,小剂量地塞米松抑制后可同于正常人。库欣综合征病人(无论增生或腺瘤)的尿17-羟皮质类固醇不被抑制,仍高于对照值50%以上(4mg/24h尿)。午夜小剂量地塞米松抑制试验:可于第1日早上8时测血浆皮质醇,第1晚0:00服地塞米松0.75mg,第2天早8时再测血浆皮质醇,如抑制后血皮质醇下降到对照值的50%以下表示正常,如下降值不足50%,则提示为皮质醇增多症。

(2)米非司酮(RU486)试验:米非司酮是糖皮质激素拮抗药,在受体水平通过抑制靶细胞胞质内糖皮质激素受体的变构活化而阻断糖皮质激素作用。在正常人可降低皮质醇对下丘脑-垂体-肾上腺皮质轴的负反馈抑制作用,引起血ACTH和皮质醇分泌增加,尿游离皮质醇排泄增多(皮质醇升高达到或超过30%,24h尿游离皮质醇升高18%以上,可认为呈阳性反应),而库欣综合征患者没有改变,本试验可以用于皮质醇增多症的确诊。

3.库欣综合征的病因诊断 一旦高皮质醇血症诊断成立,必须进一步检查以明确库欣综合征的病因。

(1)ACTH 依赖性与非依赖性库欣综合征的鉴别:一般库欣综合征患者 ACTH 正常或轻度升高,异源性 ACTH 综合征患者的 ACTH 水平明显升高,异源性 CRH 患者血 ACTH 水平亦可升高。用放射免疫法测定 ACTH 时,ACTH 水平持续性低于 1.1pmol/L(5pg/ml),可确诊为 ACTH 非依赖性库欣综合征;超过此值则判定为 ACTH 依赖性库欣综合征。应对肾上腺做进一步的影像学检查,如 B 超、CT、MRI 和核素扫描。当用 ACTH 测定不能鉴别时,可进一步行大剂量地塞米松抑制试验(HDDST)或 CRH 兴奋试验。

(2)ACTH 依赖性库欣综合征:ACTH 依赖性库欣综合征可分为垂体依赖性库欣综合征(库欣病)、异源性 ACTH 综合征和异源性 CRH 综合征 3 类。统计资料显示,库欣病占 ACTH 依赖性库欣综合征病因的 85%~90%,而异源分泌 ACTH 致库欣综合征的肿瘤体积往往很小,难以与库欣病鉴别,难以定位,故依赖于生化检查来指导影像学检查部位的选择。

①ACTH 及血钾的测定:虽然通常异源性 ACTH 综合征的血 ACTH 水平可能比库欣病高,但用放射免疫测定(RIA)和(或)免疫放射法(IRMA)测定时,两者有很大重叠范围,其鉴别诊断价值非常有限。几乎所有异源性 ACTH 综合征患者血钾都低,可作为辅助的鉴别诊断指标,但约 10% 的库欣病患者也有低钾血症,注意鉴别。

②大剂量地塞米松抑制试验:目前仍作为鉴别 ACTH 依赖性库欣综合征病因的重要试验,当 17-羟皮质类固醇或尿游离皮质醇可被抑制到基础值的 50% 或以下则提示为库欣病。由于经典的 48hH DDST 较烦琐,近年来,广泛推荐采用午夜 HDDST 法,即地塞米松 8mg,24 时顿服,服药前、后早 8 时抽血测皮质醇,如用药后相同时间点血皮质醇抑制程度达到或超过基础值的 50% 即可诊断为库欣病。

③美替拉酮(甲吡酮)试验:美替拉酮试验主要用于判断垂体 ACTH 细胞储备功能,也用于鉴别原发性肾上腺病变和其他原因所致的库欣综合征,近年来主要用于 ACTH 依赖性库欣综合征的鉴别诊断。在原发肾上腺病变(如腺瘤或皮质癌)患者中,美替拉酮一般不会引起尿 17-羟皮质类固醇排泄增加,并可能下降,而在库欣病患者中,由于血皮质醇下降,对下丘脑、垂体的负反馈抑制作用减弱,导致血 ACTH 代偿性升高而使增生的肾上腺皮质合成更多的皮质醇,尿 17-羟皮质类固醇升高(一般升高 2~4 倍)。

④CRH 试验:将用 CRH 后血皮质醇较基础值升高达到或超过 20% 或 ACTH 较基础值升高达到或超过 35% 作为阳性,绝大部分库欣病患者在注射 CRH 后 10~15min 呈阳性反应;结合 HDDST 和 CRH 兴奋试验一般能鉴别 ACTH 依赖性库欣综合征的病因。

⑤岩下窦采样测 ACTH:正常情况下垂体静脉回流至海绵窦,然后再到岩下窦,而正常岩下窦仅接受垂体静脉血液回流。因此,库欣病患者中枢血 ACTH 浓度明显高于外周血浓度,而异源性 ACTH 综合征患者无此变化,但由于 ACTH 呈脉冲式分泌,在基础状态下测定这种差别可能并不明显,必须结合 CRH 试验,比较注射前、后中枢与外周血 ACTH 浓度差别,则诊断库欣病的准确性明显提高。一般情况下,垂体血液引流呈对称性,因此左、右两侧 ACTH 浓度差还可提示肿瘤位于垂体哪一侧。

⑥核素显像:由于多神经内分泌肿瘤细胞表面都有生长抑素受体,故 [111]In 标记奥曲肽可

用于受体阳性的异源分泌 ACTH 肿瘤的定位。

（3）ACTH 非依赖性库欣综合征

①肾上腺肿瘤（腺瘤或癌）：分泌皮质醇的肾上腺肿瘤除有库欣综合征症状外，可伴有或不伴有高血压和男性化表现。实验室检查结果的一般规律是：a.肾上腺良、恶性肿瘤所致库欣综合征，24h 尿游离皮质醇、17-羟皮质类固醇轻度升高；b.腺瘤患者血尿去氢异雄酮及尿 17-酮皮质类固醇可正常或升高，与皮质醇及 17-羟皮质类固醇水平平行，尿 17-酮皮质类固醇通常＜20mg/d；c.肾上腺皮质癌患者由于皮质醇前体物质的不适当升高，尿 17-酮皮质类固醇＞20mg/d甚至更高；d.血 ACTH 受抑制，＜1pmol/L(5pg/ml)或测不出；e.基础血皮质醇测定值升高，尿游离皮质醇或皮质醇代谢产物排泄量增加；f.皮质醇分泌不依赖 ACTH 刺激；g.HDDST甚至极大剂量地塞米松无抑制作用。

②ACTH 非依赖性双侧肾上腺大结节性增生：其特点是血尿类固醇激素浓度升高，基础 ACTH 测不到，CRH 或美替拉酮刺激后血 ACTH 仍测不到；HDDST 时类固醇激素的产生受抑制程度很小，通常对美替拉酮试验反应也小；肾上腺 CT、MRI 示结节状改变，垂体正常。

③原发性色素性结节性肾上腺增生不良：其特点是血皮质醇中度升高，昼夜节律性消失；ACTH 低或测不到；糖皮质激素呈周期性产生或无任何规律；肾上腺核素扫描示肾上腺正常或轻度增大；ACTH 呈抑制状态，LDDST、HDDST 均不能抑制皮质醇分泌；美替拉酮试验时，尿 17-羟皮质类固醇排泄下降。CT 或 MRI 一般正常。

（4）影像学检查

①垂体：在 ACTH 依赖性库欣综合征患者中，垂体影像学检查的目的在于确定垂体腺瘤的位置和大小，CT 扫描垂体瘤的发现率明显高于 X 线检查。MRI 在发现垂体 ACTH 微腺瘤时敏感性较 CT 稍高(50%～60%)。

②肾上腺：肾上腺影像学检查在诊断工作中占有很重要的地位，可选 B 超、CT、MRI 及核素扫描检查。一般肾上腺腺瘤直径＞1.5cm，而皮质癌体积更大，均在 B 超敏感检出范围，但 B 超敏感性较低，未发现结节不能排除肾上腺病变。绝大部分肾上腺肿瘤可在薄层 CT 扫描或 MRI 中发现，由于 CT 或 MRI 较[131]I 标记胆固醇扫描费时少，费用低，故一般先选 CT、MRI 检查。碘标记胆固醇肾上腺皮质核素扫描可用于判断肾上腺皮质腺瘤或腺癌的准确部位及功能状态。一侧肾上腺发现肿瘤，对侧肾上腺往往不显影；两侧均有核素密集，则提示肾上腺双侧增生性改变。由于大部分肾上腺皮质癌并不能有效摄取标记的胆固醇，故可能导致引起库欣综合征的相对较大的腺瘤或癌漏诊。

③骨骼系统：库欣综合征患者应常规进行骨骼 X 线检查及双能 X 线骨密度测定，早期发现类固醇性骨质疏松症。

④异源分泌 ACTH 肿瘤：对疑为异源性 ACTH 综合征的患者，应努力寻找原发肿瘤的位置。异源性分泌 ACTH 肿瘤位于胸腔的比例较高，最常见的是小细胞肺癌和支气管类癌，故常规行胸部正、侧位 X 线片、胸部 CT 等检查。高分辨 CT 在薄层扫描时可以发现胸部平片不易发现的小支气管类癌肿瘤。必要时应做[111]In 奥曲肽显像检查或探查胃肠道、腹部及盆腔。

【治疗】

库欣综合征的治疗原则是去除病因，降低机体皮质醇水平，纠正各种物质代谢紊乱，避免长期用药或激素替代治疗改善患者生活质量，防止复发，提高治愈率。引起库欣综合因很多，具体的治疗方法也有各种不同选择。

1.库欣病

(1)治疗原则:库欣病基本治疗原则是手术或放射治疗去除垂体瘤,以降低 ACTH 的分泌,从而减轻肾上腺增生,使皮质醇分泌减少而达到治疗目的。如上述治疗方法无效,可加用调节神经递质或抑制皮质醇合成的药物以减少皮质醇的合成;如仍不能控制,则可以施行双肾上腺切除术,术后终身服糖皮质激素替代治疗。

(2)垂体瘤摘除术

①垂体微腺瘤:现多采用经蝶窦垂体微腺瘤切除术,既可治愈库欣病,又可最大限度地保留垂体的分泌功能。此方法手术创伤小,手术及术后并发症少。该手术常见的并发症有一过性尿崩症、脑脊液鼻漏、出血、感染、颅内高压等,发生率不高;还有报道并发低钠血症或多尿者,后者多见于伴鞍内扩散的年轻男性患者。

②垂体大腺瘤:由于垂体大腺瘤的生物学特性为浸润性生长,易向垂体外、鞍上扩展,体积大,宜选用开颅手术,尽量切除肿瘤组织,术后宜配合放射治疗或药物(化学)治疗。

(3)垂体放射治疗:放射治疗可减少垂体瘤术后复发率可作为库欣病的一种辅助治疗方法,常用于无法定位的垂体微腺瘤、因各种原因不能施行垂体手术的大腺瘤或腺癌及术后患者。经改进放射治疗技术包括 γ 刀及 X 刀,可减少照射野周围组织损伤,但其远期效果、术后并发症及对机体内分泌的影响等,将有待进一步观察。50%～80% 的库欣病经照射出现病情缓解,一般在放疗后 6 个月至数年开始出现疗效,多数在 2 年内即可见到治疗效果。除了上述的外放射治疗,还可用内照射治疗垂体瘤,也就是将放射性物质(^{198}Au、^{90}Y 等)植入蝶鞍进行放射治疗。

由于放射治疗的不良反应有组织放射性水肿,故不宜作为大腺瘤、已有或可能有视交叉压迫患者的首选治疗方法。放射治疗的术后不良反应有头痛、头晕及耳鸣等,考虑为放射性脑损伤所致;随着时间的延长,可出现部分性或全垂体功能低下,长期随访发生率高达 20%～60%,放射治疗后脑部恶性病变的报道有增加趋势。

(4)肾上腺切除术:肾上腺切除术方法包括肾上腺次全切、全切除术和肾上腺切除后自体移植术等。当库欣病经垂体手术、放射治疗等治疗无效时,最终可选择肾上腺全切术。对诊断库欣病而垂体 MRI 未发现微腺瘤者、因年龄大或其他某种原因不能做垂体手术而病情严重者,宜做肾上腺次全切除术加术后垂体放射治疗。病情轻者,可用药物加垂体放射治疗,以控制肾上腺皮质激素的过度分泌。术前无法预测库欣病患者经治疗后是否发生纳尔逊综合征,故提倡术后定期随访,定期复查垂体 MRI,以尽早发现,及时治疗,避免严重的临床生化异常及出现严重的表现。

(5)药物治疗:库欣病的药物治疗包括两大类,一类是作用于下丘脑-垂体的神经递质,如赛庚啶、溴隐亭、甲麦角林、奥曲肽等;另一类是针对肾上腺皮质,如米托坦、美替拉酮、酮康唑、氨鲁米特等,通过阻断皮质醇生物合成的若干酶来减少皮质醇的合成,用于术前准备或联合治疗。米非司酮有拮抗糖皮质激素的作用,研究还发现可抑制 21-羟化酶活性,适于无法手术的患者,可以缓解库欣综合征的一些症状(如精神分裂症、抑郁症),对垂体、肾上腺病变无作用或作用很小。

2. ACTH 非依赖性库欣综合征

(1)治疗原则:如因肾上腺肿瘤(腺瘤或癌)引起库欣综合征,不论肿瘤为单个、双侧或多发性,必须手术切除;肾上腺意外瘤如伴有临床前期库欣综合征,则应加强随访。肿瘤无法切除时,可以选用皮质醇合成抑制药。

(2)治疗方法

①肾上腺腺瘤:摘除腺瘤,保留已萎缩的腺瘤外肾上腺组织。术后为促进同侧或双侧萎缩的肾上腺组织较快恢复功能,在使用糖皮质激素替代治疗的同时,可每日肌内注射长效ACTH 60~80U,2 周后渐减量,每隔数日减 10U;如萎缩的肾上腺组织反应不良,则需长期用可的松(25~37.5mg/d)替代治疗,随肾上腺功能恢复而递减,大多数患者可在 3 个月至 1 年渐停止替代治疗。

②肾上腺皮质癌:应尽早手术切除,术后肾上腺皮质功能低下的患者的激素替代治疗方案基本同腺瘤切除术后。如不能根治或已有转移者,用皮质醇合成抑制药如米托坦降低机体血皮质醇水平以缓解症状。儿童库欣综合征患者肾上腺肿瘤以恶性多见,治疗以手术为主加用化疗,但仍可能持续存在高水平皮质醇且肿瘤易转移。当肿瘤无法切除时还可以考虑用肾上腺动脉栓塞治疗。

③不依赖 ACTH 的双侧肾上腺增生:应选择双侧肾上腺全切除术治疗,以防止残余肾上腺组织再次增生导致库欣综合征,术后糖皮质激素终身替代治疗。

④异源性 ACTH 综合征:明确 ACTH 起源,以治疗原发癌瘤为主,根据病情可选择手术、放疗、化疗或联合治疗。如能根治,则库欣综合征症状可以缓解;如不能根治,则需用皮质醇合成抑制药减少皮质醇合成以减轻临床症状。

【注意事项】

1.围术期的处理

(1)术前:肾上腺肿瘤或增生所致库欣综合征患者术前必须充分做好准备,防止术后急性肾上腺皮质功能不全的发生。如完善术前准备,纠正水、电解质、酸碱平衡,低钾碱中毒者,应补充氯化钾 3~6g/d。有糖代谢紊乱或糖尿病者,应给予胰岛素治疗,将血糖控制在正常水平。负氮平衡者给予丙酸睾酮或苯丙酸诺龙治疗。合并感染者合理使用抗生素控制感染。详细检查心、肾等脏器功能,并针对高血压、心律失常等给予适当处理。术前 12h 及 2h 各肌内注射醋酸可的松 100mg(每侧臀部各 50mg)或术前 6~12h 开始给氢化可的松静脉滴注。

(2)术中:手术时给予氢化可的松 100~200mg,加入 5%葡萄糖盐水 500~1000ml 中缓慢静脉滴注;至肿瘤或肾上腺切除后加快滴注速度;如发生血压下降、休克或皮质危象等情况时,应及时给予对症及急救治疗,并立即加大皮质醇用量,按应激处理,直至病情好转。

(3)术后

①术后第 1 天:氢化可的松静脉滴注量共 200~300mg,有休克者常需加量至 300~500mg 或以上。同时肌内注射醋酸可的松 50mg,每 6 小时 1 次;或地塞米松 1.5mg,每 6 小时 1 次。

②术后第 2、3 天:氢化可的松 100~200mg/d 静脉滴注或地塞米松 1.5mg 肌内注射,每 8 小时 1 次;或醋酸可的松 50mg,肌内注射,每 8 小时 1 次。

③术后第 4、5 天:氢化可的松 50~100mg/d 静脉滴注或地塞米松 1.5mg,肌内注射,每 12 小时 1 次;或醋酸可的松 50mg,肌内注射,每 12 小时 1 次。

④术后第 6、7 天及以后:糖皮质激素改为口服维持量,泼尼松 5mg,每天 3 次,以后逐渐减至维持量。

2.糖皮质激素替代　对于肾上腺皮质增生次全切除的患者,糖皮质激素可缓慢减量,最后可停用。在用激素治疗过程中,应观察血压、电解质、尿 17-羟皮质类固醇、17-酮皮质类固醇及血皮质醇浓度等;术后为刺激萎缩的肾上腺加速恢复,可加用 ACTH 20～60U/d 肌内注射;7～10d 后减量,每数日减 10U。

二、原发性醛固酮增多症

醛固酮增多症可分为原发性和继发性两类,前者是由于肾上腺皮质本身病变(肿瘤或增生),分泌过多的醛固酮,导致水钠潴留、血容量扩张、肾素-血管紧张素系统活性受抑制,称原发性醛固酮增多症;后者则是肾上腺皮质以外的因素兴奋肾上腺皮质球状带,使醛固酮分泌增多,称继发性醛固酮增多症。后者按病因分为两大类:一类是使有效血容量减少的疾病,如肾动脉狭窄、充血性心力衰竭、肝硬化、失盐性肾病、特发性水肿、滥用利尿药等;另一类是肾素原发性增多,如肾素瘤、Bartter 综合征。

原发性醛固酮增多症又称为 Conn 综合征,病人的主要临床特征为高血压、低血钾、肌无力、多尿、血浆肾素活性(PRA)受抑制及醛固酮水平升高,原发性醛固酮增多症约占高血压人群的 1%,发病高峰为 30～50 岁,女性多于男性。

【病因】

1.肾上腺醛固酮增多症瘤(APA)　占原发性醛酮增多症的 70%～80%,以单侧肾上腺腺瘤最多见,双侧或多发性腺瘤较少。腺瘤同侧和对侧肾上腺组织可以正常、增生或伴结节形成,亦可发生萎缩。

2.特发性醛固酮增多症(IHA)　占成年人原发性醛固酮增多症的 10%～20%,儿童最常见。特发性醛固酮增多症的病理变化为双侧肾上腺球状带增生,增生的皮质伴有或不伴有结节,增生病因不明,特发性醛固酮增多症组织学上具有肾上腺被刺激的表现,而醛固酮合成酶基因并无突变,但该基因表达增多且酶活性增加。特发性醛固酮增多症的发生可能是由异常促分泌因子增加或肾上腺对血管紧张素 Ⅱ 过度敏感所致。

3.糖皮质激素可治性醛固酮增多症(GRA)　GRA 是一种常染色体显性遗传病,本症特点是糖皮质激素可抑制醛固酮过量分泌,且长期治疗能维持抑制效应,提示醛固酮分泌依赖于 ACTH,其特有的生化异常为 18-羟皮质醇和 18-氧皮质醇明显增多。该疾病是 8 号染色体在复制时出现异常,编码 11β-羟化酶的 CYP11B1 基因和同源染色体上编码醛固酮合成酶的基因 CYP11B2 发生非对等交换,导致醛固酮合成酶在束状带的异位表达,并受 ACTH 调节,所以 GRA 的病理变化表现为束状带的明显增生而非球状带增生。

4.原发性肾上腺皮质增生(PAH)　约占原发性醛固酮增多症的 1%,可为双侧或单侧增生,但生化特征与醛固酮增多症瘤更相似,行肾上腺单侧或次全切除可纠正醛固酮过多的症状和生化异常。

5.分泌醛固酮的肾上腺皮质癌　此型少见,少于 1% 的原发性醛固酮增多症由肾上腺癌引起。癌肿往往同时分泌糖皮质激素、类固醇性性激素,亦有单纯分泌醛固酮的病例报道。

6.家族性醛固酮增多症(FH)　FH 又分为两型(FH-Ⅰ和 FH-Ⅱ)。FH-Ⅰ即为糖皮质激素可抑制性醛固酮增多症,病因已明确。FH-Ⅱ亦为家族性疾病,常染色体显性遗传,其醛固酮的高分泌既可由肾上腺皮质增生引起,也可由醛固酮增多症瘤引起,病因尚不完全清楚。

7.异位醛固酮增多症分泌腺瘤和癌　少见,可发生于肾、肾上腺残余组织或卵巢。

【临床表现】

原发性醛固酮增多症的一系列临床表现均由过量分泌醛固酮所致,主要表现为高血压、低血钾性碱中毒、血浆醛固酮升高,肾素-血管紧张素系统受抑制等。

1.高血压　高血压是最早且最常见的表现,随病程持续进展或略呈波动性上升,但一般呈良性经过,血压约 22.7/13.3kPa(170/100mmHg),严重者可达 28.0/17.3kPa(210/130mmHg),少数醛固酮增多症瘤患者的血压在正常范围内,长期高血压可导致各种靶器官(心、脑、肾)损害,一般降压药治疗疗效差。

原发性醛固酮增多症高血压的发病机制主要与大量醛固酮的潴钠作用有关:①钠潴留使细胞外液扩张,血容量增多;②血液和血管壁细胞内钠离子浓度增加,使管壁对去甲肾上腺素等加压物质反应增强。由于高血容量和高血钠的存在,对肾素-血管紧张素系统产生显著抑制作用,不仅基础肾素-血管紧张素活性低,而且在站立、利尿、低盐饮食等刺激因素作用后也不能如正常人那样明显升高。血钠浓度增高和血容量扩张到一定程度时,心房利钠素分泌增加,后者抑制肾近曲小管钠重吸收,尿钠排泄增加,这是本症较少出现水肿及恶性高血压的重要原因。

2.低血钾　大量醛固酮促进肾远曲小管内 Na^+-K^+ 交换,导致低血钾。低血钾可引起肌无力及周期性瘫痪,通常先为双下肢受累,严重者可波及四肢,甚至发生呼吸肌瘫痪,危及生命,发作较轻的可自行缓解,较重者需经口服或静脉补钾治疗方可缓解。瘫痪的发作与血钾降低程度相关,以夜间发作较多,劳累、寒冷、进食高糖食物、排钾利尿药常为诱发因素。由于低钾引起代谢性碱中毒使血中游离钙减少,加之醛固酮促进钙、镁排泄,造成了游离钙降低及低镁血症,因此原发性醛固酮增多症病人发生肢端麻木、手足搐搦及肌痉挛。

3.肾表现　长期大量失钾,肾浓缩功能减退,可引起多尿、夜尿增多,继而出现烦渴、多饮、尿比重低。过多的醛固酮使尿钙及尿酸排泄增多,易并发肾结石病及尿路感染。长期高血压则可致肾动脉硬化引起蛋白尿和肾功能不全。

4.心血管系统表现

(1)心肌肥厚:原发性醛固酮增多症病人较原发性高血压更容易引起左心室肥厚,而且发生往往先于其他靶器官损害。左心室肥厚与患者年龄、平均血压及血浆醛固酮浓度相关;心肌肥厚使左心室舒张期充盈受限,心肌灌注亦减退,因此运动后原发性醛酮增多病人较一般高血压病人更易诱发心肌缺血。

(2)心律失常:低血钾可引起程度不一的心律失常,以期前收缩、阵发性室上性心运过速较常见,严重者可诱发心室颤动。心电图可有典型的低血钾图形,如 Q-T 间期延长,T 波增宽或倒置,U 波明显,T-U 波融合成双峰。

(3)心肌纤维化和心力衰竭:醛固酮在充血性心力衰竭的病理生理过程中起重要作用,不仅引起电解质紊乱和高血压,还促进心肌纤维化、心脏扩大和顽固性心力衰竭,此过程与细胞内钙信号系统有关。

5.内分泌系统表现　缺钾可引起胰岛 B 细胞释放胰岛素减少,因此原发性醛固酮增多症病人可出现糖耐量降低;原发性醛固酮增多症病人尿钙排泄也增多。

【诊断】

凡一般降压药物疗效不佳的高血压病人,特别是出现过自发性低血钾或用利尿药很易诱发低血钾的病人均须考虑原发性醛固酮增多症的可能,需进一步检查以明确诊断。诊断分为两个步骤:首先明确是否有高醛固酮血症;然后确定其病因类型。检查前须停服所有药物,例如须停用螺内酯(安体舒通)和雌激素 6 周以上,停用赛庚啶、利尿药、吲哚美辛(消炎痛)2 周以上,停用扩血管药、钙通道阻断药、拟交感神经药 1 周以上。

1.高醛固酮增多症的诊断

(1)血、尿醛固酮测定:正常人尿醛固酮 <28nmol/24h(10μg/24h),血浆醛固酮 <276.7pmol/L(10ng/dl);原发性醛固酮增多症患者血、尿醛固酮水平增高,且不受高钠抑制。口服钠盐负荷 3d 后尿醛固酮排泄 >39nmol/24h(14μg/24h)则有诊断意义。另外,尿钾增多,低血钾加重,常低于 3.5mmol/L。如高钠试验中,尿钠排泄 >250mmol/d,而血钾仍为正常水平,且无肾功能不全,则基本可排除原发性醛固酮增多症。

(2)低钾血症和不适当的尿钾增多:大多数原发性醛固酮增多症患者血钾 <3.5mmol/L,一般在 2~3mmol/L,严重病例则更低,但 12% 肾上腺皮质腺瘤患者和 50% 双侧肾上腺皮质增生患者血钾水平可 >3.5mmol/L。原发性醛固酮增多症患者钾代谢呈负平衡,如血钾 <3.5mmol/L,尿钾 >30mmol/24h(或血钾 <3mmol/L,尿钾 >25mmol/24h),提示患者有不适当尿钾排出过多。由于钠、钾代谢受盐摄入量、药物及疾病活动程度等多种因素的影响,因此,在检测前必须停用 2~4 周利尿药,并反复多次同步测定血、尿电解质及 pH。另外饮食中钠摄入量每日不应低于 100mmol,因为这样才能保证肾正常的钠钾交换,并使碱性尿得以显现。如无明显低血钾,可选择高钠试验,如有明显低血钾,则选用低钠试验、钾负荷试验或螺内酯试验。

(3)螺内酯试验:螺内酯为醛固酮受体拮抗药,可对抗醛固酮的潴钠排钾作用,使醛固酮增多症患者尿钾排出减少,血钾上升,同时高血压症状有不同程度的改善,但不能区别醛固酮增多症是原发性还是继发性。醛固酮增多症患者用药后第 3~4 天,先有尿钾明显减少,继而血钾回升,碱血症可纠正,高血压下降通常需 2 周以上。

(4)低肾素活性:①醛固酮分泌增高而肾素-血管紧张素系统受抑制是原发性醛固酮增多症的特征,应检测血浆醛固酮和血浆肾素活性或收集 24h 尿测尿醛固酮水平。筛查通常在立位 4h 后取血检查,如血浆醛固酮升高与肾素活性受抑并存则高度提示原发性醛固酮增多症,因此血浆醛固酮浓度(ng/dl)与血浆肾素活性[ng/ml·h)]的比值(A/PRA)可作为一项重要的诊断指标,文献报道正常人的 A/PRA 比的上限为 17.8,约 89% 的醛固酮增多症瘤患者和 70% 的特发性醛固酮增多症患者超过此上限,原发性醛固酮增多症的 A/PRA 比通常 >20。②血浆肾素活性测定是检测其酶活性,而不是直接测肾素的量。用放射免疫法测定血中血管紧张素I的含量。血浆肾素活性以单位时间内产生的血管紧张素Ⅰ的量来表示,正常参考值为 0.77~4.6nmol/(L·h)。肾素活性增高见于低钠饮食,原发性高血压(高肾素型),肾血管性高血压,失血,肝硬化腹水,心力衰竭,肾素瘤,Bartter 综合征,药物如利尿药、硝普钠、口服避孕药、肼屈嗪(肼苯哒嗪)等。肾素活性降低见于原发性醛固酮增多症,原发性高血压(低肾素型),11β-羟化酶缺乏和17α-羟化酶缺乏等,高钠饮食,药物如盐皮质激素、利舍平、甘草、甘珀酸(生胃酮)、甲基多巴等。

(5)立卧位试验:立位及低钠(利尿药)可刺激正常人肾素-血管紧张素-醛固酮系统,使血浆肾素活性、血管紧张素Ⅱ和醛固酮浓度上升;原发性醛固酮增多症患者血浆醛固酮水平增高,血浆肾素-血管紧张素系统受抑制,并且不受体位及低钠刺激。原发性醛固酮增多症患者卧位血浆醛固酮浓度升高,立位4h后血浆醛固酮水平在特发性醛固酮增多症患者常进一步上升,多较卧位升高 33% 以上;在多数醛固酮增多症瘤、糖皮质激素可治疗性醛酮增多症(GRA)、原发性肾上腺增生患者则无明显升高或反而下降,而且肾素-血管紧张素系统活性受抑制,立位及低钠刺激后,血浆肾素活性及血管紧张素Ⅱ水平仍无显著上升。若基础血浆肾素活性、血管紧张素Ⅱ、醛固酮均升高,则提示继发性醛固酮增多症。

(6)盐水滴注抑制试验:其方法是在平衡餐基础上,清晨于平卧位抽血测血浆肾素活性、血管紧张素Ⅱ、醛固酮、血钾,然后予以生理盐水 2000ml 于 4h 内静脉滴注完毕,受检者保持卧位,抽血复查以上项目。正常人静脉滴注生理盐水后,血浆醛固酮水平下降50%以上,通常降至 0.28nmol/L(10ng/dl)以下,血浆肾素活性受抑制,血钾无明显变化。原发性醛固酮增多症者醛固酮下降很少或不下降,血钾下降。大多数继发性醛固酮增多症者,能正常抑制。注意必须先将血钾补充至 3.5mmol/L 以上才能进行本试验;恶性高血压、充血性心力衰竭患者不宜进行此项试验。部分原发性醛固酮增多症患者可出现假阴性结果。

(7)卡托普利(巯甲丙脯酸)抑制试验:清晨卧位抽血测血浆肾素活性、醛固酮,予以卡托普利 25mg 口服,2h 后于坐位抽血复测血浆醛固酮和肾素活性。卡托普利是血管紧张素转化酶抑制药,可抑制血管紧张素Ⅱ的产生,对血管紧张素Ⅱ和醛固酮的影响的净效应与生理盐水静脉滴注抑制才能得到正确的诊断。

2.病因诊断　醛固酮增多症诊断明确后,还应确定其病因类型以便治疗。

(1)一般方法:产生醛固酮的肾上腺皮质肿瘤(腺瘤或癌)患者临床症状,如高血压、肌无力等表现和生化变化(高尿钾、低血钾、碱血症和肾素-血管紧张素-醛固酮系统的改变等)通常较特发性醛固酮增多症者严重,而原发性肾上腺皮质增生者则介于两类之间。糖皮质激素可治疗性醛固酮增多症有家族史,临床表现一般较轻,较少出现自发性低钾血症。

(2)体位试验:正常人上午 8:00 卧床至中午 12:00,血浆醛固酮水平下降,与 ACTH 按昼夜节律下降有关,如取立位,血浆醛固酮水平上升,说明体位作用大于 ACTH 的作用。醛固酮增多症瘤患者基础血浆醛固酮明显升高,多>5.55nmol/L(20ng/dl),取立位后无明显上升或反而下降。特发性醛固酮增多症者基础血浆醛固酮仅轻度升高,立位后明显升高,至少超过基础值的 33%。原发性肾上腺皮质增生症和糖皮质激素可治疗性醛固酮增多症患者的体位试验表现与醛固酮增多症瘤者相似。

(3)血管紧张素Ⅱ输注试验:卧位抽血测醛固酮,然后以 2ng/(kg·min)的速度输注 1h 血管紧张素Ⅱ,保持卧位再抽血测醛固酮水平。正常人输注血管紧张素Ⅱ后,血浆醛固酮水平较基础值升高 50％以上，多数醛固酮增多症瘤、原发性肾上腺皮质增生症和糖皮质激素可治疗性醛固酮增多症对血管紧张素Ⅱ输注无反应，血浆醛固酮上升低于 50％，而特发性醛固酮增多症则有醛固酮升高反应。

（4）赛庚啶试验：给予患者口服赛庚啶 8mg，服药前及服药后每 30 分钟抽血 1 次，历时 2h 测血浆醛固酮。赛庚啶为血清素拮抗药，血清素可刺激醛固酮分泌。大多数特发性醛固酮增多症患者服赛庚啶后血浆醛固酮下降＞0.11nmol/L(4ng/dl)或较基础值下降＞30％，在服药后 90min 下降最明显，而醛固酮增多症瘤患者血浆醛固酮浓度无明显变化。

（5）地塞米松抑制试验：原发性醛固酮增多症患者如发病年龄小，有高血压和低血钾家族史，体位试验中站立位后血浆醛固酮无明显升高或反常性下降，而肾上腺 CT 或 MRI 又未发现异常，应考虑糖皮质激素可治疗性醛固酮增多症诊断，应行地塞米松抑制试验。给予地塞米松 2mg/d 口服，共 3～4 周。整个试验过程中糖皮质激素可治疗性醛固酮增多症患者血、尿醛固酮水平一直被抑制，血浆醛固酮水平在服药后较服药前抑制 80％以上有意义，但醛固酮增多症瘤和特发性醛固酮增多症患者在服药后血浆醛固酮水平亦可呈一过性抑制，甚至可低于 0.05nmol/L(2ng/dl)，但服药 2 周后，醛固酮的分泌不再被抑制又复升高，因此，地塞米松抑制试验如观察时间过短则会导致对糖皮质激素可治疗性醛固酮增多症的错误诊断。

（6）肾上腺 B 型超声波检查：为无创性检查，可检出直径＞1.3cm 的肿瘤，但对较小肿瘤和增生者难以明确。

（7）电子计算机体层摄影（CT）：肾上腺 CT 在对肾上腺病变的定位诊断中列为首选。目前高分辨 CT 能检测出直径为 7～8mm 大小的肾上腺肿块。当发现单侧肾上腺直径＞1cm 的等密度或低密度肿物影时，对诊断醛固酮增多症瘤意义较大，而肿块直径＞3cm 时要警惕产生醛固酮增多症的肾上腺皮质癌。特发性醛固酮增多症者显示肾上腺正常或弥漫性增大，如为结节性增生则有时与腺瘤难以鉴别。

（8）磁共振成像（MRI）：MRI 在对分泌醛固酮肿瘤和其他肾上腺肿瘤的分辨方面并不优于 CT。

（9）放射性碘化胆固醇肾上腺扫描：用放射性碘化胆固醇肾上腺扫描法可显示腺瘤及增生组织中 [131]I 浓集部位，如结合 CT 扫描可对 92％的肾上腺病变准确分辨，但如果肾上腺 CT 正常，则放射性碘化胆固醇扫描也不会有很大帮助，所以此项检查通常在其他检查结果有矛盾时选用。

（10）双侧肾上腺静脉插管分别采血测定醛固酮：如果上述检查均不能确定原发性醛固酮增多症病因时，可进行此项检查，插管采血过程中持续输入 ACTH(5U/h)，以尽量减少因应激诱发的内源性 ACTH 释放，后者会导致肾上腺皮质激素一过性分泌增加。若一侧肾上腺静脉血浆醛固酮水平较对侧高 10 倍以上，则高的一侧为腺瘤。若两侧血浆醛固酮水平都升高，相差仅 20％～50％则可诊断为特发性醛固酮增多症。本检查为有创性，且有引起肾上腺出血的危险性，技术难度较大，不列为常规检查。

【治疗】

1.治疗原则　原发性醛固酮增多症的治疗有手术治疗和药物治疗两种方式，腺瘤、癌肿、原发性肾上腺皮质增生应选择手术治疗,手术治疗又分为传统的开腹手术和经腹腔镜肾上腺手术。特发性醛固酮增多症和糖皮质激素可治疗性醛固酮增多症应采用药物治疗。如临床难以判定病因类型则可行手术探查,或先用药物治疗并追踪病情发展,并根据最后诊断决定治疗方案。

2.手术治疗　手术治疗对肾上腺醛固酮腺瘤的疗效好,手术前应进行适当准备,纠正电解质及酸碱平衡紊乱,使血钾恢复正常,并适当降低血压,另外应根据患者情况及手术方式酌情考虑是否短期应用糖皮质激素。

经腹腔镜的肾上腺手术创伤较小,术后恢复快,痛苦少,对于肾上腺直径<6cm 的良性肿瘤均可考虑选择这种手术方法切除患侧肾上腺或剜除肿瘤,甚至对于醛固酮增多症瘤合并妊娠的妇女亦可安全地实施这种手术而不引起产科并发症。术前未能明确的恶性肿瘤及过大的肿瘤(直径>6cm)者均不宜行此项手术。

3.药物治疗　凡确诊特发性醛固酮增多症、糖皮质激素可治疗性醛固酮增多症以及手术治疗疗效不佳的患者宜采用药物治疗而不愿手术或不能耐受手术的醛固酮增多症腺瘤患者亦可应用药物治疗,使症状得到控制。

(1)醛固酮拮抗药:螺内酯仍是治疗原发性醛固酮增多症的一线药物,初始剂量一般为 $200\sim400$mg/d,分 $3\sim4$ 次口服。当血钾正常、血压下降后,剂量可逐渐减少;螺内酯因可阻断睾酮合成及雄激素的外周作用,可引起女性月经紊乱和男性乳腺发育、阳萎、性欲减退等不良反应。

(2)阿米洛利和氨苯蝶啶:阿米洛利阻断肾远曲小管的钠通道,具有排钠潴钾作用,初始剂量为 $10\sim20$mg/d,必要时可增至 40mg/d,分次口服。服药后多能使血钾恢复正常,对特发性醛固酮增多症患者难以良好控制血压,常需与其他降压药联合使用。氨苯蝶啶可减少远曲小管钠的重吸收,减少钠钾交换,改善低血钾,但对血压控制无帮助。

(3)钙通道阻断药:由于钙离子为多种调节因素刺激醛固酮产生的最后共同通道,钙通道阻断药是原发性醛固酮增多症药物治疗的一种合理途径。有报道用硝苯地平、氨氯地平能有效改善原发性醛固酮增多症的血压控制。

(4)血管紧张素转化酶抑制药:可使特发性醛固酮增多症患者醛固酮分泌减少,改善钾平衡和控制血压,常用药物有卡托普利、依那普利等。

(5)赛庚啶:为血清素拮抗药,可使特发性醛固酮增多症患者醛固酮水平降低。

(6)地塞米松:用于治疗糖皮质激素可治疗性醛固酮增多症患者,起始剂量为 2mg/d,即睡前服 1.5mg,清晨服 0.5mg,症状及生化改变恢复正常后逐渐减量至 0.5mg/d,长期维持治疗。

(7)阻断醛固酮合成药:大剂量酮康唑可干扰肾上腺皮质 11β-羟化酶和胆固醇链裂酶活性,可用于治疗原发性醛固酮增多症。氨鲁米特可阻断胆固醇转变为孕烯醇酮,使肾上腺皮质激素合成受抑制,亦可用于治疗原发性醛固酮增多症,但两药均有较大不良反应,长期应用的疗效尚待观察。

(常光宇)

第五节　糖尿病

一、糖尿病

糖尿病(DM)是由于胰岛素缺乏和(或)胰岛素抵抗引起的一组以长期慢性高血糖为主要特征的代谢性疾病,导致糖类、脂肪、蛋白质、水、电解质等代谢障碍,并可并发眼、肾、神经、心血管等多脏器的慢性损害。

【分型】

目前国际上通用 1999 年 WHO 提出的分型标准。

1.胰岛素依赖型糖尿病　B 细胞破坏严重,胰岛素绝对缺乏。又分为:①自身免疫性,包括急性型和缓发型;②特发型。

2.非胰岛素依赖型糖尿病　胰岛素抵抗和分泌不足同时存在。

3.其他特殊类型糖尿病　共有 8 类:①胰岛 B 细胞功能缺陷;②胰岛素作用的遗传缺陷;③胰岛外分泌疾病;④内分泌疾病;⑤药物或化学毒物诱导;⑥感染;⑦不常见的免疫介导的糖尿病;⑧可能与糖尿病有关的遗传综合征。

4.妊娠糖尿病。

【病因与发病机制】

1.胰岛素依赖型糖尿病　大多是自身免疫性疾病,遗传因素和环境因素相互作用。①多基因遗传性疾病,IDDM1 为主效基因,其他为次效基因;②病毒感染、化学毒物和食物;③体液免疫和细胞免疫均参与疾病的发生。

2.非胰岛素依赖型糖尿病　有明显的遗传异质性,受多种环境因素的影响。①多基因遗传:各基因种类、作用强度、作用环节均不同;②肥胖、老龄化、子宫内环境、应激、化学毒物等;③胰岛素抵抗:指胰岛素在周围组织摄取和清除葡萄糖的作用降低,可发生在胰岛素受体前、受体及受体后;④高糖毒性和脂毒性进一步加重胰岛素抵抗和胰岛 B 细胞功能的损伤。

【临床表现】

1.代谢紊乱症候群　典型表现为"三多一少",即多尿、多饮、多食、体重减轻,不典型表现有乏力、皮肤瘙痒、视物模糊、外阴瘙痒等。部分患者早期没有任何症状,甚至表现为餐前低血糖。

2.并发症表现　包括急性和慢性并发症。

3.伴发疾病的表现　如高血压、冠心病、肥胖、脂肪肝、血脂异常等。

【病理生理】

1.胰岛素分泌缺陷　①胰岛素依赖型糖尿病:胰岛素分泌严重不足或完全缺乏;②非胰岛素依赖型糖尿病:早期Ⅰ相分泌缺失,Ⅱ相分泌高峰不足,高峰后延,后期与胰岛素依赖型糖尿病相似。

2.胰岛素抵抗　主要是非胰岛素依赖型糖尿病,胰岛素受体数目减少,胰岛素与受体结合后信号转导异常。

3.糖类代谢　①糖的利用减少,能量供给不足;②糖异生、肝糖输出增多;③糖原合成减少,分解增多。

4.蛋白质代谢　分解增多,合成减少,呈负氮平衡。

5.脂肪代谢　分解增多,酮体生成增多;游离脂肪酸、三酰甘油、低密度脂蛋白增高,高密度脂蛋白降低。

【辅助检查】

1.尿糖测定　初筛指标,尿糖阴性不能除外糖尿病,此外肾病和妊娠时不能反映血糖水平。

2.血糖测定　是诊断和病情控制的主要指标,代表瞬间血糖。①空腹血糖:禁食 8h 以上的血糖;②随机血糖:1d 当中任何时候的血糖,与进食无关;③餐后 2h 血糖:从进食开始 2h 后的血糖;④诊断用葡萄糖氧化酶法测定的静脉血浆血糖,病情监测多用毛细血管血糖;⑤血糖受饮食、情绪、测定时间等因素的影响,采血后应立即测定,否则血糖下降。

3. OGTT 实验　①是诊断糖尿病的金标准;②成年人用 75g 葡萄糖粉,儿童按 1.75g/kg 计算,总量不超过 75g,孕妇初筛用 50g,诊断可用 75g 或 100g;③实验方法:禁食 10h 以上,先测空腹血糖,后将 75g 葡萄糖粉完全溶于<300ml 温水中,5min 内喝完,服糖后 30min、1h、2h、3h 分别测静脉血糖;④整个实验过程中禁食,可饮水;⑤可仅测空腹和服糖后 2h 血糖。

4.糖化血红蛋白(HbA1c)　反映近 2～3 个月的平均血糖水平,是判定血糖长期控制是否达标的指标,且受饮食、情绪、测定时间影响小,目前已将其纳入糖尿病的诊断指标。

5.胰岛功能的测定　①方法同 OGTT 实验,测定各时间点的胰岛素和(或)C 肽。②正常空腹胰岛素浓度 35～145pmol/L(5～20mU/L),高峰在 30～60min,峰值是空腹的 5～10 倍,3～4h 恢复至基础水平;C 肽基础值高于 400pmol/L,高峰时间与胰岛素相同,峰值是基础值的 5～6 倍。③胰岛素测定受外源性胰岛素的影响,C 肽不受影响。④胰岛素依赖型糖尿病胰岛素曲线低平,基础值低,没有明显的峰值。⑤非胰岛素依赖型糖尿病早期基础值和峰值均不低,表现为高峰后延,3～4h 仍不能降到基础值,后期胰岛功能下降,曲线与胰岛素依赖型糖尿病相似。

6.急性代谢紊乱的检查　常用的有尿酮体、血 pH、血电解质和乳酸,用于诊断和鉴别糖尿病急性代谢紊乱。

7.慢性并发症和伴发病的检查　眼底检查、24h 尿微量清蛋白排泄率(UAER)、颈部或下肢血管 B 超、心电图、肝功能、肾功能、血脂、尿酸等。

8.病因和发病机制的检查　谷氨酸脱羧酶(GAD)、胰岛素自身抗体(ICA)、胰岛素细胞抗体(IAA)及基因分析等。

【诊断】

1.诊断流程　①是否为糖尿病;②排除应激性血糖升高;③糖尿病的分型和分类;④并发症和伴发的诊断。

2.诊断标准 见表 5-1。

表 5-1 1999 年 WHO 糖尿病诊断标准

项目	静脉血浆葡萄糖值 mmol/L(mg/dl)		
	空腹血糖	随机血糖	OGTT 2h 血糖
糖尿病	≥7.0(126)或	≥11.1(200)或	≥11.1(200)
糖调节受损			
空腹血糖受损	≥6.1(110)且		<7.8(140)
	<7.0(126)		
糖耐量降低	<6.1(110)		≥7.8(140)且
			<11.1(200)
正常	<6.1(110)		<7.8(140)

【鉴别诊断】

1.胰岛素依赖型糖尿病和非胰岛素依赖型糖尿病的鉴别见表 5-2。

表 5-2 胰岛素依赖型糖尿病和非胰岛素依赖型糖尿病的鉴别

项目	胰岛素依赖型糖尿病	非胰岛素依赖型糖尿病
起病年龄	发病早,<25 岁	发病晚,>40 岁
起病方式	急	缓慢
起病时体重	消瘦或正常	多超重或肥胖
"三多一少"症状	典型	不典型
胰岛功能	低下或缺乏	高峰后延或不足
胰岛素治疗反应	胰岛素敏感,依赖胰岛素	胰岛素抵抗明显
急性并发症	酮症倾向,糖尿病酮症酸中毒(DKA)易见	不易发生酮症
慢性并发症		
肾病	主要死因,占 35%～40%	较少,占 5%～10%
心脑血管疾病	较少	较多

2.成年人隐匿自身免疫糖尿病和非胰岛素依赖型糖尿病的鉴别 已明确将成人隐匿自身免疫糖尿病归属胰岛素依赖型糖尿病。它具有以下特征:①成年人发病,年龄多<48 岁;②发病时多数患者无肥胖;③发病初期像重度非胰岛素依赖型糖尿病,体重下降快,6 个月内不发生酮症和不需胰岛素治疗;④空腹血 C 肽<0.2nmol/L,餐后 2h C 肽<0.5nmol/L;⑤有胰岛 B 细胞自身免疫损伤证据,GAD-Ab 和(或)ICA、IAA 等阳性;⑥HLA 检查有胰岛素依赖型糖尿病的易感基因。临床特点(①～③)加⑤即可诊断胰岛素依赖型糖尿病。

【治疗】

1.治疗目标 模拟生理性胰岛素分泌,纠正代谢紊乱,保证儿童的正常生长发育,防止或延缓并发症的发生,提高生活质量,延长寿命。

2.控制达标指标 见表 5-3。

表 5-3 糖尿病代谢控制指标

项目		理想	良好	较差
血浆葡萄糖(mmol/L)	空腹	4.4～6.1	6.1～7.0	≥7.0
	非空腹	4.4～8.0	8.0～10.0	≥10.0
HbA1c(%)		<6.5	6.5～7.5	≥7.5
血压(mmHg)		<130/80	130/80～140/90	≥140/90
BMI(kg/m²)	男性	<25	25～27	≥27
	女性	<24	24～26	≥26
血脂(mmol/L)				
总胆固醇		<4.5	4.5～6.0	≥6.0
低密度脂蛋白胆固醇(LDL-C)		<2.5	2.5～4.0	≥4.0
高密度脂蛋白胆固醇(HDL-C)		≥1.1	0.9～1.1	<0.9
三酰甘油		<1.5	1.5～2.2	≥2.2

3.糖尿病知识教育　糖尿病最基础的治疗,通过教育达到下列目的:①认识自己所患糖尿病的类型及其并发症;②合理饮食治疗;③认识血糖控制的重要性;④学会自我监测,进行饮食和药物的简单调整;⑤识别低血糖并及时处理;⑥识别虚假广告。

4.饮食治疗　饮食治疗是药物治疗的基础,目的是维持标准体重,纠正已发生的代谢紊乱,减轻胰岛 B 细胞负担。根据标准体重及活动量计算每日所需总热量。①标准体重(kg)=身高(厘米)-105。②成年人每日每千克标准体重总热量:休息状态下 105～125.5kJ(25～30kcal)、轻体力劳动 125.5～146kJ(30～35kcal)、中度体力劳动 146～167kJ(35～40kcal),重体力劳动 167kJ(40kcal)以上。③18 岁以下每日每千克标准体重所需热量(kcal)=90-3×年龄。孕妇、乳母、消瘦者酌加,肥胖者酌减,体重维持在标准体重±5%为宜。④总热量中糖类占50%～60%,蛋白质每日每千克体重 0.8～1.2g,儿童、孕妇、乳母、营养不良者 1.5～2.0g,肾病肾功能正常者 0.8g,肌酐升高者降至 0.6g,1/3 来自动物蛋白;脂肪约占总热量的 30%。⑤每日三餐分配为 1/5、2/5、2/5 或 1/3、1/3、1/3;盐每日摄入 6g 以下,戒烟,限制饮酒。

5.运动治疗　①运动量的计算:运动时脉率=170-年龄;②运动适应证:非胰岛素依赖型糖尿病空腹血糖在 16.7mmol/L 以下(尤其肥胖者)、胰岛素依赖型糖尿病病情稳定者(宜餐后进行);③禁忌证:胰岛素依赖型糖尿病病情未稳定、合并严重肾病、严重高血压或缺血性心脏病、眼底病变、糖尿病足、合并各种急性并发症、骨质疏松、平衡障碍等。

6.糖尿病监测　学会自我管理,应用便携式血糖仪监测血糖,每 2～3 个月监测 HbA1c,每 6～12 个月监测血脂、肝功能、肾功能、心电图、眼底,以期早期诊断糖尿病的慢性并发症,对糖尿病患者进行综合治疗并全面达标。

7.药物治疗

(1)磺脲类(SUs)。①作用机制:促进胰岛素的释放。②适应证:经饮食、运动治疗血糖不能达标的非胰岛素依赖型糖尿病患者。年龄>40 岁,病程<5 年,FPG<10mmol/L 时效果好。③联合用药:可与双胍类、a 糖苷酶抑制药、胰岛素增敏药、胰岛素联合应用。④不良反应:主要是低血糖、体重增加、皮肤过敏、降低心脏缺血预适应。⑤禁忌证:胰岛素依赖型糖尿病、非胰岛素依赖型糖尿病胰岛功能差或合并急性代谢紊乱、严重肝肾功能障碍、孕妇及乳母、

急性感染、大手术围术期、对磺脲类药物过敏或不能耐受。⑥主要药物品种:格列本脲、格列齐特、格列吡嗪、格列喹酮、格列美脲。格列本脲作用最强,作用时间长,不适宜老年人;格列喹酮有95%从胆道排泄,适用于轻中度肾功能不全者。格列美脲具有胰腺外的胰岛素增敏作用。⑦磺脲类药物原发性失效:糖尿病患者过去从未用过磺脲类药物,应用足量的磺脲类药物1个月后未见明显的降糖效应⑧磺脲类药物继发性失效:糖尿病患者服用磺脲类药物治疗初期能有效地控制血糖,但长期服用后疗效逐渐下降,即使增加到最大剂量血糖仍不能控制,甚至无效。⑨服药时间:餐前30min。

(2)非磺脲类胰岛素促泌药(格列奈类)。①作用机制、适应证、禁忌证与磺脲类药物相同,但作用位点与磺脲类不同。②特点为餐时服用、起效快、作用时间短、低血糖发生率低、能够改善胰岛素早相分泌。③主要用于控制餐后血糖。④可单独应用或者与双胍、α糖苷酶抑制药、胰岛素增敏药、基础胰岛素联合应用。⑤代表药物有瑞格列奈、那格列奈、米格列奈。⑥服药时间:餐前即刻。

(3)双胍类药物。①作用机制:抑制肝糖输出、增加外周组织对糖的摄取和利用、改善外周组织对胰岛素的敏感性。②适应证:非胰岛素依赖型糖尿病的一线用药,也可用于胰岛素依赖型糖尿病。③禁忌证:糖尿病急性并发症、严重肝肾功能不全、低氧血症、严重感染、手术等应激情况、孕妇和乳母、酗酒者、药物不能耐受者。④不良反应:消化道反应(主要是上腹不适和腹泻)、皮肤过敏、乳酸性酸中毒。⑤联合用药:可以与其他作用机制的口服药物及胰岛素联合应用。⑥主要药物:苯乙双胍已经基本淘汰,目前广泛应用的是二甲双胍。⑦服药时间:不限制,但餐后服药胃肠道反应小。

(4)胰岛素增敏药(格列酮类 TZDs)。①作用机制:激活过氧化物酶增殖体受体 γ(PPARγ),调控与胰岛素作用有关的多种基因的转录。②适应证:非胰岛素依赖型糖尿病,尤其是肥胖、胰岛素抵抗明显者。③禁忌证:胰岛素依赖型糖尿病、孕妇、乳母、儿童,肝功能异常、水肿及心功能不全患者慎用。④不良反应:肝酶升高、水肿、体重增加。⑤联合用药:可与其他类口服药物及胰岛素联合应用。⑥主要药物:罗格列酮和吡格列酮。⑦服药方法:每日1～2次,与进食关系不大。

(5)α糖苷酶抑制药(AGI)。①作用机制:抑制小肠刷状缘近腔上皮细胞内的葡萄糖苷酶,延迟糖类的吸收,降低餐后血糖。②适应证:胰岛素依赖型糖尿病和非胰岛素依赖型糖尿病餐后血糖升高者。③禁忌证:胃肠功能紊乱者、孕妇、乳母、儿童。④不良反应:主要是胃肠胀气,肝、肾功能不全者慎用。⑤联合用药:可以和其他类口服药和胰岛素联合应用。⑥应用AGI出现低血糖时,应该直接给予口服或静脉注射葡萄糖,进食双糖或糖类无效。⑦主要药物:阿卡波糖和伏格列波糖。⑧服药方法:与第一口糖类嚼服,餐中无糖类无效。

(6)其他口服药物。胰高血糖素样肽-1(GLP-1)、二肽基肽酶Ⅳ(DPPⅣ)抑制药等。

(7)胰岛素。①适应证:胰岛素依赖型糖尿病、非胰岛素依赖型糖尿病口服药无效、妊娠期糖尿病、糖尿病并发急性代谢紊乱、糖尿病合并严重慢性并发症、肝肾功能不全、应激情况(大中型手术、外伤、严重感染等)、营养不良(显著消瘦、合并肺结核、肿瘤等消耗性疾病)、继发性糖尿病、胰源性(坏死性胰腺炎、胰腺切除术后等)糖尿病、肝源性糖尿病等。②不良反应:低血糖、体重增加、钠水潴留、过敏反应、皮下脂肪萎缩、屈光不正等。③临床上常用的胰岛素(见表5-4):有速效、短效、中效、长效、预混入胰岛素、预混入胰岛素类似物。④剂量选择和分配:剂量取决于血糖水平、胰岛功能、胰岛素抵抗程度、饮食和运动状况等,从小剂量开始,根据血糖调整。初始剂量的选择胰岛素依赖型糖尿病 0.4～0.5U/(kg·d)，非胰岛素依赖型糖尿病 0.2～0.4U/(kg·d)，老年或虚弱的患者 0.2～0.3U/(kg·d)。如果选用长效胰岛素类似物或应用胰岛素泵(CSII)治疗，基础量占每日用量的 1/2，另外 1/2 分配于三餐前；如每日 2 次给药，一般早餐前 2/3，晚餐前 1/3。⑤常用方案：多样化。方案选择应该个体化，在依从性好的情况下尽可能选择达标率高、血糖波动小、低血糖发生少的方案。方案有基础胰岛素(中效、长效)联合口服药物、每日 1～2 次中效胰岛素、每日 2～3 次预混胰岛素、每日 4 次及 CSII。⑥黎明现象：夜间血糖控制良好，也没有低血糖，只是于黎明出现短时间血糖升高，是因清晨皮质醇、生长激素等胰岛素拮抗激素分泌增多所致。⑦Somogyi 效应：夜间曾有低血糖但未觉察，体内拮抗胰岛素的激素分泌增多，引起低血糖后的高血糖。⑧胰岛素抵抗：在无酮症酸中毒或拮抗胰岛素因素存在的情况下，日胰岛素需要量超过 200U，且持续时间超过 1 周或日胰岛素需要量＞2U/kg 应考虑为胰岛素抵抗，产生的原因可能与体内产生胰岛素抗体有关。

表 5-4　常用胰岛素剂型和作用时间

胰岛素名称	作用时间				给药时间
	注射途径	起效	最强	持续	
速效					
门冬胰岛素(诺和锐)	皮下注射	10～20min	30～90min	3～5h	餐前或餐后即刻
赖脯胰岛素(优泌乐)	皮下注射	10～20min	0.5～1.5h	3～5h	餐前 15min
短效					
诺和灵 R	皮下注射或静脉注射	30min	1～3h	6～8h	餐前 30min
优泌林 R	皮下注射或静脉注射	30min	1～3h	6～8h	餐前 30min
中效					
诺和灵 N	皮下注射	1.5h	4～12h	18～24h	早或睡前，每日 1～2 次
优泌林 N	皮下注射	1～2h	6～12h	18～24h	
长效					
甘精胰岛京(来得时)	皮下注射	1～2h	平稳无峰	24h	睡前，每日 1 次
地特胰岛素(诺和平)	皮下注射	1～2h	平稳无峰	24h	
预混					
诺和灵 30R	皮下注射	30min	2～8h	24h	早晚餐前 30min，每日 1～2 次
优泌林 70/30	皮下注射	30min	2～8h	24h	
诺和灵 50R	皮下注射	30min	2～8h	24h	
诺和锐 30	皮下注射	10～20min	1～4h	24h	餐前或餐后即刻，每日 1～3 次
优泌乐 25	皮下注射	10～20min	1～4h	24h	

8.胰腺移植和胰岛细胞移植　取得一定进展，但目前仍处于实验阶段，许多问题有待解决。

二、并发症

(一)糖尿病慢性并发症的治疗

重在预防,早筛查、早治疗,全面控制共同危险因素,包括控制高血糖和高血压、纠正脂代谢紊乱、抗血小板治疗、控制体重、戒烟酒、改善胰岛素抵抗等。

1.动脉粥样硬化　糖尿病常伴有高血压、肥胖、血脂异常等动脉粥样硬化的危险因素,动脉粥样硬化的患病率高,发病年龄早,病情进展快。动脉粥样硬化侵及主动脉、冠状动脉、脑动脉、肾动脉和肢体动脉等,引起冠心病、脑血管疾病、肾动脉及肢体动脉硬化等。

2.糖尿病肾病(DN)　①糖尿病的常见并发症,胰岛素依赖型糖尿病的主要死因,在非胰岛素依赖型糖尿病仅次于心脑血管疾病。②病理改变有特异性的结节性硬化,非特异的弥漫性肾小球硬化和渗出性病变。③DN 分 5 期:Ⅰ期肾体积增大,球内压升高,GFR 升高;Ⅱ期GFR 轻度升高,出现运动或应激后蛋白尿,清蛋白排泄率(UAER)20～200μg/min;Ⅲ期早期肾病,持续微量清蛋白尿,UAER 20～200μg/min,但 GFR 仍高于正常,常规尿蛋白阴性;Ⅳ期临床蛋白尿期,UAER＞200μg/min,常规尿蛋白阳性,可伴有水肿、高血压、肾功能减退;Ⅴ期尿毒症期,UAER 降低,肾单位闭锁,血肌酐、血压进一步升高。④治疗:控制血压、血糖、血脂,低蛋白饮食,肾功能正常者 0.8g/kg,肾功能不全者 0.8g/kg,降压药首选血管紧张素转化酶抑制药(ACEI)和血管紧张素Ⅱ受体阻断药(ARB),既降压又降蛋白尿。

3.糖尿病视网膜病变(DR)　①失明的主要原因,多发生于病程超过 10 年的患者。②DR分为 6 期:Ⅰ期微血管瘤,小出血点;Ⅱ期出现硬性渗出;Ⅲ期棉絮状软性渗出;Ⅳ期新生血管形成,玻璃体积血;Ⅴ期纤维血管增殖,玻璃体机化;Ⅵ期牵拉性视网膜脱离,失明。以上Ⅰ～Ⅲ期为背景期,Ⅳ～Ⅵ期增殖性视网膜病变。③治疗有激光光凝、玻璃体切割等。

4.糖尿病神经病变　①病情隐匿,进展缓慢,可累及运动神经、感觉神经、自主神经;②周围神经:对称性肢体麻木、疼痛、感觉异常、感觉减退或消失;③自主神经:腹胀、早饱、便秘、腹泻、排尿困难、尿潴留、尿失禁、大便失禁、阳萎、固定心率、直立性低血压、出汗异常等;④可累及面神经、动眼神经、三叉神经、展神经等脑神经;⑤中枢神经:焦虑、抑郁、认知功能低下及精神异常;⑥常用检查有肌电图、诱发电位、残余尿测定等;⑦治疗:前列腺素 E、甲基维生素 B_{12}、醛糖还原酶抑制药、α 硫辛酸及对症治疗。

5.糖尿病足　①因下肢血管病变、神经病变和感染等因素导致的足部或下肢组织破坏和坏死;②糖尿病足分级,见表 5-5;③Charcot 关节;④治疗:需多学科协作,重在预防。

表 5-5　糖尿病足 Wagner 分级法

分级	临床表现
0 级	有发生足溃疡的危险因素,但无溃疡
1 级	皮肤表面溃疡,无感染
2 级	较深的溃疡,合并软组织炎,无脓肿或骨的感染
3 级	深部感染,伴有骨组织病变或脓肿
4 级	局限性坏疽(趾、足跟或前足背)
5 级	全足坏疽

（二）糖尿病急性并发症

Ⅰ.糖尿病酮症酸中毒

【定义】

在各种诱因作用下,胰岛素分泌严重不足及升糖激素不适当升高引起的糖、蛋白质、脂肪、水、电解质、酸碱失衡的急性并发症。

【诱因】

①急性感染;②胰岛素剂量不足或中断;③进食过多高糖、高脂食物或饮酒;④应激:包括外伤、麻醉、手术、妊娠、分娩、精神刺激、甲状腺功能亢进症、心肌梗死及脑血管意外等。

【病理生理】

①高血糖:多不超过 33.3mmol/L;②脱水:高糖及高酮渗透性利尿、呼吸道、消化道丢失、饮水减少等导致严重脱水;③电解质紊乱:渗透性利尿、摄入减少、消化道丢失、细胞内外水分的转移,出现低钠、低钾、低磷,因血液浓缩可表现为正常或偏高;④酸中毒:酮体(β-羟丁酸、乙酰乙酸、丙酮)酸性代谢产物生成增多,肾排酸进一步失碱,脱水、休克造成排酸障碍;⑤多脏器功能障碍:病情严重并发肾前性肾衰竭、脑水肿、昏迷等。

【临床表现】

①原有糖尿病症状加重;②食欲下降、恶心、呕吐、腹痛;③面色潮红、呼吸深大,呼气有烂苹果味;④尿量减少、皮肤干燥、眼球下陷、心率加快、血压下降;⑤头痛、头晕、烦躁、嗜睡、昏迷;⑥诱发疾病的表现。

【实验室检查】

①血糖:明显升高,多在 16.7mmol/L(300mg/dl)以上。②血酮:强阳性,定量＞5mmol/L 有诊断意义。③血清电解质:血钠多数降至 135mmol/L 以下,少数可正常或升高。血钾可正常、偏低或升高,但体内总钾减少。④血气分析及 CO_2 结合率:代偿期 pH 及 CO_2 结合率可在正常范围,碱剩余负值增大;失代偿期,pH 及 CO_2 结合率均可明显降低,HCO_3^- 降至 10mmol/L 以下,阴离子隙增大。⑤尿糖、尿酮强阳性,肾衰竭时表现为假阴性,管型尿,蛋白尿。⑥其他:尿素氮、肌酐可升高,血脂异常,血常规有血液浓缩表现,血渗透压多正常。

【诊断】

诊断依据有:糖尿病病史、DKA 临床表现、血糖中等程度升高、血渗透压不升高、尿酮阳性、酸中毒。

【鉴别诊断】

①其他糖尿病昏迷:见表 5-6;②饥饿性酮症。剧烈呕吐、禁食等状态时,也可产生大量酮体及酸中毒,但这些患者血糖不高,尿糖阴性;③急腹症。

【治疗】

一经诊断立即治疗,治疗措施如下。①补液:至关重要,是胰岛素发挥作用的前提。最常用的是生理盐水,当血糖下降至 13.9mmol/L(250mg/dl),给予 5％葡萄糖水或糖盐水。补液速度应根据患者心功能及脱水情况而定,若心功能正常,补液速度应快,在 2h 内输入 1000～2000ml,第 2～6 小时输入 1000～2000ml,第 1 天的总量为 4000～6000ml。严重脱水者日输液量可达到 6000～8000ml。②胰岛素治疗:主张用小剂量静脉滴注法,每小时每千克 0.1U,

2h 后测血糖,如血糖下降的幅度小于滴注前的 30%,则胰岛素的用量加倍。小剂量胰岛素输注不但能抑制脂肪的分解,而且血糖、血钾下降不至于过快,血糖下降速度以每小时 3.9～6.1mmol/L 为宜。当血糖下降至 13.9mmol/L(250mg/dl),给予 5%葡萄糖水或糖盐水(据血钠水平选择)加入胰岛素.葡萄糖与胰岛素之比(2～6):1。③纠正酸中毒:补充胰岛素后酸性代谢产物重新进入三羧循环被利用,酸中毒即可纠正,只有严重酸中毒才需要补碱,补碱指征为 $pH<7.1$、$HCO_3^-<5mmol/L$,一般给 5%的碳酸氢钠 100ml,稀释成 1.25%的等渗液,补碱过多过快对预后不利。④补钾:DKA 时体内失钾,治疗开始血钾低立即补钾;血钾正常,尿量 $>40ml/h$,也开始补钾;血钾正常,尿量 $<30ml/h$ 暂缓补钾。首个 24h 补钾 6～9g 或更多,病情恢复后仍需继续口服补钾 1 周。⑤去除诱因。⑥防治并发症。⑦病情监测:观察生命体征、记出入量、每 1～2 小时测血糖、每 4～6 小时复查血酮体、肾功能、电解质及酸碱平衡指标。

表 5-6　几种糖尿病急性并发症的鉴别诊断

项目	糖尿病酮症酸中毒	高渗性非酮症高血糖昏迷	乳酸酸中毒	低血糖昏迷
病史	有或无糖尿病病史,有糖尿病酮症酸中毒诱因,如中断治疗、胰岛素剂量不足、感染等	有或无糖尿病病史,有限制进水、呕吐、腹泻、感染、静脉注射高糖或糖皮质激素、利尿药等	有感染、休克、失血、缺氧、饮酒、大量使用苯乙双胍史,多有心血管、肝肾疾病史	多有大量注射胰岛素或服用过量降糖药史,或用药后延迟进食及过度体力活动史
起病	慢,2～3d	慢,数日	较急	急,数小时
症状	厌食、呕吐、口渴、多尿、神经症状、昏睡等	神智障碍、躁动、局灶症状、抽搐、瘫痪、昏迷等	厌食、恶心、气短、乏力、昏睡、眩晕等	饥饿感、多汗、心悸、乏力、手抖
体征				
呼吸	深大,有酮味	正常	深大	正常
皮肤	干燥、弹性差	干燥、失水	可失水	苍白、多汗
腱反射	迟钝	亢进或消失	迟钝	亢进,巴宾斯基征阳性
实验室检查				
尿糖	++～+++	++～++++	阴性～+++	阴性～+
尿酮	+～+++	阴性～+	阴性～+	阴性
血糖	显著升高	显著升高,多≥33.3mmol/L	正常或升高	显著降低
血钠	降低或正常	正常或显著升高	降低或正常	正常
血 pH	降低	正常或降低	降低	正常
血渗透压	正常或稍升高	显著升高,>350mmol/L	正常	正常
血乳酸	稍升高	正常	显著升高	正常

Ⅱ.高渗性非酮症高血糖昏迷(HONK)

【定义】

在一定诱因作用下,胰岛素分泌相对或绝对不足导致的严重高血糖、高渗透压、脱水为特点的急性代谢紊乱,发病率低于 DKA,死亡率高于 DKA。

【诱因】

①应激;②水摄入不足或丢失过多;③高糖摄入;④药物:糖皮质激素、利尿药、苯妥英钠、氯丙嗪、普萘洛尔、甘油、西咪替丁等。

【病理生理与发病机制】

①胰岛素绝对或相对不足;②生糖激素分泌增多;③严重高血糖、脱水和低钾;④高渗透压,脑细胞脱水及供血不足。

HONK 不伴 DKA 的原因:①有相对较高的胰岛素分泌,足以抑制脂肪的分解和酮体的生成,但不能阻止其他诱因造成的血糖升高;②血浆生长激素和儿茶酚胺水平低于 DKA,脂肪分解和酮体生成的作用弱;③脱水严重不利于酮体的生成;④肝生酮功能和肾排糖能力的下降,血糖很高而酮症较轻;⑤严重的高血糖可能与酮体的生成之间有相互拮抗作用。

【临床表现】

①多为老年,1/3 没有糖尿病病史;②起病缓慢,发病前数天或数周出现典型糖尿病症状、头痛、食欲缺乏、呕吐等;③皮肤干、弹性差、眼球凹陷、心率快、肢体湿冷;④表情淡漠、嗜睡、意识模糊、昏迷、癫痫发作、失语、幻觉、视力障碍等。

【实验室检查】

①尿糖和尿酮:尿糖强阳性,尿酮体阴性或弱阳性;②血糖和血酮:血糖多$\geqslant$33.3mmol/L,血酮正常或略高($<$50mg/dl);③血生化:血钠多升高,血钾可正常、高或低;尿素氮、肌酐常明显升高;④血渗透压肯定升高,血浆总渗透压高于 350mmol/L,有效渗透压高于 320mmol/L。血浆总渗透压$=2(Na^++K^+)+$血糖$+BUN$;血浆有效渗透压$=2(Na^++K^+)+$血糖,单位都是 mmol/L。

【诊断】

中老年糖尿病患者有显著脱水和精神障碍,而无明显深大呼吸,应高度怀疑本病。实验室诊断依据有 ① 血糖$\geqslant$33.3mmol/L;② 血浆有效渗透压$\geqslant$320mmol/L;③ 血清$[HCO_3^-]\geqslant$15mmol/L或动脉血气 pH$\geqslant$7.3。

【治疗】

治疗原则同 DKA,与 DKA 不同之处有:①补液总量大于 DKA,总量多在 6～10L,1/3 在入院前 4h 给予,2/3 在入院 24h 内补足,可静脉、口服同时进行,老年患者注意心功能。②补液种类首选生理盐水,如补生理盐水后血钠仍高于 155mmol/L,可适当应用低渗盐水(0.45%氯化钠溶液或 0.6%氯化钠溶液)。血压低或有休克者,不宜用低渗液可用生理盐水或血浆。血糖降至 16.7mmol/L,改用 5%葡萄糖溶液或者 5%葡萄糖盐水(据血钠水平选择)。③所需胰岛素剂量小于 DKA。

Ⅲ.糖尿病乳酸性酸中毒

【定义】

糖尿病患者在各种诱因作用下引起血乳酸水平升高而导致的酸中毒称为乳酸性酸中毒。

【诱因】

①糖尿病控制不佳;②感染、DKA、HONK 等急性并发症;③大量服用苯乙双胍;④酗酒、一氧化碳中毒、水杨酸、儿茶酚胺、乳糖过量;⑤重要脏器功能障碍:脑血管意外、急性心肌梗死、呼吸衰竭导致组织缺氧、血液灌注不足。

【病理生理】

正常情况下体内的乳酸主要在肝氧化利用,少量经肾排出。糖尿病患者容易发生乳酸酸中毒的原因主要有以下几种。①糖尿病患者存在乳酸代谢障碍,平时即可存在高乳酸血症;②出现 DKA、HONK、严重感染等急性并发症时可造成乳酸堆积,诱发乳酸酸中毒;③糖尿病合并心、肝、肾等慢性并发症时,造成组织器官血液灌注不足、低氧血症造成局部缺氧,诱发乳酸酸中毒。

【临床表现】

发病急,症状不特异,常被原发病和诱发疾病的症状所掩盖。轻型仅有呼吸稍深快,重者呕吐、呼吸深大不伴酮味、血压下降、嗜睡、昏迷、休克。

【实验室检查】

尿糖和尿酮多阴性或弱阳性,血渗透压正常,血糖不甚高,动脉血 pH<7.35,血 CO_2CP 下降,阴离子间隙扩大,血乳酸升高,多>5mmol/L(正常 0.5~1.6mmol/L)。

【诊断】

糖尿病乳酸酸中毒的诊断要点有以下几点。①有糖尿病病史,血糖不升高,没有明显的 DKA。②酸中毒的证据。血 pH<7.35,血[HCO_3^-]<20mmol/L,阴离子间隙>18mmol/L,除外 DKA、肾衰竭等。③血乳酸水平升高,多>5mmol/L。

【治疗】

预防为主,一旦发生病死率高达 50%。治疗措施有以下几点。①补液:纠正休克,改善组织灌注,常用生理盐水,也可用 5%葡萄糖溶液或 5%葡萄糖氯化钠溶液,必要时补充血浆或全血。纠正休克时避免应用肾上腺素和去甲肾上腺素等强的缩血管药物,以免造成组织灌注量进一步减少,可用异丙肾上腺素。②补碱:常用等渗碳酸氢钠使血 pH 达 7.2;但补碱不要过快、过多,否则可加重缺氧和颅内酸中毒。③胰岛素:除降低血糖外,可减少糖的无氧酵解,有利于乳酸的清除。④血液透析:用不含乳酸根的透析液透析,促进乳酸的清除,常用于钠水潴留不能耐受者,尤其是苯乙双胍引起者。⑤去除诱因。

(三)糖尿病合并妊娠和妊娠糖尿病

糖尿病患者妊娠称糖尿病合并妊娠。既往无糖尿病,妊娠过程中诊断为糖尿病,称妊娠糖尿病(GDM)。

1. GDM 危险因素　①糖尿病家族史或 GDM 史;②高龄妊娠;③多产、巨大儿、死产、不孕、羊水过多;④低出生体重;⑤肥胖等。

2. 妊娠对糖、脂肪代谢的影响　①胰岛素敏感性下降;②游离脂肪酸升高;③容易出现酮症。

3. 妊娠对糖尿病的影响　①胰岛素需要量增加;②肾糖阈降低,GFR 升高,负荷加重;③加重增殖性视网膜病变。

4.糖尿病对妊娠的影响　　①流产、胎儿畸形、羊水过多；②妊娠高血压综合征；③DKA；④产道损伤和产后出血。

5.糖尿病对胎儿和新生儿的影响　　①围生期死亡、胎儿畸形、巨大儿、宫内缺氧和发育迟缓、出生低体重；②呼吸窘迫，低血糖，低钙、低镁，高胆红素等。

6.妊娠糖尿病的筛查和诊断　　①筛查时间为孕 24～28 周；②先做 50g 葡萄糖 OGTT 实验，1h 血糖≥7.8mmol/L，再做 75g 葡萄糖 OGTT 实验，结果判定同一般糖尿病。

7.控制目标　　①第四次国际工作会议：空腹血糖≤5.3mmol/L，餐后 1h 血糖≤7.8mmol/L，餐后 2h 血糖≤6.7mmol/L；②美国糖尿病协会（ADA）标准：空腹血糖≤5.7mmol/L，餐后 1h 血糖≤8.6mmol/L，餐后 2h 血糖≤7.2mmol/L。

8.治疗　　①计划妊娠时应停用口服降糖药物；②妊娠期间给予胰岛素或胰岛素类似物治疗，门冬胰岛素诺和锐已经被批准用于孕妇；③热量适当增加，保证体重正常增加，每月＜1.5kg。

（王展华）

第六节　　代谢病

一、血脂异常和脂蛋白异常血症

血脂是血液中所有脂质的总称，血脂异常是指血液中脂质量和质的异常。血脂在血浆中与蛋白质结合形成脂蛋白，血脂异常实际上是脂蛋白异常。长期血脂异常可导致动脉粥样硬化、增加心脑血管疾病的发病率和病死率。

【定义】

1.血脂　　血脂是血浆中脂肪酸（FA）、三酰甘油（TG）、胆固醇（CH）和磷脂（PL）的总称。

2.脂蛋白　　是脂质与蛋白质结合的一种可溶性复合物。脂质通过与脂蛋白结合才能在血液中转运，被机体利用或储存。血浆脂蛋白分为 5 类：乳糜微粒（CM）、极低密度脂蛋白（VLDL）、中间密度脂蛋白（IDL）、低密度脂蛋白（LDL）和高密度脂蛋白（HDL），它们的密度依次增加，颗粒依次减小，其来源、所转运的血脂及生理功能各异。

3.载脂蛋白　　载脂蛋白（Apo）是脂蛋白中的蛋白质，已经发现的有 20 多种，分为 ApoA、B、C、D、E5 型。每一型又分为若干亚型。载脂蛋白的功能：①维持脂蛋白的结构；②作为酶的辅因子；③作为脂质的转运蛋白；④作为脂蛋白受体的配体。

【血脂的代谢】

1.胆固醇　　食物中胆固醇（外源性，游离胆固醇），在小肠腔内与磷脂、胆酸结合成微粒被肠黏膜吸收，与长链脂肪酸结合形成胆固醇酯，形成 CM 和少量 VLDL，经淋巴系统进入体循环。内源性胆固醇由乙酸合成，3-羟基-3-甲基戊二酰辅酶 A（HMG-CoA）还原酶是合成过程的限速酶。

2.三酰甘油　外源性三酰甘油(来自食物)经消化吸收后形成 CM,内源性三酰甘油主要在肠和肝合成,构成 VLDL 后进入血浆,它是机体恒定的能量来源,在脂蛋白脂酶(LPL)作用下分解为游离脂肪酸(FFA),供机体和组织利用。

【血脂异常的分类】

1.病因分类　分为原发性和继发性。原发性血脂异常是遗传基因的缺陷所致,继发性血脂异常是全身系统性疾病所致。原发性和继发性可同时存在。

2.表型分类　根据各种血浆脂蛋白升高的程度,血脂异常分为 5 型(Ⅰ、Ⅱ、Ⅲ、Ⅳ和Ⅴ型),其中Ⅱ型又分为 2 个亚型。Ⅱa、Ⅱb、Ⅳ型较常见。

3.临床分类　临床上将血脂异常简单地分为高胆固醇血症、高三酰甘油血症、混合型高脂血症和低高密度脂蛋白胆固醇血症。

4.基因分类　基因缺陷所致的血脂异常多具有家族聚集性,有明显的遗传倾向,临床上通常称为家族性脂蛋白异常血症。常见的有家族性混合型高脂血症、家族性高三酰甘油血症。

【病因与发病机制】

1.原发性血脂异常　家族性脂蛋白异常血症是由于基因缺陷所致,如家族性 LPL 缺乏、家族性 ApoCⅡ缺乏、LDL 受体缺陷、家族性 ApoB100 缺陷等。大多数原发性血脂异常原因不明,呈散发性,是由多个基因与环境综合作用的结果,有关的环境因素包括不良的饮食习惯、体力活动不足、肥胖、年龄增加、吸烟、酗酒等。

2.继发性血脂异常

(1)全身系统性疾病:糖尿病、甲状腺功能减退症、库欣综合征、肝肾疾病、系统性红斑狼疮、骨髓瘤、脂肪萎缩症等。

(2)药物:噻嗪类利尿药、β受体阻滞药、糖皮质激素等。

【临床表现】

多数患者并无明显症状和异常体征,大多因为其他疾病或体检时通过化验血脂才发现,临床表现主要有以下几个方面。

1.黄色瘤、早发角膜环、脂血症眼底改变　黄色瘤最常见,由脂质局部沉积引起,可出现在眼周、掌纹、关节伸侧,形态可呈结节、斑块、丘疹状,最常见的是眼周扁平黄色瘤。早发角膜环出现于 40 岁以下,多伴血脂异常。脂血症眼底多见于严重的高三酰甘油血症。

2.动脉粥样硬化　脂质在血管内皮沉积引起动脉粥样硬化,致早发和进展迅速的心脑血管疾病和周围血管病变。某些家族性血脂异常可于青春期前发生冠心病,甚至急性心肌梗死。

3.胰腺炎　常见于严重的高三酰甘油血症,因乳糜微粒栓子阻塞胰腺的毛细血管,引起局限性胰腺细胞坏死,且多在高脂饮食或饱餐后发生,腹痛的程度与血浆三酰甘油水平呈正相关。

4.引起继发性血脂异常疾病本身的表现。

【辅助检查】

1.血脂测定　采用空腹状态(禁食 12～14h)测血浆或血清 TC、TG、LDL-C、HDL-C,临床上常用的是以酶学技术为基础的化学分析法。TC、TG 分别是所有脂蛋白中胆固醇、三酰甘油的总和,LDL-C 通过计算得出。

2.超速离心技术　诊断脂蛋白异常血症的金标准,但技术复杂、成本昂贵、难以在临床应用。

3.脂蛋白电泳　根据血浆脂蛋白通过电泳时的泳动度将其分为乳糜微粒及 α、β、前-β 4 条脂蛋白区带,分别相当于超速离心法中的乳糜微粒、HDL、LDL 和 VLDL。

【诊断与鉴别诊断】

1.诊断　①询问病史,包括生活习惯和饮食习惯;②有无引起继发性血脂异常的疾病和药物使用史;③有无黄色瘤、早发角膜环、脂血症眼底改变;④血脂测定结果。

2.诊断标准。

3.分类诊断　根据前述进行表型分型,并鉴别原发性和继发性。对原发性家族性脂蛋白异常可进行基因诊断。

【危险评估与治疗目标】

1.血脂异常危险分层　根据血脂异常危险分层决定何时开始治疗及采取何种治疗。

冠心病等危症包括:①有临床表现的冠状动脉以外动脉的粥样硬化;②糖尿病;③有多种危险因素,发生主要冠脉事件的危险相当于已确立的冠心病,心肌梗死或冠心病死亡的 10 年危险>20%。

血脂异常以外的心血管病危险因素包括:①高血压;②吸烟;③低 HDL-C;④肥胖(BMI ≥28kg/m²);⑤早发缺血性心血管疾病家族史(一级亲属发病时男性<55 岁,女性<65 岁);⑥年龄(男≥45 岁,女≥55 岁)。HDL-C≥1.55mmol/L(60mg/dl)为负性危险因素,它的出现可抵消 1 个危险因素。

2.治疗措施和目标。

【治疗】

1.医学营养治疗　最基础的治疗,需长期坚持。高胆固醇血症采用低饱和脂肪酸、低胆固醇饮食,增加不饱和脂肪酸;外源性高三酰甘油血症应严格控制脂肪摄入量,脂肪提供的热量应小于全天总热量的 30%;内源性高三酰甘油血症应限制总热量及糖类,减轻体重,并增加不饱和脂肪酸摄入。运动锻炼、控制体重、戒烟、限盐、适当饮酒。

2.药物治疗

(1)羟甲基戊二酰辅酶 A(HGM-CoA)还原酶抑制药(他汀类):抑制胆固醇合成的限速酶(HGM-CoA 还原酶),阻断胆固醇的合成。适用于高胆固醇血症和以胆固醇升高为主的混合性血脂异常。主要不良反应是肝酶、肌酶升高,严重者出现横纹肌溶解致急性肾衰竭。常用药物有普伐他汀、氟伐他汀、辛伐他汀、阿托伐他汀、瑞舒伐他汀,每晚 1~2 粒。

(2)苯氧芳酸类(贝特类):激活 PPARα,增强 LPL 的脂解活性,促进 VLDL 和 TG 分解及胆固醇的逆向转运。适用于高三酰甘油血症和以高三酰甘油升高为主的混合性血脂异常。主要不良反应是胃肠道反应、一过性肝酶升高、皮疹、血白细胞减少,常用药物有非诺贝特、苯扎贝特。

(3)烟酸类:抑制脂肪组织分解、减少肝 VLDL 的合成和分泌。适用于高三酰甘油血症和以高三酰甘油升高为主的混合性血脂异常。不良反应有面部潮红、瘙痒、胃肠道症状、肝功能损害。常用药物有烟酸、阿昔莫司。

（4）胆酸螯合药：阻碍胆酸的肠肝循环，阻断胆固醇的重吸收。适用于高胆固醇血症和以胆固醇升高为主的混合性血脂异常。不良反应为恶心、呕吐、腹胀、便秘。常用药物有考来烯胺、考来替泊。

（5）依折麦布：主要降 LDLPC。

（6）普罗布考：可降 TC 和 LDL-C，适合用于高胆固醇血症，尤其是纯和子家族性高胆固醇血症。

（7）n-3 脂肪酸制剂：可降 TG 和升高 HDL-C，对 TC 和 LDL-C 无影响，适合高三酰甘油血症和以高三酰甘油升高为主的混合性血脂异常。

3.调脂药物的选择

（1）高胆固醇血症：首选他汀类，单用他汀类药物不能达标，可联合依折麦布。

（2）高三酰甘油血症：首选贝特类和烟酸类药物，也可选用 n-3 脂肪酸制剂。

（3）混合性血脂异常：以 TC 和 LDL-C 升高为主者选用他汀类药物，以 TG 升高为主者选用贝特类药物，如均升高明显可联合用药，但应注意他汀类和贝特类联用增加肌溶解和肝功能损害的可能。

4.其他治疗措施

（1）血浆净化：通过吸附、滤过和沉淀等方法选择性去除 LDL，其缺点是有创、昂贵、需每周重复，仅适合对他汀类过敏或不能耐受的严重难治性高胆固醇血症。

（2）手术治疗：回肠末端切除术、门腔静脉分流术、肝移植术，适合非常严重的高胆固醇血症而又不能耐受药物者。

（3）基因治疗：适合基因缺陷所致的血脂异常。

二、肥胖症

【概述】

肥胖症是指体型发胖、体内贮积的脂肪量超过理想体重 20％以上。肥胖不仅严重影响个人生活，还可进一步引发非胰岛素依赖型糖尿病、高血压、冠心病、骨关节炎、反流性食管炎、女性尿失禁等疾病，并可增加相关肿瘤的发病率，与正常体重人群相比，其各种疾病引起死亡的可能性增加了 50％～100％。根据病因分为原发性肥胖（单纯性肥胖）和继发性肥胖（症状性肥胖）两类，临床上发生率高的是原发性肥胖。

【病因与发病机制】

肥胖的致病因素包括内因和外因两个方面。内因包括遗传因素、精神因素和内分泌因素等；外因则包括饮食因素和运动活动两个方面。

1.遗传因素　流行病学调查表明：单纯性肥胖者中有些有家庭遗传性。父母双方都肥胖，他们所生子女中患单纯性肥胖者比父母双方体重正常者所生子女高 5～8 倍。目前的研究结果提示肥胖和血浆瘦素水平、体重指数相关。

2.精神神经因素 下丘脑食欲中枢和摄食行为受众多激素和细胞因子的调节。脑室内直接注射瘦素比在中枢神经系统以外的全身注射引起的反应更为强烈,提示中枢神经系统为瘦素作用的重要部位。

3.内分泌因素 许多激素如甲状腺激素、胰岛素、糖皮质激素等可调节饮食活动,这些激素可能参与了单纯性肥胖的发病机制。Facchinetti 等在 13 名肥胖儿童中检查,发现血浆 β 内啡肽水平升高,且不能被地塞米松抑制,据此推论肥胖儿童的 β 内啡肽不受促肾上腺皮质激素释放激素的控制,而阿片类拮抗药纳洛酮可使多食现象消失。肥胖者因为胰岛素抵抗而发生高胰岛素血症,而高胰岛素血症可使胰岛素受体降调节而增加胰岛素抵抗,进而形成恶性循环。胰岛素分泌增多,可使得摄食增多,同时抑制脂肪分解,引起体内脂肪堆积。青春期开始,体脂约占体重的 20%,男性在青春期末,体脂减少到占体重的 15%;女性则增加到占体重的 25%。

4.生活方式与饮食习惯 活动较少的人消耗能量减少,易发生肥胖。运动员在停止运动后、食量大的人、戒烟后的人、睡前有进食习惯、每天进餐次数少而每餐进食量大等都与单纯性肥胖的发生有关,但都不是单纯性肥胖的唯一病因。

单纯性肥胖可引起许多不良的代谢紊乱和疾病。如高脂血症、糖耐量异常、高胰岛素血症、高尿酸血症。肥胖者中下述疾病,如高血压、冠心病、卒中、动脉粥样硬化、非胰岛素依赖型糖尿病、胆结石及慢性胆囊炎、痛风、骨关节病、子宫内膜癌、绝经后乳腺癌、胆囊癌、男性结肠癌、直肠癌和前列腺癌发病率均升高。呼吸系统可发生肺通气减少综合征、心肺功能不全综合征(Pickwickian 综合征)和睡眠呼吸暂停综合征。严重者可导致缺氧、发绀和高碳酸血症。

【临床表现与并发症】

1.肥胖可伴有睡眠呼吸暂停综合征(OSAS) 肥胖低通气量综合征(OHS)、Pickwickian 综合征会出现睡眠呼吸暂停、低通气量、高碳酸血症、肺动脉高压、红细胞增多症和心力衰竭等表现。肥胖伴有低氧血症与下列因素有关:①增加速度做功,胸壁增厚降低胸壁的顺应性和膈肌移动;②肥胖增加氧耗和增加 CO_2 的产生;③肺容量的改变导致潮式通气期间小气道阻塞和通气/血流比(V/Q)失调;④出现红细胞增多症和肥胖伴有的高脂血症等使血液流变学的改变。

2.肥胖的主要并发症 肥胖还有一系列并发症,涉及内科、外科、妇产科、皮肤科以及恶性肿瘤等许多疾病,尤需注意肥胖同冠状动脉疾病、脑血管障碍等动脉粥样硬化性疾病的关系。

研究资料显示,随 BMI 的增高,病死率显著增高,在肥胖所致病死率的增加中,以脑血管障碍、冠心病、肝硬化等最显著。心脑血管疾病已成为影响肥胖者预后的主要因素,除直接关联外,高血压、高脂血症、高胰岛素血症等因素的参与亦起一定作用。

3.发病特点和自觉症状 ①单纯性肥胖一般是缓慢变胖(除女性分娩后长胖外),短时间内快速变胖,应多考虑继发性肥胖。②一般轻、中度单纯性肥胖无任何自觉症状,重度肥胖者多有不耐热,活动能力降低,睡眠时打鼾,饭量不增加,甚至比以前相对减少。

4.体格检查 ①肥胖者特征是身材显得矮胖、浑圆,脸部上窄下宽,颈粗短,向后仰头枕部皮褶明显增厚。胸圆,肋间隙不可见,乳房增大。②站立时腹部向前凸出而高于胸部平面,脐孔深凹。③短时间明显肥胖者在下腹部两侧、双大腿和上臂内侧上部和臀部外侧可见紫纹或白纹。④儿童肥胖者外生殖器埋于会阴皮下脂肪中而使阴茎变小变短。⑤手指、足趾粗短,手背因脂肪增厚而使掌指关节骨突处皮肤凹陷,骨突变得不明显。

【辅助检查】

肥胖本身实验室检查无特别异常,主要是检查有无肥胖所引起的不良症状。

1.血液生化

(1)单纯性肥胖者可有口服糖耐量异常,故应检测空腹及餐后 2h 血糖与胰岛素水平。

(2)单纯性肥胖者可合并有高脂血症,应定期检查血脂,常见有三酰甘油、胆固醇和低密度脂蛋白-胆固醇升高。

(3)肝功能可正常,严重脂肪肝者可有肝功能异常。

2.腹部 B 超　检查肝和胆囊(有无脂肪肝、胆结石和慢性胆囊炎)。

3.肥胖的评定及脂肪分布的检测方法

(1)人身测量法。①身高推算法:此方法是根据身高与体重在男、女中有比较恒定的比例关系。方法简单,但只是粗略估计。其计算公式如下,男性标准体重(kg)=身高(cm)-105;女性标准体重(kg)=身高(cm)-100。如果被检者实际体重超过由身高计算出来的标准体重 20% 则判定为肥胖。②体重指数(BMI):此方法的原理也是根据身高与体重有较恒定的关系。我国人 BMI 在 24 以下,>24 为超重,>26 为轻度肥胖,>28 为中度肥胖,>30 为重度肥胖。国外对肥胖的分级标准,轻度 30.0~34.9,中度 35.0~39.9,重度≥40。BMI<18.5 则为低体重。③腰臀比值(WHR):为以脐为标志的腰腹围长度与以髂前上棘为标志的臀部围长(以厘米为单位)之比所得比值。WHR 男性>0.90,女性>0.85 为腹型肥胖。④腰围:2002 年根据我国的调查结果将腰围女性≥80cm,男性≥85cm 作为腹部脂肪蓄积的界限。

(2)人体总脂测定是间接测定体内脂肪总重量的方法。①生物电阻抗测定法:此方法是根据测定生物电阻抗来测量人体脂肪,其原理是生物电阻几何级数与导体长度、形状、横断面以及信号频率有关。肥胖检出率高于单用体重法高。②双能 X 线吸收法:此方法的原理是 X 线球管发生的 X 线经 K 边缘滤波后,形成 70KeV 和 38KeV 两个能量不同的峰,它们经过密度不同的组织则有不同的衰减率。

(3)皮下和腹部脂肪测定法。有 X 线照片、B 超法、CT 法和 MRI 和红外线相互作用法。X 线照片法测量皮下脂肪厚度比皮褶厚度测量要精确些,但较麻烦,而且只能用于有限的、相对安全的部位进行检查,被检者要接触较大量放射线,故不能多次重复检查,已很少应用。

【诊断与鉴别诊断】

单纯性肥胖的诊断应包括病因诊断、肥胖的诊断和并发症诊断。单纯性肥胖病因目前尚不明了,主要靠询问病史,了解与肥胖发病的可能因素,并发症诊断则多依赖于实验室,而评判肥胖的方法则有许多种,常采用 BMI、WHR 和腰围。继发性肥胖都有原发性疾病的临床特征,故易于排除。

1.皮质醇增多症　临床特点向心性肥胖、皮肤紫纹、高血压、月经紊乱或闭经、满月脸、水牛背、多毛、多血质面容、骨质疏松等。实验室检查及其他检查:血浆皮质醇和尿 17-羟皮质类固醇增高,且不能被小剂量地塞米松抑制,血浆 ACTH 正常、升高或降低(因病因不同而异),糖耐量异常,肾上腺 CT、肾上腺静脉采血测定血浆皮质醇及动脉造影有助于病因诊断。

2.多囊卵巢综合征　临床特点闭经或月经周期延长、不育、多毛、肥胖、痤疮、男性化、女性发病。实验室检查及其他检查可见血浆睾酮、去氢异雄酮及其硫酸盐升高，雌二醇降低，盆腔B超、CT可见卵巢增大，注射HCG血浆雄激素水平增高。

3.胰岛素瘤　临床特点是发作性空腹低血糖、肥胖、发作时感软弱乏力、出汗、饥饿感、震颤、心悸或表现为精神症状等，因进食过多而有肥胖。口服糖耐量试验呈低平曲线，血胰岛素水平升高，胰岛素释放指数>0.3，饥饿试验、甲苯磺丁脲（D860）刺激试验，CT胰腺扫描或胰动脉造影有助于诊断。

4.下丘脑性肥胖　为均匀性肥胖，常伴有下丘脑其他功能紊乱的临床表现，如睡眠进食障碍、体温调节障碍、自主神经活动功能紊乱、尿崩症，女性月经紊乱或闭经，男性性功能降低，此外还有原发性疾病的临床表现。自主神经功能检查、尿比重、禁水垂体加压素联合试验、GnRH兴奋试验、头颅CT或垂体CT或MRI、脑电图等检查以明确下丘脑病变。

【治疗】

肥胖是由于每日摄入热能总量超过了机体消耗能量的总量，剩余的热能则以脂肪的形式储存于体内，从而引起肥胖。据此，肥胖的治疗主要包括两个方面：即减少摄入，增加消耗。具体措施包括下面5个方面。

1.饮食控制　饮食控制就是限制每日能量的摄入。能量摄入减少，而日常活动不变，长此以往，即可使体重减轻。减肥的饮食有两种：①极低热量饮食；②低热量饮食。极低热量饮食是每日供应热量为3000kJ（800kCal）。此种饮食可完全用流汁饮料，但含有供人体需要的最低的能量。用此种饮食治疗平均每周可使体重减轻1.5～2.5kg。如果用此种饮食治疗12～16周，则体重可减轻约20kg。此种饮食治疗方案虽然体重减轻较快、较明显，但也有其缺点：①病人顺应性差，难于坚持，故此种饮食治疗方案只能短期应用；②不适于伴有严重器质性疾病患者；③需要医师监护；④停止这种饮食治疗后12个月后75%的患者体重又增加，2年后85%～95%的人增加到饮食治疗前的基础体重水平。

2.体力活动或运动　体力活动或运动在于增加能量消耗。1994年英国健康调查表明：每周做中度或激烈运动至少3次者男性平均体重比不运动者BMI低$0.79kg/m^2$，女性则低$1.4kg/m^2$；BMI$\geqslant 27.8kg/m^2$者，41%男性为不运动者，女性为31%；BMI$\geqslant 31.1kg/m^2$者，运动更少者占30%，BMI$\geqslant 32.3kg/m^2$的女性，活动更少者占46%。由此可见，活动或运动少者易得肥胖，增加活动和运动可使肥胖者体重减轻，体重减轻的程度与活动和运动的频率和强度有关。活动频数多，强度大，则体重减轻越多。如果运动与饮食治疗相结合，则体重减轻越明显，但如果用极低热量饮食再加上活动，则难于被肥胖者接受和坚持。活动不仅使体重减轻，而且能使减轻的体重得以保持。另外，运动还可使体脂减少。对一般健康人而言，体力活动或运动对健康也是有益的，同时可以减少因肥胖所带来的不良后果，如高血压、心血管疾病和高脂血症等。

3.教育与行为治疗　教育与行为治疗包括营养教育、增加体力活动、社会支持、技艺营造、认知战略。教育和行为治疗还包括自我训练、合理的情绪治疗、改变不正确的认识和饮食行为。

以上3种治疗肥胖的方法是肥胖的基本治疗方法，而且要长期坚持。美国著名的DPP研究是第一项表明生活方式干预可以在多种族高危(IGT)人群中预防非胰岛素依赖型糖尿病发生的大规模临床试验,入选 3234 例 IGT 患者,其中白种人 55%,少数民族 45%(包括非洲裔、西班牙裔、亚裔美国人、印第安人及太平洋岛屿上的居民),年龄 25～85 岁(平均 51 岁),超重或肥胖(平均 BMI＝34);随机分成 4 组:第 1 组改变生活方式(热量摄入 1200～1800kcal/d,低脂饮食,每周锻炼 150min,实验期间体重下降 7%);第 2 组二甲双胍治疗(850mg,每日 2 次);第 3 组对照组应用安慰剂药片;第 4 组接受标准饮食、运动与曲格列酮治疗,该组后因曲格列酮的不良反应而终止。研究结果显示,严格控制生活方式组平均减重 7kg,发生非胰岛素依赖型糖尿病的风险降低 58%,二甲双胍药物治疗组发生非胰岛素依赖型糖尿病的危险降低了 31%。因为所得数据已清楚回答了主要所研究的问题,因此实验比原计划提前 1 年结束。该研究揭示了强化生活方式改变对所有种族、无论男女所带来得价值和益处。

4.药物治疗　现在认为肥胖是一种慢性病,因此像其他慢性病一样也应用药物治疗,但迄今为止尚无一种疗效令人满意的减肥药。从药物作用机制方面,减肥药可分为两大类:一类为抑制食欲以减少能量的摄入,如西布曲明(诺美婷,曲美),成年人每次 10mg,每天 1 次;另一类为影响消化吸收的药物,如奥利司他(赛尼可),成年人每次 120mg,每次餐时或餐后 1h 内服用。有两项双盲、随机、安慰剂对照及平行分组试验评估了二甲双胍在青少年治疗中的疗效。第一项为针对 29 名 12～19 岁非糖尿病的肥胖($BMI > 30kg/m^2$)青少年,一级或二级亲属患有非胰岛素依赖型糖尿病,受试对象易发胰岛素抵抗,并有很高的发生非胰岛素依赖型糖尿病的危险,均采用二甲双胍(1000mg/d)治疗 6 个月,评估其疗效。第二项研究针对 82 名年龄在 10～16 岁的非胰岛素依赖型糖尿病青少年,采用二甲双胍(2000mg/d)进行为期 16 周的治疗,评估其疗效。针对非糖尿病的肥胖青少年的第一个试验,与基线时相比,二甲双胍治疗可显著降低血糖和血胰岛素水平($P < 0.02$),体重在二甲双胍治疗组较安慰剂组平均下降 21.3%,而且二甲双胍治疗可以显著改善 3 个常规应用的胰岛素敏感性指数:胰岛素/血糖比、定量胰岛素敏感性检测指数(QUICKI)和 HOMA 胰岛素抵抗指数,而安慰剂组的这些指数无显著改善。第二项针对青少年非胰岛素依赖型糖尿病的研究显示,与安慰剂相比,二甲双胍治疗可显著改善空腹血糖和 HbA1c($P < 0.001$),与此同时该实验亦评估了二甲双胍的耐受性,最常见的是胃肠道不良反应,然而多数反应是一过性的,且无因此而停药。两项研究中均未出现严重治疗相关的不良反应,提示二甲双胍在青少年的耐受性与成年人相似。

5.手术治疗　手术治疗适用于极度肥胖或有严重肥胖并发症的患者,通过对重症肥胖症患者进行胃肠道改建,缩小胃容积,减少食物的有效吸收面积来达到减肥的目的,可平均减重超重体重的 50%以上,并取得了较为显著的疗效。1994 年 Walter Pories 等(USA)首次提出外科手术可治愈糖尿病,该小组进行了 100 例非胰岛素依赖型糖尿病胃旁路手术,直到近期才引起关注,资料显示术后 6d 即可缓解 IR 和糖代谢紊乱并持续数年。澳大利亚一研究小组随机大样本对照研究显示胃旁路术式根除糖尿病之可能,他们认为糖尿病病程要少于 2 年,体重要有效降低是影响根除的两个重要因素;结果显示胃旁路手术组糖尿病根除率 83%,体重平均下降 20.7kg,代谢综合征缓解率达 70%,而生活方式干预组三项指标分别是 13%、1.7kg 和 10%。另外来自新西兰的研究小组总结了 342 例患者(1990～2003 年),观察 14 年,完整资料

88％,采用的术式有胃旁路术式、蒂捆绑术、十二指肠转位等,术前体重平均 126kg,术后减重 44kg,结果显示高血压者 62％的治愈,非胰岛素依赖型糖尿病 85％的治愈;伤口感染治愈者 11％,患者满意率 84％,不满意 6.4％。此外,为期 7 年的观察显示胃旁路术式使糖尿病根除达 80％,糖尿病改善 20％,而 lap-band 术式使糖尿病根除为 50％,糖尿病改善 10％,因此胃旁路术式被认为治疗重症肥胖的代表术式。

三、脂肪肝

由于疾病或药物等因素导致肝细胞内脂质积聚超过肝湿重的 5％,称为脂肪肝。根据病因,可分为酒精性脂肪肝和非酒精性脂肪肝,本篇主要介绍非酒精性脂肪肝病(NAFLD)。NAFLD 是一组肝病理学改变,与酒精性肝病相似,但无过量饮酒的临床综合征,包括单纯性脂肪肝、脂肪肝炎(NASH)、脂肪性肝纤维化、肝硬化。西方国家脂肪肝的患病率为 20％～30％,我国上海的数据显示为 17.3％。发生 NAFLD 主要危险因素为肥胖、非胰岛素型糖尿病、血脂异常。遗传易感性和胰岛素抵抗与其发病密切相关。

【病因】

1.原发性　肥胖、糖耐量异常、高三酰甘油血症、低高密度脂蛋白胆固醇血症、高血压等。

2.营养性　长期营养不良、快速过度减肥、胃肠旁路手术、全胃肠外营养。

3.药物性　糖皮质激素、雌激素、他莫昔芬、胺碘酮、甲氨蝶呤、地尔硫䓬、齐多夫定、丙戊酸钠、阿司匹林、四环素、可卡因。

4.代谢性　脂肪代谢异常疾病、垂体功能减退、血 β 脂蛋白异常。

5.毒素　毒蘑菇、磷中毒、石化产品、杆菌毒素。

6.感染　人类免疫缺陷病毒、丙型肝炎、肠炎。

【发病机制】

发病机制至今尚未完全明确,二次打击学说目前已被广泛接受。初次打击主要由肥胖、胰岛素抵抗引起外周脂肪组织的三酰甘油分解增加,外周组织的糖类利用障碍,使通过血液输送到肝的游离脂肪酸、糖类增加,肝合成三酰甘油增多。肝细胞线粒体功能障碍导致肝细胞消耗游离脂肪酸的氧化磷酸化以及 β 氧化减少;极低密度脂蛋白(VLDL)合成及分泌减少导致三酰甘油转运出肝细胞发生障碍;三酰甘油在肝积聚,导致肝细胞脂肪变性。二次打击主要是氧化应激和脂质过氧化,脂肪细胞分泌的大量炎性因子,导致脂肪变的肝发生炎症、坏死、纤维化。

【临床表现】

1.起病隐匿　NAFLD 起病隐匿,发展缓慢,临床症状轻微且缺乏特异性,多于体检时偶然发现。

2.右上腹不适　少数患者可有乏力、右上腹轻度不适、肝区隐痛或上腹胀痛等非特异症状。

3.肝大与黄疸 严重脂肪性肝炎可出现食欲缺乏、恶心、呕吐、黄疸等症状,常规体检可发现部分患者肝大、黄疸。

4.肝硬化 发展至肝硬化失代偿期则临床表现与其他原因所致肝硬化相似。

在肥胖患者有 57.5%~74.0% 存在脂肪肝,病态肥胖可达 90%。糖尿病患者也有 50% 的患病率,因此需注意有无肥胖、糖尿病及代谢综合征的表现。

【辅助检查】

1.血清学检查 血清转氨酶和 γ-谷氨酰转肽酶(gGT)水平正常或轻、中度升高(小于正常上限 5 倍),通常以丙氨酸氨基转移酶(ALT)升高为主,AST/ALT>1。

2.B 超检查 肝脂肪浸润可导致回声增强,高于肾和脾,远场回声逐渐衰减,肝内管道结构显示不清;肝轻至中度大,饱满、边缘变钝。对脂肪肝的程度可做粗略的估计,可作为诊断和随访的首选影像学检查。在极度肥胖和局灶型脂肪肝时需注意结果的判断。

3.CT 检查 弥漫性肝密度降低,肝密度普遍低于脾。肝、脾 CT 值比值<1 即可诊断,特异性比超声检查高。肝、脾 CT 值比值≤0.7 且肝内血管显示不清者为中度脂肪肝,肝、脾 CT 值比值≤0.5 且肝内血管清晰可见者为重度脂肪肝。

4.肝细胞病理活检 肝细胞活检可以区分 NAFLD 与 NASH,并可准确评价肝纤维化的程度,排除脂肪肝少见的其他原因。病理学观察应包括肝细胞脂滴的类型、肝小叶累及的部位、脂肪肝的分期及程度。

【诊断】

具体诊断标准如下。

1. NAFLD 的诊断标准 ①无饮酒史或饮酒折合乙醇每周<40g;②除病毒性肝炎、药物性肝病、胃肠道外全营养等可导致脂肪肝的其他疾病;③除原发疾病临床表现外,可有乏力、消化不良、肝区隐痛、肝脾大等非特异性症状及体征;④血清转氨酶可升高,以 ALT 升高为主,常伴有 GGT 和三酰甘油的升高;⑤影像学或肝活检有特征性改变。

2.非酒精性单纯性脂肪肝的诊断标准 具备 NAFLD 诊断标准的①~③项;肝生化检查基本正常;影像学表现符合脂肪肝诊断标准或肝组织学所见视野内 1/3 以上细胞为大泡性脂肪变。

3.非酒精性脂肪性肝炎的诊断标准 具备 NAFLD 诊断标准的①~③项;ATL 水平升高超过正常上限 2 倍,持续 4 周以上;影像学表现符合弥漫性脂肪肝诊断标准;肝组织学表现符合脂肪性肝炎诊断标准(大泡性脂肪变+气球样变+小叶内炎症细胞浸润)。

4.非酒精性脂肪性肝硬化诊断标准 具备 NAFLD 诊断标准的①~③项;影像学提示脂肪肝伴肝硬化或肝组织学表现符合肝硬化诊断标准。

【鉴别诊断】

1.慢性病毒性肝炎 慢性 HBV、HCV、HDV 感染等均可导致肝细胞脂肪变性,其中以丙型肝炎引起的肝细胞脂肪变性最为明显,详细的病史资料、肝炎病毒血清学标记物检测有助于相关疾病的确诊。

2.酒精性肝病　通过向患者及其家属和同事询问饮酒史,有助于酒精性肝炎和非酒精性肝炎的鉴别。每周饮乙醇量<40g 的患者一般不考虑肝损害由乙醇所致;对部分可能隐瞒饮酒史者,酒精中毒相关实验指标的检测有助于明确病因。

此外,还应警惕药物、自身免疫性肝炎、营养不良和代谢或遗传因素诱发的脂肪肝。

【治疗】

非酒精性脂肪肝患者首先要逐渐减肥,合理控制血糖和血脂,并去除其他引起肝病的原因。

1.减少体内过多脂肪(见肥胖症)

(1)减轻体内过多的脂肪是治疗 NAFLD 的最佳措施。制订合理的能量摄入计划,调整饮食结构,进行中等量有氧运动,纠正不良的生活方式和行为,使体重稳步下降(儿童每周减轻 0.5kg,成年人每周减轻 1.6kg)。体重下降过快尽管可减轻肝脂肪变,但是可能会加重炎症及纤维化,应在减肥过程中检测体重及肝功能。

(2)奥利司他是肠道脂肪酶的抑制药,减少脂肪吸收和促进减肥,可改善肝功能指标,常用剂量为 120mg,每日 3 次。西布曲明是一种中枢食欲抑制药,在减肥的同时有肝酶的改善,常用剂量为 10mg,每日 1 次。

(3)严重肥胖或病态肥胖者可行手术治疗。

2.增加胰岛素敏感性,减轻胰岛素抵抗　主要有双胍类和噻唑烷二酮类药物,二甲双胍 0.5~0.85g,每日 3 次,餐后服用。罗格列酮 4~8mg/d。吡格列酮 15~30mg/d。

3.调脂药　20%~80%的 NAFLD 患者存在血脂异常,高脂血症可进一步促进疾病的进展。非诺贝特可以改善胰岛素敏感性,上调肝内游离脂肪酸的氧化,减轻高三酰甘油血症和脂肪肝,常用剂量为 0.2g,每日 1 次。

4.抗氧化剂和保肝药　普罗布考具有降脂、抗氧化的功能,可以降低 ALT 水平。已酮可可碱能抑制 TNF-α,降低肝酶水平,常用剂量为 200~1600mg/d。另外,还有甜菜碱也可减少肝内脂肪沉积。

5.其他　血管紧张素Ⅱ可以促进动物的胰岛素抵抗和肝纤维化,氯沙坦可以改善肝酶谱,降低促纤维化的细胞因子-转化生长因子 β_1 水平,因此,伴有高血压的脂肪肝患者可选择氯沙坦,常用剂量为 0.1g,每日 1 次。

【注意事项】

1.对单纯性脂肪肝患者,逐渐减少体内过多脂肪是首选的治疗。减肥方法不当可能诱发和加剧肝内炎症、坏死和纤维化。

2.良好的血糖、血脂控制可以减少脂肪肝的发生。胰岛素增敏剂罗格列酮、吡格列酮适用于合并非胰岛素依赖型糖尿病患者。

3.有脂肪性肝炎的患者,尤其是伴有肝纤维化者,需要密切监测,注意体重、血糖、血脂的管理。

（常光宇）

第七节　内分泌代谢疾病相关综合征

一、多发性骨纤维营养不良症

骨纤维营养不良症为鸟苷酸结合蛋白(G 蛋白)病中的一种,病灶部位的骨小梁被大量增生的纤维组织取代,骨皮质变薄,易于发生骨折及畸形。根据病变性质,全身性病变可分为单骨型和多骨型两种,若仅单一骨骼受累,称为单骨型骨纤维营养不良症(MOFD),发病年龄多见于 10 余岁至 20 余岁;若存在多个骨骼受累,称为多骨型骨纤维异常增生症(POFD),多于 10 岁以前发病。在 POFD 患者中,同时具备骨骼损害、性早熟和皮肤色素沉着等 3 个特点,称为 McCune-Albright 综合征(MAS)。所有患者均为散发,未见有家族性发病或遗传史者。

【病因】

未完全阐明,G 蛋白中的 Gsα 亚单位基因激活性突变可能是本病发生的重要原因。常见的突变为 20 号染色体长臂 8 号外显子 Arg 201 His 或 Arg 201 Cys 错义点突变,导致 Gsα 亚单位异常激活,使病灶部位细胞内 cAMP 异常增高,进而活化 cAMP 依赖性受体(如 ACTH、TSH、FSH、LH 受体),从而引发一系列改变。

【发病机制】

①Fos 蛋白过度表达,影响细胞增生分化的正常过程,导致骨发育不良和骨组织畸形;②IL-6 分泌增加,刺激病灶周围破骨细胞骨吸收;③血小板衍生生长因子(PDGF-B)升高,促进成纤维细胞增生并激活破骨细胞;④刺激 cAMP 依赖性受体(如 ACTH、TSH、FSH、LH 受体),使相关靶激素的作用增强。例如,卵巢持续活化导致雌激素过度分泌,出现不依赖于促性腺激素释放激素(GnRH)的女性假性性早熟表现;皮肤黑色素细胞分泌黑色素增多引起皮肤色素沉着;对 PTH 抵抗导致骨质软化和佝偻病。

【临床表现】

1.骨骼损害

(1)多骨型病病变可累及身体双侧或以一侧为主,下肢、股骨、胫骨和骨盆较常见,较少累及的部位为肋骨和颅骨,可累及颅底。单骨型病变常累及股骨、胫骨和肋骨,30% 累及颅面骨,尤其是上、下颌骨和颅骨顶部。

(2)骨损害大多数因骨骼局灶性疼痛、畸形或骨折就诊,单骨型患者可无任何症状,多由于其他原因拍摄 X 线片确诊。骨骼灶性病变由纤维结缔组织和散在的未成熟的交织骨和软骨组织结节组成,病变自骨髓腔向骨皮质膨胀性侵犯,导致骨皮质变薄,可有液化、囊变、出血和结节内骨化,形成局灶性畸形,累及骨承重部位可导致跛行和病理性骨折。

(3)颅底骨质增生硬化常压迫脑神经,波及视神经时,导致视神经萎缩。面骨过度增生,使面容不对称,鼻窦闭塞。脊柱、骨盆和四肢长骨损害导致骨畸形、病理性骨折及骨痛。

2.皮肤色素沉着

(1)发生于骨骼病变的同侧,多为局限性深褐色扁平斑(咖啡斑),形状不规则,常为小片状分布,多见于背部,亦可见于口唇、颈背、腰臀部和大腿等处。

(2)在出生时可不明显,但随年龄的增长或阳光暴晒而明显加重、变深。

(3)色素沉着的外形与骨病变的多少有关。如色素沉着边缘清晰,一般仅单一骨受累;若边缘不清,呈地图状,一般为多部位骨受累。

3.假性性早熟

(1)主要见于女性,性早熟多在6岁以前开始,平均发育年龄为3岁(最早为出生后第1个月),病因不清。

(2)通常以周期性阴道出血为最早表现,继之乳腺发育、腋毛及阴毛生长,没有发现排卵的迹象,血浆雌激素正常或显著升高,促性腺激素水平低于正常甚至监测不到。

(3)年幼患者血清 LH 和 FSH 对 GnRH 刺激无反应。这些女性在数年后会出现正常的中枢启动型青春期,有正常的生殖功能。

4.其他病变

(1)MAS 典型的内分泌异常为女性假性性早熟,其他较少见的内分泌病变有甲状腺功能亢进症、库欣综合征、肢端肥大症、巨人症、高催乳素血症、甲状旁腺功能亢进症、男性性早熟等。

(2)高磷酸尿和低磷血症佝偻病或骨质软化可与 MAS 合并存在。有一些存在广泛骨损害的患者伴发低血磷、高尿磷性佝偻病或软骨病。

(3)肥胖为 Gsα 基因突变的主要表型形式之一,其机制未明,目前认为脂肪细胞对肾上腺素的脂肪分解作用不敏感,从而导致肥胖。

(4)肝异常包括严重的新生儿黄疸、肝酶活性增加,肝活检时发现胆汁淤积和胆管异常的表现,有时可为 MAS 的首发症状。

(5)心脏异常包括心脏扩大、持续心动过速和猝死。非典型心肌细胞肥厚在组织学上也表明有内分泌异常的作用。

【辅助检查】

1.影像学检查

(1)病变易累及股骨、胫骨、肋骨及颜面骨,正常骨组织被异常增生的纤维组织取代,表现为不同程度的骨膨胀和骨皮质变薄,但骨外形完整,脊柱和长骨常伴病理性骨折。

(2)X 线片可表现为囊状、毛玻璃样、丝瓜络状、虫蚀状等改变。曾发生骨折的病灶区域的皮质骨可有硬化表现。

(3)在头颅、脊柱和骨盆等部位,螺旋 CT 扫描加骨的三维重建是发现本病骨损害的较敏感方法。

(4)MRI 能显示大部分在 X 线平片或 CT 片上不能显示的病灶(如坏死、液化、出血),如纤维或纤维骨样组织病灶在 T_1 加权像和 T_2 加权像均呈低信号。

2.生化或放免检查　血清钙、磷通常是正常的,根据合并内分泌异常不同,可存在不同改变。如合并甲状旁腺功能亢进症,则血钙可升高,尿磷增多,血磷降低,血 ALP 增高;合并性早熟者,血清雌激素、孕激素或雄激素水平增高;合并肢端肥大症和高催乳素血症则可测得增高的 GH 或 PRL 等。

3.基因分析　利用 PCR 扩增到的病人血液和病变组织细胞 DNA 的片段产物,用变性梯度凝胶电泳和特异性对耦联微量核苷酸杂交的方法可分析出基因的 R201C 和 R201H 的突变,从而为 MAS 提供分子病因的诊断和治疗依据。

4.病理检查　一般无必要,如诊断有困难,可活检病变皮肤或对有病变的骨骼进行病理形态检查。本病的骨骼呈纤维结构不良改变,纤维组织丰富,新生的骨小梁被挤压。如条件允许,应同时取骨病变组织做 Gsα 亚单位基因突变分析。

【诊断与鉴别诊断】

可根据临床表现进行诊断,单骨型病变需与单腔骨囊肿、内生软骨瘤、巨细胞瘤、骨嗜酸性肉芽肿等鉴别。多骨型鉴别的疾病包括以下几种。

1.变形性骨炎(Paget 病)　发病年龄极具特征性,25 岁以前很罕见,大部分患者于 40 岁以后发病,X 线片表现无毛玻璃样改变,血 ALP 明显升高。

2.神经纤维瘤病　可有骨损害及皮肤咖啡斑,此病的色素斑比骨纤维异常增生症数量多、分布广泛且边缘光滑,常出现在腋下皮肤皱褶处,不合并内分泌异常,亦无性早熟。

3.甲状旁腺功能亢进症　患者血、尿之钙、磷水平均有变化,无皮肤色素斑,无内分泌改变。

【治疗】

此病有自限倾向,20 岁后骨损害常可停止发展进入静止期,以下措施可改善一些临床症状,提高患者生活质量。

1.骨病的药物治疗

(1)降钙素:降钙素 50～100U 隔日或每周 2 次,肌内注射,有人认为该药对骨畸形造成的局限肿胀和骨折刺激神经末梢引起的疼痛有明显镇痛作用。

(2)二磷酸盐制剂:每日口服 20mg/kg EHDP 疗程 6 个月至 1 年;或静脉滴注帕米磷酸盐 60mg/d,连用 3d,每 6 个月重复 1 次,在治疗 2～3 个疗程后,骨痛及步态异常消失,肢体长度无变化,血 ALP 和尿羟脯氨酸下降。

2.骨矫形治疗　对于 MAS 的肢体畸形严重者,可行截骨矫形术。刮除病灶骨,采用植骨与内固定,术后有可能复发。

3.性早熟的治疗

(1)羟孕酮(MPA):5～10mg/d,可抑制 FSH、LH 的分泌,使乳腺缩小,月经停止,少数患者有恶心、呕吐、乏力和嗜睡等不良反应,有肝、肾功能不全者慎用。

(2)甲地孕酮(达那唑):能抑制促性腺激素的分泌高潮,不抑制正常体内 FSH 和 LH 的基础水平,常用量为 50mg,每日 1～2 次或酌情调整剂量。需定期检查肝功能,肝功能不全者禁用大剂量本品。

(3)甲羟孕酮:每次 100～200mg,每 2 周肌内注射 1 次,作用、疗效与 MPA 类似。

(4)酮康唑:具有抑制肾上腺和性腺类固醇合成的作用,每次 200mg,每日 3 次。治疗 1 年后,性早熟可得到遏止。不良反应有皮肤瘙痒、皮疹和肝功能异常,停药后可恢复。

(5)睾酮内酯:能抑制雌激素分泌,也促进骨的纵向生长和骨骼的成熟,每日 20～40mg/kg,对非促性腺激素依赖性性早熟疗效肯定。

对于肢端肥大症和高催乳素血症可口服多巴胺受体激动药溴隐亭。多发性骨纤维增生引起的视神经受压,可行外科视神经减压处理。

【注意事项】

1.大多数患者预后良好,少数存在 1 个或多个非内分泌系统病变,易于导致死亡。这些病变包括严重的新生儿黄疸、肝功能异常、心肌肥厚、持续性心动过速及无法解释的年轻患者猝死等。

2.此病主要是对症治疗,尚无有效根治方法,其他内分泌腺体功能亢进控制的好坏,直接影响着患者的生存状态。

二、Kallman 综合征

Kallman 综合征(KS)又称低促性腺激素型性功能减退综合征,主要表现为促性腺激素分泌不足的性腺功能减退合并嗅觉丧失或减弱,是一种罕见的先天性遗传病。1944 年由 Kallman 最早报道,因此称 Kallman 综合征,根据其临床特点亦称嗅神经-性发育不全综合征。本病可呈家族性或散发性发病,男、女均可发病,男性发病率约为 1/10000,女性发病率约为 1/50000。部分患者可伴其他神经缺陷,如神经性耳聋及色盲,少数患者合并垂体生长激素缺乏。

【病因】

Kallman 综合征的遗传方式有 3 种:常染色体显性或不完全显性遗传、常染色体隐性遗传、X 连锁隐性遗传。主要病变在下丘脑及邻近的嗅觉中枢,导致下丘脑分泌 GnRH 不足是本病的主要发病原因。X 染色体上的基因 KAL-1 已被确认,近年来常染色体显性方式遗传的成纤维细胞生长因子受体 1(FGFR1 或 KAL-2)基因也被确认,而常染色体隐性遗传方式的基因(KAL-3)尚未被确定。

【发病机制】

X 连锁隐性遗传的发病机制相对比较清楚。胚胎早期 Xp22.3 区域的 KAL-1 基因突变,KLA 黏附蛋白翻译障碍,影响促性腺激素释放激素神经细胞迁移,下丘脑完全或不完全丧失合成、分泌 GnRH 的能力,进而引起性腺功能低下及嗅觉障碍。KAL-1 基因的突变有 3 种类型:①错义或无义突变;②剪切位点的突变;③基因内的缺失和染色体的缺失。在家族性的 Kallman 综合征中,带有 KAL-1 突变基因的男性表现为青春期发育延迟,促性腺激素不足型性腺功能减退等临床症状,而带有 KAL-1 突变基因的女性没有特殊表型。然而,KAL-1 突变基因仅在 14% 的 X 连锁的家系和 11% 的男性散发病例中被发现,大多数 Kallman 综合征还是由常染色体上的基因所致。

FGFR1 基因的突变占 Kallman 综合征病因的 10%,受累者表现为嗅觉丧失、发育迟缓和发育异常的生殖器官,也可表现为牙齿发育不全、唇裂、腭裂。KAL-1 基因和 FGFR1 基因的突变可以解释 Kallman 综合征部分患者的发病机制,但对那些不含有这两种突变基因的患者和常染色体隐性遗传方式患病的个体,还有所涉及的遗传因素目前还不清楚。

【临床表现】

1.性幼稚与嗅觉减退　90％以上的患者症状典型,为性腺发育不全伴嗅觉丧失或减退。典型症状包括以下几种。①类宦官体型:性幼稚状态,第二性征缺乏,骨龄发育迟缓,临床检查发现双侧睾丸体积小如黄豆,精液检查无精子;②伴有多种先天性缺陷如嗅觉障碍、色盲、听力减退、智力差、隐睾、唇颌裂等;③选择性垂体-性腺轴功能减退,LH 和 FSH 水平低下伴血清睾酮(T)水平降低,而其他轴系功能正常(少数患者合并生长激素缺陷)。

2.GnRH 停止释放可出现在任何年龄　大部分患者为先天性缺乏,但少部分患者可在青少年或成年后发病,因此性腺功能减退可多种多样,且个体之间有很大的差异。青春期前发病者,男性患者表现为睾丸体积小,无精子发生,少数患者表现为隐睾;青春期后发病者一般在20~30 岁,其睾丸体积接近正常,质地软,继发性不育。女性患者表现为自幼嗅觉丧失或减退,青春期延迟伴原发性闭经,病情较轻者可有稀发月经,但一般不孕,内、外生殖器均呈幼稚型,身材正常或较高,四肢瘦长,智力正常或稍差,血卵泡刺激素(FSH)、黄体生成素(LH)、雌二醇(E2)呈低水平或测不到。

【辅助检查】

1.垂体性腺轴激素检查　男性患者血清睾酮水平低下,女性患者 E_2 水平低下。男性、女性患者 LH 和 FSH 均低下。

2.GnRH 兴奋试验　各种不同类型的 Kallman 患者垂体对 GnRH 刺激试验的反应波动于无反应或反应很差与有不同程度的反应之间,因此不能根据 GnRH 刺激试验的结果作为诊断的依据。

3.染色体检查　患者染色体检查均为正常核型,男性为 46,XY,女性为 46,XX。

4.MRI 检查　嗅觉器官的形态学异常通过 MRI 检测是最好的方法。患者 MRI 检查均有嗅觉系统异常表现:嗅球、嗅沟未见显示或嗅沟、腺垂体发育不全等。

【诊断】

典型病例通过临床表现和辅助检查诊断并不困难,但有些非典型病例需仔细询问和查体,诊断的主要依据如下:①无颅内器质性或占位性病变的性幼稚型;②血清促性腺激素和睾酮明显低下,除少数患者有生长激素缺乏之外,无其他轴系激素的异常;③可能有多种先天性缺陷或畸形;④性染色质阴性,染色体核型为 46,XY(XX);⑤部分患者可能有阳性家族史,但散发性患者并无家族史。

【鉴别诊断】

1.青春期发育延迟　青春期发育延迟指男、女儿童达到正常青春发育年龄而无性发育的现象,原因包括体质性青春期发育延迟、全身性疾病或营养不良所致青春不发育和性腺发育不全,嗅觉均正常。体质性青春期发育延迟与 Kallmann 的早期鉴别诊断始终是一个十分棘手的内分泌难题,但体质性青春期发育延迟骨龄进展至青春发育期时,夜间 LH 脉冲性分泌开始出现,而 Kallman 综合征无此种脉冲性分泌。

2.后天获得性低促性腺激素型性腺功能减退(AHH) 继发于垂体病变,促性腺激素分泌停止或减少引起继发性睾丸功能衰竭。重复 GnRH 刺激试验有利于鉴别 Kallman 综合征与 AHH,后者对 GnRH 多次重复特别是脉冲式给药无增高反应,而前者一次刺激可能无反应或反应差,但多次重复刺激后可能达到正常反应。

3.特发性低促性腺素性功能减退症 由于患者下丘脑分泌 GnRH 的神经元缺如数目减少、功能低下,或者 GnRH 基因异常,导致血促性腺激素(LH、FSH)水平很低,性激素(T 和 E_2)水平也低。患者性功能减退程度轻重不一,但不伴有嗅觉障碍,也无颅内器质性病变或垂体疾病。

4.高促性腺激素型性功能减退症 在男性和女性分别为 Klinefelter 综合征(克氏综合征)和 Turner 综合征。Klinefelter 综合征又称先天性睾丸发育不全综合征,患者男性第二性征发育差有女性化表现,无胡须,体毛少,身材高大,睾丸小,无精子发生;Turner 综合征又称先天性卵巢发育不全综合征,临床特征包括原发性闭经、子宫发育不良、乳腺发育差、外生殖器幼稚、身材矮小、后发际低、颈短而蹼颈、肘外翻等。上述综合征临床表现均与 Kallman 有相似之处,但均无嗅觉丧失或减退;实验室检查血睾酮水平低下,血 FSH 和 LH 升高,提示为高促性腺激素型性功能减退;染色体检查 Klinefelter 综合征最常见为 47XXY,Turner 综合征为45X,可资鉴别。

【治疗】

目前尚无根治措施,仅限于替代治疗。激素替代方法的选择取决于治疗目的。

1.GnRH 脉冲治疗 可促进腺垂体分泌 LH、FSH,刺激睾丸 Leydig 细胞分泌睾酮和生精上皮细胞产生精子,同时促进附性腺器官的发育和成熟,由于治疗费用高昂、设备限制,此种治疗方案使用较少。

2.性激素或 HCG 替代疗法 为了促进及维持性功能及第二性征,可给予睾酮或雌激素类制剂进行替代治疗;男性也可给予 HCG 2000～4000U,每周 3 次肌内注射,部分患者可在HCG 治疗 6～8 周后血睾酮达到正常或正常低限水平。

3.促性腺激素治疗 有生育要求者为了促进生育能力,可同时使用 HCG 和 HMG,HCG 2000～4000U,每周 3 次肌内注射,HMG 75～150U,每周 3 次肌内注射,以促进精子生成或排卵,但效果欠佳。

【注意事项】

1.男性患者对 HCG 刺激反应波动大,部分患者由于性腺细胞反应迟缓造成兴奋试验结果反应迟钝,但若经 6～8 周 HCG 持续刺激后,血清睾酮可达正常范围;但也有部分患者则为真正的 HCG 刺激无反应,说明患者存在下丘脑和睾丸 Leydeg 细胞的双重缺陷。

2.嗅觉功能异常易被患者忽视,所以遇到性功能低下患者应仔细询问病史。

3.女性部分性 Kallman 综合征易延误诊断,应仔细检查分析。

(常光宇)

第八节　内分泌代谢性疾病合理用药

一、垂体激素

基因重组人生长激素

【药理作用】

作用与人体生长激素相同,既能促进骨骼、内脏及全身生长,促进蛋白质合成,又能影响脂代谢。在肝和肾脏代谢,通过胆汁排泄。

【临床应用】

主要用于内源性生长激素分泌不足而引起的生长障碍,躯体矮小的侏儒症、短小病患儿。此外,还可用于治疗烧伤、骨折、创伤、出血性溃疡、组织坏死、肌肉萎缩症及骨质疏松等疾病。

【用法用量】

本品给药剂量必须个体化。内源性生长激素分泌不足所致生长障碍:每周 $12U/m^2$,或每周 0.6U/kg,分 3 次肌内注射,皮下注射分 6～7 次。性腺发育不全所致生长障碍:每周 $18U/m^2$,或每周 0.7U/kg,分 7 次注射。

【不良反应】

注射部位疼痛、发红和皮下脂肪萎缩,氨基酸转移酶升高,呕吐及腹痛等。

【注意事项】

脑肿瘤患者、骨骺已闭合的儿童、糖尿病患者、颅内进行性损伤者、孕妇和哺乳期妇女禁用。脑肿瘤引起的垂体侏儒病者、心脏或肾脏病患者慎用。使用前需对脑垂体功能作详细检查,准确诊断后才能应用。临用时,用注射用水溶解,轻轻摇动,切勿振荡,以免变性。大剂量糖皮质激素可抑制本品的作用。

【制剂规格】

注射剂:4U,4.5U,5U,10U,15U,24U,300μg。

二、肾上腺皮质激素

肾上腺皮质激素是肾上腺皮质分泌激素的总称,属甾体激素。根据其生理功能可分为 3 类:糖皮质激素、盐皮质激素和弱雌激素。其中糖皮质激素临床应用较多,本文主要介绍糖皮质激素。糖皮质激素在药理剂量能抑制感染性和非感染性炎症;影响免疫反应的多个环节,降低自身免疫性抗体水平;提高机体对有害刺激的应激能力,减轻内毒素对机体的损害;还能解除小动脉痉挛,增强心肌收缩力,改善微循环,起到抗休克的作用。此外,糖皮质激素可影响葡萄糖的合成和利用、脂肪的动员及蛋白质合成。盐皮质激素是维持体内正常水盐代谢不可缺少的激素,其中以醛固酮的生理效应最强,其主要作用是增加远曲肾小管对钠离子的重吸收和对钾离子的排出,即留钠、留水和排钾作用。

糖皮质激素临床用途很广。可用于急慢性肾上腺皮质功能减退症、脑垂体前叶功能减退及肾上腺次全切除术后作替代疗法,严重感染并发的毒血症、自身免疫性疾病、过敏性疾病、缓解急性炎症的各种症状、各种原因引起的休克等。常用的治疗方法有:大剂量突击疗法、一般剂量长期疗法、小剂量代法以及局部用药。

应用时必须严格掌握适应证,防止滥用,避免产生不良反应和并发症;避免长期或大剂量用药,如须长期使用,应给予促皮质激素,以防肾上腺皮质功能减退。本类药物对病原微生物并无抑制作用,因此一般感染不能用本类药物,急性感染中毒时,必须与足量的有效抗菌药物配合应用。停药时应逐渐减量,不宜骤停,以免复发或出现肾上腺皮质功能不足症状。

皮质激素可升高血糖,减弱降糖药的作用;与苯巴比妥、苯妥英钠等肝药酶诱导剂合用,应适当增加本类药物用量;与噻嗪类或两性霉素 B 合用时应注意补钾;皮质激素可使水杨酸盐的消除加快而降低其疗效,此外,两药合用易致消化性溃疡;皮质激素可使口服抗凝血药效果降低,两药合用时抗凝血药的剂量应增加。肾上腺皮质功能亢进、高血压、动脉粥样硬化、心力衰竭、糖尿病、精神病、手术后患者以及胃、十二指肠溃疡及有角膜溃疡、肠道疾病或慢性营养不良的患者应避免使用。孕妇应慎用或禁用;病毒性感染者应慎用。

(一)泼尼松[基](醋酸泼尼松,强的松,去氢可的松)

【药理作用】

中效肾上腺皮质激素类药物,在体内转化为泼尼松龙发挥作用。具有抗炎及抗过敏作用,能抑制结缔组织的增生,降低毛细血管壁和细胞膜的通透性,减少炎症渗出,并能抑制组胺及其他毒性物质的形成与释放。此外,本品还能促进蛋白质分解转变为糖,减少葡萄糖的利用;与大量抗菌药物合用时,有良好的降温、抗毒、抗炎、抗休克及促进症状缓解作用。

【临床应用】

主要用于过敏性与炎症性疾病。由于本品潴钠作用较弱,一般不用作肾上腺皮质功能减退的替代治疗。

【用法用量】

1.治疗过敏性疾病　成人开始每日 20～40mg,需要时可增加到 60mg,分次服用,病情稳定后逐渐减量,维持量每日 5～10mg。

2.抗炎　每日 5～60mg,剂量及疗程因病种和病情而异,宜采用隔日 1 次给药法。

3.治疗自身免疫性疾病　每日 40～60mg,病情稳定后逐渐减量。

4.治疗急性白血病、恶性肿瘤等　每日 60～80mg,病情稳定后逐渐减量。

5.防止器官移植排斥反应　术前 1～2 天开始每日 100mg,术后 1 周改为每日 60mg,以后逐渐减量。

6.补充替代疗法　每日 10～60mg,早晨起床后服用 2/3,下午服用 1/3。

【不良反应】

长期大量服用引起库欣综合征,诱发神经精神症状以及消化系统溃疡、骨质疏松、生长发育受抑制、并发和加重感染。

【注意事项】

肾上腺皮质功能亢进、高血压、动脉粥样硬化、心力衰竭、糖尿病、神经病、癫痫、术后患者以及胃、十二指肠溃疡和有角膜溃疡、肠道疾病或慢性营养不良、肝功能不全者,均禁用。孕妇应慎用或禁用;对病毒性感染应慎用。长期应用本品的患者,在手术时及术后 3～4 天常需酌增用量,以防皮质功能不足。一般外科患者应尽量不用,以免影响伤口的愈合。

【制剂规格】

片剂:5mg×100 片。软膏 0.5%。

(二)地塞米松[基](氟甲去氢氢化可的松,氟美松)

【药理作用】

抗炎作用及抗皮肤过敏作用较泼尼松显著,对垂体、肾上腺皮质的抑制作用较强,而对水钠潴留和促进排钾作用较轻,血浆蛋白结合率低。

【临床应用】

用于过敏性与自身免疫性炎症性疾病。多用于结缔组织病、活动性风湿病、红斑狼疮、严重支气管哮喘等,也用于恶性淋巴瘤和某些严重感染及中毒的综合治疗。

【用法用量】

口服,每日 0.75～3mg,2～4 次/日;维持剂量为每日 0.75mg。用于鞘内注射每次 5mg,间隔 1～3 周注射一次;关节腔内注射一般每次 0.8～4mg,按关节腔大小而定。静脉滴注时,以 5% 葡萄糖注射液 500ml 稀释,可 2～6 小时复给药至病情稳定。

【不良反应】

引起水钠潴留的不良反应较少,较大剂量服用时易引起糖尿类库欣综合征及精神症状。此外,对下丘脑垂体-肾上腺轴功能的抑制作用较强。

【注意事项】

本品潴钠作用微弱,不宜用作肾上腺皮质功能不全的替代治疗。大量服用,易引起糖尿及类库欣综合征长期服用,易引起精神症状及精神病,有癔症病史及精神病病史者最好不用。溃疡病、血栓性静脉炎、活动性肺结核、肠吻合手术后患者忌用或慎用。

【制剂规格】

片剂:0.75mg。注射剂:2mg(1ml)。软膏:0.05%。滴眼剂:1.25mg(5ml)。

(三)氢化可的松[基](氢可的松,可的索,皮质醇)

【药理作用】

本品原为天然糖皮质激素药,现已人工合成抗炎作用为可的松的 1.25 倍,还具有免疫抑制、抗毒、抗休克等作用。此外,也有一定程度的盐皮质激素活性,具有留水、留钠及排钾作用。

【临床应用】

用于结缔组织病、系统性红斑狼疮、严重的支气管哮喘、皮肌炎等过敏性疾病,急性白血病、恶性淋巴瘤等病症。

【用法用量】

静脉给药:每次 100～200mg,每日 1 次,稀释后静脉滴注或肌内注射。

口服：每日 1～2 次，每次 1 片。

【不良反应】

长期大量使用可引起库欣综合征、类固醇型糖尿病、骨质疏松和肌萎缩，诱发或加重感染、溃疡病、精神症状，并存在停药综合征。

【注意事项】

注射液因含醇量较高，不可直接用于静脉注射中枢抑制或肝功能不全患者避免使用。

【制剂规格】

注射剂：10mg(2ml)，25mg(5ml)。注射用氧化可的松琥珀酸钠：50mg，100mg。眼膏：0.5%。软膏：1%。

（四）泼尼松龙（氢化泼尼松，强的松龙）

本品疗效与泼尼松相当，其水盐代谢作用很弱，抗炎作用较强。口服易从胃肠道吸收，生物半衰期介于氢化可的松和地塞米松之间。

【临床应用】

用于过敏性与自身免疫性疾病。

【用法用置】

口服：成人，开始每日量按病情轻重缓急，15～40mg，需要时可用到 60mg，分次服用。病情稳定后应逐渐减量，维持量 5～10mg，视病情而定。小儿，开始用量每日 1mg/kg。

肌内注射：每日 10～30mg。

静脉滴注：每次 10～25mg。

关节腔或软组织内注射（混悬液）：每次 5～50mg，用量以关节大小而定。

滴眼：一次 1～2 滴，一日 2～4 次。

【不良反应】

眼部长期使用可能引起眼压升高、视觉功能下降。

【注意事项】

原发性肾上腺皮质功能不全患者不宜用，注射时应摇匀。

【制剂规格】

注射剂：10mg(2ml)。滴眼剂：50mg(5ml)。片剂：5mg。注射用泼尼松龙：25mg，100mg，250mg。混悬剂：125mg(5ml)。软膏：0.5%。

（五）甲泼尼龙（甲基去氢氢化可的松，甲基强的松龙，甲基氢化泼尼松）

【药理作用】

抗炎作用较强，对钠潴留作用较弱，作用同泼尼松。甲泼尼龙醋酸酯混悬剂分解缓慢，作用持久，可供肌内、关节腔内注射。

【临床应用】

用于抗炎，治疗风湿性疾病、肌原疾病、皮肤疾病、呼吸道疾病、过敏状态、水肿状态；免疫抑制治疗、休克、内分泌失调等。

【用法用量】

口服，开始 1 日 6～24mg，分 2 次，维持量 1 日 4～8mg。

关节腔内及肌内注射，1 次 10～40mg。用于危重患者作为辅助疗法时，推荐剂量为 30mg/kg，静脉输注 30 分钟，此剂量可于 48 小时内，每 4～6 小时重复一次。

冲击疗法：静脉注射，每日 1g，使用 1～4 日，或每个月 1g，使用 6 个月。系统性红斑狼疮：每日 1g，静脉注射，使用 3 日。肾小球肾炎、狼疮性肾炎：每日 1g，静脉注射，使用 3、5 或 7 日。

【不良反应】

水钠潴留较氢化可的松弱，大剂量给药时可导致心律失常。

【注意事项】

全身性真菌感染禁用。注射液在紫外线及荧光下易分解，应避光，治疗严重休克时，应于 4 小时重复给药。甲泼尼龙琥珀酸钠为水溶性，可供肌内注射，或稀释后静脉滴注。其余同"氢化可的松"。

【制剂规格】

片剂：4mg。注射用甲泼尼龙：40mg，500mg。

（六）曲安奈德（曲安缩松，去炎松 A，康宁克痛 A）

【药理作用】

抗炎和抗过敏作用较强且持久。肌内注射后数小时内生效，作用可维持 2～3 周。

【临床应用】

适用于各种皮肤病（如神经性皮炎、湿疹、牛皮癣等）、关节痛、支气管哮喘、肩周炎、腱鞘炎、急性扭伤、慢性腰腿痛及眼科炎症等。鼻喷雾剂用于治疗季节性过敏性鼻炎或常年性过敏性鼻炎。

【用法用量】

1.支气管哮喘　肌内注射，成人每次 1ml(40mg)，每 3 周 1 次，5 次为一疗程。6～12 岁儿童减半，3～6 岁幼儿可用成人剂量的 1/3。

2.过敏性鼻炎　肌内注射，每次 1ml(40mg)，每 3 周 1 次，5 次为一疗程。

3.各种关节病　每次 10～20mg，加 0.25％利多卡因液 10～20ml，每周 2·3 次，症状好转后每周 1～2 次，4～5 次为一疗程。

【不良反应】

月经紊乱、视力障碍、少数患者出现双颊潮红。长期用于眼部可引起眼压升高。鼻喷雾剂可有咳嗽、鼻出血、咽炎、头痛和药物性鼻炎。

【注意事项】

病毒性、结核性或急性化脓性眼病禁用。关节腔内注射可能引起关节损害。妊娠期妇女不宜长期使用。

【制剂规格】

注射剂：40mg(1ml)。乳膏：0.025％，0.1％，0.5％。喷雾剂：55μg×120 喷。

（常光宇）

第六章　风湿免疫疾病与合理用药

第一节　类风湿关节炎

一、概述

类风湿关节炎(RA)是一种病因不明的自身免疫性疾病,可发生于任何年龄,随着年龄的增长,发病率也随之增高,我国的患病率约为 0.32%～0.36%。其中中年女性多见,女性高发年龄为 45～55 岁;性别与 RA 发病关系密切,女性约为男性的 3 倍。主要表现为对称性、慢性、进行性多关节炎。关节滑膜的慢性炎症、增生形成血管翳,侵犯关节软骨、软骨下骨、韧带和肌腱等,造成关节软骨、骨和关节囊破坏,最终导致关节畸形和功能丧失。

二、病因、发病机制

RA 的发病机制至今尚未阐明。已发现同卵双生子的 RA 共同患病率为 30%～50%,这表明 RA 发病与遗传有一定关系,但另一方面也说明遗传因素不是绝对和唯一的病因,尚受其他因素的影响,其中包括环境和感染因素。过去认为 EB 病毒或支原体等微生物感染可能是 RA 的病因,但均未得到证实。另外,体内激素水平也可能与发病有关。如女性在绝经期发病明显增高,在妊娠期症状多缓解。迄今对 RA 的病因还不完全明了,可能是一个具有遗传体质的人,受到环境因素的影响或微生物感染后,产生一系列的免疫反应,导致发生 RA。

现在认为 T 细胞特别是 CD_4^+ 辅助 T 细胞是类风湿关节炎早期免疫反应的关键成分。在关节滑膜下层小血管周围有丰富的巨噬细胞和树突样细胞,这些细胞可以将抗原呈递给 T 细胞。抗原呈递细胞受抗原刺激后,在滑膜中出现迟发超敏反应,HLA-DR 强阳性的巨噬细胞或树突样细胞与有 CD_4^+ 标记物的 T 淋巴细胞接触。B 细胞也可以表达 MHC II 抗原、呈递抗原以及产生活化细胞因子。当抗原、DR 分子和 IL-1 同时存在时,CD_4^+ 淋巴细胞可以引发包括产生 IFN-γ、IL-2 等细胞因子的级联放大反应,这些细胞因子可以激活 T 细胞、B 细胞、巨噬细胞和内皮细胞,促使滑膜内皮细胞产生黏附因子,使更多的炎症细胞趋化聚集,从而使局部产生炎症反应,并且可以促进局部炎症细胞增生。这是类风湿关节炎细胞水平的基本病变。

关节和滑膜损害是 RA 最常见的也是主要的病变。由于巨噬细胞样的滑膜细胞(A 型滑膜细胞)及成纤维细胞样的滑膜细胞(B 型滑膜细胞)的增生,使滑膜明显增厚。在滑膜与软骨,或滑膜与骨的交界处,血管数量明显增多,形成血管翳,后者进入骨及软骨,破坏骨和软骨组织。滑膜组织增生、血管翳和肉芽组织形成是 RA 在关节方面具有特异性的病理改变。到 RA 晚期,由于纤维组织增生或钙化形成而导致关节强直和关节畸形,关节功能产生明显障碍。血管炎是 RA 的另一基本病理改变,主要表现为血管壁坏死,较易侵犯的部位为滑膜、皮肤、肌肉、心脏及神经。类风湿结节是 RA 的另一种特异性病变,突出表现为肉芽肿形成。类风湿结节可以出现于体内任何组织或器官,其中以关节周围组织最为常见。脏器中也可出现类风湿结节,是否表现出临床症状,主要取决于是否影响脏器的功能。

三、诊断思路

(一)病史要点

关节疼痛变形是类风湿关节炎的主要症状和体征,其临床特点如下:

1.病情和病程有个体差异,从短暂、轻微的少关节炎到急剧进行性多关节炎均可出现。

2.受累关节以近端指间关节、掌指关节、腕、肘、肩、膝和足趾关节最为多见;颈椎、颞颌关节、胸锁和肩锁关节也可受累,并伴活动受限;髋关节受累少见。

3.关节炎常表现为对称性、持续性肿胀和压痛。

4.常伴有晨僵。

5.最为常见的关节畸形是腕和肘关节强直、掌指关节的半脱位、手指向尺侧偏斜和呈"天鹅颈"样及纽扣花样表现。重症患者关节呈纤维性或骨性强直,并因关节周围肌肉萎缩、痉挛失去关节功能,致使生活不能自理。

6.除关节症状外,还可出现类风湿结节和心、肺、肾、周围神经及眼等内脏病变。

(二)辅助检查

典型的关节肿痛和变形是诊断本病的有力证据,但一些早期 RA 患者常常缺乏典型的症状和明显的体征,故而 RA 的确诊有赖于血清学和 X 线检查。

本例患者血常规:Hb 80g/L↓,PLT 504×10^9/L↑,WBC 12.88×10/L↑肝肾功:Alb 28.9g/L↓,BUN 11mmol/L↑,Crea 191.4μmol/L↑,URIC 466.3μmol/L↑,余未见异常,血沉:34mm/h↑,免疫:RF 26.7IU/ml↑,ANA1：100↑,抗 CCP＞100RU/ml↑,CRP 63.2mg/L↑,AKA(-),ENA 谱(-),C_3、C_4 正常。双手 X 线片:双手、双腕、双膝骨质疏松;双膝骨质增生、退变,双腕关节融合、囊样改变。

为确诊类风湿关节炎诊断应作的辅助检查包括:

1.常规血液检查

多数活动期患者有轻至中度正细胞性贫血,白细胞数大多正常,有时可见嗜酸性粒细胞和血小板增多。

2.免疫学指标

血清免疫球蛋白 IgG、IgM、IgA 可升高,血清补体水平多数正常或轻度升高,60%～80%患者有高水平类风湿因子(RF),但 RF 阳性也见于慢性感染(肝炎、结核等)、其他结缔组织病和正常老年人。其他如抗角质蛋白抗体（AKA）、抗核周因子（APF）和抗环瓜氨酸多肽（CCP）等自身抗体对类风湿关节炎有较高的诊断特异性,敏感性在 30%～40%。

3.X 线检查

为明确本病的诊断、病期和发展情况,在病初应拍摄包括双腕关节和手及(或)双足的 X 线片,以及其他受累关节的 X 线片。RA 的 X 线片早期表现为关节周围软组织肿胀,关节附近轻度骨质疏松,继之出现关节间隙狭窄,关节破坏,关节脱位或融合。根据关节破坏程度将 X 线改变分为Ⅳ期(表 6-1)。

表 6-1　类风湿关节炎 X 线进展的分期

Ⅰ期(早期)

　　1*　　X 线检查无破坏性改变

　　2　　可见骨质疏松

Ⅱ期(中期)

　　1*　　骨质疏松,可有轻度的软骨破坏,有或没有轻度的软骨下骨质破坏

　　2*　　可见关节活动受限,但无关节畸形

　　3　　邻近肌肉萎缩

　　4　　有关节外软组织病损,如结节和腱鞘炎

Ⅲ期(严重期)

　　1*　　骨质疏松加上软骨或骨质破坏

　　2*　　关节畸形,如半脱位,尺侧偏斜,无纤维性或骨性强直

　　3　　广泛的肌萎缩

　　4　　有关节外软组织病损,如结节或腱鞘炎

Ⅳ期(末期)

　　1*　　纤维性或骨性强直

　　2　　Ⅲ期标准内各条

标准前冠有 * 号者为病期分类的必备条件

(三)诊断要点

1.诊断标准

类风湿关节炎的诊断主要依靠临床表现、自身抗体及 X 线改变。典型的病例按 1987 年美国风湿病学学会分类标准(表 6-2)诊断并不困难,但以单关节炎为首发症状的某些不典型、早期类风湿关节炎,常被误诊或漏诊。随着大家对早期 RA 的关注,为更好地早期诊断和及时治疗 RA,2009 年将颁布 ACR 和 EULAR 联合制定的新的 RA 诊断标准(表 6-3),该标准对 RA 具有较高的敏感性和特异性,这对早期诊断 RA 具有重要意义。除了血、尿常规、血沉、C 反应蛋白、类风湿因子等检查外,患者还可做磁共振显像(MRI),以求早期诊断。对可疑类风湿关节炎患者要定期复查、密切随访。

2.活动性判断

判断类风湿关节炎活动性的项目包括疲劳的严重性、晨僵持续的时间、关节疼痛和肿胀的

程度、关节压痛和肿胀的数目、关节功能受限制程度以及急性炎症指际（如血沉、C反应蛋白和血小板）等。

3.缓解标准

类风湿关节炎临床缓解标准有①晨僵时间低于15分钟；②无疲劳感；③无关节痛；④活动时无关节痛或关节无压痛；⑤无关节或腱鞘肿胀；⑥血沉（魏氏法）女性小于30mm/h，男性小于20mm/h。

表6-2 1987年美国风湿病学学会（ARA）类风湿关节炎分类标准

定义	注释
1.晨僵	关节及其周围僵硬感至少持续1小时（病程≥6周）
2.3个或3个区域以上关节部位的关节炎	医生观察到下列14个区域（左侧或右侧的近端指间关节、掌指关节、腕、肘、膝、踝及跖趾关节）中累及3个，且同时软组织肿胀或积液（不是单纯骨隆起）（病程≥6周）
3.手关节炎	腕、掌指或近端指间关节炎中，至少有一个关节肿胀（病程≥6周）
4.对称性关节炎	两侧关节同时受累（双侧近端指间关节、掌指关节及跖趾关节受累时，不一定绝对对称）（病程≥6周）
5.类风湿结节	医生观察到在骨突部位，伸肌表面或关节周围有皮下结节
6.类风湿因子阳性	任何检测方法证明血清类风湿因子含量异常，而该方法在正常人群中的阳性率小于5%
7.放射学改变	在手和腕的后前位相上有典型的类风湿关节炎放射学改变；必须包括骨质侵蚀或受累关节及其邻近部位有明确的骨质脱钙

以上7条满足4条或4条以上并排除其他关节炎即可诊断类风湿关节炎

表6-3 2009年ACR/EULAR类风湿关节炎诊断标准

受累关节数	分值（0~5分）
1 中大关节	
2~10 中大关节	
1~3 小关节	0
4~10 小关节	1
>10 至少一个为小关节	2
血清学抗体检测	3
RF或抗CCP均阴性	5
RF或抗CCP至少一项低滴度阳性	0
RF或抗CCP至少一项高滴度阳性	2
滑膜炎持续时间	3
<6周	0
≥6周	1
急性期反应物	0
CRP或ESR均正常	1
CRP或ESR增高	

积分6分或以上肯定RA诊断

符合五条或五条以上并至少连续 2 个月者考虑为临床缓解；有活动性血管炎、心包炎、胸膜炎、肌炎和近期无原因的体重下降或发热，则不能认为缓解。

（四）鉴别诊断

类风湿关节炎是一种累及全身多关节和内脏的疾病，在它的诊断过程中，应注意与骨关节炎、痛风性关节炎、反应性关节炎、银屑病关节炎和其他结缔组织病（系统性红斑狼疮、干燥综合征、硬皮病等）所致的关节炎相鉴别。

1.骨关节炎

该病为退行性骨关节病，发病年龄多在 40 岁以上，主要累及膝、脊柱等负重关节。活动时关节痛加重，可有关节肿胀、积液。因手指骨关节炎常被误诊为类风湿关节炎，尤其在远端指间关节出现赫伯登结节和近端指关节出现布夏尔结节时易被视为滑膜炎。骨关节炎通常无游走性疼痛，大多数患者血沉正常，类风湿因子阴性或低滴度阳性。X 线示关节间隙狭窄、关节边缘呈唇样增生或骨疣形成。

2.痛风

慢性痛风性关节炎有时与类风湿关节炎相似，痛风性关节炎多见于中老年男性，常呈反复发作，好发部位为单侧第一跖趾关节，也可侵犯膝、踝、肘、腕及手关节，急性发作时通常血尿酸水平增高，慢性痛风性关节炎可在关节和耳廓等部位出现痛风石。

3.银屑病关节炎

银屑病关节炎以手指或足趾远端关节受累为主，也可出现关节畸形，但类风湿因子阴性，且伴有银屑病的皮肤或指甲病变。

4.强直性脊柱炎

本病主要侵犯脊柱，但周围关节也可受累，特别是以膝、踝、髋关节为首发症状者，需与类风湿关节炎相鉴别。该病有以下特点：①青年男性多见；②主要侵犯骶髂关节及脊柱，外周关节受累多以下肢不对称关节受累为主，常有肌腱端炎；③90％～95％患者 HLA-B27 阳性；④类风湿因子阴性；⑤骶髂关节及脊柱的 X 线改变对诊断极有帮助。

5.结缔组织病所致的关节炎

干燥综合征、系统性红斑狼疮均可有关节症状，且部分患者类风湿因子阳性，但它们都有相应的特征性临床表现和自身抗体。

6.其他

对不典型的以单个或少关节起病的类风湿关节炎要与感染性关节炎（包括结核感染）、反应性关节炎和风湿热相鉴别。

四、治疗

目前，类风湿关节炎的治疗包括药物治疗、外科治疗和心理康复治疗等。

（一）药物治疗

当前国内外应用的药物,包括植物药均不能完全控制关节破坏,而只能缓解疼痛、减轻或延缓炎症的发展。治疗类风湿关节炎的常用药物分为四大类,即非甾类抗炎药(NSAIDs)、改善病情的抗风湿药(DMARDs)、糖皮质激素和植物药。

1. NSAIDs

通过抑制环氧化酶活性,减少前列腺素合成而具有抗炎、止痛、退热、消肿作用。由于NSAIDs 使前列腺素的合成减少,故可出现相应的不良反应,如胃肠道不良反应:恶心、呕吐、腹痛、腹泻、腹胀、食欲不佳,严重者有消化道溃疡,出血、穿孔等;肾脏不良反应:肾灌注量减少,出现水钠潴留、高血钾、血尿、蛋白尿、间质性肾炎,严重者发生肾坏死致肾功能不全。NSAIDs 还可引起外周血细胞减少、凝血障碍、再生障碍性贫血、肝功损害等,少数患者发生过敏反应(皮疹、哮喘),以及耳鸣、听力下降、无菌性脑膜炎等。治疗类风湿关节炎的常见NSAIDs 见表 6-4。

表 6-4　类风湿关节炎常用的 NSAIDS

分类	英文	半衰期(小时)	每日总剂量(mg)	每次剂量(mg)	次/日
丙酸衍生物					
布洛芬	ibuprofen	2	1200～3200	400～600	3
萘普生	naproxen	14	500～1000	250～500	2
苯酰酸衍生物					
双氯芬酸	diclofenac	2	75～150	25～50	3
吲哚酰酸类					
吲哚美辛	indometacin	3～11	75	25	3
非酸性类					
萘丁美酮	nabumetone	24	1000～2000	1000	1～2
昔康类					
炎痛喜康	piroxicam	30～86	20	20	1
烯醇酸类					
美洛昔康	meloxicam	20	15	7.5～15	1
磺酰苯胺类					
尼美舒利	nimesulide	2～5	400	100～200	2
昔布类					
塞来昔布	celecoxib	11	200～400	100～200	1～2

近年来的研究发现,环氧化酶有两种同功异构体,即环氧化酶-1(COX-1)和环氧化酶-2(COX-2)。选择性 COX-2 抑制剂(如昔布类)与非选择性的传统 NSAIDs 相比,能明显减少严重胃肠道不良反应。必须指出的是无论选择何种 NSAIDs,剂量都应个体化;只有在一种NSAIDs 足量使用 1～2 周后无效才更改为另一种;避免两种或两种以上 NSAIDs 同时服用,

因其疗效不叠加,而不良反应增多;老年人宜选用半衰期短的 NSAIDs 药物,对有溃疡病史的老年人,宜服用选择性 COX-2 抑制剂以减少胃肠道的不良反应。应强调,NSAIDs 虽能减轻类风湿关节炎的症状,但不能改变病程和预防关节破坏,故必须与 DMARDs 联合应用。

2.DMARDs

该类药物较 NSAIDs 发挥作用慢,临床症状的明显改善大约需 1~6 个月,故又称慢作用药。它虽不具备即刻止痛和抗炎作用,但有改善和延缓病情进展的作用。目前尚不清楚类风湿关节炎的治疗首选何种 DMARDs。从疗效和费用等考虑,一般首选甲氨蝶呤,并将它作为联合治疗的基本药物。常用于类风湿关节炎的 DMARDs 见表 6-5。

表 6-5 类风湿关节炎常用的 DMARDs

药物	起效时间 (个月)	常用剂量(mg)	给药途径	毒性反应
甲氨蝶呤	1~2	7.5~15 每周	口服、肌注、静注	胃肠道症状、口腔炎、皮疹、脱发、偶有骨髓抑制、肝脏毒性、肺间质变(罕见但严重,可能危及生命)
柳氮磺吡啶	1~2	1000 2~3 次/日	口服	皮疹,偶有骨髓抑制,胃肠道不耐受,对磺胺过敏者不宜服用
来氟米特	1~2	10~20 1 次/日	口服	腹泻、瘙痒、可逆转型转氨酶升高、皮疹、脱发
氯喹	2~4	250 1 次/日	口服	头晕、头痛、皮疹、视网膜毒性、偶有心肌损害、禁用于窦房结功能不全,传导阻滞者
羟氯喹	2~4	200 1~2 次/日	口服	偶有皮疹、腹泻,罕有视网膜毒性,禁用于窦房结功能不全,传导阻滞者
金诺芬	4~6	3 1~2 次/日	口服	可有口腔炎、皮疹、骨髓抑制、血小板减少、蛋白尿,但发生率低,腹泻常见
硫唑嘌呤	2~3	50~150 1 次/日	口服	骨髓抑制,偶有肝毒性、早期流感样症状(如发热、胃肠道症状、肝功能异常)
青霉胺	3~6	250~750 1 次/日	口服	皮疹、口腔炎、味觉障碍、蛋白尿、骨髓抑制,偶致严重自身免疫病

(1)甲氨蝶呤(MTX):口服、肌注或静注均有效。口服 60% 吸收,每日给药可导致明显的骨髓抑制和毒性作用,故多采用每周一次给药。常用剂量为 7.5~25mg/周,个别重症患者可以酌情加大剂量。常见的不良反应有恶心、口炎、腹泻、脱发、皮疹,少数出现骨髓抑制、听力损害和肺间质变。也可引起流产、畸胎和影响生育力。服药期间,应定期查血常规和肝功能。

(2)柳氮磺吡啶(SSZ):一般服用 4~8 周后起效。从小剂量逐渐加量有助于减少不良反应,使用方法:250~500mg/d 开始,之后每周增加 500mg/d,直至 2.0g/d,如疗效不明显可增至 3.0g/d,如 4 个月内无明显疗效,应改变治疗方案。主要不良反应有恶心、呕吐、厌食、消化不良、腹痛、腹泻、皮疹、无症状性转氨酶增高和可逆性精子减少,偶有白细胞血小板减少,该药服药期间应定期查血常规和肝功能。

(3)来氟米特(LEF):剂量为 10～20mg/d 治疗。主要不良反应有腹泻、瘙痒、高血压、肝酶增高、皮疹、脱发和一过性白细胞下降等,服药初期应定期查肝功能和白细胞。因有致畸作用,故孕妇禁服。由于来氟米特和 MTX 两种药是通过不同环节抑制细胞增殖,故两者合用有协同作用。服药期间应定期查血常规和肝功能。

(4)抗疟药:有氯喹(每片 250mg)和羟氯喹(每片 100mg)两种。该药起效慢,服用后 3～4 个月疗效达高峰,至少连服 6 个月后才能宣布无效,有效后可减量维持。用法为:氯喹250mg/d,羟氯喹 200～400mg/d。本药有蓄积作用,易沉淀于视网膜的色素上皮细胞,引起视网膜变性而致失明,服药半年左右应查眼底。另外,为防止心肌损害,用药前后应查心电图,有窦房结功能不全,心率缓慢,传导阻滞等心脏病患者应禁用。其他不良反应有头晕、头疼、皮疹、瘙痒和耳鸣等。

(5)青霉胺:250～500mg/d,口服,起效后可逐渐减至维持量 250mg/d。青霉胺不良反应较多,长期大剂量应用可出现肾损害(包括蛋白尿、血尿、肾病综合征)和骨髓抑制等,如及时停药多数能恢复。其他不良反应有恶心、呕吐、厌食、皮疹、口腔溃疡、嗅觉丧失、淋巴结肿大、关节痛,偶可引起自身免疫病,如重症肌无力、多发性肌炎、系统性红斑狼疮及天疱疮等。治疗期间应定期查血、尿常规和肝肾功能。

(6)金诺芬:为口服金制剂,初始剂量为 3mg/d,2 周后增至 6mg/d 维持治疗。常见的不良反应有腹泻、瘙痒、皮炎、舌炎和口炎,其他有肝、肾损伤、白细胞减少、嗜酸性粒细胞增多、血小板减少或全血细胞减少、再生障碍性贫血。还可出现外周神经炎和脑病。为避免不良反应,应定期查血尿常规及肝、肾功能。孕妇、哺乳期妇女不宜使用。

(7)硫唑嘌呤(AZA):口服后约 50% 吸收。常用剂量 1～2mg/(kg·d),一般 100mg/d,维持量为 50mg/d。不良反应有脱发、皮疹、骨髓抑制(包括血小板减少、贫血),胃肠反应有恶心、呕吐,可有肝损害、胰腺炎,对精子、卵子有一定损伤,出现致畸,长期应用可致癌。服药期间应定期查血常规和肝功能等。

(8)环孢素 A(CsA):与其他免疫抑制剂相比,CsA 的主要优点为无骨髓抑制作用,用于重症类风湿关节炎。常用剂量 3～5mg/(kg·d),维持量是 2～3mg/(kg·d)。CsA 的主要不良反应有高血压、肝肾毒性、神经系统损害、继发感染、肿瘤以及胃肠道反应、齿龈增生、多毛等。不良反应的严重程度、持续时间均与剂量和血药浓度有关。服药期间应查血常规、血肌酐和血压等。

(9)环磷酰胺(CYC):较少用于类风湿关节炎,在多种药物治疗难以缓解病情的特殊情况下,可酌情试用。

3.糖皮质激素

能迅速减轻关节疼痛、肿胀。关节炎急性发作、或伴有心、肺、眼和神经系统等器官受累的重症患者,可给予短效激素,其剂量依病情严重程度而调整。小剂量糖皮质激素(泼尼松10mg/d或等效其他激素)可缓解多数患者的症状,并在 DMARDs 起效前发挥"桥梁"作用,或 NSAIDs 疗效不满意时的短期措施。必须纠正单用激素治疗类风湿关节炎的倾向,用激素时应同时服用 DMARDs。激素治疗类风湿关节炎的原则是:不需用大剂量时则用小剂量;能短期使用者,不长期使用;并在治疗过程中,注意补充钙剂和维生素以防止骨质疏松。

关节腔注射激素有利于减轻关节炎症状,改善关节功能。但一年内不宜超过 3 次。过多的关节腔穿刺除了并发感染外,还可发生类固醇晶体性关节炎。

4.植物药制剂

(1)雷公藤:雷公藤多苷 30～60mg/d,分 3 次饭后服。主要不良反应是性腺抑制,导致精子生成减少、男性不育和女性闭经。雷公藤还可以引起纳差、恶心、呕吐、腹痛、腹泻等,可有骨髓抑制作用,出现贫血、白细胞及血小板减少,并有可逆性肝酶升高和血肌酐清除率下降,其他不良反应包括皮疹、色素沉着、口腔溃疡、指甲变软、脱发、口干、心悸、胸闷、头疼、失眠等。

(2)青藤碱:青藤碱 20mg/片,饭前口服,每次 1～4 片,每日三次。常见不良反应有皮肤瘙痒、皮疹等过敏反应,少数患者出现白细胞减少。

(3)白芍总苷:常用剂量为 300mg,每次 2 片,每日 2～3 次。毒副作用小,其不良反应有大便次数增多、轻度腹痛、纳差等。

(二)心理和康复治疗

关节疼痛、害怕残疾或已经面对残疾、生活不能自理、经济损失、家庭、朋友等关系改变、社交娱乐活动的停止等诸多因素不可避免地给类风湿关节炎患者带来精神压力,他们渴望治疗,却又担心药物不良反应或对药物实际作用效果信心不足,这又加重了患者的心理负担。抑郁是类风湿关节炎患者中最常见的精神症状,严重的抑郁有碍疾病的恢复。因此,在积极合理的药物治疗同时,还应注重类风湿关节炎的心理治疗。另外,在治疗方案的选择和疗效评定上亦应结合患者精神症状的改变。对于急性期关节剧烈疼痛和伴有全身症状者应卧床休息,并注意休息时的体位,尽量避免关节受压,为保持关节功能位,必要时短期夹板固定(2～3 周),以防畸形。在病情允许的情况下,进行被动和主动的关节活动度训练,防止肌萎缩。对缓解期患者,在不使患者感到疲劳的前提下,多进行运动锻炼,恢复体力,并在物理康复科医师指导下进行治疗。

(三)其他治疗

生物制剂,如抗肿瘤坏死因子-α(TNF-α),国外已开始用于类风湿关节炎的治疗。至今有多种抗 TNF-α 拮抗剂制剂(英夫利息单抗 infliximab、依那西普 etanercept、阿达木单抗 Adalimumab 等)。Infliximab 是 TNF-α 的单克隆抗体,Etanercept 是一种重组的人可溶性 TNF-α 受体融合蛋白,Adalimumab 是 TNF-α 的人源化单克隆抗体。国内抗 TNF-α 拮抗剂治疗类风湿关节炎相关研究也显示其可快速起效,有效控制病情。常见的不良反应可为:感染风险增加、肿瘤发生几率增高等。

自体外周血干细胞移植疗法,在国内已开始用于难治性类风湿关节炎的治疗,其确切远期疗效还有待更多病例的积累和随诊观察。

(四)治疗原则

在当今,类风湿关节炎不能被根治的情况下,防止关节破坏,保护关节功能,最大限度的提高患者的生活质量,是我们的目标。因此,治疗时机非常重要。尽管 NSAIDs 和糖皮质激素可以减轻症状,但关节炎症和破坏仍可发生或进展。而 DMARDs 可改善和延缓病情,应及早使用。早期积极、合理使用 DMARDs 治疗是减少致残的关键。必须指出,药物选择要符合安全、有效、经济和简便的原则。

类风湿关节炎一经诊断即开始 DMARDs 治疗。推荐首选 MTX,也可选用柳氮磺吡啶或羟氯喹。视病情可单用也可采用两种或两种以上的 DMARDs 联合治疗。一般对单用一种DMARDs 疗效不好,或进展性、预后不良和难治性类风湿关节炎患者可采用治疗机制不同的DMARDs 联合治疗。如 MTX 可选用 $7.5\sim25mg/w$ 和柳氮磺吡啶 $1.0\sim3.0g/d$。目前常用的联合方案有:①MTX+柳氮磺吡啶;②MTX+羟氯喹(或氯喹);③MTX+青霉胺;④MTX+金诺芬;⑤MTX+硫唑嘌呤;⑥柳氮磺吡啶+羟氯喹。国内还可采用 MTX 和植物药(如雷公藤、青藤碱和白芍总苷)联合治疗。如患者对 MTX 不能耐受,可改用来氟米特或其他DMARDs,难治性类风湿关节炎可用 MTX+来氟米特或多种 DMARDs 联合治疗。联合用药时,可适当减少其中每种药物的剂量。

$2009\sim2011$ 年,ACR/EULAR 等多个国际会议上肯定了生物制剂在治疗中重度类风湿关节炎的疗效。对于中重度类风湿关节炎患者,推荐在甲氨蝶呤作为基本用药的基础上联合使用抗 TNF-α 拮抗剂可快速、有效缓解病情,避免关节进一步损伤。

必须再次强调指出:无论选用哪一种治疗方案,在治疗前必须照双手(包括腕关节)X 线相或受累关节的对称性 X 线相,并于治疗后逐年复查 X 线相用以比较疗效。为避免药物不良反应,用药过程中应严密观察血、尿常规和肝、肾功能,并随时调整剂量。评价治疗反应,除比较治疗前后的关节压痛程度及数目、关节肿胀程度及数目、受累关节放射学改变外,还应包括功能状态的评价,医生和患者对疾病活动性的总体评估。

对所有患者都应监测病情的活动性。对早期、急性期或病情持续活动的患者应当密切随访,直至病情控制。处于缓解期的患者可以每半年随访一次,同时,根据治疗药物的要求定期化验相应指标。

应该明确,经治疗后的症状缓解,不等于疾病的根治,近期有效不等于远期有效。DMARDs 可以延缓病情进展,但亦不能治愈类风湿关节炎,基于这一点,为防止病情复发,原则上不停药,但也可依据病情逐渐减量维持治疗,直至最终停用。

(姚冬云)

第二节　系统性红斑狼疮

系统性红斑狼疮(SLE)是一种自身免疫介导的慢性炎症性疾病,其病因尚不清楚,它的主要特点包括:多系统器官损害及多种自身抗体的产生。正如其他的自身免疫性疾病,免疫系统会攻击机体自身的细胞和组织,导致持续的炎症反应和组织损伤。SLE累及几乎所有的系统器官,包括皮肤、关节、肾、肺、神经系统、浆膜、消化、血液和(或)其他组织器官,临床表现复杂多变。

【流行病学】

既往文献报道西方SLE的患病率为(14.6～122)/10万,中国人群中SLE的患病率大约是70/10万,女性则高达113/10万。SLE通常好发于育龄妇女,女性的患病率明显高于男性,起病的高峰年龄在15～45岁。幼儿及老年人亦可患病,但性别差异不明显。回顾性研究结果显示,在亚太地区,SLE患者中的女性比例为83%～97%,平均发病年龄为25.7～34.5岁。SLE的病程常常多变且难以预料,稳定期和复发期常常交替出现。SLE的发病有一定的家族聚集倾向,10%～12%的SLE患者中有患SLE的一级亲属,SLE患者的所有一级亲属中约3%发病,单卵双生子同时患病的机会为25%～70%,明显高于双卵双生子(1%～3%)。

【病因】

目前研究认为,SLE的发病是多种遗传因素、性激素等内源性因素与外源性因素如感染、紫外线、化学、药物等复杂的多层次的相互作用的结果。通常认为具有遗传背景的个体在环境、性激素及感染等因素的共同作用或参与下引起机体免疫功能异常、诱导T细胞及B细胞异常分化、自身抗体产生、免疫复合物形成及其在各组织的沉积,导致系统性红斑狼疮的发生和进展。

1.内源性因素

(1)遗传易患性:目前研究表明,多种基因与SLE的易患性有关,如HLA-DR2和HLA-DR3分子及其各亚型与SLE的发病显著相关;纯合补体C4a遗传缺陷与SLE发病的风险相关;此外,SLE还与补体C1q,C1r,C1s和C2缺陷具有一定的相关性。

SLE不是单一基因的遗传病,而是多基因相互作用的结果。隶属于SLE易患基因的范围很广,包括参与核抗原免疫耐受机制的基因;参与免疫调节、免疫应答的基因以及包括参与免疫效应造成组织损伤的基因等。除了经典的主要组织相容性复合体Ⅰ型和Ⅱ型基因外,补体基因和免疫应答其他方面的基因都参与了SLE的发病。最近,全基因组关联研究(GWAS)通过筛选数以百万的单个核苷酸多态性(SNP)发现并验证了数十个与SLE相关的易患基因,如FcRy,C_4,C1q,IRF5,STAT4,TLR7,BANK,BLK,ITGAM,TNFAIP3等。这些非MHC遗传位点大都位于3条主要的免疫通路中:凋亡细胞和免疫复合物清除的缺陷;以Toll样受体

(TLR)和Ⅰ型干扰素(IFN)为代表的先天免疫的异常激活；T淋巴细胞及B淋巴细胞的异常活化。一些遗传多态性还与靶器官损伤的易患性有关。此外，由于女性具有2条X染色体，且核型XXY的男性SLE的患病率显著提高，提示SLE的发病性别倾向可能与X染色体有关。目前的研究显示，X染色体上存在SLE的易患基因。

(2)性激素：SLE好发于育龄妇女，女性发病率显著高于男性，提示雌激素与SLE发病有关。同时育龄妇女发病高于儿童和老年妇女，妊娠期和哺乳期常出现病情加重。SLE患者体内雌性激素水平升高，雄性激素降低。这些现象提示性激素参与SLE的发病。然而，在SLE患者中女性激素浓度与疾病活动度之间并未发现明确的相关性，提示这其中遗传和环境因素的作用非常复杂。

2.外源性因素

遗传因素提供了SLE易患背景，但是SLE的发生或病情活动可能与环境或其他外源性刺激有关。其中，感染是重要影响因素之一。感染可通过分子模拟和影响免疫调节功能而诱导特异性免疫应答。EBV病毒感染可以诱发SLE活动。紫外线照射是另一个重要的环境因素，SLE患者暴露于紫外线后可能出现疾病活动，可能的机制是DNA暴露于紫外线后胸腺嘧啶二聚体增多，使DNA具有更强的免疫原性，同时紫外线照射可以诱导凋亡。其他可能的环境因素如饮食因素、化学物质和药物都有可能促发了疾病的发生。

【发病机制】

SLE的发病机制极为复杂，远未阐明，包括免疫耐受缺损、淋巴细胞凋亡障碍、T细胞和B细胞以及NK细胞等功能调节障碍、补体缺陷、免疫复合物清除障碍、细胞因子分泌调节障碍等。几乎免疫系统的所有成分都参与了自身免疫和组织病理，因此，SLE又被称为自身免疫病的原型。

由于遗传、性别和环境因素等影响抗原递呈和免疫应答，造成SLE易患性不同，具有足量易患因素的个体因其免疫系统的异常可以发展为持续存在的抗原表达，随后活化T淋巴细胞及B淋巴细胞，并分泌自身抗体，大量致病性自身抗体和免疫复合物的形成最终导致组织损伤，出现SLE的各种临床症状。致病性自身抗体针对包括核小体、双链DNA，Ro，NR2，红细胞带3蛋白及磷脂等在内的不同抗原的抗体亚群，通常为IgG型且能结合补体，致病性自身抗体的产生可以在SLE临床症状出现前数年发生。

B细胞的激活在其免疫发病机制中起重要作用。在SLE患者体内发现浆细胞、成熟B细胞及记忆性B细胞增多，初始B细胞减少，同时B细胞凋亡的诱导和调节存在缺陷。CR2通路异常可能是B细胞过度活化的一个重要原因，CR2是包括CD21，CD19和CD81在内的细胞表面多聚体，细胞表面分子交联造成信号应答增强以及抑制信号通路的活性降低，促进了B细胞活化。此外，B细胞的异常还包括其细胞因子的产生增多，并对细胞因子反应增强。

T细胞在SLE发病中作用也越来越受到重视，SLE患者体内存在多种T细胞异常现象，如T辅助细胞增多，外周血中表达激活标志(如IL-2R，DR，DP1，Fas)的T淋巴细胞增多，血清 IL-2,SIL-2R,及 IFN-α 水平增高,CD$_4^+$,CD25$^+$Foxp3$^+$,调节性 T 细胞和 CD$_8^+$ 抑制性 T 细胞数量及功能缺陷等。T 细胞功能异常的主要特征是辅助性细胞活性过强和调节性/抑制性 T 细胞活性减弱。SLE 患者体内还存在细胞因子网络的失衡,如 IFN-α,IFN-γ,IL-6 和 IL-10 水平增高,IL-2 和 TGF-β 降低等。

当具有产生致病性自身抗体和免疫复合物的能力并伴随调节机制的异常时,疾病持续进展。在健康个体,自身高反应性 B 淋巴细胞和 T 淋巴细胞可以经由免疫耐受被清除或抑制。而 SLE 患者存在免疫耐受缺陷、免疫复合物清除缺陷、调节性 T 细胞功能降低、凋亡缺陷等。凋亡细胞和免疫复合物清除的缺陷可以活化免疫细胞表面和内部的 Fc 受体或 TLR 受体,激活以 I 型干扰素为代表的先天免疫系统,导致免疫调节的异常,参与 SLE 的发病。免疫耐受的打破,抗原负荷的增加,T 细胞的过度活化,B 细胞抑制的缺失、长效自身免疫性记忆细胞和浆细胞的持续存在则导致 B 细胞的过度活化及病理性自身抗体的持续产生。最终的结果是致病性自身抗体的合成与调控失衡,免疫复合物沉积并激活补体等途径造成组织损伤。多种机制参与了靶器官的损伤。自身抗体沉积触发补体活化或激活相关受体,导致局部组织的炎症。由于不同器官的细胞免疫反应不尽相同,不同个体的易患性也相差甚远,所以不同 SLE 患者的靶器官受累范围和严重程度差异很大。

【临床表现】

SLE 临床表现复杂多样,累及几乎所有的器官系统,自然病程多表现为病情的加重和缓解相互交替,病程迁延反复。多数患者早期表现为非特异的全身症状,开始仅累及 1～2 个系统,部分患者可以长期稳定在亚临床状态或轻型狼疮,少数患者可以突然出现病情短期内加重,甚至危及生命。更多数患者是逐渐出现多系统损害。也有少数患者起病即累及多个系统,表现为重症狼疮。感染、日晒、药物、精神创伤、手术等多种因素均可诱发或加重 SLE 病情,并造成诊断困难。

1.全身症状

发热是 SLE 常见的全身表现,发热程度不一,可以从低热到高热,发热是 SLE 活动的表现,通常对糖皮质激素治疗反应良好,但应除外感染因素,尤其是在激素及免疫抑制治疗中出现的发热,更需警惕,由于激素治疗可以抑制免疫,加重感染,在感染不能完全排除情况下,激素治疗应当慎重。其他全身症状包括疲乏、消瘦等,疲乏是常见但容易被忽视的症状,常是狼疮活动的先兆。

2.皮肤和黏膜病变

在鼻梁和双颧颊部呈蝶形分布的红斑是 SLE 特征性的改变,称为蝶形红斑,常急性起病,光照可使红斑加重或诱发红斑。治疗后可以完全消退而不留痕迹,也可出现色素沉着或不同程度的毛细血管扩张。SLE 特征性皮肤损害还包括深部狼疮,又称狼疮性脂膜炎,为伴或不伴表面皮肤损害的硬结样病变,结节由血管周围单核细胞浸润和脂膜炎引起,常伴疼痛,表现为伴单核细胞浸润的透明脂肪坏死及淋巴细胞性血管炎。

'盘状红斑狼疮,是 SLE 的慢性皮肤损害,见于约 25% 的 SLE 患者,可以不伴其他 SLE 临床症状,病情通常较轻,有 5%～10% 的盘状红斑狼疮可发展为系统性红斑狼疮。盘状皮损特征为散在、红色、轻度浸润性斑块,表面覆有鳞屑,多见于面部、颈部、头皮,皮损愈合后可留有中央凹陷性瘢痕、萎缩、毛细血管扩张及色素沉着。

SLE 患者急性皮肤损害还包括全身红斑和大疱性病变。手足掌面大小鱼际、指端及甲周红斑、结节性红斑、脂膜炎、网状青斑、毛细血管扩张等皮肤损害也常见。此外部分 SLE 患者有雷诺现象。其他皮肤损害尚有光过敏、脱发等,狼疮性脱发的特征是毛发稀疏,容易断裂,与疾病活动性相关。光过敏指 SLE 患者受日光或紫外线照射后出现暴露部位皮疹,或出现原有的皮疹颜色变红,加重伴灼热、瘙痒或刺痛,皮损的严重程度与照射光的强度、距离及照射时间成正比。

黏膜受累也是 SLE 常见的临床表现,全身黏膜均可累及,口腔是最常见的受累部位,鼻部溃疡也有报道。SLE 的口腔溃疡通常为无痛性,可以是 SLE 的首发症状。

3.骨骼肌肉关节系统病变

肌肉和关节骨骼系统是 SLE 最常见累及的系统,53%～95% 的病人有骨骼肌肉关节的症状,也往往是 SLE 就诊的首发症状,关节痛及关节肿胀是主要临床特征,常伴晨僵。几乎全身的关节均可累及,最易受累的是手近端指间关节,而膝、足、距小腿、腕关节均可累及。关节肿痛多呈对称性,有时与类风湿关节炎(RA)难以鉴别。部分患者出现 Jaccoud 关节病,表现为可逆性关节半脱位。典型的 SLE 关节病变是非侵蚀性的。仅少数 SLE 患者可出现骨侵蚀,发展为类风湿关节炎样的侵蚀性关节炎。外周血清中类风湿因子可呈阳性,但一般滴度较低,X 线表现主要为软组织肿胀,皮质下囊性骨损等,但典型的类似于类风湿关节炎的侵蚀性改变罕见。SLE 的滑膜炎为轻到中等度炎症。SLE 患者滑膜病理检查发现,滑膜的病理变化是非特异性的,包括滑膜增生,滑膜表面纤维蛋白沉积,血管周围炎症细胞浸润等,病变特征难以与 RA 相鉴别,但一般无骨和软骨的明显破坏。自发性肌腱断裂是 SLE 少见的并发症,通常与男性、创伤、激素治疗和长病程有关。长期激素治疗的 SLE 患者出现单个关节症状时,应排除化脓性关节炎,关节腔穿刺及滑液培养有助于鉴别。

肌肉酸痛、无力是 SLE 的常见症状,少数患者可有肌酶谱的增高。临床表现可与多发性肌炎相似,多见于活动性 SLE。肌肉病变主要累及四肢近端肌肉,表现为肌痛及肌肉压痛。SLE 相关性肌炎其临床表现一般较原发性多肌炎为轻,对激素的反应也较好。但对于长期服用糖皮质激素的患者,肌无力加重伴或不伴肌酶升高时应除外激素所致的肌病。

缺血性骨坏死是 SLE 患者致残的主要原因,可发生于全身多个部位,通常多见于负重关节,尤其是股骨头,其他如肱骨头、距骨、肩关节等也可累及,但不易诊断。缺血性骨坏死在 SLE 的发生率 5%～10%,对患者的生活质量影响严重。引起骨坏死的机制可能为供应骨髓的血供受阻。其发生可能与雷诺现象、血管炎、脂肪、激素的应用、抗磷脂综合征等有关,特别是长期应用较大剂量的激素与缺血性骨坏死的发生关系十分密切。X 线检查是诊断缺血性骨坏死最简单,最常用的方法,但不太敏感,不能发现早期的缺血性骨坏死。磁共振(MRI)是早期诊断缺血性骨坏死较理想的方法。SLE 患者在激素治疗过程中出现骨关节(尤其是髋关节)疼痛,而常规 X 线检查为正常时,应及时做 MRI 检查。

4.肾病变

SLE 肾损害又称狼疮性肾炎(LN),临床表现轻重不一,从单纯的尿液检查异常到典型的肾炎或肾病综合征,直到终末期肾衰竭。狼疮性肾炎主要临床表现为蛋白尿、血尿、管型尿、白细胞尿、低比重尿、水肿、血压增高、血尿素氮和肌酐增高等,最主要的表现是不同程度的蛋白尿。镜下血尿也常见,肉眼血尿则少见。肾小管也常受损,表现为小管功能异常或间质性肾炎。小管间质改变包括间质炎症细胞浸润,小管萎缩和间质纤维化。小管间质累及的严重程度与肾预后相关。个别患者小管间质病变可以是狼疮性肾炎的唯一表现。

有 50%～70% 的 SLE 患者有典型的肾累及临床表现,LN 是 SLE 发病和住院的主要原因,LN 相关的肾衰竭是 SLE 的主要死亡原因之一。

LN 的主要致病机制是免疫复合物沉积和原位免疫复合物形成,免疫复合物主要由 DNA 和抗 DNA 抗体构成,可能还包括核小体、染色质、层粘连蛋白、C1q,Ro(SSA)及泛素和核糖体的聚合物等。此外,补体异常激活,自身抗体直接作用,T 细胞介导的异常免疫反应也参与了 LN 的发病。

(1)肾病变的病理分型:LN 的病理分型对于预后的估计和治疗方案的确立具有积极意义。通常 I 型和 II 型的 LN 预后较好,IV 型和 VI 型的预后较差。但 LN 患者的病理类型不是一成不变的,I 型和 II 型有可能转变成较差的类型,而 IV 型 LN 在积极治疗后也可以预后良好。由于肾活检病理分型对治疗的指导意义重大,对有肾累及的狼疮患者应及时行肾穿刺以明确狼疮肾炎的病理类型。

目前广泛使用的是国际肾病学会/肾病理学会(ISN/RPS)在 2003 年提出的狼疮性肾炎病理分型标准(表 6-6)。

(2)活动性损害和慢性损害:对肾活检标本,除了进行病理分型外,同时应当评估活动性损害和慢性损害指数。目前多应用 Ausin 等人于 1984 年提出的计分方法(表 6-7)。活动性指数超过 12 分是进展为终末期肾衰竭的危险信号。

表 6-6 国际肾病学会/肾病理学会(ISN/RPS)2003 年狼疮性肾炎病理分型

WHO 分型		
I 型	微小系膜型 LN	光镜正常,但免疫荧光和电镜可见系膜区免疫复合物沉积
II 型	系膜增殖型 LN	光镜下单纯的系膜区细胞或基质增殖,伴系膜区免疫复合物沉积;免疫荧光或电镜可有少量上皮下或内皮下沉积,但光镜上述区域无异常发现
III 型	局灶型 LN	活动性或非活动性局灶性,节段性或球性血管内皮或毛细血管外肾小球肾炎(<50% 的小球受累),通常伴有局灶性内皮下免疫复合物沉积,伴或不伴系膜改变
	III(A)	活动性病变:局灶增殖性 LN
	III(A/C)	活动性+慢性病变:局灶增殖性+硬化性 LN
	III(C)	慢性非活动性病变伴肾小球瘢痕:局灶硬化性 LN

续表

WHO 分型		
Ⅳ型	弥漫型 LN	活动性或非活动性之弥漫性,节段性或球性血管内皮或毛细血管外肾小球肾炎(>50%的小球受累),通常伴有弥漫性内皮下免疫复合物沉积,伴或不伴系膜改变。其中弥漫节段性 LN(1V-S)是指≥50%的小球存在节段性病变,节段性是指<1/2 的小球区域存在病变;弥漫性球性 LN(IV-G)是指≥50%的小球存在球性病变,包括弥漫的"线圈"而无或少有肾小球增殖改变者
	Ⅳ-S(A)	活动性病变:弥漫性节段性增殖性 LN
	Ⅳ-G(A)	活动性病变:弥漫性球性增殖性 LN
	Ⅳ-S(A/C)	活动性+慢性病变:弥漫性节段性增殖性+硬化性 LN
	Ⅳ-G(A/C)	活动性+慢性病变:弥漫性球性增殖性+硬化性 LN
	Ⅳ-S(C)	慢性非活动性病变伴肾小球瘢痕:弥漫性节段性硬化性 LN
	Ⅳ-G(C)	慢性非活动性病变伴肾小球瘢痕:弥漫性球性硬化性 LN
Ⅴ型	膜型 LN	光镜、及免疫荧光或电镜下见球性或节段性上皮下免疫复合物沉积或与之相关的形态 学变化,可伴或不伴系膜改变。Ⅴ型 LN 可合并于Ⅲ或Ⅳ型 LN,应予分别诊断; Ⅴ型 LN 可有进展性硬化性病变
Ⅵ型	晚期的硬化型 LN	≥90%的小球表现为球性硬化,且不伴残余的活动性病变

应列出小管萎缩、间质炎症和纤维化的程度(轻、中、重),及动脉硬化或其他血管病变的程度

表 6-7 肾活检活动性和慢性损害指数

活动性指数	
肾小球增殖性病变	节段性或全小球性毛细血管内细胞增多,毛细血管襻循环容量减少 *
白细胞渗出	≥3 个多形核白细胞/肾小球 *
核碎裂/纤维素样坏死(计分时×2)	核碎裂指细胞核固缩或碎裂。纤维素样坏死指伴有固缩毛细血管的无定形、嗜酸性、无胞浆的残骸 #
细胞性新月体(计分时×2)	毛细血管外上皮细胞增生及巨噬细胞浸润引起大于 1/4 的鲍曼囊超过 2 层细胞 #
透明性沉积	线圈样损害:嗜酸性物质沿毛细血管襻在管腔内均匀沉积。透明栓子:更多的球状、PAS 阳性的物质阻塞整个毛细血管管腔 *
间质炎症	单个核细胞(淋巴细胞、浆细胞、巨噬细胞)在肾小管及间质浸润 *
慢性损害	
肾小球硬化	肾小球毛细血管萎陷伴系膜基质固化膨胀 #
纤维性新月体	鲍曼囊结构为纤维性组织替代 #
肾小管萎缩	肾小管基底膜增厚,伴或不伴小管上皮细胞蜕变,可见分隔开的残余小管 *
间质纤维化	肾小球及肾小管周围纤维组织沉积 *

注:* 计分 0～3,分别为无、轻、中、重度病变;# 计分 0～3,分别为肾小球受累范围为无,<25%,25%～

50%,>50%

（3）肾炎活动性监测：LN往往反复发作，但SLE患者的自觉症状通常不明显，因此，需要密切监测肾炎的活动性。虽然血清肌酐检测对肾炎活动性的敏感性不高，但仍可作为了解肾小球滤过率的监测指标。24h尿蛋白定量是临床上比较方便的指标，其严重程度可以代表肾小球毛细血管襻的受损程度。尿蛋白逐渐下降提示病情好转，迅速升高则提示疾病活动，但其受影响因素较多，通常连续监测其变化趋势更有意义。抗ds-DNA抗体和补体C_3及C_4水平对监测LN活动性具有一定意义。

5.血液系统病变

血液系统异常在SLE中很常见，包括贫血、白细胞减少、血小板减少以及凝血系统异常。白细胞减少可能由疾病本身造成，也可能是治疗药物的不良反应。部分患者有淋巴结肿大和（或）脾大，有时需要进行淋巴结活检排除其他疾病。

SLE患者在病程中多数可发生不同程度的贫血，有报道其贫血的发生率可高达73%～90%，一般为中等度贫血，少数表现为重度贫血。根据贫血发生的机制可分为两大类：即免疫性贫血和非免疫性贫血，前者包括自身免疫性溶血性贫血、再生障碍性贫血，后者包括慢性病性贫血、肾病变所致贫血以及缺铁性贫血。

自身免疫性溶血性贫血一般起病渐进，偶尔可出现溶血危象，Coombs试验阳性，网织红细胞增高。其症状取决于贫血的程度，可表现头晕、乏力、发热、黄疸、尿色深黄、脾大。当发生急性溶血时可有发热、恶心、呕吐、腰痛及血红蛋白尿。由冷抗体引起的冷凝集素综合征主要表现遇冷时耳郭、鼻尖、指（趾）发绀，加温后即迅速消失。此外冷抗体尚可引起阵发性冷性血红蛋白尿，但临床上罕见。

SLE并发再生障碍性贫血并不多见，多数需考虑药物因素导致，但也有少数报道认为系SLE本身疾病所致。慢性病性贫血发病机制不清，可能是慢性炎症刺激下单核巨噬细胞系统增生，活性增强，导致红细胞破坏增多，寿命缩短；单核巨噬细胞系统中铁释放异常，造成缺铁。

白细胞减少不仅常见，而且是病情活动的证据之一。粒细胞减少可能因血中抗粒细胞抗体和免疫复合物在粒细胞表面沉积有关。轻至中度粒细胞减少可无症状或表现为乏力、头晕，如发生粒细胞缺乏则常合并感染，以呼吸道最多见，重者可发展成败血症。淋巴细胞减少常见，往往提示与疾病的活动有关，可能与抗淋巴细胞抗体、淋巴细胞亚型比例的异常及淋巴细胞功能异常有关。SLE患者有时出现白细胞升高，通常是合并感染或是应用糖皮质激素所致。

SLE并发血小板减少最常见的原因是免疫介导的血小板破坏，可检测到抗血小板抗体阳性。重度血小板减少也不少见。血小板减少性紫癜可以是SLE的首发症状，甚至在其他症状出现前多年发生。高滴度抗核抗体阳性或抗SSA/Ro抗体阳性提示潜在SLE的可能。临床表现取决于血小板数量，如血小板计数低于$50×10^9$/L，可能出现皮肤散在淤点、牙龈出血、鼻出血，在女性可表现为月经量增多；如血小板计数低于$20×10^9$/L，可有较明显出血倾向，或胃肠道、泌尿道出血，一旦并发脑内出血，往往危及生命。血栓性血小板减少性紫癜并不常见，临床表现为发热、血小板减少性紫癜、微血管病性溶血性贫血、神经系统损害和肾损害，治疗主要应用糖皮质激素及血浆置换。

SLE 患者由于其体内存在抗磷脂抗体和循环免疫复合物及抗 DNA 抗体而易致凝血异常,主要表现为血栓形成。少数 SLE 患者体内存在循环抗凝物质,可引起明显的出血,但临床十分少见。此外 SLE 患者偶见凝血酶原的缺乏,临床上有明显的出血倾向。

6.心血管系统病变

SLE 心脏病变包括心包炎、心肌炎、心内膜及瓣膜病变等,可由于疾病本身,也可能由于长期服用糖皮质激素治疗所导致。临床表现有胸闷、胸痛、心悸、心脏扩大、充血性心力衰竭、心律失常、心脏杂音等。多数情况下 SLE 的心肌损害不太严重,但是在重症的 SLE,可伴有心功能不全,为预后不良指征。

急性渗出性心包炎是 SLE 多浆膜腔炎症的一种表现,可单独出现,亦可同时伴有胸膜炎,是 SLE 最常见的心血管表现。临床表现为呼吸困难,胸骨后疼痛,心包积液,多见于 SLE 病变活动期。心包积液量常呈少量至中等,通常为渗出性,蛋白含量高,糖含量正常,白细胞增多以多核细胞为多,亦有单核细胞。SLE 原发性心肌受累者不多见,患者可有心悸、呼吸困难,心脏呈弥漫性扩大,伴有心前区杂音、奔马律及各种心律失常,心力衰竭。SLE 伴急性心肌炎者须用激素治疗以缓解症状,多数患者对泼尼松的治疗反应较佳,临床表现为奔马律消失,心衰明显改善。

SLE 的瓣膜病变,最具有特征性的是"非典型性疣状心内膜炎"。表现为在心内膜上有多个直径 1～4mm 的疣状赘生物,多见于瓣膜两侧表面及游离缘、瓣叶交界处及瓣环上,很少附着在腱索、乳头肌或心房心室壁的内膜上。疣状赘生物系由增殖和蜕变的细胞构成,含有纤维蛋白、纤维组织、血小板血栓及苏木素小体。受累瓣叶上有肉芽肿组织、纤维素及局灶性坏死,可见淋巴细胞及浆细胞,最常见于二尖瓣后叶的心室侧。通常疣状心内膜炎不引起临床症状,但可以脱落引起栓塞,或并发感染性心内膜炎。

SLE 可以出现冠状动脉受累,表现为心绞痛和心电图 ST-T 改变,甚至出现急性心肌梗死,其发病率近年来逐渐增高,曾有女性患者<35 岁患急性心肌梗死的报道。除 SLE 相关的冠状动脉炎外,长期使用糖皮质激素加速动脉粥样硬化和抗磷脂抗体导致动脉血栓形成,也可能是冠状动脉病变的重要原因。高血压在 SLE 患者中也常见,多数与 SLE 对肾的损害及激素治疗有关。少数情况下是同时有原发性高血压。长期高血压可导致心肌肥厚,造成充血性心力衰竭。

SLE 患者的传导系统异常并非少见,心电图可表现为房室传导阻滞、束支传导阻滞及房性期前收缩等。抗 Ro/SSA 及抗 La/SSB 抗体可能与新生儿狼疮综合征的先天性完全性传导阻滞有关。

7.呼吸系统病变

肺和胸膜受累约占 50%,胸膜炎和胸腔积液是 SLE 常见的表现,是最常见的呼吸系统症状,有时可以是 SLE 首发症状。胸腔积液常为渗出液,临床表现为胸痛,呼吸困难和咳嗽,积液通常为双侧均匀分布,但有时也可出现在单侧。

急性狼疮性肺炎并不常见,临床表现为咳嗽、呼吸困难、低氧血症和发热。影像学表现为肺部浸润,可为单侧或双侧,组织学检查包括肺泡壁损伤和坏死、炎症细胞浸润、水肿、出血及透明膜形成,也可出现微血管炎。SLE 并发弥漫性出血性肺泡炎病死率极高,多见于高度活动的 SLE 患者,出血量从少量到大量、慢性到急性致命性不等,慢性少量出血者临床可以没有咯血,仅在 X 线上表现为弥漫性肺泡浸润,甚至纤维化,很难诊断,短期内血细胞比容和血红蛋白下降可以是重要指标。病理改变主要为弥漫性肺泡内出血伴大量红细胞、含铁血黄素的巨噬细胞,以及肺泡间隔增厚透明膜形成,Ⅱ型肺泡上皮细胞增生。

SLE 还可出现肺动脉高压、肺梗死、肺萎缩综合征。后者表现为肺容积的缩小,横膈上抬,盘状肺不张,呼吸肌功能障碍,而无肺实质、肺血管的受累,也无全身性肌无力、肌炎、血管炎的表现。

SLE 相关肺间质性病变急性和亚急性期主要表现为肺间质毛玻璃样改变,慢性期主要表现为慢性肺间质纤维化,临床症状为活动后气促、干咳、低氧血症,肺功能检查常显示弥散功能下降。组织学表现不具有特异性,可见不同程度的慢性炎症细胞浸润,支气管周围淋巴组织增生,间质纤维化和Ⅱ型肺泡细胞增殖。少数病情危重者、伴有肺动脉高压者或血管炎累及支气管黏膜者可出现咯血。肺 HRCT 是检测肺间质改变的有效手段,可发现有肺小叶间隔增厚,毛玻璃样改变,蜂窝肺样改变等不同程度的病变。

8.神经系统病变

SLE 可以累及中枢和外周神经系统,又称神经精神狼疮(NPSLE)。脑血管炎是病变的基础。NPSLE 临床表现多种多样,ACR 在 1999 年总结了 SLE 患者的各种神经精神症状,归为共计 19 种临床表现,包括中枢神经系统的无菌性脑膜炎、脑血管病、脱髓鞘综合征、头痛(包括偏头痛和良性颅内高压)、运动失调(舞蹈症)、脊髓病、癫痫发作、急性精神错乱状态、焦虑、认知障碍、情绪失调、精神病等 12 种表现和周围神经系统的急性炎性脱髓鞘性多神经根病(Guillain-barre 综合征)、自主神经系统功能紊乱、单神经病变(单发或多发)、重症肌无力、脑神经病变、神经丛病变、多发性神经病变等 7 种表现。已经发现多种自身抗体与 NPSLE 发病相关,包括抗神经元抗体、抗神经节苷脂抗体、抗核糖体 P 蛋白抗体等,多与弥漫性高级皮质功能障碍相关表现有关。另一类重要的自身抗体是抗磷脂抗体、抗 β_2 糖蛋白抗体等,可通过诱发凝血系统功能异常,导致微血管病变、脑血栓形成、出血等中枢神经系统表现,在治疗上应有所侧重。横贯性脊髓炎在 SLE 中并不多见,临床表现为出现感觉平面、截瘫、括约肌功能障碍、病理征阳性等。

约 40% 的 SLE 患者在发病初期或初次诊断 SLE 时即有神经精神症状。重症 NPSLE 是 SLE 患者死亡的重要原因之一,临床表现包括脑血管意外、昏迷、癫痫持续状态等。NPSLE 的临床表现并无特征性,除 SLE 外,其他因素如脑内感染、药物、高血压、代谢性因素均可有相似的表现,因此,在确诊前必须排除这些原因。脑脊液检查在 NPSLE 中并无特征性改变,但对排除颅内感染十分必要。此外,脑电图、影像学(尤其是 MRI 检查)也有助于诊断 NPSLE。

9.消化系统病变

有25%～40%的SLE患者出现消化系统症状,临床表现包括厌食、恶心、呕吐、腹痛、腹泻或便秘,其中以腹泻较常见,慢性腹泻可以是SLE患者主诉,可伴有蛋白丢失性肠病,并引起低蛋白血症。但这些症状也常与药物有关,水杨酸盐、非甾体抗炎药、抗疟药、皮质激素和细胞毒药物均可诱发,应注意鉴别。

活动期SLE可出现肠系膜血管炎,其表现包括上消化道出血、便血、腹水、麻痹性肠梗阻,腹膜受累时有浆膜炎、粘连或自发性出血等。临床上以腹痛、腹水及急腹症为主要表现,有时甚至被误诊为胃穿孔、肠梗阻而手术探查。SLE并发肠系膜血管炎患者不及时诊断、治疗,可致肠坏死、穿孔,造成严重后果,通常需增加糖皮质激素剂量以控制病情,其病理基础是血管炎,累及上消化道及结肠和小肠的黏膜下血管和(或)肠系膜大小血管,甚至小动脉,可类似结节性多动脉炎。肠系膜血管炎患者偶尔可出现肠系膜血栓和梗死的急性表现,多与抗磷脂抗体有关。SLE引起的浆膜炎、胰腺炎或胃肠血管炎多数不一定要手术治疗,同时由于治疗肠系膜血管炎糖皮质激素需要量较大,贸然进行手术治疗往往造成术后恢复困难。腹部手术,尤其是急诊手术对病变活动期及使用激素中的患者来说,并发症和伤残率均高于对照。但对出血难止及梗死穿孔等情况需及时手术以挽救生命,如肠梗死或穿孔。有时这些症状往往会被疾病本身或激素作用所掩盖,以致错失手术时机导致死亡。当SLE有明显的全身病情活动,同时伴有胃肠道症状和腹部压痛和(或)反跳痛,在除外感染、电解质紊乱、药物、并发其他急腹症等因素后,应考虑本病。腹部CT可表现为小肠壁增厚伴水肿,肠襻扩张伴肠系膜血管强化等间接征象。

SLE相关胰腺炎并不多见,由血管炎和血栓形成引起,但应注意有时淀粉酶升高可能与治疗药物如激素有关。SLE相关胰腺炎多有其他系统累及,对增加激素用量通常有良好反应。SLE患者还常见谷丙转氨酶增高,血清白蛋白水平降低、球蛋白水平及血脂水平升高等,严重肝功能损害少见。SLE食管受累少见,临床表现包括蠕动减少和吞咽困难等,可能与雷诺现象和抗核糖体蛋白抗体有关。

10.眼部

SLE患者出现眼部受累比较普遍,常见于急性活动期,常同时伴有其他系统的活动性损害。眼部受累以视网膜为主,少数视力障碍。视网膜病变主要是棉絮状白斑及视网膜内层出血,常伴有视盘水肿及其周围附近的视网膜水肿,视网膜静脉充盈纡曲扩张。当患者存在高血压时,尚可伴有高血压视网膜病变。

视网膜血管阻塞性疾病是SLE视力下降的重要原因,甚至导致失明。视网膜中央动脉或其分支可发生阻塞,最常见的是多个动脉阻塞的多灶性病变,眼底荧光血管造影显示视网膜毛细血管广泛无灌注区,受累动脉管径变细,形成无灌注的白色区。视网膜中央静脉或其分支也可发生阻塞,但较少见。严重的视网膜血管阻塞,常与NPSLE密切相关,可能与狼疮抗凝物、抗磷脂抗体、抗神经元抗体等自身抗体有关,这可能是两者发病的共同基础。

其他眼部受累包括结膜炎、葡萄膜炎、眼底改变、视神经病变等。眼底改变包括出血、视盘水肿、视网膜渗出等,视神经病变可以导致突然失明。此外眼眶炎症可引起眼球突出、眼睑水肿、结膜充血及水肿,以及眼球运动受限。

【实验室检查】

1.常规检查

活动期 SLE 可出现血细胞异常,包括血小板减少、白细胞减少及血红蛋白下降。尿蛋白阳性、红细胞尿、脓尿、管型尿等提示肾受累。血细胞沉降率(ESR)的增快多出现在狼疮活动期,稳定期狼疮患者的血沉大多正常或仅轻度升高。由于 ESR 监测方便,敏感性较高,通常将其作为临床上评估 SLE 活动性的指标之一。但应注意,ESR 受影响因素众多,特异性差,其他多种情况如感染、女性经期及妊娠、组织损伤、恶性肿瘤等均可有 ESR 升高。故 SLE 患者的 ESR 升高应考虑有无其他因素干扰。有时 SLE 活动时,ESR 也可正常。血清 C 反应蛋白(CRP)水平通常正常,并发关节炎患者可升高,当 CRP 水平明显升高时,应注意 SLE 并发感染的可能性。SLE 患者常有免疫球蛋白升高,通常为多克隆性,γ 球蛋白的升高较为显著。补体 C_3 及 C_4 水平与 SLE 活动性呈负相关,有助于 SLE 的诊断,同时可作为判断疾病活动性的监测指标之一。

2.自身抗体

系统性红斑狼疮的特征是 B 细胞高度活化并产生大量的自身抗体,最终导致组织损害。在临床诊断 SLE 多年前就可出现自身抗体的异常,因此,自身抗体的检测对 SLE 的诊断十分重要,也是评估 SLE 活动性的重要指标。

免疫荧光抗核抗体(IFANA)检查通常是诊断 SLE 和其他系统性自身免疫病的第一步,其检测方便,且灵敏度高,诊断敏感性约 95%。因此,ANA 检测是 SLE 的筛选指标,ANA 阴性的患者仅有不到 3% 的概率患有 SLE,ANA 阴性有助于排除 SLE 诊断。但当存在典型的 SLE 临床表现时,不能单因抗核抗体阴性排除 SLE 诊断。另一方面,ANA 特异性较差,仅为 10%～40%,在其他多种疾病,如系统性硬化症、类风湿关节炎、多发性肌炎、皮肌炎、自身免疫性肝炎和甲状腺炎、感染及肿瘤等均可出现 ANA 阳性,ANA 还与年龄相关,65 岁以上也可出现低滴度的 ANA 阳性。

抗 DNA 抗体分为抗单链 DNA 抗体和抗双链 DNA 抗体。除 SLE 外,抗单链 DNA 抗体还可在药物性狼疮、其他多种免疫性疾病及正常老年人中检出,无特异性,临床价值不大。抗双链 DNA 抗体的敏感性约 70%,同时对 SLE 特异性较高,可达 95%,是 SLE 的特异性抗体之一。抗双链 DNA 抗体滴度通常与 SLE 疾病活动性密切相关,是 SLE 活动性的监测指标之一。有研究认为,抗双链 DNA 抗体的一个亚群与狼疮性肾炎的发病相关,且与肾炎活动性呈正相关。

抗 nRNP 抗体是抗核内核糖蛋白的抗体。除 SLE 外,还可出现在其他多种自身免疫病,常与雷诺现象、肌炎、指端硬化有关。抗 Sm 抗体主要在 SLE 中出现,是 SLE 的标记性抗体,特异性高达99％，但敏感性较差，见于10％～30％的SLE患者，对早期、不典型SLE诊断有很大帮助。分子生物学研究表明，Sm和nRNP是同一分子复合物（RNA-蛋白颗粒）的不同抗原位点，因包含位点不同，抗Sm抗体与抗RNP抗体通常一起出现，几乎没有出现仅抗Sm抗体阳性而抗RNP抗体阴性的现象，而抗nRNP抗体阳性，抗Sm抗体可以阴性。

抗核糖体P蛋白抗体在SLE诊断中特异性较高，但敏感性低于抗双链DNA抗体和抗Sm抗体，回顾性研究提示，抗核糖体P蛋白抗体与SLE的神经精神系统异常有关。抗SSA和抗SSB在SLE及其他结缔组织病中都可增高，与新生儿狼疮和先天性传导阻滞有关。

其他SLE常见的自身抗体还包括：对SLE诊断较好敏感性和特异性的抗核小体抗体和抗膜DNA（mDNA）抗体；与抗磷脂抗体综合征有关的抗磷脂抗体（包括抗心磷脂抗体、抗β_2GP1抗体和狼疮抗凝物）；与溶血有关的抗红细胞抗体；与血小板减少有关的抗血小板抗体等。类风湿因子升高在SLE中也很常见。

【诊断】

SLE的临床表现复杂多样，对存在多系统损害的临床表现伴有自身免疫异常的患者，应考虑SLE的可能。SLE的诊断需要结合患者临床症状，体格检查异常及实验室检查结果进行综合判断。目前常用的是1997年美国风湿病学会（ACR）修订的的系统性红斑狼疮分类标准（表6-8）。符合该分类标准11项中的4项或4项以上，可以诊断SLE，其敏感性和特异性均＞90％。2009年美国ACR公布了关于SLE的新的分类修订标准，分别包括临床标准和免疫学标准。

1.临床标准

（1）急性或亚急性皮肤狼疮表现。

（2）慢性皮肤狼疮表现。

（3）口腔或鼻咽部溃疡。

（4）非瘢痕性秃发。

（5）炎性滑膜炎，并可观察到2个或更多的外周关节有肿胀或压痛，伴晨僵。

（6）浆膜炎。

（7）肾病变：用尿蛋白/肌酐比值（或24h尿蛋白）算，至少500mg蛋白/24h，或有红细胞管型。

（8）神经病变：癫痫发作、精神病、多发性单神经炎、脊髓炎、外周或脑神经病变、脑炎（急性精神混乱状态）。

（9）溶血性贫血。

（10）白细胞减少（至少1次白细胞计数＜$4.0×10^9$/L）或淋巴细胞减少（至少1次淋巴细胞计数＜$1.0×10^9$/L）；血小板减少症（至少1次血小板计数＜$100×10^9$/L）。

2.免疫学标准

（1）ANA滴度高于实验室参考标准。

（2）抗 dsDNA 抗体滴度高于于实验室参考标准（ELISA 法测需 2 次升高）。

（3）抗 Sm 抗体阳性。

（4）抗磷脂抗体：狼疮抗凝物阳性/梅毒血清学试验假阳性/抗心磷脂抗体是正常水平 2 倍以上或抗 pzGPI 中滴度以上升高。

（5）补体减低：C_3，C_4，CH50。

（6）无溶血性贫血，但直接 Coomb 试验阳性。

确诊条件为：①肾病理证实为狼疮肾炎并伴 ANA 或抗 dsDNA 阳性；②临床及免疫指标中有 4 条以上符合（至少包含 1 项临床指标和 1 项免疫学指标）。此标准与 1997 年 ACR 修订的标准比较，更加明确了一些临床表现的定义，并细化了免疫学指标，同时强调了肾病理的重要性。该标准敏感性 94%，特异性 92%。

表 6-8　美国风湿病学会 1997 年推荐的 SLE 分类标准

颊部红斑	遍及颊部的扁平或高出皮肤的固定性红斑，常不累及鼻唇沟附近皮肤
盘状红斑	隆起的红斑上覆有角质鳞屑和毛囊栓塞；旧病灶可有萎缩性瘢痕
光过敏	患者自述或医生观察到日光照射引起皮肤过敏
口腔溃疡	医生检查到的口腔或鼻咽部溃疡，一般为无痛性
关节炎	非侵蚀性关节炎，常累及 2 个或 2 个以上的周围关节，以关节肿痛和渗液为特点
浆膜炎	胸膜炎：胸痛、胸膜摩擦音或胸膜渗液
	或心包炎：心电图异常、心包摩擦音或心包渗液持续性蛋白尿，>0.5g/d 或>+++，或
肾病变	细胞管型：可为红细胞、血红蛋白、颗粒或混合管型
	抽搐：非药物或代谢紊乱（如尿毒症、酮症酸中毒、电解质紊乱）所致，或
神经系统异常	精神病：非药物或代谢紊乱（如尿毒症、酮症酸中毒、电解质紊乱）所致
	溶血性贫血伴网织红细胞增多，或
血液学异常	白细胞计数减少，$<4\times10^9$/L，或
	淋巴细胞减少，$<1.5\times10^9$/L，或
	血小板减少，$<100\times10^9$/L（排除药物因素）
	抗 DNA 抗体阳性：抗天然 DNA 抗体滴度异常，或
免疫学异常	抗 Sm 抗体阳性：存在抗 Sm 核抗原抗体，或
	抗磷脂抗体阳性：①血清 IgG 或 IgM 型抗心磷脂抗体水平异常；②标准方法测定狼疮抗凝物阳性；③梅毒血清试验假阳性至少 6 个月，并经梅毒螺旋体制动试验或荧光梅毒螺旋体抗体吸附试验证实（三者中具备 1 项阳性）任何时间免疫荧光法或其他等效试验中
抗核抗体	抗核抗体滴度异常，排除药物诱发的狼疮综合征

对存在典型临床表现和自身抗体异常的患者，SLE 诊断不难作出。但 SLE 的早期诊断并不容易。一方面部分患者早期起病隐匿，首发症状不典型容易与其他疾病相混淆；另一方面，部分患者临床表现较轻或缺乏多系统损害，临床医生重视不足。SLE 的首发症状变化不一，约 50% 患者表现为关节炎，约 20% 表现为皮肤损害，此外，发热、乏力、消瘦、浆膜炎、雷诺现象、血液系统损害等均可作为 SLE 的首发症状。临床医生面对一些反复持续难以用其他疾病解释的病情或虽经积极治疗但疗效仍然不佳的情况以及多系统损害应当提高对 SLE 的警惕，

尽早进行自身抗体的检测。

SLE 的诊断目前仍然主要是临床诊断,ACR 关于 SLE 的分类标准是一种人为的标准。轻度的 SLE 在疾病早期阶段,由于其临床表现不典型,诊断困难较大,严格遵守 ACR 分类标准容易漏诊许多患者。而早期诊断和早期治疗是改善 SLE 预后的重要因素。所以,对不足 ACR 分类 4 项标准的患者不应轻易排除 SLE 诊断。对有典型临床症状或实验室异常但不符合本病分类标准诊断的患者,应密切随访观察。另一方面,SLE 的很多临床表现及实验室检查异常常是并非 SLE 所特有,同时符合 4 项分类标准的患者并非一定是 SLE。因此,在诊断 SLE 前,应当排除其他可能的疾病如感染、代谢性疾病、恶性疾病、其他自身免疫性疾病等。

【鉴别诊断】

SLE 的临床表现多种多样,鉴别诊断主要取决于患者的具体表现。

1.类风湿关节炎

类风湿关节炎关节症状与 SLE 关节症状相似,均为对称性,好发于双手小关节。但 SLE 患者的关节症状如疼痛、肿胀、晨僵通常较类风湿关节炎患者为轻持续时间较短。类风湿关节炎患者关节改变为侵蚀性,存在骨侵蚀骨破坏,而 SLE 患者的关节改变通常为非侵蚀性的,症状缓解后关节畸形少见。影像学可以鉴别。此外,SLE 患者除关节症状外,可有特征性皮疹,肾累及多见,ANA 及抗 ds-DNA 抗体阳性,类风湿关节炎患者这些表现较少。

2.多发性肌炎和皮肌炎

SLE 患者可出现肌无力、肌痛、肌酸激酶升高等表现,临床类似多发性肌炎和皮肌炎。但 SLE 肌痛症状通常较轻,肌酸激酶通常仅轻度升高,面部皮疹以蝶形皮疹为特征;而多发性肌炎和皮肌炎肌电图可有正锐波、纤颤电位等较特异性表现,通常缺乏肾系统、神经系统等其他多系统损害证据,皮肌炎可有 Gottron 皮疹、眶周皮疹等特征性皮疹,自身抗体阳性率也远较 SLE 为少。少数患者可同时具有 SLE 和多发性肌炎或皮肌炎的特征性表现,通常诊断为重叠综合征。

3.混合型结缔组织病(MCTD)

MCTD 临床表现有雷诺现象、关节痛、肌炎及肾、心、肺、神经系统等受累表现,ANA 高滴度阳性,有时与 SLE 较难鉴别。但 MCTD 双手肿胀、肌炎、食管受累更多见,抗 UIRNP 抗体高滴度阳性,而缺乏抗 Sm 抗体和抗 ds-DNA 抗体。严重的肾受累和神经系统受累少见。

4.血液系统恶性疾病

血液系统恶性疾病临床可表现为发热,肝脾大,淋巴结肿大,血液系统的异常改变,根据肿瘤细胞所在部位不同而有不同的系统受累表现,临床表现有时与 SLE 相似,也可出现 ANA 等自身抗体和免疫球蛋白升高,给鉴别诊断带来困难。但 SLE 患者淋巴结肿大通常很少超过 2cm,免疫球蛋白为多克隆性升高。鉴别最主要的证据是组织病理检测。对临床不能排除血液系统恶性疾病的患者应及早进行骨髓检测和淋巴结以及受累组织的活检,有时需反复进行。

5.药物相关性狼疮(DRL)

药物性狼疮指服用某些药物后临床上出现关节痛、皮疹、发热、浆膜炎,血中出现抗核抗体、抗组蛋白抗体的一种临床综合征。近 50 年来陆续发现多种可诱发狼疮样症状的药物,常见的有肼屈嗪、普鲁卡因、异烟肼、硫安布新(二苯硫脲)与细胞因子、氯丙嗪、卡马西平、保泰松、呋喃妥因、米诺环素、青霉胺、左旋多巴、谷氨酸、IFN-α 及碳酸锂、可乐定、维拉帕米等。诊断时需确认用药和出现临床症状的时间(如几周或几个月)。药物性狼疮的发病机制不明。它的出现与所用药物,遗传素质和免疫异常等多种因素有关。

常见症状有发热、不适、消瘦、多关节痛、肌肉痛、皮疹、胸膜炎、心包炎、肝脾大。但通常较系统性红斑狼疮病人的病情为轻,中枢神经与肾损害罕见,但可存在药物的神经毒性,伴发脑卒中、老年痴呆等。面部红斑、光过敏、口腔溃疡、脱发均少见。药物性狼疮可出现自身抗体,但抗核抗体谱相比 SLE 更局限,抗组蛋白抗体是药物性狼疮常见的特异性抗体,单链 DNA 抗体也常出现,有时有抗磷脂抗体阳性,而抗 ds-DNA 抗体、Sm 抗体、抗 SSA 及抗 SSB 和补体减少罕见。对于药物性红斑狼疮应及早诊断,及时停药。一般无需特殊治疗,停药数天或数周后狼疮症状即可消失,但血清学异常可持续较长时间甚至数年。对极少数停药后临床症状不消退者,可以采用阿司匹林、吲哚美辛、布洛芬等非甾体类抗炎药,对有胸膜炎及心包炎等病情严重者,可采用适量肾上腺皮质激素治疗。

【疾病活动性评估】

SLE 呈慢性病程,目前尚无根治方法,绝大多数 SLE 患者需要进行长期治疗和随访。在 SLE 病程中,常出现不同程度的病情加重和复发,因此,评估 SLE 疾病活动性对判断患者的长期预后和临床治疗十分重要。及时进行病情评估以选择恰当的治疗方案可以避免延误治疗而造成组织损伤或是过度治疗而诱发的药物相关并发症。

SLE 临床和发病机制的复杂性造成了对 SLE 活动性的监测困难,尤其是在并发感染、治疗药物相关影响、电解质紊乱等情况时。一些指标的变化与 SLE 活动性相关如抗双链 DNA 抗体、补体水平、尿蛋白定量增加或下降等,但任何单一的指标均不能全面反映 SLE 的活动性。因此,需要结合多种指标构成一个评估系统,才能更准确全面的评估 SLE 活动性。评估某一特定患者疾病活动度时还需要考虑该患者既往活动时的表现和检查结果。目前国际上常用的几个 SLE 活动判定标准包括 SLEDAI,SLAM 及 BILAG 等。这些评估工具各有侧重,其中我国以 SLEDAI 最为常用,其总分为 105 分,其优点是临床操作简单易行,缺点是可能忽略轻中度的临床症状而影响敏感性。

【治疗】

1.治疗原则

SLE 目前没有根治的办法,但恰当的治疗可以使大多数患者达到病情的完全缓解。治疗原则强调早期治疗、个体化方案及联合用药。早期诊断和早期治疗十分重要,可以避免或延缓不可逆的组织脏器病理损害,并改善 SLE 的预后。对明确 SLE 诊断的患者应当进行疾病活动性的评估,准确判断疾病轻重程度。对中重度 SLE 治疗通常治疗分为两个阶段,诱导缓解和维持治疗。诱导缓解阶段目标是使用强化免疫治疗以控制急性发作,诱导疾病缓解;维持治疗阶段目标是将症状控制在可接受水平,预防复发,同时避免进一步的脏器损伤和治疗药物相关的并发症。必须对患者进行宣传教育,使其正确认识疾病,消除恐惧心理,明白规律用药的意义,懂得长期随访的必要性。避免过多的紫外光暴露。

'2.轻型 SLE 的药物治疗

部分 SLE 患者主要内脏器官(肾、血液、心脏、肺、消化、神经系统等)功能正常或稳定,仅表现为光过敏、皮疹、关节炎等症状。这些患者病情临床稳定或仅有轻微疾病活动,呈非致命性。通常其治疗药物选择包括非甾体抗炎药、抗疟药和小剂量糖皮质激素[<0.2mg/(kg·d)]。非甾体抗炎药可用于控制关节炎症状,应注意其消化道溃疡、出血、肾、心、肝功能等方面的不良反应,通常应用于胃肠道、肾及心血管系统低风险的患者。抗疟药包括氯喹和羟氯喹,对皮疹和光敏感有效,且具有控制 SLE 病情活动的作用。不良反应主要为眼底病变,其中羟基氯喹对眼部影响更小。对应用抗疟药超过 6 个月的患者,应当定期检查眼底。通常应用小剂量糖皮质激素即可减轻症状。对病情控制不理想的患者在评估风险后可联合应用硫唑嘌呤和甲氨蝶呤等免疫抑制药。但应注意,部分轻度 SLE 如治疗不规范,随时间发展,有可能进展为中到重型 SLE,故仍应定期随访,调整治疗方案。

3.中重型 SLE 的治疗

中重型 SLE 指存在主要脏器受累并影响其功能,或广泛的非主要脏器(如皮肤)受累且常规治疗无效的 SLE 患者。糖皮质激素治疗疗效不佳或不能减到可以长期维持的合适剂量。这些患者通常需要较积极的治疗策略,糖皮质激素联合应用免疫抑制药以控制病情。治疗主要分为两个阶段,即诱导缓解和维持治疗。诱导缓解目的在于迅速控制病情,阻止或逆转内脏损害,力求疾病完全缓解(包括血清学指标、症状和受损器官的功能恢复),但应注意过度免疫抑制诱发的并发症,尤其是感染。因病情以及患者对激素敏感性的不同,糖皮质激素剂量差异很大,通常为 1mg/(kg·d),有时需要达到 2~3mg/(kg·d),部分 SLE 患者出现一些短期内即可威胁生命的狼疮表现,包括急进性肾炎、严重自身免疫性溶血性贫血、重度血小板减少、神经精神狼疮、狼疮并发肺泡出血、严重的狼疮心肌累及、严重的狼疮性肺炎、严重狼疮性肝炎、严重血管炎等,又称狼疮危象,需要大剂量激素冲击治疗。维持治疗阶段目标是用最少的药物防止疾病复发,在维持患者完全缓解的基础上尽量减少治疗药物相关并发症。多数患者需终身用药,因此长期随访是治疗成功的关键。

4.狼疮性肾炎的标准化治疗

肾是 SLE 最常累及的脏器之一,肾损害是影响 SLE 预后的极为重要的因素,也是 SLE 患者死亡的主要原因之一。虽然近年来 SLE 的治疗有了很大进展,SLE 患者的预后有所改善,但 SLE 相关的终末期肾病的发生率并无明显下降。在总结了多个临床试验(包括回顾性和前瞻性,部分为随机的)的结果后,结合文献及专家意见,ACR 于 2012 年提出了新的狼疮性肾炎治疗推荐指南意见。其主要原则介绍如下:首先,除非有明确的禁忌证,具有活动性狼疮性肾炎临床证据的患者应当在治疗前进行肾活检,进行肾病理分型以指导治疗。肾活检不仅可以评估肾小球病变的情况,还可以评估肾活动性和慢性损害程度以及肾间质和血管损害情况。此外,肾活检有助于鉴别一些其他疾病引起的肾损害。

作为狼疮性肾炎的基础治疗,ACR 推荐联合应用羟氯喹,在一项前瞻性的研究中,羟氯喹可使 SLE 的疾病复发率更低,且可减少器官损害包括肾损害。对所有蛋白尿>0.5g/d 的患者,应当使用拮抗肾素-血管紧张素系统的药物,如血管紧张素转化酶抑制药和血管紧张素Ⅱ

受体阻断药等药物。狼疮性肾炎患者的血压控制也十分重要,控制目标推荐为 130/80mmHg,严格控制血压有助于延缓肾损害的病程。

在进行肾病理分型后,针对Ⅰ型和Ⅱ型狼疮性肾炎通常无需免疫抑药治疗。Ⅲ型和Ⅳ型狼疮肾炎的患者发展为终末期肾病的风险较高,因此需要积极治疗。诱导缓解期的治疗方案为激素联合免疫抑制药,免疫抑制药推荐首先选择霉酚酸酯(MMF)或环磷酰胺(CTX)静脉应用。对有生育要求的患者,MMF 更为适用。对Ⅴ型狼疮性肾炎的患者推荐激素联合 MMF 治疗。对Ⅴ型叠加Ⅲ型或Ⅴ型叠加Ⅳ型的患者,治疗方案参照Ⅲ型与Ⅳ型狼疮性肾炎治疗方案。除非在 3 个月有明显恶化的临床证据,如明显增加的蛋白尿和(或)显著升高的肌酐,通常诱导期治疗疗程为 6 个月,6 个月如疗效不佳,可更换治疗方案。

ACR 提供的是治疗指导意见,结合我国治疗的实际经验,对活动性明显的Ⅳ型狼疮性肾炎以及大量蛋白尿的Ⅴ型狼疮性肾炎,学者仍推荐首先选择 CTX 治疗。此外,ACR 推荐在治疗开始阶段给予 500~1000mg/d 的激素冲击治疗,随后减到 0.5~1mg/(kg·d),但在国内,除非有急进性肾炎表现,考虑到激素冲击的风险,一般不建议应用,而建议给予 1mg/(kg·d) 的激素剂量治疗。

5.治疗药物

(1)糖皮质激素:糖皮质激素可以同时下调固有免疫和获得性免疫应答,减少细胞因子产生,抑制细胞增殖和促进 T 细胞及 B 细胞的凋亡,对免疫细胞的许多功能及免疫反应的多个环节均有抑制作用,能够减少抗体的生成,超大剂量则可有直接的淋巴细胞溶解作用。糖皮质激素具有强大的抗炎作用和免疫抑制作用,是 SLE 短期治疗中最重要和最有效的药物,也是治疗 SLE 的基础药。

通常对有明显内脏功能损害的标准剂量为 0.5~1mg/(kg·d),但不同病情、不同个体对激素的敏感性有差异,临床用药剂量应个体化,并根据治疗效果调整激素用量,有时激素用量可达 2~3mg/(kg·d)。在病情稳定后逐渐缓慢减少激素用量,病情允许时,激素维持剂量尽量<10mg/d 以减少激素相关不良反应。激素减量过程中应当注意监测疾病活动情况,保证疾病得到稳定的控制,避免因激素减量过快引起的病情反复,同时根据病情及时加用免疫抑制药以更快的诱导病情缓解及巩固疗效,避免长期使用较大激素剂量导致的不良反应。对有重要脏器受累,病情进展迅速,乃至出现狼疮危象的患者,可以使用大剂量冲击治疗,甲泼尼龙 500~1000mg/d,连续 3d 为 1 个疗程,激素冲击治疗可以解决急性期症状,在随后的治疗中应有一定量的激素与免疫抑制药配合使用,否则病情容易反复。

由于激素的免疫抑制作用以及联合免疫抑制药治疗,SLE 患者容易发生感染。严重感染已成为 SLE 患者死亡的主要原因之一,临床医生在治疗期间应密切观察有无继发感染发生,如有感染应及时给予相应的抗感染治疗。多数 SLE 患者需长期应用激素治疗,应注意保护下丘脑-垂体-肾上腺轴,尽量避免使用对其影响较多的地塞米松等长效激素,长期使用避免突然停药。对长期使用激素治疗的 SLE 患者,其肾上腺皮质功能不足,对应激的反应性差,在遇到各种应激情况如手术时应适当增加激素剂量。

骨质疏松是长期应用激素常见的并发症,在使用激素时即应采取预防措施。其他不良反应包括高血糖、中心性肥胖、肾上腺功能不足、乏力、肌无力、满月脸,皮肤毛细血管扩张,月经失调,生长障碍,性腺发育延迟,蛋白质分解增多,负氮平衡,中枢神经系统兴奋作用(激素相关性精神病),青光眼、白内障、水钠潴留、低钾、高血压等。

(2)抗疟药:羟氯喹和氯喹是 SLE 治疗中广泛应用的药物,并不属于免疫抑制药,可能通过影响粒细胞的吞噬功能和迁移,稳定溶酶体发挥作用。羟氯喹不良反应较氯喹小,因而更常用。有助于稳定 SLE 病情和减少激素的不良反应,目前认为,羟氯喹可使 SLE 的疾病复发率更低,且可减少器官损害,除非有明确的禁忌证,建议成为 SLE 治疗的常规用药。氯喹剂量为 0.25g/d,羟氯喹为 0.2~0.4g/d。不良反应包括头晕、皮疹和皮肤发痒、恶心、呕吐、腹泻以及腹痛等。对视网膜的损伤是应用抗疟药须注意的不良反应,表现为视力下降、视野缺损,需要定期眼科随访,发现症状及早停药后多可恢复。

(3)免疫抑制药物

①环磷酰胺(CTX):环磷酰胺是主要作用于 S 期的细胞周期非特异性烷化剂,通过影响 DNA 合成发挥细胞毒作用和强大的免疫抑制作用。环磷酰胺对体液免疫的抑制作用较强,可以抑制 B 细胞增生和抗体生成。环磷酰胺与激素联合治疗能有效地诱导疾病缓解,阻止和逆转病变的发展,改善远期预后。环磷酰胺是 SLE 诱导缓解治疗最常选择的药物,也是狼疮性肾炎标准化治疗的药物之一,对血管炎、神经系统病变、急性出血性肺泡炎等多种狼疮重症表现均有效。但环磷酰胺不良反应较多,很少用于 SLE 维持期的治疗。

目前普遍采用的标准环磷酰胺治疗方案是 0.5~1.0g/m² (体表面积),静脉滴注,每月 1 次。欧洲推荐 0.5g 每 2 周 1 次。我国的研究证明,每次 0.4g,每 2 周 1 次,有较好的疗效及安全性。由于各人对环磷酰胺的敏感性存在个体差异,治疗时应根据患者的具体情况,掌握好剂量、冲击间隔期和疗程,既要达到疗效,又要避免不良反应。

由于环磷酰胺的药理作用,白细胞下降比较常见,谷丙转氨酶升高也常见,但通常是可逆性的。环磷酰胺降低机体免疫力,使患者易于发生感染,并增加机会性感染发生率。用药期间应密切监测白细胞和肝功能,白细胞下降和并发感染时应暂缓应用,待白细胞升至正常及感染控制后再应用。

环磷酰胺另一重要的不良反应是性腺抑制(尤其是女性的卵巢衰竭),与环磷酰胺的累积剂量及患者年龄相关,对有生育要求的女性应当慎重考虑。其他常见的不良反应为胃肠道症状,包括恶心、呕吐、胃痛、腹泻以及骨髓抑制、皮肤颜色变深、脱发等,出血性膀胱炎也较常见,少见远期致癌作用。出血性膀胱炎、膀胱纤维化和膀胱癌在长期口服 CTX 治疗较常见,而间歇 CTX 冲击治疗少见。

②霉酚酸酯(MMF):霉酚酸酯为次黄嘌呤单核苷酸脱氢酶抑制药,可抑制嘌呤从头合成途径,从而抑制淋巴细胞活化,抑制 T 细胞及 B 淋巴细胞增殖。多项大规模随机临床对照研究表明,MMF 在诱导治疗阶段与 CTX 疗效相当,而肝功能损害、骨髓抑制、性腺抑制等不良反应较少,已在狼疮性肾炎治疗中推荐为标准治疗药物之一,亚洲人群常用剂量 1.5~2g/d。MMF 即可作为诱导缓解期治疗药物,也可作为维持期治疗药物。MMF 耐受性良好,不良反应主要有胃肠道症状,包括恶心、腹泻、呕吐、胃灼热、便秘和胃痛,一些患者会发生白细胞减

少。由于 MMF 也具免疫抑制作用,这使得患者易于发生感染,MMF 相关的机会性感染也应重视,有报道器官移植患者应用 MMF 可增加巨细胞病毒(CMV)感染机会。

③硫唑嘌呤:硫唑嘌呤为嘌呤类似物,可通过抑制 DNA 合成发挥淋巴细胞的细胞毒作用。用法为 2～3mg/(kg·d),通常用于 SLE 经诱导缓解治疗后的维持期治疗。目前研究认为,硫唑嘌呤具有妊娠安全性,可用于育龄期妇女。

硫唑嘌呤的主要不良反应在血液系统和胃肠道,偶可发生胰腺炎和胆汁淤滞性肝炎,继发感染和肿瘤的风险也应引起重视。少数对硫唑嘌呤极敏感者用药后短期就可出现严重脱发和造血危象,引起严重粒细胞和血小板缺乏症,可能与巯基嘌呤甲基转移酶活性有关。轻者停药后血象多在 2～3 周内恢复正常,重者则需按粒细胞缺乏或急性再生障碍性贫血处理,这类患者以后不宜再用硫唑嘌呤。故 SLE 患者首次应用硫唑嘌呤时,应密切监测白细胞,通常每周 1次,连续 4～5 次,如发现白细胞下降则及时停药。

④他克莫司:他克莫司是 T 淋巴细胞特异性的钙调神经磷酸酶抑制药,免疫抑制作用比环孢素强 10～100 倍。他克莫司通过抑制钙调神经磷酸酶活性,降低 IL-2,IL-3,IL-4,IFN-γ 等细胞因子的转录水平,抑制活化 T 淋巴细胞核因子的活性,从而抑制 T 淋巴细胞的活化。原用于器官移植术后的移植物排斥反应,后扩展到肾小球疾病。尽管许多文献都显示,他克莫司在 SLE 诱导缓解和维持期均有良好的疗效,但其潜在肾毒性限制了它的使用。目前通常作为 SLE 治疗的二线选择药物,常用起始剂量 0.05mg/(kg·d),血药浓度控制在 5～10ng/ml。应用中应密切监测肾功能和血压。

⑤甲氨蝶呤(MTX):甲氨蝶呤是二氢叶酸还原酶拮抗药,通过抑制核酸的合成发挥细胞毒作用。MTX 疗效不及环磷酰胺冲击疗法,通常对有主要脏器累及的患者不考虑使用。MTX 长期用药耐受性较佳,主要用于关节炎、肌炎、浆膜炎和皮肤损害为主的 SLE 患者,常用剂量为 10～15mg,每周 1 次。MTX 的不良反应有胃肠道反应、口腔黏膜糜烂、肝功能损害、骨髓抑制,偶见甲氨蝶呤导致的肺炎和肺纤维化。MTX 相关的口腔黏膜糜烂有时可能与 SLE 病情活动时的口腔黏膜病变相混淆。

⑥环孢素(CsA):环孢素可特异性抑制 T 淋巴细胞白细胞介素 IL-2 的产生,发挥选择性的细胞免疫抑制作用,是一种非细胞毒免疫抑制药。对部分狼疮性肾炎,血液系统累及治疗有效,常用剂量 3～5mg/(kg·d)。环孢素主要不良反应是肾损害、高血压、头痛、胃肠道反应、牙龈增生和多毛。用药期间应当密切监测肝肾功能和血压、尿酸和血钾,有条件者可监测血药浓度。

(4)生物制剂:近年来,针对发病机制中某一环节或影响发病及疾病进展的关键分子的选择性靶向治疗已成为治疗的新方向,以生物技术为基础的多种生物制剂的研发及应用已经成为自身免疫性疾病治疗研究的热点。生物制剂为风湿性疾病的治疗开辟了一条新途径,为患者提供了更多的选择,尤其给那些对传统免疫抑制治疗效果不佳的患者带来了希望。生物制剂毕竟是一种新疗法,其确切疗效和长期的不良反应尚有待于通过大规模临床试验及长期随访进一步得到证实。

随着对 SLE 发病机制的研究进展,已开发了多种针对不同作用位点的药物。由于 SLE

是 B 细胞高度活化并产生大量致病性自身抗体的疾病,B 细胞异常在 SLE 发病机制起着十分重要的作用,因此,针对 B 细胞的选择性靶向治疗是近年来风湿病新型治疗药物研究的重点。虽然开发中的生物制剂品种繁多,但目前仅有 belimumab 在美国被批准用于治疗 SLE。

根据开发药物作用策略的不同,可分为以下几类:针对 B 细胞策略,包括 B 细胞清除,针对 B 细胞活化因子以干扰 B 细胞增殖和分化的信号以及抑制致病性自身抗体产生,诱导 B 细胞耐受;调节细胞因子策略;针对共刺激信号策略以阻断 T 细胞及 B 细胞之间相互作用;针对 T 细胞以及细胞信号传导策略等等。简述目前研究较多的几种药物如下。

①抗 CD20 单抗(rituximab):是一种直接针对 CD20 的单克隆抗体。CD20 是前体 B 细胞和成熟 B 细胞的表面标记,通过影响 B 淋巴细胞 Ca^{2+} 的跨膜传导而调节 B 淋巴细胞增殖和分化。抗 CD20 单抗可选择性结合 B 细胞表面 CD20 抗原,引发 B 细胞溶解,诱导外周循环 B 细胞的清除。值得注意的是,浆细胞不表达 CD20,因此,抗 CD20 单抗不能直接清除浆细胞。抗 CD20 单抗原本开发用于

治疗非霍奇金淋巴瘤,2006 年在美国被批准用于治疗类风湿关节炎,2011 年批准用于治疗 ANCA 相关血管炎。一些研究提示,抗 CD20 单抗可使部分难治性重症 SLE 患者得到临床缓解,临床症状明显好转,抗 CD20 单抗联合环磷酰胺和激素可以改善严重膜性狼疮肾炎的组织学表现。但最近抗 CD20 单抗治疗 SLE 的随机双盲对照临床试验结果令人失望,抗 CD20 单抗并未显示对传统治疗的优势,也没有达到预期疗效终点。尽管如此,对一些重症难治性 SLE 患者,抗 CD20 单抗联合 CTX 仍可能是有益的。抗 CD20 单抗总体耐受性良好,不良反应包括诱发感染、严重黏膜皮肤反应严重输注反应、进行性多灶性白质脑病等。

其他 B 细胞清除策略药物,包括抗 CD22 单抗、抗 CD19 单抗以及浆细胞清除治疗。CD22 在成熟 B 细胞表达,CD19 从前体 B 细胞到成熟 B 细胞均有表达。epratuzumab 是人源化的抗 CD22 单抗,初步研究结果显示,抗 CD22 单抗可降低 SLE 病情活动度,且耐受性好,目前正进行 SLE 治疗Ⅲ期研究。

②belimumab:BLyS(B 淋巴细胞刺激因子)属于 TNF 细胞因子家族成员,通过与细胞表面受体结合诱导 B 细胞增殖和活化,BLyS 对 B 细胞分化、Ig 类别转换和维持 B 细胞存活、抑制凋亡均具有极其重要的作用。BLyS 的受体包括 B 细胞成熟抗原(BCMA)、穿膜蛋白活化物(TACI)和 B 细胞活化因子受体((BAFFR)。已有研究显示,BLyS 及其受体在 SLE 中表达显著增高,并与抗 ds-DNA 抗体滴度和疾病活动性呈正相关。

belimumab 是人源化抗 BLyS 的单克隆抗体,可以抑制 BLyS 的活性。两个大型的随机对照试验证实,belimumab 治疗组临床反应优于安慰剂组,并有更低的疾病复发率,且耐受性良好。但应注意,试验中并未包括重度活动性狼疮性肾炎或中枢神经狼疮,同时所有患者都接受了积极地免疫抑制治疗。目前在美国,belimumab 已被批准用于 SLE 的治疗。

③其他药物:abetimus(LJP394)与 abatacept 曾被认为是较有希望的生物制剂。abetimus 是一种选择性 B 细胞免疫调节药,可与 B 淋巴细胞膜表面的抗 dsDNA 抗体结合,诱导 B 细胞免疫耐受,下调抗 dsDNA 抗体的合成。abatacept 是一种 T 细胞共刺激调节剂,是 CTLA4 的胞外区与 IgG1 的 Fc 段融合构建的可溶性蛋白,通过模拟 CTLA-4,抑制 CD28 与 CD80/CD86

结合,抑制 T 及 B 细胞的活化。abatacept 已被 FDA 批准用于治疗类风湿关节炎。但最近的临床试验研究结果显示,两者均未达到预期疗效终点。

atacicept 是一种可溶性的全人重组融合蛋白,由 TACI 受体的胞外部分和人 IgGFc 部分组成。atacicept 可以同时阻断 BLyS 和 APRIL(一种增殖诱导配体)对 B 细胞的刺激。目前试验表明 ataci-cept 可以降低 SLE 患者的 B 细胞和免疫球蛋白水平,Ⅱ/Ⅲ期临床试验正在进行中。其他正在研究中的药物包括抗细胞因子抗体如抗 IL-6 单克隆抗体、抗干扰素抗体以及 TLR7 与 TLR9 抑制剂等,这些药物临床效果尚待确认。

(5)静脉用丙种球蛋白:静脉用丙种球蛋白作用机制包括封闭 Fcγ 受体、促进抗独特型抗体下调免疫反应、减少抑制性 T 细胞、促进免疫球蛋白分解以及中和 C3a 和 C5a 等。常用于 SLE 并发重度血小板减少的治疗。常用剂量为 400mg/(kg·d)。

6.干细胞移植

对一些重症 SLE 患者或其他自身免疫性疾病患者进行的干细胞移植被认为是有效的,其假设可以诱导重建免疫系统。有研究报道,干细胞移植可以使 T 细胞正常化,B 细胞亚群从记忆细胞向初始 B 细胞转化,但移植相关的死亡仍然是一个值得关注的问题。

7.T 细胞疫苗

已有研究显示,自体 T 细胞疫苗治疗 SLE 安全有效,可能在未来的 SLE 的治疗中有较好的临床前景。

【SLE 与感染】

虽然近年来 SLE 的预后已有显著的改善。然而 SLE 的病死率仍维持在较高的水平。各种并发症导致的死亡已经高于 SLE 的直接病死率,各种感染是其中最主要的原因。一方面 SLE 患者可存在多方面的免疫功能异常,包括免疫球蛋白缺陷、趋化功能、吞噬功能缺陷、补体消耗、细胞免疫功能异常等使 SLE 患者对感染的抵抗力下降,更容易患各类感染。另一方面糖皮质激素和其他免疫抑制药增加了 SLE 患者的感染发生率,并加重了感染的严重程度。

SLE 患者的常见感染部位包括泌尿道、呼吸道以及皮肤感染。一些特殊部位虽不常见,但临床危害较大,诊断也较困难,应受到重视,如心包感染、感染性心内膜炎、中枢神经系统感染等。病毒感染也很常见,通常为带状疱疹和巨细胞病毒感染。

SLE 并发结核感染的发病率显著高于普通人群,病死率亦明显高出普通人群。多器官受累以及进行甲泼尼龙冲击的患者感染结核杆菌的危险更高。由于 SLE 患者免疫功能低下以及治疗药物的因素,除肺结核感染外,其他部位的结核也不少见,如肠结核、结核性脑膜炎、皮肤和骨结核等等。SLE 患者结核杆菌感染的临床症状可以不典型,给诊断带来困难。

真菌感染近年来发病率逐渐升高,其对 SLE 患者的危害也逐渐受到重视。常见的如念珠菌感染包括鹅口疮,食管念珠菌感染。SLE 患者并发隐球菌性脑膜炎通常起病隐匿,表现为持续头痛并逐渐加重,大多有发热,如不能及时予以特异性抗真菌治疗则病死率极高。SLE 患者并发毛霉菌感染时常有中枢神经系统累及,预后极差。SLE 患者并发曲霉病时可出现发热与咳嗽,痰液中可发现菌丝,应通过组织学检查寻找菌丝以确诊。肺孢子虫病感染在 SLE 患者并不少见,严重感染者甚至直接危及生命。

由于感染的首要症状乃是发热,而 SLE 原发病本身就以发热为基本特征,因而感染的相关症状与 SLE 活动的相关临床表现常常难于区分。贸然增加激素剂量和给予免疫抑制治疗常常会加重感染,甚至危及生命。临床医生常常困扰于是考虑 SLE 疾病活动而强化免疫治疗还是考虑并发感染而给予抗感染治疗。对反复发热,常规激素剂量疗效不佳的患者应警惕感染的存在,不宜贸然增加激素剂量。

确立 SLE 患者并发感染的诊断关键是找到病原体。尽早的进行微生物的相关检测,如细菌涂片和培养以及其他检测如结核菌相关的 T-SPOT 检测、隐球菌相关的乳胶凝集试验等。有时微生物检测需要反复进行,必要时应当结合 X 线、CT 等影像学检查结果。

【预后】

SLE 患者的预后与多种因素有关,包括重要脏器是否受累及其损伤程度、药物治疗的种类及时机,患者的依从性等等。应注意轻型 SLE 可因过敏、感染、妊娠生育、环境变化等因素而加重,甚至可进入狼疮危象。早期诊断和合理规范的治疗是改善预后的关键。肾活检病理检查对于判断预后非常重要。

SLE 需要终生治疗,不定期随诊、不遵循医嘱、不规范治疗是致死的重要原因。近年来,由于加强了对病人的教育,以及诊疗水平的提高,SLE 的预后与过去相比已有显著提高。经正规治疗,10 年存活率已超过 75%。回顾文献报道,在亚太地区,SLE 患者主要的死亡因素是感染和与疾病活动相关的脏器严重损害。肾损害和严重的神经精神狼疮是 SLE 主要的导致死亡的累及脏器。心血管系统相关的病死率可占到总病死率的 6%~40%,已成为 SLE 远期死亡的主要原因,应引起临床医生的重视。

(姚冬云)

第三节　多发性肌炎和皮肌炎

多发性肌炎(PM)和皮肌炎(DM)均为累及横纹肌的特发性炎症性肌病。临床上以对称性四肢近端肌无力为主要表现,DM 尚有特征性皮疹。通常隐袭起病,在数周、数月、数年内缓慢进展。极少数患者急性起病,在数日内出现严重肌无力,甚或横纹肌溶解、肌球蛋白尿和肾功能衰竭。作为系统性疾病,PM/DM 常累及多脏器,伴发肿瘤和其他结缔组织病。本病的确切病因尚不清楚,一般认为与遗传和病毒感染有关。发病的年龄分布呈双峰型,10~15 岁形成一个小峰,45~60 岁形成一个大峰,男女发病率之比为 1:2.5。

【诊断标准】

(一)临床表现

1.肌肉病变

通常四肢近端肌肉、肢带肌、颈前屈肌最先受累。表现为对称性肌肉肿胀、疼痛、触痛,进行性肌无力,以致上肢抬举、下蹲、起立、平卧位抬头、翻身、正坐困难。晚期出现肌萎缩。食管、咽、喉及胸肌受累时,可产生声嘶、吞咽甚至呼吸困难。

2.皮肤改变

皮疹好发于面部,以眼睑为中心的水肿性红斑,上眼睑有淡紫色的红斑(Heliotrope 征),为本病特征性改变,此外肩背部、颈、胸部 V 字区弥漫性红斑,分别称为"披肩"征和"V"字征。四肢、肘、膝尤其掌指关节和指间关节伸面出现紫红色丘疹、斑疹,以后变萎缩,有毛细血管扩张、色素减退和上覆细小鳞屑,偶见溃破,称 Gottron 征,亦为特征性改变。指垫皮肤角化、增厚、皲裂,呈"技工手"样变。

3.其他症状

部分患者可表现不规则发热、多关节痛、雷诺现象、肺弥漫性纤维化,少部分患者可有心、肾受累,心脏受累一般都较轻微,很少有临床症状,最常见的是心律紊乱,要特别注意伴发恶性肿瘤或其他结缔组织病。

(二)临床分类

1.原发性 PM。

2.原发性 DM。

3.合并恶性肿瘤的 PM/DM。

4.与血管炎有关的儿童型 PM/DM。

5.合并其他结缔组织病(重叠综合征)。

(三)实验室检查

1.血清肌酶升高

肌酸磷酸激酶及其同工酶升高常与病情活动相关,门冬氨酸氨基转氨酶、乳酸脱氢酶、醛缩酶等升高有助诊断。

2.尿肌酸 24 小时排出量明显增高。

3.血清自身抗体

可有抗核抗体、抗 Jo-1 抗体、抗 PL-7 抗体、抗 PL-12 抗体、抗 SRP 抗体、抗 Mi-2 抗体、抗 Ku 抗体、抗 PM-Scl 抗体等阳性,而肌炎特异性抗体包括抗合成酶抗体谱(其中包括抗 Jo-1 抗体、抗 PL-7 抗体、抗 PL-12 抗体等),抗 SRP 抗体,抗 Mi-2 抗体。

(四)辅助检查

1.肌电图

典型改变包括三联征:插入电位活动增强、纤颤电位和正锐波;自发奇异高频放电;低波幅、短时限、多相运动单位电位。

2.肌肉活检

主要病理改变是肌细胞受损、坏死和炎症,以及由此而继发的肌细胞萎缩、再生、肥大、肌肉组织被纤维化和脂肪所代替。

3.除外可能并发恶性肿瘤的相关检查。

(五)Bohan 和 Peter 诊断标准

1.肢带肌(肩胛带、骨盆带)四肢近端肌肉和颈前屈肌呈对称性无力,可伴有吞咽困难和呼吸肌无力。

2.肌肉活检显示有横纹肌纤维变性、坏死、被吞噬、再生以及单个核细胞浸润。

3.血清肌酶谱升高。

4.肌电图呈肌源性损害。

5.皮肤特征性皮疹。

判定标准:符合前1～4项为PM,同时伴第5项表现,确诊为DM。

(六)鉴别诊断

1.风湿性多肌痛

多发于50岁以上,主要表现为肩胛带及骨盆带等近端肌群或躯干部位疼痛,可伴晨僵及关节疼痛。化验检查可出现红细胞沉降率快、C反应蛋白升高。但患者肌酶谱和肌电图正常,肌活检示肌纤维正常。

2.包涵体肌炎

本病属于炎性肌病,多发生于中年以上人群,男性多见。起病隐袭,进展缓慢。肌无力表现可累及四肢近端和远端肌肉,可呈不对称性,无肌痛,肌酸磷酸激酶常正常或呈低水平升高。少见肺、关节受累。肌电图表现为肌源性损害或合并神经源性损害。病理特征为光镜下肌浆内和(或)核内可见包涵体。对激素及免疫抑制剂治疗反应性低。

3.恶性肿瘤相关DM/PM

DM/PM易合并肿瘤,DM较PM更易与肿瘤相关。肿瘤可于DM/PM之前、同时或之后发生。当肌炎呈不典型性时,需结合年龄、性别及其他临床表现和危险因素,积极除外合并肿瘤之可能。

4.神经系统疾患

运动神经元病表现为缓慢进展的肌肉无力、萎缩,但其受累肌肉的模式与PM不同,多从远端向近端延伸,常伴肌束颤动,肌萎缩较早出现,肌电图呈明显的神经源性损害。重症肌无力主要表现为受累骨骼肌极易疲劳,活动后加重,休息后可部分恢复,抗胆碱酯酶药物治疗有效,以眼外肌受累最常见,血清学检查可见抗乙酰胆碱受体抗体增高,而肌酶、肌电图、肌活检无明显异常。

【治疗原则】

(一)一般治疗

急性期应卧床休息,高蛋白、高热量饮食,积极防治感染。合并恶性肿瘤患者应及时治疗恶性肿瘤。

(二)药物治疗

1.首选治疗

糖皮质激素加甲氨蝶呤是首选治疗方案。

(1)糖皮质激素:泼尼松开始剂量每日1～2mg/kg。待皮疹减退,肌力增加,病情基本控制,肌酶降至正常水平后缓慢减药,但不应少于4～6周,一般每隔2～4周减5mg,避免减量过快导致复发,并以每日 5～10mg 维持病情,维持治疗不应少于 2 年。长期应用糖皮质激素会有一定不良反应,如骨质疏松、糖尿病、抗感染能力下降、肥胖、多毛、电解质紊乱、高脂血症等,宜注意。

(2)甲氨蝶呤:开始时每周 7.5～15mg,口服或静脉注射,如无不良反应,可逐渐增加剂量至每周 25mg。主要不良反应有肝酶升高、口腔炎、胃炎、腹泻、骨髓抑制、脱发、皮炎、药物性间质性肺炎等。因此,用药初期每 1～2 周 1 次,以后每月 1 次监测血常规及肝功能变化。补充叶酸可减轻或预防甲氨蝶呤的黏膜损伤、胃肠道反应和全血细胞减少等不良反应。

2.次选治疗

单纯糖皮质激素治疗或加用其他免疫抑制剂,这些药物联合泼尼松治疗,可减少泼尼松用量,并提高疗效。

(1)硫唑嘌呤:每日 1～2mg/kg。主要不良反应有骨髓抑制,感染,胃肠道反应和肝酶升高等。用药前 4 周,应每 2 周检查血常规和肝功能,如正常,以后每月检查 1 次。如白细胞计数$<3.0×10^9/L$,需考虑停药。

(2)环磷酰胺:每平方体表面积 0.5～1g,每 4 周 1 次,或 0.2g 隔日 1 次,静脉注射;也可口服每日 100mg。主要不良反应有胃肠道反应、骨髓抑制、出血性膀胱炎、性腺抑制、肿瘤等。用药期间应每 1～2 周查血常规及尿常规,每月检测肝功能。

(3)环孢素:每日 3～5mg/kg。主要不良反应有肾损害、胃肠道反应、高血压、肝损害及风疹等,突出优点是骨髓抑制作用较小。

(4)来氟米特:每日 20mg。主要不良反应有腹泻、瘙痒、皮疹、一过性转氨酶升高和白细胞下降、可逆性脱发等。一般为轻度和中度,严重的不良反应少见。

(三)随访

病情活动的治疗期间,应密切观察皮损、肌力改变、肌酶水平变化,强调规则用药。病情稳定后,应遵照医嘱,勿任意减量停药。

(姚冬云)

第四节　系统性硬化症

系统性硬化症(SSc)是一种慢性结缔组织疾病,是硬皮病的一个亚类,它不仅侵犯皮肤、关节肌肉,还侵犯包括肺、肾、心脏、胃肠道等在内的内脏器官。系统性硬化症皮肤早期的病理特点是血管周围炎症细胞浸润和诸如毛细血管扩张及其后毛细血管分叉的微血管改变,晚期细胞外基质过度积聚造成组织纤维化。组织纤维化破坏正常生理组织的结构,从而导致受累器官的功能障碍。

系统性硬化症又分为局限性皮肤型系统性硬化症、弥漫性皮肤型系统性硬化症、无皮肤硬化的系统性硬化症、重叠综合征。CREST 综合征包括在局限性皮肤型系统性硬化症中,它表现为钙质沉着(C)、雷诺现象(R)、食管功能障碍(E)、指端硬化(S)和毛细血管扩张(T)。重叠综合征指患者能诊断系统性硬化症,同时还能诊断其他结缔组织疾病,即具备两种结缔组织疾病的特点。无皮肤硬化的系统性硬化症无皮肤增厚的表现,但可有雷诺现象、系统性硬化症特征性的内脏表现和血清学异常,此型在临床中较罕见,是系统性硬化症的特殊类型。局限性皮肤型系统性硬化症和弥漫性皮肤型系统性硬化症的鉴别主要为患者病程中皮肤的受累是否超过肘(膝)关节及躯干是否受累;弥漫性皮肤型系统性硬化症的皮肤病变超过肘(膝)关节,并可有躯干的受累。

系统性硬化症发病机制尚不清楚,可能是在遗传、环境因素、雌激素、细胞及体液免疫异常等因素作用下,成纤维细胞合成胶原增加、局部胶原分解减少,胶原、糖蛋白、纤维蛋白等沉着在皮肤间质和血管壁,导致皮肤和内脏纤维化,血管内皮细胞肿胀、增生、管腔变狭和组织缺血。发病高峰年龄为30～50岁,男女比例为1:(3～5)。

【诊断标准】

(一)临床表现

1.雷诺现象

80%的患者以雷诺现象(RP)为首发症状,可伴有双手麻木,对称性手指肿胀或僵硬,指腹变薄或凹陷,甚至引起溃疡。雷诺现象可在其他症状出现之前几月甚至几年发生。典型的雷诺现象是因寒冷或情绪波动等诱因诱发手指、脚趾甚至如唇、耳等身体部位皮肤出现可恢复的皮肤颜色变化:白-紫-红,它是由于微血管的舒缩功能障碍引起,可见于其他疾病(其他的结缔组织疾病、雷诺病等)。

2.皮肤表现

系统性硬化症典型的皮肤病变一般要经过3个阶段:水肿期、硬化期和萎缩期。水肿期皮肤多为无痛性非凹陷性水肿,有绷紧感,手指常呈腊肠样,伴晨僵,可有关节痛,并可出现腕管综合征。从临床角度,患者停留在此期愈长,长久的预后更好。硬化期为皮肤增厚变硬如皮革,紧贴于皮下组织,不能提起,呈蜡样光泽。萎缩期为皮肤光滑而细薄,紧贴于皮下骨面,皮纹消失,毛发脱落,硬化部位常有色素沉着,间以脱色白斑,有毛细血管扩张及皮下组织钙化。面颈部皮肤受累时,可形成面具脸,其特征为鼻尖似鹰嘴、口唇变薄并收缩呈放射状伴有张口困难,晚期皮肤可以逐渐变软如正常皮肤。弥漫性 SSc 的患者在发病2～3年内疾病的程度和严重性都会加重,但以后可能自发性好转;CREST 综合征的特点就是缓慢持续性加重。

3.胃肠道表现

胃肠道表现为从口到肛门的任何胃肠系统均可受累,因此,SSc 患者的症状和体征可包括:吞咽困难、呛咳、烧心、腹胀、便秘和腹泻交替、假性肠梗阻、小肠细菌过度生长、吸收不良、大便失禁等。舌肌萎缩变薄,舌活动可因系带硬化挛缩而受限,使舌不能伸出口外。早期即可出现食管受累,为 SSc 患者最常见的内脏损害,食管下段功能受损引起咽下困难,括约肌受损发生反流性食管炎,久之引起狭窄。慢性胃食管反流和反复吸入可造成肺间质病变。胃、十二指肠和空肠受累少见,多见于病情严重的患者,可有胃扩张及十二指肠蠕动消失。空肠损害则出现吸收不良综合征。胃窦血管扩张症较常见,内镜表现为扩张的血管呈红色条纹状沿黏膜皱襞顶部向幽门集中,因其外观类似西瓜皮上的条纹,故也称西瓜胃,可引起慢性胃肠道出血和贫血。

4.肾脏表现

系统性硬化症的肾脏受累的主要类型包括:硬皮病肾危象、慢性肾疾病和炎症性肾损害。硬皮病肾危象是风湿性疾病的一个急症,需要早期诊断和积极治疗来保护肾功能。10%~15%的弥漫性系统性硬化症的患者和1%~2%的局限性系统性硬化症的患者发生肾危象。典型肾危象为突然出现高血压和急进性肾损害,主要与高水平的肾素有关。在罕见情况下,恶性高血压可以是系统性硬化症的最初表现。然而,肾危象时并不都有高血压,有11%硬皮病肾危象患者血压正常,通常预后更差。肾危象的其他临床特点包括头痛、高血压性视网膜病变、高血压脑病、卒中、心包炎、心肌炎和心律失常、心力衰竭等。微血管性溶血性贫血常见(约60%左右),但弥散性血管内凝血少见。神经系统改变、溶血、血小板减少提示血栓性血小板减少性紫癜。尿检查通常发现非肾病范围的蛋白尿和血尿,在显微镜下常见颗粒管型。肾功能衰竭是典型的,但通常发生是以周计算,而不是以天计算。少尿是不祥的征兆。肾危象好发于早期的弥漫性系统性硬化症;局限性系统性硬化症患者发生硬皮病肾危象典型的一般发生于病程的晚期。肾危象的危险因素包括:大剂量激素的使用、症状发生时间小于4年、皮肤硬化的迅速进展、皮肤评分较高、环孢素的使用、大关节的挛缩、肌腱摩擦声、新出现的贫血、新出现的心血管系统事件(心包渗液、充血性心力衰竭)、抗RNA多聚酶抗体阳性等。对有高危因素的患者应至少每月监测一次血压,如果有高血压的症状时,应每天监测血压。肾危象时肾活检的病理改变对诊断和预后非常有用。典型的病变是肾脏主要累及小叶间动脉和弓动脉的血管改变,表现为血管内膜和中膜的增生,内弹力板分裂成多层,呈"葱皮"样改变,纤维素性坏死、血栓形成、管腔变窄。有研究发现血管的改变(葱皮样内膜增厚和血栓形成)与预后差相关。系统性硬化症患者出现肾损害可能由疾病本身、重叠疾病、药物等因素所致。在疾病本身中,可以有肾危象、炎症性改变、慢性损害。当短期内出现肾功能不全原因不清时可行肾穿检查,它可鉴别肾危象、抗中性粒细胞胞浆抗体(ANCA)相关血管炎及其他原因,并能帮助判断预后。

5.肺部病变

肺部病变是SSc最常见的表现之一,主要是肺间质纤维化、肺动脉高压导致通气功能和换气功能障碍,它是SSc患者发生死亡的重要原因之一。少数患者有胸膜炎。本病合并肺癌的发生率较高,是普通人群的5倍;局限性皮肤型系统性硬化症和弥漫性皮肤型系统性硬化症合并肺癌的发病率相似。

6.心脏表现

心脏纤维化是引起心脏受累的主要原因,也是SSc患者发生死亡的重要原因之一。心包、心肌、传导系统均可受累,表现为心脏扩大、心力衰竭、心律失常、心包纤维化、心包积液,严重者发生心包填塞。

7.骨骼肌肉

横纹肌常受侵犯,多见于四肢及肩胛肌肉,表现为肌痛、肌无力及肌萎缩,部分合并多发性肌炎。SSc 患者的关节症状较多见,早期多为对称性关节痛,无畸形。晚期发生挛缩使关节固定在畸形位置。手、腕和肘关节是最常受累的关节。可出现关节间隙狭窄,关节面硬化,骨质疏松,指(趾)骨溶解。

8.神经系统

少数患者可合并神经受累,以三叉神经痛较为多见。SSc 最常见的压迫性神经病变是腕管综合征,常发生于疾病的皮肤水肿期。

9.合并症

SSc 患者可合并干燥综合征、甲状腺炎、原发性胆汁性肝硬化等疾病。

(二)美国风湿病学会诊断分类标准

目前诊断系统性硬化症还是根据 1980 年美国风湿病学会(ACR)提出的系统性硬化症分类标准。

1.主要条件

近端皮肤硬化即手指及掌指(跖趾)关节近端皮肤增厚、紧绷、肿胀。这种改变可累及肢体、面部、颈部和躯干(胸、腹部)。

2.次要条件

(1)指硬化:上述皮肤改变仅限手指。

(2)指尖凹陷性瘢痕或指垫消失:由于缺血导致指尖凹陷性瘢痕或指垫消失。

(3)双肺基底部纤维化:要除外其他疾病所引起的这种改变。

具有主要条件或 2 个以上次要条件者,可诊为系统性硬化症。设立这个标准的目的是分类,而不是诊断。此标准没有将近 30 年的科学发展如抗体检测和甲褶毛细血管显微镜检查等包括在内。一些被专家确诊的系统性硬化症患者按此标准来诊断则不符合。在加拿大硬皮病研究组中 20%的局限性系统性硬化症的患者不符合此标准。研究表明该标准用于无脏器损伤的早期系统性硬化症患者的诊断敏感性仅为 34%,难以满足临床早期诊断和早期干预的需求。

3.甲褶毛细血管显微镜检查

甲褶毛细血管显微镜检查是一种无创的检查,它能发现微血管的改变,能预测潜在的结缔组织疾病,并能帮助早期发现系统性硬化症,并与疾病类型和严重程度相关。

目前,常规将系统性硬化症的甲褶毛细血管表现归纳为 3 种主要的类型:早期、活动期和晚期。

(1)早期:少量的增粗、巨大毛细血管,少量毛细血管出血,没有毛细血管丢失证据。

(2)活动期:大量巨大毛细血管和出血,中度的毛细血管的丢失,没有或轻度的血管分叉。

(3)晚期:少量或没有巨大毛细血管和出血,毛细血管的大量缺失和大量无血管区域,毛细血管排列混乱,毛细血管呈分叉状或树杈状。

4.抗体检测

采用敏感方法检测抗核抗体几乎100％的系统性硬化症患者阳性,免疫荧光法有50％～90％的患者阳性,多为斑点型或核仁型,后者更具诊断意义。抗着丝点抗体(ACA)是与SSc相关的抗体,80％的CREST综合征患者阳性,此抗体阳性的患者常伴皮肤毛细血管扩张和皮下钙质沉积,相对预后较好,但发生肺动脉高压、原发性胆汁性肝硬化、严重指端缺血的危险增加。抗Scl-70抗体是与SSc相关性较强的抗体,约30％的患者阳性,患者肺间质纤维化危险性增加。抗RNA多聚酶抗体阳性患者发生硬皮病肾危象的危险性增加。

（三）鉴别诊断

本病需与其他如硬肿病、嗜酸性筋膜炎、局灶性硬皮病、POEMS综合征、硬化黏液性水肿、肾源性系统纤维化等蔗病相鉴别。

【治疗原则及预后】

系统性硬化症的治疗一直都是困难且令人失望的。系统性硬化症以前死亡的最主要原因是硬皮病肾危象,随着人们对硬皮病肾危象的发病机制的认识和综合治疗,现在肺部受累(肺动脉高压和肺间质纤维化)已经成为死亡的最主要原因(约70％)。

1.一般治疗

对患者进行健康教育非常重要;保暖是针对雷诺现象的重要措施;避免患者紧张、激动;戒烟也非常重要。

2.糖皮质激素

对控制病情进展作用有限,但对关节炎、肌炎、心包炎、心肌损害和肺间质病变炎症期有一定疗效。因大剂量糖皮质激素应用是硬皮病肾危象的危险因素,故使用糖皮质激素相对慎重。

3.免疫抑制剂

甲氨蝶呤可用于早期的弥漫性系统性硬化症的皮肤病变;环磷酰胺在随机双盲对照试验中证明对皮肤病变有效;霉酚酸酯、硫唑嘌呤、环孢素等也可用于皮肤病变,但效果尚未确证。

4.雷诺现象的治疗

硝苯地平类钙通道阻断剂可作为系统性硬化症雷诺现象的一线治疗;静脉依洛前列醇及同类药物可用于严重的系统性硬化症雷诺现象治疗;静脉注射前列腺素类(尤其是伊洛前列腺素)可使患者指趾端溃疡愈合,故对活动性指趾溃疡应选静脉用前列腺素类。波生坦对活动性指端溃疡无效,但可预防新溃疡的形成。

5.肺动脉高压的治疗

系统性硬化症患者肺动脉高压的主要治疗原则是降低肺动脉压、吸氧、抗凝和利尿,心功能不全者可给予强心治疗。目前用于降低肺动脉压的药物主要有钙离子拮抗剂、合成的前列环素及其类似物(依前列醇、贝前列环素钠、伊洛前列素等)、内皮素受体拮抗剂(波生坦、西他生坦、安博森坦)、5-磷酸二酯酶抑制剂(西地那非)等。手术治疗包括房间隔切开术、肺移植等。临床医生需要根据患者的具体情况,联合治疗。

6.胃肠道的对症治疗

质子泵抑制剂可预防硬皮病相关的胃食管反流、食管溃疡和狭窄；胃肠动力药可用于硬皮病症状性运动障碍；对硬皮病相关细菌过度生长和吸收不良，可经验应用广谱抗生素。

7.硬皮病肾危象的治疗

应用血管紧张素转化酶抑制剂药物治疗硬皮病肾危象是必需的，它能明显地改善肾危象患者的生存率。抗高血压治疗的目标是每 24 小时使收缩压下降 10～20mmHg，直到血压在正常范围。卡托普利是一个短效药物，早期调节血压最容易，6.25～12.5mg/8h，可每 12 小时增加剂量，直到血压控制满意。长效的血管紧张素转化酶抑制剂对长期应用更方便。静脉使用前列环素已有报道能增加肾灌注，对血压正常化有帮助。一旦血管紧张素转化酶抑制剂用到足量时，血压控制仍不好，血管紧张素 Ⅱ 受体拮抗剂、α 受体阻断剂或钙通道阻断剂可以合用。在严重的微血管性溶血性贫血，血浆置换也可应用。2/3 的患者需要血液透析的肾脏支持，其中一半的患者能最终康复而不用再透析。

（姚冬云）

第五节　混合性结缔组织病

混合性结缔组织病（MCTD）是一种血清学上有高滴度的抗 U1-RNP 抗体和斑点型抗核抗体（ANA），临床上有系统性红斑狼疮（SLE）、系统性硬化症（SSc）、多发性肌炎（PM）/皮肌炎（DM）及类风湿关节炎（RA）的某些混合表现的疾病。

【诊断标准】

（一）临床表现

患者发病时可出现疲乏、发热，几乎所有患者都存在雷诺现象、关节痛或关节炎、手指肿胀（腊肠样）或全手水肿、指端硬化、皮肤黏膜改变、肌痛或肌炎。还可累及心脏，如心包炎、心肌炎、心电图异常；肺部可出现肺间质性病变，并可进展为肺间质纤维化，肺动脉高压是病情加重及死亡的主要原因；肾脏较少受累，可出现膜性肾小球肾炎；消化道受累比较常见，主要表现为上消化道运动失调。患者还可出现三叉神经痛、头痛以及贫血、白细胞减少等。

（二）实验室检查

1.间接免疫荧光法显示高滴度 ANA，呈斑点型。

2.免疫双扩散法、ELISA 法可显示高滴度的抗 U1-RNP 抗体。

3.抗 Sm 抗体阴性。

（三）Alarcon-Segovia 和 Kahn 诊断标准

现在多采用 Alarcon-Segovia 和 Kahn 标准（表 6-9）。

表 6-9 Alarcon-Segovia 和 Kahn 诊断标准

诊断标准	Alarcon-Segovia	Kahn
血清学标准	抗 U1-RNP 抗体≥1∶1600(血凝法)	存在高滴度抗 U1-RNP 抗体,相应斑点型 ANA 滴度≥1∶1200
临床标准	手肿胀	手指肿胀
	滑膜炎	滑膜炎
	肌炎(生物学或组织学证实)	肌炎
	雷诺现象	雷诺现象
	肢端硬化	
确诊标准	血清学标准及至少 3 条临床标准,必须包括滑膜炎或肌炎	血清学标准及雷诺现象和其他 3 项临床标准中至少 2 项

(四)鉴别诊断

MCTD 需与以下疾病进行鉴别。

1.典型的弥漫性结缔组织病

包括系统性红斑狼疮、系统性硬化症、多发性肌炎、皮肌炎、类风湿关节炎、干燥综合征。

2.重叠综合征

同时或先后罹患弥漫性结缔组织病其中 2 种或 2 种以上者,称为重叠综合征。

3.未分化结缔组织病

只具有一些可疑的临床或实验室特征但不能诊断某种结缔组织病者。

【治疗原则】

MCTD 的治疗方法参照系统性红斑狼疮、系统性硬化症、多发性肌炎、皮肌炎、类风湿关节炎、干燥综合征的治疗原则。疾病预后相对良好,且对糖皮质激素较为敏感,但重要脏器受累者特别是肺动脉高压预后差,因此药物治疗应根据病情进行。

1.雷诺现象

注意保暖,避免手指外伤,戒烟等。可应用抗血小板聚集药如阿司匹林、血管扩张剂如钙通道阻断剂硝苯地平、α 受体阻断剂如哌唑嗪等。

2.急性肢端坏疽

可使用前列环素类药物如吸入性伊洛前列素、内皮素受体阻断剂如波生坦。

3.关节炎为主要表现者

可使用非甾体抗炎药,必要时加用甲氨蝶呤、羟氯喹等。

4.肌炎为主要表现者

可使用糖皮质激素,必要时加入甲氨蝶呤、人免疫球蛋白等。

5.肺动脉高压

无症状者可使用糖皮质激素、环磷酰胺、血管紧张素转换酶抑制剂如卡托普利。有症状者,若急性血管扩张药物试验阳性者可使用钙通道阻断剂;阴性者应考虑使用前列环素类药物如吸入性伊洛前列素、内皮素受体拮抗剂如波生坦、5-磷酸二酯酶抑制剂如西地那非等。

6.膜性肾小球肾炎

血管紧张素转换酶抑制剂、小剂量阿司匹林加双嘧达莫。出现肾病综合征时使用糖皮质激素、环磷酰胺冲击或每日使用苯丁酸氮芥。出现硬皮病样肾危象使用血管紧张素转换酶抑制剂。

7.心肌炎

使用糖皮质激素和环磷酰胺,避免使用地高辛。心脏传导阻滞时避免使用羟氯喹。

8.食管功能障碍

H_2 受体阻断剂、质子泵抑制剂、促胃肠动力药。

(姚冬云)

第六节　痛风

痛风是嘌呤代谢紊乱及(或)尿酸排泄减少所引起的一种晶体性关节炎,严重者可出现关节致残、肾功能不全。痛风分为原发性和继发性,原发性痛风有一定的家族遗传性,约 20% 的患者有阳性家族史,少数由先天性酶缺陷引起,绝大多数发病原因不明。继发性痛风发生于其他疾病过程中,如肾脏病、血液病,或由于服用某些药物、肿瘤放化疗等多种原因引起。痛风见于世界各地区、各民族,常与中心性肥胖、高脂血症、糖尿病、高血压及心脑血管病伴发。

【诊断标准】

(一)临床表现

男性多见,女性患者大多出现在绝经期后。按照痛风的自然病程可分为急性期、间歇期、慢性期。

1.症状

(1)突发关节红肿、疼痛剧烈,累及肢体远端单关节、特别是第一跖趾关节多见,常于 24 小时左右达到高峰,数天至数周内自行缓解。

(2)早期试用秋水仙碱可迅速缓解症状。

(3)饱餐、饮酒、过劳、局部创伤等为常见诱因。

(4)上述症状可反复发作,间歇期无明显症状。

(5)皮下可出现痛风石结节。

(6)随病程迁延,受累关节可持续肿痛,活动受限。

(7)可有肾绞痛、血尿、尿排结石史或腰痛、夜尿增多等症状。

2.体征

(1)急性单关节炎表现,受累关节局部皮肤紧张、红肿、灼热,触痛明显。

(2)部分患者体温升高。

(3)间歇期无体征或仅有局部皮肤色素沉着、脱屑等。

(4)耳廓、关节周围偏心性结节,破溃时有白色粉末状或糊状物溢出,经久不愈。

(5)慢性期受累关节持续肿胀、压痛、畸形甚至骨折。

(6)可伴水肿、高血压、肾区叩痛等。

(二)实验室检查

1.血尿酸的测定　男性为 $210 \sim 416\mu mol/L(35 \sim 70mg/L)$;女性为 $150 \sim 357\mu mol/L$ $(25 \sim 60mg/L)$,绝经期后接近男性。血尿酸 $\geqslant 416\mu mol/L(70mg/L)$ 为高尿酸血症。由于血尿酸受多种因素影响,存在波动性,应反复测定。在血尿酸水平持续增高者中,仅有 10% 左右罹患痛风。

2.尿尿酸的测定　低嘌呤饮食 5 天后,留取 24 小时尿,采用尿酸酶法检测。正常水平为 $1.2 \sim 2.4mmol(200 \sim 400mg)$,大于 $3.6mmol(600mg)$ 为尿酸生成过多型,仅占少数;多数小于 $3.6mmol(600mg)$ 为尿酸排泄减少型。实际上不少患者同时存在两种缺陷,而以其中一种为主。

3.滑液及痛风石检查　急性关节炎期,行关节穿刺抽取滑液,在偏振光显微镜下,滑液中或白细胞内有负性双折光针状尿酸盐结晶,阳性率约为 90%。穿刺或活检痛风石内容物,亦可发现同样形态的尿酸盐结晶。此项检查具有确诊意义,应视为痛风诊断的"金标准"。

(三)辅助检查

1. X 线检查　急性关节炎期可见软组织肿胀;慢性关节炎期可见关节间隙狭窄、关节面不规则、痛风石沉积,典型者骨质呈类圆形穿凿样或虫噬样缺损、边缘呈尖锐的增生钙化,严重者出现脱位、骨折。

2.超声检查　由于大多尿酸性尿路结石 X 线检查不显影,可行肾脏超声检查。肾脏超声检查亦可了解肾损害的程度。

(四)美国风湿病学会和 Holmes 诊断分类标准

1.急性痛风性关节炎　目前多采用美国风湿病学会(ACR)1977 年的分类标准或 1985 年 Holmes 标准(表 6-10、表 6-11),同时应与风湿热、丹毒、蜂窝织炎、化脓性关节炎、创伤性关节炎、假性痛风等相鉴别。

(2)间歇期痛风:通常无任何不适症状或仅有轻微关节症状,需依赖既往病史及高尿酸血症。

(3)慢性期痛风:痛风石形成或关节症状持续不能缓解,结合 X 线或结节活检找尿酸盐结晶。应与类风湿关节炎、银屑病关节炎、骨肿瘤等鉴别。

(4)肾脏病变:尿酸盐肾病最初表现为夜尿增加,之后可见尿比重下降、血尿、蛋白尿,甚至肾功能不全,应与肾脏疾病引起的继发性痛风鉴别。尿酸性尿路结石可通过超声检查发现,X线不显影。对于肿瘤广泛播散或接受放化疗的患者突发急性肾功能衰竭、血尿酸急骤升高,则应考虑急性尿酸性肾病。

表 6-10　1977 年急性痛风性关节炎 ACR 分类标准

1.关节液中有特异性尿酸盐结晶。

2.用化学方法或偏振光显微镜证实痛风石含有尿酸盐结晶。

3.具备以下 12 项(临床、实验室、X 线表现)中 6 项

(1)急性关节炎发作大于 1 次

(2)炎症反应在 1 天内达高峰

(3)单关节炎发作

(4)可见关节发红

(5)第一跖趾关节疼痛或肿胀

(6)单侧第一跖趾关节受累

(7)单侧跗骨关节受累

(8)可疑痛风石

(9)高尿酸血症

(10)不对称关节内肿胀(X 线证实)

(11)无骨侵蚀的骨皮质下囊肿(X 线证实)

(12)关节炎发作时关节液微生物培养阴性

表 6-11　1985 年 Holmes 标准

具备以下 1 条者：

1.滑液中的白细胞有吞噬尿酸盐结晶的现象

2.关节腔积液穿刺或结节活检有大量尿酸盐结晶

3.有反复发作的急性单关节炎和无症状间歇期、高尿酸血症及对秋水仙碱治疗有特效者

【治疗原则】

(一)一般治疗

1.饮食控制　痛风患者应采用低热能膳食,保持理想体重,同时,避免高嘌呤食物。严格戒饮各种酒类,每日饮水应在 2000ml 以上。

2.避免诱因　避免暴食酗酒、受凉受潮、过度疲劳、精神紧张,慎用影响尿酸排泄的药物。

3.防治伴发疾病　同时治疗伴发的高脂血症、糖尿病、高血压病、冠心病、脑血管病等。

(二)急性痛风性关节炎的治疗

卧床休息、抬高患肢,避免负重。暂缓使用降尿酸药物,以免引起血尿酸波动,延长发作时间或引起转移性痛风。

1.秋水仙碱　大部分患者于用药后 24 小时内疼痛可明显缓解,口服给药 0.5mg/h 或 1mg/2h,直至出现 3 个停药指标之一。

(1)疼痛、炎症明显缓解。

(2)出现恶心呕吐、腹泻等。

(3)24小时总量达6mg。

若消化道对秋水仙碱不能耐受,也可用0.9%氯化钠溶液将秋水仙碱1mg稀释到20ml缓慢静脉注射(大于2~5分钟),起效迅速无胃肠道反应,单一剂量不超过2mg,24小时总量4mg。秋水仙碱治疗剂量与中毒剂量十分接近,除胃肠道反应外,可有白细胞减少、再生障碍性贫血、肝细胞损害、脱发等,有肾功能不全者慎用。

2.非甾体抗炎药(NSAIDs)　多用于急性发作,常使用足量,症状缓解后减量。常见的副作用为胃肠道症状,也可能加重肾功能不全,影响血小板功能等。活动性消化性溃疡者禁用。

3.糖皮质激素　常用于秋水仙碱和非甾体抗炎药无效或不能耐受者。口服泼尼松每日20~30mg,3~4天后逐渐减量停药;或复方倍他米松注射液1ml肌内注射或关节腔注射。

(三)间歇期和慢性期的治疗

目的为控制血尿酸在正常水平,使血尿酸维持在$327\mu mol/L$(55mg/L)以下。为防止急性发作,也可同时预防性服用秋水仙碱0.5mg,每日1~2次,或使用非甾体抗炎药。单用下列一类药物效果不佳、血尿酸$>535\mu mol/L$(90mg/L)、痛风石大量形成者,可两类降尿酸药物合用。

1.促尿酸排泄药　适用于肾功能正常或轻度异常(内生肌酐清除率$<30ml/min$时无效)、无尿路结石及尿酸盐肾病患者。苯溴马隆50mg每日1次,逐渐增加至100mg每日1次。可同时服用碱性药物,如碳酸氢钠1~2g,每日3次,使尿pH保持在6.5左右(但不可过碱,以防钙质结石形成),同时大量饮水保持尿量。主要副作用为胃肠道反应,如腹泻,偶见皮疹、过敏性结膜炎及粒细胞减少等。

2.抑制尿酸生成药　用于尿酸产生过多型的高尿酸血症或不适于使用促尿酸排泄药者,也可用于继发性痛风。别嘌醇100mg每日1次,渐增至100~200mg,每日3次。一日最大剂量800mg,超过300mg需分次服。主要不良反应:胃肠道反应、皮疹、药物热、骨髓抑制、肝肾功能损害等,偶有严重的毒性反应。对于肾功能不全者,应减量使用。应定期检查肝肾功能、血尿常规等。

(四)肾脏病变的治疗

积极控制血尿酸水平,碱化尿液,多饮多尿。痛风性肾病者,避免使用影响尿酸排泄的噻嗪类利尿剂、呋塞米、利尿酸等,可选螺内酯等。可选用兼有利尿和碱化尿液作用的碳酸酐酶抑制剂乙酰唑胺。降压可用血管紧张素转化酶抑制剂,避免使用减少肾脏血流量的β受体阻断剂和钙通道阻断剂;其他治疗同各种原因引起的慢性肾损害。尿酸性尿路结石,大部分可溶解、自行排出,体积大且固定者可体外碎石或手术治疗。急性尿酸性肾病,除使用别嘌醇积极降低血尿酸外,应按急性肾功能衰竭进行处理。慢性肾功能不全,必要时可作肾移植。

(五)无症状高尿酸血症的治疗

血尿酸水平在$535\mu mol/L$(90mg/L)以下且无痛风家族史者,应控制饮食,避免诱因,一般无需用药治疗,但需密切随访。血尿酸在 $535\mu mol/L(90mg/L)$ 以上的,应使用降尿酸药物。如果伴发高血压病、糖尿病、高脂血症、心脑血管病等,在治疗伴发病同时,适当降低血尿酸。

(姚冬云)

第七节　莱姆病

莱姆病是一种由伯氏疏螺旋体所引起的,以硬蜱为主要传播媒介的自然疫源性疾病。主要经蜱叮咬人、兽而传染。莱姆病在我国分布广泛,临床表现多样,除有皮肤慢性游走性红斑、脑膜炎、颅神经炎、神经根炎、关节炎、慢性萎缩性肢皮炎等临床类型外,病原学、治疗学证实莱姆病螺旋体可引起人类精神异常,对人群危害严重。该病已成为我国一种相当重要的虫媒传染病,具有明显的季节性,多发生于温暖季节。我国主要流行区是东北林区、西北林区和华北的部分地区。

伯氏疏螺旋体可分为 10 个基因种或基因组,其中具有致病性的有 3 个种,即伯氏疏螺旋体(B.burgdorferi)、伽氏疏螺旋体(B.garinⅡ)及阿氏疏螺旋体(B.afzelⅡ)。

【诊断标准】

(一)临床表现

莱姆病潜伏期 3～32 天,平均 9 天。早期具有慢性游走性红斑、心脏、神经系统受累的临床表现,晚期出现关节受累的临床表现。其他表现:发热、乏力、肌痛、恶心、呕吐、结膜炎、虹膜炎、淋巴结及肝脾大等。莱姆病的临床表现可分为 3 期。

1.Ⅰ期　临床表现是因蜱叮咬引起的皮肤损伤(慢性游走性红斑);典型的游走性红斑是莱姆病最首要和最常见的临床征兆。成年患者的游走性红斑常出现在腿部和脚,而儿童患者中,上半身感染频率比成人高。出现第二次的皮肤损伤能证明莱姆病螺旋体在全身传播,这些损伤与第一次出现的游走性红斑类似。对于非典型的红斑,则必须证明皮肤损伤处有螺旋体的感染。莱姆淋巴细胞瘤是一个直径最多数厘米,单个的蓝-红色肿包,由皮肤和皮下组织的密集淋巴细胞组成,这种症状罕见。慢性萎缩性肢皮炎是一种不常见的慢性皮肤症状,不能自然消退。在发病初期很难引起注意,皮肤最终变薄变皱成为紫罗兰色,静脉非常明显,皮肤损伤后的愈合能力也被损害。

2.Ⅱ期　临床表现是心脏和神经系统疾病,心脏受累者多表现为无杂音的阵发性房室传导阻滞,严重者可出现完全性传导阻滞,其他包括心包炎、心功能不全;运动神经受到影响的表现是非对称的局部麻痹。早期的神经螺旋体病能影响颅神经,但最常见的是面神经麻痹,单侧多于双侧。其他包括脑脊髓炎特征,与多发性硬化相似。脑膜炎、神经根炎及周围神经炎等表现复杂。

3.Ⅲ期　临床表现是关节炎、神经系统、眼部葡萄膜炎和角膜基质炎,皮肤疾病也能在Ⅲ期发生,关节症状常为膝关节无症状性肿痛间歇发作。莱姆病关节炎在儿童中类似于幼年特发性关节炎,而在成人中则类似于反应关节炎。有些患者还会出现肌炎、骨髓炎、局限性硬皮病或感觉不舒服、疲劳、神经过敏、精神症状、头痛、纤维肌痛等。

（二）实验室检查

1.血常规及一般检查　白细胞多在正常范围,偶有升高伴有核左移。红细胞沉降率增快。类风湿因子阴性。循环免疫复合物阳性。血清中冷沉淀免疫球蛋白可阳性,转氨酶可升高。

2.病原学检测　对于莱姆病的病原学检测方法包括了直接检测法、分离培养法。从临床标本(病灶皮肤、滑膜、淋巴结、脑脊液等)分离出莱姆病螺旋体是诊断莱姆病的"金标本"。然而,这种分离率低,且成本高、耗时长,莱姆病病原体的生长缓慢,病原分离的诊断价值不及血清学诊断法。聚合酶链反应技术(PCR)检测病原体,具有高的灵敏度和特异性,快速方便。需要的样本量少,尤其适用于发病早期的实验室诊断。其他的检测新方法包括蛋白质芯片检测技术及表面等离子共振(SPR)技术和半导体量子点荧光免疫分析(QDsFIA)技术等。

3.血清学检测　用于莱姆病螺旋体的特异性抗体的检测方法包括间接免疫荧光抗体法(IFA)、间接酶联免疫吸附试验(ELISA)、酶联荧光测定(ELFA)、免疫色谱法、免疫斑点印迹法、蛋白质印迹试验(WB)和补体结合试验(CFT)等。ELISA 比 IFA 敏感,但两种方法在诊断时,都会出现假阳性现象。当有阳性或可疑样本时,应再用蛋白质印迹法(WB)验证。目前,国际上推荐两步血清学检测法,即第一步用免疫荧光法或酶联免疫吸附试验检测抗体,第二步用免疫印迹法对上述阳性标本作进一步的验证。

（三）美国疾病控制中心诊断分类标准

莱姆病的诊断主要根据流行病学史、临床表现和实验室检查方面的结果进行确诊。美国疾病控制中心提出,符合下列任何 1 条者均可诊断为莱姆病。

1.在流行区,慢性游走性红斑(单个红斑的直径必须至少为 5cm,并应由医生检查确定)或抗 burgdorferi 疏螺旋体抗体滴度≥1：256,及 1 个或 1 个以上器官系统受累。

2.在非流行区,慢性游走性红斑及抗 burgdorferi 疏螺旋体抗体滴度≥1：256,或慢性游走性红斑及 1 个或 1 个以上器官系统受累,或抗体滴度≥1：256 及 1 个或 1 个以上器官系统受累。

【预防及治疗原则】

（一）预防

莱姆病的预防主要采用综合措施,即环境防护、个体防护和预防注射相结合的措施,定期消灭传播媒介老鼠、蜱类等,对饲养的放牧动物定期驱除外寄生虫。采取灭蜱和人畜不到有蜱隐匿的灌木丛等地区去的方法。若必须进入时,应加强防护,防止蜱的叮咬;离开疫区时,加强检疫,发现病例及时采取治疗措施。治疗咬伤,可先用乙醚或三氯甲烷等滴在蜱体上使其麻醉,将蜱取下,避免蜱的假头断在皮肤内。临时无乙醚等物,可用搽手油一类的黏稠物涂在蜱体上使其窒息而取下,或者用手捏住蜱,轻轻摇动,然后再从皮肤垂直方向拔出。

（二）对症治疗

在治疗期和恢复期要注意患者饮食调理，嘱患者卧床休息，注意补充营养及液体，应包括足够的蛋白质和维生素，有神经系统症状的患者要给予大量的维生素 B 及维生素 E、维生素 C，对有关节炎和神经系统损害疼痛剧烈者，可使用小剂量激素配合大量抗生素进行治疗。有发热或疼痛的患者可以使用解热镇痛药。高热及全身症状严重者，给予类固醇制剂。关节损坏者避免关节腔内注射。严重的关节炎可行滑膜切除。

（三）病原学治疗

莱姆病治疗的主要方法是应用口服和静脉注射抗生素，以消灭病原螺旋体。对伯氏疏螺旋体敏感的抗菌素有四环素、氨苄西林、头孢曲松、亚胺培南、青霉素 G 和氯霉素等。首选青霉素、红霉素及第三代头孢菌素及四环素类。病原体治疗的过程中可给予肾上腺皮质激素预防赫氏反应。

1.早期单纯游走性红斑或伴有感冒样症状可口服强力霉素或阿莫西林 10～30 天，应用头孢呋辛也可获得满意效果。但对全身性红斑，需用大剂量青霉素才有效。

2.单纯面神经麻痹症状出现时，可肌内注射青霉素 80 万单位每天 3 次，连续用药 10～14 天。出现脑膜炎、周围神经炎、脑炎、神经根炎时，选用头孢曲松或大剂量青霉素 14～21 天。脑脊髓炎的治疗需 30 天。

3.有心脏病，特别是心肌炎需选用头孢曲松或大剂量青霉素 14～21 天。对有心脏损害者，可加用糖皮质激素治疗。

4.有关节炎出现时，可口服强力霉素 100mg、2 次/日或青霉素 2000 万单位/日，14～20 天。

5.对伴有皮肌炎者可口服米诺环素 100mg，每天 2 次，共 15 天，静脉滴注地塞米松 7.5mg/d，1 周后减量为静脉滴注地塞米松 5mg/d，再 1 周后改口服泼尼松，逐渐减量。

（四）疫苗

针对莱姆病使用疫苗的研究中，在抗伯氏疏螺旋体免疫方面也取得了重要进展，包括激发保护性应答的抗原，今后研制多种基因种多价亚单位混合疫苗仍将是重要的研究方向。

（姚冬云）

第八节　风湿热

风湿热是上呼吸道 A 组乙型溶血性链球菌感染后引起的一种自身免疫性疾病，可引起全身结缔组织病变，尤好侵犯关节、心脏、皮肤和神经系统。本病有反复发作倾向，心脏炎的反复发作可导致风湿性心脏病的发生和发展。本病多发于冬春阴雨季节，潮湿和寒冷是重要诱因。初发年龄以 9～17 岁多见，主要发生在学龄期，偶可见于 30～40 岁成年人。男女发病相当。居室过于拥挤、营养低下、医药缺乏有利于链球菌繁殖和传播，多造成本病流行。A 组乙型溶血性链球菌已被公认是本病最主要的致病因子。

【诊断标准】

(一)临床表现

1.前驱症状　在典型症状出现前 2～6 周,常有上呼吸道链球菌感染(咽喉炎或扁桃体炎等)表现,如发热、咳嗽、咽痛、颌下淋巴结肿大等症状。但临床上超过半数患者因前驱症状轻微或短暂而未能主诉此病史。

2.典型表现　风湿热有 5 个主要表现:游走性多发性关节炎、心脏炎、皮下结节、环形红斑、舞蹈病。

(1)关节炎:是最常见的临床表现。关节炎特点为游走性、多发性,以膝、踝、肘、肩等大关节受累为主,局部可有红、肿、灼热、疼痛和压痛,有时有渗出。关节痛可继气候变冷或阴雨而出现或加重。关节疼痛很少持续一个月以上,通常在 2 周内消退。关节炎发作之后不遗留关节变形。水杨酸制剂对缓解关节症状疗效颇佳。轻症及不典型病例可呈单关节或寡关节、少关节受累。

(2)心脏炎:患者常有运动后心悸、气短、心前区不适主诉。心脏炎表现多样:

①窦性心动过速(入睡后心率仍＞100 次/分)常是心脏炎的早期表现。

②瓣膜炎:二尖瓣炎时可有心尖区高调、收缩期吹风样杂音或短促低调舒张中期杂音(Careycoombs 杂音)。主动脉瓣炎时在心底部可听到舒张中期柔和吹风样杂音。

③心包炎:多为轻度,超声心动图可测出心包积液,心脏炎严重时可出现充血性心力衰竭。

④轻症患者可仅有无任何其他病理或生理原因可解释的进行性心悸、气促加重(心功能减退表现),或仅有头晕、疲乏、软弱无力的亚临床型心脏炎表现。

在初次发病的有关节炎的风湿热患者中 50％左右合并心脏炎。大约 50％的心脏受累的成年患者,其心脏损害在更晚时才被发现。

(3)环形红斑:出现率 6％～25％,为淡红色环状红晕、中央苍白,多分布在四肢近端和躯干,时隐时现,骤起,数小时或 1～2 天消退。环形红斑常在链球菌感染之后较晚才出现。

(4)皮下结节:发生率 2％～16％。为稍硬、无痛性小结节,位于关节伸侧的皮下组织,与皮肤无粘连,无红肿炎症改变,好发于肘、膝、枕或胸腰椎棘突处。皮肤和皮下组织的表现不常见,通常只发生在已有关节炎、舞蹈病或心脏炎的患者中。

(5)舞蹈病:常发生于 4～7 岁儿童。一般出现在初次链球菌感染后 2 个月或以上,系由风湿热炎症侵犯脑基底节所致。为一种无目的、不自主的躯干或肢体动作,面部可表现为挤眉眨眼、摇头转颈、努嘴伸舌,肢体可表现为伸直和屈曲、内收和外展、旋前和旋后等无节律的交替动作,情绪常不稳定,激动兴奋时加重,睡眠时消失,需与其他神经系统的舞蹈症相鉴别。国内报道发生率 3％左右,国外报道高达 30％。

(6)其他症状:50％～70％患者有不规则发热,中度发热较常见,亦可有高热,但发热无诊断特异性。其他症状如多汗、鼻衄、瘀斑、腹痛,腹痛有时误诊为阑尾炎或急腹症,此可能为肠系膜血管炎所致。有肾损害时,尿中可出现红细胞及蛋白质。

(二)实验室检查

1.咽拭子　阳性率在 20％～25％左右,优点为简单易行,但应在抗生素使用前留取。

2.抗链球菌溶血素"O"(ASO)　阳性率在 40%～60% 左右,优点为方法简单、重复性好,易于标准化,费用较低,是最常用的链球菌抗体血清试验。

3.抗 DNA 酶-B　阳性率均在 50%～85% 左右,其高峰维持时间较长,发病后 4～6 周达高峰,可持续数月之久,对来诊较晚或迁移活动的病例有重大意义。

4.急性期反应物　初发风湿热急性期红细胞沉降率(ESR)和 C 反应蛋白阳性率较高,约达 80% 左右。但来诊较晚或迁延型风湿热,ESR 加速的阳性率仅 60% 左右,CRP 阳性率可下降至 25%,但血清糖蛋白电泳 α_1 及 α_2 增高可达 70%,较前两者敏感。

5.非特异性免疫指标　如免疫球蛋白(IgM、IgG)、循环免疫复合物和补体 C_3 增高占 50%～60%。

(三)心电图及影像学检查

心电图检查有助于发现窦性心动过速、P-R 间期延长和各种心律失常。超声心动图可发现早期、轻症心脏炎以及亚临床型心脏炎,目前认为最具有诊断意义的超声改变为:

1.瓣膜增厚　可呈弥漫性瓣叶增厚或局灶性结节样增厚。

2.二尖瓣脱垂。

3.瓣膜反流。

4.心包积液　心肌核素检查可测出轻症及亚临床型心肌炎。

(四)Jones 诊断标准

诊断多采用美国心脏病学会于 1992 年修订的 Jones 标准(表 6-12)。

表 6-12　1992 年最新修订的 Jones 标准

主要表现	次要表现	有前驱的链球菌感染证据
心脏炎	关节痛	咽拭子培养或快速链球菌抗原试验阳性
多关节炎	发热	
舞蹈病	急性反应物(ESR,CRP)增高	链球菌抗体效价升高
环形红斑	P-R 间期延长	
皮下结节		

如有前驱的链球菌感染证据,并有两项主要表现或一项主要表现加两项次要表现者高度提示可能为急性风湿热。

但对以下 3 种情况,又找不到其他病因者,可不必严格遵循上述标准,即:以舞蹈病为唯一临床表现者;隐匿发病或缓慢发生的心脏炎;有风湿热史或现患风湿性心脏病,当再次感染 A 组链球菌时,有风湿热复发高度危险者。值得注意的是,典型风湿热是不难达到上述标准的,至于不典型风湿热很有可能难以达到上述标准。另外,有些结缔组织病也可能具备上述标准,诊断时需注意鉴别。

(五)鉴别诊断

1.类风湿关节炎　关节炎为持续性,小关节受累为主,伴晨僵,类风湿因子效价升高,骨及关节损害明显,遗留关节畸形。

2.**系统性红斑狼疮**　有特殊的皮疹,如蝶形红斑、盘状红斑,多系统受累,多有肾及血液系统的损害,多种自身抗体包括抗核抗体、抗 dsDNA 抗体及抗 Sm 抗体阳性。

3.**强直性脊柱炎**　典型表现为炎性背痛,有明显的骶髂关节炎和肌腱端炎表现,HLA-B27 阳性,有家族发病倾向。

4.**其他反应性关节炎**　有肠道或泌尿道感染史,以下肢关节炎为主。伴肌腱端炎、腰痛、HLA-B27 阳性。

5.**结核感染过敏性关节炎(Poncet 病)**　有结核感染史,结核菌素皮试阳性,非甾体抗炎药疗效不佳,抗结核治疗有效。

6.**亚急性感染性心内膜炎**　有进行性贫血、瘀斑、脾肿大、血栓栓塞,血培养阳性。

7.**病毒性心脏炎**　有鼻塞、流涕、流泪等病毒感染前驱症状,病毒抗体效价明显增高,有明显及顽固的心律失常。

【治疗原则及预后】

(一)治疗原则

治疗目标:清除链球菌感染,去除诱发风湿热病因,控制临床症状及缩短临床病程,使心脏炎、关节炎、舞蹈病及其他症状迅速缓解,处理各种并发症和合并症,改善疾病预后。

1.**一般治疗**　注意保暖,避免潮湿和受寒,防止反复链球菌感染。有心脏炎者应卧床休息,待体温正常、心动过速控制、心脏超声改善后,继续卧床休息 3～4 周后恢复活动。急性关节炎早期亦应卧床休息,至红细胞沉降率、体温正常后开始活动。

2.**消除链球菌感染灶**　这是去除风湿热病因的重要措施,目前公认苄星青霉素是首选药物,对初发链球菌感染,体重 27kg 以下可肌内注射苄星青霉素 60 万单位,体重在 27kg 以上用 120 万单位 1 次剂量即可。对再发风湿热或风湿性心脏病:应视病情每 1～3 周肌内注射上述剂量 1 次,至链球菌感染不再反复发作后,可改为每 4 周肌内注射 1 次。对青霉素过敏者,可用红霉素 0.25g,每日 4 次,或罗红霉素 150mg,每日 2 次,疗程 10 天。亦可用阿奇霉素 5 天疗程方法,16 岁以上患者第一天 500mg,分 2 次服,第 2～5 天 250mg 顿服。若红霉素过敏或不能耐受者,应用林可霉素、头孢类或喹诺酮类亦可。

3.**抗风湿治疗**　对风湿热关节炎首选非甾体抗炎药,常用乙酰水杨酸(阿司匹林),开始剂量成人 3～4g/d,小儿 80～100mg/(kg·d),分 3～4 次口服。亦可用萘普生、吲哚美辛等。对心脏炎一般采用糖皮质激素治疗,常用泼尼松,开始剂量成人 30～40mg/d,小儿 1.0～1.5mg/(kg·d),分 3～4 次口服,病情缓解后逐渐减量至 10～15mg/d 维持治疗。为防止停用激素后出现反跳现象,可于停用激素前 2 周加用阿司匹林,待激素停用 2～3 周后再停用阿司匹林。病情严重如合并心包炎、心脏炎并急性心力衰竭者可静脉滴注地塞米松 5～10mg/d 或氢化可的松 200mg/d,至病情改善后,改为口服激素治疗。单纯关节炎的疗程一般为 6～8 周,心脏炎的疗程最少 12 周。若病情迁延,应根据临床表现及实验室检查结果,延长疗程至半年甚至 1 年以上。

4.**舞蹈病的治疗**　对有舞蹈症的患者应在上述治疗基础上加用镇静剂,如地西泮、巴比妥或氯丙嗪等,应尽量避免强光噪声刺激。

5.局部病灶的处理　对慢性扁桃体炎或咽喉炎应积极处理。如按上述药物治疗仍无效,可利用药物喷喉、理疗等方法。慢性化脓性扁桃体炎内科治疗无效成为一个局部藏菌的病灶,可以考虑手术摘除,但应术前详细检查证明无风湿活动,术前应进行青霉素预防性注射。

6.并发症和合并症治疗　在风湿热治疗过程中或风湿性心脏病反复活动时,患者易患肺部感染,重症可致心功能不全,有时并发心内膜炎、高脂血症、高尿酸血症、高血糖,高龄风湿性心脏病患者还可能合并冠心病以至急性心肌梗死。这些情况可能与患者机体抵抗力下降或与糖皮质激素和阿司匹林长期治疗有关,故在治疗过程中,激素及非甾体抗炎药的剂量和疗程要适当,以免促使各种并发症和合并症的出现和加重。同时在治疗过程中,需警惕各种并发症和合并症的出现,及时加以处理,如心功能不全,应予小剂量洋地黄和利尿剂,如感染应针对不同病情,选择有效抗生素,代谢异常及冠心病亦应及时发现和处理。

(二)预后

本病的预后决定于初次发病后有无复发,复发次数愈多,出现瓣膜病变的机会愈高、受累的程度愈重。单纯关节炎的预后比心脏炎良好,亦有初发为关节炎或舞蹈病,但复发时能侵犯心脏或已形成风心病者。

(姚冬云)

第九节　风湿免疫疾病常用药物

一、免疫抑制剂

由于过度免疫反应引起的过敏性疾病和异常免疫反应引起的自身免疫性疾病以及器官移植后的排斥反应,都需要免疫抑制剂治疗。多数免疫抑制剂对机体免疫系统作用缺乏特异性和选择性,并具有不良反应,因而应用时应严格掌握适应证。此外还应注意:①长期应用易诱发严重感染,且可能致畸、致癌;②宜采用几种药物小剂量合用,减低毒性,增强疗效;③一般情况下,首先应用皮质激素,如疗效不佳或不能耐受时,再考虑合用或改用其他免疫抑制剂。

(一)糖皮质激素类

Ⅰ.甲泼尼龙(甲基强的松龙,甲强龙)

【药理作用】

脂溶性甾体激素,易透过细胞膜,与胞质受体结合形成复合物,抑制炎症急性阶段,改善和消除红、肿、热、痛等局部症状,具抗炎作用;炎症后期抑制成纤维细胞的增生和肉芽组织的形成,延缓伤口愈合过程。此外,还可降低外周血单核细胞、淋巴细胞、嗜酸和嗜碱粒细胞计数,具抗休克及抗过敏作用。

【临床应用】

抗炎作用较强,同时可抑制病毒所致自体免疫系统过敏反应,并有效退热,对荨麻疹血管炎有一定疗效。

【用法用量】

肝、肾移植：术中给予甲泼尼龙 500mg 冲击，术后第 1 天用量为 160mg，分 2 次给药，此后每日递减 40mg，术后第 5 天改为口服 20mg，至术后 2 个月停用。

【不良反应】

单剂量使用一般不产生不良反应。长期大剂量应用（每天给予相当于氢化可的松 20～30mg，1 周以上），可见医源性肾上腺皮质功能亢进症；诱发、加重感染或使体内潜在的病灶扩散；诱发或加重胃、十二指肠溃疡；胰腺炎或脂肪肝少见；停药后可能出现医源性肾上腺皮质功能不全和反跳现象与停药症状。

【注意事项】

抗菌药物不能控制的病毒、真菌等感染，活动性肺结核，骨质疏松症，库欣病，妊娠早期、骨折或创伤修复期等，心或肾功能不全者，有精神病病史者禁用。针剂在紫外线和荧光下易分解破坏，故应避光。

【制剂规格】

片剂：2mg，4mg。混悬液：20mg(1ml)，40mg(1ml)。注射用甲泼尼龙：40mg，500mg。

Ⅱ.泼尼松龙（氢化泼尼松，强的松龙）

【药理作用】

肾上腺皮质激素类药物，具抗炎、抗过敏和抑制免疫等多种活性。抑制免疫主要通过防止或抑制细胞中介的免疫反应，减轻原发免疫反应的扩展。

【临床应用】

用于过敏性与自身免疫性炎症疾病，胶原性疾病。如风湿病、类风湿关节炎、红斑狼疮、严重支气管哮喘、肾病综合征、血小板减少性紫癜、粒细胞减少症、急性淋巴细胞白血病、各种肾上腺皮质功能不足症、剥脱性皮炎、无疱疮神经性皮炎、类湿疹等。

【用法用量】

口服给药。防止器官移植排斥反应：一般术前 1～2 天开始每日 100mg，术后一周改为 60mg，以后逐渐减量。

【不良反应】

长期使用可引起医源性库欣综合征、体重增加、下肢水肿、紫纹、易出血倾向、创口愈合不良、痤疮、月经紊乱、肱或股骨头缺血性坏死、骨质疏松及骨折（包括脊椎压缩性骨折、长骨病理性骨折）、肌无力、肌萎缩、低钾血综合征、胃肠道刺激（恶心、呕吐）、胰腺炎、消化性溃疡或穿孔、儿童生长受到抑制、青光眼、白内障、良性颅内压升高综合征、糖耐量减退和糖尿病加重以及精神症状异常，包括欣快感、激动、谵妄、不安、定向力障碍，也可表现为抑制。突然停药可见糖皮质激素停药综合征。

【注意事项】

本品禁用于以下情况：严重的精神病和癫痫，活动性消化性溃疡病，新近胃肠吻合手术，骨折，创伤修复期，角膜溃疡，肾上腺皮质功能亢进症，高血压，糖尿病，孕妇，抗菌药物不能控制的感染如水痘、麻疹、真菌感染、较重的骨质疏松症等。须慎用于心脏病或急性心力衰竭、憩室炎、全身性真菌感染、青光眼、肝功能损害、高脂蛋白血症、高血压、甲状腺功能减退、重症肌无力、肾功能损害或结石、结核病。

【制剂规格】

片剂：5mg。注射剂：20mg(1ml)。混悬注射剂：125mg(25ml)。

（二）钙调磷酸酶抑制药

钙调磷酸酶(CaN)是迄今发现的唯一受 Ca^{2+} 或钙调素(CaM)调节的丝氨酸/苏氨酸蛋白质。CaN 在全身组织广泛分布，在神经组织及 T 淋巴细胞中含量特别丰富，在心脏及骨骼肌中也有较高表达，是参与多种细胞功能调节的多功能信号酶，在免疫系统、神经系统、心血管系统等方面均具有重要作用。

Ⅰ.环孢素（CsA，环孢霉素 A）

【药理作用】

作用于 T 淋巴细胞的强力免疫抑制剂，抑制白细胞介素和 IFN 的分泌，对自然杀伤细胞的杀伤活力也有抑制作用。它不损伤造血系统，对吞噬细胞功能亦无影响，可减少感染发生。

【临床应用】

主要用于器官移植后抗排斥反应，可与皮质激素合用。

【用法用量】

口服给药：在移植前 4～12 小时开始服用，15mg/(kg·d)，到术后 1～2 周，根据血药浓度逐渐减至 6～8mg/(kg·d)的维持量。与其他免疫抑制剂合用时可适当减量。

静脉给药：仅用于不能口服的患者，于移植前 4～12 小时，给予 5～6mg/(kg·d)，以 5％葡萄糖注射液或 0.9％氯化钠注射液稀释成 1∶20 至 1∶100 的浓度，于 2～6 小时滴完，术后可改为口服。

【不良反应】

多毛症，震颤，肝、肾功能损害，高血压等，常与剂量有关。

【注意事项】

1 岁以下婴儿及过敏者禁用。孕妇、哺乳期妇女慎用。为避免长期应用发生不良反应，应定期监测血常规，肝、肾功能和血药浓度。全血环孢素血药浓度谷值应维持 200～600ng/ml。本品主要通过肝脏代谢，能影响肝药酶的物均可改变环孢素血药浓度，如卡马西平、利福平、苯巴比妥可降低其血药浓度；大环内酯类抗生素、某些钙离子阻滞剂、性激素类药物、酮康唑等能升高其血药浓度。两性霉素 B、氨基糖苷类抗生素、环丙沙星等可增加肾毒性，合用时应慎重。

【制剂规格】

胶囊剂、软胶囊：25mg，100mg。口服液：5g(50ml)。注射液：250mg(5ml)。

Ⅱ.他克莫司（藤霉素，FK-506，大环哌南）

【药理作用】

与 CsA 相似，能够抑制 T 细胞活性，还能抑制嗜碱性粒细胞及肥大细胞释放组胺，阻止前列腺素 D_2 合成，抑制 5-HT 及白三烯的生成，具有良好的抗炎作用。

【临床应用】

适用于严重银屑病、白塞病、坏疽性脓皮症、移植物抗宿主病、类风湿关节炎、遗传过敏性皮炎（异位性皮炎）、坏疽性脓皮症等疾病的治疗，通常用于三联方案或四联方案中。

【用法用量】

口服给药：每日服药两次（早晨和晚上），最好用水送服。建议空腹，或者至少在餐前 1 小时或餐后 2～3 小时服用。肝移植患者，口服初始剂量应为每日 0.1～0.2mg/kg，分两次口服，术后 6 小时开始用药。肾移植患者，口服初始剂量应为每日 0.15～0.3mg/kg，分两次口服，术后 24 小时开始用药。若患者临床状况不能口服，可将胶囊内容物悬浮于水，经鼻饲管给药。

外用：浓度为 0.03％～0.4％，每天 2 次。对斑块型银屑病可用封包疗法，每 2～3 天更换 1 次。

【不良反应】

常见感染、肾功能异常、高血糖、糖尿病、高血压、震颤、头痛、感觉异常和失眠，偶发性腹泻、恶心、贫血、凝血性疾病、血小板减少、白细胞增生或减少、全血细胞血症等。

【注意事项】

妊娠或其他大环内酯类药物过敏者、对本品及附加成分过敏者禁用。本品治疗应在医学人员及严密的实验设备监测下进行。应严密监测和管理患者，尤其是在移植术后 6 个月内。本品不能与环孢素合用。

【制剂规格】

片剂：1mg，5mg。软膏：10g:3mg（0.03％），10g:10mg（0.1％）。

二、免疫增强剂

（一）重组人干扰素（干扰素，rh IFN）

【药理作用】

干扰素是一类具有多种生物活性的糖蛋白，无抗原性，不被免疫血清中和，不被核酸酶破坏，但可被蛋白酶灭活，具有抑制病毒繁殖、免疫调节、抗肿瘤效应。

【临床应用】

可用于肿瘤、病毒感染及慢性活动性乙型肝炎治疗。

【用法用量】

皮下注射：肝炎治疗，1 次 200 万～1000 万 U/m²，1 日 2 次；或隔日 1 次 1000 万 U/m²。

口腔给药：口含，1 日 200 万 U 以上，连续用药半年。

【不良反应】

常见发热、感冒样综合征、骨髓抑制、失眠、焦虑、抑郁、兴奋、易怒、精神病。出现抑郁及精神病症状应停药。长期用药可诱发甲状腺炎、血小板减少性紫癜、溶血性贫血、风湿性关节炎、荨麻疹、红斑狼疮样综合征、血管炎综合征和 Ⅰ 型糖尿病等，停药可减轻。此外可见冠心病和脱发。

【注意事项】

严重心、肝、肾功能不全及骨髓抑制者禁用。肝病病情严重患者、白细胞和血小板显著低下患者、自身免疫性疾病、有精神障碍、癫痫、抑郁病病史及其他中枢神经功能紊乱的患者、严重心脏病、肝功能严重失代偿患者，在宫内感染或者产时感染乙型肝炎病毒的婴幼儿禁用。孕妇、新生儿慎用。

（二）重组人干扰素 α-2b（IFN α-2b）

【药理作用】

具有广谱抗病毒、抗肿瘤、抑制细胞增殖以及提高免疫功能等作用。干扰素与细胞表面受体结合，诱导细胞产生多种抗病毒蛋白，抑制病毒在细胞内繁殖，提高免疫功能，包括增强巨噬细胞的吞噬功能，增强淋巴细胞对靶细胞的细胞毒性和自然杀伤细胞的功能。

【临床应用】

慢性乙型肝炎，急慢性丙型肝炎，疱疹，白血病，多发性骨髓瘤，恶性黑色素瘤，肾细胞癌，基底细胞癌，卡波希肉瘤等。

【用法用量】

皮下注射：①慢性乙型肝炎，300 万～600 万 U/d，连用 4 周后改为 3 次/周，连用 16 周以上；②急慢性丙型肝炎，300 万～600 万 U/d，连用 4 周后改为 3 次/周，连用 16 周以上；③丁型肝炎，400 万～500 万 U/d，连用 4 周后改为 3 次/周，连用 16 周以上；④带状疱疹，100 万 U/d，连用 6 天。

肌内注射：①毛细胞白血病，200 万～800 万 U/(m^2·d)，连用至少 3 个月；②慢性粒细胞白血病，300 万～500 万 U/(m^2·d)；③多发性骨髓瘤，作为诱导或维持治疗，300 万～500 万 U/m^2，3 次/周；④非霍奇金淋巴瘤，作为诱导或维持治疗，300 万～500 万 U/m^2，3 次/周；⑤恶性黑色素瘤，600 万 U，肌内注射，3 次/周；⑥肾细胞癌，600 万 U，肌内注射，3 次/周；⑦喉乳头状瘤，300 万 U/m^2，每周 3 次（隔日 1 次）；⑧卵巢癌，500 万～800 万 U，3 次/周。

局部注射：①基底细胞癌，500 万 U，3 次/周，疗程 3 周；②尖锐湿疣，100 万～300 万 U/d，连用 4 周。

【不良反应】

偶见厌食、恶心、腹泻、呕吐、脱发、血压异常、神经系统紊乱等，多在注射 48 小时后消失。少数患者还可出现白细胞减少、血小板减少等血常规异常，停药后即可恢复。

【注意事项】

对本品或该制剂的任何成分有过敏史；患有严重心脏疾病；严重的肝、肾或骨髓功能异常者；癫痫及中枢神经系统功能损伤者；有其他严重疾病不能耐受本品者，均禁用。一旦发生过敏反应，应立即停止用药，并给予适当的治疗；孕妇慎用；心血管病患者、原有精神病障碍患者需要使用本品时，应密切注意患者反应。

【制剂规格】

注射用重组人干扰素 α-2b：80 万 U，300 万 U，500 万 U，1800 万 U。

（三）转移因子

【药理作用】

为人、健康猪或牛脾脏中提取的多肽、氨基酸和多核苷酸等,可增强细胞免疫功能。

【临床应用】

临床可用于辅助治疗某些抗生素难以控制的病毒性或真菌性细胞内感染(如带状疱疹,流行性乙型脑炎,白念珠菌感染,病毒性心肌炎等),恶性肿瘤,免疫缺陷病(如湿疹,血小板减少,多次感染综合征及慢性皮肤黏膜真菌病)。

【用法用量】

口服给药:推荐一次 $3\sim6mg$,一日 $2\sim3$ 次;口服液,一次 $10\sim20ml$,一日 $2\sim3$ 次。

皮下注射:一次 $2ml$,$1\sim2$ 周 1 次,慢性病以 $1\sim3$ 个月为 1 疗程。对带状疱疹,一般只需注射 $1\sim3$ 次即可。

【不良反应】

局部有酸胀感,个别出现皮疹、皮肤瘙痒、痤疮增多、一过性发热等。

【注意事项】

禁止与热饮料,食物同服。

【制剂规格】

胶囊:$3mg$ 多肽、$100\mu g$ 核糖。口服液:$10mg$ 多肽、$300\mu g$ 核糖($10ml$)。注射液:$3mg$($2ml$)。

（四）胸腺素（胸腺肽,胸腺多肽,胸腺肽 α_1）

【药理作用】

由胸腺肽组分中分离纯化的一种小分子活性多肽,具有较强的免疫增强活性,同时还具有刺激血管内皮细胞迁移、促进血管生成和伤口愈合等作用。

【临床应用】

各型重症肝炎、慢性活动性肝炎、慢性迁延性肝炎及肝硬化,带状疱疹、生殖器疱疹、尖锐湿疣、支气管炎、支气管哮喘、肺结核以及各种恶性肿瘤前期及化疗、放疗合用等。

【用法用量】

皮下注射:①慢性乙型肝炎,每次 $1.6mg$,每周 2 次,每次相隔 $3\sim4$ 天。连续给药 6 个月(共为免疫损害病者的疫苗免疫应答增强剂,每次 $1.6mg$,每周 2 次,每次相隔 $3\sim4$ 天,连续 4 周(共 8 针),第一针应在给疫苗后立即皮下注射。

【不良反应】

慢性乙型肝炎患者接受本品治疗时,可能出现 ALT 水平暂时波动至基础值两倍以上,此时通常应继续使用,除非有肝衰竭的症状和预兆出现。

【注意事项】

正在接受免疫抑制治疗的患者如器官移植者禁用。18 岁以下患者慎用。

【制剂规格】

注射剂:$2mg$($2ml$),$5mg$($2ml$)。注射用胸腺素:$2mg$,$10mg$。

（姚冬云）

第七章　感染性疾病与合理用药

第一节　流行性感冒

流行性感冒(简称流感)是由流行性感冒病毒引起的急性呼吸道传染病。其临床特点为起病急,全身中毒症状明显,如发热、头痛、全身酸痛、软弱无力,而呼吸道症状较轻。主要通过飞沫传播,传染性强,但病程短,常呈自限性。婴儿、老年人及体弱者易并发肺炎及其他并发症,可导致死亡。

流感的流行病学特点是:突然暴发,迅速蔓延,波及面广。流感流行有一定的季节性。我国北方常发生于冬季,而南方多发生在冬夏两季。人群普遍易感。至今尚无特效药治疗流感,因此,流感的控制关键是预防。

【病原体】

流感病毒属正黏病毒科,为 RNA 病毒。病毒表面有一层脂质包膜,膜上有糖蛋白突起,由血凝素和神经氨酸酶构成。根据核蛋白抗原性不同,可将流感病毒分为甲、乙、丙三型,再根据血凝素和神经氨酸酶抗原性的差异甲型流感病毒又可分为不同亚型。抗原变异是流感病毒独特的和最显著的特征。甲型流感病毒极易发生变异,主要是血凝素 H 和神经氨酸酶 N 的变异。根据抗原变异的大小,人体的原免疫力对变异了的新病毒可完全无效或部分无效,从而引起流感流行。乙型流感病毒也易发生变异,丙型流感病毒一般不发生变异。

【发病机制和病理】

流感病毒主要通过空气中的病毒颗粒人-人传播。流感病毒侵入呼吸道的纤毛柱状上皮细胞内进行复制,借神经氨酸酶的作用从细胞释放,再侵入其他柱状上皮细胞引起变性、坏死与脱落。并发肺炎时肺充血、水肿,肺泡内含有纤维蛋白和渗出液,呈现支气管肺炎改变。

【临床表现】

分为单纯型,胃肠型,肺炎型和中毒型。潜伏期 1～3 天。有明显的流行和暴发。急性起病,出现畏寒、高热、头痛、头晕、全身酸痛、乏力等中毒症状。鼻咽部症状较轻。可有食欲减退,胃肠型者伴有腹痛、腹胀和腹泻等消化道症状。肺炎型者表现为肺炎,甚至呼吸衰竭,中毒型者表现为全身毒血症表现,严重者可致循环衰竭。

【实验室检查】

外周血象:白细胞总数不高或减低,淋巴细胞相对增加。病毒分离:鼻咽分泌物或口腔含漱液分离出流感病毒。血清学检查:疾病初期和恢复期双份血清抗流感病毒抗体滴度有 4 倍或以上升高,有助于回顾性诊断。患者呼吸道上皮细胞查流感病毒抗原阳性。标本经敏感细胞过夜增殖 1 代后查流感病毒抗原阳性。快速血清病毒 PCR 检查有助于其早期诊断。

【治疗】

流行性感冒的治疗要点包括:

1.隔离　对疑似和确诊患者应进行隔离。

2.对症治疗　可应用解热药、缓解鼻黏膜充血药、止咳祛痰药等。

3.抗病毒治疗　应在发病 48 小时内使用。神经氨酸酶抑制类药物能抑制流感病毒的复制,降低致病性、减轻流感症状、缩短病程、减少并发症,此类药毒性低,不易引起耐药性且耐受性好,是目前流感治疗药物中前景最好的一种。奥司他韦,成人剂量每次 75mg,每日 2 次,连服 5 天,研究表明对流感病毒和禽流感病毒有抑制作用。扎那米韦,每次 5mg,每日两次,连用 5 天。本品可用于成年患者和 12 岁以上的青少年患者,局部应用后药物在上呼吸道积聚,可抑制病毒复制与释放,无全身不良反应。另外,离子通道 M_2 阻滞剂金刚烷胺和金刚乙胺可抑制禽流感病毒株的复制,早期应用可阻止病情发展、减轻病情、改善预后。金刚烷胺成人剂量每日 100~200mg,分 2 次口服,疗程 5 天。但其副作用较多,包括中枢神经系统和胃肠道副作用,肾功能受损者酌减剂量,有癫痫病史者忌用。长期用药易产生耐药性,药敏试验结果表明,大多数分离到的禽流感病毒对金刚烷胺、金刚乙胺有较强的耐药性。

4.支持治疗和预防并发症　注意休息、多饮水、增加营养,给易于消化的饮食。维持水电解质平衡。密切观察、监测并预防并发症。呼吸衰竭时给予呼吸支持治疗。在有继发细菌感染时及时使用抗生素。

【预后】

与病毒毒力、自身免疫状况有关。年老体弱者易患肺炎性流感而病死率较高。单纯型流感预后较好。

（范燕峰）

第二节　流行性腮腺炎

流行性腮腺炎是由腮腺炎病毒所引起的急性呼吸道传染病。其特征为腮腺的非化脓性肿胀、疼痛、发热伴咀嚼受限,可延及各种腺组织或神经系统及肝、肾、心脏等器官而引起相应的症状。好发于儿童、青少年甚至成人中的易感者。患儿易并发脑膜脑炎,成人患者易并发睾丸炎或卵巢炎以及其他涎腺的非化脓性炎症。预后良好,罕见死亡。全年均可发病,但以冬春季为高峰,呈流行或散发,于 2~4 周前有与流行性腮腺炎患者接触史。

【病因与发病机制】

腮腺炎病毒属副粘液病毒,是单股核糖核酸病毒,呈球形,直径为85～300nm。仅一个血清型,病毒外膜具有血凝素抗原(V)和位于核壳的可溶性抗原(S),人感染后体内可出现相应的 V 和 S 抗体,均可用补体结合试验检测。自然界中人是本病毒唯一宿主。此病毒抵抗力不强,对一般化学及物理消毒剂均很敏感,紫外线照射下迅速死亡。4℃时其活力可保持2个月,一般室温中2～3d 传染性即消失,加热至55～60℃,经过10～20min 失去活力。传染源主要为早期患者和隐性感染者,自腮腺肿大前7d 至肿大后9d 均有传染性。借飞沫和密切接触传染。全年均可发病,但以冬、春季为主,患者主要为学龄儿童,无免疫力的成人亦可发病。一次得病后(包括随性感染和无腮腺肿大者在内)可获得持久免疫,再感染者极少见。

病毒侵入上呼吸道及眼结合膜,在黏膜上皮细胞中增殖,引起局部炎症和免疫反应如 IgA 分泌、淋巴细胞浸润和血管通透性增加。病毒在局部繁殖后侵入血循环(第一次病毒血症),经血流累及腮腺和其他一些器官,在其中增殖复制,然后再次进入血循环(第二次病毒血症),并可侵犯第一次未受波及的脏器。故可解释某些患者腮腺可始终不肿大,有的脑膜脑炎、睾丸炎可发生在腮腺肿胀之前的情况。亦有认为本病毒对腮腺有特别的亲和力,进入口腔后即经腮腺管直达腮腺,在该处增殖复制后再侵入血流累及其他脏器。病理特征为腮腺非化脓性炎症,颌下腺及其他腺体如睾丸、卵巢、胰腺、乳腺、胸腺、甲状腺等也可受累。胰腺受累时血及尿中淀粉酶含量增加,有早期诊断参考价值。脑组织病变可呈急性病毒性脑膜脑炎改变,包括神经细胞变性、坏死和炎性浸润;亦可呈感染后脑脊髓炎变化,包括血管周围神经脱髓鞘改变、淋巴细胞浸润和星状细胞增生等。

【临床表现】

潜伏期14～25d,平均18d。多数病例无前驱症状而以耳下部肿大为最早表现。少数病人有前驱症状如畏寒、发热、头痛、纳差、全身不适等,数小时或1～2d 后腮腺即逐渐明显肿大,此时体温可上升达39℃以上,甚至40℃,成人患者症状一般较重。腮腺肿大以耳垂为中心,向前、后、下发展,边缘不清,同时伴有周围组织水肿,局部皮肤紧张发亮,但无明显发红,无化脓,具有弹性感,表面灼热并有触痛,张嘴、咀嚼或进酸味饮食时疼痛加重(因腮腺管发炎部分阻塞,故进酸性食物促进腺体分泌而疼痛加剧)。通常先一侧腮腺肿1～4d(偶尔1周以上),然后对侧也肿大,但也有双侧同时肿大。肿胀于1～3d 达高峰,再持续4～5d 后逐渐消退,全程10～14d。双侧腮腺均肿胀者约占70%～75%。腮腺肿胀时或肿胀前后,颌下腺和舌下腺亦可被累及。颌下腺肿大时颈部明显肿胀,颌下可扪及柔软而具轻触痛的椭圆形腺体;舌下腺肿大时可见舌及颈部肿胀,严重者引起吞咽困难。腮腺四周的组织也呈水肿,可上达颞部及颧骨弓,下达颌部及颈部,甚至波及胸锁乳突肌。有时可伴胸骨前水肿,因而使面貌变形。腮腺管口(位于上颌第二臼齿对面黏膜上)在早期可红肿,有助于诊断。

本病可有以下几种并发症:

1.神经系统并发症　①脑膜炎、脑膜脑炎:为小儿患者中最常见的并发症,可发生于腮腺肿大前6～7d 至腮腺肿大后2周内,大多数在腮腺肿后1周内出现。主要症状和脑脊液变化与其他病毒性脑膜脑炎相同。预后多良好。②多发性神经炎:偶于腮腺炎后1～3周内发生。

此外尚可有暂时性面神经麻痹、平衡失调、三叉神经炎、偏瘫、截瘫、上升性麻痹等。预后多良好。③耳聋:发生率很低,可成为永久性和完全性耳聋,所幸 75% 为单侧。

2.胰腺炎 成人中约占 5%,儿童中较少见。常发生于腮腺肿大后 3~7d 内。因腮腺炎本身可引起淀粉酶增多,故测定血清脂肪酶价值更大。

3.生殖系统并发症 成人男性 14%~35% 可并发睾丸炎,多为单侧,常合并附睾炎。小儿中发生不多。成人女性中 5%~7% 合并卵巢炎。其影响生育能力的情况由生殖器官受累的程度而定,国外报告并发生殖系腺体组织炎症者不育症发生率极低仅约 0.01%~0.02%。

4.肾炎 轻者仅有少量蛋白尿或血尿,重者与急性肾炎的表现及过程相同,多预后良好。个别严重者可发生急性肾功能衰竭甚至死亡。

5.心肌炎 约 4%~5% 患者发生心肌炎,多见于病程的 5~10d,严重者可致命。但大多数仅有心电图改变而无明显临床症状。

6.其他 乳腺炎、甲状腺炎、胸腺炎、血小板减少、荨麻疹、急性滤泡性结膜炎等均少见。关节炎发生率为 0.44%,主要累及肘、膝关节等大关节,可持续 2d 至 3 个月不等,能完全恢复。多发生于腮腺肿大后 1~2 周内,也有无腮腺肿大者。

少数不典型病例可始终无腮腺肿胀,而以单纯脑膜脑炎、睾丸炎的症状出现,也有仅见颌下腺或舌下腺肿胀者。

【实验室检查】

1.血象 白细胞总数多正常或稍增加,淋巴细胞相对增多,此点与化脓性腮腺炎或颈淋巴结炎的白细胞总数及中性多核细胞为主不同。伴有并发症时白细胞总数可增高。

2.血、尿淀粉酶 90% 的患者血清淀粉酶在早期有轻至中度增高。尿中淀粉酶值亦增高。酶值增高程度往往与腮腺肿胀程度呈正比,但也可能与胰腺受累等有关。

3.血清学检查 补体结合试验和血凝抑制试验,双份血清效价增高 4 倍以上有诊断价值。近年来用酶联免疫吸附法及间接荧光免疫检测 IgM 抗体,以及用单克隆抗体检测患者血清、唾液中的腮腺炎病毒抗原,二者均可作早期诊断。对一般急诊病人,不必依靠血清学检查,若为除外或证实无唾液腺肿大的合并症,以及鉴别其他病毒性腮腺炎时,则需做血清学检查。

4.病毒分离 早期病例,唾液、尿液、血、脑脊液以及脑、甲状腺等其他组织中可分离出病毒。

【诊断】

卫生部颁布的传染病诊断标准(试行)中有关"流行性腮腺炎"的诊断条件如下:

1.疑似病例 发热、畏寒、疲倦、食欲不振,1~2d 后单侧或双侧非化脓性腮腺肿痛或其他唾液腺肿痛者。

2.确诊病例 ①腮腺肿痛或其他唾液腺肿痛与压痛,吃酸性食物时胀痛更为明显,腮腺管口可见红肿,白细胞计数正常或稍低,后期淋巴细胞增加。②在 8~30d 内与腮腺炎病人有密切接触史。③唾液中分离到流行性腮腺炎病毒。④血清中特异性 IgM 抗体阳性。⑤恢复期血清 IgG 抗体滴定比急性期升高 4 倍以上,或恢复期血清抗体阳转。

临床诊断:疑似病例加①参考②。

实验确诊:疑似病例加③或④或⑤。

本病根据典型的非化脓性腮腺肿大、有发热等急性起病的临床经过,结合当地流行情况和病前2～4周有接触病人史,诊断并不困难。不典型病例则需结合特异性免疫学检查来确诊。

此外,本病尚应与下列疾病进行鉴别:

1.化脓性腮腺炎　本病常为一侧性,肿大的腮腺表现红、肿、痛、热均明显,严重时可有波动感,挤压腮腺时腮腺导管口常可见到脓液流出。外周血白细胞总数、中性粒细胞均明显增高,有核左移现象。

2.颈、耳前或颌下淋巴结炎　淋巴结肿大不以耳垂为中心,而是在相应淋巴结的部位。边缘清楚,质地坚硬,唾液腺导管口无明显改变。外周血白细胞总数、中性粒细胞均增高。

3.其他病毒所致的腮腺肿大　已知许多病毒如副流感病毒、流感病毒、巨细胞病毒、肠道病毒等均可引起腮腺肿大。仅从临床表现不易与流行性腮腺炎相鉴别,需靠特异性血清学检查或病毒分离才能鉴别。

4.症状性腮腺肿大　糖尿病、慢性肝病、营养不良、结节病、腮腺导管阻塞等,以及青春期男性均可有单纯性腮腺肿大。服用碘化物、保泰松、硫氧嘧啶等也可引起腮腺肿大,呈对称性,质软,无肿痛感。

【治疗】

本病目前尚无特效治疗方法,一般采取中西医结合方法对症处理。

1.一般治疗　呼吸道隔离及卧床休息,应隔离至热退、腮腺肿大完全消失之后。同时加强口腔护理,以复方硼砂液漱口,保持口腔清洁。饮食以流质软食为宜,应避免进酸味饮料及食物,以减少唾液腺的分泌。高热不退可用物理降温,或用退热药物如 APC 片等。

2.中医中药治疗　以清热解毒、软坚消痛治疗为主。局部用紫金锭或青黛散调醋外敷1日数次;或金黄散、芙蓉叶各 30g 研末,菊花 9g 浸汁加蜜糖适量拌和,每日 2 次外敷;或蒲公英、鸭跖草、水仙花根、马齿苋等捣烂外敷,可减轻疼痛。内服普济消毒饮方为主,随证加减。也可口服板蓝根冲剂 1～2 袋,每日 2～3 次,或肌内注射板蓝根注射液 2ml,每日 1～2 次。

3.氦氖激光局部照射　能减轻局部胀痛,并可缩短局部肿胀时间。

4.抗病毒治疗　早期可使用利巴韦林(病毒唑)、成人每日 0.75～1.0g,儿童 15mg/kg 静脉滴注,疗程 5～7d,可缩短病程及减少并发症发生。干扰素使用亦有报道。

5.肾上腺皮质激素　一般病人尽量不用,但对重症病人如有高热不退、对一般降温处理无效或含并严重中枢神经系统并发症、心肌炎、严重的睾丸炎或胰腺炎等,可考虑短期(3～5d)应用。

6.并发症的治疗　①脑膜脑炎时按病毒性脑炎处理。②合并睾丸炎时应以丁字带将睾丸托起,以减轻疼痛,局部间歇冷敷,必要时可用镇痛剂。如疼痛剧烈不能忍受时,可以普鲁卡因作精索封闭。③心肌炎时应绝对卧床休息,并按心肌炎常规治疗。④并发胰腺炎时应禁食,并按胰腺炎常规处理。

(范燕峰)

第三节 麻疹

麻疹是由麻疹病毒引起的急性呼吸道传染病,临床以发热、咳嗽、流涕、眼结膜充血、颊黏膜有麻疹黏膜斑及皮肤出现红色斑丘疹等为主要表现。任何年龄均可感染麻疹,但过去一般以8个月以上到5岁小儿发病率最高,每隔2~3年有一次大流行。自1965年普遍接种麻疹减毒活疫苗后,变为局部暴发流行或散发;发病年龄也向后推移,青少年及成人发病率相对上升,5岁以下学龄前儿童约占48.1%,而20岁以上成人可达22.5%。任何季节均可发病,以冬春季为最多。

【病因与发病机制】

麻疹病毒属副粘液病毒科,呈球形,直径为100~250nm。病毒核心为由负股单链RNA和三种核衣壳蛋白(L、P、N蛋白)组成的核壳体,外层为含脂质双层的包膜,表面有细小的糖蛋白突起。外膜中的蛋白成分主要有膜蛋白(M蛋白)、血凝素(H蛋白)和融合蛋白(F蛋白)。M蛋白功能与病毒装配、芽生、繁殖有关。H蛋白含有细胞受体位点,可与宿主细胞表面的麻疹病毒受体(CD_{46})结合,启动感染过程。F蛋白与病毒血溶活性和细胞融合活性有关,有利于病毒进入细胞和使细胞与细胞融合。F蛋白和H蛋白是麻疹病毒引起人体产生抗体应答的主要抗原,抗H蛋白抗体具有免疫性保护作用,抗F蛋白抗体能阻止细胞间的感染。麻疹病毒可在T淋巴细胞和B淋巴细胞及单核细胞内复制。患者是本病唯一的传染源,从潜伏期末2~3d至出疹后5d内,眼结膜、鼻、咽、气管的分泌物、尿及血液中均含有病毒,有传染性,恢复期不携带病毒。主要通过喷嚏、咳嗽、说话、哭吵时借飞沫直接传播。人对麻疹普遍易感,凡未患过麻疹又未接种麻疹减毒活疫苗者,一旦接触麻疹病人后,95%以上发病。病后可获得持久免疫力,第二次患麻疹者极少见。

麻疹病毒借助飞沫,经鼻、口咽、眼结膜等进入体内,首先在鼻咽部、眼结膜和上呼吸道黏膜上皮细胞、黏膜下和局部淋巴结进行繁殖,2~3d后出现第一次病毒血症。病毒进入血中淋巴细胞后被送到全身淋巴组织、肝、脾等器官,在这些组织和器官中广泛增殖后再次进入血液,导致第二次病毒血症,引起广泛病变。病毒血症可持续至出疹后第2d。麻疹病毒不断增殖时,使T、B淋巴细胞致敏,血流中致敏T淋巴细胞与受麻疹病毒感染的血管内皮细胞及其他组织细胞作用时引起迟发性变态反应,使受感染细胞破坏,释放各种淋巴因子,在局部形成纤维素样坏死,单核细胞浸润和血管炎,而表现为全身性皮疹,并伴有全身症状。B淋巴细胞在感染细胞释放的游离病毒或细胞表面抗原的刺激下产生抗体,感染麻疹后第12d左右,特异性IgM、IgG抗体均增高,以后IgG逐渐升高,而IgM很快降低,IgG抗体持续多年,因而免疫力持久。

麻疹时呼吸道黏膜有充血、水肿,毛细血管周围有单核细胞浸润、炎症渗出,出现呼吸道症状。口腔黏膜充血可见到针尖大小灰白小点,形成麻疹黏膜斑,系黏膜及黏膜下炎症、局部充血、渗出、细胞浸润、坏死和角化。在感染过程中,细胞免疫反应逐渐形成,致敏的淋巴细胞释放淋巴因子,引起炎症反应,使受染的细胞增大,融合成多核巨细胞,是麻疹特征性的病理改变,广泛分布于全身淋巴组织中,尤以扁桃体、脾脏与阑尾等多见。皮疹为真皮内毛细血管内皮细胞肿胀、增生、单核细胞浸润、毛细血管扩张、红细胞和血浆渗出。皮疹上的表皮细胞肿胀、坏死、变性、角化以后脱屑。皮疹处由于毛细血管炎引起血液的淤滞,通透性增加,粘附于血管内膜的红细胞崩解,血红蛋白渗出血管外,使皮疹消退后遗留色素沉着。此外,麻疹感染时对机体免疫系统有暂时抑制,如白细胞、血小板和补体等均有下降,结核菌素阴转患者易继发感染,结核病灶激活或扩散;而哮喘、湿疹、肾病综合征等疾病在麻疹期间可暂时缓解。

【临床表现】

潜伏期约 10d(8～12d),接受过被动免疫者可延长至 3～4 周。

(一)典型麻疹

疫苗接种免疫失败和未接种疫苗者几乎全部表现为典型麻疹,继发性免疫失败者中约有 1/6 左右的人也表现为典型麻疹。可分为以下三期:

1.前驱期(卡他期) 从发病到出疹一般约 3～5d(1～8d)。主要症状为上呼吸道及眼结膜炎症,有发热、咳嗽、喷嚏、流涕、流泪、畏光、结膜充血、眼睑浮肿,并有浆液脓性分泌物。起病后第 2～3d 约 90% 病人于双侧近白齿颊黏膜处出现细小灰白色小点(约 0.5～1mm 大小),周围有微血管扩张的红晕,称麻疹黏膜斑,为本病早期特征。初起时仅数个,很快增多,且融合扩大成片,似鹅口疮,一般持续到出疹后 1～2d 内消失。也可见于下唇内侧及牙龈黏膜,偶见于上腭。偶见颈、胸、腹部出现风疹样或猩红热样皮疹,数小时后即消失,称前驱疹。有时在腭垂、扁桃体、咽后壁、软腭处见红色斑点,出疹期始消退,称黏膜疹。在发热同时可伴有全身不适、精神萎靡、食欲减退、腹泻、呕吐等症状。

2.出疹期 发热 3～5d 后,当呼吸道症状及体温达高峰时开始出现皮疹。皮疹先见于耳后发际,逐渐波及头面部、颈部,一日内自上而下蔓延到胸、背、腹及四肢,约 2～3d 内遍及手心、足底,此时头面部皮疹已可开始隐退。皮疹初为淡红色斑丘疹,直径 2～4mm,散在分布,继而增多,呈鲜红色,以后逐渐融合成暗红色、形态不规则或小片状斑丘疹,疹间皮肤正常。皮疹为充血性,压之褪色,少数病例皮疹呈出血性。出疹时全身中毒症状加重,体温高达 40℃ 左右,精神萎靡、咳嗽频繁,声音嘶哑,畏光、结膜红肿、眼睑浮肿。重者可有谵妄、抽搐。全身表浅淋巴结与肝脾可轻度肿大。肺部常有干湿性啰音。本期约 3～5d。

3.恢复期 皮疹出齐后按出疹顺序消退,由红色转为棕褐色,全身症状随着体温下降而迅速减轻,精神与食欲开始好转,皮疹消退后留下特征性的棕褐色色素沉着及糠麸样脱屑,以躯干为多,约 1～2 周消失。这种色素沉着斑在麻疹后期有诊断价值。无并发症者整个病程约 10～14d。

(二)非典型麻疹

1.轻型麻疹 多见于具有对麻疹病毒有一定的免疫力者,如 6 个月以内婴儿尚留存来自母体的被动免疫抗体,近期接受过免疫制剂(如丙种球蛋白)或接种过麻疹免疫疫苗者,或第二次患麻疹者。其潜伏期较长(3～4 周),临床症状轻,麻疹黏膜斑不典型或缺如,皮疹少而色淡,出疹期短,不留色素沉着,较少并发症但有传染性。病后所获免疫力与典型麻疹者相同。

2.重型麻疹 多见于免疫力低下者,如营养不良或其他疾病,或并发肺炎、心血管功能不全等患者。起病急骤,高热 40℃ 以上,严重中毒症状,谵妄或昏迷,反复抽搐,呼吸急促,唇指发绀,脉细速,皮疹密集,呈暗红色且融合成片(中毒性麻疹);有时皮疹呈出血性,形成紫斑,伴内脏出血(出血性麻疹);有时皮疹呈疱疹样,可融合成大疱(疱疹性麻疹);皮疹少或皮疹突然隐退,遗留少数皮疹呈青紫色,面色苍白或青灰色,大多因心功能不全或循环衰竭引起(休克性麻疹)。预后差。

3.成人麻疹   目前成人麻疹发生率已明显上升,与小儿相比中毒症状较重。临床特点起病急,可无卡他症状,发病第 1d 即高热,伴有头痛、全身乏力、萎靡不振、纳呆等;而后热型不规则或为稽留热,咳嗽较剧,发病后 3~4d 出现粗大的斑丘疹,融合,自上而下顺序出现,3~4d后逐渐消退,但留有色素沉着。麻疹黏膜斑十分常见但不典型,消失较晚。妊娠初期发病可致流产,孕期中得病可致死胎。孕妇产前 7~10d 感染麻疹,则小儿娩出时可无任何症状,而出生后可与母亲同时发生症状;若孕妇产前 2 周受感染,产时正患麻疹,则小儿出生时可见麻疹,称为先天性麻疹。

4.非典型麻疹综合征(AMS)   又称异型麻疹。急起高热、头痛、肌痛、乏力等,中毒症状重而卡他症状少,罕见麻疹黏膜斑。起病 2~3d 后出现皮疹,但从四肢远端开始,逐渐波及躯干与面部,皮疹为多形性,有斑丘疹、疱疹、紫癜或荨麻疹,一般可同时见于 2~3 种皮疹形态。常伴有四肢水肿、肺炎、胸腔积液,肺内阴影可持续数月至 1~2 年。血中嗜酸性粒细胞增多,有些病人有肝脾肿大,肢体麻木、无力和瘫痪。诊断依据为恢复期麻疹抗体上升,血凝抑制抗体和补体结合抗体可呈强阳性。本型见于接种麻疹灭活疫苗后 4~6 年再接种麻疹灭活疫苗,或再接触麻疹病人者,偶见于曾接受减毒活疫苗者。可能系人体对麻疹病毒的迟发性变态反应,或抗原抗体复合物沉积于血管基膜引起 Arthus 反应所致。国内均用麻疹减毒活疫苗,故此型极少见。

(三)并发症

年幼体弱、营养不良及免疫力低下者,患麻疹后极易发生并发症,常见的有:

1.肺炎   除麻疹病毒本身可引起巨细胞肺炎外,在病程各期尚易并发继发性肺炎,为麻疹最常见的并发症,也是麻疹死亡的主要原因。多见于 5 岁以下的小儿,病原常为金黄色葡萄球菌、肺炎球菌、腺病毒等。大多发生在出疹期,全身中毒症状严重,有高热、咳嗽、气急、鼻翼扇动、唇指(趾)发绀,肺部有中、小细湿啰音。金黄色葡萄球菌感染尤易并发肺脓肿、脓胸或脓气胸、心包炎等,若病程迁延不愈,可导致支气管扩张症。

2.喉炎   麻疹患者常有轻度喉炎,出现声音嘶哑,有刺激性干咳,预后良好。继发性喉炎多由金黄色葡萄球菌或溶血性链球菌引起,有声嘶加重、犬吠样咳嗽、吸气性呼吸困难(可见三凹征:胸骨上窝、锁骨上窝、肋间隙内陷);严重者有面色苍白、发绀、气促、烦躁,如不及时抢救,可因喉梗阻引起窒息而死亡。

3.心肌炎、心功能不全   重症麻疹因高热、中毒症状严重,可影响心肌功能,尤其在营养不良小儿及并发肺炎时。主要表现为气急烦躁、面色苍白、四肢发绀、脉细速、心率快、心音弱、肝脾肿大,心电图示 T 波和 S-T 段改变。病情重危。

4.脑炎及亚急性硬化性全脑炎(SSPE)   麻疹并发中枢神经系统病变较其他出疹性疾病为多。麻疹脑炎的发病率为 $0.1\%\sim0.5\%$,主要为儿童,多发生于出疹后 2~6d,偶见于前驱期或出疹后 2~3 天内。可能为麻疹病毒直接侵入脑组织或(和)与神经组织变态反应有关。临床上有高热、头痛、嗜睡、抽搐、意识障碍、昏迷、呼吸衰竭、强直性痉挛瘫痪、脑膜刺激征和病理反射征阳性。脑脊液细胞数增加（多为单核细胞），蛋白质稍增，糖正常。少数脑脊液亦可正常。病死率约15%，多数病人经1～5周恢复，部分病人可留有瘫痪、智力障碍、癫痫、失明等后遗症。SSPE是麻疹的远期并发症，但很少见。表现为亚急性进行性脑组织退变，脑组织中能分离出麻疹病毒，血清和脑脊液的麻疹抗体持续强阳性。本病可能系麻疹病毒长期隐伏于脑组织中，产生缺失M膜蛋白的缺陷病毒颗粒所致，也有认为系基因突变致病毒RNA复制障碍而发生结构蛋白变异引起，从而引起脑部进行性退化病变。故目前认为这是一种类麻疹病毒或麻疹有关病毒所引起的亚急性或慢性脑炎。潜伏期约2～17年，发病年龄以5～15岁儿童为多，多发于男孩。患者逐渐出现智力减退，性格异常，运动不协调，各类癫痫发作，视觉、听觉及语言障碍，共济失调或局部强直性瘫痪，病情发展直至神志昏迷，呈去大脑强直状态。总病程约1年余，最后死于营养不良、恶病质及继发感染。

5.肝损害　多见于成人患者，其发生率为31%～86%，重症麻疹患者，肝损害尤甚。肝损害多见于麻疹急性期，即病程的第5～10d，临床表现可有厌食、恶心、腹胀、腹痛、乏力及黄疸等，肝脾肿大，肝脏酶学增高。肝功能大多于2～4周内恢复正常。

6.其他并发症　尚可并发口腔炎、中耳炎、乳突炎，大多为细菌继发感染。常因慢性腹泻、照顾不当、忌口等引起营养不良及各种维生素缺乏症。此外尚有结核感染恶化或播散，而致粟粒结核或结核性脑膜炎。

【实验室检查】

1.血象　前驱期周围血象白细胞计数正常或稍高，出疹期稍减少，淋巴细胞相对增高。

2.分泌物涂片检查多核巨细胞　鼻咽、眼分泌物及尿沉渣涂片，以瑞特染色，显微镜下可见脱落的上皮多核巨细胞。在出疹前后1～2d即可阳性，比麻疹黏膜斑出现早，有早期诊断价值。

3.病毒学检查　应用荧光标记特异抗体检测鼻黏膜印片及尿沉渣，可在细胞内找到麻疹抗原，阳性有诊断价值。早期从鼻咽部及眼分泌物和血液中分离到麻疹病毒即可肯定诊断。恢复期血清血凝抑制抗体及补体结合抗体有4倍以上增高或发病1个月后抗体滴度大于1：60，但只能作为回顾性诊断。而采用ELISA检测患者血清中麻疹IgM抗体，在发病后2～3d即可测到，可作为早期特异性诊断方法。

【诊断】

1.疑似病例　患者（多数为儿童）有发热、咽红等上呼吸道卡他症状，畏光、流泪、结合膜红肿等急性结膜炎症状，发热4d左右，全身皮肤出现红斑丘疹，与患者在14d前有接触史。

2.确诊病例　①在口腔颊黏膜处见到麻疹黏膜疹。②咽部或结合膜分泌物中分离到麻疹病毒。③1个月内未接种过麻疹疫苗而在血清中查到麻疹IgM抗体。④恢复期血清中麻疹IgG抗体滴度比急性期4倍以上升高，或急性期抗体阴性而恢复期抗体阳性。

临床诊断：疑似病例加①项。

实验确诊：疑似病例加②或③或④项。

典型麻疹依据流行病学资料及临床表现即可诊断。麻疹黏膜斑对出疹前早期诊断极有帮助，上呼吸道卡他症状及皮疹形态分布特点均有助诊断，麻疹后留下色素沉着及糠麸状脱屑在恢复期有诊断意义。

鉴别诊断应与风疹、猩红热、传染性单核细胞增多症、二期梅毒、药疹、中毒性休克综合征和川崎病相鉴别但它们各有特点:风疹病情较轻,耳后淋巴结肿大,皮疹颜色更红;猩红热有咽痛,最终脱屑,舌如草莓,并有白细胞增多;传染性单核细胞增多症可作血清学检查。药物过敏时的皮肤症候,很少会有发热、黏膜疹及卡他症状。传染性红斑一般不发热,皮疹见于颊、臂、腿,无前驱性或伴随性呼吸道症候。川崎病成人罕见。

【治疗】

重点在于精心护理、对症治疗和防治并发症。

(一)护理与对症治疗

合理护理是促进病情恢复的重要措施。患者应卧床休息,单间隔离,居室空气新鲜,保持适当温度和湿度,衣被不宜过多,眼、鼻、口腔、皮肤保持清洁。如结合膜炎可用4%硼酸溶液或生理盐水清洗,再涂红霉素或四环素眼膏,防止继发感染。及时清除鼻腔分泌物及干痂,保持鼻腔通畅。给予足够水分及易消化富营养的食物,切不可"忌口"。高热时(39.5～40℃)可给小剂量退热剂,以免骤然退热引起虚脱。剧咳时可服适量的镇咳剂,并行超声雾化吸入,每日2～4次。体弱病重者可早期给丙种球蛋白肌注或静脉注射,少量多次输血或血浆。近年报告给麻疹病人补充维生素 A,一次口服 10 万～20 万 U,可减轻病情,使病死率下降。

(二)治疗并发症

1.肺炎　按一般肺炎处理,继发细菌感染应选用1～2种抗菌药物治疗。高热中毒症状严重者,可考虑短期应用肾上腺皮质激素。吸氧,适当补液及支持疗法。

2.喉炎　保持居室内一定湿度,保持患者安静,烦躁不安时及早用镇静剂,并给雾化吸入(每100ml 雾化液中加氢化可的松100mg、麻黄碱1mg),每1～4h 1次。选用1～2种有效抗生素,重症者短期应用大剂量皮质激素静滴。喉梗阻进展迅速者,应及早考虑气管插管或行切开术。

3.心血管功能不全　心力衰竭时给予强心、利尿、扩血管处理;周围循环衰竭时按感染性休克治疗。

4.脑炎重点在对症处理　SSPE 者可试用干扰素、转移因子等治疗,但疗效不确切。

(赵林华)

第四节　流行性乙型脑炎

流行性乙型脑炎,简称乙脑,是由乙脑病毒引起的、以脑实质炎症为主要病变的急性传染病,主要通过蚊虫叮咬传播。本病多发生于夏秋季,患者一般以儿童较多。临床以发病急骤、高热、意识障碍、抽搐、呼吸衰竭、脑膜刺激征等为主要特征。病死率较高,达 10% 左右,重症患者可留有后遗症。

【病因与发病机制】

乙脑病毒属披盖病毒科 B 组虫媒病毒,是一种 RNA 病毒。其对多种动物具有感染性,如马、驴、猪等。本病传染源是家畜家禽,未过夏的幼禽畜最易感染,尤其是未过夏幼猪为主要传染源。猪感染后体内病毒血症持续约 4d,蚊虫(主要为三带喙库蚊)叮咬吸血而使其受染,病毒在蚊体内繁殖(外潜伏期)。现已证实蚊感染后可带病毒越冬,病毒可经蚊卵传代,因此蚊是本病的最重要的传播媒介和储存宿主。人群对本病普遍易感,感染后多数呈隐性感染,乙脑病人与隐性感染者之比为 1∶1000～1∶2000。病后多产生持久的免疫力,再次发病者极为少见。当人体被带病毒的蚊虫叮咬后,病毒进入人体,经淋巴管或毛细血管到达单核巨噬细胞系统,在单核吞噬细胞内繁殖,然后进入血液循环形成病毒血症,继而在全身非神经组织中繁殖,如不侵入中枢神经系统,则成隐性感染,并可获得对乙脑的免疫力。仅当机体免疫力低下和(或)病毒数量多、毒力强时,病毒可通过血脑屏障侵入中枢神经系统,引起广泛性病变,发生脑炎,称为显性发病。某些情况(如注射百日咳菌苗、脑囊虫病或癫痫等)可降低血脑屏障功能,有助于病毒进入脑内。细胞免疫功能降低及内源性脑啡肽在乙脑发病中有重要作用。其基本病变为神经细胞变性、坏死,形成软化灶;血管充血,周围淋巴细胞浸润与胶质细胞增生。病变以大脑皮质、丘脑和中脑最为严重。部分病例出现小脑扁桃体疝或钩回疝。

本病有严格的季节性,好发于夏末秋初,80%～90%集中在 7～9 月,随各地气候流行高峰可提早或推迟 1 个月。10 岁以下儿童多见,尤以 2～6 岁儿童发病率最高。儿童接种乙脑疫苗后发病减少,但成人发病有增加。当夏秋季节(7～9 月),起病前 3 周内在流行地区有蚊虫叮咬史,尤其是儿童突然发热、头痛、呕吐、嗜睡或烦躁等现象,且在短期内逐渐加重而无明显上呼吸道炎症表现者,应首先考虑本病。

【临床表现】

乙脑病毒侵入人体约经 4～21d(一般为 10～14d)潜伏期后出现神经症状。按病程可分为以下四个时期:

(一)初期

相当于病毒血症期,一般约 3～4d。起病急,1～2d 内体温升高达 39℃,伴有头痛、恶心、呕吐、嗜睡、烦躁、结合膜及咽部充血。部分病人可有颈项强直及抽搐,但神志尚清楚。极重型病人本期经过甚短,于起病 1～2d 内就出现高热、频繁抽搐、深度昏迷而进入极期。

(二)极期

病程 3～10d。病人除全身毒血症状加重外,突出表现为脑损害症状更为明显。主要表现有:

1.高热　为本病必有的表现。体温稽留于 39～40℃以上,并持续不退直至极期结束,一般持续 7～10d,重症者达 3 周以上。发热越高,热程越长,病情越重。

2.意识障碍　多发生于病程第 3～8 日,轻者嗜睡,重者出现昏迷,成年患者偶有谵妄、定向力障碍、狂躁等。意识障碍通常持续 1 周左右,重者可长达 1 个月以上。

3.抽搐　抽搐或惊厥大多发生于病程第 2～5d。由于脑部病变的部位与程度不同,可有轻度的手、足、面部的抽搐,以至出现肢体阵挛性或全身强直性抽搐。抽搐可因脑水肿、脑部广泛炎症、脑缺氧及高热等引起,是乙脑病情严重的表现,一般均伴有意识障碍,重者可伴有发绀和呼吸暂停。

4.呼吸衰竭　是本病最主要的死亡原因。中枢性呼吸衰竭可由大脑皮质、下丘脑、脑桥的病变抑制了延脑呼吸中枢的功能所致;或延脑呼吸中枢自身的炎症所致;也可由弥漫性脑水肿伴显著的颅内压增高、脑疝所引起。表现为呼吸表浅、节律不齐、叹息样呼吸、潮式呼吸、呼吸暂停、抽泣样呼吸及下颌呼吸等,最后呼吸停止。外周性呼吸衰竭主要因呼吸道痰阻、肺部感染或肺不张、脊髓病变所致膈肌或肋间肌麻痹等原因引起,表现为呼吸困难、发绀、呼吸减弱,但呼吸节律始终整齐。

5.颅内压增高和脑膜刺激征　本病多有不同程度的颅内压增高,较大儿童及成人均有不同程度的脑膜刺激征。重症患者可发生脑疝,以钩回疝(小脑幕切迹疝)较为多见,表现为昏迷突然加深,呼吸节律异常,疝侧瞳孔散大和上睑下垂,对侧肢体瘫痪和锥体束征阳性。

6.其他神经系局灶症状　由于本病常有广泛的中枢神经系损害,因而可出现各种神经反射异常和神经系体征。大脑锥体束受损可出现肢体痉挛性瘫痪、肌张力增强和病理征阳性。大脑半球损害表现为去大脑强直。丘脑下部损害可出现体温调节障碍。如延脑受损可发生延髓性麻痹。前庭小脑受损害可有眼球震颤及瞳孔变化。自主神经受累可出现面赤、发热、偏侧出汗、大小便失禁、尿潴留、直肠麻痹等。乙脑的神经系症状常在病程第1周内达高峰,第2周后极少出现新的神经系症状。

(三)恢复期

极期(持续1周左右)过后,体温多在2～5d内降至正常。神经精神症状日渐好转,一般于2周左右完全恢复,部分患者恢复较慢需数月。恢复期可有低热、多汗、言语障碍、吞咽困难、肢体麻痹、不自主动作、抽搐发作、表情缺失等。少数病人有智能障碍或精神异常。

(四)后遗症期

发病半年后仍留有神经精神障碍者称为后遗症。约占5%～20%。以失语、瘫痪及精神失常最常见,重症病例可有肢体强直、角弓反张、不自主动作、视力障碍及痴呆等。

(五)临床分型

根据临床表现及临床病程经过,可分为以下四型,其中轻型和普通型最多,占2/30但病情可以从轻型发展成为严重类型。

1.轻型　病人神志清楚,可有轻度嗜睡。体温38～39℃,仅在高热时才可能有抽搐。可有轻度脑膜刺激征。大多在1周左右恢复。

2.中型(普通型)　体温39～40℃,有不同程度的意识障碍,脑膜刺激征明显,有轻度抽搐,病理反射阳性,浅反射减弱或消失,或有脑神经麻痹、运动障碍等。病程10d左右,大多无恢复期症状。

3.重型　神志昏迷,持续高热40℃以上,有反复或持续性抽搐,深反射先亢进后消失,浅反射消失,病理反射阳性。脑膜刺激征明显,肢体瘫痪或出现呼吸衰竭。病程多在2周以上,恢复期带有明显的神经精神症状,部分病人可有后遗症。

4.极重型(暴发型)　起病急骤,体温迅速于病后1～2d内上升到40℃以上。深昏迷,反复或持续抽搐,迅速出现脑疝及中枢性呼吸衰竭。本型常于短期内(一般3d左右)出现呼吸循环衰竭而死亡,幸存者多有严重后遗症。此型占总数的5%左右。

此外,尚有少数表现为脑干脑炎、脑膜脑炎、脊髓炎或不完全型等特殊临床类型。

【辅助检查】

1.血象　血白细胞增多,常达(10～30)×10⁹/L,中性粒细胞增多为主,并有核左移,嗜酸性粒细胞减少,这与一般病毒感染不同。

2.脑脊液检查　外观无色透明或微混,压力增高,白细胞数轻度增高,多在(50～500)×10⁶/L之间,个别病人可达1000×10⁶/L以上,起病后2～5d以中性粒细胞为主,以后则以淋巴细胞占多数。蛋白轻度增高,大多不超过1.0g/L,糖正常或稍高,氯化物正常。细菌检查阴性。极少数病人脑脊液常规与生化正常。

3.血清学检查　乙脑的确诊有赖于血清学诊断。常用的试验有:

(1)补体结合试验:特异性高、灵敏度强,但补体结合抗体出现较迟,阳性大多出现在4～7周,双份血清抗体效价4倍以上增高即为阳性。仅用于回顾性诊断和流行病学调查。

(2)血凝抑制试验:此抗体于病后3～5d出现,第2周达高峰,可持续1年以上。阳性率达81%左右,双份血清对照抗体效价增高4倍以上为阳性。

(3)特异性IgM抗体测定:特异性IgM抗体于感染后第4d即可出现,2～3周达到高峰,故单份血清即可作出早期诊断。特异性IgM抗体测定方法常用的有:①二巯基乙醇(2ME)耐性试验:检测IgM抗体,病人血清在2ME处理后,血凝抑制抗体效价下降了3/4,表示特异性IgM已被2ME裂解,即为试验阳性。②酶联免疫吸附试验(ELISA):测定IgM抗体于病后第4d即可呈阳性反应,一般病后2周阳性率可达70%～90%,具有较高的敏感性和特异性,可提高乙脑的早期诊断率,已被广泛采用。

4.病毒分离　一般采用小白鼠脑内接种法。病初可取血液或脑脊液接种以分离病毒,但阳性率甚低。对疑诊死亡病例取脑组织或延髓穿刺取脑组织,病毒分离阳性率较高,作为回顾性诊断。

【诊断与鉴别诊断】

诊断标准:

1.疑似病例　在疾病流行地区的蚊虫叮咬季节,出现发热、头痛、恶心、呕吐、嗜睡、颈抵抗、抽搐等中枢神经系统症状。

2.确诊病例　①曾在疫区有蚊虫叮咬史;②高热昏迷、肢体痉挛瘫痪、脑膜刺激症状及大脑锥体束受损(肌张力增高、病理征阳性);③高热、昏迷、抽搐、狂躁,进而呼吸衰竭、循环衰竭而死亡;④从脑组织、脑脊液或血清中分离出乙型脑炎病毒;⑤CSF或血清中特异性IgM抗体阳性;⑥恢复期血清中特异性IgG抗体滴度比急性期有4倍以上升高者或急性期抗体阴性,恢复期血清抗体阳性。

临床诊断:疑似病例加①和②或①+②+③并除外细菌性脑膜脑炎。

实验确诊:疑似病例加④或⑤或⑥。

根据流行季节(7～9月)发病,儿童及青少年,突然起病,有发热、头痛、呕吐、嗜睡、昏迷、抽搐、脑膜刺激征及神经系统症状体征,结合血及CSF的检查,一般诊断不难。必要时可作上述血清学检查。但应注意与下述几种疾病相鉴别:

1.中毒型菌痢　二者均多发生于夏秋季,儿童多见。但中毒型菌痢起病更急,发病1～2d

内,突然出现发热、抽搐、面色灰白,并常有微循环衰竭表现。CSF 无改变,肛拭子取粪便检查时可见大量脓细胞。镜检和粪便培养可明确诊断。

2.化脓性脑膜炎（化脑） 化脑患者脑膜刺激征显著。CSF 外观混浊,白细胞计数常在 $1000×10^6/L$ 以上,中性粒细胞为主,蛋白质明显升高,糖降低。早期及未彻底治疗的化脑,CSF 不易与乙脑区别,应反复进行血液及 CSF 细菌学检查,若阴性,可进一步作血清学检查。凡不能排除化脑者,应毫不迟疑地应用抗生素治疗。

3.脑型疟疾 常有不规则发热及肝脾肿大,血中可查到疟原虫。CSF 检查基本正常。

4.钩端螺旋体病脑膜脑炎型 易与乙脑相混淆。但钩端螺旋体病多有疫水接触史,早期肌痛及腓肠肌压痛明显,眼结膜多充血,嗜睡多见,而昏迷抽搐者少,CSF 改变轻。血清学检查可与乙脑相区别。

5.其他病毒性脑炎及脑膜炎 较常见的有:①肠道病毒性脑膜脑炎:多由柯萨奇病毒和埃可病毒引起,多发生于夏秋季,CSF 改变与乙脑相似,易误诊为乙脑。但其起病不如乙脑急骤,临床症状也较轻,多不发生呼吸衰竭,预后好,很少有后遗症。确诊依靠病毒分离及血清学检查。②单纯疱疹性脑炎:由疱疹病毒 Ⅰ 型引起,病情重,病死率高达 30% 左右。本病特殊定位在颞叶及额叶,故可出现脑局灶症状。可用 CSF 中病毒分离、CT 及脑组织中 HSV 抗原检查确诊。③流行性腮腺炎脑膜脑炎:多发生于冬春季,一般发生于腮腺肿大后 3～5d 内,但也有发生于腮腺肿大之前或仅有脑膜脑炎而无腮腺肿大者。而乙脑也常见有腮腺肿大者,随病情好转腮腺肿大消退。但流行性腮腺炎脑膜炎一般病情较轻,腮腺肿大常伴有颌下腺、舌下腺及睾丸肿大。鉴别有赖于血清淀粉酶测定及血清学检查。

【治疗】

本病尚无特效治疗,宜密切观察病情变化,积极采取对症治疗和中西医结合治疗,正确处理高热、惊厥、呼吸衰竭等危重症状,预防并发症与继发感染。

（一）一般治疗及护理

常规隔离,保持安静,避免刺激。定期观察患者的神志、体温、血压、呼吸、瞳孔及肌张力的变化。对昏迷者应定时翻身、拍背、吸痰,防止压疮发生。不能进食者鼻饲,计出入水量,按生理需要补液,维持水、电解质平衡。成人每日输液量为 1500～2000ml,儿童每天 50～80ml/kg 为宜。

（二）对症处理

高热、抽搐及呼吸衰竭是乙脑的三大主征,可互为因果,甚至形成恶性循环。因此,乙脑的治疗应着重于降温、止痉、脱水及呼吸衰竭处理四方面:

1.降温 应采取综合性降温措施（物理降温为主,药物降温为辅）,使患者体温控制在 38.5℃ 以下。

(1)物理降温:如头部用冰帽连续降温,颈部、腋下及腹股沟部放置冰袋,酒精擦浴、冷盐水灌肠等。同时使室温降至 25℃ 以下。

(2)药物降温:为配合物理降温,可应用小剂量退热药物,如吲哚美辛（消炎痛）口服或鼻饲,每次 12.5～25mg,每 4～6h 1 次;对暂时不能口服或鼻饲者,可采用吲哚美辛（消炎痛）栓剂,肛内置留。严重者给予氢化可的松 100～300mg/d 或地塞米松 5～10mg/d。

(3)针刺降温:取大椎、内关、曲池、合谷、百会等穴针刺,可有一定效果。对老年体弱者可用安乃近 0.1g 作单侧合谷穴注射。

(4)亚冬眠疗法:持续高热、反复惊厥的患者可采用亚冬眠疗法,以降低脑组织的新陈代谢和氧的需要量,提高细胞对缺氧的耐受性,减少脑细胞损害,有降温止惊作用。常用氯丙嗪和异丙嗪,每次各 0.5～1mg/kg,每 4～6h 肌内注射 1 次。使肛温维持在 38℃左右,维持较长时间,在度过疾病极期后,逐渐撤除亚冬眠,一般为 3～5d。但应注意冬眠疗法有抑制呼吸中枢及咳嗽反射,使呼吸道分泌物聚积等缺点,使用时要权衡利弊。

2.止惊　引起惊厥的原因有高热、颅内压增高、脑实质炎症、痰阻缺氧、低血钙及低血钠性脑病等,应首先针对不同原因采取相应措施,如因呼吸道痰液阻塞造成脑缺氧及脑水肿所致惊厥者,应以及时吸痰、吸氧为主;低血钠性脑病及低血钙引起的惊厥应及时纠正电解质紊乱及代谢性酸中毒。如惊厥的原因为脑实质炎症,则应硬时给予镇静剂,常用的药物有:①地西泮:为首选止惊药物。成人用量为每次 10～20mg,儿童每次 0.1～0.3mg/kg(不超过 10mg),肌内注射或缓慢静脉注射。②水合氯醛:成人每次 1.5～2.0g,儿童每次 60～80mg/kg(每次不超过 1.0g),稀释后鼻饲或保留灌肠。③异戊巴比妥钠:成人每次 0.2～0.5g,儿童每次 5～10mg/kg,溶入 5%～10%葡萄糖液 20ml 中,缓慢静脉注射(>5min)。本药适用于其他止痉药不易控制的抽搐。因该药有明显的呼吸抑制作用,故用药过程中如呼吸减慢或惊厥停止,应立即中止注射。④苯巴比妥钠:成人每次 0.1～0.2g,儿童每次 5～8mg/kg,肌内注射。

3.脱水　颅内压增高是呼吸衰竭、抽搐及脑疝的根本原因,需做积极处理。常用的脱水剂有 20%甘露醇、利尿剂、高渗葡萄糖等。地塞米松具有减轻炎症反应、改善脑水肿、减轻中毒症状和降温作用,但它可促使感染加重和扩散,仅主张短期用于重型和极重型患者。

4.呼吸衰竭的处理　呼吸衰竭是本病的主要死亡原因,处理时应根据引起呼吸衰竭的不同原因采取相应的措施。保持呼吸道通畅,定时翻身并拍打胸背、吸痰及雾化吸入。吸氧,应用呼吸兴奋剂,也可同时应用脑细胞代谢活化剂如细胞色素 C、ATP、CoA 等。有下列指征时应尽早行气管切开:①深昏迷,痰液阻塞,咳嗽反射消失,吞咽功能障碍,经处理无效者;②脑干型脑炎,咽喉部分泌物聚集,病情进展者;③延髓麻痹或假性延髓麻痹,或呼吸肌麻痹,经吸痰给氧仍不能维持换气功能者;④老年人呼吸衰竭、排痰困难,或乙脑极期合并肺炎、肺不张,发绀进行性加重者。必要时行人工呼吸。

近年来用血管活性药物东莨菪碱救治重型乙脑取得较好效果。剂置每次 0.02～0.04mg/kg,以 5%葡萄糖液稀释后,每隔 10～30min 静脉缓注 1 次,直至呼吸循环改善为止亦可用山莨菪碱、阿托品等。

(三)中医中药治疗

基本上按温病辨证施治,多采用清热解毒、芳香化湿相结合方法。常选用银翘散、白虎汤、黄连解毒汤、清营汤等方剂加减,可配合应用紫雪丹、至宝丹、安宫牛黄丸等。亦可配合选用一些中药注射制剂,如板蓝根注射液、醒脑静注射液等,其中醒脑静注射液使用方便,既可肌内注射,也可静脉应用,具有降温、止惊、降颅内压、促苏醒等作用,可作为首选的中药注射制剂之一。

(四)其他治疗

病初可用广谱抗病毒药物如利巴韦林静脉滴注。α干扰素有增强机体细胞抗病毒的能力,但其有效程度尚待进一步明确。实验研究证实,乙脑病毒单克隆抗体能迅速中和游离病毒,消除病毒血症,抑制病毒繁殖,控制中枢神经系统病变的发展。

(五)恢复期及后遗症的处理

加强营养,细心护理,防止压疮、肺炎等并发症。肢体瘫痪者应保持肢体功能位,防止肢体畸形发生。对病情稳定、无抽搐的瘫痪、失语患者可采用高压氧治疗。恢复期可用针灸、理疗、推拿、功能锻炼等综合措施,并给予改善神经细胞功能的药物。

(赵林华)

第五节　破伤风

破伤风是破伤风梭菌侵入人体伤口并在局部生长繁殖产生毒素所引起的急性感染性疾病,以牙关紧闭、全身肌肉强直及阵发性痉挛为临床特征。随着广泛推行预防接种及重视新法接生,破伤风的发病率已逐年下降,但病死率仍较高。喉痉挛窒息、严重肺部感染及全身衰竭为常见的致死原因。

【病因与发病机制】

破伤风梭菌为革兰阳性的厌氧梭状芽胞杆菌。有繁殖体和芽胞两种形态。繁殖体周身有鞭毛,无荚膜,极易死亡;芽胞正圆形,位于菌体的顶端,比菌体大,故带芽胞的菌呈鼓槌状,其抵抗力强。该菌可产生毒性极强的外毒素,主要是破伤风痉挛毒素,其毒性仅次于肉毒毒素。毒素经甲醛处理后可脱毒为类毒素,其抗原性极强,能刺激机体产生抗毒素,有中和毒素的作用。破伤风梭菌在自然界分布极广,存在于家畜如牛、马、羊等的肠道中,随粪便排出,污染土壤。某些人群的粪便内也可含菌。因此用畜粪或人粪作肥料有利于细菌的播散。细菌在不利的环境下即形成芽胞,而长期存在于土壤、污泥和尘埃中。芽胞经各种大小创伤如深刺伤、弹伤、动物咬伤、裂伤、挤压伤、开放性骨折、挫伤、烧伤等而侵入人体,不慎被针、树枝等刺伤(伤口可很微小而未被察觉)也可导致芽胞进入体内。儿童以手脚刺伤为多见。初生儿可因脐带染菌,产妇可因不洁人工流产或分娩而被感染。此外,昆虫蜇伤、接种疫苗、消毒不严的注射或手术、中耳炎、拔牙、粪便污染、压疮等也偶可引起破伤风。以泥土、积尘、香灰、柴灰等敷伤口,尤易致病。近年因静脉注射海洛因而患破伤风者日益增多。各年龄均易感,儿童、青少年、工人、农民等发生外伤机会较多而易患本病。由于婴儿、儿童、青壮年普遍推行预防接种,故近年来老年人的发病率相对增高。患本病后无持久免疫力,故可再次感染。

破伤风的发病需要一定条件,首先必须有入侵门户,即上述破伤风侵入人体的途径,如各种创伤等;其次芽胞只能在缺氧条件下发育生长,并产生外毒素,伤口中有坏死组织、杂有泥土或其他异物,或伴有需氧菌如葡萄球菌等的混合感染,即可造成适于破伤风梭菌繁殖的有利环境。如环境不利,则芽胞可在组织内较长期潜伏(数月至数年),待另一次创伤造成缺氧条件时再繁殖而致病。病原菌只在入侵部位繁殖而不进入血液循环中,其所产生的外毒素对中枢神经系统,尤其是脑干神经和脊髓前角神经细胞有高度亲和力。破伤风痉挛毒素产生后,首先向周围扩散,侵入肌肉组织,当遇到裸露的运动神经末梢,乃与神经节苷脂结合并沿着神经冲动相反的方向向上传递。创伤若在四肢或躯干,毒素则经前根、前角进入脊髓节段,最终进入大脑;创伤若位于头部或颈部,毒素则可直接通过运动神经进入脑神经核。若毒素量较大,除沿神经直接传递外,还会经淋巴和血流扩散,但毒素对淋巴、血液其他组织并不发生作用,进入血循环的毒素重新进入组织,在此过程中绝大部分毒素被破坏,只有进入肌肉组织的这部分毒素才能同运动神经末梢接触而发生作用。抵达靶位的毒素,主要作用于神经元突触前膜,与神经节苷酯结合,致使膜的结构发生变化,毒素得以进入神经细胞,最终使神经突触不能释放甘氨酸及 γ-氨酪酸(GABA)等抑制性传递介质,导致脊髓运动神经元和脑干的广泛脱抑制,因而临床上出现肌痉挛、肌强直等征象。毒素与中枢神经组织结合非常牢固,一经结合即非抗毒素所能中和。破伤风毒素还可直接作用于交感神经系统而使其功能亢进,临床上主要表现为血压升高、心率增快、发热、出汗等,血中儿茶酚胺含量增加,多见于危重病人。

【临床表现】

本病潜伏期因伤口部位、感染情况和免疫状态而异,一般为 $1\sim2$ 周,可短至 $1\sim2d$,15% 的病人短于 3d,10% 的病人在 14d 以后发病,长达 2 月余,新生儿破伤风的潜伏期为 $5\sim7d$。曾接受抗毒素预防者的潜伏期较长。临床主要表现为神经系统抑制及自主神经失调的两组症状。

起病大多较缓,早期可有全身不适、头痛、肢体痛、咀嚼不便等,继而出现肌肉强直及肌肉痉挛。肌肉强直表现为张口困难和牙关紧闭,腹肌坚如木板、角弓反张等;肌肉强直在痉挛间歇期仍继续存在,此乃本病的特征之一。肌肉痉挛系阵发性,自每天数次小发作至频繁严重发作不等,全身肌群均可受累;可自发、也可由外界刺激而引起。面肌痉挛时出现特征性的痉挛(苦笑),此时口角向上、外牵引,双眉上举,前额出现皱纹,说话不清。咽肌和胸肌痉挛导致吞咽困难、饮水咳呛、喉头阻塞、发绀等。肛门和膀胱括约肌痉挛常引起顽固性便秘和尿潴留。剧烈痉挛每伴有全身抽搐、呼吸困难,可导致窒息、心力衰竭等。由于肌肉痉挛常伴以相当剧烈的疼痛,使患者十分痛苦或惊恐,发作后大量出汗,导致体力的极大消耗。新生儿破伤风大多于起病 48h 内出现典型症状,多见角弓反张,易发窒息。

自主神经失调表现为不稳定的高血压、心动过速、心律不齐、周围血管收缩、大汗及发热等。

除重症外,患者神志始终清醒,体温正常或仅有低热。大多数病例经 10d 左右的积极治疗后好转,痉挛发作次数减少,肌肉强直程度减轻,张口困难一般最后消失。病程自 1 周至 2 个月不等,大多为 $2\sim4$ 周。本病可分为轻、中、重三型:

1.轻型　潜伏期 10d 以上,症状于 $4\sim7d$ 内逐渐发展,每日肌痉挛发作不超过 3 次,牙关紧闭及颈强直均较轻,无吞咽困难。

2.中型　潜伏期 $7\sim10d$,症状于 $3\sim6d$ 内较快地发展,有明显牙关紧闭及吞咽困难,可有角弓反张,但无呼吸困难,有轻度发绀而无窒息。肌肉痉挛初期轻而短,继较频繁(日在 3 次以上)而剧烈,一般于发病后 24~48h 内才出现。

3.重型　潜伏期短于 7d,症状于 3d 内即发展至高峰。本型与中型的主要区别在于有呼吸困难,另外可有窒息、高热及交感神经功能亢进如多汗、肢端发冷、血压升高、心动过速、阵发性早搏等。肌痉挛发作频繁,每数分钟发作 1 次或呈持续状态,且于发病后 24h 左右即可见发生。

除上述全身性破伤风外,尚有下列特殊类型:①局限性破伤风:肌痉挛仅局限于面部咬肌或创伤部位,病情较轻,多见于接受过预防注射的患者。②头面部破伤风:由头面部受伤所致,分瘫痪型和非瘫痪型两种,前者表现为面神经、动眼神经、舌下神经等瘫痪;后者表现为牙关紧闭,伴部分面肌痉挛、咽肌痉挛等。

在本病的病程中可发生的并发症有吸入性肺炎、肺不张、血栓栓塞现象(肺栓塞等)、心功能不全、交感神经功能亢进、脊椎压缩性骨折、胃肠道出血、各种继发感染、过高热等。

【实验室检查】

无特殊发现。白细胞总数正常或稍增多,中性粒细胞增高,脑脊液正常。伤口分泌物培养有时可分离出破伤风梭菌。

【诊断】

本病的诊断大多无困难,有外伤史(尤其是深刺伤),曾以柴灰等敷伤口、旧法接生等均有参考价值。牙关紧闭、角弓反张、肌痉挛等的出现即可诊断;创伤组织或脓液厌氧培养分离出破伤风梭菌即可肯定诊断。

破伤风需与下列疾病鉴别:①引起张口困难的各种局部病变如扁桃体周围脓肿、咽后壁脓肿、齿及齿龈病变、颞颌关节病、腮腺炎等和引起肌肉疼痛强直的局部病变如脊椎病变、风湿性肌炎、肢体软组织损伤和炎症等鉴别,此类疾病不会出现阵发性肌肉痉挛,局部有病变或炎性病灶可找到,因此区别一般无困难。②各种化脓性脑膜炎、脑炎常有颈肌强直及角弓反张,但很少有牙关紧闭,脑脊液检查、血清免疫学试验等有助于鉴别。③马钱子碱(士的宁)中毒的全身性痉挛发作与破伤风很相似,但在无痉挛期间肌肉完全松弛,这与本病明显不同;此外,服药史、牙关紧闭出现较晚均有参考价值。④其他如手足搐搦症的强直性痉挛主要发生于手足等部位,血钙常降低,缺钙试验呈阳性。狂犬病有被狂犬、狂猫等咬伤史,虽可有咽肌痉挛,但一般无全身肌肉痉挛现象;有恐水症状而无牙关紧闭。子痫、癔症等亦需与本病区别。

【治疗】

(一)伤口处理

伤口未愈合者需及时彻底清创,以防止破伤风梭菌在腐败的组织内繁殖。扩创宜在镇静剂、肌肉松弛剂、抗毒素、抗生素应用后 1~2h 进行。术后用 3% 过氧化氢或 1:4000 高锰酸钾溶液湿敷,伤口不宜缝合或包扎。伤口深者可在创口周围用 1 万~2 万 U 抗毒素浸润后再行扩创。

(二)一般治疗

病室宜保持安静和温暖,避免各种刺激如声响、阵风、强光等,最好有单独房间和专人护理。各项治疗宜在使用镇静剂、肌肉松弛剂后集中进行。防止小儿从床上坠地。

（三）病因治疗

1.抗毒素（TAT）和（或）破伤风免疫球蛋白（TIG）　TAT 和 TIG 对已与神经组织结合的毒素无中和作用。鉴于血中仍可能存在一些游离毒素，未愈合伤口中仍可能有破伤风梭菌繁殖及毒素形成，因此目前仍主张采用。皮肤试验阴性后成人患者或年长儿童 1 次静脉内滴入 TAT1 万～10 万 U，新生儿或幼儿 1 次滴入 1500～10000U。对确实无法彻底清创的 1 次剂量宜为 5 万～6 万 U，或连续多次给药。如有 TIG 供应，宜用以替代 TAT，1 次 3000～10000U 肌注，分 3 等份肌肉注入 3 个不同部位。

2.抗生素　应用的主要目的在于杀灭伤口内可能存在的破伤风梭菌繁殖体，减少外毒素产生。但亦要注意到针对刨口感染时除破伤风梭菌外同时入侵的细菌，如金黄色葡萄球菌或大肠杆菌等。对破伤风梭菌有效的抗生素有青霉素、四环素、红霉素等。常用青霉素 G 1000 万～1200 万 U/d，分次肌注或静滴，疗程 7～10d。

（四）对症治疗

1.呼吸监护及处理　由于吞咽肌群的痉挛，使口腔分泌物积聚于咽部，易造成呼吸道梗阻；膈肌及呼吸肌的强直性痉挛可造成呼吸停止，必须密切观察。若有下述指征：①抽搐频繁不易控制者；②喉痉挛；③肺部感染痰液粘稠不易咳出者；④呼吸肌持续痉挛、呼吸表浅发绀较重者，均需及早作气管切开术。并给予吸痰、间歇正压给氧、注入抗菌药物、湿化等，按时作血气分析，以监护换气功能。

2.中枢抑制剂和外周神经肌肉阻滞剂的应用　药物有地西泮、氯丙嗪、苯巴比妥钠、水合氯醛、硫喷妥钠等，外周肌肉松弛剂有筒箭毒碱和氯化琥珀酰胆碱等。

3.维持营养　由于病人难以进食，消耗又大，应注意维持营养。轻型病人可给高热量半流质饮食；抽搐较频者禁食，也不宜鼻饲。待抽搐减轻后仍不能进食者可再给鼻饲，放鼻饲管前应加强镇静解痉，尤其是未作气管切开者，以免诱发喉痉挛窒息。

4.其他治疗　肾上腺皮质激素可用于重型而伴有高热、心肌炎等患者，成人每日静滴氢化可的松 200～300mg，或地塞米松 10～20mg。因交感神经功能亢进而致的心动过速、心律紊乱、血压升高等可考虑采用 β 受体阻滞剂如艾司洛尔、拉贝洛尔或普萘洛尔（心得安）静注或口服。为防止坠积性肺炎，应勤翻身和清洁口腔。尿潴留采用留置导尿管，腹胀者可安置肛管导气。有报道用肉毒杆菌神经毒素治疗破伤风，能有效控制痉挛发作。

（五）中医中药

常用方有五虎追风汤加减、玉真散加味、存命汤加减等。

破伤风的平均病死率（包括各型及各年龄组）为 20％～30％，重症患者的病死率可高达 70％，年幼和年老者的病死率亦较高。未经积极抢救的新生儿破伤风病死率可达 70％以上，病死率高低与轻、中、重型相关，原则上与起病急缓呈正比，与潜伏期长短及病程长短呈反比。阵发性痉挛频繁，于发病后 48h 内即出现者；在开放性骨折、深刺伤、严重烧伤、坏疽、流产等基础上发生者；过高热，或有交感神经功能亢进、中毒性心肌炎等者，均是预后恶劣的标志。

（范燕峰）

第六节　伤寒

伤寒是由伤寒杆菌引起的急性肠道传染病。以持续菌血症、单核-吞噬细胞系统受累,回肠远端微小脓肿及小溃疡形成为基本病理特征。临床特征是持续发热、相对缓脉、神经系统中毒症状与消化道症状、脾肿大、玫瑰疹及白细胞减少,少数病例可并发肠出血或肠穿孔。本病在世界各地都有发生,以温带及热带地区为多,卫生条件较差的地区尤为多见。流行多在夏秋季,卫生条件不良的温暖地区终年均有发病,战争或洪涝、地震等自然灾害时易有本病流行。人群普遍易感,以儿童及青壮年发病为多,老年人较少见,病后常可获持久免疫力,再次发病者少见。

【病因与发病机制】

伤寒杆菌系沙门菌属的 D 群,革兰染色阴性短杆菌,需氧或兼性厌氧。伤寒杆菌具有菌体("O")抗原及鞭毛("H")抗原和表面(Vi)抗原,均能产生相应的抗体。测定患者血清中的"O"、"H",抗体效价即肥达反应,可协助诊断;测定 Vi 抗体可用于发现带菌者。伤寒杆菌无外毒素,菌体裂解时,可释出毒力很强的内毒素,对本病的发生发展起着重要作用。含 Vi 抗原的菌株,在体内有抗吞噬与抗溶菌作用,表示细菌毒力较强。本菌仅寄生于人类,感染者(包括病人和带菌者)是唯一的传染源。病菌随粪便排出体外,患者自潜伏期末即可排菌,病程 2～4 周内传染性最大,人恢复期后 2 周内仍有半数排菌,以后逐渐减少。约 2％～5％病人可持续排菌 3 个月以上,称为慢性带菌者。病菌排出体外后,通过污染的手、餐具、食物、饮料、苍蝇或蟑螂而传播,日常生活接触传播是散发流行的主要传播方式。

伤寒的发病主要取决于摄入伤寒杆菌的数量与毒力、胃酸强度、肠道黏膜的保护力以及人体的免疫力等因素。伤寒杆菌随饮食进入消化道后,正常的胃内潴留时间及胃酸分泌,正常的肠道菌群关系及肠菌分解产生的短链脂肪酸,均能阻止伤寒杆菌的入侵。若上述屏障功能遭到破坏,或入侵病菌数量多时,病菌进入小肠,肠道内呈碱性,其中有胆汁和营养物质,有利于病菌的生存、繁殖。病菌在小肠上段侵入黏膜上皮细胞,或侵入黏膜下层被吞噬细胞吞噬并在其胞浆内繁殖,部分再经淋巴管进入回肠集合淋巴结、孤立淋巴滤泡及肠系膜淋巴结等处继续繁殖,后经门脉或胸导管入血,形成原发菌血症(初期菌血症)。此阶段患者不出现症状,相当于临床上潜伏期。若机体免疫力较强,则可将病菌消灭而不发病;若机体免疫力差,则细菌随血流进入全身各脏器,如肝、脾、胆囊、骨髓及淋巴结等单核-吞噬细胞内继续大量繁殖,再次进入血流,引起第二次严重菌血症,并释放强烈的内毒素,产生发热、全身不适等临床症状,出现皮肤玫瑰疹和肝脾肿大等体征,此时相当于病程的第 1～2 周,毒血症状逐渐加重,血培养常为阳性,骨髓中伤寒杆菌最多,持续时间长,故培养阳性率最高。病程第 2～3 周,伤寒杆菌继续随血流播散至全身各脏器与皮肤等处,经胆管进入肠道,随粪便排出,经肾随尿液排出,此时粪便、尿液培养可获阳性。进入胆系的伤寒杆菌在胆囊胆汁内繁殖旺盛,约于第 2、3 病周,大量病原菌随胆汁入肠,使肠壁淋巴组织广泛受染,引起局部 Arthus 反应,使原已致敏的肠壁组织发生肿胀、坏死和溃疡,临床表现达到极期。此外,伤寒杆菌也可在其他组织引起化脓性炎症如骨髓炎、肾脓肿、胆囊炎、脑膜炎、心包炎等。随着病程的进展,人体防御能力逐渐增强,约于第4、5病周,病菌逐渐消灭或长期隐藏体内(胆囊为主),体温逐步下降,症状渐趋消失,组织逐步修复。伤寒的持续性发热,除与内毒素血症有关外,伤寒杆菌与体内抗体形成免疫复合韧,活化补体引起炎症反应,炎症部位的单核-吞噬细胞和中性粒细胞释放内源性致热原亦引起发热。伤寒的中毒症状可能是内毒素导致脑组织酶系统发生紊乱或影响基底神经节胆碱能神经的结果。

【病理】

伤寒的特征性病理改变是全身单核-吞噬细胞系统(包括肝、脾、骨髓、淋巴组织等)大单核细胞的浸润和高度增生,形成伤寒结节。病变以肠道最为显著,尤以回肠,尤其是远端10~12cm及邻近回盲瓣处受累较重。肠道病变过程包括增生、坏死、溃疡形成、溃疡愈合四个阶段。肠道病变一般限于黏膜及黏膜下层,如侵蚀血管则致出血;若穿透肌层和浆膜层,便导致肠穿孔,引起腹膜炎。溃疡愈合后不留瘢痕和狭窄。肠道的病变范围与临床病情的严重程度不一定呈正比,有的病人有严重中毒症状,但肠道病变轻微;而有的病人症状较轻,却可突然发生肠出血或肠穿孔;贫血和白细胞减少是单核-吞噬细胞增生及其作用增强的结果。

【临床表现】

本病潜伏期一般10d左右,其长短与感染菌量有关。食物型暴发流行时可短至48h,而水源性暴发时可长达30d。大多起病徐缓,可有乏力、食欲减退、全身不适、头痛、腰酸背痛等前驱症状;少数病例则有畏寒、发热,急骤发病。

(一)典型伤寒

病程4~5周,主要临床表现可分四期:

1.初期　相当于第1病周,缓慢起病,有发热,常伴有全身不适、纳差、咽痛、咳嗽等,体温呈阶梯形上升,于5~7d内达39~40℃。半数以上患者有腹痛,弥漫性或位于右下腹回肠末端处。约1/3患者出现腹泻,为水样或稀便,黑粪少见。

2.极期　相当于第2、3病周。主要特点有:①持续高热:高热持续不退,稽留在40℃左右;少数病例则呈弛张热或不规则热型,持续10~14d。②相对缓脉和重脉:约1/3患者有相对缓脉,偶见重脉。相对缓脉系副交感神经兴奋所致,即体温每升高1℃,脉搏每分钟加快少于15~20次,如患者体温40℃,而脉搏每分钟仅90~100次。重脉是当触诊桡动脉时,每一脉搏感觉有2次搏动,系末梢血管受内毒素影响扩张所引起。③神经系中毒症状:耳鸣、重听、表情淡漠、反应迟钝,重者更有震颤、摸空、谵妄、精神错乱、昏迷,或出现脑膜刺激征。④肝脾肿大:近半数有肝脾肿大。⑤玫瑰疹:部分病人予第7~10病日在胸、腹、背部分批出现淡红色斑丘疹,量少,一般在12个以下,直径2~4mm,加压退色,2~4d后消失。⑥其他:病重期间,病人极度虚弱、厌食,由于低钾血症或中毒性肠麻痹而致腹胀,多数便秘,少数重症患者可有腹泻,腹痛及压痛以右下腹最显著。⑦血象:白细胞计数多<5×10^9/L,嗜酸性粒细胞减少或消失,贫血较常见。

3.缓解期　相当于第4病周。体温呈弛张热型逐渐下降,症状逐渐减轻,病情开始改善。

但患者消瘦虚弱,可出现各种并发症和合并症。

4.恢复期　相当于第 5 病周起,体温正常,症状和体征也随之消失,但全身状况的恢复约需 1 个月。少数病人可转为带菌者,大多无症状。

(二)不典型伤寒

1.轻型　以发热为主要表现,毒血症轻,病程较短,一般 2 周左右即可治愈。常与早期应用有效抗生素治疗或预防接种有关,近年来在散发病例中多见。由于病情轻,症状不典型,易致漏诊或误诊。

2.顿挫型　初期病情重,但恢复快,1~2 周自愈。多见于儿童及有部分免疫力的成人。

3.迁延型　常见于合并慢性肝炎、慢性血吸虫病等患者,初期表现与典型病例相同,但发热持续 5 周以上甚或更久,热型弛张或间歇,肝脾肿大较显著。病程可迁延数月之久。

4.逍遥型　患者症状轻微,可坚持正常生活,部分患者以肠出血或肠穿孔为首发症状。

5.暴发型　起病急,毒血症严重,病情凶险,常有过高热、休克、中毒性脑病、中毒性肝炎、中毒性心肌炎、DIC 等并发症。若未能及时抢救,可在 1~2 周内死亡。

(三)儿童伤寒特点

婴幼儿伤寒起病急,重症多,有高热、惊厥、腹胀、呕吐、腹痛、腹泻等症状,白细胞计数常无明显下降,甚至可达 20×10^9/L 以上,并发症以支气管肺炎为多,病死率高。儿童伤寒一般病程较短,病情较轻,弛张热或不规则热和胃肠道症状如呕吐、腹泻等多见,相对缓脉及重脉不明显,玫瑰疹亦少见,肝大较脾大突出而常见,并发症少。

(四)老年伤寒特点

体温多不高,临床表现多不典型,神经系及心血管系症状严重,易并发支气管炎与心功能不全,恢复缓慢,病死率较高。

(五)复发与再燃

5%~10% 患者的临床症状消失后 1~3 周重又出现,血培养再次阳转,称为复发。其原因是病灶内的细菌未完全消灭,当身体免疫力降低时,伤寒杆菌再度大量繁殖,并再次侵入血流,多见于抗生素疗程过短、机体抵抗力降低的患者。少数病人可有 2 次以上复发。复发的症状一般较轻,病程较短,并发症与合并症较少。再燃是指患者进入恢复期前,体温尚未降至正常时,又重新升高,持续 5~7d 后方正常,血培养常为阳性。其原因可能与菌血症尚未被完全控制有关。

(六)并发症

在伤寒的病程中,尚可发生以下并发症:

1.肠出血　发生率 2.4%~15%。多见于第 2、3 病周或恢复期,有腹泻者较易发生。除明确的血性大便外,患者常有血压或体温突然下降,脉搏增快,贫血等表现。

2.肠穿孔　为最严重的并发症,发生率约 1%~4%,好发于回肠末端,多见于第 2、3 病周。发病诱因是饮食不当、滥用泻药、排便用力、高压灌肠、钡餐检查或肠胀气等。病人骤觉右下腹剧痛,伴有恶心、呕吐及休克症状,1~2h 症状短暂缓解,不久又有高热、腹胀、腹痛、腹肌紧张与压痛等急性腹膜炎的表现。有时与肠出血一起发生。

3.中毒性心肌炎　发生率3.5%～5%,多见于极期。

4.中毒性肝炎　发生率为12.8%～60%,常见于病程1～2周。伤寒时肝脏受累多系肝脏对伤寒杆菌及其分解产物的一种非特异性反应,因此预后大多良好。肝脏受累表现有肝肿大、转氨酶升高等。

5.其他　伤寒杆菌随血流播散,可引起各种局灶性感染,如急性胆囊炎、肺炎、骨髓炎、脑膜炎、心内膜炎、心包炎、脓肿、关节炎等;因伤寒引起的变态反应可导致伤寒肾炎、溶血性贫血、溶血性尿毒症综合征等。

【实验室检查】

(一)常规检查

血白细胞计数大多为$(3～4)×10^9/L$,伴中性粒细胞减少和嗜酸性粒细胞消失。随病情的好转嗜酸性粒细胞逐渐升高。极期嗜酸性粒细胞>2%,绝对计数$>4×10^9/L$者可基本除外伤寒。高热时可有轻度蛋白尿。粪便隐血试验常阳性。

(二)细菌培养

1.血培养　是本病确诊的依据。第1周阳性率达80%～90%以上,以后阳性率渐低,第3周降为30%～40%,第4周时常阴性。

2.骨髓培养　骨髓中单核-吞噬细胞摄取病菌较多,培养阳性率较血液高,且出现早,持续久,不论病程早晚均宜进行。对已用抗生素、血培养阴性者尤为适用。

3.粪便培养　疾病的任何阶段均可从大便中分离到病原菌。第3～4周可高达80%左右。

4.尿培养　第3～4周时阳性率较高,约25%。

(三)伤寒血清凝集试验

即肥达反应,常自病程第1周末出现阳性,第3～4周阳性率可达90%。其效价随病程演进而递增,第4～6周达高峰,病愈后可持续数月之久。该试验特异性不强,机体免疫功能紊乱时可出现假阳性反应(达10%～20%);而发病早期应用抗生素、全身情况较差、免疫功能低下时又可出现假阴性。因此,对肥达反应结果的判断宜谨慎,必须密切结合临床资料,还应强调恢复期血清抗体效价的时比。

在检验报告上分别以O、H、A、B、C表示凝集试验中伤寒杆菌菌体抗原、鞭毛抗原、副伤寒杆菌甲、乙、丙鞭毛抗原的相应特异性抗体,双份血清抗体效价递增4倍者可确诊,单份血清抗体效价O≥1:80及H≥1:160者亦有诊断价值。由于伤寒杆菌、副伤寒杆菌具有部分相同的菌体抗原,故仅有O抗体升高不能区分伤寒和副伤寒,须依靠H、A、B、C抗体加以鉴别。

(四)其他免疫学检查

如被动血凝试验(PHA)、对流免疫电泳(CIE)、协同凝集试验(COA)、免疫荧光试验(IFT)和酶联免疫吸附试验(EHSA)等方法,大大提高了其特异性,有助于伤寒的早期诊断。

(五)核酸检测方法

目前主要为聚合酶链反应(PCR)扩增伤寒基因组特异性靶序列,具有方法特异性高、敏感性好及快速、简便等优点,有助于早期快速诊断。

【诊断】

1.临床诊断标准　在伤寒流行季节和流行地区有持续性高热（40～41℃），为时 1～2 周以上，并出现特殊中毒面容，相对缓脉，皮肤玫瑰疹，肝脾肿大，周围血象白细胞总数低下，嗜酸性粒细胞减少或消失，骨髓象中有伤寒细胞（印戒细胞），可临床诊断为伤寒。

2.确诊标准　临床诊断病例如有以下项目之一者即可确诊：①从血、骨髓、尿、粪便或玫瑰疹刮取物中，任一种标本分离到伤寒杆菌。②血清特异性抗体阳性，肥达反应"O"抗体凝集效价≥1：80．"H"抗体凝集效价≥1：160，如恢复期效价增高 4 倍以上则更有意义。

凡持续发热 1 周以上，体温阶梯形上升后稽留、相对缓脉、特殊的中毒面容、肝脾肿大、玫瑰疹、白细胞减少时，即应高度考虑为本病。流行病学资料如季节、地区、卫生情况、过去病史、接触史等有助于诊断。检出致病菌是确诊的唯一依据。疾病早期以血培养为主，病程后期以骨髓、粪、尿培养为主。曾用抗菌药物治疗、血培养阴性者应作骨髓培养。对临床经过典型而血培养阴性的患者，肥达反应有诊断价值。本病在早期须与病毒感染、疟疾、钩体病、急性病毒性肝炎等疾病鉴别；在极期（第 2 周以后）需与败血症、粟粒性结核、布鲁司菌病、斑疹伤寒、结核性脑膜炎等鉴别。

【治疗】

（一）对症支持疗法

胃肠道隔离，卧床休息，维护皮肤及口腔清洁，转换卧位，以防压疮及肺炎。发热期选用营养丰富、易消化的流质、半流质饮食，给适量维生素 B 及 C，少用糖及牛奶，入液量约 2000～3000ml 以上，维持水、电解质平衡；恢复期渐增食量，一般于热退后 5～7d 改用少渣饮食，2 周后恢复正常饮食。注意观察体温、脉搏、血压、腹部体征及大便外观。高热者物理降温，不宜用阿司匹林等水杨酸类退热剂，以免诱发虚脱及肠道并发症。便秘者禁用灌肠和泻剂，可用开塞露注肛；腹泻者忌用鸦片制剂，可用铋剂和复方颠茄片；腹胀者忌用新斯的明类药物，可用肛管排气，松节油腹部热敷或针灸。毒血症严重、合并中毒性必肌炎或持续高热者，可在足量、有效抗生素配合下，加用肾上腺皮质激素，如地塞米松、氢化可的松等静滴，不宜超过 3d。

（二）病原治疗

1.氟奎诺酮类药物　对伤寒杆菌（包括耐氯霉素菌株）有较强的抗菌作用，体内分布广，组织渗透性强，体液及细胞内药物浓度高，可达有效抑菌和杀菌浓度，有利于彻底消灭患者吞噬细胞和胆囊内的伤寒杆菌，减少复发和降低病后带菌率，从而达到治愈的目的；同时，本类药物还可降低肠出血、肠穿孔等严重并发症的发生率，是治疗伤寒的首选药物。但因其有可能影响骨骼发育，孕妇、儿童和哺乳期妇女慎用。目前常用的有氧氟沙星 300mg，每日 2 次口服，或 200mg，每 8～12h 静滴 1 次；环丙沙星 250～500mg；，每日 2 次口服，或 200～400mg，每 8～12h 静滴 1 次；依诺沙星 200mg，每日 3 次口服；疗程均为 14d。

2.头孢菌素类　第二、三代头孢菌素，因其抗菌活性强，在胆道内药物浓度高，不良反应少，尤其适用于孕妇、儿童、哺乳期妇女以及耐氯霉素菌株所致伤寒。常用有头孢曲松，成人 1～2g，每 12h 静滴 1 次，儿童 100mg/(kg•d)；头孢噻肟，成人 1～2g，每 8～12h 静滴 1 次，儿童 100～150mg/(kg•d)；疗程均为 14d。

3.氯霉素　具有使用方便、费用低廉的特点，但对胆道内细菌清除不彻底，带菌率及复发率较高,对慢性带菌者治疗无效。通常应用 25mg/(kg·d),分 2～4 次口服或静滴,体温正常后剂量减半,疗程 2 周。治疗期间每周查血象 2 次,若白细胞总数<2.5×10⁹/L 时停药。此外,新生儿、孕妇和肝功能明显损害者忌用。

4.氨苄西林(或阿莫西林)　本品毒性反应小,价格便宜,孕妇、婴幼儿、白细胞总数过低及肝肾功能损害者仍可选用。但疗程宜长,以减少复发和慢性排菌。成人氨苄西林 4～8g/d,儿童 100～150mg/(kg·d),分 3～4 次口服或静滴;阿莫西林成人 2～4g/d,分 3～4 次口服,疗程均为 14d。

5.复方新诺明(SMZco)　每片含 TMP80mg、SM2400mg,成人每日口服 2 次,每次 2 片,首剂加倍;儿童酌减。疗程 2 周左右。疗效与氯霉素相似,且药源充足,毒性小。适用于不宜用氯霉素者。副作用有恶心、呕吐、血细胞减少及皮疹等,对有严重肝病或肾功能不良、磺胺过敏、妊娠早期以及婴儿均不宜服用。

(三)并发症的治疗

1.肠出血　禁食,静卧,维持血容量,给予止血药物,酌情多次输血,一般保守治疗效果较好。大出血时考虑手术切除。

2.肠穿孔　禁食,胃肠减压,强力抗生素的应用,积极给予支持治疗。除非病人十分虚弱,应立即手术治疗。

3.中毒性心肌炎　在足量、有效抗菌药物治疗的同时,加用皮质激素,并给予营养心肌、促进心肌代谢的药物治疗。

(四)慢性带菌者的治疗

可选用氟喹诺酮类药物或氨苄西林或阿莫西林,剂量同上,疗程均为 6 周。若有慢性胆囊炎、胆石症,应作胆囊切除术。

(赵林华)

第七节　抗生素类药物

(一)青霉素[基](苄青霉素,苄西林,青霉素 G)

【药理作用】

抑制细菌繁殖期细胞壁的合成,导致细菌溶菌死亡。对革兰阳性球菌、化脓性链球菌、肺炎球菌、不产酶金黄色葡萄球菌、表皮葡萄球菌及阴性球菌(脑膜炎球菌及淋球菌等)作用较强。革兰阳性杆菌(白喉杆菌、炭疽杆菌等)及革兰阳性厌氧菌(产气荚膜杆菌、破伤风杆菌、丙酸杆菌、真杆菌、乳酸杆菌等)对青霉素敏感,致病螺旋体(梅毒螺旋体、钩端螺旋体)和放线菌对本品高度敏感,但肠杆菌对青霉素耐药。

【临床应用】

适用于敏感菌所致各种感染,如败血症、肺炎、脑膜炎、扁桃体炎、中耳炎、猩红热、丹毒、产褥热、心内膜炎、破伤风、气性坏疽、炭疽、白喉、流行性脑脊髓膜炎、梅毒、淋病、回归热、钩端螺旋体病、樊尚咽峡炎、放线菌病等,也可用于感染性心内膜炎的预防给药。

【用法用量】

肌内注射:1 日 80 万～200 万 U,分 3～4 次给药。

静脉滴注:1 日 200 万～1000 万 U,分 2～4 次给药。

【不良反应】

过敏反应较常见,过敏性休克的发生率为 0.004%～0.04%,其中病死率可达 10%;其他反应尚有血清病型反应、溶血性贫血、药疹、接触性皮炎、间质性肾炎、哮喘发作等,肌内注射区可发生周围神经炎。

【注意事项】

必须按规定方法做皮肤敏感试验。有哮喘、湿疹、花粉症、荨麻疹等过敏性疾病史或肾功能严重者慎用。氯霉素、红霉素、四环素、磺胺类等抑菌剂可干扰青霉素的杀菌活性,临床如需合用,应间隔给药时间。丙磺舒、阿司匹林、吲哚美辛、保泰松、磺胺类可减少青霉素在肾小管的排泄,从而提高本品血药浓度。本品不宜口服,肌内注射吸收迅速,广泛分布于组织体液中,不易透入眼、骨组织、无血供区域和脓肿腔中。重金属,尤其是含铜、锌和汞的药物与本品钠盐或钾盐存在配伍禁忌。头孢噻吩、林可霉素、四环素、万古霉素、琥乙红霉素、两性霉素 B、β-去甲肾上腺素、间羟胺、苯妥英钠、异丙嗪、维生素 B 族、维生素 C 等与本品输液合用产生混浊。不宜与华法林联合应用。

【制剂规格】

注射用青霉素钠:160 万 U,400 万 U。

(二)普鲁卡因青霉素[基](青霉素混悬剂,普青,普鲁卡因青霉素 G)

【药理作用】

青霉素的普鲁卡因盐,抗菌作用和青霉素相仿,注射后青霉素缓慢释放和吸收,作用持久。

【临床应用】

多用于对青霉素高度敏感的病原体,如 A 组溶血性链球菌所致的扁桃体炎、猩红热、肺炎球菌肺炎、青霉素敏感金黄色葡萄球菌所致的皮肤软组织感染、樊尚咽峡炎,也可单独用于治疗钩端螺旋体病、虱传回归热、早期梅毒等。

【用法用量】

肌内注射:1 次 40 万～80 万 U,1 日 1～2 次。

【不良反应】

主要为青霉素的过敏反应。

【注意事项】

对普鲁卡因和其他局麻药过敏者慎用,其余同"青霉素"。

【制剂规格】

注射用普鲁卡因青霉素:40 万 U(每 40 万 U 含青霉素钠或钾 10 万 U 和普鲁卡因青霉素 30 万 U)。

(三)苯唑西林[基](苯唑青霉素,新青霉素 Ⅱ)

【药理作用】

可耐酸、耐青霉素酶,不为金黄色葡萄球菌所产生的 β-内酰胺酶破坏,对金黄色葡萄球菌产酶株有效,对革兰阳性菌和奈瑟菌属有抗菌活性,但对青霉素敏感葡萄球菌和各种链球菌的抗菌作用较青霉素弱。

【临床应用】

用于耐青霉素的葡萄球菌感染,治疗皮肤、软组织感染和内脏感染等。

【用法用量】

肌内注射或静脉滴注:成人 1 次 0.5~1.0g,每 4~6 小时 1 次;小儿体重 40kg 以下者,1 次 12.5~25mg/kg,每 6 小时 1 次。

【不良反应】

与青霉素有交叉过敏反应;转氨酶升高或引起非特异性肝炎;大剂量静脉给药可引起惊厥;可见中性粒细胞下降。

【注意事项】

对青霉素类过敏者禁用。有过敏性疾病、肝病者或新生儿慎用。本品与氨基糖苷类混合后,两者抗菌活性明显减弱,且增加后者肾毒性。对于严重肾功能减退患者避免大剂量应用,以防神经系统毒性反应。

【制剂规格】

注射用苯唑西林钠:0.5g,1.0g(效价)。

(四)苄星青霉素[基](长效西林)

【药理作用】

长效青霉素、肌内注射后缓慢游离出青霉素,1 次注射血药浓度可维持 2 周,但血药浓度较低。

【临床应用】

用于青霉素敏感菌所致的轻至中度感染及预防风湿热,也可用于控制链球菌感染。

【用法用量】

肌内注射,1 次 60 万~120 万 U,2~4 周 1~2 次

【不良反应】

主要为青霉素过敏反应。肌内注射可见局部疼痛、压痛反应。

【制剂规格】

注射剂:30 万 U,60 万 U,120 万 U。

(范燕峰)

第八节　抗病毒药

(一)阿昔洛韦[基](无环鸟苷,克毒星,舒维疗)

【药理作用】

在体内转化为三磷酸化合物,干扰单纯疱疹病毒 DNA 聚合酶的作用,抑制 DNA 的复制。

【临床应用】

单纯疱疹脑炎首选药物；生殖器疱疹病毒感染初发和复发；皮肤黏膜的单纯疱疹病毒感染；水痘、带状疱疹病毒感染和巨细胞病毒感染。

【用法用量】

口服。成人，单纯疱疹初发，200mg，1日5次，共10日；或口服400mg，1日3次，共5日；复发性感染和慢性抑制疗法，每8小时口服200mg，共6个月，必要时剂量可加至每日5次，每次200mg，共6个月。带状疱疹，1次800mg，1日5次，共7~10日。

【不良反应】

有时出现恶心、呕吐、腹痛、眩晕、失眠、头痛等。少数出现皮疹、皮肤瘙痒或荨麻疹。有轻度肝、肾损害，另可致贫血、血小板减少。

【注意事项】

非肠道给药，只能缓慢静脉滴注。并用丙磺舒可使本品的排泄减慢、半衰期延长、体内药物量蓄积。过敏者、孕妇禁用。

【制剂规格】

片剂：0.1g。胶囊剂：0.2g。注射用阿昔洛韦：0.25g。滴眼剂：0.1%。眼膏：3%。

（二）伐昔洛韦

【药理作用】

为阿昔洛韦的前体，进入体内水解成阿昔洛韦而抑制病毒。对单纯疱疹病毒Ⅰ型和单纯疱疹病毒Ⅱ型的抑制作用强，对水痘.带状疱疹病毒、EB病毒以及巨细胞病毒的抑制作用弱。

【临床应用】

用于治疗水痘—带状疱疹及Ⅰ型、Ⅱ型单纯疱疹的感染。并可用于防止免疫损伤及免疫抑制治疗的患者如获得性免疫缺陷综合征（AIDS）、器官移植患者的病毒感染。

【用法用量】

口服，1日2次，1次0.3g，饭前空腹服用。

【不良反应】

常见有头痛、恶心、腹泻、腹痛、乏力等反应。

【注意事项】

肾功能不全者、儿童及哺乳期妇女慎用，对本品及阿昔洛韦过敏者及孕妇禁用。服药期间宜多饮水。

【制剂规格】

片剂：100mg，200mg，500mg。

（三）更昔洛韦

【药理作用】

在体内外可抑制疱疹病毒复制，对人巨细胞病毒的活性较强。

【临床应用】

用于免疫功能缺陷者（包括艾滋病患者）发生的巨细胞病毒性视网膜炎，预防可能发生于接受器官移植者的巨细胞病毒感染。

【用法用量】

1日10～15mg/kg,分2～3次,缓慢滴注.10～14日为1疗程。为降低复发率,可用小剂量长期维持。

【不良反应】

本品可能暂时或永久性地抑制精子生成,约20%发生骨髓抑制。

【注意事项】

对本品或阿昔洛韦过敏者禁用。白细胞、血小板计数低的患者及孕妇不宜使用,肾功能损害或老年患者需调整剂量。

【制剂规格】

注射剂:50mg,250mg。

(四)喷昔洛韦

【药理作用】

为核苷类抗病毒药,体外对Ⅰ型和Ⅱ型单纯疱疹病毒有抑制作用。

【临床应用】

用于各种严重带状疱疹患者,口唇或面部单疱疹、生殖器疱疹。

【用法用量】

静脉滴注:成人5mg/kg,1日2次。外用:涂于患处,每日4～5次。

【不良反应】

局部灼热感、疼痛、瘙痒等。

【注意事项】

喷昔洛韦注射液静脉滴注时应缓慢,防止局部浓度过高,引起疼痛及炎症。溶液呈碱性,与其他药物混合时易引起溶液pH改变,应尽量避免配伍使用。肾功能不全患者应调整剂量。乳膏剂因刺激作用,不推荐用于黏膜,勿用于眼内及眼周。

【制剂规格】

注射剂:0.25g。乳膏:1%。

(五)泛昔洛韦

【药理作用】

喷昔洛韦的前体药,可通过干扰病毒DNA聚合酶的活性,抑制疱疹病毒DNA合成。

【临床应用】

治疗带状疱疹和原发性生殖器疱疹。

【用法用量】

口服。急性带状疱疹:应在出疹后的72小时内服用,推荐剂量为500mg,每日3次,连用7天。生殖器疱疹:推荐剂量为每次250mg,每天3次,5天为1个疗程。外用:0.1%～2.0%,涂搽患处。

【不良反应】

局部灼热感、疼痛、瘙痒等。

【注意事项】

肾功能不全者应调整剂量,孕妇及 18 岁以下患者不推荐使用本品,与丙磺舒合用可提高血药浓度。

【制剂规格】

片剂:125mg,250mg,500mg。

(赵林华)

第八章　血液系统疾病

第一节　缺铁性贫血

缺铁性贫血(IDA)是指由于机体储存铁消耗殆尽、不能满足正常红细胞生成的需要时发生的贫血。从机体储存铁缺乏到发展为 IDA,历经以下 3 个阶段:①缺铁(或潜在缺铁期),此时红细胞及血红蛋白含量尚正常。②缺铁性红细胞生成期,此期红细胞生成受到限制。③缺铁性贫血期,是缺铁的最终阶段,表现为小细胞低色素性贫血。

【病因和发病机制】

(一)铁的代谢

人体内铁分为功能状态铁(血红蛋白铁、肌红蛋白铁等)和贮存铁(铁蛋白和含铁血黄素),正常人每天造血约需铁 $20\sim25\text{mg}$,主要来自衰老的红细胞。

铁吸收部位主要在十二指肠及空肠上段。为维持体内铁平衡,正常人每天需从食物中摄铁 $1\sim1.5\text{mg}$,孕妇及哺乳期妇女则需 $2\sim4\text{mg}$。

人体每天排铁不超过 1mg,主要通过肠黏膜脱落随粪便排出。

(二)主要病因

1.铁摄入不足　常见原因有偏食、婴幼儿辅食添加不足。

2.铁吸收障碍　药物或胃、十二指肠疾病可影响铁的吸收。如金属(镓、镁)的摄入、抗酸药以及 H_2 受体拮抗剂等药物均可抑制铁的吸收。萎缩性胃炎、胃及十二指肠术后、胃酸缺乏性疾病、慢性腹泻等均会影响铁的吸收。

3.铁丢失过多　妇女月经过多、多次妊娠或哺乳、各种原因导致的经胃肠道慢性失血、咯血等。

(三)缺铁对机体的影响及贫血的发生机制

当体内的储铁减少至不足以补偿功能状态铁时,各种铁代谢的指标发生异常,继之红细胞内缺铁,血红素合成障碍,大量原卟啉不能与铁结合成为血红素,以游离原卟啉的形式积聚在红细胞内,或与锌原子结合成为锌原卟啉,血红蛋白生成减少,红细胞胞浆少、体积小,最终发展成小细胞低色素性贫血。严重缺铁甚至可影响粒细胞和血小板的生成。

【诊断步骤】

(一)病史采集要点

1.起病情况　起病隐袭,体内铁缺乏而未发生贫血时可无任何症状,或仅为引起缺铁的原发病的表现,贫血一般发生缓慢。

2.主要临床表现　贫血发生缓慢,患者逐渐适应,早期可无症状或症状轻微,常见表现有头晕、头痛、面色苍白、周身乏力、易疲倦、活动后心悸、气促、眼花、耳鸣等。尚可伴有组织缺铁表现:儿童、青少年发育迟缓,体力下降、智商低、易兴奋、注意力不集中、记忆力减退、烦躁、易怒、淡漠、异食癖和吞咽困难(少见)。

3.既往病史　仔细询问病史,探讨可能引起缺铁的病因,如偏食、饮浓茶、月经过多、失血、血管内溶血等。应注意询问相关的可能导致缺铁的情况。如患者的饮食情况、是否偏食或为素食者;如为婴幼患儿,应注意喂养情况;妇女则应注意月经量、妊娠或哺乳的情况;对怀疑经胃肠道慢性失血者,应注意大便性状及是否有消化道疾病的相关病史。

(二)体格检查要点

大部分患者精神较好,重度贫血患者可有精神萎靡,部分中度以上贫血患者可有低热,呈不同程度的贫血貌(面色、口唇、睑结膜、甲床等苍白),毛发干燥、无光泽,指甲扁平、薄、脆,易碎裂,部分患者有反甲或脾轻度肿大。

可有引起缺铁原发病的相应体征,如慢性胃炎或消化性溃疡可有上腹部压痛,痔疮患者肛检可发现内痔,直肠癌患者肛检可发现直肠肿物等。

(三)门诊资料分析

1.血常规　主要表现为小细胞低色素性贫血,平均红细胞体积(MCV)、平均红细胞血红蛋白量(MCH)、平均红细胞血红蛋白浓度(MCHC)均降低;形态中可见红细胞大小不等,小细胞多见,红细胞常见中心淡染;网织红细胞可正常或减少。白细胞计数正常,血小板计数半数患者可能与慢性失血有关而增多,而重度IDA部分患者亦可见血小板减少。

2.其他检查　有消化道疾病的患者如查大便常规可能发现大便隐血呈阳性。

(四)进一步检查项目

1.有关铁代谢的相关检查

(1)血清铁(SI)浓度:是不同来源铁的总和,包括血循环中的铁和血浆转铁蛋白结合的铁,该指标不能反映铁贮存且也不敏感。SI测定受影响因素多,如每日早、晚有差异,炎症性疾病、自身免疫疾病可使SI降低,而肝坏死可使其增多。IDA时$SI<8.95\mu mol/L$(或$<50\mu g/L$)。

(2)总铁结合力(TIBC):表示体内全部转铁蛋白与铁结合的能力。当铁贮备减低时,TIBC增高。反之,铁贮备增多时TIBC降低。IDA时$TIBC>64.44\mu mol/L$($3600\mu g/L$)。

(3)转铁蛋白饱和度(TS):是血清铁与总铁结合力的比值。IDA时$TS<15\%$。

(4)血清铁蛋白(SF):可正确反映体内铁贮备。缺铁与铁蛋白呈明确相关性,其诊断缺铁的准确度和敏感度最高,可用于早期诊断缺铁。$SF<14\mu g/L$为缺铁,但在炎症、感染及肿瘤时可以增高,应结合临床或骨髓铁染色加以判断。

(5)红细胞内碱性铁蛋白(EF):铁蛋白虽然敏感,准确性好,但在感染、炎症、自身免疫疾病、肿瘤、肝病时常可致 SF 增高。因此,在合并上述病理状态下是否存在缺铁时可测定 EF,它较少受上述因素影响,更能在慢性病贫血时作为是否合并缺铁的一个指标。缺铁时EF<615μg/L(<6.5ag/红细胞)。

(6)血清转铁蛋白受体(sTfR):转铁蛋白与转铁蛋白受体结合,通过胞饮作用将铁运送入细胞内。TfR 是一种细胞膜受体,其关键作用是调节细胞的铁摄入。绝大多数 TfR 位于骨髓红系细胞上,随着血红蛋白的增高,TfR 表达减少,成熟红细胞上无 TfR。它反映当细胞内铁过多时,TfR 的降解增加,合成减少,使细胞摄取铁减少;当缺铁时,TfR 的 mRNA 不被降解,合成增加,细胞摄取铁增多。sTfR 不受炎症、肝病和妊娠影响,故它可正确地反映细胞内铁状态,且灵敏度和特异度优于 SF。缺铁时 sTfR>8mg/L(或>2615μmol/L)。可用于慢性病贫血与缺铁性贫血的鉴别。

(7)红细胞游离原卟啉(FEP):红细胞中原卟啉与铁合成血红素,血红素与珠蛋白结合形成血红蛋白。当 IDA 时由于缺铁而不能利用原卟啉致使原卟啉堆积。FEP 尚受许多因素,如铅中毒、慢性病贫血、铁粒幼细胞增多、珠蛋白合成障碍性贫血及严重溶血性贫血等的影响。故在反映缺铁的准确度上不如上述指标,IDA 时全血 FEP>0.9μmol/L,可作为缺铁红细胞生成的指标。

(8)铁耐量试验:铁耐量试验是给患者口服一个剂量的无机铁化合物,然后测定血清铁的变化,缺铁时吸收率增加,较正常人吸收更快,吸收平台更高。此试验少用。

2.骨髓涂片检查　有核细胞增生活跃,粒红比值缩小。中晚幼红细胞比例增多。晚幼红细胞染色质浓缩成团,胞浆窄。铁染色常示可染铁消失;骨髓细胞内铁,即在幼红细胞中计数铁粒幼细胞的百分率,正常时为 20%~40%,IDA 时<15%。

3.寻找 IDA 病因的相关检查　如为慢性失血导致 IDA,则应进一步明确出血的部位和原因。胃肠道出血时多次检查大便潜血试验,阳性者进一步行放射或内镜检查。肺内出血时,痰涂片铁染色可能查出有含铁血黄素的巨噬细胞。

【诊断对策】

(一)诊断要点

1.缺铁状态　是指此时仅有体内储存铁消耗,而不伴贫血。诊断标准:①有明确的病因和临床表现;②SF<14μg/L;③骨髓外铁消失,细胞内铁<10%或消失。

2.缺铁红细胞生成　指细胞内血红蛋白减少尚不明显,而摄入铁较正常时减少。诊断标准:①符合缺铁状态;②TS<15%;③全血 FEP>1178μg/L。

3.缺铁性贫血诊断标准　①有明确的缺铁原因或原发病;②小细胞低色素性贫血:Hb:男<120g/L,女<110g/L,孕妇<100g/L,MCV<80fl,MCH<26pg,MCHC<310g/L;③SF<14μg/L,SI<50μg/L,髓内外铁减少;④TIBC>3600μg/L;⑤TS<15%;⑥铁剂治疗有效。

(二)鉴别诊断要点

主要与引起小细胞低色素性贫血的其他疾病相鉴别:

1.慢性病贫血　大部分慢性病贫血是正细胞正色素,但也有 20%~30%为小细胞低色素。本病的本质是炎症性细胞因子增多致促红细胞生成素生成减少,骨髓对促红细胞生成素反应受抑所引起的小细胞低色素性贫血,但 MCV 很少<72fl。血清铁减低,TIBC 常低于正常,转

铁蛋白饱和度正常或稍低,血清铁蛋白增多,骨髓细胞外铁增加,细胞内铁减少。结合病史及上述各项检查不难鉴别。本病贫血程度多为中度贫血,是否合并缺铁除上述检查外,有条件的可测定 EF,如 EF＜615μg/L,红细胞可视为合并缺铁。

2.铁粒幼细胞性贫血 为一组由不同原因引起的血红素合成障碍和铁利用不良导致的贫血,其特征是骨髓红系增生,有大量环状铁粒幼细胞。伴红细胞无效生成,常表现为低色素性贫血和组织中铁显著增加。本组疾病可由遗传引起,亦可是后天,继发于药物、慢性炎症或肿瘤所引起。由于部分患者常是小细胞低色素性贫血,故应与 IDA 相鉴别。本病 SI 增高、铁蛋白增高、TS 增高、TIBC 降低、骨髓细胞内外铁增加、有环状铁粒幼细胞＞15％,故不难与 IDA 区分。

3.珠蛋白合成障碍性贫血 又称地中海贫血,本病的血液学特征为小细胞低色素性贫血,红细胞大小不等,靶形红细胞多见,红细胞脆性明显减低,网织红细胞可增高并伴其他溶血表现。血红蛋白电泳可见 HbF 或 Hb-A$_2$ 增高,有的尚可见异常血红蛋白带。血清铁、铁蛋白和 TIBC 多正常,故易与 IDA 鉴别。

4.铁蛋白缺乏症 本病是因遗传缺陷致患者血浆中缺少或缺失转铁蛋白,导致骨髓内无法利用铁合成血红素。本病极为罕见。实验室检查示小细胞低色素性贫血、SI 降低、SF 降低、TIBC 显著降低。铁剂治疗无效,输注正常人血浆或 IDA 患者血浆因含有大量未结合的转铁蛋白,故治疗有效。

【治疗对策】

(一)治疗原则

1.积极寻找原发病因,去除缺铁相关病因。

2.补充铁剂。

(二)治疗计划

1.去除病因 去除导致缺铁的病因,是治疗缺铁性贫血的根本。虽然补充铁剂可能使血象暂时恢复,临床症状得到缓解,但不能使贫血得到彻底治愈。

2.口服铁剂治疗 铁剂的补充以口服制剂为首选。选择铁剂的原则是:成人每一个剂量的铁制剂须含 50～100mg 元素铁,且铁剂以亚铁形式吸收,因此,应采用亚铁盐。目前常用的有:①硫酸亚铁 0.3～0.6g,3 次/日口服;小儿:0.1～0.3g,3 次/日。②富马酸亚铁 0.2～0.4g,3 次/日;小儿:50～100mg,3 次/日。③葡萄糖酸亚铁 0.3～0.6g,3 次/日。④琥珀酸亚铁 0.1～0.2g,3 次/日。⑤枸橼酸铁铵 0.5～2.0g,3 次/日(10％溶液或糖浆适用于小儿或吞咽困难者,但含铁量下降,不适严重缺铁病人)。⑥铁-琥珀酸化蛋白复合物 20～40mg,2 次/日,儿童 4mg/(kg·d)。⑦力蜚能(胶囊)150mg,2 次/日,4～6 周后改为 150mg,1 次/日。⑧右旋糖酐铁 100mg,3 次/日(25mg/片)。⑨福乃得片:硫酸亚铁(控制)加多种维生素(C、B$_1$、B$_2$、B$_3$、B$_5$、B$_6$、B$_{12}$),1 片/日。乳酸亚铁 150～600mg,3 次/日。为减少对胃的刺激,均在饭后服用,勿与茶同服。

3.注射铁剂治疗 适用于吸收不良,尤其是胃大部切除术后或不能耐受口服铁剂的患者。血清铁蛋白和 FEP 可用于鉴别铁储备是否已补足,指标正常可作为停药依据。注射铁剂应严格计算剂量,选准适应证。总铁需要量=15－病人 Hb×体重×3.3。常用注射铁剂:①右旋糖酐铁:可肌注,亦可静脉给药;②山梨醇铁溶液:只能肌注。用法:第一天用50mg,如无反应第二天可给100mg,以后每日100mg或隔日100mg,直至达总量,停药。副反应主要有:局部疼痛,局部淋巴结肿痛,可持续数周,静脉炎或栓塞,5%有全身反应,如面红、发热、恶心、呕吐、荨麻疹,严重者可有过敏性休克。

【病程观察及处理】

(一)病情观察要点

1.注意临床症状是否缓解,定期监测网织红计数,特别是在用药后1~2周,以了解患者对铁剂的反应。定期检测外周血象,了解贫血的恢复情况。

2.贫血纠正后复查铁蛋白,了解储存铁补充情况。

3.注意观察药物副作用。

(二)疗效判断与处理

如果治疗得当,IDA的纠正是较满意的,头痛、乏力、异食癖、感觉异常等症状可迅速改善,治疗数日后网织红细胞开始增加,7~12日达高峰,2周后血红蛋白上升,一般2个月左右恢复正常。铁剂治疗应在血红蛋白恢复正常后至少持续4~6个月,待铁蛋白正常后停药。若铁剂治疗3周无效,应考虑:①诊断是否确切;②剂量不足或未按时服药;③仍有出血灶存在,老年人应注意胃肠道肿瘤;④感染、炎症、肿瘤等慢性疾病,干扰铁的利用。

(李　哲)

第二节　巨幼红细胞性贫血

由于叶酸或维生素B_{12}缺乏或一些影响核苷酸代谢的药物导致细胞核脱氧核糖核酸(DNA)合成障碍所导致的贫血,称巨幼细胞贫血(MA)。因细胞核发育障碍,细胞分裂减慢,核浆发育不平衡,骨髓和外周血细胞体积增大呈巨幼样变,细胞的形态和功能均不正常。此种异常改变可累及红细胞、粒细胞及巨核细胞3系,这类细胞未发育成熟就在髓腔内被破坏,为无效生成。

根据缺乏物质的种类,该病可分为单纯叶酸缺乏性贫血、单纯维生素B_{12}缺乏性贫血及叶酸和维生素B_{12}同时缺乏性贫血。

【病因】

叶酸属B族维生素,在各种新鲜蔬菜水果及肉类含量丰富,但食物如经长时间的烹煮,叶酸含量可减少50%~90%。人体每日需从食物中摄入叶酸200μg,人体内叶酸储存量为5~20mg,每日排泄出体外的叶酸约为2~5μg。

叶酸缺乏原因:①摄入不足:如婴幼儿未及时添加辅食,偏食或烹调习惯不良,慢性酒精中毒等。②吸收障碍:见于吸收不良综合征、脂肪泻等。③需要增加:主要是生长期的婴儿和儿童、妊娠妇女、多种恶性肿瘤患者。④叶酸拮抗剂的应用:使用甲氨蝶呤、乙胺嘧啶;抗癫痫药如苯妥英钠等。

（一）维生素 B_{12} 的代谢及缺乏的原因

$VitB_{12}$ 在人体内以甲基钴胺素形式存在于血浆，以 5-脱氧腺苷钴胺素的形式存在于肝和其他组织。正常人每日需 $VitB_{12}$ $0.5\sim1\mu g$，主要来源于动物肝、肾、肉、鱼、蛋及乳品类等食品。人体内 $VitB_{12}$ 的储存量约为 $2\sim5mg$，其中 $50\%\sim90\%$ 在肝脏。

$VitB_{12}$ 缺乏原因：①摄入不足：完全素食者可出现 $VitB_{12}$ 缺乏，但需较长时间；②吸收障碍：$VitB_{12}$ 缺乏最常见的原因，见于内因子缺乏、胃酸和胃蛋白酶缺乏、胰蛋白酶缺乏、肠道疾病；③药物影响；④肠道寄生虫或细菌大量繁殖可消耗 $VitB_{12}$。

【发病机制】

$VitB_{12}$ 和叶酸是细胞 DNA 合成过程中的重要辅酶。$VitB_{12}$ 和叶酸缺乏或代谢紊乱则发生 DNA 合成障碍，这是导致巨幼红细胞贫血的原因。

叶酸的各种活性形式，包括 N_5-甲基 FH_4 和 N_5，N_{10}-甲烯基 FH_4 作为辅酶为 DNA 合成提供一碳基团。其中最重要的是腺苷酸合成酶催化一磷酸脱氧腺苷（dUMP）甲基化形成一磷酸脱氧腺苷（dTMP），继而形成三磷酸脱氧腺苷（dTTP）。因为叶酸缺乏，dTTP 形成减少，DNA 合成障碍，DNA 复制延迟。而 RNA 合成所受影响不大，细胞内 RNA/DNA 比值增大，造成细胞体积增大，胞核发育滞后于胞浆，形成巨幼变。骨髓中红系、粒系和巨核系细胞发生巨幼变，分化成熟异常，在骨髓中过早死亡，导致全血细胞减少。DNA 合成障碍也累及黏膜上皮组织，影响口腔和胃肠道功能。

$VitB_{12}$ 缺乏导致甲硫氨酸合成酶催化高半胱胺酸转变为甲硫氨酸障碍，这一反应由 N_5-FH_4 提供甲基。因此，N_5-FH_4 转化为甲基 FH_4 障碍，继而引起 N_5，N_{10}-甲烯基 FH_4 合成减少。后者是 dUMP 形成 dTTP 的甲基供体，故 dTTP 合成和 DNA 合成障碍。$VitB_{12}$ 缺乏还可引起精神神经异常。其机制与两个 $VitB_{12}$ 依赖性酶（L-甲基丙二酰-CoA 变位酶和甲硫氨酸合成酶）的催化反应发生障碍有关。

【诊断步骤】

（一）病史采集要点

1.起病情况　起病一般隐袭，患者一般在贫血症状明显或出现神经系统症状后才就医，难以了解确切的发病时间。

2.主要临床症状　以造血系统和消化系统表现最为突出，维生素 B_{12} 缺乏者还可出现神经系统症状。血液系统主要表现为贫血，患者常有不同程度的面色苍白、乏力、头晕、心悸等贫血症状，严重者出现全血细胞减少，可伴反复感染和出血。胃肠道症状表现为反复发作的舌炎、舌面光滑、乳突及味觉消失，食欲不振，可有腹泻、腹胀及便秘等不适。维生素 B_{12} 缺乏特别是恶性贫血常有神经系统症状，主要是脊髓后、侧索和周围神经受损所致。表现为乏力、手足对称性麻木、感觉障碍、下肢步态不稳、行走困难。小儿及老年人常表现为脑神经受损的精神异常、无欲、抑郁、失水和精神错乱。部分巨幼细胞贫血患者的神经症状出现在贫血发生之前。

3.既往病史　经详细的病史询问常可发现相关的病因，如饮食方式不当、妊娠、哺乳或患有甲亢等疾病，使叶酸和维生素 B_{12} 需要量增加；因有肿瘤或其他疾病使用甲氨蝶呤、阿糖胞苷、5-氟尿嘧啶等药物治疗；患炎症性肠病、胃肠道肿瘤、肠结核等消化系统疾病或曾行胃肠道手术。

（二）体格检查要点

1.一般情况 病情轻、中度贫血患者一般情况较好，重度贫血或伴神经系统症状者一般情况差，婴幼患儿常生长发育较差，颜面多呈虚胖或轻度浮肿，头发细黄且稀疏。

2.皮肤、黏膜 口腔黏膜、舌乳头萎缩，舌面呈"牛肉样舌"；不同程度的贫血貌（皮肤、口唇、睑结膜、甲床等苍白），血小板减少者可有皮肤紫癜或瘀斑，部分患者有轻度黄疸。

3.肝脾 婴幼儿可有肝脾轻度肿大。

4.神经系统 味觉、嗅觉及视力减退，可出现不同感觉障碍，以深感觉障碍明显；共济失调步态；锥体束征阳性、腱反射亢进等。

5.其他 较长时间贫血患者可合并贫血性心脏病，可有心率快、心脏增大、心脏杂音等体征。

（三）门诊资料分析

1.血常规 呈大细胞性贫血，MCV、MCH 均增高，MCHC 正常。重者全血细胞减少。网织红细胞计数可正常。血片中可见红细胞大小不等、中央淡染区消失，有大椭圆形红细胞、点彩红细胞等；中性粒细胞核分叶过多（5 叶核占 5％以上或出现 6 叶以上核），亦可见巨型杆状核粒细胞。

2.其他检查 大、小便常规常正常。

3.临床症状和体征 提示患者主要表现为贫血，有时伴神经系统症状，通过详细询问病史可能发现相关病因。

（四）进一步检查项目

1.骨髓涂片检查 增生活跃或明显活跃，红系增生明显增多，巨幼样变，各阶段均胞体增大，胞浆较胞核发育成熟（核幼浆老）；粒系也有巨幼样变，成熟粒细胞分叶增多；巨核细胞体积增大，分叶过多。骨髓铁染色常增多。

2.血清叶酸和维生素 B_{12} 水平测定 用微生物法或放射免疫法测定，血清叶酸浓度低于 6.8pmol/L 为叶酸缺乏；血清维生素 B_{12} 浓度低于 74pmol/L 为 VitB_{12} 缺乏。因这两类维生素的作用均在细胞内，而不是在血浆中，故此项检查仅可作为初筛试验，单纯的血清叶酸和维生素 B_{12} 水平测定不能作为确定叶酸和维生素 B_{12} 缺乏的诊断。

3.红细胞叶酸测定 红细胞叶酸不受短期内叶酸摄入的影响，能够较准确地反映体内叶酸的储存量，小于 227nmol/L 提示有叶酸缺乏。

4.血清高半胱氨酸和甲基丙二酸水平测定 血清高半胱氨酸水平在叶酸缺乏和维生素 B_{12} 缺乏时均升高，血清甲基丙二酸水平升高仅见于维生素 B_{12} 缺乏，故可用于辅助诊断和鉴别诊断叶酸缺乏或维生素 B_{12} 缺乏。

5.维生素 B_{12} 吸收试验 主要用于判断维生素 B_{12} 缺乏的病因。具体方法是：为患者肌注维生素 B_{12} 1000μg，1 小时后口服 ^{57}Co 标记的维生素 B_{12} 0.5μg，收集 24 小时尿，测定尿中 ^{57}Co 维生素 B_{12} 的含量。正常人应＞80％，巨幼细胞贫血患者及维生素 B_{12} 吸收不良者＜7％，恶性贫血患者＜5％。在 5 天后重复此试验，同时口服内因子 60mg，尿中 ^{57}Co 维生素 B_{12} 的排出量恢复正常，则提示患者的维生素 B_{12} 缺乏原因是内因子缺乏。如果给患者服用抗生素 7～10 天后试验得到纠正，则表示维生素 B_{12} 缺乏原因是肠道细菌过量繁殖。此试验结果与尿量关系密切,事先了解患者肾功能情况及准确收集 24 小时尿量对正确试验具有重要意义。

6.内因子抗体测定　为恶性贫血的筛选方法,如阳性,应行维生素 B_{12} 吸收试验。

7.其他　如心电图、腹部 B 超及全套肝、肾功能生化检查等,以利于鉴别诊断和了解疾病对全身重要脏器功能的影响情况,为正规治疗作准备。

【诊断对策】

(一)诊断要点

根据营养史或特殊用药史,贫血表现,消化道及神经系统症状、体征,结合特征性血象、骨髓象改变可明确巨幼细胞贫血的诊断。进一步明确是叶酸还是维生素 B_{12} 缺乏,需行下列检查:

1.如怀疑是叶酸缺乏,可测定血清及红细胞叶酸水平,血清叶酸浓度低于 6.8pmol/L,红细胞叶酸小于 227nmol/L 可肯定诊断。

2.如怀疑是维生素 B_{12} 缺乏,可测定血清维生素 B_{12} 水平,低于 74pmol/L 可诊断。

3.如无条件进行血清叶酸和维生素 B_{12} 水平测定,可行诊断性治疗达到诊断的目的。方法是给患者服用生理剂量的叶酸(0.2mg/d)或肌注维生素 B_{12}(1μg/d)10 天,用药后患者的临床症状、血象和骨髓象会有改善。

(二)鉴别诊断要点

1.表现为大细胞贫血或巨幼变化的一些造血系统疾病　如骨髓增生异常综合征中的难治性贫血、急性粒细胞白血病中的 M_6、红血病、肿瘤化疗后等,骨髓均可见巨幼样改变等病态造血现象,查叶酸、维生素 B_{12} 不低,且补之无效。

2.有红细胞抗体的疾病　如温抗体型自身免疫性贫血、Evans 综合征、免疫相关性全血细胞减少,因不同阶段的红细胞可因抗体附着变大,且间接胆红素升高,易与叶酸、维生素 B_{12} 缺乏引起的大细胞贫血混淆。重要的鉴别点是此类患者有自身免疫疾病的特征,需用免疫抑制剂方能纠正。

3.维生素 B_{12} 引起的神经病变应与其他脱髓鞘疾病鉴别　其他神经系统脱髓鞘疾病根据原发病不同应有各自的临床表现,查维生素 B_{12} 不低。

【治疗计划】

(一)健康教育

纠正偏食习惯,适当进食动物蛋白;纠正不正确的烹调习惯,如蔬菜不宜过度烹煮以防叶酸流失。

(二)治疗基础疾病,去除病因。

(三)补充叶酸和维生素 B_{12}

1.叶酸缺乏　口服叶酸 5～10mg,每天 3 次。胃肠道不能吸收者可肌肉注射四氢叶酸钙 5～10mg,每天 1 次。用至血红蛋白恢复正常;如同时有维生素 B_{12} 缺乏,需同时注射维生素 B_{12},否则会加重神经系统损害。

2.维生素 B_{12} 缺乏　肌注维生素 B_{12} 500μg 每周 2 次;无吸收障碍者也可口服维生素 B_{12} 片剂,500μg 每天 1 次,直至血红蛋白恢复正常。

(李　哲)

第三节　再生障碍性贫血

一、再生障碍性贫血

再生障碍性贫血简称再障，是指骨髓增生低下和外周血全血细胞减少，但不伴骨髓异常浸润和骨髓网硬蛋白增多。欧洲和北美地区，获得性再障发病率约为百万分之二，而东南亚地区高 2～3 倍。10～25 岁和 60 岁以上人群为本病的两个发病高峰年龄，男女发病无差异。

【病因和发病机制】

分先天性和获得性两大类，以获得性占绝大多数。先天性再障罕见，其主要类型为 Fanconi 贫血。获得性再障又分原发和继发性再障，前者系原因不明者，约占获得性再障的 50% 以上。

(一)再障的常见病因

1.药物　许多药物可能与再障有关，药物性再障包括两种类型：①与剂量关系不大，仅个别患者发生造血障碍，多属药物的过敏反应，常导致不可逆再障。②和剂量有关，如各种抗肿瘤药，一般是可逆的。最为肯定药物引起再障的最常见的是氯霉素，可以与剂量有关，也可以与剂量无关，用氯霉素者比不用者引起再障的风险高出 33 倍，无证据表明氯霉素滴眼液与再障有关。另外，抗病毒药物如干扰素、更昔洛韦偶见有引起再障的报道。

2.有机物及放射线　苯类物质和放射线是最先报道的再障诱发因素。另黏合剂、接触油漆、杀虫剂(包括有机磷、除虫剂、有机氯)有可能会引起再障。

3.病毒感染　如肝炎病毒、风疹病毒、EB 病毒、人类微小病毒 B19 等，其中病毒性肝炎和再障的关系已较肯定，称为病毒性肝炎相关性再障，主要与内.型肝炎有关，其次是乙型肝炎。肝炎相关性再障预后较差，其发病与肝炎病毒对造血干细胞有直接抑制作用，另可通过病毒介导的自身免疫异常有关。

4.环境因素　居民生活在穷困的居住地区、暴露在有毒的环境如工业污染之中、与发生病毒或其他微生物感染有关者，比环境因素条件好者易发生再障。

5.阵发性睡眠性血红蛋白尿(PNH)　20%～30%PNH 可伴有再障，15% 再障可发生显性 PNH，即 PNH 伴再障及再障伴 PNH 红细胞，统称为再障-PNH 综合征。两者可发生转化，PNH 转为再障而 PNH 表现已不明显；或再障转为 PNH，而再障表现已不明显。

6.其他　免疫因素有文献报道再生障碍性贫血继发于系统性红斑狼疮、类风湿性关节炎。遗传因素罕见病例报道，再障在妊娠期发病，分娩或人工流产后缓解，第二次妊娠时再发。

(二)发病机制

再障的主要发病环节是细胞免疫异常，主要是 T 细胞功能亢进引起的造血组织损伤，造血微环境与造血干祖细胞量的改变是异常免疫损伤所致，是一种自身免疫性疾病。这有别于传统观念认为再障为物理、化学或生物因素引起的造血组织"种子/虫子/土壤"异常、造血功能衰竭综合征。

1.**异常免疫反应损伤造血干/祖细胞**　各种致病因素引起:①树突状细胞(DC1)活化,患者免疫耐受打破;②免疫激活:CD_4^+ 和 CD_8^+ T 细胞都被激活,T 细胞在抗原刺激下克隆性增殖,T 细胞亚群失衡,Th_1 细胞增多、Th_1/Th_2 比值增高,从而导致异常的 T 淋巴细胞可直接抑制骨髓细胞的生长;或分泌多种造血负调控因子,如 IL-2、肿瘤坏死因子 α、γ 干扰素可抑制造血干/祖细胞造血;上调 Fas 途径及穿孔素途径的凋亡,使骨髓 $CD34^+$ 细胞大量凋亡导致造血功能衰竭。强化免疫抑制治疗对再障的显著疗效也成为其佐证。

2.**造血干细胞减少或缺陷**　再障患者骨髓 $CD34^+$ 细胞明显减少;骨髓中粒-单核细胞集落生成单位(CFU-GM)、红细胞集落生成单位(CFU-E)、巨核细胞集落生成单位(CFU-Meg)都减少。

3.**造血微环境的缺陷**　再障患者骨髓活检示造血细胞减少,骨髓脂肪化,静脉窦壁水肿、出血、毛细血管坏死;部分 AA 骨髓基质细胞体外培养生长情况差;骨髓基质细胞受损的 AA 做造血干细胞移植不易成功。

总之,获得性再障是遗传易感性和环境因素共同致病的结果。免疫异常是致病的共同途径,主要是免疫耐受被打破,T 细胞通过细胞毒性及其释放的抑制性因子,直接抑制造血或经凋亡导致骨髓衰竭。

【诊断步骤】

(一)病史采集要点

1.**起病情况**　重型再障起病急骤,而慢性再障发病多缓慢。

2.**主要临床表现**

(1)重型再障:大多数病人起病急骤,发病初期贫血可不明显,贫血呈进行性加重,感染、出血明显。发热及感染,起初发病与粒细胞减少有关;后期与长期使用免疫抑制剂有关。常见感染部位口腔黏膜、呼吸道、皮肤、肛周感染,甚至败血症、感染性休克。非常重型再障,因中性粒细胞常少于 $0.2 \times 10^9/L$,感染很难控制。因血小板常少于 $20 \times 10^9/L$,有皮肤出血点、牙龈渗血、鼻出血严重者有多处内脏出血,包括呕血、便血、咯血、血尿、月经增多,甚至脑出血。部分病人血小板输注难以提高血小板的数量。

(2)慢性再障:发病多缓渐,多以乏力,活动后心悸、气促、头晕等贫血的症状为主要表现,以出血或发热发病者少见。出血症状较轻,常见的出血为皮肤出血点或轻微的牙龈出血,很少有内脏出血,青年女性可有不同程度的月经增多。感染较轻,如上呼吸道感染。

3.**既往史**　详细询问患者用药史,尤其是发病前 6 个月至发病前 1 个月所有药物使用情况;患者职业史。发病前 2~3 个月有肝炎,提示肝炎后再障。

(二)体格检查要点

患者常有皮肤黏膜苍白、出血(口腔、鼻腔、牙龈、眼球结膜)的表现及相应感染(口咽部、皮肤、肺)体征,无胸骨压痛,肝、脾、淋巴结无肿大。

(三)门诊资料分析

1.**血常规检查**　几乎所有病人有全血细胞减少,但疾病早期可呈一系细胞减少尤其是血小板减少。重型者白细胞降至 $1.0 \times 10^9/L$,淋巴细胞比例增多,达 60% 以上,中性粒细胞极度减少,极度重型再障,中性粒细胞少于 $0.2×10^9/L$,血小板可少于 $20×10^9/L$,网织红细胞少于 1% ,甚至为 0。非重型再障,白细胞多数在 $2.0×10^9/L$,中性粒细胞 25% 左右,血小板在 $20×10^9/L$ 以上,网织红细胞多大于 1% 。血红蛋白多在 $60g/L$ 左右。

2.网织红细胞计数　再生障碍性贫血患者网织红细胞减少。

（四）进一步检查项目

1.完善常规检查　如心电图、胸片、腹部 B 超,以及大小便、肝肾功能等常规检查。

2.骨髓涂片检查　是诊断再障的主要依据,重型再障,肉眼观察骨髓液有较多的油滴。多数病例多部位骨髓增生低下,粒、红细胞减少,不易找到巨核细胞,非造血细胞如浆细胞、组织嗜碱性细胞、网状细胞、淋巴细胞增多。慢性再障,胸骨和脊突增生活跃,髂骨多增生减低。增生减低部位同重型再障,增生活跃的部位红细胞系增多,且晚幼红细胞增多,但巨核细胞减少,淋巴细胞比例增多。

3.骨髓活检　造血组织减少,脂肪组织增加。

4.血清铁蛋白、叶酸、维生素 B_{12} 的检测　排除缺铁性贫血、巨幼细胞性贫血。

5.自身抗体检测　抗核抗体、抗双链 DNA 抗体、抗 Sm 抗体及补体检查,排除系统性红斑狼疮。

6.蔗糖试验及酸化血清试验、蛇毒因子溶血试验、CD55 和 CD59　排除阵发性血红蛋白尿。

7.病毒学检查　应进行甲肝病毒抗体、乙肝病毒表面抗原、丙肝病毒抗体和 EB 病毒的血清学检测,明确有无肝炎相关性再障。

8.细胞遗传学检查　有条件单位可行 5 号和 7 号染色体的细胞遗传学检测,以排除骨髓增生异常综合征（MDS）。

9.免疫学检查　T 淋巴细胞亚群（CD4/CD8）检测;细胞因子如白介素 11、肿瘤坏死因子、γ 干扰素。

【诊断对策】

（一）诊断要点

1.全血细胞减少,网织红细胞绝对值减少。

2.一般无肝脾肿大。

3.骨髓至少一个部位增生减低或重度减低（如增生活跃,须有巨核细胞明显减少）,骨髓小粒非造血细胞增多（有条件者作骨髓活检等检查,显示造血组织减少,脂肪组织增加）。

4.能除外引起全血细胞减少的其他疾病。如阵发性睡眠性血红蛋白尿,骨髓增生异常综合征中的难治性贫血、急性造血功能停滞、骨髓纤维化、急性白血病、恶性组织细胞病等。

5.一般来说抗贫血药物治疗无效。

（二）临床类型

1.根据病因分型

（1）获得性再障:①原发性再障发病原因不明;②继发性再障有明显致病因素,如药物、化学物质、放射线、病毒感染等。

（2）先天性再障：①范可尼贫血：再障伴先天性畸形；②家族性非范可尼贫血，如 Estren-Dameshek 贫血不伴有先天畸形。

2.根据严重程度分型　符合上述标准诊断为再障后，国内根据临床表现、血象和骨髓象情况将再障再进一步分型如下：

（1）重型再障

1）临床表现：发病急，贫血呈进行性加剧，常伴严重感染、内脏出血。

2）血象：除血红蛋白下降较快外，须具备下列诸项中之两项：①网织红细胞<1％，绝对值<15×10^9/L；②细胞明显减少，中性粒细胞绝对值<0.5×10^9/L；③血小板<20×10^9/L。

3）骨髓象：多部位增生减低，三系造血细胞明显减少，骨髓有核细胞比例少于 25％，非造血细胞增多。极重型再障：标准同重型再障，但中性粒细胞<0.2×10^9/L。

（2）非重型再障

1）临床表现：发病缓慢，贫血、感染、出血均较轻。

2）血象：血红蛋白下降速度较慢，网织红细胞、白细胞、中性粒细胞及血小板值常较重型再障为高。

3）骨髓象：①三系或两系细胞减少，至少 1 个部位增生不良，如增生良好，红系中常有晚幼红（炭核）比例升高，巨核细胞明显减少；②病程中如病情恶化，临床表现、血象及骨髓象与急性再障相似，则称重型再障Ⅱ型。

（三）鉴别诊断要点

1.急性造血功能停滞　本病常在溶血性贫血、接触某些危险因素或感染发热的患者中发生，全血细胞尤其是红细胞骤然下降，网织红细胞可降至零，骨髓三系减少，与 SAA-1 型相似。但骨髓涂片尾部可见巨大原始红细胞，在充足支持治疗下呈自限性，约经 1 个月自然恢复。

2.骨髓增生异常综合征（MDS）　MDS 中的难治性贫血有 50％～70％的患者全血细胞减少，网织红细胞有时不高甚至降低，骨髓也可低增生，这些易与 AA 混淆。但 MDS 有病态造血细胞现象，骨髓有核红细胞糖原染色可阳性，早期髓系细胞相关抗原表达增多，可有染色体核型异常，骨髓活检发现残余灶网硬蛋白增加。

3.阵发性睡眠性血红蛋白尿（PNH）　50％的 PNH 患者可有全血细胞减少，典型患者临床上有皮肤黏膜苍白、巩膜黄染，可有轻度肝脾肿大，有血红蛋白尿，易诊断，不典型者无血红蛋白尿发作，全血细胞减少，骨髓可增生减低，易误为 AA。但对其动态随访，有的数月或数年终能发现造血克隆。该克隆的细胞，酸溶血试验、蔗糖水试验、蛇毒因子溶血试验阳性，骨髓或外周血可发现 CD_{55}^-、CD_{59}^- 的各系细胞。本病与再生障碍性贫血关系密切，可互相转化或并存，此时称为 AA-PNH 综合征。

4.免疫相关性全血细胞减少症　可有全血细胞减少并骨髓增生减低，但外周血网织红细胞或中性粒细胞比例往往不低甚或偏高，骨髓红系细胞比例不低且易见红系造血岛，对糖皮质激素和（或）大剂量丙种球蛋白的治疗反应较好。

5.Fanconi 贫血　又称先天性 AA，是一种遗传性干细胞质异常性疾病。表现为一系或两系或全血细胞减少，可伴发育异常（皮肤色素沉着、骨骼畸形、器官发育不全等），实验室检查可发现 Fanconi 贫血基因，细胞染色体受丝裂霉素 C 作用后极易断裂。

6.急性白血病　部分急性白血病尤其急性早幼粒细胞白血病患者的外周血象示全血细胞减少,分类中未见幼稚细胞,肝、脾、淋巴结无肿大,单靠症状、体征和血象易与 AA 混淆。但骨髓检查可见原始细胞明显增生。原始细胞＞20％,红系与巨核细胞系受抑,从骨髓所见可明确急性白血病的诊断。

7.低增生性急性淋巴细胞白血病　占儿童急淋的 1％～2％。骨髓衰竭一般在 3～6 个月内进展为急淋,但骨髓细胞检查示原始细胞＞20％,此点可与再障鉴别,多部位骨穿并行骨髓细胞检查有助于本病诊断。

【治疗对策】

(一)治疗原则

1.病因治疗　去除可能导致骨髓损害的一切物质,停用抑制骨髓造血的药物。

2.对症治疗　纠正贫血、控制出血、积极预防和控制感染。

3.针对发病机制的治疗　免疫抑制剂治疗如抗淋巴/胸腺细胞球蛋白、环孢菌素。

4.促造血治疗　雄激素。

5.造血干细胞移植。

6.辅助治疗　造血生长因子。

(二)治疗计划

1.支持疗法　由于全血细胞减少,再障尤其是重型再障常常出现严重的贫血、出血和感染,因此恰当的支持疗法非常重要。

(1)感染的预防与处理:所有患者应积极做好个人卫生和护理工作,对粒细胞缺乏者要加强室内消毒,加强口腔、鼻咽部、皮肤和肛门护理,用口炎康或朵贝液漱口能明显减少口腔感染机会。进行保护性隔离,有条件者住无菌层流净化床或层流室,防止交叉感染。重型再障因处于粒缺状态易发生感染,常见部位为呼吸道、消化道、皮肤黏膜和泌尿道。仍以革兰阴性细菌多见,绿脓杆菌、肺炎克雷白杆菌、大肠埃希杆菌、阴沟杆菌、不动杆菌是主要的革兰阴性病原菌,表皮葡萄球菌、金黄色葡萄球菌和粪链球菌是常见的革兰阳性球菌。部分患者感染扩散可发展为脓毒血症、败血症或合并二重感染,如侵袭性真菌感染。亦有相当一部分患者找不到病原菌和原发部位。一旦合并感染,应进行全面详细的检查,反复进行血、尿、大便等培养,以尽快明确感染部位和病原菌。在致病菌培养结果未明前可按经验选用高效抗生素,以后再根据病原学及药物敏感试验结果调整药物。粒细胞缺乏时抗生素的应用原则是早期、足量、联合用药。积极治疗 5～7 天仍有发热者,要考虑合并真菌感染的可能性,可加用抗真菌药物。必要时静脉输注 IVIG 0.2～0.4g/(kg·d),连用 3～5 天。G-CSF 或 GM-CSF,皮下注射,5μg/(kg·d)。

(2)出血的处理:成分输血是主要支持手段。因为颅脑出血死亡率极高,故当血小板值＜20×10⁹/L 或血小板值虽≥20×10⁹/L 但合并严重出血倾向时,可考虑进行同血型浓缩血小板输注。

(3)纠正贫血:血红蛋白低于 60g/L 及患者对贫血耐受较差时,可输血。一般输注浓缩红细胞。

计划骨髓移植的患者应常规输注照射处理或过滤器清除了白细胞的血制品,降低异基骨髓移植排斥反应的风险。

2.针对发病机制的治疗

(1)免疫抑制治疗

1)抗胸腺细胞球蛋白和抗淋巴细胞球蛋白(ATG/ALG):适用于无合适供髓者的重型再障。其作用机制一方面可能通过细胞毒性免疫抑制作用,去除抑制性 T 淋巴细胞抑制骨髓造血的作用;另一方面可能通过免疫刺激,促进造血生长因子如白细胞介素-3 和粒-巨噬细胞集落刺激因子(GM-CSF)的合成释放,促进造血干细胞增殖,此外,ATG/ALG 亦可直接刺激造血干细胞生成或增加干细胞造血生长因子的敏感性。该类制剂有马、兔、猪等不同来源,不同来源的制剂临床用量不同,如马 ALG 一般为 $10\sim15mg/(kg\cdot d)$,兔 ATG 为 $3\sim5mg/(kg\cdot d)$,猪 ALG(ATG)为 $15\sim20mg/(kg\cdot d)$,用小剂量进行过敏试验(将 1mgATG 溶于 100ml 生理盐水,于 1 小时内静脉输注),无明显副作用后缓慢静脉滴注,持续 $12\sim18$ 小时,5 天为一疗程。在用 ATG/ALG 前 1 小时,肌肉注射苯海拉明 20mg 及地塞米松 5mg 静脉推注,输注 ATG/ALG 的同时静脉滴注地塞米松 10mg,第 $6\sim14$ 天改为泼尼松 $1mg/(kg\cdot d)$,之后逐渐减量,然后 5 天内减量停药。多与环孢素 A、雄激素、造血生长因子合用,第 14 天开始联合口服环孢菌素。ATG/ALG 的近期副作用有过敏反应、发热、寒战、血小板下降、血压变化、注射部位静脉炎以及血清病等,后者多在治疗后 $7\sim10$ 天发生,发生率约为 60%,常见症状有皮疹、发热、胃肠道症状、关节痛、蛋白尿等,严重时可危及生命。联合应用抗组胺药物、肾上腺糖皮质激素和血小板输注,可以减少这些副作用的发生。起效时间一般在用药后 $6\sim9$ 个月,个别可早或晚,晚者可达 36 个月才起效,起效规律一般是脱离输注血制品、血象缓慢逐渐上升,联合方案的有效率可高达 $60\%\sim80\%$ 左右,5 年存活率为 75%。

有 $10\%\sim35\%$ 患者病情复发,ATG 治疗第一个疗程后 3 个月如果无效或复发,可进行第二疗程的治疗,再次应用 ATG/ALG 仍有半数病人有效,此时应更换制剂以免发生严重的过敏反应,也应先给予过敏试验。如第二个疗程仍无效又不能进行骨髓移植,或者在前一 ATG 疗程后复发,可考虑给予第三个疗程 ATG 治疗。

2)环孢菌素 A(CSA):是治疗再障的有效药物,其作用机制可能通过调整再障失衡的 T 淋巴细胞亚群比例,抑制 T 细胞表达白细胞介素 2 受体,并抑制其生成白细胞介素-2 和 γ 干扰素,从而促进造血干、祖细胞生长。治疗剂量多为 $3\sim5mg/(kg\cdot d)$,或调整剂量使血中 CSA 浓度为 $200\sim400\mu g/L$,该药疗程要长,起效缓慢,出现疗效时间至少需要 2 个月,甚至更长时间。待血象稳定后,然后逐渐减量至小剂量巩固治疗,疗程约 $2\sim4$ 年。部分患者对 CSA 有依赖性,停药复发者继续使用仍然有效。单独应用 CSA 治疗再障有效率达 $50\%\sim60\%$。CSA 的常见不良反应有齿龈增生、肝肾功能损害、多毛、肌肉震颤、低镁血症、高血压等,这些症状体征可随 CSA 的减量或停用而减轻或消失。

3)大剂量免疫球蛋白:较适用于下列情况:①肝炎相关性再障伴肝肾功能有损害者;②SAA合并感染者;③SAA伴血小板严重减少,出血重,输血小板无效者。用法:$0.4g/(kg\cdot d)5d$,或 $1.0g/(kg\cdot d)2d$,均为静脉输注,间隔 1 个月后可重复给药。其作用可能为暂时性封闭单核-巨噬系统,封闭淋巴细胞上 IgG Fc 受体的抗体,并作用于带有抑制性 T 细胞功能的 Fc 受体而发挥疗效。

4)肾上腺糖皮质激素:该类药物治疗再障无效,而且增加细菌和真菌感染机会。不主张用于治疗再障,仅于减轻抗胸腺细胞球蛋白和抗淋巴细胞球蛋白引起的血清病。

5)其他免疫抑制剂:霉酚酸酯(MMF)可抑制 T、B 淋巴细胞增生,但该药用于治疗难治性再障尚无经验,也无本药治疗大宗病例的报道。只能作为试验性治疗措施使用。Tacrolimus(FK605)和 Sirolimus(Rapamune)为 MMF 类似物。重组人抗 IL-2 受体抗体(Daclizumab,Zanapax)、抗 OKT3、联合使用几种单抗,可能对少数人有效。到目前为止使用单抗治疗 AA 经验尚不成熟。

6)强化免疫抑制法:联合应用不同作用机制的免疫抑制剂可能产生协同效应,有助于提高疗效,同时减少各种药物剂量从而减少副作用的发生。目前最为常见的强化免疫抑制疗法是联合应用 CSA 和 ATG/ALG,使治疗重型再障取得较好疗效。在强化免疫抑制治疗中要注意防治由于免疫过度抑制,机会感染率大为增加的问题。

(2)促造血治疗

雄激素:适用于慢性再障。常用的雄激素类药物有四类:①17α-烷化雄激素类,如司坦唑醇(康力龙)、羟甲烯龙、去氢甲睾丸酮(大力补);②睾丸素酯类,如丙酸睾酮、庚酸睾丸素、十一酸睾酮(安雄)、混合睾酮酯(含丙酸睾丸素、戊酸睾丸素和十一烷酸睾酮,又称巧理宝);③非17α-烷基雄激素类,如苯丙酸诺龙、葵酸诺龙等;④中间活性代谢产物,如本胆烷醇酮、达那唑等。雄激素在体内主要通过其代谢中间产物如 5α-双氢睾丸酮、5β-双氢睾丸酮等发挥生物效应。目前认为雄激素治疗再障的可能机制是:a.刺激肾脏产生 EPO 促进红系造血.b.直接刺激造血干细胞的增殖、分化。

雄激素常用剂量为:司坦唑醇 6~12mg/d,分 3 次口服,安雄 120mg/d,分 3 次口服,达那唑 400~600mg/d,分 2~3 次口服。治疗后 1 个月左右网织红细胞开始上升,接着血红蛋白升高;2~3 个月后白细胞开始上升,但血小板难以升高,需时较长。国内报告用雄激素治疗慢性再障有效率为 34.5%~81%,缓解率为 19%~54%。由于药物作用机制的特点,雄激素必须在有一定数目造血干细胞基础上才能发挥作用,因此急性、重型再障常无效,另外,雄激素的疗效与疗程明显相关,持续用药时间至少要 6 个月以上。治疗缓解的患者仍需维持治疗,切忌突然停药,减量过快也可导致复发,部分复发患者对雄激素仍然有效。雄激素治疗过程中,若一种雄激素无效,换另一种或两种雄激素治疗可能取得良效。雄激素与 ATG/ALG 或 CSA 联合应用,可以起到增效作用,生存率进一步提高。雄激素类药物的副作用主要是肝功能损害及男性化作用,肝功能损害以司坦唑醇等 17α-烷化雄激素类药物为多见,男性化作用以丙酸睾酮等睾丸素酯类药物较为多见,其他副作用有皮肤痤疮、体毛增多、色素沉着、下肢轻度水肿等,这些副作用随着药物减量或停用可逐渐减弱和消失。

3.造血干细胞移植　包括同胞、非亲缘 HLA 相合供者造血干细胞移植。

(1)HLA 相合同胞供者造血干细胞移植 40 岁以下,重型或极重型再障,有相合同胞供者的患者应首选移植。

预处理方案和 GVHD 预防方案:预处理方案,用法为静脉输注 CTX 50mg/(kg·d),−5、−4、−3、−2 天和 ATG1.5 支/(10kg·d),−5、−4、−3 天,后者在静滴 CTX12 小时后开始应用。GVHD预防方案：环孢菌素2～5mg/(kg·d)，移植前第1天开始至移植后12个月，移植后第9个月开始逐渐减量，预防迟发性移植失败。短疗程甲氨蝶呤，移植后第1天15mg/m²，移植后第3、6、11天剂量10mg/m²。干细胞来源可以动员后的外周血干细胞或骨髓干细胞，最好是骨髓干细胞。国外报道有效率达到60%～80%。

(2)非亲缘HLA相合造血干细胞移植：适用于40岁以下，重型或极重型再障，无相合同胞供者、成人至少两个疗程ATG/环孢菌素治疗后无效的患者。欧洲血液与骨髓移植协助组推荐的方案为：①CTX 300mg/m²，4次；②氟达拉宾30mg/m²，4次；③ATG 1.5支/10kg体重，4次；④环孢菌素移植前第6天至移植前第2天，剂量1mg/(kg·d)，移植前第1天开始至移植后第20天，剂量2mg/(kg·d)，此后改为8mg/(kg·d)口服；⑤甲氨蝶呤移植后第1天15mg/m²，移植后第3、第6天剂量10mg/m²。非亲缘HLA相合移植长期存活率低于同胞供者，而移植排斥反应、GVHD和严重感染发生率较高，应慎重选择。

4.造血生长因子　短疗程应用粒细胞集落刺激因子(G-CSF)和GM-CSF治疗再障对提高中性粒细胞数目、减少感染可能有短暂效果，与ATG/ALG合并使用可以降低因感染所致的死亡率，目前主要用于辅助治疗。

5.中医中药　中医认为再障属虚劳、血枯、血证、温毒等范畴，发病脏腑为心肝脾肾，以肾为根本。急性急障多为急劳血证，慢性再障多属虚劳血证，全国中医内科学会1984年将后者分为肾阴虚型、肾阳虚型、肾阴阳两虚型三个证型。由于再障基本病机是阴阳虚损，故治疗上以补益为治疗基础，可根据临床主证和实验室检查辨证分型施治，急证者以清热凉血为原则，缓证以补肾为原则。中医药对治疗慢性再障疗效较好，中西医结合治疗有效率可达54.3%～85.5%，但远期疗效较差，故主张疗程不应少于3～6个月，在疾病缓解期可给予六味地黄丸或八珍汤等固本治疗半年以上。

(三)治疗方案选择

1.非重型再障　以雄激素联合环孢菌素、对症治疗为主。下列是英国血液病学标准委员会推荐的非重型再障治疗的流程图。

2.重型再障　对40岁以下，无感染及其他并发症、有合适供体的患者应首选造血干细胞移植；无条件者，则应采用抗淋巴/胸腺细胞球蛋白联合环孢菌素、雄激素、造血生长因子、对症治疗为主。

allo-BMT与免疫抑制疗法已成为治疗重型再障的主要方法，两者在临床应用中各有优缺点：allo-BMT可使患者造血完全恢复，但HLA相合供者难以寻找，治疗相关死亡率较高；而免疫抑制疗法不受年龄限制，治疗相关死亡率较低，但治疗后只能达到部分缓解，并有复发及克隆性疾病发生的可能性。主张年龄在30岁以下患者首选HLA相合同胞供者allo-BMT，≥40岁患者则首选联合免疫抑制疗法，年龄在30～40岁患者的治疗首选方案则根据具体情况定。

3.伴有PNH异常细胞克隆再障的处理　进展为溶血性PNH的再障往往贫血进行性加重、网织红细胞增高和反复全血细胞减少，甚至严重和或频繁发生急性血管内溶血。该类患者的治疗：①输洗涤红细胞或少白细胞的红细胞；②用泼尼松有助于降低溶血程度，渐减量至低剂量(10～15mg)隔日使用；③口服环孢菌素；④不建议使用ATG，因ATG所致血清病期间可能发生急性血管内溶血;⑤定期补充叶酸;⑥合并缺铁患者补铁需慎重,应从小剂量开始补铁。对于再障-PNH综合征患者,无溶血,且骨髓增生低下,治疗同不伴PNH克隆的再障。

4.妊娠期再障的治疗 妊娠期间发生再障可能纯系巧合,也有妊娠终止或分娩后,部分病例可能自发缓解。对于前者需按再障治疗,除了输血制品外,孕期可考虑使用环孢菌素,但使用ATG十分危险。有报道对36例曾接受免疫抑制剂治疗的妊娠患者的妊娠结果和再障病程进行了评价,5例早产和3例流产,但活产儿生后发育正常,2例孕妇发生子痫,两例孕妇分娩后死亡。妊娠相关再障孕期支持治疗是最主要的治疗措施,应输血小板,维持血小板计数大于$20\times10^9/L$。

（李 哲）

第四节 白细胞减少症和粒细胞缺乏症

白细胞减少症和中性粒细胞缺乏症是由各种病因引发的一组综合征。人体内白细胞和中性粒细胞的正常值随年龄、性别、民族、体质和生理状况而异。我国健康成人外周血白细胞计数为$(3.5\sim9.5)\times10^9/L$,中性粒细胞计数为$(2\sim7.5)\times10^9/L$。外周血白细胞计数持续低于$(3.5\sim9.5)\times10g/L$,中性粒细胞百分比正常或稍减少时称为白细胞减少症。中性粒细胞计数低于$1.5\times10^9/L$,称为中性粒细胞减少症。外周血白细胞计数低于$2\times10^9/L$,中性粒细胞计数$<0.5\times10^9/L$,称为粒细胞缺乏症。此时,中性粒细胞百分数大多低于$10\%\sim20\%$。当中性粒细胞计数$<0.1\times10^9/L$被视为严重粒细胞缺乏症。

通常,当中性粒细胞计数$<(0.5\sim1)\times10^9/L$,易有感染发生。当降至$<0.5\times10^9/L$,严重感染发生机会更多。

【病因和发病机制】

在生理状态时,中性粒细胞由骨髓前体细胞经系列分裂和同步发育成熟,完全发育成熟的中性粒细胞贮存在中性粒细胞储池,在抗御微生物入侵需要时由储池释放在循环中运行。随即进入血管外间隙吞噬和杀死微生物。

引起中性粒细胞减少和缺乏的病因很多,根据各种病原和针对的部位而区分为骨髓区;末梢血区;血管外区。

（一）作用于骨髓区

1.骨髓损伤 临床所见白细胞减少,大多为骨髓造血损伤,中性粒细胞不能正常生成和释放而致。抗肿瘤药和免疫抑制药对增殖性细胞损伤导致骨髓直接抑制。辐射能导致骨髓急性自限性损伤和慢性衰竭。慢性放射性损伤可较后时间发生骨髓增生不良和非淋巴细胞白血病,二者皆可以中性粒细胞减少出现。苯中毒亦可致急、慢性中性粒细胞减少,发生骨髓造血衰竭和急性非淋巴细胞白血病风险很高。

免疫机制诱导的骨髓衰竭,是由于自体抗体作用或T淋巴细胞抑制骨髓前体细胞的生长,如获得性再生障碍性贫血,部分风湿和自身免疫性疾病病人同时伴有免疫性中性粒细胞减少。感染如伤寒、副伤寒,结核分技杆菌,某些病毒、真菌感染时,会发生中粒细胞减少。异常细胞侵入骨髓可致中性粒细胞减少,如肺癌、乳腺癌、前列腺癌、胃癌的恶性细胞侵入骨髓而使骨髓造血功能衰竭。

2.成熟障碍、功能性骨髓衰竭时 骨髓中虽然充满粒细胞的前体细胞,但其成熟停顿。如叶酸缺乏、维生素 B_{12} 缺乏,严重的缺铁性贫血。恶性和其他克隆性疾病如骨髓增生异常综合征,阵发性睡眠性血红蛋白尿。

(二)作用于外周血

遗传性良性假性中性粒细胞减少症;粒细胞过多地附着于毛细血管壁,致循环血液粒细胞减少,即"假性粒细胞减少症"。

(三)作用于血管外

血管外区在中性粒细胞需求增高的情况下,如急性严重感染,感染区急需中性粒细胞,大量中性粒细胞由骨髓释出,奔赴感染组织,如此期骨髓粒细胞增生未及时提供补偿,会导致短期中性粒细胞不足。不过此种情况会很快得到补偿,因为骨髓回应感染能力极为有效,中性粒细胞数能充分提升到正常水平以上。

但在自身免疫性粒中性细胞减少和脾功能亢进时,中性粒细胞的消耗超过骨髓增生能力,中性粒细胞减少持续存在。

综合上述,中性粒细胞减少发病机制:①粒细胞生成减少或无效生成;②粒细胞破坏过多;③粒细胞分布异常。

【诊断步骤】

(一)病史采集要点

1.起病情况 依中性粒细胞减少程度而定。中性粒细胞 $>1.0 \times 10^9/L$,可不发病。当中性粒细胞 $<0.5 \times 10^9/L$,会急骤起病。

2.主要临床表现 中性粒细胞减少主要临床症状是感染、发热。中性粒细胞 $<0.5 \times 10^9/L$,(粒细胞缺乏)起病急、突发畏寒、高热、头痛、困倦、全身关节酸痛。粒细胞缺乏性咽喉炎、咽痛、充血、肿胀、颌下和颈淋巴结肿大。常见扁桃体、软腭、唇、舌、皮肤、鼻腔、肛门、直肠及阴道等处坏死性溃疡。感染局部充血、疼痛和压痛。患者发病前 2~3 天常感疲劳、极度乏力,易被忽视。

慢性中性粒细胞减少,病人常无症状,有的病人会有头晕、疲乏、失眠、多梦。有的病人不常感染,有的常有反复感冒、上呼吸道感染、泌尿道感染。

3.既往病史 了解有无苯及其衍生物等化学品接触史,有无药物应用史、病毒感染史、各种射线(X 线、γ 射线接触史)。

(二)体格检查要点

1.一般情况 精神状态、体温,有无感染存在。

2.皮肤黏膜 唇、颊部、咽部、扁桃体充血、肿胀、触痛、溃疡。全身皮肤疖。肛周、会阴肿胀、触痛、溃痛。

3.肝、脾、淋巴结、颌下、耳后、颈部、腹股沟淋巴结肿大,肝脾一般不肿大,如发生败血症,肝脾可能会触及。

4.呼吸道 支气管炎、肺炎。叩诊浊音,语颤增强,可闻及干湿性啰音或呼吸音减少。

5.心血管方面　发热心率增快,若年龄大感染严重者可能会发生心功能不全。严重肺部感染、败血症者可能会出现血压下降、休克。

(三)门诊资料分析

1.血常规　白细胞、中性粒细胞计数减少或缺乏,淋巴细胞比例相对性增高。红细胞计数血色素水平正常。血小板计数正常。

2.尿常规　并发泌尿系统感染、尿白细胞阳性,有时会出现红细胞阳性。

3.大便常规　并发腹泻肠道感染时,大便会出现白细胞、红细胞。

(四)进一步检查项目

1.骨髓涂片、活检　了解粒系增生度、成熟度及有无形态学异常。如骨髓粒系增生低下或成熟障碍,提示粒细胞减少是骨髓增生不良所致;如粒细胞增生活跃,提示粒细胞无效生成或破坏过多。

2.肾上腺素试验　注射 0.1% 肾上腺素 0.1~0.3ml 以后,粒细胞增加至原来水平 1 倍或达到正常,提示"假性粒细胞减少"。本方法仅用于白细胞和粒细胞减少,而不用于缺乏。目前已很少应用该试验。

3.强的松试验　口服强的松 40mg,正常反应者在服后 5 小时中性粒细胞计数$>2.0\times$10g/L。

4.造血干细胞体外培养(如 G-CFU)。

5.静脉血细菌培养+药敏试验　若中性粒细胞缺乏>10天,发热持续不退(经有效广谱抗生素治疗),应进行静脉血真菌培养+药敏试验。

6.咽拭子细菌培养+药敏　痰细菌真菌培养+药敏。其他体液、分泌物细菌培养+药敏。

7.心电图、腹部 B 超　包括肝、胆道、脾、双肾、输尿管便于鉴别诊断和对全身重要器官了解。

8.病毒学检查　病毒性肝炎全套血清学检查包括巨细胞病毒(CMV)、EB 病毒、微小病毒B19、疱疹病毒等。

9.肝、肾功能生化检查。

【诊断对策】

(一)诊断要点

对于一个中性粒细胞减少或缺乏的患者首先要解决的问题是:疾病的严重程度(即该患者是否有感染发热、败血症)。若伴有败血症者,则应立即给予静脉经验性抗生素治疗并进行细菌学检查。然后是进行病因学的诊断。

(二)鉴别诊断要点

应与下列疾病鉴别:

1.低增生性急性白血病　病程进展较缓慢,白血病细胞浸润不明显,肝、脾、淋巴结一般不肿大。外周血三系细胞减少未见或仅见少量原始细胞。骨髓象呈增生减低、原始细胞$>20\%$。

2.重型再生障碍性贫血　起病急,血象呈血小板严重减少网织红细胞及中性粒细胞百分数和计数明显降低,淋巴细胞百分数明显增高的全血细胞减少。骨髓增生减低或重度减低,红系、粒系和巨核系均减少,淋巴细胞比例增高。

3.急性造血功能停滞　起病急,多数患者有感染、药物、化学中毒、疫苗接种、接触射线等诱因,重度全血细胞减少,骨髓造血功能衰竭。去除诱因并充分支持治疗后血象和骨髓象在6周内完全恢复正常且不复发。

4.几种特殊类型的中性粒细胞减少症

(1)自身免疫性中性粒细胞减少症:中性粒细胞自身抗体可加速中性粒细胞更新和造血损伤。抗中性粒细胞抗体实验一项或多项阳性是这类中性粒细胞减少患者的特征。有报道系统性红斑狼疮约50%的患者发生中性粒细胞减少,Feltg综合征患者持续性中性粒细胞显著减少为特征,难治性感染常见。

(2)合并感染性疾病的中性粒细胞减少症:一些急性或慢性的细菌、病毒、寄生虫或立克次体病,通过损伤造血前体细胞而导致中性粒细胞减少和全血细胞减少。

【治疗对策】

(一)治疗原则

1.病因治疗:停用导致粒细胞减少或缺乏的可疑药物,停止接触可疑毒物,即针对导致中性粒细胞减少的各种原发病的治疗。

2.特异性治疗:中性粒细胞减少的主要表现是感染,对这些病人应迅速完成血液与体液的取样培养,不待培养结果回报立即开始经验性抗生素治疗。

3.合理支持治疗。

4.防治药物副作用,注意药物选择尽量个体化。

5.做好消毒隔离防护措施。

6.做好基础护理,每天定期皮肤、口腔、会阴、肛周清洁消毒,病室消毒。

(二)治疗计划

1.提升中性粒细胞数　促白细胞生成药物,重组人粒细胞集落刺激因子(G-CSF)。粒细胞-巨噬细胞集落刺激因子(GM-CSF)$5\mu g/kg$皮下注射 qd～bid。直到中性粒细胞升高$>1.0\times10^9/L$,这对中性粒细胞缺乏症患者极为重要。临床证明集落刺激因子提升白细胞和中性粒细胞疗效好、快。促白细胞生成药物临床应用很多,维生素B_4、维生素B_6、利血生、肌苷、雄激素、碳酸锂、峰岭胶囊等。初始患者要选用1～2种,每4～6周更换一组,直到有效。提升白细胞的中药有女贞子、鸡血藤、党参、白术、黄芪、阿胶等。

2.免疫调节剂治疗　糖皮质激素、大剂量丙种球蛋白($400mg/kg\cdot d$)输注,对抗中性粒细胞抗体阳性或由 T 淋巴细胞介导的骨髓衰竭患者有效。

3.抗生素应用　由感染引起者或因血细胞减少,粒细胞缺乏并发感染的患者及早使用有效的抗生素很重要。合理联合应用两种或两种以上抗生素提高疗效。

氨基糖苷类与第三代头孢菌素合用或氨基糖苷类与碳青霉烯类联合应用。有金黄色葡萄球菌感染,如皮肤、肛周感染,加用万古霉素,抗生素的剂量要足,用药时间够,血药浓度达到最大杀菌值,这对粒细胞缺乏的患者尤为重要。

经验性抗生素治疗3～4天,如病原菌已明确,应根据药敏调整抗生素,如病原菌尚未明确,而患者仍发热,应重复细菌、真菌培养,同时更换抗生素或加用抗真菌药。同时应认真检查患者有无组织器官脓肿形成。有无病毒感染或寄生虫感染。经上述治疗后仍应继续给予口服抗生素 7～14 天。

4.异基因造血干细胞移植　适用于重型再生障碍性贫血、骨髓增生异常综合征,阵发性睡眠性血红蛋白尿、淋巴瘤等。先天性中性粒细胞减少症,要注意异基因造血干细胞移植相关并发症及死亡率,应权衡利弊,绝对掌握好治疗的适应证。

【病程观察及处理】

1.定期检查外周血象,急性粒细胞缺乏者每天或隔天检查血象,了解血细胞计数和分类百分比。还要注意红细胞计数、血红蛋白量、血小板计数。尿、血及其他有关部位体液和分泌物培养。

2.注意观察并记录体温变化情况,记录主要变化,注意感染性休克发生。

3.记录感染病灶变化及感染的程度、部位。

4.注意药物副反应,药物是否有效,感染有否控制。

5.中性粒细胞减少病人如无发热、无感染征象,就在门诊进行中性粒细胞减少方面的追查。

【预后评估】

1.粒细胞缺乏,应采用有效的提升血细胞治疗和消毒隔离预防感染,有效的控制感染,否则病死率相当高。

2.粒细胞减少,病情不如粒缺那么凶险,但要找出导致粒细胞减少的病因,病因治疗很重要。同时给予有效提升白细胞药物治疗。

（李　哲）

第五节　过敏性紫癜

过敏性紫癜为一种较常见的血管变态反应性出血性疾病。病因常常难以确定,可能的病因包括细菌、病毒或寄生虫感染,昆虫叮咬,疫苗接种,食物或药物过敏等。发病机制主要为免疫异常介导白细胞崩解性小血管炎,致组织及脏器损伤。

本病主要见于儿童、青少年,成人也可发病,男性发病率略高于女性,冬、春季为发病的高峰期。

【诊断标准】

（一）临床表现

1.皮肤　多以皮肤紫癜为首发症状。典型的紫癜呈红色或紫红色,多为高出皮肤的荨麻疹样出血疹,压之不褪色。皮疹可融合成片,重者可发展为出血性疱疹、皮肤溃疡或坏死。紫癜多呈对称性分布,以四肢(尤其是下肢)的伸侧和臀部为多见,较少累及面部、掌心、足底和躯干。紫癜一般 1～2 周内消退,不留痕迹。紫癜可分批出现,每批间隔数日至数周不等,故常同时存在新旧不一的紫癜。紫癜也可于完全消退后多次再发。

2.关节　可出现肿胀、酸痛,急性期疼痛较激烈,可影响活动。多见于膝、踝、肘、手指等关节,持续时间短,无后遗症或畸形。在皮肤紫癜未出现前易误诊为风湿病。

3.消化道　常表现为急性腹绞痛,多位于脐周,呈阵发性,可伴有恶心、呕吐、黑便和上消化道出血。多见于儿童。若不伴有皮肤紫癜,易误诊为急腹症。小儿病例可因肠道不规则蠕动诱发肠套叠。

4.肾脏　30%左右的患者可出现肾脏损害。一般于皮肤紫癜后2～4周出现,也可出现于皮疹消退后。常见的肾脏损害表现为肉眼或镜下血尿,可伴有蛋白尿、管形尿、血压升高等。肾脏损害可很快恢复,也可持续数月,偶可转为慢性肾炎。个别患者可很快发生肾功能不全。

5.少见表现　偶有中枢神经系统受累,表现为短暂轻瘫、抽搐、蛛网膜下腔出血、昏迷等。肺部受累较罕见,表现为肺出血和间质病变。其他少见受累部位还有睾丸、胸膜、心脏等。

根据其突出的临床表现,可分为皮肤型(单纯紫癜型)、腹型、关节型、肾炎型,若有两种以上合并存在时称为混合型。

(二)实验室检查

1.血象　血小板计数大多正常。白血病计数大多正常或轻至中度增多。寄生虫感染等诱因所致者嗜酸性粒细胞可增多。一般无贫血。

2.出凝血功能　出血时间、血块收缩时间大多正常,部分病例束臂试验阳性。凝血象(凝血酶原时间、活化部分凝血活酶时间、凝血酶时间、纤维蛋白原浓度)一般无异常。

3.尿常规　肾脏受累时可有血尿、蛋白尿、管型尿等。

4.大便常规　胃肠道受累时可出现便潜血阳性。有时可查到寄生虫或虫卵。

5.骨髓象　一般无异常。

6.其他检查　急性期红细胞沉降率可加快,C反应蛋白常升高。约1/3的患者抗链O效价升高。约半数患者在急性期时血清IgA、IgM升高、补体正常。肾损害时尿素氮和肌酐可增高。

【治疗原则】

(一)病因治疗

查找、消除或避免可能的诱因和治疗原发疾病极为重要。

(二)支持及对症

皮肤紫癜急性期可平卧休息数日,通过减轻下肢静脉压力,避免下肢紫癜加重。关节痛者可用非甾体类抗炎药。有消化道出血者,可禁食,予静脉补液。仅大便潜血阳性者,如腹痛不重,可进流食。

(三)药物治疗

1.单纯紫癜型或关节型患者　轻型可仅用抗组胺药物、保护血管药物(芦丁、维生素C、维生素E、钙剂、安络血等)。重型患者急性期可给予糖皮质激素(每日泼尼松0.5～1mg/kg,或琥珀酸氢化考的松200～300mg),以缓解症状。多次复发的患者可试用硫唑嘌呤(50mg,每日2～3次)、环磷酰胺(每日100～200mg)等其他免疫抑制剂。

2.腹型患者　腹痛可予解痉挛药。消化道出血可给予糖皮质激素(每日泼尼松1～2mg/kg

或琥珀酸氢化考的松 200～300mg),有效后逐渐减量,疗程为 2～3 周。糖皮质激素疗效不佳者可加用硫唑嘌呤、环磷酰胺等免疫抑制剂。

3.肾型患者　糖皮质激素对肾脏损害无显著疗效,仅限用于严重肾脏病变者。可试用雷公藤总苷片 10～20mg,每日 3 次,疗程一般为 3 个月。也可试用硫唑嘌呤、环磷酰胺等其他免疫抑制剂。

（李　哲）

第六节　特发性血小板减少性紫癜

特发性血小板减少性紫癜(ITP)是免疫功能异常导致血小板破坏增多和生成障碍所致的获得性出血性疾病,目前建议称为原发性免疫性血小板减少症,以区别继发于系统性免疫性疾病、药物或感染相关的其他继发性免疫性血小板减少症。

根据病程长短,ITP 分为初治 ITP(<3 个月)、持续性 ITP(3N12 个月)和慢性 ITP(>12 个月)。

按病情和疗效,ITP 还可分为重型、轻型 ITP 和难治性 ITP。重型 ITP 的定义为就诊时血小板<10×10^9/L,且存在需要治疗的出血症状或常规治疗中发生了新的出血症状并需要用其他升高血小板药物治疗或增加现有治疗的药物剂量。难治性 ITP 是指脾切除后无效或者复发,仍需要治疗以降低出血危险。

【诊断标准】

(一)临床表现

1.出血表现　可有皮肤和黏膜出血,也可无任何出血表现。皮肤出血多为出血点和紫癜,严重者可出现淤斑。黏膜出血多为鼻衄和口腔黏膜出血,血小板严重减少时口腔黏膜可出现血泡。有些女性患者以月经过多为首发出血表现。少数患者可出现消化道、泌尿道等内脏出血,偶尔发生颅内出血。

2.脾脏不大或轻度增大

(二)实验室检查

1.血小板计数　多次检查均减少。

2.血涂片检查　符合血小板减少,血小板形态无明显异常,血小板无异常凝集。

3.骨髓象　巨核细胞数增多或正常,伴成熟障碍,血小板减少。其他系列细胞的形态和比例一般无异常。

4.其他检查　包括肝肾功能、病毒检测、自身抗体检测等,以排除可以导致血小板减少的其他原因。

【治疗原则】

1.观察　适用于血小板计数≥30×10^9/L,无活跃出血者。

2.首选治疗　泼尼松每日 1mg/kg,一般应用 4 周左右,有效者逐渐减量维持,总疗程 3～

6 个月。成人患者也可脉冲式给予地塞米松,即每日 40mg,连续口服 4 天,每 2 周 1 个疗程。

3.二线治疗　激素无效或有效后复发、需较大剂量激素方可维持血小板计数在安全范围或有激素禁忌证,可酌情采用脾切除治疗,或达那唑、环磷酰胺、环孢素 A、长春新碱、促血小板生成素等治疗,也可试用利妥昔单抗(抗 CD_{20} 单抗)治疗。

4.其他治疗

(1)静脉用丙种球蛋白:适用于重型 ITP、其他治疗尚未起效但有活跃出血,或拟手术、分娩等需要快速提升血小板计数的紧急情况,常用剂量为每日 0.4/kg,连续 4～5 天。

(2)输注血小板:一般仅用以控制严重出血。

(3)纤维蛋白溶解抑制剂:如氨甲环酸、氨基己酸等,辅助止血。肉眼血尿时禁用。

(4)中药治疗和自体造血干细胞移植治疗:一般用于难治、复发的 ITP 患者。

(李　哲)

第七节　骨髓增生异常综合征

骨髓增生异常综合征(MDS)是一组异质性克隆性造血干细胞疾病。造血干细胞增殖分化异常所致的造血功能障碍。生物学特征是髓系细胞(粒、红、巨核系)一系或多系发育异常(病态造血)及无效造血,伴有原始细胞增多。临床血液学表现为外周血全血细胞一系或多系减少,骨髓有核细胞增多、形态异常伴伴原始细胞增多。部分患者可能转化成为急性白血病,部分因感染、出血或其他原因死亡。诊断 MDS 需要排除白血病、营养性巨幼红细胞贫血、药物不良反应、代谢紊乱、慢性炎症及各类恶性实体肿瘤等引起的病态造血。疑诊难治性贫血者可试用维生素 B_{12} 及叶酸治疗 3 周,无效即考虑诊断。

【诊断标准】

(一)临床表现

1.症状

(1)起病多隐匿,男性中老年多见,约 70% 患者 50 岁以上。青少年及儿童少见。

(2)临床表现多样化,初发症状无特异,常以轻重不一的贫血、出血倾向或感染就诊。多数以贫血为首发症状就诊,持续数月至数年。表现有头晕乏力、活动后心悸气短等。部分患者无症状,体检过程中发现。约 20%～60% 病例病程中伴出血倾向,程度轻重不一,表现皮肤瘀点、牙龈出血、鼻衄。重者可有消化道或脑出血。

(3)病情初期较稳定,多无严重的感染与发热,后期易合并感染。半数患者病程中发热,发热与感染相关,热型不定,呼吸道感染最多。

2.体检

(1)多数患者临床表现面色苍白,疲乏紫癜。少数口腔溃疡及黄疸等。

(2)部分患者肝、脾、淋巴结无痛性轻度肿大。少数患者有胸骨压痛、肋骨或四肢关节痛。

(二)实验室检查

1.血象　外周血一系或两系或全血细胞减少,伴有病态造血的形态表现,程度因分型而异。也偶有白细胞或血小板增多。

2.骨髓象 多数增生明显或极度活跃,少数增生正常或减低。红系各阶段幼稚细胞常伴类巨幼样变,核浆成熟失衡,红细胞体积大或呈卵圆形,有嗜碱点彩、核碎裂和 Howell-Jolly 小体、环形铁粒幼细胞。粒细胞内颗粒粗大或减少,核分叶过多或过少,出现 Pelger-Huet 畸形。多数巨核细胞增多,检出小巨核细胞。血小板体积大,颗粒少。

3.骨髓活检 病态造血明显,骨髓组织病理学特征有幼稚前体细胞异常定位(ALIP)。

4.造血祖细胞体外集落培养 大多数患者细胞培养的生长不正常,尤其是 RAEB。MDS 患者的体外集落培养常出现集落"流产",形成的集落少或不能形成集落。粒-单核祖细胞培养常出现集落减少而集簇增多,集簇/集落比值增高,细胞有成熟障碍。

5.细胞遗传学改变 约 $40\%\sim70\%$ 的患者可检出克隆性染色体核型异常,在继发性 MDS 中比例更高。多为染色体的缺失性改变。以 $+8$、$^{-5/5}q^-$、$^{-7/7}q^-$、$^{20}q^-$ 最常见。染色体的改变对预后评估有重要的参考意义。有复杂染色体异常者提示预后差。

(三)分型标准

1.根据血液学和骨髓形态学特点,FAB 协作组将 MDS 分成 5 种亚型。

(1)难治性贫血(RA),外周血原始细胞 $<1\%$,骨髓原始细胞 $<5\%$,环形铁粒幼细胞 $<15\%$。

(2)难治性贫血伴环形铁粒细胞(RAS),外周血原始细胞 $<1\%$。骨髓原始细胞 $<5\%$,环形铁粒幼细胞占 $>15\%$。

(3)难治性贫血伴原始细胞增多(RAEB),外周血原始细胞 $1\%\sim5\%$,骨髓原始细胞在 $5\%\sim20\%$ 之间。

(4)难治性贫血伴原始细胞过多转变型(RAEB-T),外周血中原始细胞 $>5\%$,不超过 20%。骨髓原始细胞介于 $21\%\sim30\%$ 之间。

(5)慢性粒细胞单核细胞白血病(CMML),血液和骨髓多见单核细胞,外周血单核细胞绝对数 $>1\times10^9/L$。外周血原始细胞 $1\%\sim5\%$。骨髓原始细胞 $5\%\sim20\%$。

2. 目前临床 MDS 分型中多采用 WHO 分型标准。

表 8-1 2008 WHO 的 MDS 分型标准

亚型	外周血	骨髓
难治性血细胞减少伴一系发育异常(RCUD):		
难治性贫血(RA)	贫血 $<1\%$原始细胞	仅红系发育异常达 10% 以上 $<5\%$原始细胞
难治性中性粒细胞减少(RN)	中性粒细胞减少 $<1\%$原始细胞	仅粒系发育异常 $<5\%$原始细胞
难治性血小板减少(RT)	血小板减少 $<1\%$原始细胞	仅巨核系发育异常 $<5\%$原始细胞

续表

亚型	外周血	骨髓
难治性贫血伴有环状铁粒幼细胞(RARS)	贫血 无原始细胞	仅有红系发育异常 环状铁粒幼细胞≥15% <5%原始细胞
难治性血细胞减少伴有多系发育异常(RCMD)	血细胞减少 <1%原始细胞 无 Auer 小体	多系发育异常±环形铁粒幼细胞 <5%原始细胞 无 Auer 小体
难治性贫血伴有原始细胞增多-1(RAEB-1)	血细胞减少 <5%原始细胞 无 Auer 小体	1系或多系发育异常 5%~9%原始细胞 无 Auer 小体
难治性贫血伴有原始细胞增多-2(RAEB-2)	血细胞减少 5%~19%原始细胞 ±Auer 小体	1系或多系发育异常 10%~19%原始细胞 ±Auer 小体
MDS 伴有孤立 del(5q)[el(5q)]	贫血 血小板数正常或增高 <1%原始细胞	孤立 5q31 染色体缺失 少分叶巨核细胞正常或增多 <5%原始细胞
儿童 MDS,包括儿童难治性血细胞减少(暂定)(RCC)	全血细胞减少	RCC 骨髓<5%原始细胞 骨髓增生减低
MDS 不能分类(MDS-U)	血细胞减少 1%原始细胞	不符合其他诊断标准 发育异常和<5%原始细胞 如果无发育异常,有 MDS 相关核型

注解:1.如果外周血原始细胞为2%~4%,即使骨髓原始细胞小于5%,也诊断为 RAEB-1。

　　　2.如果存在 Auer 小体,骨髓原始细胞小于20%(即使小于10%),诊断为 RAEB-2,如果原始细胞大于20%,诊断为 AML。

　　　3.对于所有亚型,外周血单核细胞<1×10⁹/L。在 RCUD 中可能观察到两系血细胞减少,但是如果全血细胞减少伴骨髓一系发育异常应诊断为 MDS-U。治疗相关 MDS(t-MDS)无论是由烷化剂或拓扑异构酶Ⅱ抑制剂或放疗导致的,在 WHO 分类中均归为治疗相关急性髓系白血病(t-MDS/t-AML)。

　　　4.病态造血的细胞应占该系细胞10%或以上。

【治疗原则】

(1)对症治疗:患者有明显贫血或伴心、肺疾患时,可输红细胞。多次输血造成铁负荷增加,适当给予祛铁胺治疗。出血和感染时,输血小板和应用抗生素。

(2)雄激素:达那唑或康力龙等,持续治疗2~4个月,无确切疗效。

(3)分化诱导剂:1,25 双羟维生素 D_3,1~3μg/d 口服,至少12周。维生素 D_3,30~60万 U 肌内注射,每日1次,8~28周。全反式维甲酸,20mg,口服,每日2~3次。

(4)小剂量阿糖胞苷 10~20mg/(m²·d)皮下注射,7~21天。适用于难治性贫血伴原始细胞过多患者。

(5)联合化疗:患者对化疗耐受性低,治疗疗效差。如年龄小于 50 岁,为处于 RAEB-Ⅰ 或 RAEB-Ⅱ,临床身体状态好,可酌情常规化疗。

(6)部分 RAS 维生素 B$_6$ 治疗有效,200～500mg/d,静脉滴注,网织红细胞升高,输血量减少。

(7)细胞因子 G-CSF/GM-CSF、EPO、TPO 等。

(8)造血干细胞移植年龄小于 50 岁,处于 RAEB-Ⅰ 或 RAEB-Ⅱ,有合适供者,医疗条件允许,可考虑进行。

(9)靶向治疗及免疫调节药物来那度胺,甲基转移酶抑制剂地西他滨等。

(李　哲)

第八节　急性白血病

急性白血病是起源于造血系统的恶性克隆性疾病。由于骨髓中异常的细胞(白血病细胞)大量增生,并浸润各种器官组织,使正常造血受抑,主要表现为贫血,出血及继发感染等。临床病情凶险,必须及时诊断,及时治疗。

【诊断标准】

(一)临床表现

1.正常血细胞减少的表现

(1)发热:多数起病急剧。发热大多数是由感染所致。

(2)出血:早期可有皮肤黏膜出血,继而内脏出血或并发弥散性血管内凝血。

(3)贫血:进行性加重。

2.白血病细胞的浸润表现

淋巴结、肝、脾肿大、胸骨压痛。亦可表现其他部位浸润,如出现胸腔积液、腹腔积液或心包积液,以及中枢神经系统皮肤软组织浸润等。

(二)实验室检查

1.血象　红细胞和血红蛋白浓度降低。白细胞数可低可高,分类计数可见幼稚细胞,血小板数减少。

2.骨髓象　是诊断本病的主要依据。增生明显活跃,白血病细胞≥20%。

3.细胞化学　主要用于协助形态学鉴别各类白血病,如:过氧化酶、苏丹黑脂质、糖原染色、非特异性脂酶及氟化钠抑制试验。

4.骨髓/血细胞免疫学分型　造血干/祖细胞表达 CD34,AML 多表达 CD33、CD13、CD117 。急性混合细胞白血病包括急性双表型(同时表达髓系和淋系抗原)和双克隆(来源于各自干细胞的白血病细胞分别表达髓系和淋系抗原)白血病,其髓系和一个淋系积分均＞2。B-ALL 常表达 CD19、CD20;T-ALL 常表达 CD3、CD5、CD8。

5.骨髓/血细胞分子生物学检测　多数急性白血病都有染色体数量和结构上的异常,白血病完全缓解后染色体异常可消失,复发时再次出现。成人的 ALL 与儿童预后差异主要体现在染色体核型不同。在有染色体改变的 AML 中约 60% 有特异性染色体变化,例如 99% 的 M3 型有 t(15;17)(q22;q21),形成 PML- RARα 融合基因;30% 的 M2 型患者有 t(8;21)(q22;q22),形成 AML1-ETO 融合基因;Inv/del(16)(q22),形成 CBF-βMYH11 融合基因,多见于急粒单白血病 M4Eo 型。25% 的成人 ALL 见到 t(9;22)(q34;q11),BCR-ABL 融合基因,其编码蛋白为 P190。特异性染色体或融合基因改变不仅对诊断有益,还可作为判断预后及白血病微小残留的检测指标。

6.病理　对疑有髓外浸润者可行相应部位病理检查。

(三)鉴别诊断

(1)传染性单核细胞增多症。

(2)类白血病反应。

【治疗原则】

1.支持疗法

(1)防治感染

①患者应注意饮食、日常生活的清洁卫生,加强基础护理,强调无菌操作。化疗前尽可能清除感染灶。

②白血病继发感染,以革兰阴性杆菌居多。用药前,需详细询问病史及体检,取送各种培养标本。根据医院以及社区的流行病学结果选用相应的抗生素。注意耐甲氧西林金黄色葡萄球菌、真菌、厌氧菌及多重耐药菌的感染或合并感染。

(2)纠正贫血:严重的贫血可输注红细胞悬液,尽量使血红蛋白浓度维持在 60g/L 以上,遇有老年、需氧量增加,氧气供应缺乏可放宽输血阈值。对需要进行异基因造血干细胞移植的患者需输注辐照血,以免脏器组织产生明显缺氧症状。积极争取白血病缓解是纠正贫血最有效办法。

(3)防止出血:防止外伤和剧烈活动。血小板过少者,输注血小板悬液。

(4)高尿酸血症防治:应鼓励患者多饮水,在治疗过程中给予别嘌醇 0.1g,口服,每日 3 次。

2.化学治疗

(1)急性淋巴细胞白血病的诱导缓解治疗:最常用的方案为柔红霉素-长春新碱—泼尼松组成的联合方案,即 DVP 方案。

柔红霉素每日 45mg/m²,静脉注射,第 1～3 日及第 22～24 日;

长春新碱每周 1.4mg/m²,静脉注射,共 4 周;

泼尼松每日 60mg,分 3 次口服,第 1～28 天。

亦可酌情延长泼尼松及长春新碱治疗 2 周。

DVP 方案中的柔红霉素亦可用其他蒽环类药物替代,组成联合方案。亦可在以上 DVP 方案基础上,在加用左旋门冬酰胺酶(L-AsP)200U/kg,静脉滴注,每日或隔日 1 次,10 次为 1 个疗程,即组成 DVP-L 方案。

（2）急性非淋巴细胞白血病的诱导缓解治疗：方案颇多，可选择以下常用方案之一。

①三尖杉酯碱加阿糖胞苷方案（HA 方案）

三尖杉酯碱每日 3～4mg，静脉滴注，第 1～7 日；

阿糖胞苷每日 100～200mg/m²，静脉滴注，第 1～7 日；

一般间歇 2 周，再用第 2 疗程。亦可增加柔红霉素，组成 HAD 方案。

②柔红霉素加阿糖胞苷（DA 方案）

柔红霉素每日 45～90mg/m²，静脉滴注，第 1～3 日；

阿糖胞苷每日 100～200mg/m²，静脉滴注，第 1～7 日。

一般间歇 3 周，再用第 2 疗程。

③IA 方案（去甲氧柔红霉素联合阿糖胞苷）

去甲氧柔红霉素 8～12mg/m²×3 天；

阿糖胞苷 100～200mg/m²×7 天。

④MA 方案，即阿糖胞苷联合米托蒽醌 8～12mg/d，连用 3 天；或 2mg/d，连用 7～10 天。

⑤如同一方案 2 个疗程无效者应考虑其他方案，可有多种选择，以病情而定。

（3）急性早幼粒细胞白血病的诱导分化治疗：全反式维甲酸每日 25mg/m²，可合用三氧化二砷/硫化砷、细胞毒药物进行诱导治疗。

（4）缓解后治疗：急性白血病经过诱导治疗，取得完全缓解仅是治疗的第一步。缓解后的病例必须进行缓解后的治疗，否则易复发。缓解后治疗的疗程应视化学治疗方案而定，如大剂量强化治疗可在 8～10 个疗程后结束治疗，常规剂量的缓解后治疗需要 3 年。根据残留结果调整疗程。

（5）中枢神经系统白血病的防治：

①鞘内化疗：MTX8～12mg（m².次）（或 Ara-C30～50mg（m²·次）），地塞米松每次 5mg加入上述化疗中，每周 1～2 次，连用 4～6 次，然后间隔 4～6 周，鞘内注射 1 次，维持 1～3 年。

②放疗：全颅加全脊髓放疗、扩大放疗、全颅放疗加鞘内注射。

③全身化疗：大剂量 Ara-C、MTX。

3.其他

（1）异基因或自体骨髓移植及外周血干细胞移植或脐血移植。

（2）复发者可选用未用过的药物或方案或视病情而定。

（3）条件合适者可考虑临床试验。

（李　哲）

第九节　慢性粒细胞白血病

慢性粒细胞白血病是一种造血干细胞恶性克隆性疾病，是第一个被证实为获得性基因异常的恶性肿瘤。9 号染色体长臂上的 abl 与 22 号染色体长臂上的 bcr 基因交互易位后在 22

号染色体构成 Ph 染色体,即 t(9;22)(q34;q11),其分子基础是 bcr/abl 融合基因,表达 p210 BCR/ABL 融合蛋白。其病程可分为慢性期、加速期及急变期。

【诊断标准】

(一)慢性期

1.临床表现　无症状或有低热、乏力、多汗、体重减轻等症状。脾肿大为慢性粒细胞白血病的主要特征,95%的病例在诊断时可有轻度至中度的脾肿大。

2.血象　白细胞计数增高,主要为中性中、晚幼和杆状粒细胞,原始细胞<10%,嗜酸性粒细胞和嗜碱性粒细胞增多。中性粒细胞性、碱性磷酸酶积分减低。

3.骨髓象　增生明显至极度活跃,以粒系增生为主,中、晚幼粒细胞和杆状核粒细胞增多,原粒细胞<10%。嗜酸性粒细胞和嗜碱性粒细胞易见。

4.有 Ph 染色体或(和)BCR/ABL 基因阳性。

(二)加速期

具有下列之一者,考虑为本期。

(1)不明原因的发热、贫血、出血加重,和/或骨骼疼痛。

(2)脾脏进行性肿大。

(3)与治疗无关的持续性血小板降低($<100×10^9/L$)或治疗无法控制的持续血小板增高($>1000×10^9/L$)。

(4)外周血白细胞和(或)骨髓有核细胞中原始细胞占 10%～19%。

(5)外周血嗜酸性粒细胞≥20%。

(6)治疗中无法控制的进行性脾脏肿大和白细胞增加。

(7)出现新的细胞遗传学克隆演变:片状和簇状巨核细胞增生伴有显著的网硬蛋白或胶原蛋白纤维化,和(或)严重粒细胞发育不良提示加速期。上述现象常伴随加速期的其他特征,尚未作为独立的诊断依据。

(三)急变期

具下列之一者可诊断为本期。

(1)外周血白细胞或骨髓有核细胞中原始细胞>20%。

(2)髓外原始细胞增生。

(3)骨髓活检中出现大片状或灶状原始细胞。

【治疗原则】

(一)一般治疗

严重贫血患者可适当输红细胞悬液或少浆红细胞。高尿酸血症者可服用别嘌醇 0.1g,每日 3 次。

(二)分期治疗

1.慢性期

(1)伊马替尼:靶向 BCR/ABL 融合基因的酪氨酸激酶抑制剂,是 CML 各期的一线药物。剂量:慢性期为 400mg/d,口服。完全血液学反应(CHR)率为 95%～100%,完全细胞遗传学反应(CCR)率＞80%。7~8年总生存率大于90%。

(2)第二代酪氨酸激酶抑制剂:伊马替尼失败或不耐受患者的选择。

(3)干扰素α:无条件应用伊马替尼等酪氨酸激酶抑制剂患者的选择。干扰素能抑制Ph克隆性增生,剂量300万~500万U/(m²·d),皮下注射,连续1~2年以上。α干扰素可单用,也可与化疗药物合用。

(4)羟基脲:无条件应用伊马替尼等酪氨酸激酶抑制剂和干扰素α患者的选择,但羟基脲不能消除Ph染色体,也不能防止急变,对加速期与急变期无效。初始为1g,每日2~3次,维持量依血象而定。中位生存期为3~5年。

(5)异基因骨髓移植伊马替尼等酪氨酸激酶抑制剂治疗失败患者、无条件应用伊马替尼等酪氨酸激酶抑制剂和干扰素α、年轻、HLA配型全合患者可选择。是目前唯一根治CML的手段,长期生存率50%~70%。

2.加速期

(1)伊马替尼等酪氨酸激酶抑制剂

未曾应用过酪氨酸激酶抑制剂患者的首选,如伊马替尼400~600mg/d,根据血象和毒副作用可作相应调整,CHR率为80%~95%,CCR率为20%~40%。7年总生存率约30%。

(2)异基因骨髓移植:伊马替尼等酪氨酸激酶抑制剂治疗获得缓解后的选择。

(3)三尖杉酯碱或阿糖胞苷等化疗:根据临床与血象选择不同剂量,三尖杉酯碱每日2~3mg,静脉滴注或皮下注射,用7天;阿糖胞苷每日50~200mg,皮下注射或静脉滴注,用7~14天。

3.急变期

(1)伊马替尼等酪氨酸激酶抑制剂:未曾应用过酪氨酸激酶抑制剂患者的首选,如伊马替尼600mg/d,根据血象和毒副作用可作相应调整。血液学反应率55%~65%,缓解期为3~7个月,1年生存率约30%。

(2)异基因骨髓移植:伊马替尼等酪氨酸激酶抑制剂治疗获得缓解后的选择。

(3)急性白血病的化疗方案。

(李　哲)

第十节　慢性淋巴细胞白血病

慢性淋巴细胞白血病是一种成熟B淋巴细胞克隆增殖性肿瘤,临床表现为淋巴细胞在外周血、骨髓、淋巴结、肝脾聚集,并累及淋巴系统以外其他器官。中位发病年龄在65岁左右。

【诊断标准】

(一)临床表现

(1)早期可无症状,患者常因查体偶然发现血象异常而被确诊。患者早期可出现疲乏、盗汗,晚期出现食欲减退、低热、消瘦、体重减轻、贫血等症状,易感染等症状。

(2)全身淋巴结肿大,肝、脾肿大。

(二)诊断标准

(1)血象:外周血 B 淋巴细胞绝对值≥$5×10^9$/L,至少 3 个月。B 淋巴细胞绝对值<$5×10^9$/L,存在淋巴细胞浸润骨髓所致的血细胞减少,也可诊断。

(2)外周血白血病细胞形态呈正常成熟小淋巴细胞,幼稚淋巴细胞<5%。

(3)典型的免疫表型:淋巴细胞源于 B 系,CD_5^+、CD_{19}^+、CD_{23}^+,CD_{10}^-、$CyclinDl^-$、$FMC7^-$。表面免疫球蛋白(slg)、CD_{20} 和 $CD_{79}b$ 弱表达。白血病细胞限制性表达 Kappa 或 Lamda 轻链。

(三)临床分期与预后

【治疗原则】

(一)治疗指征

(1)进行性骨髓衰竭的证据:表现为血红蛋白和(或)血小板进行性减少。

(2)巨脾(如左肋缘下>6cm)或进行性或有症状的脾脏肿大。

(3)巨块型淋巴结肿大(如最长直径>10cm)或进行性或有症状的淋巴结肿大。

(4)进行性淋巴细胞增多,如 2 个月内增多 50%,或淋巴细胞倍增时间(LDT)<6 个月。当初始淋巴细胞<$30×10^9$/L,不能单凭 LDT 作为治疗指征。

(5)淋巴细胞数>$200×10^9$/L,或存在白细胞瘀滞症状。

(6)自身免疫性溶血性贫血(AIHA)和(或)血小板减少(ITP)对皮质类固醇或其他标准治疗反应不佳。

(7)至少存在下列一种疾病相关症状:

①在以前 6 个月内无明显原因的体重下降≥10%。

②严重疲乏(如 ECOG 体能状态≥2;不能进行常规活动)。

③无感染证据,体温>38.0℃,持续 2 周以上。

④无感染证据,夜间盗汗 1 个月以上。

(8)患者意愿。

(9)临床试验。

符合上述任何一项即可开始治疗。不符合治疗指征的患者,每 2~6 个月随访,随访内容包括血象、临床症状、肝、脾、淋巴结肿大等。

(二)治疗前评估

治疗前必须对患者进行全面评估。初诊 CLL 患者必须进行以下项目的检查:

(1)病史和体格检查:特别是淋巴结包括咽淋巴环和肝脾的大小。

(2)体能状态:如 ECOG 评分。

(3)B 症状:盗汗、发热、体重减轻。

(4)血象检测,包括白细胞计数及分类、血小板计数、血红蛋白等。

(5)血清生化检测,包括肝肾功能、电解质、乳酸脱氢酶、$β_2$-微球蛋白等。

(6)骨髓活检±涂片:治疗前、疗效评估及鉴别血细胞减少原因。

(7)HBV 检测。

(8)如拟采用蒽环类或蒽醌类药物治疗,行超声心动图检查。

(9)育龄女性妊娠试验。

(10)有条件者应尽可能进行 FISH 检测遗传学异常,以判断预后和指导治疗。

特殊情况下检测:免疫球蛋白定量;网织红细胞计数和直接抗人球蛋白试验;治疗前胸部、腹部、骨盆 CT;生育和精子库相关问题的讨论等。

(三)一线治疗选择

1.无 del(17p)或 del(11q)患者的治疗推荐

(1)存在严重伴随疾病的虚弱患者:①苯丁酸氮芥±泼尼松。②环磷酰胺±泼尼松。③单用利妥昔单抗(RTX)。④皮质类固醇冲击疗法。

(2)≥70 岁或存在严重伴随疾病的<70 岁患者:①苯丁酸氮芥±泼尼松±RTX。②环磷酰胺±泼尼松±RTX。③RTX。④FR(氟达拉滨＋利妥昔单抗)。⑤氟达拉滨。

(3)<70 岁或≥70 岁但无严重伴随疾病患者:化学免疫治疗:①FCR(氟达拉滨＋环磷酰胺＋RTX)。②FR。③FC(氟达拉滨＋环磷酰胺)。④氟达拉滨。⑤苯丁酸氮芥±泼尼松±RTX。⑥环磷酰胺±泼尼松±RTX。

2.伴 del(17p)患者的治疗推荐

①FCR。②FR。③大剂量甲泼尼龙(HDMP)±RTX。④FC。⑤氟达拉滨。⑥苯丁酸氮芥±泼尼松±RTX。⑦环磷酰胺±泼尼松±RTX。

3.伴 del(11q)CLL 患者的治疗方案

(1)≥70 岁或存在严重伴随疾病的<70 岁患者:①苯丁酸氮芥±泼尼松±RTX。②环磷酰胺±泼尼松±RTX。③减低剂量的 FCR。④RTX。⑤FR。⑥氟达拉滨。

(2)<70 岁或≥70 岁但无严重伴随疾病患者:化学免疫治疗:①FCR。②FC。③氟达拉滨。④苯丁酸氮芥±泼尼松。⑤环磷酰胺±泼尼松。

4.细胞遗传学不明的初诊 CLL 患者的治疗方案

(四)复发、难治患者的治疗选择

1.无 del(17p)或 del(11q)CLL 患者的治疗方案

(1)持续缓解>2 年:重复一线治疗方案。

(2)持续缓解<2 年且年龄≥70 岁:①化学免疫治疗:减低剂量的 FCR、HDMP±RTX。②苯丁酸氮芥±泼尼松。③环磷酰胺±泼尼松。④剂量密集 RTX。⑤新鲜冰冻血浆＋RTX。

(3)持续缓解<2 年且年龄<70 岁或年龄≥70 岁无严重伴随疾病:①化学免疫治疗:FCR、CHOP(环磷酰胺＋多柔比星＋长春新碱＋泼尼松)±RTX、HyperCVAD/MA(环磷酰胺＋多柔比星＋长春新碱＋地塞米松与大剂量甲氨蝶呤＋阿糖胞苷交替)±RTX、剂量调整的 EPOCH±RTX、奥沙利铂＋氟达拉滨＋阿糖胞苷±RTX;HDMP＋RTX。②苯丁酸氮芥±泼尼松。③环磷酰胺±泼尼松。

2.伴 del(17p)CLL 患者的治疗方案　①CHOP±RTX。②HyperCVAD±RTX。③奥沙利铂＋氟达拉滨＋阿糖胞苷±RTX。④HDMP±RTX。⑤新鲜冰冻血浆＋RTX。⑥苯丁酸氮芥±泼尼松。⑦环磷酰胺±泼尼松。

3.伴 del(11q)CLL 患者的治疗方案　同无 del(17p)或 del(11q)CLL 患者的治疗方案。

（五）造血干细胞移植

由于自体造血干细胞移植总生存并不优于化学免疫治疗,不推荐常规采用。异基因造血干细胞移植是 CLL 的唯一治愈手段,但由于 CLL 主要为老年患者,仅少数年轻高危且有 HLA 相合供者的患者适合移植。建议适应证:①氟达拉滨耐药;对嘌呤类似物为基础的治疗无反应或治疗后 12 个月内复发。②具有 p53 基因异常的患者。③伴 del(11q)的患者,治疗达 PR 的患者。④Richter 综合征患者。

（六）并发症治疗

1.Richter 综合征 弥漫大 B 细胞/霍奇金淋巴瘤转化的 CLL 患者,大多数预后很差,中位生存期大多不超过 1 年,治疗建议参照侵袭性淋巴瘤的治疗方案。

2.自身免疫性血细胞减少症 激素是一线治疗,激素无效的患者可选择静脉注射丙种球蛋白(IVIG)、RTX、环孢素及脾切除等。

3.感染 感染的防治包括 CLL 化疗前后病毒、细菌、真菌感染的预防和治疗;乙肝病毒携带者治疗中的预防等方面。

（七）支持治疗

(1)反复感染的患者推荐 IVIG 维持 IgG≥5g/L。

(2)每年接种流感疫苗、每 5 年接种肺炎球菌疫苗,避免所有活疫苗的接种。

（八）疗效标准

化疗结束后至少 2 个月评估疗效。疗效标准见下表。

完全缓解(CR):达到下表所有标准,无疾病相关症状;不完全 CR(CRi):除骨髓增生未恢复正常外,其他符合 CR 标准;部分缓解(PR):至少达到 2 个 A 组标准＋1 个 B 组标准;疾病稳定(SD):疾病无进展同时不能达到 PR;疾病进展(PD):达到任何 1 个 A 组或 B 组标准;复发:患者达到 CR 或 PR,≥6 个月后 PD;难治:治疗失败(未获 CR 或 PR)或最后 1 次化疗后＜6 个月 PD;微量残留病(MRD)阴性:残存白血病细胞＜10^{-4}。

（李　哲）

第十一节　真性红细胞增多症

真性红细胞增多症以红细胞异常增生为主的一种慢性骨髓增生性肿瘤。

【诊断标准】

（一）临床表现

(1)神经系统表现:早期有头痛、耳鸣、健忘、肢体麻木等。

(2)多血质表现:口唇、面颊、鼻尖、耳轮和肢端绛红色。

(3)出血:鼻出血、牙龈出血、皮肤黏膜瘀点瘀斑,也有消化道及泌尿道出血。

(4)组胺增高表现:皮肤瘙痒、荨麻疹,消化性溃疡发病率高。

(5)肝脾肿大,眼结膜血管扩张、充血,高血压。

(6)血栓形成:多发于静脉,但可有脑动脉、冠状动脉和肢体动脉血栓。

（二）实验室检查

(1)血象:红细胞多在$(6\sim10)\times10^{12}/L$,血红蛋白在 165～240g/L,白细胞和血小板多升

高,半数患者白细胞数为$(10\sim30)\times10^9/L$,血小板可高达$(450\sim1000)\times10^9/L$。

(2)骨髓象:骨髓中红系、粒系、巨核细胞增生活跃或明显活跃,尤以幼红细胞为甚。

(3)高黏滞综合征:血黏滞度可达正常值$5\sim8$倍,尤其是血高切变率及低切变率明显增高。

(4)核素测定红细胞容量增多,男性$\geqslant36ml/kg$,女性$\geqslant32ml/kg$。

(5)内源性红细胞集落形成,血浆促红细胞生成素水平降低。

(6)95%患者可检测到 JAK2V617F 基因突变。

(三)WHO 诊断标准

诊断必须满足两项主要标准和一项次要标准,或一项主要标准和两项次要标准:

主要标准:①血红蛋白$>18.5g/dl$(男),$16.5g/dl$(女),或者是其他红细胞容积增多的证据。②JAK2V617F或其他类型基因如 JAK212 外显子突变。

次要标准:①符合真性红细胞骨髓象改变。②血清 EPO 水平降低。③体外培养有内源性红系集落形成。

【治疗原则】

对血细胞比容过高,有症状和并发症给予治疗。

(一)放血疗法或红细胞去除术

如存在高黏滞综合征或红细胞比容在 0.50 以上应采取静脉放血,每$1\sim3$日1次,每次$200\sim400ml$,老年人或有心血管疾病患者慎重。使用血细胞分离机进行红细胞去除术,可以较快使血红蛋白下降。一次总循环量以 2000ml 左右血量为宜。隔天可以再进行一次红细胞去除术,以达到红细胞数低于$6\times10^{12}/L$或血细胞内容下降至 50% 以下为目标。

(二)药物治疗

(1)羟基脲:每日$0.5\sim2.0g$,根据血象调整剂量。

(2)干扰素 300 万 U,隔日皮下注射。

(三)放射性核素^{32}P 治疗

适用于对放血及药物治疗效果不佳的老年患者。

(李　哲)

第十二节　原发性血小板增多症

原发性血小板增多症为以巨核细胞增生为主、血小板显著增多的骨髓增殖性肿瘤。

【诊断标准】

(一)临床表现

起病缓慢,表现轻重不一。轻者除疲劳、乏力外,无其他症状。也可无症状,因偶尔发现血小板增多或脾大而被确诊。患者可出现出血表现,以胃肠道及鼻出血为常见,也可表现为皮肤、黏膜瘀点或瘀斑。约 1/3 患者有血栓形成,多见于肢体,表现为手足发麻、发绀、指趾疼痛、溃疡甚至坏疽。静脉血栓形成以下肢居多,也可发生在肝、脾、肠系膜、肾及门静脉。20%患者有无症状脾栓塞,导致脾萎缩。肝脾可轻至中度肿大。

（二）实验室检查

1.血象 血小板多在$(600\sim3000)\times10^9/L$,血小板形态一般正常,偶见巨大、畸形或小型的血小板。白细胞多在$(10\sim30)\times10^9/L$,分类以中性分叶核粒细胞为主。

2.骨髓象 有核细胞增生活跃或明显活跃,巨核细胞增生尤为明显,以大的成熟巨核细胞增多为特征,有大量血小板聚集。

3.出凝血功能测定 出血时间可延长,凝血酶原消耗时间缩短,血块退缩不良。

4.50%患者可发现JAK2V617F基因突变

（三）WHO诊断标准

必须满足以下4项标准:

(1)血小板计数$\geqslant450\times10^9/L$。

(2)骨髓组织提示主要为巨核系细胞增生,且以成熟的大巨核细胞数量的增多为主,无明显粒系或者红系增生。

(3)无符合WHO诊断标准的慢性粒细胞白血病,真性红细胞增多症,原发性骨髓纤维化,骨髓增生异常综合征和其他骨髓增殖性疾病。

(4)JAK2V617F基因或其他克隆标记的表达,或无反应性血小板增多的证据。

【治疗原则】

以使血小板减少至正常或接近正常为目的,同时预防血栓和出血的情况。

(1)阿司匹林等抗血小板药可用以防止血栓形成。如已有血栓形成,可用肝素。

(2)羟基脲$0.5\sim2g/d$,根据血细胞计数调整剂量。

(3)干扰素:一般采用α干扰素,300万$\sim$600万U,隔日1次,皮下注射。

(4)血小板单采术:可迅速减少血小板量,改善症状。适用于需尽快降低血小板数或骨髓抑制性药物效果差的患者。

（李　哲）

第十三节　骨髓纤维化

原发性骨髓纤维化是因骨髓造血组织中原纤维细胞恶性增生,网状蛋白纤维增多和胶原沉积影响造血,而引起的慢性骨髓增生性疾病。因不同程度的骨髓纤维组织增生,发生在脾、肝和淋巴结的髓外造血。表现贫血,外周血出现幼稚白细胞及幼红细胞性贫血,有较多的泪滴状红细胞,脾明显肿大,具有不同程度的骨质硬化,骨髓穿刺常干抽。本病多数进展缓慢,一般自然病程平均$5\sim7$年,部分可转变为急性白血病。少数急性骨髓纤维化,病程短凶险,多1年内死亡。临床须与慢性粒细胞白血病、真性红细胞增多症、原发性血小板增多症、骨髓增生异常综合征、多发性骨髓瘤、骨结核、骨髓炎及苯、氟中毒引起的继发性骨髓纤维化鉴别。

【诊断标准】

（一）临床表现

1.症状

(1)发病年龄多在$50\sim70$岁之间,可见于婴幼儿,男性略高于女性。

（2）多数起病缓慢，早期无症状，逐渐出现疲乏、苍白、心慌、气短、左上腹不适、腹块等。

（3）少数有低热、消瘦、盗汗、黄疸、便血、呕血、关节骨痛等。

（4）晚期常表现严重的贫血及出血。

2.查体

（1）消瘦、水肿、皮肤黏膜苍白、紫癜、巩膜及皮肤黄染、骨压痛。

（2）90％以上有肝、脾肿大，以脾肿大显著，多见脾周围炎及巨脾症，巨脾症多伴白细胞增高。少数有淋巴结肿大。

（二）实验室检查

1.血象

（1）正细胞正色素或低色素性贫血，红细胞大小不均、有异形、泪滴状及多染性红细胞，可见有核红细胞。

（2）2/3患者白细胞增多，计数多在 $20×10^9/L$ 以下，少数在 $50×10^9/L$ 以上。血涂片可见不同发育阶段的幼稚细胞。

（3）血小板计数一般正常，病程早期可以增多，晚期可减少。血涂片可见巨大血小板。

（4）病程中红细胞、白细胞及血小板计数可有增多或减少。

2.骨髓象　多部位骨髓穿刺涂片以"干抽"为特点或增生低下，偶可呈局灶性增生。骨髓病理活检显示纤维组织明显增生或纤维组织占1/3以上。

3.中性粒细胞碱性磷酸酶　积分正常或增高。

4.Ph染色体检查　阴性。40％～50％有JAK2基因突变，检查JAK2V617F利于诊断。

5.肝、脾、淋巴结病理检查　有造血灶。

【治疗原则】

无特效治疗方案。早期症状不明显，病情稳定，随访观察，对症治疗。

（1）严重贫血，如血红蛋白低于85g/L，不伴有明显出血情况，需输2单位红细胞。如血红蛋白高于85g/L，除非有临床指征，不主张输血。

（2）雄激素。促进骨髓红细胞成熟、释放，减轻贫血，一般需用药3个月以上。

羟甲雄酮2～4mg/（kg·d），分次口服；康力龙2～4mg/次，每日3次口服；达那唑0.1～0.2g/次，每日3次；丙酸睾丸酮50～100mg/次，每日或隔日1次，肌内注射。

（3）肾上腺皮质激素抑制抗原抗体反应，减少红细胞破坏，改善毛细血管的通透性。适用于Coombs试验阳性及血小板减少患者，用泼尼松40～60mg/d，2～3周后逐渐减量。也可选用甲基泼尼松龙。

（4）白细胞高伴脾肿大显著者可行小剂量化疗，选用马利兰、羟基脲、瘤可宁、阿糖胞苷等。

（5）干扰素300万U/d，皮下注射，3次/周；1,25-二羟胆骨化醇0.25μg/d，口服，疗程4～8周。

（6）当巨脾引起严重压迫症状或脾梗死，血红蛋白低于85g/L或需要输血，血小板减少在 $20×10^9/L$ 以下，顽固性溶血及门脉高压症者，均要考虑切脾治疗。

（7）可异基因造血干细胞移植，需考虑适应证。

（李　哲）

第十四节 淋巴瘤

淋巴瘤系原发于淋巴结和(或)结外淋巴组织的恶性肿瘤。组织病理学可见分化、成熟程度不一的肿瘤性淋巴细胞大量增生,正常淋巴结结构被破坏。根据组织病理学分为霍奇金淋巴瘤和非霍奇金淋巴瘤两大类。

一、霍奇金淋巴瘤

本病常发生于年轻人,早期多为局限性,如颈、锁骨上及纵隔等淋巴结肿大,继而扩散至邻近淋巴结。在肿瘤组织中常常见到 R-S 细胞,并伴有数量不等的背景细胞,有淋巴细胞、浆细胞、嗜酸性粒细胞及中性粒细胞等。根据病理学特点分为结节性淋巴细胞为主型霍奇金淋巴瘤(NLPHL)和经典型霍奇金淋巴瘤(CHL),后者又分为四个亚型,包括富于淋巴细胞型、结节硬化型、混合细胞型、淋巴细胞削减型。

【诊断标准】

(一)临床表现

1.全身症状 常有发热,热型不定。时有乏力、盗汗、体重减轻,有时有皮肤表现如皮疹、瘙痒、红斑等,晚期有贫血、恶液质等。

2.局部表现 淋巴结肿大为本病主要表现,其好发部位是颈、锁骨上、腋下及纵隔等。肿大的浅表淋巴结一般无触痛,质坚韧如橡皮样,可产生相应的压迫症状。约 1/5 患者饮酒后有肿大淋巴结疼痛。晚期可累及邻近组织器官出现相应的症状。

(二)实验室检查及辅助检查

1.淋巴结活检、组织病理学检查 这是确诊本病所必要的方法。淋巴结穿刺涂片结合印片检查对诊断有参考价值。

2.血象及骨髓象 疾病早期血象无特异性改变,有时嗜酸性粒细胞增多。骨髓象检查常做骨髓细胞学检查和活检,一般呈反应性增生,晚期可查见 R-S 细胞。

3.影像学检查 有 X 线平片检查、B 超、CT、MRI 检查等了解病变范围,进行临床分期必需的检查,PET/CT 是目前较先进的检查,已越来越多地用于淋巴瘤病灶的检查。

4.血液生化检查 常见血浆球蛋白增高,早期 IgG、IgA 升高,随疾病进展,血清碱性磷酸酶及乳酸脱氢酶(LDH)增高,可有 β_2-微球蛋白(β_2-MC)、C-反应蛋白(C-RP)升高,部分患者有单克隆免疫球蛋白升高。

(三)临床分期

诊断后应进一步确定病变范围,有利于制定治疗方案和判断预后。

Ⅰ期 病变仅限于一个淋巴结区。

Ⅱ期 病变侵及横膈同侧的 2 个以上的淋巴结区。

Ⅲ期 横膈两侧淋巴结区受侵。

Ⅳ期　一个或多个结外器官广泛或播散性侵犯。

以上各期又可以按患者有无全身症状[发热、盗汗、体重减轻(6个月内体重减轻10%以上)]分为A、B两组,无症状者为A,有症状者为B。

【治疗原则】

(一)化学治疗

化学治疗为Ⅲ、Ⅳ期患者主要的治疗手段,ABVD方案和Stanford V方案是目前首选的化疗方案。Ⅰ、Ⅱ期伴有不良预后患者,除化学治疗外,辅以受累部位放射治疗。高危患者可以选择BEACOPP和增强的BEACOPP方案等。

1.ABVD方案

阿霉素25mg/m²,静脉注射,第1日及第15日;

博莱霉素10mg/m²,静脉注射,第1日及第15日;

长春花碱6mg/12,静脉注射,第1日及第15日;

氮烯咪胺375mg/m²,静脉注射,第1日及第15日;

每4周重复1次。

2.Stanford V方案

阿霉素25mg/m²,静脉注射,第1日及第15日;

长春花碱6mg/m²,静脉注射,第1日及第15日;

氮芥6mg/m²,静脉注射,第1日;

长春新碱1.4mg/m²(最大2mg),静脉注射,第8日及第22日;

博莱霉素10mg/m²,静脉注射,第8日及第22日;

依托泊苷60mg/m²,静脉注射,第15日及第16日;

泼尼松40mg/m²,口服,隔日1次。

每4周重复1次。

3.BEACOPP和BEACOPP增强方案

博莱霉素10mg/m²,静脉注射,第8日;

依托泊苷100mg/m²(增强200mg/m²),静脉注射,第1～3日;

阿霉素25mg/m²(增强35mg/m²),静脉注射,第1日;

环磷酰胺650mg/m²(增强1250mg/m²),静脉注射,第1日;

长春新碱1.4mg/m²(最大2mg),静脉注射,第8日;

甲基苄肼100mg/m²,口服,第1～7日;

泼尼松40mg/m²,口服,第1～14日。

每3周重复1次。

(二)放射治疗

单纯放射治疗罕见用于CHL而更多用于NLPHL,推荐剂量30～36Gy。放射治疗常作为化学治疗的辅助治疗,依据联合的化疗方案不同进行照射剂量调整。

（三）造血干细胞移植

自体外周血造血干细胞移植实际上是超大剂量化学治疗和（或）放射治疗的支持手段，适用于复发、难治的患者。对于自体外周血造血干细胞移植难仍无法治愈，又有合适供者，可尝试异基因造血干细胞移植。

（四）支持治疗及并发症治疗

晚期患者或放化疗后出现严重血细胞减少者可给予悬浮红细胞和机采血小板输注及 G-CSF 等治疗；合并感染者给予抗生素治疗；合并免疫缺陷者给与丙种球蛋白、胸腺肽等治疗。

二、非霍奇金淋巴瘤

非霍奇金淋巴瘤发病率明显高于霍奇金淋巴瘤，可发生于淋巴结及结外组织。根据细胞来源分为 B 细胞淋巴瘤、T 细胞淋巴瘤和 NK 细胞淋巴瘤。在 2008 年 WHO 淋巴瘤分类中，非霍奇金淋巴瘤分为 45 个亚型。根据临床特点，分为惰性非霍奇金淋巴瘤和侵袭性非霍奇金淋巴瘤。

【诊断标准】

（一）临床表现

1.全身症状　可有发热、盗汗、体重减轻等。侵袭性淋巴瘤患者更常见。

2.淋巴结肿大　浅表淋巴结或深部淋巴结均可累及，多为无痛性进行性肿大。

3.肝、脾肿大　据临床统计，约 30%～40% 的非霍奇金淋巴瘤患者有肝、脾肿大。

4.其他相应表现　肿大淋巴结压迫局部器官的表现，如呼吸困难、肠梗阻等。

（二）实验室检查及辅助检查

1.病理学检查　病理学检查是确诊非霍奇金淋巴瘤及其亚型的重要依据，包括组织学检查、免疫组织化学检查、瘤细胞染色体检查、相关融合基因检查等。

2.血象及骨髓象　可以行全血细胞计数、骨髓细胞学检查、流式细胞仪免疫分型等检查，在疾病初期可正常，但病变累及骨髓时可抑制造血功能，出现贫血、血小板减少、骨髓中出现淋巴瘤细胞等类似淋巴细胞白血病表现。

3.淋巴结或病灶活检　组织病理学检查是诊断非霍奇金淋巴瘤的主要依据，结合免疫组织化学检查能明确各种亚型。

4.影像学检查　包括 X 线拍片、B 超、CT、MRI、PET/CT 检查等，对明确病变累及范围、确定临床分期非常重要。

5.血液学检查　血清 LDH、β_2-MG 有助于判断肿瘤负荷，另外还可出现肝肾功能异常、负氮平衡的表现。

（三）临床分期

采用霍奇金淋巴瘤的 AnnArbor 分期方法。

【治疗原则】

（一）常见淋巴瘤的化疗

非霍奇金淋巴瘤治疗方案的选择主要依据病理亚型、分子生物学标志、年龄及疾病的危险分层,常见淋巴瘤的化疗简述如下。

1.弥漫大 B 细胞淋巴瘤(DLBCL)　联合化疗是 DLBCL 主要治疗措施,美罗华联合 CHOP 方案是主要的治疗方式。对于预后较好的局部病变,通常为 3～4 个 R-CHOP 方案后加受累野放疗或 RCHOP 方案 6 疗程。对有大包块的高危患者,应采用 R-CHOPx6 疗程。对 Ⅲ～Ⅳ 期病变给予 RCHOP 方案 6～8 疗程。

①R-CHOP 化疗方案:

环磷酰胺 $750mg/m^2$ Ⅳ d1

阿霉素 $50mg/m^2$ Ⅳ d1

长春新碱 $1.4mg/m^2$ Ⅳ d1(最大量 2mg)

泼尼松 100mgPO qd d1～5

美罗华 $375mg/m^2$ Ⅳ d1

21 天为 1 个周期

复发患者如仍可以耐受大强度化疗,应该行挽救化疗。常用方案包括 ICE、DHAP、ES-HAP。美罗华可以常规加入。如果患者对挽救性治疗有反应,可以进行干细胞支持下的大剂量化疗。

②复发/难治 DLBCL 挽救性化疗方案:

ICE-异环磷酰胺,卡铂,足叶乙苷

DHAP-地塞米松,大剂量阿糖胞苷,丙卡巴肼

ESHAP-足叶乙苷,甲强龙,阿糖胞苷,顺铂

R-EPOCH-足叶乙苷,阿霉素,长春新碱,泼尼松,环磷酰胺,美罗华

2.滤泡淋巴瘤(FL)　大部分 FL 为临床晚期,可根据滤泡淋巴瘤积分系统(FLIPI)进行预后分层。进展期Ⅰ～Ⅱ级 FL 主要治疗指征是:①有症状的大淋巴结、包块或巨脾。②器官功能受损。③显著 B 症状。④血细胞减少。⑤持续进展。⑥患者意愿。

烷化剂单药(如环磷酰胺、苯丁酸氮芥)、嘌呤类似物福达拉滨或组合方案(CHOP、CVP)均可使用。美罗华单药总反应率 50％～70％,并可以作为初始及难治(复发)患者的维持治疗。美罗华也可与其他化疗方案 CVP、CHOP 或福达拉滨联合应用。老年患者或不能耐受上述治疗者可选放射免疫治疗。

复发的患者应再次取活检,除外组织学转化。如果初始治疗后缓解期长,可再次给予同一方案;如果初始治疗后缓解期仅有数月,应换用其他方案。年轻患者,身体一般状况可,可以考虑自体或异基因造血干细胞移植。

3.边缘区 B 细胞淋巴瘤(MZL)　单纯 HP 清除可以使早期 HP 阳性胃 MALT 淋巴瘤患者达组织学缓解。HP 阴性或Ⅱ期以上患者通常需要放射治疗或化疗。

MALT 淋巴瘤大部分为局部病变,可以放疗。其他治疗包括单药化疗、美罗华、抗衣原体治疗以及观察等待。不必进行 CNS 预防。

脾边缘区淋巴瘤预后好,出现临床症状以及(或)显著血细胞减少应开始治疗,通常行脾切除。如果不能耐受脾切除,或随后需要治疗,可以应用烷化剂、嘌呤类似物、美罗华。如果伴有 HCV 感染,应进行抗病毒治疗。

4.套细胞淋巴瘤　目前尚无标准治疗方案。偶有患者临床呈惰性表现,可以观察等待或

单药治疗。初始治疗包括嘌呤类似物、烷化剂、单克隆抗体联合化疗（如 R-FCM,R-CHOP）。如果患者一般状况好,可以使用 R-hyperCVAD 方案,或 R-CHOP 方案继以 ASCT 做为巩固治疗。复发或难治患者可以应用蛋白酶体抑制剂硼替佐米。

5.伯基特淋巴瘤(BL)　BL 标准治疗为密集、高强度的联合化疗,应常规进行 CNS 疾病预防,脑脊液检查证实 CNS 受累患者应同时进行 CNS 治疗。在初始治疗开始前应预防肿瘤溶解综合征。常用化疗方案包括美罗华联合 HyperCVAD、CODOXM/ⅣAC 巩固。

6.外周 T 细胞淋巴瘤　没有标准一线治疗方案。ALK 阳性的间变大细胞淋巴瘤可以采用 CHOP 方案。其他外周 T 细胞淋巴瘤(包括外周 T 细胞淋巴瘤非特异型、血管免疫母细胞淋巴瘤、ALK 阴性的间变大细胞淋巴瘤、肠病相关 T 细胞淋巴瘤)可以采用蒽环类药物为基础的化疗,如 CHOEP、CHOP 联合 ICE 或更强烈的方案 hyperCVAD。除低危患者,可以采用自体造血干细胞移植作为巩固治疗。复发难治患者可以采用含吉西他滨的方案。

7.结外 NK/T 细胞淋巴瘤,鼻型　无不良预后因素Ⅰ期鼻 NK/T 细胞淋巴瘤可以单独局部放疗,部分缓解患者可以进行造血干细胞移植。Ⅰ期有不良预后因素及Ⅱ期以上病变采用放化疗联合治疗,造血干细胞移植可以作为巩固治疗或挽救治疗手段。鼻型 NK/T 细胞淋巴瘤以化疗为主,无标准一线化疗方案,可以采用含左旋门冬酰胺酶的方案。

（二）放射治疗

放射治疗选择原则与霍奇金淋巴瘤相似,但非霍奇金淋巴瘤多具有侵袭性,因此多作为Ⅰ期惰性非霍奇金淋巴瘤的主要治疗方案和Ⅱ期以上患者的局部辅助放射治疗。

（三）手术治疗

巨大淋巴结或胃肠道淋巴瘤出现梗阻、穿孔时可行手术切除。

（四）造血干细胞移植

多采用自体外周血造血干细胞移植,多用于伴有高危因素完全缓解患者的巩固治疗或复发难治患者的挽救治疗手段。年轻复发患者有合适供者可以尝试异基因造血干细胞移植。

（五）一般治疗及并发症治疗

化疗经常造成贫血,并可能加重原有合并症,如导致心肺功能不全,浓缩红细胞输注可有效减轻治疗所致贫血。严重血小板减少者可输注机采血小板;明显粒细胞减少或粒细胞缺乏者,可用 G-CSF 治疗;合并感染者,积极抗感染治疗。

【注意】

(1)霍奇金淋巴瘤和非霍奇金淋巴瘤均因较长时间的化疗、放疗,患者免疫功能受抑制,易发生感染,尤其是既往感染过乙型肝炎的患者,在化疗联合 CD$_{20}$ 单克隆抗体治疗的过程中,可能会出现乙肝病毒激活,应进行病毒定量监测,并进行乙肝病毒预防性治疗。使用福达拉滨治疗中,应进行疱疹病毒及卡氏肺囊虫的预防治疗。

(2)本病确诊后,应有计划地长期治疗,一般连续 6～8 个周期,不可随意中断,尤其是Ⅲ、Ⅳ期患者,即便缓解后,还要进行缓解后的随访、复查或治疗。

（李　哲）

第九章　新生儿疾病

第一节　新生儿窒息

新生儿窒息是指出生时或生后数分钟无呼吸或呼吸抑制,肺不能充气,无血流灌注,导致缺氧,高碳酸血症及酸中毒,常合并低血压,组织有相对或绝对缺血。因正常分娩也经历一个缺氧的过程,目前尚无一个公认的定义。

【临床表现】

1.宫内窒息:出现胎动增强,胎心增快或减慢,不规则,羊水可被胎粪污染。

2.出生后呼吸暂停,心率慢,发绀,苍白,肌张力低,活动差等。

【诊断要点】

1.病史　凡有影响母体和胎儿间血液循环和气体交换的因素都会造成胎儿缺氧,娩出后不能发动呼吸。

(1)母亲因素:慢性高血压,妊高征,休克,贫血,血型不合,心脏病等影响带氧能力。胎盘早剥,前置胎盘,早产,过熟等胎盘因素及脐带血流中断,如脐带脱垂,绕颈等脐带因素;以及难产,头盆不称,急产,胎头吸引不顺利,胎位不正等。

(2)胎儿、新生儿因素:早产,多胎,宫内发育迟缓,分娩过程低氧血症使呼吸发动不良,气道梗阻,失血,宫内感染,先天畸形,中枢抑制,以及产妇用麻醉剂,镇静剂,手术创伤等。

2.阿氏评分　新生儿生后1分钟及5分钟的阿氏评分概括的反应了新生儿出生时情况,对诊断窒息和评价复苏效果很重要(见表9-1)。

表 9-1　阿氏评分标准

体征	出生一分钟		
	0 分	1 分	2 分
皮肤颜色	青紫或苍白	肢端青紫	全身红
心率	无	<100 次/分	>100 次/分
呼吸	无	慢,不规则	正常
肌张力	松弛	四肢略曲屈	活动
反射	无	有动作,皱眉	哭

注:按 1 分钟评分标准分为轻、重两度,(0~3 分为重度,4~7 分为轻度)

5 分钟评分低于 7 分者,需在 20 分钟内,每 5 分钟评一次

【复苏】

复苏目的是建立呼吸,确保肺泡通气,恢复血氧张力,恢复心脏正常跳动,保证重要器官供血。方法按我国参照国际通用方法所制定的 ABCD 复苏方案进行。

A:airway　使呼吸道通畅(置正确体位,吸口鼻分泌物,气管插管)

B:breathing　建立呼吸(触觉刺激,正压通气)

C:circulation　建立正常循环(胸外按压,用药)

D:drugs　药物治疗

E:enaluation 及 environment　评估与保暖

1.初步复苏

(1)保暖揩干,置正确体位,吸口鼻分泌物,吸气管内胎粪,轻微触觉刺激,以上操作应在 20 秒内完成,然后评估。

(2)评价呼吸:→有自主呼吸→评价心率(如心率＞100 次/分,评价肤色(青紫吸氧,氧流量以 5L/min 为宜,距口鼻距离为 1cm 时,O_2 浓度约为 80％;→无自主呼吸(或心率＜100 次/分)复苏器正压给氧 15～30 秒→。

(3)注意点:操作者面对患儿头顶部,右手持气囊,左手扶面罩,摆最佳体位,肩下垫布 2～3cm。对揩干羊水及吸分泌物无反应,可弹足底或摩擦背部刺激呼吸两次,如无效,应用正压呼吸,不用其它过强刺激。

2.复苏器正压通气给氧

(1)指征:初步复苏后无自主呼吸或心率低于 100 次/分。

(2)自动充气气囊复苏器已普遍采用,优点是快而操作简单。注意摆好体位,选择合适面罩,接好氧气。

(3)面罩安置:以拇、食、中指握面罩,无名指固定,使之密闭于口鼻,注意不要压眼及喉部。检查密闭性是以指尖压气囊,胸呈浅呼吸状,如扩张不好说明不密闭,有分泌物梗阻或压力不够应调整。方法包括:重放面罩,摆正体位,吸引,使口稍张开,增加压力等。如需较长时间的气囊面罩正压通气应插胃管。

(4)速率:40～60 次/分。

(5)压力:第一、二次稍高 30～40cm H_2O,以后只需 15～20cm H_2O,病肺 20～40cm H_2O。

(6)时间:正压呼吸 15～30 秒钟后测心率(6 秒心率×10),可先触摸脐带搏动,如摸不到,用听诊器数心率。

(7)评价心率→心率:＞100 次/分,如有自主呼吸,停止通气;

　　　　　　　80～100 次/分(增加),面罩正压通气;

　　　　　　　80～100 次/分(不增加),正压通气及心脏按压;

　　　　　　　＜80 次/分,正压通气(气管插管)心脏按压。

3.胸外心脏按压

(1)指征:正压通气 15～30 秒后心率＜80 次/分,或 80～100 次/分不增加。

(2)部位:胸骨下 1/3,两乳头连线中点下方。

(3)方法:拇指法较好,操作者双拇指并排或重叠于按压部位,其它手指围绕胸廓并托背部。深度：1.3～1.8cm，频率：120 次/分。

(4)应给予正压呼吸：胸外心脏按压时按 3∶1，给予正压呼吸，即每 3 次胸外按压后停一次，给 1 次正压通气，需两人操作。时间：30 秒，后测心率，如心率仍<80 次/分，进行气管插管，用药。

4.气管插管术

(1)指征：①窒息严重估计需长时间复苏，必要时生后立即进行气管插管，不必先用面罩复苏；②需气管内吸引；③面罩正压给氧无效；④疑为膈疝；⑤极或超低出生体重儿。

(2)准备工作：选管，接插头，插管芯，预备喉镜，吸引器，复苏囊，O_2 源等。

(3)操作：摆正体位，左手持喉镜，将镜片放入口中，沿舌与硬腭间中线向前至舌根，将镜片平行上提，见会厌软骨将镜片抵住会厌谷，可见声门开口，吸分泌物，右手持气管导管，从口腔右侧送入。术者或助手在喉外稍加压，以利暴露声门，插管入声门，看到导管上的声带线在声带水平取出喉镜，拔出管芯，接复苏囊，正压通气。听呼吸音，观察呼吸运动，证实插管位置。

(4)注意合并症：缺氧，心动过缓，呼吸暂停，气胸，损伤，感染等。

5.胎粪污染羊水胎儿复苏

(1)头娩出后，肩娩出前立即按产科常规吸引分泌物及胎粪。对于活跃，胎粪不粘稠的婴儿这样处理后即可给氧观察，但对胎粪粘稠的婴儿还应做进一步处理。

(2)胎粪粘稠的婴儿肩娩出后，不用指干，紧抱胸部以避免刺激呼吸，迅速吸口、咽部。

(3)气管插管吸引：窒息＋胎粪粘稠（或不太粘稠）者气管插管吸引。胎粪粘稠无窒息，婴儿活跃者应权衡利弊，如气管插管不困难最好气管插管吸引。吸引时应将气管插管边吸边拔出，用细吸痰管插入气管插管吸痰效果不好。

6.复苏用药　用药目的是刺激心跳，增加组织灌注，维持酸碱平衡，（见表 9-2）。

表 9-2　复苏用药

药物	规格	剂量	指征、用法
肾上腺素	1∶10000	0.1～0.3ml/kg	Ⅳ.ET.快，5 分钟后可重复 *
扩容剂	全血，生理盐水，5%白蛋白	10ml/kg	失血，低血容量体征
碳酸氢钠	5%	2～3ml/kg，Ⅳ	Ⅳ，慢（5min 以上）稀释一倍 **
纳洛酮	0.4mg/ml	0.1mg/kg	呼吸抑制，母 4h 内用药史
多巴胺			从 5μg/(kg·min)开始，可增至 20μg/(kg·min) ***

* 肾上腺素应用指征：用100%O_2 正压呼吸及胸外心脏按压30秒后，心率仍低于80次/分，或无心跳；

** 碳酸氢钠应用指征：用两次肾上腺素后心率仍低于80次/分，通气良好；

*** 多巴胺配制：每50ml溶液中应加多巴胺剂量：毫克数＝3×婴儿体重(kg)。用此溶液每小时输入的毫升数，即为 μg/(kg.mln)数，如每小时输入 5 毫升即为5μg/(kg·min)。可根据病情调整复苏持续时间；如1分钟阿氏评分为 0 分，正确复苏 15～20 分钟无反应，一般来说不必继续。因即使在此时间后有反应，死亡或有严重的不可逆的神经系统损伤的结局是不可避免的。

7.复苏后常规处理

(1)一般措施：①保暖，保持呼吸道通畅，观察皮肤颜色，脉搏强弱，末梢循环；②监测心率，呼吸,BP,血糖,血气等;③临床观察神经系统症状做 HIE 诊断及分度;④呼吸建立并规律后用头罩吸氧,可疑肺部合并症者拍胸片,病情需要用人工通气;⑤通气良好,皮肤仍苍白而血压正常或偏高,可先给氧,保暖,纠正酸中毒,血压低作血红蛋白,血球压积,有贫血者给 5~10ml/kg 新鲜血输入,无贫血者输白蛋白 5~10ml/kg,并用多巴胺 2~5μg/(kg·min)开始;⑥重症窒息者,一般禁食 3 天,输液量第一天一般 50~60ml/kg,逐渐加至 80~100ml/kg(第 3 天),全天液量 24 小时内均匀输入,给以 5%~10%葡萄糖,24 小时内除纠正酸中毒外,一般不用电解质。⑦记录首次排尿时间及尿量,查尿常规,比重等。注意胃肠道症状如呕吐,腹胀,观察大便性质,化验潜血。

(2)纠正代谢紊乱:①作血气分析,改善通气后 BE 仍低(<-7)者,用碳酸氢钠按公式计算纠正;②监测血糖,维持血糖水平在 40~90mg/dl(2.2~4.96mmol/L);③急性肾损害:限制入量,仅补给不显性丢失加尿量,监测体重,血压,电解质尿素氮及酸碱平衡,供给足够热量。

(3)抗惊厥,纠正脑水肿(见缺氧缺血性脑病部分)。

(孟伟玲)

第二节　新生儿呼吸暂停

新生儿呼吸暂停指呼吸停止 20 秒以上,伴有发绀和心率减慢(<100 次/分),反复呼吸暂停,可致脑损伤,预后严重。

【临床表现】

主要表现为呼吸停止、发绀、心率减慢和肌张力低下。临床分为两类:

1.原发性　多见于胎龄≤34 周或出生体重<1500 克的早产儿,77%在生后第二天开始。多由于神经发育不成熟,肌肉疲劳,低氧抑制等。

2.继发性　肺部疾患,中枢神经系统疾患,全身性疾病,高胆红素血症,代谢紊乱,胃食管反流(GEF),贫血等。

【诊断要点】

1.病史　多见于早产儿。如为足月儿,多有其他原发病史。

2.呼吸停止>20 秒　伴有青紫,心率减慢≤100 次/分或肌张力低下者。

3.实验室检查　血气分析有 PaO_2 下降、$PaCO_2$ 增高、SaO_2 下降;血糖、血钙、血钠、血培养、胸片等。

【治疗】

1.轻症　触觉刺激。对触觉刺激反应好者,不必过多特殊治疗。

2.氧疗　避免低氧及高氧。可用鼻导管,1~2L/分,维持 SaO_2 90%左右。

3.持续正压(CPAP)呼吸　鼻塞或气管插管 CPAP(压力 3~4cmH_2O)可减少发作。一般不用间断强制呼吸(IMV),只在有呼吸性酸中毒,或开始治疗时以尽快使病情稳定。

4.药物治疗　氨茶碱或咖啡因可减少发作次数及呼吸机的应用。

(1)氨茶碱:首次 5～6mg/kg(负荷量),12 小时后 2.5mg/(kg·d)分 2 次(维持量),不良反应有呕吐,喂养不耐受,心率快等。拔气管插管前应用氨茶碱已被临床广泛采纳,但对其效果仍有不同看法。

(2)咖啡因:10～20mg/kg(负荷量),2.5～5.0mg/(kg·d)(维持量),疗效与氨茶碱无差别,且不良反应少,每天只用一次,但药品来源有困难。

(3)其它:盐酸吗乙苯吡酮:作用于周围及中枢化学感受器,可用于治疗呼吸暂停,需静脉持续输入,效果与氨茶碱相似。为第二线药物。不良反应有高血压,易激惹,胃肠反应等。

5.紧急处理过程中,应做检查找出呼吸暂停原因,进行病因治疗。

【预防】

极低出生体重儿呼吸暂停发生率高(约 70%)应注意预防。

1.置俯卧位,避免颈部屈曲,暖箱温度调至中性温度低限,避免波动。

2.少行咽部吸引,动作轻柔。

3.24 小时监护至 34 周或无发作后一周,以早期发现。

4.营养供给,减少肌肉疲劳,PCV<30%应输血。

(孟伟玲)

第三节　胎粪吸入综合征

胎粪吸入综合征(MAS)又称胎粪吸入性肺炎(MAP)。

【临床表现】

常有窒息史,粪染羊水,生后不久出现呼吸窘迫,胸部隆起,肺部出现湿啰音,粗糙的支气管音或呼气延长,常有混合性酸中毒。

【诊断要点】

1.发病因素　胎粪污染羊水(MSF)占所有分娩的 10%～15%,其中约 5%发展为 MAS,与以下因素有关:

(1)宫内窘迫:母亲妊高征,第二产程>2 小时长,胎心异常。

(2)其他高危因素:如胎龄大(>40 周),宫内发育不良(IUGR),宫内感染导致早产儿发病,母吸烟,家族过敏史等。

2.具有以上临床表现。

3.X 线检查　轻者:肺纹理加重,点片状影。中重者:典型的多样型改变,肺容量增加,横膈位置低,胸廓前后径增宽,可见斑片状或粗大的结节状影,两下肺比较明显,间以过度透亮区,还可见小叶或节段型肺不张及气漏。

【治疗】

1.预防为主:常规产科吸引,头娩出后挤口鼻,吸引。

2.气管插管吸引:窒息＋胎粪黏稠(或不太黏稠)者气管插管吸引。胎粪黏稠无窒息,婴儿活跃者应权衡利弊,如气管插管不困难最好气管插管吸引。

3.体位引流,高浓度湿化头罩给氧,保持安静。

4.持续正压(CPAP)呼吸。

5.上述方法无效考虑应用间断强制呼吸(IMV),因病变不均匀,注意各项参数选择及调整。为防止气漏发生可用 SIMV,有条件的用较低频率(6～10Hz)的高频通气(HFOV)。

6.广谱抗生素预防感染,用镇静剂,减少躁动,病情突然恶化应想到气胸的可能。

7.用人工合成表面活性物质治疗重症 MAS 的效果尚需进一步临床证实。有持续肺动脉高压(PPH)用相应治疗。

(孟伟玲)

第四节　新生儿感染性肺炎

新生儿感染性肺炎较常见,感染可以发生在出生前、娩出过程中及出生后。病原体主要为细菌及病毒,少数由真菌、衣原体、原虫引起。出生前感染包括孕妇妊娠后期感染经血行通过胎盘屏障进入胎儿循环,或羊膜腔感染,羊膜早破胎儿吸入污染的羊水;娩出过程因经过阴道时吸入污染的分泌物,出生后见于接触呼吸道感染者。其他部位感染经血行传播至肺或接受一些侵入性操作及应用抗生素、激素接触病原体机会多的住院患儿。

【临床表现】

1.多数患儿有体温不升或发热,反应低下、拒奶等全身症状。

2.气急、口吐泡沫、鼻翼扇动、吸气性凹陷、呼气性呻吟、发绀、呼吸暂停;少数表现为反应低下,口唇周围青灰、呼吸不规则、呼吸暂停、腹胀等;咳嗽症状可以不出现(尤其早产儿);新生儿早期 B 族溶血性链球菌有肺炎症状酷似新生儿肺透明膜病,衣原体肺炎起病缓慢,咳嗽较频,发绀、气急。

3.重症较易发生呼吸衰竭。

【诊断要点】

1.病史与体检　了解有无引起感染的相关因素。呼吸道合胞病毒在冬春季发病,常有接触史;出生前及娩出过程中感染常于出生后 2～3 天内出现症状,但衣原体肺炎要在生后 3～4 周或更晚发病。肺部听诊可闻及湿啰音或捻发音,但可以阴性。

2.辅助检查

(1)X 线检查:细菌性肺炎:表现为肺纹理增粗,边缘模糊小斑片状密度增深影,病变中间密度较深而边缘较浅,病灶可融合成片。金黄色葡萄球菌肺炎早期病灶亦是大小不等斑片状密度增深影,但其病变大小及范围短期内可明显变化,并可见大小不一薄壁圆形气囊,易并发脓胸、脓气胸。

病毒性肺炎:主要为间质性肺炎。位于支气管、血管周围的间质病变,呈现纤细条状密度增深影;位于终末支气管以下区域的肺间质病变,表现为短条状,相互交叉呈网状伴肺气肿。

病变区可伴散在分布,大小不一斑片状泛阻塞性肺气肿为主要征象。

衣原体肺炎:明显肺气肿,两侧肺野弥散性间质浸润和斑片状肺泡浸润影。

(2)有条件作病原学检测(细菌培养、病毒分离、免疫荧光技术、酶联免疫吸附试验等快速诊断)。

(3)病情较重者应作血气检查,经皮测氧饱和度不能替代血气分析。

(4)血白细胞计数和分类、急性反应蛋白(如 CRP)对鉴别细菌性、病毒性有一定参考价值,沙眼衣原体感染可有嗜酸性粒细胞升高。

【治疗方案和原则】

1.一般治疗　注意保暖、超声雾化吸入,经常翻身、拍背、吸痰,保持呼吸道通畅。注意水、电解质平衡与营养支持。

2.抗生素的选用　原则上应根据可能的病原菌选用敏感的抗生素,对出生后早期感染的肺炎,可选用氨苄西林,每日 100mg/kg 和氨基糖苷类抗生素。但氨基糖苷类可产生耳、肾毒性,应用要有指征,并要严格掌握剂量与疗程。杆菌性肺炎,可选用哌拉西林或头孢呋辛。对院内获得性肺炎病菌耐药,可选用第三代头孢菌素,若为葡萄球菌性肺炎用万古霉素。对沙眼衣原体肺炎用大环内酯类抗生素。呼吸道合胞病毒用利巴韦林喷雾吸入。

3.气管内冲洗　重症肺炎经反复雾化吸痰,症状仍不能改善,$PaCO_2 > 7.98kPa$(60mmHg)并继续升高者,提示呼吸道分泌物较多而影响了通气,可考虑行支气管内冲洗,吸出气管和支气管内的分泌物。

4.氧疗　气急、青紫者应供氧,一般头罩吸氧,如 FiO_2 0.6 而 $PaO_2 < 6.67kPa$、$PaCO_2 < 8kPa$,自主呼吸有力者可予持续气道正压给氧。

5.机械通气　凡有明显呼吸困难和发绀,或反复呼吸暂停,经多次吸痰、氧疗等治疗症状仍未改善,血 $PaCO_2 > 9.31kPa$(70mmHg)和 $PaO_2 < 6.67kPa$(50mmHg)者,需考虑机械通气。初调值为:$PIP 1.96kPa$($20mmH_2O$),$PEEP 0.29 \sim 0.3kPa$($3 \sim 4cmH_2O$),RR40 次/min,FiO_2 $0.6 \sim 0.8$,I:E=1:1$\sim$1.2,然后根据临床情况和血气分析调节。

6.要警惕气胸、脓气胸、心力衰竭等并发症,及时诊断并给相应治疗。

(孟伟玲)

第五节　新生儿惊厥

惊厥不是一种疾病而是一种症状,在新生儿时期发生率 0.2%～1.4%,胎龄越小发生率越高。惊厥可因中枢神经系统疾病所致,亦可继发于全身各系统疾病。由于新生儿神经系统的功能多在脊髓和脑干水平,细胞质和细胞膜分化不完全,缺少树突及突触间联系,髓鞘发育不完善等,新生儿惊厥临床表现复杂,甚至常常不易发现,与预后的关系较难判定。

【临床表现】

新生儿惊厥临床表现较复杂,有的惊厥仅在记录脑电图(EEG)时发现,而另外虽有惊厥的运动和行为现象却缺乏 EEG 表现,应把临床表现的"颤抖"与惊厥发作区别开(见表 9-3)。

以下为新近 Volpe 提出的新生儿惊厥的分类。

表 9-3　新生儿颤抖与惊厥鉴别

项目	颤抖	惊厥
运动情况	高频、低幅	低频、各种幅度
对刺激反应	刺激后出现或增强	无反应
对肢体屈伸反应	可消失	无反应

1.微小型　常表现为口-颊-舌运动,四肢踏车样运动,瞬间及呼吸暂停(此种呼吸暂停常伴 EEG 改变,可无心率下降)。早产儿较足月儿常见,且足月儿中大部缺乏并发的脑电惊厥。值得注意微小型惊厥常被忽视,但是可能是明显大脑损伤的症状。

2.阵挛型　是有节律且呈较慢速率的肢体阵挛性抽搐,包括局灶和多灶性,前者局限于身体一侧的某个部分,常不伴意识丧失,病理变化常为局灶性如大脑梗死,但新生儿代谢性疾病时也常表现为局灶型;后者则包括身体的几个部位,但移行方式则不固定。

3.强直型　为肢体的强直性收缩,包括局灶和全身型,后者更常见,前者为一个肢体或躯干的不对称强直性收缩,后者则为上、下肢同时强直性伸展(去脑干体位)或上肢强直性屈曲下肢强直性伸展(去大脑皮层体位)。

4.肌阵挛型　为快速率的上下肢屈曲性或多次同步性抽搐,包括局灶、多灶、全身型。局灶型为一侧上肢屈曲性抽搐,多灶型则包括几个部位的同步性抽搐,全身型则为上下肢对称性抽搐。

【诊断要点】

1.临床特点

(1)病史:母亲健康状况,明确有无遗传代谢病史(糖尿病、甲亢、甲旁亢),围产史,用药史,是否近亲婚配,家族癫痫史等。

(2)体格检查:体格检查正确判断胎龄及发育营养状况,头颅大小,囟门张力及有无颅骨软化,黄疸,皮疹,肝脾肿大及神经系统体征。

(3)惊厥出现的时间与惊厥原因:①生后 24 小时内多为缺氧缺血性脑损伤、严重的脑出血、低血糖、维生素 B_6 依赖。②生后 24～72 小时多为颅内出血/缺氧缺血性脑病、低血糖、低血钙、药物撤退综合征、低镁血症等。③72 小时至一周,常见感染性疾病,如病毒性脑炎(柯萨奇 B 族病毒感染、巨细胞病毒、疱疹病毒及弓形虫感染)、化脓性脑膜炎、氨基酸代谢异常、核黄疸、新生儿甲状旁腺功能亢进、脑出血。

(4)几种遗传缺陷病

1)良性家族性新生儿惊厥:①常染色体显性遗传,无特异先天性代谢缺陷证据,家族成员中有新生儿期惊厥史。②惊厥常在出生第 3 天后出现,多发性但时间短暂,常伴有呼吸暂停。对惊厥药物反应不一,一般多在 3 周内自然停止。与给药或停药无关。③小儿后期生长发育正常,无进行性神经系统疾病证据。④14％家庭成员有癫痫发作。

2)色素失禁症:①外胚层遗传病,病变累及皮肤、牙、眼及中枢神经系统。显性伴性遗传,女性与男性发病比例约为 20:1,男性患者常死亡。②皮肤异常为主要临床特征。30%～50%在出生时很快出现皮肤红斑及疱疹,类似大疱性表皮松解症,以肢体屈面及躯干侧面为多见,皮肤持续数月后代之以疣状突出皮疹,在 6 月～12 月之内皮疹有色素沉着,多形状分布,以后颜色逐渐变淡或消失。③累及中枢神经系统者有惊厥发作,多在生后第 1 天,常发生在身体一侧,抗惊厥药物治疗有效。④30%患儿遗有智力落后、癫痫、偏瘫、脑积水等。

3)维生素 B_6 依赖:①常染色体隐性遗传,为谷氨酸脱羧酶缺陷。②生后常有多灶性肌阵挛性惊厥发作,很快进展为癫痫持续状态。③止痉药物无效,维生素 B_6 静脉注射 25～50mg 可立即止痉。本病需终生治疗。

2.实验室检查

(1)测定血糖、钠、钾、镁、磷、血尿素氮、血细胞比容、血气分析,必要时作血、尿氨基酸和血氨分析。

(2)脑脊液分析除外出血和感染。

(3)宫内感染:血 IgM 及 IgG 测定,母亲及婴儿 TORCH 特异抗体 IgM 及 IgG 测定。

(4)影像学检查:X 线颅骨平片,头部 B 超及 CT 扫描、MRI 检查。

(5)眼底检查。

(6)脑电图检查。

【治疗】

1.支持疗法　保温、保持呼吸道通畅、维持血气正常、纠正水电解质紊乱。

2.病因治疗　迅速查明原因给予针对性治疗。惊厥原因不明者,可按以下程序短期内静脉给药:

(1)25%葡萄糖 10ml,速率 1.0ml/min,惊厥止者可能为低血糖。

(2)10%葡萄糖酸钙 2ml/kg 稀释一倍后静注,速率 1.0ml/min,注意心率。有效考虑低钙血症。

(3)维生素 B_6 50mg 静脉注射。

(4)以上无效则给止痉药物。

3.抗惊厥治疗　抗惊厥药物长期应用对脑的成熟有害。急性脑损伤不需长时间给抗惊厥药物。止痉药物选择如下:

(1)苯巴比妥:为首选药物,负荷量 20mg/kg 静注,速率为 0.5mg/min(血浓度 20μg/ml),若无效可再加用 5～10mg/kg 静注(最大量可达 30～40mg/kg)。维持量 5mg/(kg·d)静注。其半衰期为 58～120 小时。

(2)苯妥英钠:苯巴比妥治疗无效时用,只能静脉注射或口服,不能肌注(不能达有效血浓度,刺激局部组织),黄疸婴儿慎用。负荷量 20mg/kg 静注(只能以生理盐水稀释),速度按 1mg/(kg·min)。12 小时后维持量 3～5mg/(kg·d)静注。

(3)地西泮:作用时间短,肌肉注射无效,黄疸患儿慎用,过量易导致呼吸抑制。用量每次 0.2～0.3mg/kg,可以注射用水稀释缓慢注射。

(孟伟玲)

第六节　新生儿缺氧缺血性脑病

新生儿缺氧缺血性脑病（HIE）是指围生期窒息（主要是产前和产时）导致的脑缺氧和（或）缺血后的严重并发症。其基本病理改变为脑水肿、出血、细胞凋亡与坏死。病情轻重不一。重症患儿多遗有神经后遗症如脑瘫、癫痫、智力低下等。

【临床表现】

可分为三度：出生后 12～24 小时内常有以下表现：

1.轻度　表现过度兴奋、拥抱反射稍活跃，肌张力正常。吸吮反射和前囟张力正常。持续 24 小时左右，3 天内多好转，预后良好。

2.中度　嗜睡或迟钝，肌张力、吸吮反射、拥抱反射减弱，常伴惊厥，前囟门张力正常或稍饱满，可有轻度中枢性呼吸衰竭。多在一周内好转，反之预后严重。

3.重度　昏迷，肌张力松软，吸吮反射、拥抱反射消失，频发惊厥，有瞳孔改变，前囟门紧张，伴有中枢性呼吸衰竭。病死率高，存活者多有后遗症。

【诊断要点】

1.有围生期缺氧病史，如母亲有高血压、妊高征、胎儿宫内胎动增强、胎心增快或减慢、羊水被污染。出生后有窒息。

2.有神经系统的症状体征。

3.颅脑超声检查：应动态观察。中、重度者脑室变窄或消失，脑室周围尤以侧脑室外角后方有高回声区（系白质软化、水肿所致）。

4. CT 检查：根据脑白质低密度范围可分为：

(1)轻度：散在、局灶低密度影分布 2 个脑叶。

(2)中度：低密度影超过 2 个脑叶，白质、灰质对比模糊。

(3)重度：大脑半球呈弥漫性低密度影，灰白质界限消失，侧脑室变窄。可伴颅内出血。

5.磁共振成像（MRI）：能检出缺氧缺血性脑损害、脑实质局限性出血、多发性囊性脑软化、基底节出血、脑室周围软化，而且发现髓鞘形成是否延迟或异常，能判断其神经发育情况。

6.脑电图及脑干诱发电位：脑电图表现为节律紊乱、低波幅背景波上的棘慢波暴发式或持续性弥漫性慢活动；出现"暴发抑制"、"低电压"、"电静息"则为重度缺氧缺血性脑病。听觉和视觉诱发电位亦能一定程度反映缺氧缺血后损伤。

7.血清肌酸激酶同工酶（CK-BB）活性增高，反映脑组织损伤。

诊断应以临床检查项目为主，辅助检查可根据病情需要，并非每个项目均需作。

【治疗】

1.支持疗法　对每一名患儿仔细观察、监测，采取措施维持机体内环境稳定。

(1)保持血气和酸碱平衡。

(2)监测血压和心率：如有血容量不足可输血浆 10ml/kg，必要时可滴注多巴胺每分钟

5～7μg/kg 或多巴酚丁胺每分钟 5～15μg/kg,维持血压、心率在正常范围。

（3）监测血糖:宜维持血糖在 4.5～5.0mmol/L(80～90mg/dl)。

（4）保持血细胞比容在 0.45～0.60。

2.对症处理

（1）及时控制惊厥:负荷量苯巴比妥钠 20mg/kg,10 分钟内静脉缓慢推注或肌注。如未能止痉,间隔 15～20min 加用 5mg/kg,直至总负荷量 30mg/kg。给负荷剂量 12 小时后,给维持量每日 5mg/kg,分 2 次。有低钙血症可给 10% 葡萄糖酸钙 2ml/kg,加等量葡萄糖液缓慢静注。

（2）脑水肿的治疗:无血容量不足时,最初 2～3 日入液量控制在每日 60ml/kg。颅内压明显增高时亦可用甘露醇 0.5～0.75g/kg 静注,每 6～8 小时 1 次,视疗效酌情维持;但有颅内出血者甘露醇慎用。地塞米松每次 0.5mg/kg,每日 2 次,一般用 2～3 日。

3.止血药物 疑有颅内出血者可选用维生素 K_1 每日 5mg,酚磺乙胺(止血敏)每次 10mg/kg,每日 2～3 次;卡巴克络(安络血)每次 125mg,每日 2～3 次,共 3 日。

4.脑细胞代谢激活剂 选用胞二磷胆碱每日 0.1g,静滴 30～60min,10 日为一疗程。可用 1～3 疗程。该药在有活动性出血时不宜使用;脑活素每日 1ml,10 日为一疗程。这类药物主要适用于病情中度患者。

（孟伟玲）

第七节 新生儿黄疸

由于新生儿胆红素代谢的特点可引起新生儿生理性黄疸,这类黄疸在生后 2～3 天开始出现,4～6 天达高峰,峰值一般不超过 257μmol/L(15mg/dl),足月儿 10～14 天消退,早产儿 2～3 周消退,结合胆红素不超过 25.5～34μmol/L(1.5～2.0mg/dl)。小儿一般状况好,食欲正常。但有多种因素或疾病可引起加重黄疸,属非生理性,故对有黄疸的新生儿应区别其黄疸是生理性还是病理性。病理性者应查明病因。

【病因及临床表现】

1.未结合胆红素血症

（1）胆红素产生增加:包括同族免疫性溶血(ABO、Rh、MN 等母婴血型不合);红细胞酶的缺陷如 G6PD 缺陷、丙酮酸激酶缺陷、己糖激酶缺陷;红细胞结构缺陷(遗传性球形红细胞增多症,遗传性椭圆形红细胞增多症);血肿或内出血;红细胞增多症,感染性疾病。

在我国同族免疫性溶血病,以 ABO 血型不合为多见,母为〇型或 B 型,第一胎即可发生,在生后 1～3 天即呈病理性黄疸程度往往较轻。Rh 血型不合虽然较 ABO 血型不合少,但症状重,在出生时或生后 1～2 天即有明显症状,表现为胎儿水肿,黄疸重伴贫血,多见于母 Rh（一）,婴儿 Rh（+）,亦可母婴均为 Rh（+）但 E、e 或 C、c 抗原不合。

红细胞 G-6-PD 缺陷在我国广东、广西、福建、四川等地较多见,患者多数为男性、接触樟脑丸,服用维生素 K_3、K_4、川莲或窒息,酸中毒、细菌性感染等诱发溶血。

红细胞增多症指静脉血细胞比容>0.65,见于宫内慢性缺氧,脐带延迟结扎,母-胎输血、胎-胎输血。

(2)葡萄糖醛酸转移酶活性不足:包括酶活性低下(早产儿、甲状腺功能减退症);酶缺乏(先天性非溶血性高未结合胆红素血症,即 Crigler-Najjar 综合征Ⅰ型、Ⅱ型);酶活性受抑制(母乳性黄疸,暂时性家族性高胆红素血症即 Lucey-Driscoll 综合征,感染性疾病),甲状腺功能低下患儿除黄疸消退延迟外,尚表现少哭少动,进食少,腹胀、脐疝,胎粪排空延迟等。

Crigler-Najjar 综合征Ⅰ型生后不久未结合胆红素即显著升高并超过 $340\mu mol/L$(20mg/L),如不处理常发生胆红素脑病;Ⅱ型症状较Ⅰ型轻,黄疸出血现较晚,基本上不超过 $340\mu mol/L$。Luccy-Driscoll 综合征,母血中存在抑制葡萄糖醛酸转移酶活性的物质(激素),通过胎盘进入胎儿体内,该物质使新生儿出现高胆红素血症,胆红素常超过 $340\mu mol/L$。由于生后该物质不再进入新生儿体内,原有的渐消失,黄疸持续 2～3 周消退。

(3)胆红素"肠-肝循环"增加:包括胎粪排空延迟、肠梗阻、母乳性黄疸。

胎粪排空延迟可见于巨结肠、甲状腺功能减退,生后经胃肠道喂养迟或哺乳少,出生后 3 天后仍排胎粪。

肠梗阻者有呕吐物含胆汁,生后排胎粪。

母乳性黄疸机制未完全明确。目前认为与胆红素肠道重吸收增加有关,黄疸高峰在 7～14 天,但黄疸持续 1～3 月才消退,除黄疸外,小儿一般状况及进食、粪便均正常。

2.结合胆红素血症

(1)先天性胆管闭锁。

(2)先天性胆管扩张症。

(3)遗传代谢病:半乳糖血症、果糖不耐受症、α_1 抗胰蛋白酶缺乏症。

(4)静脉营养:先天性胆管闭锁患儿在新生儿期粪便颜色可正常或淡黄色,黄疸持续且加重,粪便颜色逐渐变淡直至陶土色,而尿色变深,肝渐肿大、质硬。

先天性胆管扩张症主要症状为腹痛、腹块和黄疸:症状发作多为间歇性,但很少在新生儿期发生。

遗传代谢病中半乳糖血症相对多见,患儿出生时无异常,但开奶后出现呕吐、腹泻、低血糖、肝肿大、黄疸等症状,停止含乳糖食品症状即改善、消失。

3.混合型　未结合和结合胆红素均增高。

(1)宫内感染:弓形虫、风疹及巨细胞病毒感染及梅毒。

(2)生后感染:败血症。

(3)重症 Rh 溶血病。

(4)母糖尿病。

宫内感染者均可出现高胆红素血症,但他们往往有其他症状,诸如早产或低出生体重儿、弓形虫、巨细胞病毒感染者小头畸形、颅内钙化点、脉络膜视网膜炎等,而先天性风疹患儿可伴有白内障、先天性心脏病等;先天性梅毒患儿则有皮疹、骨骼病变等。

【诊断要点】

1.下列情况应考虑为病理性

(1)生后 24 小时内即出现黄疸。

(2)血清胆红素>255μmol/L。

(3)血清胆红素值上升每 24 小时>85μmol/L。

(4)血清结合胆红素>25.5μmol/L 或占血清胆红素>15%。

(5)足月儿满 14 天、早产儿满 21 天仍有黄疸。

2.根据血清总胆红素、结合胆红素水平判断是高未结合胆红素血症? 高结合胆红素血症? 或混合型?

3.病史及提高检查提供的线索

(1)黄疸、贫血、脾切除及较早发生胆囊病的家族史,提示遗传性球形红细胞增多症;

(2)前一胎有黄疸、贫血史,提示同族免疫性溶血;

(3)前一胎有黄疸要考虑母乳性黄疸、Lucey-Driscoll 综合征;

(4)母孕期患病情况,有无糖尿病? 感染性疾病要考虑先天性感染;

(5)出生时脐带延迟结扎,有可能红细胞增多;

(6)进食少或同时伴呕吐,可致肠蠕动少致胆红素肠-肝循环增加,但要分析进食少的原因:感染? 畸形? 代谢性疾病? 喂养不当?

(7)小于胎龄儿,可能有红细胞增多症或宫内感染;

(8)小头畸形见于宫内感染;

(9)苍白见于溶血病或出血;

(10)头颅血肿或其他部位血肿;

(11)瘀点、瘀斑见于先天性感染、败血症、重症溶血病;

(12)肝脾肿大:见于溶血性疾病、先天性感染及肝脏疾病;

(13)脉络膜视网膜炎见于先天性感染。

4.黄疸出现时间对诊断有一定参考意义　生后 24 小时内出现明显黄疸者应考虑母婴血型不合溶血病或宫内感染;生后 2～3 天出现黄疸可以是生理性,若为病理性则可能为轻型 ABO 溶血病、新生儿早期感染等;生后 4～7 天出现病理性黄疸,可因感染、胎粪排空延迟、头颅血肿等;生后第 2 周黄疸不减甚至加重,除感染外尚应考虑母乳性黄疸及甲状腺功能减退,在我国南方地区 G-6-PD 缺陷发生率较高(主要为男性发病)是病理性黄疸重要病因,其黄疸出现时间多数在生后 2 周内。胆管闭锁、胆管扩张症常在新生儿后阶段引起高结合胆红素血症。

5.伴随症状对诊断有帮助　溶血病往往有不同程度贫血,但血肿、内出血亦可致贫血、黄疸;感染者常有体温异常、食欲减退等症状,宫内感染有宫内发育迟缓、小头畸形、肝脾肿大、血小板减少等表现;胎粪排空延迟者在出生 3 天后仍排胎粪,但要除外巨结肠、甲状腺功能减退;母乳性黄疸见于母乳喂养者,除黄疸较深症状外无其他异常;肛管闭锁者粪便颜色转淡而尿色转深;甲状腺功能减退者,体温偏低,皮肤有花纹、进食少、脐疝、腹胀。

6.病理性黄疸　小儿出现神萎、吸吮反射、拥抱反射减弱,要注意是胆红素脑病警告期的表现。

7.母乳性黄疸　根据系母乳喂养儿且一般情况良好并排除其他病因。必要时暂停喂母乳2～3天血清胆红素有较明显下降。

8.实验室检查

(1)贫血、网状细胞升高可见于溶血性疾病及出血。

(2)母婴血型不合溶血病,不能单以血型不合而确诊,应进一步检查证明婴儿红细胞被致敏:抗人球蛋白试验(直接法)阳性,并作释放试验以了解何种血型抗体,亦可检测婴儿血清中有无血型抗体。

(3)血涂片见球形红细胞除考虑球形红细胞增多症外,亦可是 ABO 血型不合溶血病,作进一步检查以确诊。

(4)怀疑细菌性感染应作血、尿培养;宫内感染作血清抗体检测。

(5)结合胆红素升高要尽早鉴别是胆管闭锁(外科性)或异常代谢病等内科疾病。下列检查结果提示为胆管闭锁:动态观察血清胆红素持续不变或上升,十二指肠降部引流液无胆红素和胆酸,超声显像胆总管显示不清,胆囊较小或缺如,静脉注射^{99m}锝放射性核素积聚肝内,肠道无放射性核素。

【处理】

1.治疗引起病理性黄疸的基础疾病,并酌情选择下列措施以防止胆红素脑病的发生。

2.降低血清胆红素　光疗、酶诱导剂(苯巴比妥、尼可刹米),交换输血均可降低血清胆红素。酶诱导剂呈现效果较慢,早产儿效果差,不能作为主要治疗方法,但可治疗 Crigler-Najjar 综合征Ⅱ型;提早开奶促使胎粪排空,胎粪排空延迟者灌肠均可减少胆红素经肠壁再吸收。

3.减少胆红素生成　通过交换输血换出抗体和被致敏的红细胞;控制感染;G-6-PD 缺陷者避免用具氧化作用的药物;红细胞增多症者作部分换血。重症溶血病早期静脉滴注丙种球蛋白 1g/kg,可抑制溶血过程。

4.保护肝脏酶活性　控制感染,纠正缺氧。甲状腺功能减退者替代治疗。

5.增加白蛋白与胆红素的连接　适当输血浆或白蛋白,禁用有夺位作用的药物(磺胺异恶唑,苯甲酸钠),避免寒冷及饥饿以防止体内游离脂肪酸增高起夺位剂作用。

6.防止血脑屏障暂时性开放　及时纠正呼吸性酸中毒及缺氧,避免高渗性药物快速注入。

新生儿溶血病,窒息、缺氧、酸中毒(尤其是高碳酸血症)、败血症、高热、低体温、低蛋白血症、低血糖等均为易发生胆红素脑病的高危因素,应尽早干预。

"光疗失败"是指光疗 4～6 小时后,血清胆红素上升速度仍达每小时 $8.6\mu mol/L$。

血型不合溶血病交换输血血源选择:

ABO 血型不合者采用 AB 型血浆,O 型血细胞混合的血。Rh 血型不合者采用 Rh 血型同母亲(例如由抗 D 抗体引起的溶血病应输不含 D 抗原的血;由抗 E 抗体引起者则不输入含 RhE 的血),而 ABO 血型同患儿的血。

8.纠正贫血　新生儿溶血病早期贫血(往往有胎儿水肿)采用浓缩血换血。

不论是否进行过换血治疗,要注意(尤其是 Rh 溶血病)在出生后 2～3 周是否有晚期贫血及其进展情况。若小儿因贫血而体重不增、心率增快、呼吸快等症状可酌情输血(血源选择如前述)。重组人类红细胞生成素 150IU/kg,能减轻"晚期贫血"程度、缩短病程。

(孟伟玲)

第八节　新生儿休克

休克是一种急性循环功能不全综合征,由多种原因引起,致组织细胞的灌流不足,氧供减少,代谢紊乱,甚至发展成器官功能衰竭。新生儿休克并不少见,根据病因主要有:①低血容量性休克,因内出血或外出血、失水或大量液体潴留肠腔或腹腔所致;②感染性休克,因病原体及其毒素导致血流分配异常;③心源性休克,可因缺氧缺血性心肌损害、心肌炎,严重心律紊乱、低血糖及流入道或流出道阻塞性先天性心脏病,致心排血量减少。新生儿硬肿症并发休克机制较复杂,心肌功能不全是主要的环节。

【临床表现】

1. Ⅰ期(代偿期)　表现为皮肤苍白,肢端发凉,前臂内侧皮肤毛细血管再充盈时间延长(≥3 秒),精神萎靡(可能先有短暂烦躁不安),收缩压尚正常但脉压变小,心率＞160 次/分、脉搏弱。

2. Ⅱ期(失代偿期)　皮肤明显苍白或苍灰,肢体凉、皮肤可有花纹,毛细血管 6 充盈时间明显延长、嗜睡甚至昏迷、肌张力低下、血压下降,收缩压足月儿＜6.6kPa,早产儿＜5.3kPa,心音低钝,心率快,但亦可发展至心动过缓,呼吸急促伴吸气性凹陷,继而呼吸不规则或呼吸暂停,少尿＜2ml/(kg·h)。

3. Ⅲ期　出现多脏器功能衰竭:心功能不全。急性呼吸窘迫综合征,肺出血、急性肾衰竭、DIC、脑水肿、消化道出血、麻痹性肠梗阻,病情常难以回逆。

【诊断要点】

1.引起休克的基础疾病,患儿出现皮肤颜色苍白、肢端凉,皮肤毛细血管再充盈时间延长是新生儿休克早期的表现,待血压下降,伴功能不全表现则为中期。若出现多器官功能衰竭已属晚期。

2.实验室和其他检查

(1)动脉血气分析:表现为代谢性酸中毒,其程度与休克严重度有关。早期可有代偿性呼吸性碱中毒,当发生肺水肿,急性呼吸窘迫综合征时 $PaCO_2$ 升高。

(2)血电解质(钠、钾、氯、钙)及血糖测定。

(3)血常规、血小板计数,凝血功能及肾功能检查。

(4)有呼吸困难及怀疑心脏病者应做胸部 X 线检查。

(5)心电图了解心律及有无心肌损害。

(6)超声心动图,可检测心功能并了解有无结构畸形与异常分流。

(7)中心静脉压(CVP)测定,有助于心功能不全或低血容量休克的鉴别。

【治疗】

1.对病因治疗　并采取下述治疗措施,以改善组织液流及氧合。监护脉率,氧饱和度、血压、呼吸、观察意识状态、皮肤色泽,肢端温度,毛细血管充盈时间、尿量等,随访血气、血电解质。

2.扩容　低血容量性休克或感染性休克视每个病例具体情况,先静脉快速滴注等渗晶体液 10mg/kg(30 分钟左右),继之,可再以同样速度给 5%白蛋白血浆等胶体液 10mg/kg,失血者血红蛋白明显降低者则输全血。经上述处理后若临床表现无改善宜测 CVP<0.67kPa (5mmHg)可继续扩容,直至 CVP≥0.67kPa。

3.纠正酸中毒　代谢性酸中毒应用碳酸氢钠,所需 5%碳酸氢钠(ml)=(-BE)×体重(kg)×0.5 计算,先给半量稀释 1 倍后缓慢静脉推注。以纠正 pH 至≥7.25 为宜。由于休克时代谢性酸中毒与组织灌流不足,缺氧而致乳酸产生增加及肾灌流不全使机体酸性代谢产物排出减少有关,故维持有效血容量改善循环对纠正代谢性酸中毒是很重要的,呼吸性酸中毒则要改善通气。

4.保持气道通畅并供氧　必要时机械通气。

5.药物治疗

(1)血管活性药物

①多巴胺:每分钟 0.5~4μg/kg,改善肾、肠系膜及冠状血管血流;5~10μg/kg 增强心脏收缩力,增加心排血量和升高血压。

②多巴酚丁胺:每分钟 5~10μg/kg,增加心排血量,用于心源性休克。

③氢溴酸山莨菪碱(654-2):用于感染性休克 0.2~0.5mg/kg 静注,必要时 15~30 分钟重复一次。血压回升后减量停用。

(2)肝素:新生儿休克患儿常有血凝状态紊乱,先存在以高凝为主的早期 DIC,故早、中期休克患儿血小板<100×10⁹/L 者宜予小剂量肝素(25U/kg)每 8~12 小时 1 次。

(3)纳洛酮:感染性休克经扩容纠正酸中毒治疗、血压未能纠正者,除应用血管活性药物外,可静脉注射纳洛酮 0.1~0.3mg/kg。

(孟伟玲)

参 考 文 献

1.钟南山,刘又宁.呼吸病学.北京:人民卫生出版社,2012

2.于世英,胡国清.肿瘤临床诊疗指南.北京:科学出版社,2013

3.张翔.呼吸系统疾病.北京:人民卫生出版社,2012

4.杨乃龙,袁鹰.内分泌临床备忘录.北京:人民军医出版社,2011

5.陈卫昌.内科住院医师手册.江苏:江苏科学出版社,2013

6.林果为.实用内科学.北京:人民卫生出版社,2009

7.孟庆义.急诊医学新概念.北京:科学技术文献出版社,2000

8.吴爱琴,陈卫昌.内科门急诊手册.南京:江苏科学技术出版社,2010

9.吕永惠,宋卫兵.消化系统疾病临床治疗与合理用药.北京:科学技术文献出版社,2010

10.李羲.实用呼吸病学.北京:化学工业出版社,2010

11.褚熙.内科急症的诊断与治疗.天津:天津科学技术出版社,2011

12.刘宝林.针灸治疗.北京:人民卫生出版社,2010

13.翟丽.实用血液净化技术及护理.北京:人民军医出版社,2012

14.田健卿,张政.内分泌疾病诊治与病例分析.北京:人民军医出版社,2012

15.胡健.心血管系统与疾病.上海:上海科学技术出版社,2008

16.李娟,罗绍凯.血液病临床诊断与治疗方案.北京:科学技术文献出版社,2010

17.周英信.中西医结核内科常见病诊疗手册.北京:人民军医出版社,2007

18.任闽山,史传昌,燕鹏.肿瘤内科最新诊疗手册.北京:人民军医出版社,2011

19.柯元南,曾玉杰.内科医师手册.北京:北京科学技术出版社,2011

20.徐金生,马慧慈,乔治斌.肾脏内科学北京:中国医药科技出版社,2007

21.魏红霞,邱涛.艾滋病诊断与治疗.南京:东南大学出版社,2014

22.刘毅.风湿免疫系统疾病.北京:人民卫生出版社,2012

23.栗占国,张奉春,曾小峰.风湿免疫学高级教程.北京:人民军医出版社,2013

24.李云霞,王静.呼吸系统疾病.北京:人民卫生出版社,2014

25.徐欣昌,田晓云.消化系统疾病.北京:人民卫生出版社,2015

26.贾玫,王雪梅.消化系统疾病.北京:北京科学文献出版社,2014

27.蔡绍曦,赵海金.支气管哮喘临床诊疗指标及治疗进展——呼吸系统疾病(13).新医学,2007,01:56-59

28.黄山.分子诊断技术在心血管疾病诊疗中的应用.分子诊断与治疗杂志,2014,04:279-283

29.李莉,李莎莎,唐秀英,王菊英.血清总 IgE 在儿童呼吸系统疾病诊疗中的应用价值.宁夏医学杂志,2014,09:826-827

30.卢春玲,禹彩霞,常双喜,颜媛媛.呼出气一氧化氮测定在呼吸系统疾病诊疗中的指导意义.临床医学,2014,10:111-112

31.刘伟宾,黄连军,郭久芳,肖颖,徐卫星,任献玲,邱威,赵培源,杨博鑫,李军,王金.心血管疾病患者在介入诊疗过程中辐射剂量分析.介入放射学杂志,2014,11:941-944

32.逯军.关注新生儿心血管疾病诊疗.中国新生儿科志,2011,03:150-153

33.贾凤玉,孟建中.慢性肾脏病(透析)患者的心血管疾病诊疗指南解读.中国血液净化,2011,10:570-575

34.王阶,姚魁武,张文娟,杨建宇,李杨.中医内科常见病诊疗指南(西医疾病部分)病毒性心肌炎.中国中医药现代远程教育,2011,18:148-150

35.龙珍槐,杨辉.消化系统疾病诊疗进展.内蒙古中医药,2011,05:116-117

36.光雪峰.心血管疾病诊疗进展.昆明医科大学学报,2013,02:1-3

37.朱平.血液学医师要充分应用分子医学进展来诊疗疾病.中华临床医师杂志(电子版),2008,07:744-746

38.郑利先,梅湛强,罗志扬,张培芳,温业良,刘剑.内科胸腔镜在胸膜疾病中的诊疗价值.现代医学仪器与应用,2008,01:32-34

39.陈素芹.脑钠肽测定在心血管疾病诊疗中的意义.医药论坛杂志,2008,19:30-32

40.心血管疾病介入诊疗技术管理规范(2011 年版).中国医学前沿杂志(电子版),2012,02:76-78

41.杨敬端.无痛胃镜诊疗术和常规方法检查消化内科疾病疗效对比研究.中国现代药物应用,2015,06:49-50

42.郭丽华.内科胸腔镜在疾病诊疗中的应用.中国民族民间医药,2010,20:92

43.程崇圮.老年人消化系疾病内科诊疗的几个问题.江西医药,1984,02:33-36